张氏中医特色手法

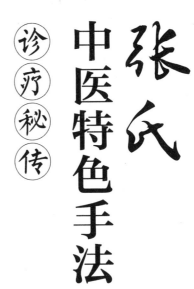

诊疗秘传

刘福龙　张泽巍　张燕林　编著

U0206892

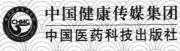

中国健康传媒集团

中国医药科技出版社

内 容 提 要

《张氏中医特色手法诊疗秘传》是一部集成了张燕林先生多年临床经验的推拿学著作。书中提出"治疗前应注重手法诊察，治疗时应注重调理气机"这一核心学术观点，并贯穿始终。本书详细介绍了诊察和治疗时手法操作的要点，并按病种分类收录了常见伤科疾病、内科疾病和妇、儿、耳鼻喉科疾病的手法诊疗流程，以便于临床工作中查阅，值得广大医学从业者借鉴和参考。

图书在版编目（CIP）数据

张氏中医特色手法诊疗秘传 / 张燕林，张泽巍，刘福龙编著 . —北京：中国医药科技出版社，2024.1
　　ISBN 978-7-5214-4393-6

　　Ⅰ . ①张… 　Ⅱ . ①张… ②张… ③刘… 　Ⅲ . ①针灸学 ②推拿 　Ⅳ . ① R24

中国国家版本馆 CIP 数据核字（2023）第 220338 号

美术编辑 　陈君杞
版式设计 　也　在

出版　**中国健康传媒集团** ｜ 中国医药科技出版社
地址　北京市海淀区文慧园北路甲 22 号
邮编　100082
电话　发行：010-62227427　邮购：010-62236938
网址　www.cmstp.com
规格　787 × 1092mm $\frac{1}{16}$
印张　31 $\frac{1}{2}$
字数　728 千字
版次　2024 年 1 月第 1 版
印次　2024 年 1 月第 1 次印刷
印刷　三河市万龙印装有限公司
经销　全国各地新华书店
书号　ISBN 978-7-5214-4393-6
定价　**79.00 元**

获取新书信息、投稿、为图书纠错，请扫码联系我们。

版权所有　盗版必究
举报电话：010-62228771
本社图书如存在印装质量问题请与本社联系调换

序

　　中医历来就有运用手来诊查疾病，使用手法来治疗疾病的方法，在各种医学著作中都有明确的记载。随着时间的推移，使用手法来诊查治疗疾病也在不断地发展和充实。

　　一个医生的职责，就是要明确地诊查出患者所患疾病的具体位置，辨别判断全身的各种症状与疾病之间的关联，并且根据疾病的症状表现，确定治疗方法。

　　医生如果没有认真地诊查疾病的位置，探寻疾病的根源和性质，只是按照患者主诉腰痛按腰，腿痛揉腿，甚至为了追求治疗的效果，在病痛症状最明显的位置大力地按摩推拿，会造成局部肌肉筋膜水肿，这些肿胀的肌肉和筋膜又会挤压血管刺激神经，从而产生新的疼痛症状，使疾病持久反复。为此我们在本书中着重讲述了在手法按揉肌肉、弹拨筋结之后调理经络气血的方法，提倡在治疗后疏通经络气血、行气活血散瘀以减轻或消除患者的痛苦并加快和提高治疗的效果。

　　为了使初学者能够尽可能准确地诊查疾病，明确疾病发生的性质和位置。本书中介绍了特殊的诊查部位和诊查方法，以便于初学者在临床时提高对疾病的认知，从而确定恰当的治疗原则。在书中专门介绍了常用的治疗手法，各位同道可以循其意而变其形，只要是能够达到治疗疾病的目的，各种手法都可以使用。

　　本书在中医病因病机和临床检查诊断的基础上，提出了西医对每一个疾病的诊断和西医各种必要的检查方法和检查目的，以便于读者能够参考使用。

　　本书编写过程中难免会有错漏和不妥之处，希望广大的读者和同仁批评指正，以便于我们加以改进和提高。

张泽巍

2023 年 10 月

前　言

　　中医学是中华文明的伟大宝库。在五千年的岁月中，各路医家百花齐放，百家争鸣，不断挖掘中医学这座宝库，将其不断丰富，薪火相传。作为祖国医学的继承者，我们理应将古人传下的知识熟记至滚瓜烂熟，将技术磨炼至炉火纯青。其中理法方药皆可通过阅读书籍来学习，但一些需要亲身体会的感受和技法，往往要通过师徒之间手传心授。尤其是针灸推拿这种注重实操的学科。家父张燕林先生从事中医推拿临床五十余年，带教学生及弟子数百余人。他在临床和教学中深刻地体会到，推拿学的传承任重而道远。无论哪个推拿学派，即便手把手带教都不能确保弟子与师父的手法完全一致，而如果想要广泛传播，仅通过文字来描述说明，那更是难上加难。因此张燕林先生潜心将先师所授，亲身所悟，集多年临床体会归纳总结，与我等弟子共同编著成《张氏中医特色手法诊疗秘传》一书，希望能用尽可能详尽的文字，细致入微地模拟师带徒手把手教的这个过程，与大家交流讨论，共同进步。

　　如何通过触诊感受气机，如何通过手法调理气机治愈疾病，这是本书讨论的核心重点。对于初学者而言，气机或许是一个看不见、摸不着的概念。在本书中我们将重点讲解如何通过触诊来感知气机的变化。气机的紊乱会带动皮、肉、脉、筋、骨，出现温凉、臌陷、弛张、润燥、滑涩等相应的变化。这些都是可以通过用手触诊实实在在感受到的客观体征。但这些体征隐匿而细微，就像西医听诊心肺的杂音一样，需要一定的练习才能明辨。触诊之于推拿就如同脉诊之于内科，其重要性不言而喻。《灵枢·论疾诊尺》对尺肤的触感就有"滑而淖泽""滑而泽脂""涩""粗""热甚""寒""炬然"等诸多详尽精准的描述。在此之后脉法有《脉经》《濒湖脉学》等一脉相承；针灸触诊古今著作皆有对循经揣穴的说明；而详细描述推拿触诊，探讨触诊与手法诊治相合的著作，则是少之又少。其原因可能是因为用文字来描述触感实属不易，其差别细微，又需要读者通过文字描述去联想。因此本书用了详尽至几近繁琐的语言，去尽量还原师带徒时手把手带着摸的过程。如何去触诊，触诊时可能会有哪些感觉，有什么临床意义；手法施术时触感会如何变化，如何调整进一步治疗？本书皆一一详细说明讨论。这种触诊方法最大的优点是能直接准确地把握住病机，即便不是做推拿相关专业的同行，也可学来作为辅助诊断的工具。

能准确地识别判断出病因病机后，作为推拿医生要做到能通过适宜手法对证施治，消除病痛。推拿手法种类多样，不同推拿学派都有自己独家专长的手法，其作用有调筋、调骨、调气、调神四类。笔者以为，在这其中最重要的就是调气的手法。所谓调气，指通过手法引领推动气机运动，使正气化生输布，使邪气透散。调气不是一种独立的手法，而是应该贯穿在整个推拿治疗始终。顺应气机，治疗就会事半功倍，不然顶多只能起到暂时舒缓的作用。本书介绍的这套方法，不需要有气功的基础，只是单纯通过以适宜的手法组合作用于人体，就能起到调气的效果。有没有起到效果，依笔者所见，不应该是治疗后患者的反馈，而是医生在治疗过程中就做出评估。这套方法也是如此，它的诊察和治疗是揉和在一起的，因为触诊察觉了某种气机失调所以施用对应的手法，根据治疗时手下触感的变化随时做出调整，最终异常的触感消除则说明有效。反复治疗数次即可达到以平为期。至于手法操作本身，本书中介绍的诊察手法只是笔者的经验中最适宜的手法。有经验的医生完全可以使用自己擅长的手法来替代，只要是能达到书中所言的效果即可，更重要的是理念和思路，方法不必拘泥。

如上所说，本书所提及的方法虽自以为精妙，但仅为一家之拙见，所提及的病种证型也受笔者个人经历所限。只希望能帮助众学子及中医爱好者开拓思路，点明一二。也请各位专家同道不吝赐教，指点批评。成书仓促，不免有勘误纰漏，望读者见谅。

刘福龙

2023 年 10 月

目 录

第一章

手法总论

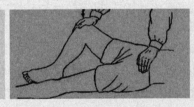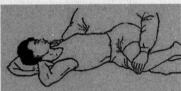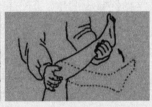

第一节
手法及手法治疗

手法是推拿按摩疗法的基本方法之一。它是指医生用手或肢体的其他部位，着力于患者的体表，按照特定的技巧和方法操作，用以诊查和治疗疾病的方法。

一、手法治疗

手法治疗从临床应用的角度来看，属于中医外治法的范畴，它是医生视患者病情，通过施用手法作用于人体体表的特定部位，所产生的物理效应，来调节机体的生理、病理状况，从而达到治疗疾病的功效。

人体是一个信息系统，近代生理学的研究已经表明，它既可以发出信息，也可以传递、接受信息。人体的各个脏器都有特定的生物信息，当脏器发生病变的时候，有关的生物信息就会发生变化，从而影响到整个系统及至全身的功能平衡。医生通过手法产生的外力，在患者体表的特定部位上作功，使这种功能变成能量深透到体内，产生一定的生物信息，并沿着一定的途径由外向内传递，通过信息传递系统输入到有关脏器，从而起到对病变脏器的调整，以达到调整脏腑功能的治疗作用。手法治疗的基本原理，就是通过人体生物信息的传导过程来调整人体生物信息。医生运用手法治疗，还可通过外力来纠正和整复解剖位置的错位，改变人体某一系统内功能的失调。

二、如何学习手法治疗

《医宗金鉴·正骨心法要旨》中说："夫手法者，谓以两手安置于所伤之筋骨，使仍复于旧也。但伤有重轻，而手法各有所宜，其痊可之迟速，及遗留残疾与否，皆关乎于手法之所施得宜，或失其宜，或未尽其法也。"古人其实早已道出了手法治疗的重要性。人体是复杂变化的，疾病是多种多样的。这就要求医生在平时应该认真地学习和掌握中医的各种基础理论，认真仔细地揣摩各种手法操作的实质。只有根据中医的基本原理作为指导思想，才能准确、合理地施用手法，来达到诊治疾病的目的。这也是实践、理论、再实践的认识过程。就手法治疗本身而言，它早已是前人经过长期实践总结的结果，通过中医理论反复的验证，传承至今的手法治疗方式，都是祖先留给我们的精华。

《医宗金鉴·正骨心法要旨》中指出：医者在平素要认真体察人体骨骼关节位置的偏差，经络气血罗列顺序的不同。要做到"知其体相，识其部位，一旦临证，机触于外，巧生于内，手随心转，法从手出。"所以医者在诊查疾病时要认真观察患者的每一个部位，用手仔细触摸每一处骨和关节是否有偏歪、臌凸、凹陷；每一处肌肉是否有胖大、萎缩；认真体会每一处气血的顺逆、寒热；每一个脏腑的通（顺）滞（涩）瘀（积）损（亏），并作到心中有数。在取得各种的症状信息之后，以中医理论为基础，认真地对病情进行辨证分析，制订出准确的治疗原则。在临床治疗时，只有遵循正确的治疗原则，才能做到手法施用于体表之外，而明显的疗效产生于身体之内，使自己"心明手巧，既知其病情，复善用夫手法，然后治自多效。"

医生在治疗的过程中，手法运用时不必拘泥于使用何种手法以及治疗时间的长短。疾病是复杂的、千变万化的，人又有胖瘦、强弱之分，同一个病症作用于人体而发病的程度是有所不同的，人体感受外邪时间的长短，患病后是否经过治疗，治疗后的症状改变都是不一样的。人体十四经气血的流注，主气经络的气血顺滞，主穴的开合，与致病的脏腑之间的关系也是不一样的。倘若医生用一样的手法，同样的时间来治疗不一样的病症，怎么能够达到好的治疗效果呢？故此医生在为患者作治疗的时候，应该根据对患者疾病检查所作出的诊断，经过辨证制订出治疗原则。医生需要认真体查患者病处气血的顺逆流动，引领主气的经络气血通关破气而直达病所，在手法施用时要随心念而变动，当补则补，要泻则泻，欲通则通，偏歪纠正，脏凸按平，使各种病症"虽在内里，以手扪之，息悉其情，法之所施，使患者不知其苦，方称手法也"。

三、手法治疗的特点

手法治疗有其五大特点。

操作方便

在进行手法治疗时不需要很多医疗设备，仅凭双手或肢体就可以完成治疗。

安全度大

在手法治疗时只要手法施用恰当，操作认真、仔细，一般无不良反应。

适应证广

手法治疗对骨伤科、内科、外科、妇科、儿科等均有明显的治疗效果。

疗效显著

手法治疗是独特的治疗方法，也可以对某些疾病作为辅助治疗，从而改善疾病产生的症状以提高疗效。

容易推广

手法治疗容易学习和操作，且无服药、打针之痛苦及不良反应，患者容易接受。

第二节
手法的治疗原则及治疗方法

一、手法的治疗原则

手法治疗疾病的原则又称为治疗的法则，是在整体施治的观念和辨证论治的基本精神指导下作出的，并对临床治疗具有指导意义的治疗规律。治疗原则与具体的治疗方法有所不同。治疗原则统领治疗方法，治疗方法依据治疗原则来制定。手法治疗的基本原则是治病求本，扶正祛邪，调整阴阳，因时、因地、因人制宜。

1. 治病求本

"治病必求其本"是中医治疗的基本原则之一。由于疾病的症候表现多种多样，病理呈现千变万化，病变过程中病情有轻重、缓急的差别，在不同的时间、地点，不同的人体对其病理变化和病情的转化也会产生不同的影响。因此，只有从复杂多变的疾病现象中，抓住病变的实质，综合分析寻找出疾病发生的根本原因，了解疾病的主要矛盾，并根据疾病的最根本的病因病机进行治疗。疾病的标和本是相对而言的，它可以说明病变过程中各种矛盾的主次关系。在复杂多变的病症中，病有标本缓急，所以治疗也有先后缓急之分。如果标症急的时候，"急则治标"，要先治其标，等病情缓和了，再治其本。如果标本并重，在治疗的时候就应该标本兼顾，标本同治。例如：肝肾阴虚所导致的头晕、目眩、耳鸣，病机是肾阴亏虚，水不涵木，肝阳上亢。其病本为肾阴不足，其标为肝阳上亢的虚热之象。在治疗的时候就应该先用醒脑开窍，清泻肝火的治疗方法。待眩晕症状缓解之后，再滋补肾阴，以求治病及本。所以在临症之时，应该抓住疾病的主要矛盾，并力求标本同治，最后达到治病求本的目的。

2. 扶正祛邪

正气与邪气是疾病的过程中矛盾双方相互斗争的体现，疾病的过程，也就是正气与邪气相互斗争的过程。邪胜于正时则病进，正胜于邪时则病退。治疗疾病，就是扶助正气，祛除邪气，协调邪正双方的力量对比，让其向有利于健康的方面转化。扶正，是使正气加强，有助于抵抗病邪；祛邪，则是祛除病邪对人体的侵犯、干扰和对正气的损伤，以保存正气和使正气得到恢复。在临床应用的时候，要仔细观察和分析正、邪双方的情况，根据正邪矛盾斗争中强弱地位，决定正邪的主次。在扶正祛邪同时运用时，应以扶正而不留邪、祛邪而不伤正为原则。

3. 调整阴阳

调整阴阳是临床治疗的基本原则之一。疾病的发生，从根本上来说是人体的阴阳相对平衡遭到破坏，出现了偏盛偏衰的结果。所以调整阴阳是临床治疗的重要因素。人的正气之中阴或阳的虚损不足，就会造成阴虚或阳虚。阴虚不能制阳则为阴虚阳亢的虚热证；阳虚不能制阴，则为阳虚阴盛的虚寒证。所以在《素问·阴阳应象大论》中说："阴胜则阳病，阳胜则阴病"。而手法治疗对脏腑阴阳失调有明显的调整阴阳平衡的作用，手法的治疗作用于体表，在局部通经活络，行气活血，濡润筋骨，并通过经络气血的运行而影响到脏腑和身体其他部位起到治疗的作用。

4. 因时、因地、因人制宜

在治疗疾病的时候，要根据时间、地区方位和每个人的体质不同而选定适宜的治疗方法。人生存于天地之间，由于五运六气的不同，六淫之邪会对人体的生理功能，病理变化产生一定的影响，所以在治疗的时候，应该根据节气、气候的不同"因时制宜"，酌情治疗。人们生活的地理特点不同，所以人们的生活习惯各异，其生理活动和病变特点也不尽相同，在治疗的时候要"因地制宜"，依据当地的环境特点来制定相应的治疗方法。在临床中最应该注意的是"因人制宜"，由于患者的年龄、性别、身体状况各不相同，治疗的时候不能孤立地只看到病症，必须看到人的整体和不同的特点，从而选择最适宜的治疗手法进行治疗，以求达到最好的疗效。因时、因地、因人制宜的治疗法则，充分体现了中医治疗疾病的整体观念和辨证论治在实际应用上的原则性和灵活性。只有全面地看问题，并且具体问题具体分析，根据每个疾病的不同特点，"寒者热之、热者寒之、坚者削之、客者除之、劳者温之、结者散之、散者收之、损者益之。"力求在治疗疾病时外治其标，内达其本，以达到最好的治疗效果。

二、手法治疗的基本方法

手法治疗的基本方法是扶正祛邪、调和阴阳、补虚泻实、行气活血，使人体功能归复于平衡，以达到治疗的目的。在治疗时手法操作的方法不同所产生的作用也不同，为了达到特定的治疗作用，需要采取不同的治疗方法。根据手法治疗的性质和作用分成"温、补、泻、消、清、和"六种治法。

温法　　"寒者温之"，温法主要适用于虚寒证。由于阳气虚衰而导致虚寒内生，使人体的各个脏腑产生寒冷疼痛，温法以补益阳气来温通阴寒虚冷。如果是寒邪实象，则应该先散除寒邪，否则只温不散是达不到治疗目的的。在手法使用上，温法多用小环摩、搓擦、扪按等手法，让患者的局部产生热量，并使这一热量深入透达到分肉和脏腑组织，以达到温热祛寒的目的。在临床上，由于阳气的虚损，五脏六腑都会产生虚寒之象。例如：阳气虚损，血行无力，阴寒凝滞。气滞血瘀而产生的心脉痹阻，患者的胸背部会憋闷疼痛，扪之寒凉。在治疗的时候应该以环摩法在背部心宫缓摩擦动，使局部产生温热，这样可以温通心宫，使心阳振奋，心血顺畅，络通痹除。又如：因为正气虚损，阳气不足，又过食了生冷而致呃逆不止的症状，在用手法清除胃中寒积后，必须温通肝经，用搓法搓热青龙之道以疏肝理气降逆，方保呃逆不会复还。所以在临床遇到虚寒之症的时候，都应该用温法使温热之气四布，经络气血通畅，阴寒之象消除。

补法　　"虚者补之"，补法适用于气血津液不足，脏腑功能衰弱的各种症状，是中医"扶正祛邪"的治疗原则中扶助正气的方法。补就是补虚。无论五脏六腑阴阳气血所产生的哪一种虚损之象，都可以用补法调理治疗。在手法使用上补法多用小环摩、缓推、按压、搓擦等手法，使患者气血阴阳得到补益，精神得到恢复。手法使用时宜轻柔和缓，不宜过重刺激。补法在临床应用范围非常广泛。例如：患者平素脾胃气虚，食少腹胀，身体倦怠，又因劳累过度致使症状加重而见少气乏力，声低懒言，胃腑下垂。治疗的时候，在脾宫、胃宫缓摩搓擦以补脾胃之气，并点按气海、关元、中脘、天枢、胃俞、脾俞等穴，这样可以调合脾胃功能，起到健脾和胃，补益中气的作用。又如肺心病所致的心肺气虚证，患者心悸咳喘气短乏力，活动后症状尤甚。治疗的时候在心宫、肺宫缓缓环摩以补气，并点按肺俞、心俞、脾俞、肾俞、命门、足三里等穴，这样可以调整心肺的功能，改善心悸气短的症状。再如肾虚的腰膝酸软无力，肠虚的滑泻等等。都可以用补法进行治疗，并能取得满意的疗效。

泻法

"实者泻之"。泻法多用于开通腑气，泻下焦实热证，或是依据脏腑之间的阴阳表里，经脉络属关系清脏泻腑，或清上泻下，以求达到治疗效果。在手法使用时的频率应该由慢逐渐加快，力度由轻逐渐加重，以增强刺激。临床常见的如食积、便秘。在治疗的时候，清胃而泻大肠以求泻实通腑。又如：热邪犯肺而导致咳喘气粗，口干咽痛。在宣散肺热治疗的同时，又要通腑以泻大肠，使肺脏清肃下降的功能恢复，引热邪由大肠泻出。又如：心火亢盛而导致的心烦口渴，口舌生疮，小便赤涩。治疗时在清泻心火的同时，又要泻小肠的实热，使热邪循心经下移小肠，通泄而下，使心与小肠热邪同时清除。

消法

"坚者消之"。消法有消除，消散的意思。消法就是消除病邪，是手法治疗中用于祛邪的主要方法，无论是有形或无形的外邪积滞，消法都可使用。因此对于脏腑气机的失调，经络气血的郁滞，痰食的积滞，都可以用消法进行治疗，使气血疏通，脏腑气机通畅，各种积聚得以消散。在手法使用上，消法多用手指点压开穴，抓法抓取邪气外出，扫散法驱散邪气等手法，以达到祛除病邪的目的。手法使用时的频率较快，力度多较重。例如：肝经热盛所导致的眩晕耳鸣、急躁易怒。在治疗的时候用消散的手法，以达到破郁散热的作用。又如：寒聚中焦、胃气阻滞、胃脘拘急，寒凝胃脘的疼痛症。因为该症是阴寒凝聚所致，所以只用温的方法无法温通，只有用消的手法祛寒外散、解痉止痛，才能真正消除胃中寒邪，从而达到治本之功。再如：气滞血瘀的心悸胸闷，心胸肩背处刺痛，只有用消的手法散瘀通郁、开痹止痛，才能有较好的疗效。消法力峻功猛，长时间的施用或是在外邪轻微的时候施用，在驱邪外出的同时，也会损伤到人的正气。所以在使用的时候应该注意在邪实气郁壅闭较重的时候先消后和，而在外邪较轻的时候要消补兼用，这样才能达到"祛邪而不伤正"的治疗目的。

清法

"热者清之"。清法多用于清热，是治疗热性疾病的主要方法。无论是气分热或是阴分热，无论是实热还是虚热，都可以用清法进行治疗，以达到清散热邪的目的。在手法使用上，清法多在开启热穴的基础上用滑散的方法破散郁闭的气机，用抓取的手法透散热邪。手法使用的时候要刚柔并用，频率稍快，力度适中。清法轻清，缓泻清散，能使热邪透散外出而不伤正气，热证是常见的疾病症候，或是因为感受了外邪；或是因为阳盛阴虚。既有五脏热象的不同，又有表里气血虚实之分。所以热病的症状是非常复杂的，在治疗的时候应该仔细的分辨。例如：外感了风寒之邪，寒邪闭束了肺气而导致发热咳嗽、鼻塞流涕。其热邪在表、在肺，在治疗的时候点按打开肺经的热穴，宣肺散寒，清热解表，使邪去而身安。又如：心烦身热不得卧，又兼有腰膝酸软，是肾阴虚而心火旺盛。在治疗的时候点按打开心经的热穴并抓取清散心宫之热。同时搓摩肾宫以滋补肾阴，使阴阳平衡而病除。再如：久病的后期而见潮热、干咳、头晕、耳鸣的肺肾阴虚症。在治疗的时候应点按打开肺经热穴，轻宣肺气，搓擦中督以清阴分之热，同时搓摩肾宫以滋补肾阴，使虚热得以清除，金水得以相生。

和法

和法是和解调和之法。凡气血不和、阴阳失调、经络不畅、表里不通等，不适宜用大补，大泻，只适宜用和法缓缓调和以恢复人体生理状态。在手法使用上，和法多用按压、大环摩、搓等手法。手法使用的时候多平稳柔和，力度适中，频率稍缓慢。人的疾病是复杂的，有虚证之中而出现实象；有热盛于上而寒痹于下的寒热之象同时出现；有表为实象而里为虚证的虚实错综复杂的症候。在治疗的时候如果用消、泻的方法则会伤正，只有用调和的手法慢慢调理阴阳气血、表里经络，才能达到祛邪而不伤正的疗效。例如：失眠多梦、头晕心烦、腰膝酸软，是心火亢盛于上而肾水虚损于下的心肾不交证。在治疗的时候应先轻清心火，重补肾水并用大环摩掌引肾水上济，心火下移，这样就会达到很好的疗效。又如：饮食不节、贪食不厌，但又伴有大便泄泻，完谷不化，是胃实而脾虚之证。在治疗的时候应该调和脾胃，轻泻胃实而重补脾虚，消食补脾同时运用才能虚实兼治。再如：肢体关节疼痛，痛处不移，喜暖畏寒，但患者兼有心悸、气短，身疲乏力的症候，是寒实痹痛与虚象同时存在。在治疗的时候既要消散寒痹之邪，又要补益气血之虚，同时还应该温补肾阳。各种手法同时并用，才能够使气血调和，达到经络疏通，寒散痹除，症状缓解的疗效。

第三节
手法治疗疾病的作用原理

手法治疗属于中医的外治法，它以中医基本理论为基础。在《黄帝内经》中就记载了其作用原理，并认识到手法治疗有温经散寒，行气散瘀的作用。《素问·举痛论》中说："寒气客于肠胃之间，膜原之下，血不得散，小络急引，故痛，按之则血气散，故按之痛止。"《圣济总录》中说："大抵按摩法，每以开达抑遏为义。开达，则壅蔽者以之发散；抑遏，则慓悍者有所归宿。"这就从整体上阐述了手法治疗对于平衡机体功能，纠偏匡正的双向作用。《医宗金鉴》进一步认识到手法治疗在软组织损伤方面有"通闭塞之气""散瘀结之肿"以及舒筋、缓筋等作用。

手法的治疗作用对于全身而言，有疏通经络，调和气血，平衡阴阳，调理脏腑，扶正祛邪的作用。对于局部而言，有活血散瘀，消肿止痛，理筋平复，舒筋缓急，滑利关节，松解粘连的作用。从而达到放松、缓解肌肉痉挛，疏通狭窄、整复筋骨关节的错位，纠正紊乱的解剖关系，使人体损伤处的筋骨气血恢复正常。

一、疏通经络，调和气血

经络是人体气血运行的通道，它内属脏腑，外连肢节，通连表里，贯穿上下，像网络一样分布于全身，将人体的各个部分，连成一个统一协调而相对稳定的有机整体。《灵枢·本脏》中说："经脉者，所以行气血而营阴阳，濡筋骨，利关节者也。"

人体是一个有机的整体，其脏腑之间在生理上相互协调，相互促进，而在病理上则相互影响。气血是各脏腑组织功能活动的主要物质基础，气血有其各自的功能并相互作用，但当气血相互作用，相互促进的关系失常时，就会出现气血失调的病症。例如：由于郁怒伤肝，肝经气火内郁，气火上逆犯肺，而导致急躁易怒、头晕、阵发性咳嗽，甚则咳血的肝火犯肺证。由于病因是肝经热邪上逆犯肺，造成脏腑气血之间的关系失常，所以在治疗的时候应该清泻肝肺之热，止咳降逆，理气调血一并治疗。只有在治疗时调整脏腑气血之间的关系，使其功能协调，才能收到较好的治疗效果。

气血是构成人体的基本物质，是人正常生命活动的基础，人的生命活动是气血运动变化的结果。气和血具有相互依存，相互资生，相互作用的密切关系；因此在发生病变的时候，气血常相互影响。如气机郁滞而导致血行瘀阻的气滞血瘀证。气虚不能生血，血虚无以化气的气血两虚证等。而手法治疗能够改善脾胃的消化、吸收和输布精微的功能从而促使人体气血的生成，同时又通过疏通经气，加强肝的疏泄而使气机通畅，这样就促进改善了人体生理循环，使人体气血充盈而通畅。手法治疗时对于气血的循行还可以通过手法的直接作用，来改变气血的循行系统功能以达到促进气血循行的作用。

二、平衡阴阳，调理脏腑

阴阳平衡是人体功能、物质等相对平衡协调的状态。当人体阴阳失去相对平衡就会发生疾病。脏腑是生化气血，通调经络，主持人体生命活动的主要器官。脏腑功能失调，就会发生各种疾病，并通过经络的传递，反映到人体体表。手法治疗脏腑功能失调所导致的各种杂证，主要的原理就是调节人体阴阳、气血的失衡来达到治疗的目的。中医认为：病邪侵犯人体，正气抗邪，邪正交争，破坏了人体阴阳的相对平衡，脏腑气机升降失常，气血功能紊乱，从而产生了疾病的病理变化

阴阳失调是指人体在发生疾病的过程中，由于阴阳的偏盛偏衰，失去了相对的平衡，阴盛则阳病，阳盛则阴病，阴虚不能治阳而出现虚热证；阳虚不能治阴而出现虚寒证。而在阴阳偏盛的病变中，一方的偏盛则可能导致另一方的不足，如果阳热亢盛则易耗伤阴液，阴寒偏盛则易损伤阳气，故此医者应该"谨查阴阳所在而调之，以平为期。"由于阴阳是相互依存的，所以在治疗阴阳偏衰的病症时，要"阴中求阳"，也就是补阴之时佐以温阳；"阳中求阴"，也就是温阳之时配以滋阴，使"阳得阴助而生化无旁，阴得阳开而泉源不竭。"阴阳是辨证的总纲，疾病的各种变化都可以用阴阳失调来概括，所以各种治疗的方法，也都归属于调整阴阳的范围之内。

三、扶正祛邪

人体发生疾病的过程，就是正气与邪气双方互相斗争的过程，邪正之争的胜负，决定着疾病的进退。因而治疗疾病，就是扶助正气，祛除邪气，改变邪正双方力量的对比，使之向有利于健康的方向转化。所以扶正祛邪也是指导临床治疗的一条基本原则。"虚则补之，实则泻之"，补虚泻实是扶正祛邪的具体应用。扶正是补法，用于正气虚，祛邪是泻法，用于邪气实。扶正可以使正气加强，有助于抵抗和驱逐外邪，而祛邪则是

驱逐病邪对正气的侵犯、干扰和损伤，有利于恢复并保存正气。在临床治疗的时候，要认真注意正邪双方的盛衰消长，以决定是先扶正而后祛邪，或是先祛邪而后扶正，或扶正祛邪并举。并且要注意扶正而不留邪，祛邪而不伤正。使邪去正安，人体正气得以恢复。

四、活血散瘀，消肿止痛

中医认为"不通则痛""通则不痛"。人体损伤之后，血离脉络，经脉受阻，气血运行不通而产生疼痛。通过手法治疗则有活血祛瘀，消肿止痛的作用。

跌打损伤，必定会导致人体筋骨损伤，皮肉肿痛，气血凝滞。所以在损伤之后要先调理筋骨，整复筋骨关节的错位，纠正紊乱的解剖关系。如果没有明显的骨折或错位，只是局部的肿胀疼痛，就应该用手法活血祛瘀，通调经络，消肿止痛。《医宗金鉴·正骨心法要旨》中说："按者，谓以手往下抑之也，摩者，谓徐徐揉摩之也。此法盖为皮肤筋肉所伤，但肿硬麻木，而骨未断折设也。或因跌扑闪失，以致骨缝开错，气血郁滞为肿为痛，宜用按摩法，按其经络，以通郁闭之气；摩其壅聚，以散瘀结之肿，其患可愈。""推者，谓以手推之，使还旧处也。拿者，或两手一手捏定患处，酌其宜轻宜重，缓缓焉以复其位也。若肿痛已除，伤痕已愈，其中或有筋急而转摇不甚便利，或有筋纵而运动不甚自如，又或有骨节间微有错落不合缝者，是伤虽平，而气血之流行未畅，不宜接、整、端、提等法，推宜推拿，以通经络气血也。盖人身之经穴，有大经细络之分，一推一拿，视其虚实酌而用之，则有宣通补泻之法，所以患者无不愈也。"所以手法治疗对于损伤后的筋挛骨折、骨缝错落、瘀血肿胀、经络气血不畅，有非常明显的治疗效果。

五、理筋复位，舒筋缓急

患者因劳伤闪挫，筋脉受损，瘀血内阻，脉络不通，而致使筋脉失养，拘急不用。或是因为年老体虚，劳累过度而致使肝肾精亏，气血不足，筋失所养，血脉滞涩不得宣通，肌肉痉挛。或因风寒湿邪客于血脉筋肉，筋脉拘急而疼痛。或是寒湿之邪淫溢于筋肉而使肢体屈而不伸，痿而不用。或是因长期劳损，肌腱腱鞘摩擦损伤，致使局部水肿增生粘连，而致使关节活动不利，都可以用手法对症治疗。或是用手法使局部肌肉放松，痉挛松解，改善局部的血液循环，而使局部的症状得到改善。或是用手法松解粘连，或是用手法使瘀血祛散，肿胀吸收，使气血运行流动通畅，消除局部的水肿及粘连，促进肢体关节的运动。所有这些，医者在诊查治疗的时候一定要行之有据，操之有理，不可盲目地胡乱用力，要"法之所施，使患者不知其苦，方称为手法也"。

伤科的疾病无论是急性的还是慢性的，疼痛和活动不利是主要的症状。人体损伤后，肌肉附着点的筋膜、韧带、关节囊等软组织受到损害，肌肉收缩紧张而痉挛就会产生疼痛。人们减少肢体的活动，避免对损伤部位的牵拉刺激来减轻疼痛，是人体自然的保护反映。最常见的压痛点大多在筋膜肌肉的起止点或是两条肌肉交界或相互交错的部位。手法治疗能够使紧张痉挛的筋肉放松，气血通畅，从而消除疼痛。还能解除软组织的粘连，促进血肿、水肿的吸收，从而使肢体恢复到正常的功能。

六、滑利关节，松解粘连

在损伤的部位，如果有骨缝开错逆乱，韧带损伤，筋腱滑脱，要及时回纳纠正。施用正骨、理筋、整复等手法，使筋络顺接，经络关节通利，气血运行流畅。如果治疗不当，而产生粘连致关节僵硬，活动不利的情况，则应该采用被动运动的治疗方法，以助于松解粘连，滑利关节，改善局部变性软组织的营养供应，促进新陈代谢，增大肌肉的伸展性。所以手法治疗可以促进气血的流动，促进肢体组织的运动，调节肌肉组织间的压力，促进损伤组织周围的血液循环，被动地运动肢体关节，促进关节粘连的松解，改变变性的软组织，使关节运动恢复正常。

第四节
手法的补泻

《灵枢·经脉》中说："盛者泻之，虚者补之"，补虚泻实，扶正祛邪，是中医辨证治疗的基本法则之一。手法治疗也是如此。补者，补其正气不足，扶助正气；泻者，泻其有余，祛除邪气。以期达到人体的阴阳平衡，从而调整机体的生理功能。

一、轻重缓急补泻法

《厘正按摩要术》中说："缓摩为补，急摩为泻。"也就是说手法轻为补，手法重为泻。手法轻缓，则刺激量小。轻揉、轻按、轻拍等轻缓的手法适用于病程长、病情缓、体质差的患者，有疏通气血、扶正补虚的作用。

手法重，则刺激量大。操作时要做到手法强劲，持续时间较长，频率高，幅度大。如：重按、重揉、重叩等手法。重急的手法适用于病势急迫、病情重、体质强壮的患者。有开窍醒脑，祛除辟秽，活血消瘀，镇惊发汗的作用。

然而轻缓为补，重急为泻并不是绝对的。轻缓的手法持之以久，可起到泻实的作用；重急的手法有时也可用来振奋阳气。在临床实践中要具体问题具体分析，还可以将二者相互结合运用。或先轻后重；或先重后轻；或由快至慢；或由慢至快，互相取长补短，就可以相得益彰，达到事半功倍的效果。

二、迎随顺逆补泻法

古人说："顺经为补，逆经为泻；顺转为补，逆转为泻。"这是指顺着经脉走行的方向施以推法、揉法，可以使气血通畅用于补虚。反之逆着经脉走行的方向施以重力推法、压法、掐法等可以用于泻实。

三、择向补泻法

补泻的手法除了关注压力的大小，速度的快慢之外，还要讲究方向的选择。如：向心为补，离心为泻。推上为补，推下为泻。由外向里操作为补，由里向外操作为泻。操作时顺时针的旋转为补，逆时针的旋转为泻。男子由右向左施用手法为补，反之为泻。女子由左向右施用手法为补，反之为泻。

此外，还有子午流注补泻法。根据气血流注本经的时辰，实则泻其子，虚则补其母。又有脏腑腧穴的补泻法，以推脾土、推肾水为补，推肺金、推心火为泻。推三关为补，推六腑为泻等。

总之，掌握手法中补泻方法和作用十分重要，在辨证的时候要明了虚实，手法治疗的时候要分清补泻，如果手法治疗的时候各种手法施用一概而论，就很难快速达到治愈疾病的目的。

第五节
手法治疗疾病的范围

手法治疗疾病的范围是由按摩手法的作用原理所决定的。手法治疗属于中医外治法的范畴，通过手法施力作用于人体体表的特定部位，以调节机体的生理、病理状况达到治疗的效果。这种治疗方法的适应症是广泛的，对于运动系统、神经系统、消化系统、呼吸系统、循环系统、泌尿生殖系统、内分泌系统等各种疾病的治疗，都有一定的疗效。

一、运动系统的伤筋病证

手法治疗对于运动系统的伤筋病证，是最主要的治疗方法之一。当人体的关节、筋络、肌肉受到了外来暴力撞击，强力扭转，牵拉压迫，或是体虚、劳累过度、积劳等因素引起损伤，但无骨折脱位，皮肤破损，当伤损产生后，肌肉的附着点、筋膜、韧带、关节等受到损害的软组织，因为疼痛而致使肌肉收缩直至痉挛。如果治疗不正确或不及时，损伤的软组织会形成不同程度的粘连和纤维化，以致疼痛或压痛加重，肌肉持续紧张痉挛，继而又在周围组织引起继发性疼痛。在临床上，最敏感的压痛点往往是在筋膜、肌肉的起止点或两个肌肉交容互错的部位。通过对压痛点的治疗，使紧张痉挛的肌肉放松，气血得以畅通，从而为恢复肢体的正常功能创造了条件。

手法治疗时放松肌肉，消除肌肉紧张痉挛的机理分为 3 个方面。

1. 手法治疗可以使局部组织的温度升高，从而加强损伤组织的血液循环，促进因为损伤而引起的水肿、血肿的吸收，促进损伤组织的修复。

2. 手法治疗可以将紧张或痉挛的肌肉充分放松，促进气血的流动，调节肌肉的收缩和舒张，使组织间的压力得到调节，从而缓解疼痛。

3. 手法治疗对软组织粘连者可以帮助松解粘连，滑利关节。对骨缝开错韧带损伤者可以理筋整复，纠正回纳，从而加强肢体的被动活动，促进肢体的组织活动，使经络关节通顺，气血运行流畅。

二、内科杂病

人体疾病的发生，是由于病邪作用于人体，正气奋起抗邪，正邪交争，破坏了人体阴阳的相对平衡。邪盛正虚，使脏腑、经络、气血，营卫等相互关系失调，脏腑气机升降功能失常，气血功能紊乱，从而产生病理变化而形成疾病。而手法治疗可以使外力作用于患者体表特定的部位，在局部通经络，行气血，并通过经络气血影响到内脏及其他部位。使人体气血、津液、经络、脏腑产生相应的变化，从而达到治疗的目的，这种治疗方法在古代各种医学专著中都有明确的记载。《素问·血气形志》说："形数惊恐，经络不通，病生于不仁，治之以按摩醪药"。《素问·至真要大论》说："摩之浴之，薄之劫之，开之发之，适事为故"。《唐六典》说：按摩可以除八疾"风、寒、暑、湿、饥、饱、劳、逸"。《外台秘要》说："初得伤寒一日，若头痛背强，宜摩之佳"。《圣济总录》说："大抵按摩法，每以开达抑遏为义。开达则壅蔽者以之发散，抑遏则慓悍者有所归宿"。由此可以看出，使用手法治疗应用范围广泛，疗效明显。

第六节
手法操作的基本要求

手法的操作是手法治疗中最重要的一部分，它关系着治疗的方法是否正确，患者的疾病能否治愈。操作手法的基本技术要求要持久、有力、均匀、柔和、深透，同时还要做到稳、准、巧、快，从而达到渗透入里的作用。

手法治疗是以中医学的基础理论为指导，用手和肢体的某些部位，按照特定的技巧方法刺激患者体表的穴位，以达到治疗疾病的目的。因为手法治疗是以手着力治疗疾病的，所以医生治疗的关键是正确掌握手法的施用。在治疗的时候，医生应该呼吸自然、精神集中、力度适宜、姿势得当、操作有序。因为手法的正确施用对患者的治疗效果，起着决定性的作用。

一、精神集中

在进行手法治疗的时候，医生应该平心静气、专心致志，对患者的病患部位做认真的检查和治疗，不要随随便便、粗心大意，不要闲谈说笑。因为许多疾病的变化是非常细微的，不认真检查就不可能知道病之所在，不认真治疗就不会得到理想的疗效。《灵枢》中说："空中之机，清净以微，其来不可逢，其往不可追。"也就是说，医者要想能够检查出患者气血的微细变化，就必须澄心静气，用心体会感觉气血流动时微弱的盈亏变化，当寻查到血流瘀阻不通，气机滞涩不畅之处时便是病之所在。抓住病本，运用手法进行调理，就会达到理想的治疗效果和目的。

二、呼吸自然

在施用手法的时候，医生要呼吸自然，不要刻意的憋气，要尽量做到平心静气，呼吸缓慢、深沉、均匀，吸气的时候尽量使气沉达到丹田，呼气的时候要尽量引气沿着施法的手达到劳宫穴或中冲穴。在心中烦乱或是用力过猛而呼吸急促不匀的时候，要用力深呼吸几下，以平和心情、放慢呼吸频率，以免损伤自身的气机。

三、姿势得当

在施用手法的时候，医生要颈直头正，沉肩、含胸、塌腰，以保证身体的正直。松髋，微屈膝，两足抵地，以保证下肢的稳定。身体要自然松弛，颈肩部放松使肘关节自然下垂，伸屈自如。肘关节放松，使腕关节屈伸运动自如。身体的放松，能保证自身气血的流通顺畅，并能够尽量减少损伤或消耗自身的能量。手法施用的时候，医生的身体是在整体的运动发力，用力的基本方法是以根带动梢，以近端带动远端。也就是力起于足下，聚于丹田，顺行于腰髋，聚功于肩臂，发力于掌指。医生要做到足稳、气沉，力行于腰、以腰带肩、以肩带肘、以肘带腕，使气行顺畅，力发于根而出于掌指。切忌手掌用力时力出于掌，手指用力时力出于指。这样的操作就会给医生自身带来损伤。

四、力度适宜

施用手法时，要做到手的力量均匀、柔和、有力、深透，施法治疗时间要持久，从而达到使外力渗透于里的治疗目的。

1. 均匀

是指手法治疗时的力量、速度、动作的幅度要均匀。在手法施用的时候，力量不可以忽重忽轻；速度不可以时快时慢；动作幅度不可时大时小，在改变力量、速度和动作幅度的时候要逐渐均匀地改变。

2. 柔和

是指手法治疗时的操作要轻柔缓和刚柔相济、轻而不浮、沉而不重、顺畅不滞。手法的操作应该像行云流水，绵绵连续，顺畅自然，用力不可以生硬粗暴或者是使用蛮力。

3. 有力

是指手法在施用的时候要有一定的力度。在用力的时候应该根据患者的体质及病患的部位和症状来选择适当的力量。力大而深时应透达到肌肉骨骼，力小而柔时应仅在皮里肉外。一定要注意不是力越大治疗效果就越好。

4. 深透

是指在手法施用的时候，使用的力量和产生的效果能够从浅层组织深透到深层组织，使病患部位的浅层组织和深层组织都能够得到充分的放松，从而达到良好的疗效。

5. 持久

是指在手法治疗的时候需要一定的时间，医生要在这段时间当中由浅到深逐层地放松肌肉，才能使痉挛的筋节松软，患者的病痛缓解，而气机的调理则更需要一定的时间，要进行开穴、破郁、导滞、疏理气机等各个步骤的手法操作，才能使紊乱的气机顺畅自然，人体机能恢复正常。

五、操作有序

在手法施用的时候，要依据病情制定出操作的顺序，不可以上下逆施，左右错行，马虎草率，急躁粗暴。一般的手法操作是自上而下，由前到后，先轻后重，由浅入深，循序渐进，并要依照具体的情况，做适当的调整。

六、时间灵活

治疗操作的时间要根据患者的病情、体质，所用手法来确定。时间过短会达不到预期的效果；时间太长又可能引起不良反应。同时要注意病变部位的大小，部位大的治疗时间要长，部位小的治疗时间要短。

在手法操作时不仅要做到以上这六项，还要做到稳、准、巧、快。才能使患者感到舒适而不痛苦。只有手法操作的正确运用，才能达到很好的治疗效果。

1. 稳

稳是手法安全方面的要求，在施治的时候首先要考虑到安全的问题。医生在操作时，应该做到平稳自然，因势利导，避免生硬粗暴。

2. 准

准是强调施治时针对性的要求。医生在手法操作的过程中，定位要准确，不可以草率行事。

3. 巧

巧是强调手法运用时要使用巧力。以柔克刚，即"四两拨千斤"，不可以使用蛮力、暴力。

4. 快

快是指在手法操作的时候，强调发力要疾发疾收。

第七节
手法治疗的适应证及禁忌证

一、适应证

手法治疗属于物理疗法，是中医的外治法。它对骨伤、内、外、妇、儿科的多种疾病有较好的治疗效果。

1. 骨伤科疾病

各种扭挫伤、关节脱位或骨折的后遗症、落枕、肩关节周围炎、椎间盘突出症、颈椎病、颞颌下关节功能紊乱症、退行性脊柱炎、肱骨外上髁炎、腱鞘炎、腱鞘囊肿、腕管综合征、半月板损伤、踝管综合征等各种损伤性疾病。

2. 内科疾病

感冒、胃炎、胃下垂、胃及十二指肠溃疡、失眠、高血压等疾病。

3. 妇科疾病

月经不调、痛经等疾病。

4. 儿科疾病

感冒、发烧、咳嗽、哮喘、腹痛、消化不良、泄泻、呕吐、便秘等疾病。

5. 外科疾病

手术后肠粘连、肋软骨炎等疾病。

6. 五官科疾病

咽炎、鼻塞、耳鸣、耳聋等疾病。

二、禁忌证

手法治疗虽然能够治疗多种疾病，但当患者出现以下情况时应该禁止使用手法治疗。

1. 有各种传染病的患者。

2. 有各种严重的感染性疾病的患者。

3. 有严重的心、脑、肺、肝、肾、肠等重要脏器疾病的患者。

4. 有各种溃疡性皮肤病，皮肤严重损伤或破损的患者。

5. 有血液病或是有出血倾向的患者。

6. 有骨折、脱位、脊髓损伤和骨质病变的患者。

7. 在软组织损伤早期血肿较重的部位或是有开放性损伤的部位。

8. 患有恶性肿瘤的患者。

9. 有严重骨质疏松的患者。

10. 女性妊娠期，小腹部和腰骶部不能施用手法。

11. 醉酒后或精神失常等与医生不合作者。

12. 饥饿时或是过度疲劳的时候。

13. 有其他可疑症状未能明确诊断的时候。

第二章 手法治疗的应用原则

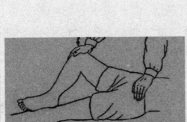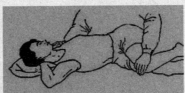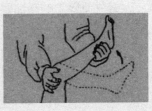

手法治疗是医生将手放置在患者的身体上进行各种的手法操作来治疗疾病的，那么手法治疗操作的基本要求是什么；手法治疗疾病的范围是哪些；在治疗的时候要按照怎样的步骤进行手法的操作；手法治疗和其他的治疗方法之间的关系是什么。在这一章中对这些问题进行了分别的论述。

第一节
手法操作的基本要领

手法的操作是医生在手法治疗中最重要的一部分。它关系着治疗的方法是否正确，患者的疾病能否治愈。手法治疗是以中医学说的基础理论做为指导，使用手和肢体的某些都位，按照特定的操作技巧来刺激患者体表的特定部位和穴位，使操作方法所产生的力达到治疗疾病的目的。因为手法治疗是以手着力在患者的体表部位来治疗疾病的，所以医生治疗疾病的关键点就是正确地掌握手法的操作。因为手法的正确操作对患者的治疗效果起着决定性作用，所以在手法操作的时候要关注以下几个问题。

一、精神集中，呼吸自然

在手法诊查疾病和治疗疾病的时候，医生应该专心致志，平心静气地对患者病患的部位做认真的检查和治疗，不要随随便便，粗心大意，漫不经心。因为手法的诊查是医生用手触摸患者体表的各个特定的部位来发现和诊查各种导常的状况，并且以此来确定疾病发生的位置和病证性质的。而许多疾病的异常变化是非常细微的，不认真检查是不可能发现病患的所在之处和异常表现的。《灵枢·九针十二原》中说："粗守关，上守机，空中之机，清净而微。其来不可逢，其往不可追。"也就是说，医生要想能够检查出患者气血异常的微细变化，就必须澄心静气，仔细体查感觉气血流动的时候那些微弱的盈亏变化。有些医生只是死守着四肢的关节进行诊查和治疗，而高明的医生却要观察经气的动静，洞达气机的虚实变化。经气的循行离不开"骨空"之处就是经穴的部位，而邪气是随着经气流动的。虚实变化是微小而难以见到的，必须细心地体察才能够发现。当探查到经气虚实的变化，气机的异常之处就是病患的所在部位。抓住了病症的本源，再运用手法进行补泻的调理。邪气盛时不可以用补法，以防留邪，邪气已去，正气虚衰的时候不可以用泻法，以防伤正，这样的操作就会达到比较好的治疗效果。

在进行手法治疗操作的时候，医生要身体放松，呼吸自然，不要刻意地憋气用力，要尽量地做到平心静气。手法操作的时候不要急躁匆忙，要使自身的呼吸缓慢，深沉，均匀。吸气的时候要尽量使气沉达到腹部丹田，呼气的时候可以引气沿着操作的手使气到达劳宫或是中冲。但是不要在劳宫处向外发力，只是以这两个部位来感应患者气机的异常变化和经气的运行状况。也不要用劳宫去采吸患者的病气，这样会伤及到医生自身正常的气机。而自身气机的紊乱和异常，就会导致劳宫和中冲探查病症的功能异常或是丧失。如果医生因为心中烦乱或是用力过猛而导致呼吸急促而不均匀的时候，可以用力地深呼吸几下，以平和心情和放慢呼吸的频率，这样可以避免损伤自身的气机。

二、姿势得当，操作有序

在运用手法治疗操作的时候，医生要尽可能地保持身体的正直。颈直，头正，沉肩，含胸，塌腰，这样可以保证脊柱的正直，两侧颈部，背部和腰都的肌肉均衡用力。松髋，微屈膝，两足抓地，这样可以保证下肢的稳定，可以防止关节的损伤以及患者因为疼痛牵拉扭动而引起医生滑倒或是受伤。操作时身体要自然放松，颈肩部放松使肘关节自然下垂，伸屈自如。肘关节放松使腕关节屈伸运动自如而使手法的操作随心而动。身体的放松可以保证医生自身的气血流通顺畅，并且能够尽可能地减少自身能量的消耗，同时也可以减少自身的损伤。手法操作的时候，医生要做到身体是在整体的运动用力，用力的基本方法是以根源带动末梢，以身体的近端带动远端，以腰胯带动四肢。也就是要让力起于足下，聚集在丹田，顺行于腰胯，聚功于肩臂，发力于掌指。医生要做到足下稳，气深沉，力发于腰，以腰带肩，以肩带肘，以肘带腕，以腕发力在掌指。这样可以使气行顺畅，使力发生在根源之处而出于掌指，一定不要手掌用力时力就出自于手掌，手指用力时力就出自于手指，这样操作就会使医生手掌手指的肌腱因为过度的用力而受到损伤，同时这样操作也无法体查感觉到患者经气的异常变化，也就无法寻找到病位，只能随意的在某一个部位进行揉捏按摩。这样既起不到好的治疗效果也会给自身带来损伤。

在手法操作的时候，按照手法施用时安全的要求，要做到"稳"。也就是在治疗的时候，医生应该做到操作的平稳自然，用力时要因势利导，避免生硬粗暴，以免伤害到患者的身体。再一个是强调治疗的时候要有针对性，治疗的部位要"准"。医生在进行治疗的过程中，定位要准确，不要草率行事，不要上下逆行施用手法，不要左右错行随意变换治疗的位置，不要马虎急躁的进行治疗。一般治疗的顺序是自上而下，由前向后，先轻后重，由浅入深的循序渐进，也可以依据具体的病情状况适当地加以调整。另一个是"巧"。巧是强调手法操作时要运用巧力，要以柔克刚，不可以使用蛮力暴力。最后一个是"快"。快是指手法操作时特别是在分筋、理筋、开穴治疗的时候，用力要疾发疾收，不可以在一个部位长久地使用重手法操作，以免造成局部的水肿甚至血肿。这些是手法治疗操作时候的要求，只有按照这些要求来进行手法的治疗，才能使患者在接受治疗的时候不会受伤或感到痛苦，只有手法正确地操作运用，才能够达到满意的治疗效果。

三、操作有度，力度适宜

在手法治疗的时候运用多大的力量是恰当的呢，怎样才能够正确地使用治疗时的力度呢。手法治疗的时候操作力量总的原则是要做到用力均匀，柔和，深透，有力。治疗的力量要持久，这样就可以达到使外力渗透入里的治疗目的。均匀：是指进行手法治疗时的力量、速度、动作的幅度要均匀。在手法操作的时候，力量不可以忽轻忽重，速度不可以时快时慢，动作的幅度不可以时大时小。在改变力量、速度和动作幅度的时候要逐渐均匀的改变。

柔和：是指手法的操作要轻柔缓和，刚柔相济，轻而不浮，沉而不重，顺畅不滞。

手法的操作应该像行云流水，绵绵连续，顺畅自然。不可以生硬粗暴地用力或是使用蛮力，以免对患者造成伤害。

深透：是指在手法操作的时候，使用的力量和产生的效果要能够从表浅层的组织透达到深层的组织，使这个部位的浅层组织和深层组织都能够得到充分的放松和治疗，从而达到比较好的疗效。

持久：是指手法的治疗需要一定的时间，医生要在这段时间中由浅入深地逐层放松肌肉，才能够使痉挛的筋结松软，患者的病痛得到缓解。而气机的调理也需要一定的时间，治疗的时候需要开穴，破郁，导滞，疏理气机等各个步骤的手法治疗，所以要保持在这样一个时间段的操作力量持久一致，不要开始力量大，而时间长久之后力量越来越小，只有这样，才能使紊乱的气机顺畅自然，人体的功能恢复正常。有力：是指手法在操作的时候要有一定的力度，并且要使力量透达到一定的层次。在用力的时候要根据患者的体质和病患的部位，症状来选择适当的力量。力大而深要透达到肌肉骨骼，力小而柔时应该仅仅在皮里肉外。但一定要注意的是，不是力量越大治疗的效果就会越好，有时大力的治疗反而会引发相反的效果。

这是手法治疗操作的最基本的要求。但是在临床时还是要根据疾病的病因、症状来确定治疗的原则，并根据治则使用正确的治疗方法，按照基本要求施用正确的操作方法。

第二节
手法治疗时的补泻操作原理

《灵枢·脉经》中说："盛者泻之，虚者补之"。在中医所有的治疗方法中的治疗作用都是双相的，也就是有补法和泻法。补虚泻实，扶正祛邪，是中医辨证治疗的基本法则之一。这是因为人体所发生的疾病本来就是虚象和实象交杂在一起，在虚实夹杂的病症中，虚证中有邪实的表现，实证中有虚象的反映，中医在对疾病治疗的时候是泻实补虚相结合。但是每一种治疗的方法都会有偏重，它们或是偏重于泻实，或是偏重于补虚，所以在治疗的时候，手法治疗要配合其他的治疗方法，以达到互补完善的治疗目的。

手法治疗可以分成补法和泻法。"补者，补其正气不足，扶助正气；泻者，泻其有余，祛除邪气。"所以在调理气机的手法治疗中，补法应该具有扶正壮阳，益气活血，温中暖胃，健脾止泻，固肾益精的各种作用。而泻法应该具有散寒退热，软坚化结，破瘀消肿，破滞驱邪的各种作用。

《厘正按摩要术》中说："缓摩为补"。一般认为，手法操作时，力量轻缓柔和，时间长，频率低，幅度小，这种治疗手法可以产生轻微的刺激，可以兴奋活跃脏器的生理功能，所以认为是补法。以方向而论，与身体重直方向的横向搓擦为补阴，在局部环转按摩为补阳。而实际上手法治疗时的作用是在人体体表的皮部。中医认为的虚证是指人体正气的虚衰，功能的减退，机体的有形物质的不足。因此补益的手法无法达到补益正气，补充有形物质的治疗目的。

补法的真正作用有这样几个：一个是在治疗的时候长时间轻缓柔和地放松肌肉，通过使紧张僵硬的肌肉放松，改善局部的血液循环来调理气血的不足。二是运用搓摩的手法产生温热之气，再用扣按的手法将这些温热之气透达到人体的内里深处。以这样的手法温煦受到损伤的气机，使气机能够顺畅的流通，可以达到扶正壮阳，温中暖胃，散寒止泻的作用。三是封固的功用，封是封藏外泄的气机。固是固摄涣散的气机，手法治疗中的操作虽然不能补益脏腑的功能，但是它可以封固气机。气虚不能实卫固表，腠理疏松而自汗。手法可以固摄毛孔使自汗不再外泄。脾虚肠滑固摄无权而泄泻，手法可以封固脾气，涩肠而治疗泄泻的病症。肾虚膀胱固摄失职而多尿，手法可以固摄肾和膀胱的气机治疗多尿的病症。气虚不能固藏肾精则会遗精早泄，女子白带过多，而手法可以封藏肾精而起到治疗的作用。所以手法治疗的补，就是封闭开放外泄的气机，固摄气机的耗损，使正气流行于全身的脏腑经络和各组织器官处，推动激发，协调平衡人体的生理功能，使人体的正气封固在身体的内里不再耗损。封固的正气在人体内具有自我修复恢复健康的功能，这样就可以使阴阳达到平衡，阴精阳气相合相助，就可以使人体的正气恢复，机体的生理功能平衡，这就是补法的功用和意义。这样的手法在手法的治疗中都归属在补的手法范围之中。

《厘正按摩要术》中说："急摩为泻"。一般认为，手法操作的时候力量重而深沉，时间短，频率快，幅度大的时候为泻。这种手法可以产生大的刺激量，可以抑制脏器的生理功能。中医认为的实证是指因为邪气亢盛所导致的脏腑功能失调，经络气血运行障碍，邪气和正气相搏而产生的病理反映。施用手法治疗疾病的目的，就是要调理脏腑、经络、气血、导引经气、散邪驱邪，治疗病邪有余的病症。

泻的手法有这样几个功用：①清法：清法的功用是清除热邪。在治疗的时候使用手法开泄气门，导热外散，使热邪在表皮处消散清除。②消法：消法的功用是消散积聚。在治疗的时候，使用手法开穴破气，散瘀导滞，可以消除瘀血和气机的阻滞，起到散瘀消肿，行气导滞，软坚散结的作用。③泻法：泻法的功用是泻除胃肠中的积聚阻滞。在治疗的时候，使用手法开胃气以通达胃中气滞，破胃气以消除胃中积聚，开肠导引气机下行，使胃中的积聚从大肠排泄而出。这样可以改善胃中壅滞的气机，又可以调理肠道以通便排毒。④散法：散法的功用是驱散邪气。在治疗的时候，使用手法开穴导引内里的病邪外达于表而进行驱散，也可以导引脏中的病邪入腑，再从腑中驱散而出，还可以将全身各部位的邪气导引到四肢末梢进行散除。

泻实驱邪的手法治疗会耗伤气机，在调筋正骨，散瘀除痹的时候，由于操作的力量沉重深入，这就会伤及到经络气血。在调理脏腑，引脏病中的邪气出脏入腑，并从腑中清除的时候就会耗伤气机。在调理经络气血，活血散瘀，行气除滞，导引病邪之气至四肢末梢，并从四肢末梢驱除出体外的时候就会损伤人体的经气。运用手法使用泻法治疗的时候，虽然操作的时候施用的力量在体表的皮部，但是开穴、取邪、驱邪、散除寒热邪气、通利脏腑透邪外出的各种治疗，在邪气宣发透散的同时，都会损伤到人体的正气。所以如果患者身体虚弱，形气不足；或是形气不足，病邪也不盛的时候，阴阳都是虚衰不足的表现时，单纯的使用手法治疗是不适宜的。因为手法治疗是以破气驱邪、宣泻导滞为主要功用。如果患者的身体虚衰时再施用这种以泻为主的手法加以治疗，就会使身体的气机更加耗损。所以在临床治疗的时候一定要注意，以免因为治疗使患者的正气耗伤而产生乏力甚致晕厥的症状，这样既没有治疗好原有的病症，又会产生新的病症，或是使病情加重，引发不必要的麻烦。

在对软组织损伤进行手法、治疗的时候，如果治疗是加强局部的血液循环，改变软组织的功能，恢复肌肉的萎缩，提高肌肉的温度等，这样的治疗方法所起到的是补的作用。而消除局部的水肿或是血肿，松解改善肌肉的痉挛、板结、僵硬，使肌肉的病理状态和骨关节的移位错动得以恢复，从而消除引发软组织病患的致病因素，这样的治疗方法所起到的是泻的作用。在使用手法治疗软组织损伤和骨关节病症的时候，补法和泻法一般都是同时施用的。在治疗开始的时候可以先用缓慢柔和的手法缓泻肌肉中的水肿，用补法放松肌肉，缓解肌肉的痉挛。用泻的手法调理肌肉，整复关节。最后再用补的手法放松肌肉，并且用缓揉搓摩的手法提高局部的温度，以活血化瘀，舒筋通络。补和泻在治疗的时候共同应用，二者可以相互配合，相互促进，就会起到比较好的治疗作用。

在使用手法治疗疾病的时候一定要注意的是，手法治疗的主要功用是消积导滞，行气化瘀，破气开穴，导引驱邪，是以泻为主的。如果在临床上遇到身体虚弱，形气不足的患者就要先辨明病因病机，适当地增加些补益的药物服用，以此来补充形气，保护好虚弱的正气，然后再进行手法的治疗。补益的药物应该在治疗前服用，补益药物的用量可以稍大，甚至可以稍稍地过量一些使用，这样在治疗的时候二者相互配合，就可以使手法的治疗既能破气驱邪，又不会损伤到人体的气机，而用量稍大，补益过度的药力也可以在施用手法治疗中使用破气驱邪治疗的同时给予部分的泻除。这样既治疗了体虚气弱的患者的疾病，又泻除了过量补益药物所产生的壅滞的气机，可以达到两全其美的治疗目的。

第三节
手法所适宜治疗的疾病和操作步骤

手法治疗疾病的范围是由手法操作的作用原理所决定的。手法治疗是医生是通过手法操作时使用的力作用于人体体表的特定部位调节机体的生理和病理状况达到治疗的效果。这种治疗方法的适用范围包含运动系统、神经系统、循环系统、呼吸系统、消化系统、泌尿生殖系统、内分泌系统。但是主要治疗的是肌筋、关节的各种损伤和脏腑经络气血阻滞为主的一些病症。

一、手法所适宜治疗的疾病

手法治疗是运动系统的筋伤和骨关节损伤病症治疗的一个重要的组成部分，当人体的关节、筋络、肌肉受到外来的暴力撞击，或是不慎跌仆闪挫，或是体虚劳累过度，或是持续运动积劳伤害引起的损伤，而又除外了骨折脱位、皮肤破损等各种急性或是慢性的疼痛，是伤筋的主要症状。而这些筋腱受伤所产生的不稳定因素导致了骨关节的微小移位，关节的卡顿交锁，肿胀疼痛，活动受限。当损伤发生后，肌肉的附着点、筋膜、韧带、关节等受到伤害的组织，因为疼痛而导致肌肉的紧张收缩直至痉挛。同时骨关节的紊乱又会造成活动受到限制，如果治疗的不及时或是治疗方法不正确，损伤的软组织就会形成不同程度的粘连和纤维化，导致疼痛不断地加重，肌肉更加的紧张痉挛，又会引起周围组织的继发性疼痛。而骨关节的紊乱也会使关节周围的肌腱、韧带痉挛变性，导致关节的关节面交锁卡顿在一个不正常的位置上，使关节的生理运动受到限制。由于这些症状所导致的疼痛势必又会引发肌肉的更加紧张，而肌肉紧张又会加剧疼痛的发生，这样就会造成疼痛的恶性循环。所以在临床诊查的时候，最敏感的压痛点往往是在筋膜、肌肉的起止点处，两条肌肉相互交错的部位和关节交锁、卡顿、关节内软骨盘被挤压的部位。通过对这些压痛点的治疗，使紧张痉挛的肌肉放松，气血得以畅通。通过对关节的纠偏调理整复以及对关节周围韧带肌腱的松解治疗，就可以消除疼痛，恢复肢体的正常功能。

手法对筋伤和骨关节损伤的治疗可以松解软组织的痉挛粘连，滑利关节，对骨关节的紊乱，和韧带、肌腱的损伤能理筋整复，纠正回纳，从而促进肢体的生理活动功能，使关节经络通顺，气血运行流畅。手法治疗可以使局部组织的温度升高，从而加强损伤组织的血液循环，促进因为损伤而引起的水肿或血肿的吸收，促进损伤组织的修复。手法治疗还可以将紧张挛缩的肌肉放松，促进气血的流动，调节肌肉的收缩和舒张，使组织间的压力得到调节，从而解除肌肉的紧张、痉挛、僵硬，以消除疼痛的症状。

手法对于其他疾病的治疗作用是通过对经络气血，脏腑气机功能的调理起到对人体阴阳的平衡和调整作用。疾病的发生是由于病邪作用于人体，正气奋起抗邪，正邪交争，破坏了人体阴阳的相对平衡。邪盛正虚，使脏腑、经络、气血、营卫等相互关系失调，脏腑气机升降失常，气血功能紊乱，从而产生病理变化形成疾病。而手法的治疗是让外力作用于患者体表的特定部位，并且使在体表皮部的各种治疗的作用透达到内里，以通经络，行气血。并通过对经络气血的调整治疗来影响各个脏腑和其他的部位，使人体的脏腑、经络、津液、气血产生相应的变化和改变，以此来达到对疾病的治疗作用。这样的治疗方法在古代各种医学专著中都有明确的记载。《素问·血气形志》中说："形数惊恐，经络不通，病生于不仁，治之以按摩醪药。"《素问·至真要大论》中说："摩之浴之，薄之劫之，开之发之，适事为故。"《外台秘要》中说："初得伤寒一日，若头痛背强，宜摩之佳"。《圣济总录》中说："大抵按摩法，每以开达抑遏为义。开达则壅蔽者以之发散，抑遏则慓悍者有所归宿。"《唐·六典》中说，按摩可以除八疾"风、寒、暑、湿、饥、饱、劳、逸"。这样就可以看出，使用手法治疗疾病的方法，它的治疗范围是广泛的，并且在治疗中可以起到明显改善疾病症状和治疗疾病的作用。因为手法治疗主要的作用是调整骨关节，调整肌肉经筋，调理气机，所以这些治疗疾病的手法又称作是"手法三调"。

在临床遇到各种不同病症的时候，不要急于进行治疗操作，医生在施用手法治疗之前，先要根据病因病机和症状来确定治疗的原则，根据所确定的治疗原则仔细地寻查病症的部位以及经气的运行状况，要在诊查确定了疾病发生的位置和各种异常的状况之后，再进行手法的治疗。而不要不经辨证直接上手就去按压揉捏，或是强按强揉，强行分理筋节，开关节，空乏人的元气。而患者如果勉强忍受着疼痛接受治疗，就会使身体强壮的人因伤气而变弱，使气弱的人因破气而卧床不起。这样的操作，非但不能治好疾病，反而会因为错误的手法操作而增加新的病情。所以在进行手法治疗操作的时候一定要慎重行事。为了能够更好地进行手法操作，在把手法治疗的病症分类之后，可以将治疗的操作各自分为六步，每一步操作都有自己的治疗目的。将这些治疗的步骤和治疗的方法相互配合，相互辅佐。医生在手法治疗操作的时候可以按照治疗的原则和治疗的目的，使用自己熟悉的手法来操作，这样就可以达到比较好的治疗效果。这种操作的方法称作"施法六步"。

二、手法治疗疾病的操作步骤

（一）调骨六步

调骨是指使用手法调整骨关节的微小移位，恢复关节的正常关系。这种治疗的方法不包括对骨折和关节完全性脱位的治疗。它的治疗范围适应于急性的外力损伤，或是慢性软组织损伤和肌肉长期疲劳损伤等原因，破坏了维持关节稳定的功能，致使关节面之间或是关节内的结构发生轻度而微小的移位。在临床上它包括了半脱位、关节紊乱症、关节交锁、滑膜嵌顿、关节内软骨或是关节盘位置异常等病症。手法调骨治疗的目的是恢复关节面之间的对合关系。但是关节的紊乱移位并不单单是骨关节发生了异常，它也会导致关节囊，关节周围的韧带、肌腱、肌肉等各种稳定关节的因素都受到损伤和破坏。所以在治疗的时候，就要根据病因、病机、症状，分层次分步骤地进行调整治疗，以期达到彻底恢复骨关节的正常关系，恢复人体失调的力学平衡。

第一步 手摸心会，寻查关节

在临证的时候，医生要用轻柔的手法在患者病患的关节部位和关节周围仔细的寻摸诊查。要双侧对比着触摸诊查关节的结构位置是否正常，有没有畸形或是移位错动的改变，细心触摸查找关节处有没有肿胀隆起和虚软凹陷，关节周围韧带肌腱明显的压痛点在哪个部位，以及这些肌肉是否有痉挛、僵硬，韧带是否有紧张和弹性异常的表现状况。有没有肌肉的萎缩，肌腱和韧带有没有移位的改变。用手抓握住关节的远端轻轻地主动和被动地活动关节，诊查关节的活动范围是否受限，活动的时候是否有异常的弹响，是否有卡顿或是交锁。并且仔细触摸损伤的关节部位和关节周边的寒热温度变化。以这样的方法来明确关节损伤的位置、损伤的程度，以及关节周边的肌肉、肌腱、韧带对损伤关节的影响程度，这样就可以为下一步的治疗确定准确的部位和治疗的目的。

第二步 舒缓放松，理气活血

无论是新伤还是陈旧性的关节损伤，在进行手法整复治疗之前都要先用轻柔的手法放松肌肉，缓解疼痛。关节的移动错位必然会造成肌肉的紧张，直接的使用手法整复关节就会使已经紧张的肌肉更加挛缩，从而增加了关节整复治疗的难度。所以在进行手法治疗之前，要先用轻柔的手法放松肌肉，解除肌肉的紧张挛缩，同时又可以加强局部的血液循环，消除局部的肿胀，缓解局部的疼痛，以达到舒筋通络，理气活血的功效。手法操作时要从近心处向远心处操作，不要在损伤的关节部位过度的操作。治疗的范围要稍大，目的是大范围的松解浅表层肌肉的紧张挛缩，改善并加强表浅部位的血液循环，为下一步的手法治疗打好基础。

这种治疗的方法是对软组织损伤后而造成关节的紊乱移位来操作施用的。由于软组织的损伤使关节的稳定因素受到破坏，就会导致关节囊、关节周围的韧带、肌腱、肌肉等各种软组织出现挛缩、粘连、变性。而这些原因又会导致保持关节稳定的因素遭到破坏，这样就减弱了维持关节稳定的功能，也就加剧了关节的紊乱移位。因为关节的紊乱移位是由于软组织损伤而引起的，所以在整复关节的紊乱移位之前，就要先施用手法调整肌肉中软组织的异常病理改变，松解肌腱的粘连，然后再整复关节的移位。手法治疗的时候操作的范围要小而集中，要在损伤的周围和损伤处用稍重的手法深压重按。要在关节周围的骨突处寻找各种异常的病理现象，分理松解肌腱肌肉的粘连、挛缩、结节和条索。目的是调节改变因为肌挛缩而导致的肌肉牵引方向的改变，松解关节周围的韧带和关节的粘连，使每一个肌群都能正常的运动，为整复关节的移位做好充足的准备。

在使用手法对软组织的痉挛和肌腱、关节周围的韧带粘连松解放松之后，就可以进行调整骨关节错位紊乱的治疗。导致骨关节位置的移位紊乱有这样几种状况：一是造成了关节的半脱位。这是因为外力损伤了稳定关节的韧带。韧带的受伤和异常的牵拉导致了关节的移位改变。二是滑膜的嵌顿。这是因为外力的损伤致使关节囊滑膜层的一部分嵌卡在关节的间隙内，由此导致了关节的活动受到了限制，并且有时会交锁在一个特殊的位置上。三是关节内的软骨盘或是软骨板因为外力损伤被挤压，从而引发关节微小的移位。这样就会导致关节的位置异常，使关节正常的生理活动受到限制，并会在活动中产生异常的弹响。所以无论是哪一种致病因素都会导致关节内的结构位置和关节的解剖关系紊乱而产生各种不同的症状。手法中的治疗，就是要改变关节位置的异常，松解关节内的嵌顿卡压，恢复关节之间正常的解剖关系和关节的稳定性。《医宗金鉴·正骨心法要旨》中说："或有骨关节间微有错落不合缝者"，就要用"两手或一手捏定患处，酌其宜轻宜重，缓缓焉以复其位。"在整复关节移位的时候，要细心触摸损伤骨关节的各个部位来寻找关节异常的位置，并在这个异常的部位施用牵拉挤按的手法整复。也就是用一只手捏按在关节异常的位置上，另一只手抓握住关节的远端进行牵拉，当关节稍有松动的时候，推挤按压移位的关节，使关节恢复到正常的位置。或是用双手抱握住关节进行牵拉，当关节松动间隙增大的时候进行轻轻的左右旋动；然后再用端提的手法骤然的牵拉顿挫，顿挫的同时挤按紊乱的关节间隙，使嵌卡的关节内的软骨板、软骨盘、滑膜回复到原位，恢复关节正常的对合关系，使紊乱的关节关系得以修复。

关节的微小移位所导致关节位置的异常改变，使关节的稳定因素受到了破坏，同时也会使关节周围的肌肉、肌腱、韧带等软组织出现异常改变。较长时间的关节位置紊乱会使关节的活动受到限制而造成肌肉的萎缩，肌腱、筋膜的粘连。在整复关节移位之后，如果不对肌肉、肌腱进行调整，这些异常变性的软组织还会对恢复正常的关节牵拉扭转，使关节的稳定性再次受到破坏。《医宗金鉴·正骨心法要旨》中说："或因跌仆闪失，以致骨缝开错，气血郁滞，为肿为痛，宜用按摩法，按其经络，以通郁闭之气，摩其壅聚，以散瘀结之肿，其患可愈。"所以在施用手法对紊乱移位的关节整复归位之后，还要调整筋络的异常改变，关节复位后的调筋，就是要对痉挛变性的筋腱进行分筋或是理筋的手法治疗。分筋的治疗操作是沿着肌肉纤维行走垂直方向的垂直横向进行按压拨动，要用拇指的指端进行按压拨动的操作。操作时手指移动的幅度要小，治疗的位置就是在病变的部位，使用力度要由轻逐渐加重。用这样的手法松解肌肉的挛缩，筋膜的粘连和关节囊滑膜的嵌卡。理筋的治疗操作是沿着肌肉纤维行走的方向进行顺行的推压。使用的力度要稍重，要按压推动到肌肉的深层。治疗的目的是松解肌肉、肌腱中因为痉挛而产生的结节、条索这样一些变性的软组织，使紊乱扭转的肌肉纤维恢复到顺行一致，这样就可以促进炎性物质的吸收和代谢，消除疼痛的症状。使气血能够濡养关节，就会有利于关节的恢复。

由于各种治疗手法操作的时候所使用的力量稍重，按压损伤部位的层次也比较深，这样就会对表浅的肌肉、血管、经络造成一定的伤害。同时治疗的部位又大多集中在关节的周围，手法治疗虽然改善了关节的紊乱移位和局部的肌肉痉挛、韧带粘连，但是病患肢体整体的气血郁阻并未解除，这就需要用手法彻底地调理肢体的经络气血，使它们恢复到正常的状态。这种治疗手法操作的力度要由重到轻，操作的方向要从近心处向远心处移动，最后要将郁滞的气血导引到肢体远端的四末之处加以清除，以此来行气活血，消肿止痛。

使用重手法治疗的目的是用推法摩法按照肌肉行走的方向，从近心处向远心处重力推摩移动，使用的力量要透达到肌肉的深层，目的是使因为损伤而扭曲的肌肉纤维恢复正常的排列，使因为肌肉挛缩而改变的血管解除卡压，恢复正常。由此改善血液循环，增加局部的血流量。轻手法治疗的目的是用滑动搓摩的治疗手法放松表浅层的肌肉，让手法治疗的力量作用在表浅的肌筋膜和皮下的血管，并且通过手法的操作使局部产生热量，升高温度，并将这些热量透达到肌体的深处。这样可以促进气血的流通，改善微循环，促进炎性物质的吸收，并且消除疼痛的症状。引血导气治疗的目的是因为患者的关节紊乱移位大多发生在肘、肩、髋、膝等关节的部位，而这些部位是八虚之处。《伤科汇纂·筋挛》中说："凡此八虚者，皆机关之室，真气之所过，血络之所游，邪气恶血，固不得住留，住留则伤经络，骨节机关不得屈伸，故病挛也。"所以要保护这八虚的机关部位不要被邪气恶血所伤害，就要导引郁滞的气血离开这八虚的部位，将这些郁滞的气血导引到四末，并从四末这些部位驱邪而出。

手法操作的时候要在关节疼痛的部位点压开穴，轻轻地拍击鼓荡气机，疏通气血。用抓取的手法在局部抓取寒凉的邪气从深层向外透散，并从此处滑擦扫散向四末导引病邪，让病邪之气从这些八虚之处向四末流动，最后在四末的部位取邪外出驱邪外散。这样可以改善微循环，促进静脉的回流，增加血液循环流动的速度。这也就是增强了气血的运行，从而使瘀消邪散，可以彻底地改善人体气血郁滞的状况。

（二）调筋六部

调筋就是指使用手法调理各种原因所造成的筋的损伤。这里所治疗的筋伤病症不包括肌肉、肌腱、韧带的完全断裂。它所包括的是肌肉、肌腱、韧带、筋膜、关节囊等各种软组织也就是筋的损伤。由于各种外来的暴力导致了筋的急性损伤，使肢体的局部和关节周围的肌肉、肌腱、韧带、筋膜过度的扭曲牵拉，造成这些软组织解剖位置的改变，局部形态的异常。而筋肉的损伤又会引起络脉的受伤，致使气血阻滞，而气滞血瘀又导致了疼痛和功能的障碍。如果新伤没有及时有效的治疗，就会使损伤的部位气机涩滞。气滞则血瘀，血行瘀阻，血不荣筋就会导致肌肉萎缩，筋膜粘连，关节挛缩，关节活动受限。筋伤的病程日久，或是因日常活动过度，又会使肌筋疲劳，气血不畅，筋肉痉挛而导致局部的肌筋发生粘连，产生结节、条索，扭转等各种异常的改变。使用手法调筋的治疗，就是要解除肌肉的紧张，消除肌肉的痉挛和粘连，恢复肌肉、肌腱、筋膜的正常解剖位置，改善损伤病患部位的血液循环，促使局部的炎性物质的吸收，解除疼痛的症状，恢复肌腱、韧带、关节的正常功能，以此来完成治疗的目的。

第一步 抚摸寻伤，查伤定位　　在临证的时候，医生要用轻柔的手法在患者肌肉、肌腱、韧带损伤的部位以及损伤部位的上下左右抚摸寻查。要用手细细触摸这些部位，以查找损伤部位筋的弛、纵、卷、挛、翻、转、离、合、歪、僵、结、索的各种异常的改变，损伤的部位和损伤周围的部位有没有肿胀、萎缩、隆起、凹陷的异常改变；损伤部位的寒热异常表现，以及局部的气机阻滞状况。要确定损伤所发生的原因是新伤还是陈伤，受伤的原因是因为跌仆、错闪还是打撞所致。要细细查找损伤的原发部位，要关注这个部位对周围组织造成的牵连性损伤，并且要关注所造成损伤的程度。要做到各种损伤的病症"虽在肉里，以手扪之，自悉其情"。这样就可以为以后的治疗明确损伤的位置、损伤的新旧、损伤的性质以及损伤与其他部位关连的情况，为确定治疗的原则提供有力的依据。

第二步 轻推轻摩，解痉放松　　无论是哪一种损伤，无论是新伤还是陈伤，都必定会因为疼痛而引发肌肉的紧张痉挛，由于肌肉的紧张痉挛又会牵扯到损伤的部位而加剧疼痛发生的程度。所以在施用手法治疗初始操作的时候，一定要用轻柔舒缓的手法推摩治疗，用以解痉散瘀，消肿止痛。轻柔缓慢的手法可以放松缓解肌肉的紧张挛缩，这样就会加强表浅部位肌肉损伤组织的血液循环，促进血肿水肿的吸收，促进损伤组织的修复。手法操作的幅度要大，用力要轻柔，范围以损伤的部位为中心尽量地扩大和延长，使损伤的局部和周边广泛的软组织都得到放松而消除紧张痉挛。这样操作的目的有三个：一是轻手法的放松可以缓解患者紧张的情绪，消除因为治疗而产生的恐惧心理，这样有利于对损伤部位肌肉的自我放松。二是肌肉的表浅层放松后，进一步治疗的时候就不会对其造成过多的伤害。三是由于紧张挛缩的肌肉掩盖了损伤部位的各种状况而无法对这个部位进行充分的诊查，放松肌肉可以松解浅表层肌肉的痉挛而将深层的损伤部位显露出来，这样就有利于对损伤的各个部位进行彻底的检查诊断和治疗。所以缓解肌肉痉挛，畅通经络气血是调理治疗肌肉、肌腱损伤而施用手法治疗最初始的方法和步骤。

第三步 分筋推挤，拨筋归复

当使用手法治疗放松了痉挛的表浅层肌肉之后，深层的肌腱、肌束的病变就会显露出来。要"用手细细摸其所伤之处"，如果是筋卷、筋翻、筋转、筋离、筋歪、筋走等各种异常的状况，也就是因为外力的损伤导致肌腱、肌束等软组织发生了扭曲、滑脱，偏离了正常的解剖位置并且维持在一个局部异常状态的时候，这就造成了损伤的部位与周围的软组织发生粘连，而使这些扭曲、滑脱、离位的肌束、肌腱无法回复到正常的排列位置。手法治疗的目的就是要将这些离位的软组织整复使其回归到原位。治疗的时候要用手细细的触摸伤痛的部位，如果肌腱、肌束等部位触摸的时候有异常的臌胀隆起，而在它的旁侧有一沟状的凹陷。或者是肌腱紧张挛缩，而在它的旁侧有凹陷并且压痛，就应该沿着肌腱、肌束行走的方向，向垂直方向的横向用推挤的手法分筋拨筋。手指按压的位置要深，移动的幅度要小，要将臌胀隆起的肌束向凹陷的部位推挤按压，以促成肌腱、肌束回归到正常的解剖排列位置。如果损伤的肌腱、肌束与相关连的肌肉发生粘连而无法回位，就应该用分筋拨离的手法松解粘连，消除软组织之间的扭曲挤压。对于陈旧性损伤造成的肌肉、肌腱、筋膜粘连，应该用分筋拨离的手法疏通狭窄，分解粘连。在进行手法治疗操作的时候使用的力度要先轻后重。要重点在肌腱与肌腹结合处，肌束与肌束的粘连处，肌肉、肌腱、肌束的隆起处，集中力量点压、分筋、拨离来进行松解治疗。然后按压肌腱、肌束的高起膨隆处向沟状凹陷处分筋拨离推挤，尽可能地使离位的软组织回归到正常的解剖位置。

第四步 理筋推按，顺筋通络

当离位的软组织归位以后，或者是软组织未发生离位而出现筋挛、筋强、筋索、筋结、筋绞、筋硬等异常状况的时候，就要用手法归理治疗这些异常的状况，而使筋恢复到正常的生理状态。在治疗之前要用手细细地触摸伤患的部位，如果肌肉、肌束中失去了柔软而有弹性的状态而使局部的硬度增高，或是局部有状如圆形的硬节，或是局部有长条状的条索，或是肌腱处有高凸扭转的条索，都应该施用手法将这些异常的筋结解除、理直、抚顺，使肌肉纤维恢复顺畅，气血恢复畅通。在进行手法治疗的时候，手法操作的方向要与肌肉纤维行走的方向一致。要用推压按摩的手法放松肌肉、肌腱、肌束的紧张痉挛。要在痉挛产生的结节条索处顺向推按挤压，以达到使结节条索松解消除的功用。治疗时候使用力度要先轻后重，分理筋结条索的时候手法的力量要直接按压透达到肌束中，并且保持这个按压力度在筋结条索处反复的推摩按压，用同样的手法施用于肌肉、筋膜的起止处和两条不同肌腱的交界处和相互交错的地方。其目的是理顺筋络，解除各种形式的肌肉痉挛，消除肌腱、肌束、筋膜之间的狭窄和粘连，松解肌肉的紧张状态，改善局部变性组织的血液循环状况，尽量增大肌肉的伸展性，以达到调和气血，疏通经络，舒筋活血，散瘀止痛的功效。

第五步 通经舒筋，缓急止痛

由于分筋理筋的治疗手法治疗的部位比较深，使用的力量比较重，这样就会对浅表层的肌肉造成损伤，形成水肿而引起疼痛。而分筋理筋的重手法在治疗筋伤的时候又是必须施用的。所以完成这些治疗类的手法之后，就要用放松调理的手法使紧张的肌肉恢复到正常，使离位隆起的肌束回到原位并且保持在正常的解剖位置上使粘连的肌束、肌腱之间剥离得更加彻底。同时使这些症状引起的水肿和炎性物质尽可能吸收，使因为筋伤而导致的关节功能障碍恢复正常，使局部的瘀肿、疼痛尽可能消除。治疗的时候手法操作要先重后轻。使用稍重的手法按摩推揉，以此达到舒筋活血、散瘀解痉、松解粘连的目的。治疗的位置应该在肌肉、肌束肿胀隆起的位置和相关肌肉的起止部位。使用轻缓的手法搓摩推拿，以此放松肌肉，解除大面积的肌肉紧张，治疗的位置尽可能的增大，以改善损伤的部位以及损伤周边的肌肉和整个肢体的血液循环。手法操作的方向要按照肌肉纤维行走的方向顺行操作，从而达到放松紧张的肌肉、肌束，松弛肌肉的张力，调整肌肉和血管的收缩舒张，使组织间的压力得到调节，改善并增强损伤肌肉组织周围的血液循环，疏通经络气血，消除壅滞的气机，促进气血的流通的治疗目的，使损伤的肌肉彻底恢复正常。

第六步 循经导气，调理气血

由于分筋理筋，调偏纠错的手法操作时用的力量较大，这样就会使患者感觉到明显的疼痛。而这些疼痛又会造成肌肉紧张，精气耗散，气血运行不畅，从而损伤人体的气机。而各种筋伤的病症虽然经过治疗，使筋的卷挛松解平复，筋的离槽归位吻合。但是患者的气血并没有畅通，经气并没有顺行，病症并没有彻底地消除。《医宗金鉴·正骨心法要旨》中说："若肿痛已除，伤痕已愈"，"是伤虽平，而气血流行未畅，不宜接、整、端、提等法，宜推拿以通经络气血。盖人身之经穴，有大经细络之分，一推一拿，视其虚实酌而用之，则有宣通补泻之法，所以患者无不愈也。"所以在调筋纠偏之后还要进一步施用手法治疗。只有这样彻底治疗之后，才能使患者得到完全的治愈。手法操作时要轻柔，力度只要透达到皮肤下浅层的肌肉即可。治疗时的范围要大，要从近心处沿着肌肉纤维行走的方向向远心处推动着治疗。治疗的时候要先用手法沿着肌肉的近端向远端搓摩推压肌肉，以使血液流通加快，改善肌肉整体的血流量。然后再用轻轻拍打震荡的手法鼓荡气机，振奋筋络，促使毛细血管扩张，改善并增加表浅肌肉内血液循环的速度，加快血肿、水肿的吸收，促使炎性物质的消退，用抓取的手法导引深层郁滞的气血向外透散，将由于气滞血瘀，血行缓慢而导致的寒凉邪气导引外出，再用扫散的手法驱邪外散。当寒凉之气由强变弱的时候，从损伤的部位起始，向远心处连续的滑行移动抓取扫散，导引病邪之气先归于四肢关节的八虚之处，再从八虚之处开穴取邪导引到四肢的末端，并从四末驱邪外出消散。这样的治疗操作可以促进静脉的回流，加强血液的循环。最后要用轻柔快速的手法沿着肌肉纤维顺行的方向进行大面积的搓摩，这样可以使局部的温度增高，使紧张的肌肉组织彻底放松，可以达到行气活血，舒筋通络，消肿止痛的治疗目的，使筋络的损伤能够得到尽可能地恢复。

（三）调气六步

调气是指运用手法调理气机和经络，从而达到治疗疾病的治疗方法。因为气是构成和维持人体生命的物质基础，是人体生命的根本。气可以护卫肌肤，抗衡邪气。它既可以抵御外邪的入侵，又可以驱邪外出，同时在散邪之后又可以自我修复，有恢复健康的能力。气在人体中始终是在不断地运动，流行于全身的脏腑、经络和各个组织，促进、推动和激发着各个脏腑、经络、组织器官的生理功能。如果气机的作用失常，就会影响到人体的整个物质代谢过程。而经络能够沟通人体的内外，它既是气血流通的道路，同时也是病邪传变的途径。在正常状况下，经络内连脏腑、外络肢节，沟通着人体的内外、网络全身，使人的身体成为一个完整而统一的状态。如果经络气血运行通畅人体就会健康，如果经络气机阻滞人体就会患病。如果人体产生了疾病，就会沿着经络这个途径反映在体表，而通过在体表的经络腧穴和特定的部位使用手法治疗，可以使阻滞的经络气机通畅。通过这种调节反射来改善人体内部病变部位的循环和新陈代谢，促进病变部位的组织细胞恢复，来达到治疗内科疾病的功用。手法治疗调理内科、妇科、儿科的各种疾病包括：六淫外邪侵袭致病（感受风、寒、暑、湿、燥火六种外感病邪而导致的各种病症）。阴阳失调致病（人体阴阳偏盛偏衰而导致的各种病症）。气血失常致病（消除气滞、气逆等病症，增加气机的升降出入运动，激发推动人体的脏腑经络的各种生理活动，消除血瘀血热，增加血液循环的推动力，消除由此产生的血行不畅的各种病症）。津液代谢失常致病（痰饮以及津液在体内环流缓慢而形成的水液滞留停积或是泛滥而产生的各种病症）。饮食失常致病（饮食不节或者是不思饮食）。七情内伤致病（过度或持久的外界刺激导致的心理、生理发生病变，并且影响到人体的气机紊乱，脏腑阴阳气血失调）。手法的治疗就是调理气机的异常以达到治疗疾病的效果。如果在手法治疗的同时服用治疗的药物，手法可以辅助药物共同完成对疾病的治疗，施用手法可以引领药物直达病所，增强药物驱除病邪的功效。而在调骨、调筋的最后一步施用调气的手法，可以调理通畅气机达到行气化瘀、活血通络、消肿止痛的功效。达到散邪、驱邪而不留邪的治疗目的。

第一步

抚摸查气，探本求源

在临证的时候，医生要用轻柔的手法触摸患者身体各个特定的部位。要在五脏的热穴，脏腑各官的位置以及各个反应点仔细的抚扪寻查，寻找这些部位的寒热异常状况，是否有凹陷、膨胀的虚实表现，是否有气机的阻滞。在临床时由于各种疾病的症状表现是混杂在一起出现，病症的表现现象并不一定是疾病发生的真正的根本的原因，所以要细细地寻查患者病症的原发疾病、脏腑气机紊乱的所在之处，和现在疾病症状的发作表现部位。要仔细探查病患的脏腑对其他脏腑气血运行的影响与关联。这样就可以明确治疗的目标和性质，确立恰当的治疗原则，施用正确的治疗手法，为彻底的治愈奠定基础。

无论是外感病邪致病还是内伤七情致病，都会造成人体经气的异常变化和经络气血的逆乱，当各种病症发生的时候，这些异常的改变就会反映在人体体表的皮部。而皮部的经气大络又能够贯穿上下、沟通内外，把人体的皮肉筋骨、五脏六腑、五官九窍等各个组织联络成一个有机的整体，通过它可以调节各脏腑气血和人体肢节的各种病变，因为各种疾病发生的时候，卫气就会加强护卫肌表的功能使肌肉皮肤紧张闭塞，使调和肌腠开阖和温养脏腑的功能异常，同时卫气又是护体的真气，所以在施用手法治疗的初始，就要先调理卫气的开阖，放松皮肤肌腠，这样便于通过放松表浅的肌肉和经气来寻查深层脏腑经络的异常状态。手法治疗的时候，要用滑动搓摩的手法放松肌肉。手法的力度宜轻宜柔，治疗的目的是放松表浅的肌肉层，松懈闭郁的卫气，同时也可以使患者从紧张的状态下放松。手法操作的范围宜大，要尽可能地进行大面积的搓摩放松。当感觉肌肉已经放松，肌肉稍有温热感的时候，用手的食指、中指、环指、小指四指的指端着力，使用稍重的手法滑动摩擦，目的是宣发透散浅表部位的邪气，同时也使闭郁的气机宣发透散出来。手法施用的力度可以稍大但不宜过重，操作的时候要让手指在皮肤上快速的滑动。治疗的范围如果是在肢体就要从近心处向远心处运行。如果是在背部就要以第十一胸椎中枢为界，中枢以上的部位在背部做横向的滑动。中枢以下的部位，沿着脊柱的两侧顺向滑动，上部的范围是在脊柱两侧的背部运行，下部的范围是从腰背部向骶部运行。治疗的目的是宣散护表的卫气，放松表浅层紧张的肌肉，为下一步查找内里的病邪并且引邪外出打开通道。

当人体内的某一个脏腑或是某一个皮肉筋骨组织发生疾病的时候，由于经气的传导和腧穴的功效，就会在经络循行的体表出现相应的病理现象和异常改变。用手指循经按压这些虚软凹陷、腹胀隆起、结节条索等各种异常的压痛反应点，就可以帮助确定病症的属性是虚还是实。如果施用手法在这些体表的反应部位进行治疗，各种疾病的症状也会随之缓解。当手法放松了皮表的肌肤，宣散了闭郁的卫气之后，就要用手指在肌肤的皮表细细地触摸寻找这些异常的反应点，并且要在这些部位进行点按、切、压的手法开启闭郁的气门。因为气门是引导发泄营卫的门户，是腠理的空窍，是病邪从里向外透散的门户，点压操作时的力度要稍大，以稍有疼痛感为度。当穴门打开之后，用手指的食指、中指、环指的前端轻轻地拍打叩击这些病患的部位，目的是鼓荡气机，使内里的病邪从气门向外透散。操作时施用的力度不宜过重，范围就在病患异常的反应点处。当手指的前端有了或寒、或热、或浊、或燥的各种异常感觉的时候，手指手掌微屈如握球状，用抓取的手法在病患的部位抓取病邪，导引内里的病邪外出于肌表。当手掌心的异常感觉增强增多的时候，手部略略伸直，变换成扫散的手法，将从病患部位深处透散出来的病邪之气向远心处扫散。手法操作的力度要根据病情症状或强或弱。抓取病邪之气的力度不宜过重，抓取时的速度要快，目的是使内里的病邪之气尽可能的从深层内里透散出来并在体表将其扫散驱除。总之，这一步的治疗共有这样几种手法：滑散使紧张的肌肤舒缓，闭郁的卫气松散，这样便于寻找各种疾病的反应点。点、按、切、压开启气门，打通病邪由里向外的通道。拍打鼓荡气机，推动病邪从气门向外透散。抓取使内里的病邪之气外出。扫散使病邪之气外散驱除。这样数种手法相互配合治疗，达到引内里之邪出表外散的目的。

第四步
循经引气，
导邪归经

循经引气就是运用手法使经气循着经络流注，并将正气送达到病患所在之处来达到治疗的目的，同时也可以将病气驱送到所需的部位进行散除。人体正气虚衰，邪气亢盛的时候，经络是传送病邪的径路。经络的病变可以传入内脏，内脏的病变也可以累及到经络，在脏与腑之间又有经络的沟通，所以经络又可以成为脏腑之间病变相互影响的途径。在临床的时候，如果需要引脏病入腑，引内脏的病邪出表而进行驱散就要按照经络的循行引导病邪之气循经行走，让病邪在体表按照病情所需要的部位散除，以达到导引邪气归经出表的目的，为下一步驱邪散邪做好充足的准备。手法操作的时候，先用手指仔细地按压寻查人体的阳性反应点，在这些阳性反应点点压切按，开启气门。用手指的前端叩击拍打鼓荡气机，并用指端滑擦开散体表的护体卫气，用抓取的手法取邪出表。当手掌心劳宫感觉到外出的病邪气息的时候，将邪气向所导引的方向推行移动着扫散。在移动中如果感觉到掌心劳宫的病邪气息减弱或消失的时候，就要在消失的部位再一次循经点压开穴取邪。在使用手法将病邪之气取出之后，就要继续向导引的方向移动推行扫散。这样沿经开穴取邪，当邪气外出后导引扫散，并在邪气外散所停断之处再次重复操作，使邪气不离手，这样通经接气，运用手法导引驱邪运行，反复的操作直到引邪到达所选定的部位，以便于驱邪的治疗顺利操作。手法操作的力度在开穴和取邪的时候要稍大，破气导邪的扫散力度要稍轻。治疗的范围在取邪的时候就在病患的局部，导引邪气的时候要沿着所导引的方向移行，不要离经扩散。手法的施用就是取邪外出，循经导引，使邪不离手，脱离既取。这样就可以使邪气按照所导引的方向流动。这种导引气机的手法还可以导气引药。如果患者身体虚弱，或是病邪较重需要服用药物治疗，或者在治疗的时候需要手法和药物共同进行治疗以达到加快治疗的速度和彻底治愈疾病的目的。可以在手法治疗前先服用具有同样治疗目的的药物，片刻之后再使用手法治疗，这时手法可以导引药气归经归于脏腑。这样可以加强药物治疗的作用，同时借助药力可以使取邪散邪更快更彻底。这也是手法与药物配合治疗的优点之处。

当诊查明确了病邪之气所在的部位，了解了经脉循行的道路，就要用调理导引气机的手法对病邪进行驱除。治疗的时候，先要静下心来细细的触摸寻查气机的流动，在气脉循行的门户外引其气，以皮部作为诊查的门户，在肌表寻查穴门的异常。如果气没有到来，就要用手点压切按，拍击鼓荡抓取，直到气至而邪出。如果气在后而手法操作在前，就要滑动引领，这就叫做引领气机。如果气在前而手法操作在后，就要推搓扫散，这就叫做推扫鼓动气机。当手法操作在病患所在之处，就要以鼓荡扫散的手法，按压震打鼓荡气机，抓取邪气扫散，并再次按压，使病邪之气散行而不回纳。如果循行受到阻滞，就要依循经络的通路，或引或推，同时切压点按，侍气稍至，震荡扫散，通经接气，导引邪气循经消散。如果上部有大热之症，可以使用推而下行的手法开穴取邪，引火下行。如果病症从下向上发展，就要引病下行进行驱散。如果寒邪入里的时候，就要取寒邪外出外散再进行驱寒散邪。不管病邪在何处，治疗的目的都是要将病邪驱除出体外。而驱除邪气的门户就是根据经络中的根结、气街这些气脉经由之处。手经在上为上气门，足经在下为下气门。治疗的时候引领气机，以皮表当做其门户，开穴散邪。导引的路径，或是按照经络的循行，或是按照脏腑的表里关系，或是按照气街的循行，引导病邪从近心的位置向远心所需的位置疏导行散。当气机运行到所需的位置之后，就可以开穴取邪，驱邪外散。因为十二经脉中的阴经和阳经都是在手和足相互衔接，而病变发生的时候经络又是传递病邪的路径，所以驱邪最好的位置是将病邪导引到两手两足，并在这四末之处驱邪出体外。手法操作的时候力度在点压开穴的时候要稍重，拍打鼓荡气机的时候要稍轻。抓取邪气外出的时候要依照病情或轻或重。扫散邪气的时候要急速而稍重，推滑搓摩导引邪气的时候不宜过重。所有的手法治疗时要按照病情的不同，症状的不同随症加减。虚证的时候宜轻宜缓，邪实的时候宜重宜急速。其治疗的目的就是要将邪气导引而出，按照治疗的原则，导引到特定的部位驱邪外散，来达到散除邪气的治疗目的。

开穴破气，导引驱邪的手法对疾病的治疗作用非常明显，但是因为治疗是以破气驱邪的手法为主就会损伤气机。所以要在手法治疗之后，对人体的阴阳、气血经络进行调理，使其尽可能的归于平和，以保证破气驱邪的治疗不伤正气。在手法治疗的时候，因为开启气门取邪外出，气会随病邪散出。驱邪的时候开穴破气驱邪，气机也会受到伤害。而气门不能常开，在治疗后需要关闭，以防气机散漏。所以在手法治疗的最后一步要调理气机，关闭气门。在手法操作的时候，要在所有开穴取邪的部位细细扪摸，缓缓的推揉，力量要轻柔和缓，以这样的手法搓摩关闭气门，来防护气机的外泄，使真气得以保存。当搓摩扪抚关闭了气门之后，要在患者背部缓缓的按摩推揉，使肌肉放松，气机顺畅。如果扪抚到寒凉的部位，就要轻轻的搓摩至皮肤发热，以通经活络，行气活血，并补充阳气。然后用手掌在腰骶部搓摩取热，提气沿着腰部的右侧向上滑摩到背部的大椎。在大椎处搓摩取热，提气沿着背部的左侧向下滑摩回归到腰骶部，这样做环形滑摩的大环摩，来达到使阴阳交合，气机通畅的治疗目的。操作的时候力量要轻柔和缓，不宜用重的手法。关闭气门的时候可以用拇指的指腹推摩，力度要轻。如果用手掌搓摩，力度要轻而速度要快，以产生热度为基准。所有这些手法的治疗目的，就是要关闭气门，防止真气的外泄，调和阴阳气血，使邪气驱散之后真气得以保存，驱邪之后阴阳气血归复平和，使驱邪的治疗对人体的健康不会因此受到影响。

三、手法治疗重在调气

使用手法治疗疾病，要特别注重的是调整经气。经气是真气的一种，而真气是人体生命活动的动力，是维持机体生命的精微物质，也是脏腑和四肢百骸活动能力的源泉。真气是由肺所吸入的天阳清气和由脾胃纳入的水谷精微又同时与先天之精的肾元之气相合而化生所形成。然后流布并充养于全身，所以是人体生命活动的动力。其中循行在经脉之中就称作"经气"，也称作"脉气"。当人体的功能失调的时候，经气就会发生紊乱。施用手法来调整紊乱的经气。使其恢复至顺畅，就可以达到补虚泻实的目的，由此也可以使机体的功能恢复正常。

怎样才能准确的诊查并且使用正确的治疗方法来调理这个经气的异常呢。《灵枢·九针十二原》中说："粗守关，上守机，机之动，不离其空。空中之机，清静而微。""良工"在诊查和治疗疾病的时候特别重视和关注"空中之机"。因为这是发病部位在相应的穴门所传出经气的动静。"守神"和"守机"就是要认真的寻查和守护这些从穴门所传出经气的动静和感觉，按照传出之气的性质和异常状态洞察气机的虚实变化。经气循行离不开骨空之处，邪气随着经气在流动。骨空之处所表现的经气虚实变化是微小难见的，所以必须要细心的体会寻查。只有洞察了经气的虚实变化，才能控制和疏导这些病气的流动传变，并且消除和改善其中的不良性质。如果按照"粗工"的治疗方法，则只是"守关"和"守形"。也就是在治疗的时候只是关注在四肢关节的部位和腧穴，而把腧穴仅仅是看作是在皮肤筋骨的一个部位而已，而从来没有关注腧穴是"神气之所以游行出入"之处。所以是否认真的寻查和调理气机，是否清楚腧穴的真正用途，是把它认作简单的解剖部位还是认作是功能部位，这些是在诊查和治疗时能否提高临床疗效的关键所在。

气本无形，似乎在有和无之间。但是如果医生详细的审查病情，仔细的诊查病证，是可以明确的发现和了解疾病发生的原因和病位的，可以"神悟于有无之间"。这是因为气血是循行于经脉的，它们的出入是有一定的门户的。《灵枢·九针十二原》中说："神客在门"。这里所说的神指的就是正气，而客所指的就是邪气。气血循行于经脉，正气循行的径路出入有一定的门户，而邪气的入侵，也是依照着正气循行出入的门户而侵入人体。医生治病，就应该知道经气运行的所在，要守候在经气出入的门户，只有这样才能够正确的使用调理气机的方法来治疗疾病。经气的循行离不开骨空之处，空就是孔穴，而骨空就是骨关节的交合之处，是人体关节的各部位相互交接的地方。特别是在交接之处的间隙，就是这些孔穴所在的地方，这些周身骨节的孔穴间隙，是经脉中的气血渗灌的各个部位的会合之处，是神气游走出入和经络渗灌各个关节的地方，这些位于骨空之中的孔穴，不是指皮肉筋骨来说的，而是指经气的循行而言。经气的循行离不开关节交会的骨空之处，导致疾病的邪气也是从这些门户侵入人体的，而这些出入的门户就是这些骨空之处，所以各种气机的变化都会在骨空之处表现出来。虽然这些虚实变化非常的微细微小，但是在诊查和治疗的时候，如果能够观察静候，细心体查，可以抓住这些气机的异常表现。如果不能清楚地诊查到气机的异常变化，不能够明白地了解气机的顺逆盛衰，不知道气机的虚实变化，就无法针对这些病症进行及时而准确的治疗。既使进行一般的治疗，也不可能达到好的治疗目的。

　　按照气机的虚实、顺逆、盛衰的变化来进行疏导驱散的治疗方法也叫做导气。导气就是疏导引领归顺经气，使其恢复到正常，以此来达到扶正祛邪的调整作用。观察神气和人体气血的盛衰，经气的动静，邪气的虚实，气机的变化，采用调理神气的方法进行治疗，如果治疗在骨空之处，就可以使经气如同游走在经脉循行的空巷之中，气脉相同，这样就可以使经脉气血得到导引和疏通。治疗的时候，要根据病症的缓急和气的虚实来决定具体的治疗方法。《灵枢·九针十二原》中说："虚则实之，满则泄之，宛陈则除之，邪盛则虚之"，"言实与虚，若有若无，察后与先，若存若亡，为虚与实，若得若失。"也就是说，人体发生疾病的过程，就是正气与邪气双方相互斗争的过程，邪正之争的胜负，决定着疾病的进退。因为治疗疾病就是扶助正气，祛除邪气，改变邪正双方力量的对比。所以正气虚的时候要补，邪气实的时候要泄。气似乎没有固定的形态，总是感觉是在若有若无之间。但是仔细的观察，认真的体会是可以感觉到气机的运行的。要根据气的行走方向，运行的状态和疾病的虚实缓急来决定治疗的先后次序和补泻方法。扶正是补法，扶正可以使正气加强，有助于抵抗和驱除外邪。祛邪是泻法，祛邪则是驱逐病邪对正气的侵犯干扰和损伤，有利于恢复并保存正气。所以，如果是邪气实就要用泻法，正气虚就要用补法，邪气盛的就要用攻邪之法，气血郁结的就要用破除之法。但是一定要注意的是，邪气盛实，气血郁结虽然是实象，但是它们也同样会导致正气的虚衰不足。要做到泄实的时候不过猛，只是让患者自觉若有所失。补虚的时候不过量，只是让患者自觉若有所得。因为虚实在人体本是一气，所以治疗到只是若有若无的感觉既可，一是不要太过。如果泻实后感觉心中空虚乏力则是伤了真气，补虚后感觉心胸闷胀则是形成了气机的壅滞。这些现象的发生都是没有考虑到人是一个有机的整体，使补泻过度所造成气机的运转失常。如果病症既不是有余的实证，也不是不足的虚证，只是气机的逆乱，则可以采用导气的治疗方法。导气是导引和归顺经气使其正常，以达到扶正祛邪的调整作用。在没有必要施用补泻的手法治疗的情况下发挥出来，因为用这样的治疗方法可以使患者神气聚集，拨乱反正，从而达到调整气机的目的。这种治疗方法在《灵枢》中叫做"同精"。一般的治疗方法只是死守着四肢关节的穴位进行治疗，而没有辨别气血的盛衰和邪气正气的胜负进退，这些治疗的部位都是在肉结之处，如果只是治疗在肉结之上，就有可能会损伤正常的肌肉，使肌肉皮肤形成瘀血肿胀疼痛，而却不能达到比较好的治疗作用。所以在临床的治疗中，在关节肌肉的治疗调理之后，一定要进一步地进行调理气血的治疗，这样才会破气散结而不伤正。

　　邪气侵入经脉的部位也是各不相同的。头为诸阳之会，邪气中伤于人的头部，大多会乘经脉空虚的时候，也就是用力过量，劳累过度的时候，或是饮食汗出，腠理开泄，气虚不固的时候。这些原因都会引起邪气侵袭人体的头部而致病。所以在治疗的时候要开通头部的气街，滑散搓摩以导气补气，弹努震荡以鼓荡气机，使经气充盈于脑，而郁滞散行于背，由此可以达到脑清神明的治疗目的。虚邪贼风，风热之邪大多会侵袭人体的上部，所以在治疗的时候要宣通肺气，散邪清热。肺为华盖，华盖开则风邪散。宣肺或行于经络，或行于气街，可以导气引邪出于两肩两肘。清热散邪则导热下行，循经导引至大肠泻热而出。饮食不节，多饮多食，不加以节制，就会伤及脾胃。所以在治疗的时候要行气开胃，导滞通肠。开胃行气可以消除胃中食滞气胀，行气导滞开肠可以导引胃中停滞之邪从大肠排出。浊气不能下行，大多会停留于人体中部，所以治疗中部之邪大多用行气导滞，引邪从大肠泻出的治疗方法。清冷寒湿之邪，大多从足部侵入，伤及人体的下部。所以治疗下部之邪在五脏要搓摩温补肾阳，在下则导引寒邪至足，从四末交会之处散行于体外。如果是上半身发病的，大多受到了风寒外邪所导致，所以治疗的脏在肺，治疗的方法以宣肺散寒为主。如果是下半身发病的，大多是感受了清冷寒湿之邪，所以治疗的脏在肾，治疗的方法以温肾散寒为主。如果患同样的病症，患者的身体多热的，是气盛的表现，同时也说明其抗病能力强，所以容易痊愈。如果患者的身体多寒的，这是气衰的表现，同时也说明其抗病能力弱，所以不容易痊愈。因此在临床时一定要认真观察各种疾病所反映出的症状和发病的部位，这样就可以做出正确的诊断并依此制定出准确无误的治则，并依据治疗的原则进行经气的调整和疏理，泻实补虚，导引病邪之气从所指定的部位驱散排出。这样才能准确而快速的治疗各种疾病。所以说手法治疗疾病，重点是调整经气。

第四节
手法治疗与针刺治疗和药物治疗之间的关系

使用手法治疗疾病的方法是以中医的理论做为基础，它和针刺治疗疾病，中药治疗疾病的理论基础是相同的。运用手法对疾病进行治疗的主要功用是通过调节人体的经络气血，引导调理气机，松解肌肉痉挛而产生的结节和条索这样一些病理的现象来达到治疗疾病，消除异常的症状，恢复人体阴阳气血平和的正常生理状态。这些是手法对疾病治疗的目的。在手法治疗疾病的时候，运用穴位的点压，经络的调理，导引气机的各种方法进行治疗的时候与针刺的治疗方法是相同的。而在运用宣发透散郁闭的气机，调整脏腑的功能，导引病邪泄除消散的各种方法进行治疗的时候与药物的治疗方法相同。所以说"手法同针，手法同药"。

一、手法治疗与针刺治疗之间的关系

手治治疗和针刺治疗的本源是相同的。针刺的治疗方法起源于使用砭石治疗疾病的砭术，而针是从砭石发展而来的。针刺是以刺破特定经络上的穴位所在之处的皮肤，而深入到人体的肌肉、筋膜中经络穴位的特定位置来治疗各种疾病的。手法的治疗也是从

砭术发展而来的，也是根据脏腑经络的生理和病理变化，在人体相关的特定部位处，施用各种手法来完成治疗的目的。不同的是，手法治疗只是按照经络循行的路线上选择所确定的部位，使用手法在皮肤上的相应部位进行治疗而不刺破皮肤，是用手使用各种不同的操作方法，使用不同的力量按照经络循行的路线，依照经脉气血和脏腑发生疾病的时候所产生的各种异常的表现，辩证选用特定的经络，特定的部位，在相对应的皮部来进行各种手法的操作。通过手法对经络的刺激作用来促进人体内部的气血畅通，经气运行的正常，使发生障碍的各种功能得以恢复，从而达到治疗疾病的目的。

由于每一种疾病的发生原因都不相同，发病时间的久暂也不一样，所以在针刺的治疗中所使用的治疗方法也不相同。同样，手法在治疗的时候所使用的各种不同的操作方法也和针刺法一样，是依照着各种病因病机的不同来"辨证选位，施法如针"的进行治疗，在《灵枢·官针》篇中列举了各种针刺治疗疾病的方法，而手法在治疗疾病的时候所使用的各种不同的操作方法和使用的力量也是和这些针刺的治疗方法相似或是同出一辙。所以说手法的操作和针刺的操作所产生的治疗作用是相同的。

二、手法治疗和针刺治疗的相同方法

在针灸治疗中有一种刺法叫做浮刺。"浮刺者，旁入而浮之，以治肌急而寒者也。"浮刺的治疗方法是用针刺在患者浮浅的肌表处，用来治疗因寒邪侵袭肌表而引发的浅表的肌肉拘挛的病症。而手法治疗肌表受到寒邪侵袭而导致的肌肉拘挛不适的时候，大多会采用轻按压，重疏理，搓摩推按的手法进行治疗。按压疏理可以松解肌肉的拘挛紧张，搓摩生热可以温散寒邪，推按肌肉经络可以舒筋理气。这些手法相互配合使用，就和浮刺的治疗一样，可以消除因为寒邪袭表而导致的"肌急而寒"所引发的各种症状。

在针灸治疗中有一种刺法叫做扬刺。"扬刺者，正内一，旁内四，而浮之，以治寒气之博大者也。"扬刺的治疗方法是用浮浅的刺法在病变的正中刺一针，再在病变的周围刺四针，用这样的方法治疗寒邪侵袭所导致范围较大，但是位置表浅的寒气所引起的肌肉痉挛的病症。同样，手法治疗这种寒气侵袭所导致的大范围并且病位浮浅的肌肉痉挛的病症的时候，会首先在肌肉痉挛而产生疼痛的最明显的部位处进行点压按摩，这和"正内一"的刺法作用一样。不同的是手法治疗又会在这个部位开穴，并且使用抓法抓取内里的寒邪透散外出，并在皮表的部位将寒邪驱出体外，这样可以达到行气散寒，活血止痛的作用。同时，在疼痛点的周围部位寻找因为肌肉痉而导致的疼痛性的结节和条索，用按揉的手法在这些部位放松肌肉的痉挛。这和"傍内四"的刺法作用一样，用来散除那些表浅而广泛的病变部位。治疗的时候，只要是探寻到了这些疾病产生的异常病理症状的部位，就要边取邪边散邪，这样可以散除寒邪侵袭的位置尚表浅还未曾入里的、多发的、表浅的肌肉痉挛，最后，要用搓摩推按的手法在大面积的范围内操作施用，这样可以达到温通经络，解除肌肉的紧张僵硬的作用。这样的治疗方法和扬刺一样，可以治疗寒邪侵袭的面积较大，病位较浅的各种病症。

在针灸治疗中有一种刺法叫做报刺，"报刺者，刺痛无常处也，上下行者，直内无拔针，以左手随病处按之，乃出针复刺之。"报刺是用来治疗痛无定处，上下游走的病症。它在疼痛的位置垂直进针直刺痛处，然后再用手在痛点周围的部位循按，当寻找到新的疼痛点的时候，就在这个疼痛点再次进行针刺。用这样连续不断的寻找疼痛的位置再进行针刺的方法，来治疗疼痛游走的病症。手法治疗这种疼痛部位多发游走的病症时和报刺的方法一样，在治疗的时候，也会先在疼痛最明显的部位点压按揉，这样可以松解局部肌肉的痉挛，消除水肿，达到缓解疼痛的治疗目的。不同的是，手法治疗在松解后还要开穴抓取病邪向外透散，这样可以散除因为寒凝气滞血瘀而导致的疼痛感。当这个部位的疼痛缓解之后，就要用手法循摸探查周围新的疼痛部位，并且在这个疼痛部位重复运用上述的手法进行治疗。这种治疗的方法和报刺一样，都是先在病患症状最明显的部位进行治疗，当症状缓解之后再寻照找新的病患部位进行下一步的治疗，这样就可以达到对疼痛游走而无定处的病症进行最大限度的治疗效果。

在针灸治疗中有一种刺法叫做阴刺。"阴刺者，左右卒刺之以治寒厥，中寒厥，足踝后少阴也。"阴刺是用来治疗寒厥病的，因为肾阳虚衰不足，无法温煦四肢，四肢特别是下肢失去了肾阳的温煦而导致寒凉厥逆。在针灸治疗的时候，要针刺足少阴肾经，特别是足少阴肾经在足踝处的穴位。手法治疗厥证特别是下肢寒凉厥逆的方法和阴刺是一样的，不同的是手法治疗的时候按照中医的基础理论在腰骶的部位增加了温阳补肾的治疗手法。治疗的时候，要先在腰部足太阳膀胱经的肾俞和腰骶部的膀胱俞、八髎等处搓摩，当搓摩产生出了温热感之后，用手扪按住不动，以这种手法将这些热度透达到身体的内部，借用搓摩所产生的温热之气来封固补益虚衰的肾阳。然后在肾的气街所聚也就是膝关节后侧的腘窝之处的阴谷穴点压开穴，抓取引寒邪外散。再沿着足少阴肾经下肢所循行的路线推摩，当气机运行到太溪穴时开穴引寒下行，开然谷穴引寒邪外散，用这样的手法来治疗肾阳不足所导致的寒厥之症。这种治疗的方法和阴刺一样，都是通过调理足少阴肾经来达到治疗寒厥病症的目的。

在针灸治疗中有一种刺法叫做齐刺。"齐刺者，直入一，旁入二，以治寒气小而深者。"齐刺是治疗寒邪入侵较深，但是病患的范围较小的病症。寒性凝滞，病证拘挛。所以它的治疗方法是在寒邪较深较重的部位也就是拘挛最明显的部位当中直下一针，同时在这个部位的左右两旁再各刺一针。以这种刺法松解肌肉的挛缩，来治疗寒痹范围小但是位置较深的病症。在使用手法治疗这种寒邪痹阻较深，疼痛较明显的病症时和齐刺的治疗方法是相同的。治疗的时候，要在肌肉拘挛疼痛最明显的部位点压按揉来松解肌肉的痉挛，缓解疼痛。同时在这个部位的周围使用相同的手法来消除较大范围的痉挛和水肿，这样可以缓解疼痛的症状。不同的是，手法治疗会在拘挛最明显疼痛最显著的部位用重力按压的手法点按开穴，抓取深层的寒邪外散于体表，这时再用手法进行驱散，使寒凝的病邪之气从深层的内里透散出表而又从皮表排散出体外，以达到散除寒邪，松解拘挛，消除疼痛的治疗目的。这样的治疗方法和齐刺一样，可以治疗寒痹之邪范围小但是病位较深而导致的各种病症。

在针灸治疗中有一种刺法叫做恢刺。"恢刺者，直刺旁之，举之前后，恢筋急，以治筋痹也。"恢刺是用来治疗筋痹的，它所治疗的病位在筋，用于治疗筋脉拘急，关节疼痛，行走困难的病症。它的刺法是直刺在筋脉拘急部位的旁侧，然后或者向前方，或者向后方延伸进行针刺，以这种刺法来舒缓筋急气滞。恢刺的针刺范围较大，是延着肌腱的前后进行多个穴位的针刺。同时它并不是针刺在肌腱之上，而是刺在疼痛痉挛肌腱两侧，用这样的方法消散局部气血的郁滞，缓解肌肉挛缩所造成的疼痛。手法治疗筋痹的方法和恢刺是一样的。在筋脉拘挛，肌腱紧张，水肿明显的时候，如果过度地刺激已经痉挛水肿的肌腱就会引发更加强烈的挛缩反应，并且会使水肿加重而导致疼痛更加得剧烈。所以在使用手法治疗的时候，要沿着肿胀肌腱的旁侧滑推顺理那些肿胀并且不平顺的肌筋膜。手法操作要由轻而逐渐加重，等到疼痛稍稍减轻之后，再用点按推摩等手法在疼痛点的周边进行广泛的松解治疗，这样可以起到松解肌肉痉挛，缓解疼痛症状的作用。这样的治疗方法和恢刺一样，在治疗筋痹的时候，既不损伤肌腱，又可以达到治疗的目的。

在针灸治疗中有一种刺法叫做输刺。"输刺者，直入直出，稀发针而深之，以治气盛而热者也。"输刺取穴少，刺得深，将针直入直出，以这样的刺法输导散泻气盛热重的病邪，用来治疗热邪较重但是患者气盛不衰的病症。手法治疗气盛发热病症的时候和输刺的方法一样。在气机亢奋，病盛邪实的部位开穴，抓取病邪之气外出，重力扫散来破气驱邪，这样可以消除因为气机壅盛而导致的郁闭不通的症状。再根据辨证之后所确定的热邪所居的脏腑，在所关联的五脏热穴开穴，抓取扫散来驱邪散热，并将热邪按照特定的路径导引驱散出体外，以此来达到清散邪热燔灼的症状。这些手法和输刺一样，治疗的部位少，手法重，破气驱邪散热，使气盛发热的病症快速的消除，以达到治疗的目的。

在针灸治疗中有一种刺法叫做偶刺，"偶刺者，以手直心若背，直痛所，一刺前，一刺后，以治心痹。"偶刺是用手在患者的前胸和后背处探查循按到疼痛的部位，在这前后的部位各刺一针，以这样阴阳配合的方法来治疗心痹的病症。手法治疗心痹和偶刺的方法相同，也是要先在患者前胸和后背相对应的部位探循按压来寻查疼痛的部位。当寻查确定了病患发生的部位，就在这疼痛点处点压按揉来疏通气机，同时用双手在前胸后背的疼痛部位前后相对应的轻轻拍打叩击震荡来鼓荡气机，使郁闭的气机松解通畅，并推动血行顺畅流动，这样就可以达到行气活血，化瘀止痛的治疗目的。这种手法治疗和偶刺的方法相同，都是以人体的阴阳两侧同时进行治疗，这样相互配合，相互辅佐的行气通滞，散瘀止痛，来迅速改善这些因为心脉痹阻而产生的胸闷，心痛的症状。

使用手法在治疗的时候虽然和针刺的治疗方法相同，但是在临床操作的时候，并不是按照一种针刺方法和在一个部位来进行治疗的。因为一个完整的治疗方案是要根据病因病机来确定出一个整体的治疗原则，按照这个治疗的原则结合疾病所产生的各种症状，以及这些症状和脏腑经络之间的关系和疾病的性质进行辨证分析之后，确定一个治疗的方法，并且按照全面周详的治疗方法进行系统的治疗。这就需要在治疗的时候做到"辨证选位"，也就是根据治疗原则来确定治疗的目标是在哪一个脏腑，哪一条经络，是在哪一些部位进行或是补益，或是清泄，或是宣散，或是导引的治疗，并且根据疾病的性质和病位的深浅来确定施用哪一种手法来完成这些治疗。在根据疾病的性质，疾病的位置选择配伍治疗的方法之后，施用某一种手法针对某一个症状进行具体治疗的时候，就要"施法如针"了。也就是说如果病邪在表就要和浮刺一样用清散的手法；如果病邪深沉在里就要和输刺一样用深而重的手法；如果病邪阻滞了气血，伤害了阴阳两经，就要和偶刺一样用阴阳相合气血同调的手法；如果病邪在某一经络滞留不行的时候，就要和阴刺一样用导引邪气循经散行的手法。而这些手法在治疗的时候并不是只是选择单一的一种来施用，而是要将各种的手法配合在一起来操作。这也和针刺的治疗时会使用多种综合的方法，使用多根针刺来治疗一种疾病的道理是一样的，手法治疗也是将多种手法相互组合，相互补充，相互制约这样一起来完成治疗的目的。这就是"施法如针"的具体意义。

在施用手法治疗疾病和针刺的治疗方法相同的时候，一定要关注经络的循行路线和循行方向。因为点压穴位，疏通导引气血的方法是按照经络的循行路线来确定的，是通过在人体体表适当的部位，在经络特定的循行路线上进行点、按、拍、叩、搓、摩等手法来刺激经气，通过经络的循行传导作用促进体内的气血畅通，从而使发生障碍的功能得以恢复。所以在治疗的时候，要尽可能的按照经络的循行路线，先在近心的部位寻找病症发生的位置进行治疗，而后引导气机从近心处向远心处行走，最后在四末的部位开穴、取邪、驱邪、散邪。这样就会使气机顺畅而不会受到损伤，同时也不会因为破气驱邪的治疗引起别的不适的症状发生。如果逆行导引气机，就容易造成气机的壅滞，而发生胸胁闷胀不舒的症状。所以在治疗的时候一定要尽可能的加以注意。

三、手法治疗与针灸治疗相互配合

在临床对疾病治疗的时候，手法治疗和针灸治疗是可以相互配合，相互辅佐的。如果病症发生的位置比较表浅，一般适宜使用手法进行治疗。如果病症发生的位置较深，则适宜用针灸的方法进行治疗。如果在临床时遇到深层的肌肉筋膜损伤而导致肌肉挛缩成条索状的时候，用重手法按压和深层的弹拨来松解这些肌肉挛缩时，非常容易造成浅表层的肌肉受伤而引起水肿甚至血肿，这就适宜手法治疗与针灸治疗的方法相互配合，相互辅佐的来进行治疗。在治疗的时候，先用手法松解表浅层肌肉的紧张僵硬，这样既可以起到对浅表层肌肉痉挛的治疗作用，又可以为下一步针刺的治疗做好准备。当浅表层的肌肉痉挛松解之后，就会方便准确地寻找到深层肌肉的痉挛点，在这些痉挛的部位使用针刺的方法松解，可以快速地解除肌肉挛缩，改善并且消除疼痛的症状。

如果在临床遇到经络气机闭阻严重，单凭手法治疗无法达到满意的治疗效果而需要与针灸相互配合来进行治疗的时候，最好是先进行手法治疗而后进行针刺的治疗。因为这样的治疗顺序可以使手法治疗的时候松解浅表层肌肉痉挛僵硬、板结的各种症状，这就会有利于针刺时对深层的肌肉病证或是闭阻的经络气机进行探查寻找那些异常的病理现象，只有寻查到这些异常的症状并且对这些部位进行针刺治疗，才能取得满意的治疗效果。再有如果先针刺而后手法治疗的时候，针刺遗留的针眼尚未完全的闭合，这时又施用手法治疗，一是会使针眼处感染，或是导致风寒邪气从针眼入侵而引发新的症状，再一个是针眼未闭合而又进行手法的治疗会引起针孔出血而损伤人体的气机，所以在治疗的时候应该加以注意，尽量不要引发新的症状。

四、手法治疗与药物治疗的相同方法

使用手法能够治疗的疾病并不仅仅局限于对筋伤骨伤的这些方面，就是对内科、妇科、儿科、五官科的疾病也是可以通过手法的治疗取得很好的治疗效果的。因为对这些疾病进行手法治时的时候，是通过调整脏腑的功能，宣散郁闭的气机，疏通阻滞的经

络，疏导引领气机将病邪之气疏散到特定的部位驱除出体外，来达到改善症状，治疗疾病的。这种治疗的方法和使用药物治疗疾病的方法是相同的。当疾病发生以后，医生在辨清证候，审明病因病机之后，就会有针对性的采取治疗的方法。在进行治疗的时候，每一种手法的功效各有所长，也各有所短，只有将手法合理的配合操作，将各种手法综合在一起来进行治疗，让每一种手法针对每一个不同的症状进行治疗。这样才能调和手法之间的偏胜偏衰，增加治疗的功效。这就是"法随证立，方从法出"。这种将多种手法组合在一起来共同完成对疾病治疗的方法，就如同使用药物在治疗的时候要将数种药物组合成一个方剂一样，这种将多种手法组合在一起，而让每一种手法各自完成治疗目的的方法就叫做"手法如方"。这就是说，在对疾病治疗的时候，针对某一种疾病使用手法治疗的时候，将各自有治疗作用的多种手法组合在一起来共同完成治疗的方法，这一组的手法就如同是一个处方，而每一个手法的治疗就如同是在用药，它们在这一组的手法中相互配合，相互辅佐的运用，来共同增强治疗的效果，同时又可以减缓在治疗的时候产生的不良反应。所以在治疗疾病的时候使用一组的手法，就如同中药治疗疾病的时候各自有治疗功用的药物相互配伍组合在一起而形成一个方剂一样。它们之中的每一个药物都有各自的治疗用途，各种药物之间相互配合，相互辅佐，相互克服抵制某一种药物的偏亢偏盛和毒性，这样共同地完成对疾病的治疗。

中药在组方的时候分成君、臣、佐、使。而手法在进行治疗的时候，一组的手法也如同药物组成的方法一样，可以分为君、臣、佐、使，这就是"手法如方"的原本意义。在治疗疾病的时候，针对主要症状而起到主要治疗作用的手法如同方剂中的君药，它的手法在施用的时候力量较重，时间较长，作用较强。如果治疗的时候感觉力度不够，需要辅助加强对主症的治疗，或者是针对兼证进行治疗时施用的手法如同处方中的臣药。在治疗的后期，使用推宫过气，引经渡气的手法如同处方中的佐药。而调和全身阴阳气血的手法导引邪气外出，如同处方中的使药；所以在疾病的治疗过程中，只有将起到主要治疗作用的手法，辅助加强的治疗手法，引经理气，调和阴阳气血的治疗手法相互配合共同施用，才能够取得好的治疗效果。

举一个案例来具体的说明一下"手法如方"是怎样的一种手法的组合。如果疾病发生的时候症状是：发热，恶风寒，头痛，咳嗽等症状。病机是：风温初起，风热病邪侵袭肺卫。治疗的原则是：解表、宣肺、清热。选用的中药方剂是银翘散。使用手法治疗风温之邪侵袭肺卫的病症的时候和使用药物治疗的方法相同，各种手法组合和药物组合的治疗方法也是一样的。手法治疗：开肺宫，抓取风温之邪透散出在皮表处，进行滑扫宣散清除。这和中药处方中的荆芥，淡豆豉的治疗作用一样，可以解表而祛邪外出。手法治疗：开热穴，特别是开肺脏的热穴，抓取温热之邪外出透散，并将透散出来的温热邪气扫散清除。这和中药方剂中的银花，连翘的治疗作用一样，可以清热，宣散温热之邪。手法治疗：背侧开肺宫，前胸开膻中，前后相引鼓荡气机，迫使邪气外散。同时沿白虎道滑散郁闭的气机，引导温热病邪之气下行。这和中药处方中的牛蒡子，桔梗的治疗作用一样，可以清热利咽。这种治疗的手法和宣肺散邪的手法相互配合，一个在上宣散肺气，清热出表，一个在下导引温热病邪下行，这样可以共同达到清除温热病邪的作用。手法治疗：用大环摩的手法在背侧搓擦环转推摩调理气机，并且防止清泄的手法伤气太过。这和中药处方中甘草的治疗作用一样，可以调和诸药。这种手法和宣散肺气的手法相互配合，又可以透散里热出表，并且使表热从皮部泄散而出。如果将这些手法相互配合在一起来操作施用，就如同是在一个方剂中各种药物的组合一样，可以共同完成治疗风温初起，风热侵袭肺卫所引发的各种症状。

使用手法针对一个疾病治疗的时候是要将数种手法相互组合在一起来进行操作的，而针对这个疾病中的某一个症状来使用某一种手法治疗，又会和中药治疗的方剂中各种药物的治疗作用一样，各自起到不同的治疗作用。所以在手法治疗的时候，一种手法又如同是一类药物，它可以在整体的治疗中对某一个症状起到治疗或是增强疗效的作用，也可以按照脏腑之间的关系引导脏病入腑，并通过泄腑来消散病邪。或是按照经络的循行路线导引病邪之气到达皮毛、气街、八虚、四末等部位，再从这些部位将病邪驱散出体外。这种针对疾病中所产生的各种不同的症状来加减使用手法的治疗就如同在中药处方中要随症加减药物一样。所以又把这种在对疾病的治疗中针对某一个症状来加减手法施用的方法，称作是"施法如药"。

怎么样在治疗的时候"施法如药"呢，同样举例银翘散所治疗的风温邪气侵袭肺卫之症。如果在手法治疗的时候加重在肺宫的开穴力量，同时将宣散、取邪、扫散、驱邪的手法加重加快，这就如同在药物处方中加入了桂枝，增加了宣肺发散的作用。如果热邪不仅仅侵袭了肺卫，同时上中下三焦都有热象表现的时候，手法治疗的时候就会加重开热穴的力度，而且不仅仅是开肺脏的热穴，同时也会在中枢、大肠宫这些部位开穴破气，并且用滑扫搓擦的手法引上焦的热邪经过中焦而通达到下焦。这就如同在药物处方中加入了栀子，可以起到清泄三焦热邪的作用。如果疾病症状中有不思饮食，或是食滞胃脘，或是因为食积阻滞而加重了发热的症状。手法治疗的时候，就会在腹侧开中脘穴，背侧开胃宫，并且前后相对的抓取邪气，同时用重力破气扫散以驱除胃中的积滞。这就如同在药物处方中加入了鸡内金、焦三仙一样，可以破除胃中的积滞，消除食积。如果疾病症状中有胸胁闷胀不舒的症状，手法治疗的时候，就会沿着肝的气街也就是两侧的腋中线的部位开穴导引，滑擦导气下行，同时开肝宫取邪外散。这就如同在药物处方中加入了柴胡、青皮一样，可以达到理气行气的治疗功效。手法治疗的时候，如果按照脏腑的表里关系，开肺宫经白虎道引病邪入大肠宫，开大肠宫取邪外出驱邪外散。这样上开肺的华盖之门，下破大肠的壅滞之气，导引肺脏中的病邪从大肠泄泻排出。这就如同在药物处方中加入了大黄，可以起到通肠泄热的目的。这种手法如果和通泄三焦之热的手法相互配合，可以使三焦之热从大肠泻出。如果和食滞胃脘的手法相互配合，可以破气除积，导引饮食积滞的病邪从大肠泻出体外。这样就可以看出，一种手法的施用就如同是某一类药物的治疗作用一样。它们在对疾病的治疗中各自的完成自己的治疗目的。将这些手法组合起来对症施用，就可以完成对一个疾病所产生的多种症状的治疗。

由此可以看出，在运用手法治疗的时候，使用一种手法来针对一个症状的治疗，就如同中药治疗的时候药物处方中某一味药物针对某一个症状进行治疗的意义是一样的。为了完成对一个疾病中的多种不同的症状进行治疗，手法的治疗也会和中药治疗中多种药物组合成一个方剂一样，根据病因病机和治则来确定使用哪些手法组合在一起来共同完成治疗疾病的目的。这种一个手法治疗一种症状，多种手法组合在一起来治疗疾病的方法，就是所说的"手法如方，施法如药"的根本意义。

五、手法治疗与药物治疗的相互配合

手法治疗虽然有疏理经络气血，调理脏腑功能，治疗疾病的作用。但是它必竟只是作用在体表皮部，也就是在皮肤之处进行各种操作治疗。而中药的药物治疗作用则是在脏腑内里，如果在进行手法治疗的同时服用与之相对应的药物，这样内外共同来进行治疗，也就是说让手法治疗来配合、加强、辅佐药物治疗的作用，二者共同运用，药物治疗在内，手法治疗在外，它们之间相互配合，相互补充，相互制约，这样就可以起到事半功倍的治疗效果。手法治疗的主要功用在清，在泄，在宣散，在驱邪。而在治疗的时候，过度的开穴破气，宣散气机，取邪驱邪就容易造成对人体气机的耗散和损伤。如果手法与药物共同进行治疗，药物在治疗疾病的同时可以补益手法施用过度时所耗损的气机。如果药物在治疗的时候补益过重而造成了气机的壅滞阻碍，又可以在手法治疗的时候泄散这些壅滞的气机。如果药物治疗的时候使用的药物过于温热或者是过于寒凉，也可以让手法治疗行使佐使的职责来消除这些过度的药物偏性。在疾病的发生和治疗的时候，病有病位，药有药位。如果药无引使，就不会通达到病所。所以在治疗的时候就要有引导诸药直达病所的药物或是方法来增强和提高治疗的效果。而手法治疗可以起到引领药物的佐使作用，可以疏导引领药物直达病所而加快和加强对疾病症状的改善和治疗。它可以引领药物上行发散，也可以引领药物通腑泻下。它与桔梗相合可以引药上行，与牛膝相合可以引药下行，与葛根相合可以引药至颈，与防风相合可以引药到背，与杜仲相合可以引药至腰，与艾叶相合可以引药到腹，与青风藤相合可以引药到膝，与追地风相合可以引药到足，与桑枝桂枝相合可以引药至双手。这样药物与手法相互配合，将药物和手法的治疗功用直接作用到病患最显著的地方，就可以针对主病和主要的症状进行最有效的治疗，如果药物治疗的时候药效缓慢，或是药力不足时，手法的操作可以加快药物到达病位的速度并且可以加强药物的治疗作用。手法可以辅助药物导引内热出表而泄散，也可以引寒邪从皮部透散或是从大肠泻出，或是从四末加以驱除。它既可以辅助药物在上部宣肺解表，又可以辅助药物在中部开胃除滞，还可以辅助药物在下部泄肠通便。所以手法治疗和药物治疗相互配合在一起来治疗疾病，就可以达到更快更好的治疗作用。

手法治疗和药物治疗相互配合使用的时候要关注这样几个方面：一是在治疗的时候，应该先服用药物，在服药后半小时后再进行手法的治疗，这样有利于手法辅佐药物起到引经和增加功效的作用。二是在治疗前，医生要仔细的关注药物处方中的各味药物的药性以及这个药物处方的治疗原则和寒热程度，切不可以施用与药物的治疗目的相反的手法治疗，如果药物治疗与手法治疗的功用相反，这样既达不到相互辅佐的作用，反而会增加病患的复杂性，或是产生新的疾病症状。三是手法的主要功用是以破气驱邪为主，所主的功能是泄。如果药物治疗的作用是破气、消滞、散邪的时候，手法治疗的时候就一定要注意。二者共同行使破气除邪的治疗就会损伤人体的气机，会使患者虚衰无力或有是导致新的病症。四是如果所治疗的是虚损不足的病症。手法治疗的时候就一定要注意操作的力度和速度，尽可能地不使用峻猛散泻的手法进行治疗。治疗的目标也一定是在虚证中所夹杂的实象，如果是一派纯虚的病症，是不适宜使用手法进行治疗的。

第三章

手法诊查时的手法、部位和方法

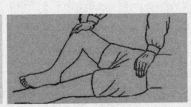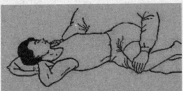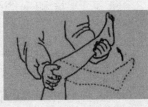

手法治疗是医生用手按压在患者身体的体表来治疗疾病的，那么疾病发生在体表内里的哪一个部位，它是什么特定的症状表现，体表局部的症状表现又与身体内部的脏腑之间有什么特定的关联，医生又怎样去查找这些关联的脏腑和位置，这些都是应该在手法治疗操作之前要详细了解的。如果不了解这些状况，手法治疗位置的选定，疾病寒热虚实属性的确定，应该用什么样的手法进行治疗，怎样用手法调理疏导消除患者的病邪之气，所有这些都会无章可循。所以在手法治疗之前，要重点关注手法的检查，以便在治疗时确定疾病发生的位置，疾病寒热虚实的性质，病患之处与脏腑经络气血之间的相互关联。这样就可以在手法治疗之前制定出正确的治疗原则，使用正确的治疗手法来达到最好最有效的治疗目的。

手法诊查疾病就是通过医生用手扪抚触按患者身体的相关部位，以此来获取患者因为什么，所患疾病而导致异常体征和疾病性质的方法，是诊查疾病发生的部位，了解疾病的状况，辨别疾病的属性，判断疾病的类别，从而获得认识疾病本质的一种诊查操作方法。

因为人体是一个有机的整体，所以人体内部的生理活动和病理变化就一定会以一定的形式在人体外部表现出来。手法诊查疾病，就是要让医生通过对人体外部施用手法，在相应的部位进行扪抚触按诊查，来测知和判断人体内部的生理、病理状况。在疾病发生的状况下，人体的脏腑经络气血会按照一定的规律相互影响，相互传变。当人体发生了疾病，体表的病变可以传入脏腑，脏腑的病变也会在体表反映出来。所以诊查分析患者体表外部的各种表现，就可以测知身体内部的病理改变。《灵枢·本脏》篇中说："视其外应，以知其内脏，则知所病矣。"这就是说，观察人体各种外应的变化，根据这些变化可以测知内部脏腑的状况，而根据这些脏腑的不同状况，就可以知道所发生病变的位置和性质了，因为患者各种外在局部的病理表现，都是人体脏腑经络气血失调的疾病本质，而这些本质又通过体表各种现象表现出来。医生通过诊查分析患者的这些外在体征表现来推测和分析。就可以认识存在于体内的那些不能直接看到的病机，从而确定出正确的治疗原则。

用诊查人体体表局部的各种表现，来测知人体全身病变的原理，是因为人体是一个不可分割的有机整体，人体的任何一个部分和其他的部分联系密切。所以我们可以在局部诊查到能够反映出整体的生理病理信息的各种现象。而《灵枢》中的"司外揣内"也是在说明这个道理。认为掌握了外部的变化，就可以揣摩、推理、测知出内脏的疾病。这是因为局部的病变可以影响到全身，而全身的病变也可以通过局部表现反映出来，之所以把局部的病象表现看作是脏腑乃至全身病变的一种局部反应，就是认为任何疾病都和整体有关，这些局部发生的表现只不过是疾病在人体某一个敏感的部位或是薄弱环节的反应而已。所以手法诊查疾病的方法不仅可以诊查，分析众多局部的体征，并通过这些体征推理辨证，还可以对下一步治疗起到一个准确有效的指导作用。

因为每一种诊查的方法都会具有一定的片面性、局限性。而只重视一种方法而忽视其他的诊查方法都是非常有害的，所以在临床使用手法诊查的同时，还要配合望诊、闻诊、问诊、脉诊等不同的诊查方法，这样就可以从不同的侧面共同来了解病情。如此联合应用，相互补充完善，才能正确的对疾病做一个全面正确的诊断。

手法诊查疾病是一个从表及里，从疾病的表象到疾病的本质的认识过程，由于病情的复杂性以及各脏腑之间的关联性，所以出现两种或是两种以上证候相互兼杂，相互复合是不可避免的。初期的诊查判断需要在后期的复查或是治疗的过程中不断地进行修正和完善。这是因为在多次的诊查和治疗的时候，疾病的各种表现会不停的暴露出来，对于医生也就有了一个从对疾病的片面到全面的了解过程，而患者的病情随着治疗和发展也是处于一个不断的变化之中，根据这些病情症状的变化，医生就要随时诊查来修正和完善对于各种病症表现的认识和判断，从而达到对疾病的正确认知，为彻底的治愈疾病提供充实而准确的治疗信息。

第一节
手法诊查时使用的手法

　　诊查疾病现象的手法可以分成两个大类。

　　一类是诊查脏腑经络气血异常的手法，这种手法是以诊查脏腑经气的寒热虚实等等异常的变化来辨别疾病性质的。同时根据这些诊查所得到的异常现象，经过分析之后来确定治疗的原则和治疗的方法。

　　另一类是诊查肌肉筋骨关节的手法，这种手法是以诊查肌肉筋骨关节的异常变化，并根据这些异常的表现分析之后来确定治疗的原则和治疗的方法。

　　这两大类诊查的手法大致相同，但是各自使用每种手法的偏重点又不完全一样。经气诊查的手法重点在寻，以寻法所取得的最后信息作为疾病症状确定的依据，筋骨诊查的手法重点在按，以按查所取得的最后信息作为疾病症状确定的依据。所以在临床使用的时候，要关注诊查病症的部位特点和这些手法使用时候的不同的侧重面，这样才能使我们能够准确地诊查出各种病症的不同表现，帮助医生做出正常的判断。

　　在临床对脏腑经气病症诊查的时候，不论疾病有多少错综复杂的各种表现，都要注重表里、寒热、虚实。

　　如果从病位上来区分，病症不是在表就是在里；如果从疾病的性质上来区分，病症不是寒就是热，不是虚就是实。而各种疾病都会引起人体脏腑经气的相应变化。所以我们在运用手法诊查这些疾病表现的时候，就要抓住这些表里、寒热、虚实的各种外在表现，根据它们在人体所在的位置区域和所关联的脏腑经络加以辨别判断，用这样的方法来诊断疾病的各种性质，判断疾病发生的位置，为治疗疾病提供准确而有效的依据。

　　疾病在人体体表有各种各样的表现形象，怎样通过诊查准确地了解疾病的位置和疾病的性质的呢。我们将诊查的手法一共分为四种手法五步操作。

　　这四种手法是：抚法、扣法、按法、寻法。而在寻法中又分成两步来操作，所以一共是四种手法五步操作。这些手法有时是需要相互配合使用的，抚法轻浮在体表滑动诊查，探寻患者身体各个部位的各种异常现象。如果抚诊查到寒热，就用扣法做进一步的诊查。如果抚诊查到了虚实就用按法做进一步的诊查，无论是寒热虚实各种病象，都要用寻法确定疾病的性质，疾病的位置，疾病的表里真假，由此完成诊查的目的。

一、脏腑经气病证的诊查手法

（一）抚诊的手法

抚查的手法是医生将手指手掌自然的平伸放松，如水随形的放置在患者的身体上面。诊查的时候手的力度只是需要手掌的自然重量即可以，不要向下按压。医生的手掌轻轻而缓慢的在患者的体表滑动抚触，用掌心和第 2、3、4 手指的前端寻找疾病产生在体表位置和症状表现。具体的操作就是用手掌的掌心来感觉各个部位的温度变化，用手指的前端来感觉各个部位的凹陷或臌胀的变化。

抚法诊查的目的：抚法是探查寻找疾病的产生所导致在患者体表发生的各种异常的反映表现，所以它在诊查时的范围比较大，可以在全身的各个部位进行探查来寻找疾病所产生的异常表现，也可以在患者就诊时症状最明显的部位进行重点的诊查，所以说抚查主要是探寻查出疾病在人体各个部位寒热虚实的各种疾病的表现。

抚法诊查的时候医生手掌的掌心或是手指的前端会感触到各种异常的表现，每种表现现象都会有不同的感觉。

如果是寒证：在抚查时，医生手掌的掌心感觉的是寒凉。

如果是热证：在抚查时，医生手掌的掌心感觉的是温热。

如果是虚证：在抚查时，医生的手掌和手指前端感觉的是凹陷。

如果是实证：在抚查时，医生的手掌和手指前端感觉的是臌胀。

（二）扣诊的手法

扣查的手法是医生将手掌放松，自然平伸扣按在患者的身体之上，诊查的时候只是保持手掌自然的重量，不要用力向下按压。医生将手掌的掌心放置在抚诊诊查时感觉或寒或热的部位，在这些寒热异常的诊查部位先轻轻的扣按片刻，同时感觉体会那些寒凉或温热的感觉。然后将掌心轻轻地向下按压并停留稍长一段时间，再一次的感觉这些寒凉或温热的感觉表现是否有异常或变化。

扣法诊查目的：扣法是在医生用抚法诊查到了疾病的或是寒凉或是温热的异常表现之后，对这些或寒或热的异常表现现象做进一步的深入诊查和辨别。它的诊查范围就是在这些寒凉或温热的病患位置，探查确定寒或热病症的位置是在表还是在里，以及它们是否存在寒热病象表里相互夹杂的疾病现象。

扣法诊查的时候是以医生手掌的掌心所感触到的或是寒凉，或是温热的异常表现，来确定病情。

如果是寒证：在扣查之处会感觉寒凉，深扣片刻之后所感觉得寒凉深浅程度以及是否有性质上的改变。

如果是热证：在扣查之处会感觉温热，深扣后所感觉的温热深浅程度以及是否有性质上的改变。

（三）按诊的手法

按查的手法是医生的手指手掌微微屈曲，用中指的指腹或是第 2、3、4 手指的指腹着力按压在抚诊诊查的时候那些感觉或是虚软凹陷，或是膫胀隆起的部位。按压的力度要先轻轻的按压，体会感觉之后再逐渐的加重按压的力量，再一次体会感觉所诊查部位皮下肉里的凹陷之处和膫胀之处是否有异常的表现和变化。

按法诊查目的：按法是在抚法探查到疾病所产生的或是虚软、或是膫胀的异常表现之后，对这些或是虚或是实的表现现象做进一步的深入探查和辨别。它的诊查范围就是在这些虚软或膫胀的病位。用以探查确定这些虚或实病症位置的表里深浅，以及它们是否存在虚实病象相互夹杂的各种疾病表现。

按法所诊查的时候是以医生手指的指腹所感触到的各种或是虚或是实的异常表现。来确定疾病属性。

如果是虚证：在按查之处会感觉到局部虚软凹陷，深按压后来感觉凹陷的程度以及凹陷深处是否有各种异常的变化表现。

如果是实证：在按查之处会感觉到膫胀隆起，深按压可以感觉膫胀的程度以及膫胀之处是否有各种异常的变化表现。

（四）寻诊的手法

寻查的手法分成两个部分操作，一个是点压开穴，一个是抓取探查。点压开穴的手法是医生将手指手掌屈曲如握球状，用中指的指端在需要诊查的部位向下按压来开启穴门。如果病症所表现的位置比较深的时候，医生将手屈曲如握拳状，中指的指间关节向前突出，用突出的指间关节向下按压以开启穴门。按压时的力度要逐渐加重，以感觉达到了深处的病位为度。抓取探查的手法是医生的手指手掌微微的屈曲，手掌放松，先用手掌轻轻的向下拍打叩击在刚刚开启穴门的位置，当手抬起上提的时候，手指手掌屈曲做抓取的动作。抓取时医生的手掌掌心位置不要离开所开启的穴门之处，叩击抓取时的动作要连续并要稍快。在一个部位反复操作数次，同时仔细的体会手掌掌心所感觉到的各种异常表现。在完成了一个部位的诊查之后，当移动到下一个侍查的部位，要重复这些开穴探查的操作步骤，以这种重复的操作方法完成所有需要诊查的部位。

寻法诊查目的：

寻法是在抚诊探查出疾病各种表现的位置，扪诊探查了病症的寒热症状，按诊诊查了疾病的虚实表现之后，再一次对这些疾病的寒热虚实的各种疾病现象表现做进一步深入的探查。由此来确定疾病发生位置的深浅，疾病各种表现现象的真假，是否有各种疾病现象的相互夹杂，为治疗疾病提供尽可能真实全面有效的诊断依据。

寻法的诊查虽然分为两步操作，但是开穴的手法只是为抓取探查疾病的显现做前期的准备。真正有效的诊查是医生手掌掌心所感触到的各种异常的表现，这些各种各样的不同异常感觉提供了医生对疾病做出诊断的依据。要注意的是用手法探查疾病开穴取邪的时候，医生只可以用手掌的掌心体会感觉各种病邪之气的异常表现，一定不要吸取这些病邪之气，以免对医生本人的身体造成伤害。

手法诊查虽然分成抚、扪、按、寻，但是在临床操作的时候大多是在一起连贯的使用。也就是抚查到了寒热现象，就用扪法定属性，抚查到了虚实现象就用按法定深浅。无论是扪查了寒热之后或是按查了虚实之后就用寻法来确定疾病的各种性质，在一处全部诊查完成之后，移动到另外一处进行同样的一轮操作，以这样的方法来完成对所有需要诊查部位的疾病现象探查，在全部需要的诊查完成之后，还要把各个诊查部位所产生的各种信息综合在一起，按照脏腑之间的关系，经络的走向，气血的虚实变化这些相互关联的各种信息将其合并在一起加以辨别，进行综合考虑分析之后再来确定针对这些病症的治疗原则和治疗方法。

在手法诊查的过程中，医生的手掌掌心或手指由于各种异常的疾病表现和病气的刺激会有各种各样不同的异常感觉，而这些感觉往往所代表的就是疾病的各种不同的特性，我们把使用抚、扪、按、寻的方法所诊查出来的各种疾病表现罗列出来，这样就方便在临床诊查时加以对照参考，同时也可以协助我们做出准确的分析判断。

二、手法诊查时的各种体征表现

（一）表证和里证的症状表现

医生用手掌或是手指在患者的体表轻轻地扪抚诊查的时候就会有异常的感觉，但是稍稍用力按压后症状的异常感觉反而不明显了。这大多是病位在皮表。

医生用手掌或是手指在患者的体表轻轻按压诊查时有异常的感觉，但是感觉又不很明显，稍稍的用力按压后异常的症状感觉就会显现出来。这大多是病位在皮下肉中的半表半里。

医生用手掌或是手指在患者的体表轻轻按压诊查时异常的症状感觉不明显，但是当重压之后这些异常的症状感觉就明显的显现出来了。这大多是病位在筋骨的里处。

（二）寒证的症状表现

真寒之象：医生用手掌在患者身体抚查的时候，当手掌的掌心在某一个病患的特定区域滑动诊查的时候有寒凉感，扪按诊查的时候掌心的寒凉感更加明显，开穴抓取的时候寒凉之气充斥在掌心而且越抓寒凉之气越重。这是真寒之邪的病症现象。

寒在表：医生用手掌在患者身体抚查的时候，当手掌的掌心在某一个病患滑动诊查时感觉寒凉，在扪查的时候开始感觉寒凉，但是久扪片刻之后寒凉的感觉却不明显了，开穴抓取的时候掌心先是感觉寒凉，片刻之后寒凉的感觉消失反而温热的感觉越来越明显。这是寒邪在皮表之处的病症表现。

寒在里：医生用手掌在患者的身体抚查的时候，当手掌的掌心在某一个病患滑动诊查时感觉寒凉，在扪查初始的时候寒凉感似乎并不明显，但是久扪片刻后感觉寒凉深沉在里，开穴抓取的时候寒凉感在掌心越抓越明显。这是寒邪在里的病症表现。

寒在表而热在里：医生用手掌在患者的身体抚察的时候。当手掌的掌心在某一个病患滑动诊查时感觉寒凉，但是久扪片刻后反而有温热的感觉透出。开穴抓取的时候开始寒凉明显，片刻之后反而透出温热之气。这时寒凉感消失而温热之气明显，而且越抓温热之气越盛。这是寒在表而热在里的表寒里热的病症表现。

寒热夹杂：医生用手掌在患者身体抚察的时候，当手掌的掌心在某一个病患滑动诊查，扪察初始的时候感觉寒凉，久扪片刻之后又有温热之气透出，开穴抓取时开始是寒凉之气，但是马上又透发出了温热之气。再抓取片刻后温热之气消散又透发出寒凉之气。但是抓取再延长片刻之后寒凉之气消失又透发出了温热之气。这种一层寒凉一层温热的寒热之象总是叠加而反复的出现。这是寒热夹杂的病症表现。

（三）热证的症状表现

真热之象：医生用手掌在患者身体抚查的时候，当手掌的掌心在某一个病患的特定区域滑动诊查时感觉局部发热。扪按的时候掌心的热象更加明显，开穴抓取的时候灼热之气充斥在掌心而且越抓灼热之气越重。这是真热之邪的病症表现。

热在表而寒在里：医生用手掌在患者的身体抚查，开始感觉发热，久扪片刻之后反而感觉热象越来越不明显，似乎热象在消退。开穴抓取的时候开始是灼热之气，但是片刻之后热象消散反而寒凉之气越来越明显，这是热在表而寒在里的表热里寒的病症表现。

（四）湿证的症状表现

湿象：医生用手掌在患者身体抚察的时候，当手掌的掌心在病患的特定区域滑动诊查时感觉潮湿，开穴抓取的时候手掌的掌心感觉湿浊黏腻，而且越抓这种污浊黏腻的感觉越明显，当诊查停止之后医生的手掌心仍然有像胶水粘连一样的感觉。这是湿邪的病症表现。

寒湿：医生用手掌在患者的身体抚查的时候，当手掌的掌心在某一个病患之处感觉寒凉潮湿，开穴抓取的时候掌心之处寒凉湿浊黏腻的感觉明显，这是寒湿的病症表现。

湿热：医生用手掌在患者的身体抚查的时候，当手掌的掌心在某一个病患感觉灼热潮湿，开穴抓取的时候掌心处温热湿浊黏腻的感觉明显，但是久抓之后温热之气又会变成寒凉之气，可是热象有时又会与寒象重叠夹杂着出现。这是湿热的病症表现。

在所有湿象的病症中。无论是寒湿、湿热、痰证、水饮等各种病症，在抓取探查的时候开始都会有寒热的分别，但是在久抓探查的时候最后都是湿浊黏腻的病象与寒凉之象相兼出现。这是湿邪病症的本质特征所导致的原因。

（五）燥证的症状表现

燥象：医生用手掌在患者的身体抚查的时候，当手掌的掌心在某一个病患之处特定的区域滑动诊查时感觉干燥，开穴抓取的时候手掌的掌心处感觉干燥顺滑。无论是寒凉的病症或是温热的病症与其相伴发生，这种干燥顺滑的感觉不会改变。这是燥邪的病症表现，如果病症只是发生在秋季，大多是外感燥邪。如果病症的发生和季节没有关联，大多是内燥的病症。

（六）虚证的症状表现

1. 真虚之象

医生用手掌在患者身体抚查的时候，当手掌在某一个病患的特定区域滑动诊查时感觉局部虚软凹陷，用手指的指腹，向下按压的时候感觉凹陷处空虚驰纵，没有正常的紧张度，不能胜任手指的重力按压。这是气机虚损的病症表现。在这个病患再继续加大按压力度，如果感觉病患之处的凹陷越按越深，毫无抵抗之力，这是气机虚损严重的病症表现。

2. 虚中夹寒

医生用手掌在患者身体抚查的时候。当手掌在某一个病患之处滑动诊查时感觉局部虚软凹陷，用手指的指腹向下按压的时候感觉凹陷处空虚深沉，开穴抓取的时候感觉寒凉之气向外透散明显。这是气虚有寒的病症表现。

3. 虚中夹热

医生用手掌在患者的身体抚查的时候，当手掌在某一个病患之处滑动诊查时感觉局部虚软凹陷，用手指的指腹向下按压的时候感觉凹陷之处空虚深沉，开穴抓取的时候感觉灼热之气向外透散明显。这是气虚有热的病症表现。

4. 虚中夹实

医生用手掌在患者的身体抚查的时候，当手掌在某一个病患之处滑动诊查时感觉局部虚软凹陷，用手指的指腹轻轻地向下按压的时候感觉凹陷明显，但是稍稍加力向下按压反而感觉到凹陷只是在表浅之处，而在深层有结节或条索样坚硬的隆起现象抵抗着手指，虚软凹陷的表现发生在皮表，而坚实臌胀的表现发生在内里，说明虚损的表现在浅表之处而坚实的表现在内里深处。这是虚中夹实的病症表现。

（七）实证的症状表现

1. 真实之象

医生用手掌在患者的身体抚查的时候，当手掌在某一个病患之处的特定区域滑动诊查时感觉局部臌胀隆起，用手指的指腹向下按压的时候感觉臌胀之处坚硬，按之有力，这种坚硬的隆起现象抵抗着手指，如果在病患之处加力向下按压，坚硬之处呈圆形的结节样表现。这是实邪的病症表现。

2. 表实里虚

医生用手掌在患者的身体抚查的时候。当手掌在某一个病患处滑动诊查时感觉局部臌胀隆起。用手指的指腹向下轻轻地按压的时候臌胀之处抵抗手指，但是用力向下按压后反而感觉深处虚软无力。这种臌胀坚实的表现现象在表浅之处而虚软无力的表现现象在内里深处的体征表现。这是表实里虚的病症表现。

这些是在手法诊查的时候经常会出现的各种病症的表现现象，是使用手法诊查人体脏腑经气异常的时候，医生用手掌和手指诊查时所感触到的各种异常的感觉，是诊查疾病的位置、疾病的性质以及人体经气异常表现的方法。而在诊查肌肉筋骨的各种病症时，诊查的手法虽然和这些诊查脏腑经气的手法大致相同，但是手法之间的重点关系又有所不同。

诊查筋骨病变的手法和诊查脏腑经气病变的手法操作的方法虽然相同，但是它们操作时的手法又不是完全一样。而每种手法在对疾病的诊断中起到的作用也不完全一样，诊查脏腑经气病变的手法是以抚、扪、按三法来确定疾病的位置和探查疾病的性质，而以寻法来确定病位的深浅和确定疾病的性质，并且以寻法所诊查处的各种异常的表现来作为对疾病的诊断依据和制定治疗的原则。

而诊查筋骨病变的手法则是以抚、扪二法来探查疾病的位置和属性，以按法来确定疾病的性质并以按法所诊查出的各种异常表现作为对疾病的诊断依据和制定治疗的原则，而寻法只是作为辅助按法诊查疾病的手法，这就是二者的区别所在。

使用手法诊查筋骨的病变，特别是在诊查四肢病症的时候，医生要用双手放置在患者的健侧和患侧相对应的位置，诊查的时候双手同时操作，从近心处向远心处滑动诊查，这样对比的诊查病患的部位，因为只有这样才能够更加准确的发现病患的位置，确定疾病的性质，以及寻找出因为病患而衍生出来的各种症状，同时也方便我们对病患之处以及周边的关节、肌肉、皮肤温度等各种异常变化的观察。

三、四肢关节病证诊查的手法

（一）抚诊的手法

使用抚法诊查四肢筋骨病变的时候，手法操作时医生将双手放置在患者健侧和患侧相对应的位置处，双手自然放松，用手轻轻地拿推住肢体，缓缓地从近心处向远心处移动抚查，在抚诊诊查疾病的时候，最容易发现的是肌肉的四种异常的变化，这就是肿、萎、僵、纵。

筋肿：医生将双手放置在患者四肢健侧和患侧相对应的位置上，用手拿握住肢体，从近心处向远心处滑动诊查，抚查患肢的肌肉或关节处是否肿胀，与健侧对比诊查病患肢体的肌肉或是关节处是否有肿胀变粗变大或是发热的异常改变。

筋萎：医生将双手放置在患者四肢健侧和患侧相对应的位置上，用手拿握住肢体，从近心处向远心处滑动诊查，抚查患肢的肌肉是否有萎缩，与健侧对比诊查病患肢体的肌肉是否变细变瘦变小，拿捏是否有弹力消失的异常改变。

筋僵：医生将双手放置在患者四肢健侧和患侧相对应的位置上，用手拿握住肢体，从近心处向远心处滑动诊查，抚查患肢的肌肉僵硬度是否增高，与健侧对比诊查病患肢体肌肉是否有弹性减弱，是否呈现出僵硬的异常改变。

筋纵：医生将双手放置在患者四肢健侧和患侧相对应的位置上，用手拿握住肢体，从近心处向远心处滑动诊查，抚查患肢的肌肉弹性是否消失，与健侧对比诊查病患肢体的肌肉虽然没有萎缩变小，但是肌肉呈现出疲软松弛，自主收缩无力的异常改变。

（二）扪诊的手法

使用扪法诊查四肢筋骨病变的时候，手法的操作与扪查脏腑经气的手法相同，扪查的时候医生的双手自然放松，放置在患者健侧和患侧相对应的位置处，轻轻拿握住患者的肢体，在抚诊诊查时发现温度异常的病患部位，用手掌的掌心对准病患之处，与健侧对比体会诊查病患部位温度的异常变化。使用扪法诊查疾病的时候，最容易发现的是病患之处寒和热的异常改变。

寒象表现：医生将双手放置在患者四肢的相互对应的位置上，双手对比从近心处向远心处滑动诊查，用手掌的掌心扪按在病患的关节或是肌肉，与健侧对比观察是否有寒凉的异常改变，如果有这些寒凉的表现是否会随着扪按的时间发生变化。特别需要关注的是患侧的下肢是否比健侧的下肢有明显寒凉的异常改变，因为这是血液循环障碍的明显异常改变。

热象表现：医生将双手放置在患者四肢的相互对应的位置上，双手对比从近心处向远心处滑动诊查。用手掌的掌心处扪按在病患的关节处或是肌肉处，与健侧对比观察是否会有热度增高的异常改变，如果有，这些热度增高的表现是否随着扪按的时间发生变化。因为这是软组织的新伤或是局部有感染症状所造成的异常改变。

（三）按诊的手法

在诊查四肢的肌肉、筋骨、关节病变的时候，按诊的诊查手法是对筋骨关节病症中最重要的诊查手法。手法操作的重点是，医生在诊查时用双手拿握住肌肉或是关节，用手的拇指的指腹和中指的指腹着力，相对用为按压。在按压处寻找肌肉或是关节中的各种异常的改变。在使用抚诊和扪诊诊查确定病患的位置和性质之后，按诊可以对这些病症做最终的手法诊断确定。由于按诊诊查肌肉病变的手法和诊查关节病变的手法不太相同，所以把诊查肌肉病变和诊查关节病变的方法分开来说明。

在使用按查的手法诊查肌肉病变的时候，手法操作时，医生将双手放置在患者健侧和患侧相对应的位置处，双手自然放松，用手拿握住肢体，缓缓的从近心处向远心处滑动诊查，在按诊诊查的时候，医生最容易发现的是肌肉病症所导致的四种异常改变。这就是病患处肌肉的卷、挛、离、结。

1. 筋卷

医生将双手自然放松，用手拿握住患者的肢体，用手的拇指和中指的指腹着力稍稍用力向下按压，从近心处向远心处滑动诊查，双侧对比按压寻找病患的位置。如果大部分的肌肉尚好，只是在患侧的某一个部位按压到病患的肌肉或是肌腱和与它相邻的软组织相互扭卷在一起。医生的手指指端可以按压到肌肉之间的扭索样的异常改变。

2. 筋挛

医生将双手自然放松，用手拿握住患者的肢体，用手的拇指和中指的指着力稍稍用力向下按压，从近心处向远心处滑动诊查，双侧对比按压寻找病患的位置。如果病患处的肌肉紧张挛缩，肌肉的硬度增高，医生的手指指端可以按压到肌肉中有条索状的高硬度肌肉挛缩的异常改变。

3. 筋离

医生将双手自然放松，用手拿握住患者的肢体，用手的拇指和中指的指腹着力稍稍用力向下按压，从近心处向远心处滑动诊查，双侧对比按压寻找病患的位置。如果病患的肌肉、肌腱或是肌束离开了自己正常的位置，医生的手指指端可以在异常的位置，按压到臌凸隆起的肌肉或肌腱，同时在这隆起肌腱的旁侧可以触按到虚软凹陷的深沟样的异常改变。

4. 筋结

医生将双手自然放松，用手拿握住患者的肢体，用手的拇指和中指的指腹处着力稍稍用力向下按压，从近心处向远心处滑动诊查，双侧对比按压寻找病患的位置，如果病患处的肌肉有硬度增高的结节样改变，医生的手指指端可以按压到肌肉中圆形挛缩的结节，同时按压这些结节会引起疼痛的异常改变。

诊查四肢关节的手法仍然是以按查作为主要确定病症诊断的手法，医生将双手放置在患者的健侧和患侧关节相对应的位置上，双手自然放松，用手拿握住关节，用手的拇指和中指的指腹着力，缓缓的移动对比按压诊查。在按压关节的诊查的时候，医生最容易发现的是关节病变所导致的四种异常改变，这就是病患关节的卡、歪、绞、解。

关节卡顿： 医生将双手自然放松，用手拿握在患者的病患关节以及健侧关节相对应的位置。用手的拇指和中指的指腹在病患的关节稍稍用力按压诊查，如果按压时感觉病患关节的关节间隙尚好，但是轻轻的活动关节时，关节内因为软骨或是筋膜韧带的卡顿而导致活动受限并且疼痛的时候，医生的手指指端在病患的关节间隙可以触按到软骨、筋膜或是韧带滑动或是卡顿在关节的异常改变。

关节歪斜： 医生将双手自然放松，用手拿握住患者的病患关节，以及健侧关节相对应的位置，用手的拇指和中指的指腹在病患的关节稍稍用力按压诊查，如果按压时感觉病患关节的位置关节异常，关节的位置歪斜扭曲不正，同时在病患关节异常的位置医生的手指指端可以触按到臌凸或是凹陷的骨性改变，这是关节偏歪的异常改变。

关节绞锁： 医生将双手自然放松，用手拿握住患者的病患关节，以及健侧关节的相对应的位置，用手的拇指和中指的指腹在病患的关节稍稍用力按压诊查，如果按压的病患关节在伸屈活动时关节内有绞锁卡顿而导致关节的活动受限异常同时关节内产生弹响，医生的手指指端按压在关节的间隙处可以感到软骨滑动并且位置异常的异常改变。

关节松解： 医生将双手自然放松，用手拿握住患者的病患关节处以及健侧关节相对应的位置，用手的拇指和中指的指腹在病患的关节稍稍的用力按压诊查。如果用手固定住病患关节的上端，并且扭转晃动关节下端的时候，关节呈现松解而有异常的活动。医生手指的指端按压在关节的间隙处可以感觉到关节内和关节周围的肌腱肌肉松解疲软，关节的间隙增大变宽的异常改变。

诊查颈部、腰背部肌肉病症的手法和诊查四肢病症的手法相同，也是在抚诊扪诊之后以按诊对疾病的主要异常改变来做最后的确定，并由按诊确定的疾病状况制定出对疾病的治疗原则和治疗方法。

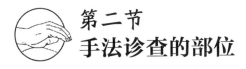

第二节
手法诊查的部位

手法诊查是医生用手触摸患者身体来对各种病变的部位进行检查并作出诊断，它检查的范围遍布在人体的各个部位。为了规范诊查的顺序，我们将人体从上到下，从前到后按头部、胸腹部、腰背部、四肢部、椎体部五个大的部分来进行诊查。在每个部分中又对诊查的区域有各自不同的区分方法。

一、头部

头部的诊查部位用三条线划分成为四个部分。第一条线是按照督脉的循行方向沿着头部顶骨的正中线，我们也把它叫做中督线，从前额的发际处向头后一直延线到头颅后脑的第二颈椎棘突处。第二条线和第三条线是从两侧眉毛的外端向头的后侧沿着上颞线也就是中医称作山角的部位各自做一条与第一条线平行的延长线直至头后侧颅底的部位，我们把这二条线又叫做山角线。用这三条线来大致划分头部检查的区域，两山角线与中督线之间的区域分别称作左右头内侧区，而山角线的外侧与同侧耳部之间的区域则分别称作左右头外侧区。

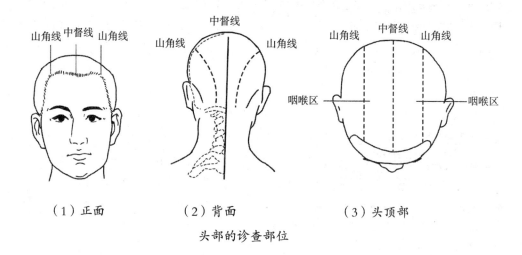

（1）正面　　　　（2）背面　　　　（3）头顶部

头部的诊查部位

二、胸腹部

胸腹部的诊查部位分成胸心区、肋下区、心下胃脘区、大腹区、小腹区、少腹区这六个区域，而在各个区域里由于位置的不同又分成了若干个诊查的部位。

1.胸心区

胸心区的位置是从双侧锁骨下沿的连线，到双侧胸大肌下沿与胸骨剑突连线的上方这一片区域。它包括了胸部、肋骨上部的部位，胸肋关节以及胸骨剑突以上的部位。而在这个部分中又包含了心区，心区的位置是以右侧乳头正中处向上至锁骨下沿的位置，乳头正中横向到胸肋关节处的位置，乳头正中处向下至第5~6肋间隙处这三个诊查部位。

2.肋下区

肋下区的位置是从锁骨的中间向下沿线至与第五肋交接点的外侧，从这个交接点直到第十二肋肋弓的下缘以上部分的外侧的区域，也就是从第五肋到第十二肋肋弓下缘部位的腋前线和同一位置的腋后线之间的这一部分区域，这个区域又包括了左季肋部和右季肋部两个诊查部位。

3. 心下胃脘区

心下胃脘区的位置是从胸骨的剑突下端做出一个平行线，这条平行线与双侧第十肋连线之间的这一部分区域。在这个区域里又包括了位于胸骨剑突下方的心下部，心下部下面的胃脘部以及上腹部这三个诊查部位。

4. 大腹区

大腹区的位置是从双侧第十肋连线的下方与脐水平线上方的这样一部分区域。这个区域又包括了中腹部也就是脐部，左侧腹部和右侧腹部这三个诊查部位。

5. 小腹区

小腹区的位置是从双侧腹直肌外侧缘的内侧和脐水平线的下方到耻骨连合处上方的这一部分区域，这个区域也叫作下腹部的诊查部位。

6. 少腹区

少腹区的位置是从双侧腹直肌外侧缘的外侧向下到腹股沟的这一部分区域。这个区域又包括了左下腹部也称左髂部和右下腹部也称右髂部这两个诊查部位。

三、腰背部

腰部和背部的诊查部位按照脏腑病变诊查部位和关节筋骨病变诊查部位分成了两个大的类别，为了这两大类的概念不混淆所以把它们分别开来论述。我们把中医脏腑病变的诊查部分叫做腰背部位的诊查，把关节筋骨病变的诊查部分叫做脊柱部位的诊查。

腰背部位的诊查区域

腰背部位的诊查区域又分成了两个大的部分，一个是诊查五脏热病的部分，一个是诊查脏腑九宫病变的部分。

1. 热病的诊查部位

五脏热病的诊查部位出自《素问·刺热篇》中的五脏热穴。在临床诊查的时候它主要用于诊查五脏的热病，它们按照肺、心、肝、脾、肾这五脏的顺序从上至下排列，它们各自的具体位置是：

肺脏：肺脏的热穴位于人体背侧的第一至第二胸椎棘突之间的部位。

心脏：心脏的热穴位于人体背侧的第二至第三胸椎棘突之间的部位。

肝脏：肝脏的热穴位于人体背侧的第三至第四胸椎棘突之间的部位。

脾脏：脾脏的热穴位于人体背侧的第四至第五胸椎棘突之间的部位。

肾脏：肾脏的热穴位于人体背侧的第五至第六胸椎棘突之间的部位。

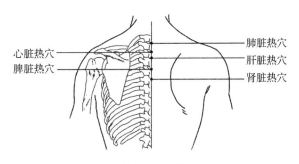

五脏热穴图

2.脏腑九宫的诊查部位

脏腑九宫的诊查部位出自《灵枢·九宫八风》篇，由此推衍出肺、心、脾、肝、肾五脏宫。胃、大肠、小肠三腑宫位和子宫这个奇恒之腑的宫位共计九个宫位。诊查这些宫位中的异常变化可以帮助医生对脏腑各个部位可能发生的病变进行诊断，这九个宫的位置是：

肺宫：肺宫位于人体背侧的第二至第三胸椎棘突双侧旁开 3 寸的位置。

心宫：心宫位于人体背侧的第四至第五胸椎棘突左侧旁开 3 寸的位置。

脾宫：脾宫位于人体背侧的第十一至第十二胸椎棘突双侧旁开 3 寸的位置。

肝宫：肝宫位于人体背侧的第一至第二腰椎棘突双侧旁开 3 寸的位置。

肾宫：肾宫位于人体背侧的第二至第三腰椎棘突双侧旁开 3 寸的位置。

胃宫：胃宫位于人体背侧的第六至第七胸椎棘突双侧旁开 0.5 寸的位置。

大肠宫：大肠宫位于人体背侧的第四至第五腰椎棘突双侧旁开 1 寸的位置。

小肠宫：小肠宫位于人体背侧的第五腰椎棘突双侧旁开 1 寸的位置。

子宫：子宫位于人体背侧的第二至第三骶椎中间的部位和双侧旁开 1 寸的位置，

（二）脊柱部位的诊查区域

脊柱部的诊查区域是对颈椎包括双侧肩部，胸椎包括背部，腰椎包括腰部，骶椎包括骶髂，这四个大的部分的骨关节和肌肉进行诊查，它们各自的部位是：

1. 颈肩部

颈部的诊查位置是诊查颈椎的各个关节，颈部的肌肉和双侧肩部的肌肉。

2. 胸背部

胸背部的诊查位置是诊查胸椎各个关节，双侧肩胛的部位和胸椎棘突以及背部的肌肉。

3. 腰部

腰部的诊查位置是诊查腰椎的各个关节，腰椎的棘突以及腰部的肌肉。

4. 骶椎和骶髂部

骶椎的诊查位置是诊查腰骶关节和骶尾关节的部位以及双侧骶髂关节的部位和它们周边的肌肉。

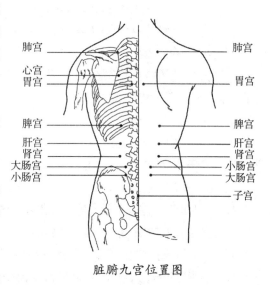

脏腑九宫位置图

四、四肢部

四肢部的诊查是对肩部、肘部、腕部、髋部、膝部、踝部这六个关节以及相关的肌肉进行诊查，它们各自的部位是：

1. 肩部

肩部的诊查位置是关节处，关节前后内外侧的肌肉以及肩关节远端上臂的肌肉这些部位。

2. 肘部

肘部的诊查位置是肘关节处，关节周围的肌肉以及肘关节远端前臂的肌肉这些部位。

3. 腕部

腕部的诊查位置是腕关节处，关节周围的肌肉以及手部和手指的关节和肌肉这些部位。

4. 髋部

髋部的诊查位置是髋关节处，关节周围和臀部的肌肉以及大腿的肌肉这些部位。

5. 膝部

膝部的诊查位置是膝关节处，关节周围的肌肉以及小腿的肌肉这些部位。

6. 踝部

踝部的诊查位置是踝关节处，关节周围的肌肉以及足部的关节和肌肉这些部位。

第三节
手法诊查的方法和异常表现的提示

手法诊查就是将抚、打、按、寻四种方法联合在一起来进行诊查操作。每个患者身上所产生的病症现象，可以分为已发的病症、未发的病症、和伏隐的病症这样三种状态。医生在对已发的病症进行诊查之后，如果想要全面了解患者是否身体中还有未发的病症和伏隐的病症，就要对患者做一个相对全面的手法诊查，从而了解已发的病症，还有身体中未发和伏隐的病症相互之间的关联。为了系统而全面地进行手法诊查，可以按照头部、胸腹部、背腰部、四肢部、脊柱部这样的顺序分别进行手法的诊查，探查疾病在各个部位的各种异常表现。

一、头部手法诊查的方法

患者坐位，医生站立在患者的背侧，用左手扶按在患者的肩部，右手沿着头部正中督脉行走的方向也就是中督线从前额部至头顶部，再向头的后侧进行手法诊查。如果中督线在头顶的位置扪察时热度明显增高，按压时面部有轻微的凹陷，大多提示要关注血压的异常，特别是要注意高压增高的异常病症。如果从患者双侧的耳尖连线与中督线在头顶部交合点的后方，大多数人会有一个骨性的隆起处。如果在这个隆起处的前方扪查的时候感觉明显发热，按压的时候局部有凹陷，深按压的时候凹陷处有小的结节，在结节处开穴抓取时有明显的寒凉感，大多提示会有晕眩的症状，特别要注意的是高血压症引发的眩晕病症。如果在这个隆起处的后方扪察时感觉明显发热，按压时局部有凹陷，在凹陷处开穴抓取时有明显的寒凉感，大多提示会有眩晕和头痛的病症。如果中督线在后脑的沿线处扪察时明显发热，按压的时候有凹陷，在凹陷处深按压的时候有小的结节，在结节处或是凹陷处开穴抓取的时候有明显的寒凉感，大多提示会有头痛的症状。特别是在用脑过度或是思虑过度等用脑疲劳后而引发头痛的病症。

患者坐位，医生站立在患者的背侧，用双手抱捧住患者头部的山角处，沿着山角线从头的前侧向后侧滑动诊查，在对山角线诊查完成后，再用双手按压在山角线与中督线之间的左右头内侧区，用同样的手法从头部向前侧向后侧分别做手法诊查。

如果在山角线上扪查的时候感觉某一个部位温度明显增高，在这个部位按压的时候表皮呈现暗软松浮的感觉，深按压的时候下面又有凹陷，在这个凹陷中还会触按到小的结节。在这个凹陷处或结节处开穴抓取的时候有温热的感觉，大多提示会有牙痛或是颜面神经痛的症状，特别是因为热邪内郁而引发的疼痛。

如果在左或右头内侧区前发际线的后侧扪查的时候感觉某处温度增高，按压的时候局部有凹陷，深按压的时候凹陷中有小的结节，在凹陷处或是结节处开穴抓取时有寒凉感，大多提示会有头痛的症状，特别是用眼过度引发的头痛。

如果双侧耳尖连线与左或右头内侧区相互交合之处，这个位置是咽喉区，在这个位置扪查时温度增高，按压的时候局部凹陷，大多提示会有咽喉部的症状。扪查时那一侧发热明显。哪一侧的症状也会明显，如果初扪这个位置既热，而且越扪越热，用手指的指端在这个位置滑摩时热度更加明显，大多提示会有因为咽部或喉部的炎症而导致的咽喉红肿疼痛的病症，如果这个位置初扪热象不明显，但是久扪越来越热，用指端在这个位置滑摩时热度明显增加，大多提示会有因为慢性咽喉炎而导致的咽喉干痒咳嗽的病症。

如果在左或右头内侧区的头顶后侧扪察时发热，在这个位置上按压时有凹陷，在凹陷处深按压时有小的结节。在凹陷或是结节处开穴抓取时有明显的寒凉感，大多提示会有头痛的症状，特别是因为紧张或是劳累而后引发的头痛病症。

如果在左或右头内侧区的脑后发际上端扪查时发热，在这个位置按压的时候有凹陷，在凹陷处深按压时有小的结节，在凹陷处或是结节处开穴抓取的时候有明显的寒凉感。大多提示会有头痛或是眩晕的症状，特别是因为紧张焦虑或是劳累后引发的头痛眩晕病症，也可能是因为颈椎病引发的椎－基底动脉供血不足而导致的头痛眩晕病症。

患者坐位，医生站立在患者的背侧，用双手抱捧住患者山角线的外侧至耳部之间的位置，这是头部的左右头外侧区，在这两个部位顺序的做手法的诊查。

如果在山角线的下方某一个位置扪查时发热，在这个位置按压的时候有臌突隆起的结节改变，在这个结节处开穴抓取的时候有明显的寒凉感，大多提示会有头痛的症状，特别是因为紧张或是劳累后引发的头痛病症。

如果在耳的前方耳门处扪查的时候发热，按压的时候这个位置有臌突隆起的结节，在这个结节处开穴抓取如果是水肿较重大多寒凉感明显，如果是阴虚火旺大多会有温热的感觉。这些症状表现大多提示会有头痛晕眩的症状，有时还会伴有耳鸣的症状，特别是因为梅尼埃病或是前庭神经炎水肿引发的这些病症。

如果在耳的前方耳门处扪查感觉发热，按压的时候局部有凹陷，在这个凹陷处开穴抓取时有轻微的温热感，大多提示会有耳鸣、耳聋的症状，特别是老年人或是有过度疲劳史的人会产生这些病症。

如果在耳后三横指的位置扪查时感觉发热，在这个位置按压时有凹陷，在凹陷处深按压有数条条索状挛缩，在这个条索处开穴抓取的时候有温热感，大多提示会有耳鸣的症状，特别是因为焦虑急躁引发的耳鸣。

如果在耳垂前侧两横指的位置扪查时感觉发热，在这个位置按压的时候有轻度的膨突隆起的结节，或者是在这个位置按压的时候有凹陷，在凹陷处深按压有条索状挛缩，在这个位置开穴抓取的时候会先有灼热感而后又变成寒凉感。大多提示会有头痛或牙痛等因为颜面部位的神经病变引发的各种疼痛症状，特别是老年人，或是因为过度的焦虑急躁或引发的病症。

二、胸腹部手法诊查的方法

患者仰卧，医生站立在患者的一侧，可以用一只手放置在患处进行诊查，或是用双手放置在健侧和患侧相同的位置上这样对比着对患处进行诊查。胸腹部共包括胸心区、肋下区、心下胃脘区、脐部大腹区、小腹区、少腹区这样六个区域。

（一）胸心区的诊查方法

如果在锁骨下沿中间的位置扪查时明显发热，在这个位置按压时有凹陷，在凹陷处深按压的时候有小的结节或是条索。在凹陷处开穴抓取的时候有明显的寒凉感，大多提示会有肺的病症。如果在抓取的时候掌心处有黏腻湿浊的感觉，大多提示会兼有痰湿的病症，特别是咳嗽痰多的病症。

如果在胸骨与第2~3肋平行的交合点的位置扪查时感觉寒凉，按压时有凹陷，在凹陷处深按压的时候有小的结节。在凹陷处开穴抓取的时候寒凉感明显，并且手掌的掌心有黏腻湿浊的感觉，大多提示会有气管炎或是哮喘的病症。特别是久咳不愈，咳痰不爽，呼吸的时候有哮喘的病症。

如果在腋前线与第5~6肋间相交合点的位置扪查时感觉寒凉，按压的时候有凹陷，在这个位置轻轻地拍击时有鼓音，在凹陷处开穴抓取的时候有明显寒凉的感觉。大多提示会有肺的病症，特别是咳嗽胸闷的病症。

如果在腋中线与第8~9肋间相交合的位置扪查时感觉寒凉，按压的时候有凹陷，在凹陷处开穴抓取的时候寒凉感明显，大多提示会有肺的病症。特别是胸闷、感觉深呼吸困难的病症。

如果在左侧乳头正中向上至第2~3肋的位置扪查时感觉寒凉，按压的时候有凹陷，在凹陷处深按压时有小的结节。在凹陷处开穴抓取的时候有明显的寒凉感，大多提示会有心痛、胸闷的症状，特别是在运动或是疲劳时症状会加重的病症。

如果在左侧乳头正中向胸骨侧连线至第4~5胸肋关节处扪查时感觉寒凉，按压的时候有凹陷，在凹陷处深按压时有小的结节，在凹陷处开穴抓取的时候寒凉感明显。大多提示会有心痛的症状，特别是在劳累过度后症状会加重的病症。

如果在左侧乳头正中向外侧平行与腋中线交合处这个位置扪查时感觉寒凉，按压的时候有圆形的结节，在结节处开穴抓取的时候有寒凉感，大多提示会有心痛的症状，特别是在生气发怒时症状会加重的病症。

如果在左侧乳头正中向下沿线至第4~5肋之间的位置，中医叫做宗气的位置，在这个位置扪查时有明显的心跳感，提示心脏健康，如果扪按时跳动轻浮，节律紊乱，深按压的时候跳动感消失的，大多提示心气虚衰，是心脏病症较重的表现。

（二）肋下区的诊查方法

如果在左上腹的腋前线和第12肋肋弓处下缘的交合处扪查时感觉寒凉，按压的时候有凹陷，在凹陷处开穴抓取的时候有明显的寒凉感，大多提示会有胰腺的病症。如果抓取的时候手掌的掌心感觉黏腻，拍击这个位置的时候呈现鼓音，大多提示会有高血糖的病症。

如果在右上腹的腋前线和第12肋肋弓下缘连线相交合的位置扪查时感觉温热，在第12肋骨下沿处按压时有凹陷，在凹陷处开穴抓取的时候有明显寒凉感，大多提示会有胆囊或是胆管的炎性病症。如果扪查时感觉寒凉，开穴抓取的时候寒凉感明显，大多提示会有胆囊结石病症。

如果在右上腹的腋前线和第12肋肋弓下缘连线相交合的位置按压时感觉紧张坚硬。拍击时这个位置呈现鼓音，开穴抓取的时候寒凉感明显的，大多提示会有肝脏的病症。

（三）心下胃脘区的诊查方法

如果在胸骨剑突下扪查时温度无明显变化，按压时剑突下有一圆形结节并且有疼痛感，在这个结节处开穴抓取的时候有明显的寒凉感，大多提示会有胃部经常疼痛的症状，并且疼痛会遇寒加重，遇暖减轻。

如果在胸骨剑突下扪查时感觉寒凉，按压时局部虚软凹陷，但是压痛感不明显，开穴抓取的时候寒凉感明显，大多提示会有经常胃部不适，不思饮食的症状。特别是还会兼有胃气虚衰，食少乏力的病症。

如果在胸骨剑突下方的二寸处有一条粗大的向下延伸的条索状挛缩，扪查的时候温度变化不明显，从上向下按压这个条索时疼痛不明显，但是有明显的不适感，在这个条索处开穴抓取的时候有寒凉感，大多提示会有胃痛或是胃部经常不舒服的症状，特别是在过饱或是饥饿的时候症状都会加重的慢性胃炎的病症。

如果在胸骨剑突下按压时有圆形结节，在结节的下方有一条粗大的条索一直延伸到与第8肋平行的位置，在结节和条索处开穴抓取的时候寒凉感明显，大多提示会有胃部疼痛的症状。这些症状大多是胃或是十二指肠病变引发的病症。

如果在胸骨剑突下扪查时感觉寒凉，按压时局部有条索，在条索处按压的时候有压痛，在这个位置开穴抓取的时候寒凉感明显，大多提示会有胃的症状，特别是因为过食生冷后引起的胃部疼痛的病症。

如果在胸骨剑突下扪查时感觉发热，按压时局部有结节和条索，在这些位置按压的时候有压痛，开穴抓取的时候灼热感明显，大多提示会有胃痛的症状。特别是因为过食辛辣食物后引起的胃部不适或是疼痛的病症。

（四）脐部大腹区的诊查方法

如果在脐的上下左右这些位置扪查时有轻度的寒凉感，按压时局部有结节或是条索，在结节和条索处开穴抓取的时候寒凉感明显，大多提示会有经常腹痛的症状，如果这些异常出现在脐的上方，大多提示可能是因为大肠的病患引发的病症。如果这些异常出现在脐的下方，大多提示可能是因为小肠的病患引发的病症。

如果在脐的下方右侧与腹直肌外缘的外侧相交合的位置按压时局部有结节或是条索，在结节或是条索处开穴抓取的时候寒凉感明显，大多提示会有经常腹痛或是腹部不适的症状。这可能是因为升结肠的病患引发的病症。如果诊查时同样的异常表现发生在左侧，这可能是因为降结肠的病患引发的病症。

如果在第 10 肋与腹直肌的外缘相交合的位置按压时疼痛，开穴抓取的时候寒凉感明显，大多提示会有腹部不适，排尿异常的症状，这可能是因为输尿管的病患引发的病症。同样，如果是在脐的平行线与腹直肌的外缘相交合的位置诊查时也有这样的异常表现，以及在髂前上棘水平线和腹直肌外缘相交合的位置也有相同的异常表现时，都是在提示可能会有输尿管的病症，如果这些异常表现发生在左侧，就是提示左侧输尿管发生了病患，如果这些异常表现发生在右侧，就是提示右侧输尿管发生了病患。因为这三个诊查位置是诊查输尿管病患的不同部位，所以在诊查的时候三个位置都要进行诊查。这样才能保证能够准确地诊查出输尿管是在哪一个部位发生的病症。

（五）小腹区的诊查方法

如果在脐部和髂前上棘连线右侧的 1/3 处扪查时有轻微的发热，按压的时候局部有一个圆形结节，在结节处开穴抓取的时候寒凉感明显，大多提示会有经常右腹部疼痛或是不适的症状，这可能是因为阑尾的病患引发的病症。

如果在双侧髂前上棘连线与脐交合的这个位置的下方扪查时有轻微的寒凉感或是温度变化不明显，按压的时候局部有圆形的结节，在结节处开穴抓取的时候寒凉感明显的，大多提示女子会有经常腹痛或是月经异常的症状，这可能是因为子宫的病患引发的病症。

如果在脐向下连线与双侧髋臼连线交合的这个位置扪查时温度变化不明显，按压的时候局部有弥漫的紧张坚硬的片状挛缩，开穴抓取的时候寒凉感明显，大多提示会有下腹部不适和小便异常的症状，这可能是因为膀胱的病患引发的病症。

如果从脐下连线与双侧髋臼连线交合的这个位置扪查时有寒凉的感觉，深按压的时候局部有圆形的结节，在结节处开穴抓取的时候有明显的寒凉感，大多提示男子会有下腹部不适和排尿异常的症状，这可能是因为前列腺的病患引发的病症。

（六）少腹区的诊查方法

如果在双侧腹直肌外缘和髂前上棘连线交合的这个位置扪查时温度变化不明显，按压的时候局部有圆形结节，在结节处开穴抓取的时候寒凉感明显，大多提示女子会经常有小腹疼痛，特别是在排卵期时疼痛会明显加重的症状。这可能是因为卵巢的病患引发的病症。

如果在双侧腹直肌外缘和髂前上棘连线交合的这个位置扪查时有轻度的寒凉感，按压的时候局部有横向的条索，在条索处开穴抓取的时候寒凉感明显，大多提示女子会有经常小腹疼痛，特别是在排卵期疼痛会明显加重的症状，这可能是因为输卵管的病患引发的病症。

如果双侧腹直肌的外缘和双侧髂臼连线交合处的这个位置扪查时温度变化不明显，按压的时候局部有条索，在条索处开穴抓取的时候寒凉感明显，大多提示男子会有经常小腹不适，特别是在排精时会引发不适和疼痛的症状。这可能是因为精索的病患引发的病症。

三、腰背的脏腑九宫和五脏热穴的诊查方法

在对腰背部的脏腑九宫各部和热穴的手法诊查，是对脏腑经气是否异常的诊查中非常重要的一部分，也是探查脏腑病变性质的诊查方法。

它一共包括了两个大的类别。一个是对五脏热穴的诊查，用以诊查五脏中哪一个脏有热病的表现，以及这个热象的特点和性质。另一个是对脏腑九宫各部的诊查，用以诊查各种虚实的表现，以及这些表现所反映出的各种病症特点和性质。

诊查的时候，患者俯卧在床上，医生站立在患者的一侧，手掌平伸，五指并拢伸直，用一只手按压扪抚在病患处，或者是用双手扪按对比病患和正常的部位进行手法诊查。

（一）五脏热穴的诊查方法

患者俯卧在床上，医生站立在患者的一侧，一只手按扶在患者的肩部，用另一只手的掌心扪按在五脏的热穴处，从上慢慢地向下滑动，对五脏的每一个脏的热穴逐一地进行诊查。在对一个脏的热穴扪按诊查片刻之后，手掌向下缓缓地滑动到下一个热穴处，以这样的方法对比诊查是哪一个脏的热穴热感明显。有热症的可以是一个脏，也可以是多个脏。只要是热感明显就是提示这个脏有热症。在对脏腑热穴的手法诊查的同时，如果进一步地在这个热穴处进行开穴抓取探查，又会产生四种不一样的表现。

实热证：如果在发热的热穴处点压开穴抓取探查时，医生的手掌心感觉越抓越热的时候，大多提示这个脏是实热症。

外寒里热证：如果在发热的热穴处点压开穴抓取探查时，医生的手掌心感觉先是有明显的寒凉之气，而后又有温热之气的时候，大多提示的是这个脏因为寒邪外束而热郁闭在里的外寒里热症。

燥热证：如果在发热的热穴处点压开穴抓取探查时，医生的手掌心处感觉顺滑干燥的。大多提示的是这个脏是燥热症。

湿热证：如果在发热的热穴处点压开穴抓取探查时，医生的手掌心处感觉黏腻污浊的。大多提示的是这个脏是湿热症。

1. 肺脏热穴热象明显时会产生的症状

如果在肺的热穴上扪查时发热，开穴抓取探查时热感明显，大多提示的是肺的实热

症。会有"舌上黄，甚则喘咳，胸背痛，汗出而寒"的症状，也就是舌苔发黄，热盛就要喘息咳嗽，咳嗽时的震动会引起胸痛并牵连到后背，如果身体出汗了又会感觉寒冷的症状，这些都是因为肺的实热而引发的病症。

如果在肺的热穴上扪查时发热，开穴抓取探查时先有寒凉的感觉而后又有温热的感觉。大多提示的是肺因为伤寒使寒邪外束，肺热内郁而导致的发热。会有"身热，咽干而渴，饮水既心下满，恶风，时咳逆"的症状。也就是有身体发热，咽喉干口渴，总想喝水，但是喝水之后又感觉水停留在心下，胀满不能下行，身体怕吹风，时时咳嗽喘不上气来的症状。这些都是因为肺感伤寒邪，寒邪外束使肺热郁闭在里而引发的发热病症。

2. 心的热穴热象明显时会产生的症状

如果在心的热穴上扪查时发热，开穴抓取探查时热感明显，大多提示的是心的实热症。会有"头痛，面赤，卒心痛，烦冤善呕"的症状。也就是会有头部疼痛，面部红赤，热气亢盛时心中疼痛，心里总是感觉不高兴，经常会呕吐的症状。这些都是因为心的实热而引发的病症。

如果在心的热穴上扪查时发热，开穴抓取时先有寒凉感而后又有温热的感觉。这是因为感伤了寒邪，寒邪闭阻了气机而致使心热内郁无法透发而导致的发热。会有"手掌心热，烦心欲呕，口干不能多饮，欲得寒水"的症状。也就是有总是感觉手掌心发热，心里总是感觉烦闷并且时时恶心，口中发干总是想喝冷水，但是又不能多饮的症状，这些都是因为外寒闭阻了心的经气，使心热郁闭无法发散而引发的病症。

3. 肝脏热穴热象明显时会产生的症状

如果在肝的热穴上扪查时发热，开穴抓取探查时热感明显，大多提示的是肝的实热症。会有"小便黄，多卧，甚则胁满痛，手足燥，不安卧"的症状。也就是会有小便色黄，总是躺卧不起，如果热象重时就会感到两胁部胀满疼痛。虽然喜欢躺卧，但是手足又躁动不安不能安静的躺卧的症状。这些都是因为肝的实热而引发的病症。

如果在肝的热穴上扪查时发热，开穴抓取探查时先有寒凉的感觉而后又有温热的感觉，大多提示是肝感受寒邪，寒邪闭阻了气机而导致肝热郁闭无法透发而导致的发热。会有"身热、嗌干，腹下满，恶风欲呕"的症状，也就是会有身体发热，腹部胀满，咽喉发干，恶心并总想呕吐，怕风的症状。这些都是因为肝受寒邪侵袭，寒邪外束使肝热郁闭在里无法透发而引发的病症。

4. 脾脏热穴热象明显时会产生的症状

如果在脾的热穴上扪查时发热，开穴抓取探查时热感明显，大多提示的是脾的实热症。会有"头重颊痛，腰痛，腹满泄"的症状。也就是会有头部沉重头痛，脸的两颊部疼痛，腰痛不能俯仰，腹部胀满泄泻的症状。这些都是因为脾的实热引发的病症。

如果在脾的热穴上扪查时发热，开穴抓取探查时先有寒凉的感觉而后又有温热的感觉，大多提示是因为寒邪外束，而导致脾热内郁无法发散而导致的脾热症。会有"身热、四肢不举、足胫寒、腹满、恶闻食臭"的症状。也就是会有身体发热，四肢感觉无力困乏，双足和小腿总是寒凉不温，腹部胀满，不愿意闻到食物气味的症状，这些都是因为寒邪闭郁，脾热无法散发而引发的病症。

5. 肾脏热穴热象明显时会产生的症状

如果在肾的热穴上扪查时发热，开穴抓取探查时热感明显，大多提示是肾的实热症。会有"腰痛、口渴数饮、身热、胫寒且酸、足下热、项痛而强"的症状。也就是会有腰部疼痛，口中干渴总想喝水，身体发热，小腿感觉发凉而且发酸，脚下却发热。颈部疼痛并且僵硬的症状，这些都是因为肾的实热而引发的病症。

如果在肾的热穴上扪查时发热，开穴抓取探查时先有寒凉的感觉而后又有温热的感觉，大多提示是寒邪外束而导致肾热内郁无法向外透发的肾热症，会有"嗌干、腹满、大便难、小便赤黄，腰脊痛"的症状。也就是会有咽喉发干，腹部胀满而且大便困难，小便色黄而红赤，腰部和后背都疼痛的症状。

（二）脏腑九宫病变的诊查方法

患者俯卧在床上，医生站立在患者的一侧，用一只手扶按住患者，另一只手的手掌平伸，五指并拢，用第 2、3、4 指的前端处着力按压在患者的背部，从上至下在脏腑各宫的位置滑动探查，也可以用双手放置在脏腑各宫左右相对应的位置上同时进行对比的诊查。

这种用手指的前端在脏腑各宫的位置上按压探查的方法，主要是诊查脏腑各宫的虚实状况。当虚实的状况确定之后，再用手掌的掌心对准某一个宫的位置扪按片刻，以这样的手法来探查这个宫的寒热状况以及温度有无异常表现。最后用开穴抓取探查来确定疾病的性质。可以用这样的手法一个宫一个宫的探查，也可以直接在病患最明显的脏腑宫位处探查。因为病患的发生可以在一个脏或是一个腑，也可能是多个脏腑同时发病。而脏病又会牵连到腑，腑病又会影响到脏。

所以在诊查的时候，要按照脏腑之间络属的关系来做全面的诊查。同时，如果在某一个脏腑宫位处扪查时有热象，那就是还要和这个脏的热穴配合在一起来进行诊查分析，这样共同判断确定疾病的性质和症状。

1. 肺宫的检查方法

患者俯卧在床上，医生位于患者的一侧，用单手或双手在患者背部肺宫的部位处进行探查。医生手掌平伸，五指并拢，以第 2、3、4 指的前端按压在肩背的部位横向滑动，在手指的前端滑动到肺宫的位置时，感觉肺宫的位置是否有臌胀或者是凹陷。然后再用手掌在肺宫处滑动，在滑动中用手掌的掌心扪按在肺宫的位置，感觉有无寒热温凉的异常变化。最后在肺宫的位置开穴抓取探查来确定疾病的性质。

如果在肺宫的位置上按压时臌胀，或者是有圆形的结节。大多提示是肺气实症。会有"喘咳上气，仰息、汗出、肩背痛"的症状。也就是会有咳嗽气喘，胸闷憋气，只是要仰面呼吸，经常出汗，咳嗽的时候会牵动到肩背部疼痛的症状。这些都是因为肺气滞涩不通，气机不畅而引发的病症。

如果在肺宫的位置上按压时虚软凹陷如坑。大多提示是肺气虚症。会有"鼻塞不利、少气、咽干"的症状。也就是会有鼻塞不通气，胸闷气喘，尤其在运动时加重，咽喉处总是发干的症状，这些都是因为肺气虚而导致肺的功能减退虚弱而引发的病症。

如果在肺宫的位置上按压时凹陷，开穴抓取探查时手掌的掌心感觉黏腻污浊。大多提示是痰湿阻肺的病症。会有"喉间痰鸣，气促而胸中闷"的症状。也就是会有咳嗽时甚至呼吸时喉咙间痰鸣作响，胸中憋闷而呼吸急促的症状。这些都是因为痰湿排泄障碍，痰阻于肺而引发的病症。

如果在肺宫的位置处扪查时感觉发热，开穴抓取探查时寒凉感明显，大多提示是风寒束肺的病症。会有"咳嗽、气喘、身痛无汗"的症状。也就是会有咳嗽时气喘，微恶风寒，发热、身体疼痛而无汗的症状。这些都是因为肺脏被风寒之邪侵袭，肺卫失宣而引发的病症。

如果在肺宫的位置处扪查时发热，开穴抓取探查时有温热的感觉或者是有轻微的寒凉感，大多提示是风热犯肺的病症，会有"咳嗽头痛，肢体酸痛，口干，咽痛"的症状，也就是有咳嗽，头痛，口干而咽喉疼痛，四肢酸痛的症状。这些都是因为风热外邪侵袭了肺脏，肺卫失宣而引发的病症。

2. 心宫的诊查方法

患者俯卧在床上，医生位于患者的一侧，用单手在患者背部心宫的位置进行诊查。医生手掌平伸，五指并拢，以第 2、3、4 指前端按压在左侧肩胛骨的内侧缘与脊柱之间的部位，从上至下滑动诊查，在手指滑动过心宫位置的时候，感觉心宫的位置处是否有臌胀或是凹陷。然后再用手掌在心宫处滑动探查，在滑动中用手掌的掌心扪按在心宫的位置上来感觉有无寒热温凉的异常变化。最后在心宫处开穴抓取探查确定疾病的性质。

如果在心宫的位置按压时有圆形的结节，大多提示是心气实证。会有"胸内痛，胁下胀痛，胸背疼痛"的症状。也就是会有胸部里边疼痛，两侧胁下胀痛，胸部和背部都闷胀疼痛的症状。这些都是因为气机阻滞了心脉，心脉痹阻而引发的病症。

如果在心宫的位置上按压时凹陷明显，大多提示是心气虚症。会有"善悲、惊悸、时眩仆、胸闷、气短、动则诸症加重"的症状，也就是会有总是感觉悲伤，胸闷气短，心中悸动，心率加快，常常会眩晕跌倒，特别是在运动时会加重的症状。这些都是因为心气不足，气机鼓动无力而引发的病症。

如果在心宫的位置处按压时凹陷，深按压时凹陷的深处有圆形或是条索状的结节，大多提示是心气虚而导致的心血瘀阻症。会有"心悸、心胸闷痛、痛引肩胛及两臂"的症状，也就是会有心中悸动，心率失常、心胸部憋闷疼痛，特别是在运动时心前区疼痛加重，这种疼痛会掣引到肩胛部和两侧上臂的内侧。这些都是因为心气虚衰而导致气血运行阻滞而引发的病症。

如果在心宫的位置处按压时有条索，在条索处开穴抓取探查时有明显的寒凉感时，大多提示是心脉痹阻证。会有"心胸刺痛，痛引肩背内臂，胸闷气喘"的症状。也就是会有心胸部针刺样疼痛，发作的时候疼痛会牵引到肩胛部、背部和上肢上臂内侧，胸中憋闭而导致气喘不停的症状。这些都是因为心脉痹阻而导致血瘀心脉而引发的病症。

如果在心宫的位置上扪查时有温热的感觉，按压时局部有细小的条索，在条索处开穴抓取探查时先会有稍凉的感觉，而后又会有明显的热感。大多提示是心阴虚证。会有"心悸、气喘、咽干"的症状，也就是会有心中悸动不安，心率加快，心中烦躁，呼吸时气喘，咽喉干燥的症状。这些症状在下午特别是晚上会稍有加重。这些都是因为心阴亏虚导致虚热内扰而引发的病症。

3. 脾宫的诊查方法

患者俯卧在床上，医生站立在患者的一侧，用单手或双手在患者背部脾宫的部位进行诊查。医生手掌平伸，五指并拢，用第 2、3、4 指的前端按压在第十至第十二胸椎的两侧，从上至下滑动诊查，在手指滑动过脾宫位置的时候，感觉是否有臌胀或是凹陷，在滑动中用手掌的掌心扪按在脾宫的位置来感觉有无寒热温凉这些温度的异常变化。最后在脾宫处开穴抓取探查来确定疾病的性质。

如果在脾宫的位置上抚查时感觉臌胀，按压时有圆形的结节，大多提示是脾气实证，会有"身重、腹胀、足痿不收，经溲不利，苦饮"的症状，也就是会有身体困乏沉重，足部痿软不举，走路时抬不起脚来，腹部胀满，小便短少，女子月经异常，口淡不渴的症状。这些都是因为湿邪内盛，脾气受困，运化障碍而引发的病症。

如果在脾宫的位置上按压时凹陷，大多提示脾气虚证。会有"四肢不用，食不化，呕逆，腹胀"的症状。也就是会有四肢特别是下肢疲劳痿软，总是感觉倦怠乏力，运动功能减弱，饮食后不消化，恶心总想呕吐，腹部胀满的症状。这些都是因为脾气虚弱，运化功能减弱而引发的病症。

如果在脾宫的位置按压时凹陷，开穴抓取探查时寒凉感明显，大多提示脾气虚寒证。会有"脘腹冷痛隐隐，喜暖喜按，泄泻，完谷不化"的症状。也就是会有胃脘处和腹部总是感觉发凉发冷，并且有隐隐的疼痛；这些部位喜欢温暖也喜欢扪按；经常腹泻，大便大多是未曾完全消化的食物。这些都是因为脾气虚衰，阴寒内生而引发的病症。

4. 肝宫的诊查方法

患者俯卧在床上，医生站立在患者的一侧，用单手或双手在患者背部肝宫的部位进行诊查，医生手掌平伸，五指并拢，用第 2、3、4 指的前端按压在胸十二椎至第二腰椎的两侧，从上至下地滑动诊查，在手指滑动过肝宫位置的时候感觉是否有臌胀或者凹陷。然后再用手掌在肝宫处滑动诊查，在滑动中用手掌来感觉有无寒热温凉这些温度的异常变化。最后在肝宫处开穴抓取探查来确定疾病的性质。

如果在肝宫的位置上按压时臌胀，大多提示肝气实证。会有"喜怒、两胁下痛引小腹，喜太息"的症状。也就是会有经常急躁而容易发怒，两侧胁下胀闷疼痛并引发到下腹部也疼痛，总是有长长的叹气的表现，这些都是因为肝气郁滞，疏泄功能失常而引发的病症。

如果在肝宫的位置上按压时臌胀，在臌胀处开穴抓取探查时热感明显，大多提示肝气实而有热证，会有"喜怒、耳鸣、眩晕、多梦、头重脚轻"的症状。也就是会有急躁易怒，耳中鸣响，头部眩晕，睡眠时多梦，行走时步履不稳，头重脚轻的症状。这些都是因为肝气郁滞，肝火上炎而引发的病症。

如果在肝宫的位置上按压时凹陷，大多提示肝气虚证。会有"目眡眡无所见，耳无所闻，善恐"的症状。也就是会有两眼模糊，视物不清，两耳听不清声音，时常感到害怕的症状。这些都是因为肝气虚衰而引发的病症。

如果在肝宫的位置上按压时凹陷，在凹陷处开穴抓取探查时寒凉感明显，大多提示肝气虚寒证，会有"两胁胀满，筋脉拘急，腰膝小腹痛，不得太息"的症状。也就是会有两侧胁部闷胀疼痛，下肢的肌肉经常痉挛抽筋，腰膝疼痛牵连到小腹疼痛，不能深长的呼吸的症状。这些都是因为肝气虚衰，寒邪侵袭肝经而引发的病症。

5. 肾宫的诊查方法

患者俯卧在床上，医生站立在患者的一侧，用单手或是双手在患者背部肾宫的部位进行诊查。医生手掌平伸，五指并拢，用第 2、3、4 指的前端按压在第二至第四腰椎的两侧，从上至下滑动诊查，在手指滑动过肾宫位置的时候感觉此处是否有臌胀或者凹陷，然后再用手掌在肾宫处滑动诊查，在滑动中用手掌的掌心扪按在肾宫的位置来感觉有无寒凉温热这些温度的异常变化。最后在肾宫处开穴抓取探查确定疾病的性质。

如果在肾宫的位置上按压时臌胀，大多提示肾气实证。会有"腹大胫肿，喘咳身重，寝汗出，憎风"的症状。也就是会有腹部胀大，足胫肿胀，咳嗽气喘，身体沉重，睡觉时盗汗，怕风的症状。这些都是因为肾有实邪而引发的病症。

如果在肾宫的位置上按压时臌胀，在臌胀处开穴抓取探查时有明显的寒凉感。大多提示肾寒证。会有"骨痛、阴痹、畏寒、肢冷、飧泄"的症状。也就是会感觉全身的骨头都疼痛，但是用手摸按时又找不到具体的痛处；肢体总是感觉寒凉；大便泄泻清稀。这些都是因为肾被寒邪所伤，温煦功能下降而引发。

如果在肾宫的位置上按压时凹陷，大多提示肾气虚证。会有"胸内痛，大腹小腹痛，耳鸣耳聋，清厥，意不乐"的症状。也就是会有胸中疼痛，大腹和小腹都痛，耳中鸣响或是耳聋听不清声音，闷闷不乐的症状。这些都是因为肾气虚亏而引发。

如果在肾宫的位置上按压时凹陷，在凹陷处开穴抓取探查时寒凉感明显，大多提示肾气虚寒。会有"畏寒、腰背冷、厥"的症状。也就是会有怕冷，腰部、背部、膝部酸软冷痛，四肢寒凉冰冷的症状。这些都是因为肾气亏虚又被寒邪所伤而引发的病症。

6. 胃宫的诊查方法

患者俯卧在床上，医生位于患者的一侧。用单手在患者的背部胃宫的位置进行诊查。医生手掌平伸，五指并拢，用第 2、3、4 指的前端按压在第五至第八胸椎棘突的两旁，从上至下滑动诊查，在手指滑动过胃宫位置的时候感觉此处是否有臌胀或者凹陷。然后再用手掌在胃宫处滑动诊查，在滑动中用手掌的掌心处扪按来感觉有无寒热温凉这些温度的异常变化，最后在胃宫处开穴抓取探查来确定疾病的性质。

如果在胃宫的位置上扪按时感觉温热，按压时感觉臌胀，大多提示胃气实证，会有"腹胀、气满，嗳气呃逆"的症状。也就是会有腹部胀满，打嗝、恶心想吐的症状。这些都是因为胃腑气机阻滞不通而引发的症状。

如果在胃宫的位置上扪按时热感明显，开穴抓取探查时热感更加明显，大多提示胃实热症。会有"胃脘灼痛、拒按、消谷善肌、喜冷饮"的症状。也就是会有因为过食辛辣温燥之物而导致胃中烧灼样疼痛，不让按压，总是想吃东西，总想吃喝冷饮的症状。这些都是因为胃热炽盛而引发的病症。

如果在胃宫的位置上按压时凹陷，大多提示胃气虚证。会有"饥不受水谷，呕恶嗳气，飧泄"的症状。也就是会有虽然感觉很饿但又吃不下食物，恶心打嗝，大便泄泻溏薄的症状。这些都是因为胃气虚衰，受纳腐熟功能受损而引发。

如果在胃宫的位置上按压时凹陷，在凹陷处深按压里面有圆形或是条索样的结节，大多提示胃虚中夹实证。会有"食少、纳呆、胃脘胀痛"的症状。也就是会有不想吃食物，或是饮食很少，胃部胀满疼痛的症状，这些都是因为胃气虚衰，外邪停留在胃腑而引发的病症。

如果在胃宫的位置上按压时凹陷，在凹陷处开穴抓取探查时有寒凉感，大多提示胃气虚寒证。会有"胃脘冷痛，纳呆腹胀"的症状。也就是会有胃脘处冷痛绵绵、喜暖喜按，腹部胀满、不思饮食的症状。这些都是因为胃气虚衰，阴寒内生而引发的病症。

如果在胃宫的位置上按压时凹陷，在凹陷处开穴抓取探查时有明显的温热感，多提示胃气虚热证。会有"胃脘隐痛，嘈杂不舒，饥不欲食"的症状。也就是胃部有隐隐的烧灼样疼痛，有说不出来的难受，虽然感觉饥饿但又不想吃东西，这些都是因为胃气不足，虚热内生而引发的病症。

7. 大肠宫的诊查方法

患者俯卧在床上，医生位于患者的一侧，用单手在患者背部的大肠宫部位进行诊查。医生手掌平伸，五指并拢，用第2、3、4指的前端按压在第4~5腰椎棘突两旁的部位，从上至下滑动诊查。在手指滑动过大肠宫位置的时候感觉大肠宫的位置是否有臌胀或者凹陷。然后再用手掌在大肠宫滑动诊查，在滑动中用手掌的掌心扪按在大肠宫的位置来感觉有无寒热温凉这些温度的异常变化。最后在大肠宫处开穴抓取探查来确定疾病的性质。

如果在大肠宫的位置上按压时臌胀，在臌胀处开穴抓取探查时热感明显的，大多提示大肠实热证。会有"腹胀疼痛，大便秘结"的症状。也就是会有腹部胀满并且疼痛，大便秘结难排的症状。这些都是因为大肠被热邪所伤，腹气不通而引发的病症。

如果在大肠宫的位置上按压时臌胀，在臌胀处开穴抓取探查时寒凉明显，大多提示大肠实寒证。会有"当脐而痛，挛急，腰背寒痹"的症状，也就是会有疼痛常常发生在肚脐的部位，疼痛会导致总是弯着腰而无法伸直，腰背部感觉寒冷僵硬的症状。这些都是因为大肠被寒邪所伤，寒邪收引挛急而引发的病症。

如果在大肠宫的位置上按压时凹陷，大多提示大肠虚证。会有"易受寒凉，善泄"的症状。也就是会有腹部非常容易感受到寒凉的侵袭，经常会因为感受了寒凉之气就泄泻的症状。这些都是因为大肠气虚，固卫失能而引发的病症。

如果在大肠宫的位置上按压时凹陷，在凹陷处开穴抓取探查时寒凉明显，大多提示大肠虚寒证。会有"腹痛隐隐，喜温喜按，遇寒泄泻"的症状。也就是会有腹部总是隐隐的疼痛，腹部喜温喜按，受到寒凉的刺激就会泄泻的症状。这些都是以为大肠阳气虚衰而生内寒所引发的病症。

8. 小肠宫的诊查方法

患者俯卧在床上，医生位于患者的一侧，用单手在患者背部的小肠宫部位进行诊查。医生手掌平伸，五指并拢，用第2、3、4指的前端按压在第5腰椎棘突两旁的部位，从上至下滑动诊查，在手指滑动过小肠宫位置的时候，感觉小肠宫的位置是否有臌胀和凹陷，然后再用手掌在小肠宫滑动诊查，在滑动中用手掌的掌心扪按在小肠宫的位置来感觉有无寒热温凉这些温度的异常变化。最后在小肠宫开穴抓取探查来确定疾病的性质。

如果在小肠宫的位置上按压时臌胀，大多提示小肠实证。会有"小腹胀、热"的症状。这些都是因为小肠气机滞涩不畅而引发的病症。

如果在小肠宫的位置上按压时臌胀，在臌胀处开穴抓取探查时热感明显，大多提示小肠实热症，会有"小便赤涩，尿道灼痛"的症状。也就是会有小便的颜色黄赤，排尿时滞涩不通畅，尿道有烧灼样疼痛的症状。这些都是因为小肠气机不畅，里热炽盛而引发的病症。

如果在小肠宫的位置上按压时凹陷，大多提示小肠气虚证。会有"易受寒凉、肠病"的症状。也就是会有小腹部容易感受寒凉而不适，总是感觉小腹部不舒服的症状。这些都是因为小肠气虚，温化固摄无力而引发的病症。

如果在小肠宫的位置上按压时凹陷，在凹陷处开穴抓取探查时感觉寒凉，大多提示小肠虚寒证。会有"小腹痛引腰脊痛"的症状。也就是会有小腹疼痛并且牵扯到腰和后背部都疼痛的症状。这些都是因为小肠气虚，又被寒邪侵袭而引发的病症。

9. 子宫的诊查方法

患者俯卧在床上，医生位于患者的一侧，用单手在患者背部子宫的位置进行诊查。医生手掌平伸、五指并拢，用第2、3、4指的前端按压在第2~3骶椎中间的位置，从上至下滑动诊查，在手指滑动过子宫的位置时，感觉子宫的位置是否有臌胀或者凹陷，然后再用手掌在子宫滑动诊查，在滑动中用手掌的掌心扪按在子宫的位置来感觉有无寒热温凉这些温度的异常变化，最后在子宫开穴抓取探查来确定疾病的性质。

如果在子宫的位置上按压时臌胀，大多提示子宫实证。会有"胞脉阻滞、痛经、并乳肩胀痛"的症状。也就是会有因为瘀血阻滞了子宫的脉络而引起少腹的刺痛，经期时疼痛更加明显，同时引发到乳房和双侧肩部全部胀痛的症状。这些都是因为子宫气血滞涩不通而引发的病症。

如果在子宫的位置上按压时臌胀，在臌胀处开穴抓取探查时寒凉明显，大多提示子宫实寒证。会有"月经量少，小腹冷痛拒按"的症状。也就是会有月经的血量稀少，小腹部感觉冰凉并且疼痛，但是疼痛时又不能按压的症状。这些都是因为子宫气滞血瘀，又被寒邪侵袭而引发的病症。

如果在子宫的位置上按压时臌胀，在臌胀处开穴抓取探查时热感明显，大多提示子宫实热症。会有"月经量多，心胸烦闷"的症状，也就是会有月经的血量过多，心胸中经常烦闷不舒服的症状，这些都是因为子宫气滞，又被热邪侵袭而引发的病症。

如果在子宫的位置上按压时凹陷，大多提示子宫虚证。会有"冲任不固，月经不调"的症状。也就是会有冲脉和任脉失调，固摄功能不足，月经经期的出血量忽多忽少，失于调和的症状。这些都是因为子宫的气血虚衰而引发的病症。

如果在子宫的位置上按压时凹陷，在凹陷处开穴抓取探查时寒凉明显，大多提示子宫虚寒证。会有"月经量少，小腹隐痛，喜按"的症状。也就是会有月经期的血量稀少，小腹的部位总是隐隐的疼痛，总想用手按压在小腹以减轻疼痛和不适的症状。这些都是因为子宫的气血虚衰，阴寒内生而引发的病症。

如果在子宫的位置上按压时凹陷，在凹陷处开穴抓取探查时热感明显，大多提示子宫虚热症，会有"月经量少提前、咽干口燥、口舌糜烂"的症状。也就是会有月经期的血量稀少，但是经期总会提前，咽喉和口中干燥不适，口舌糜烂疼痛的症状。这些都是因为子宫的气血虚衰，虚热内生而引发的病症。

四、四肢的诊查方法

四肢的手法诊查分成对上肢的诊查和对下肢的诊查。上肢的诊查部位包括了肩部、肘部和腕部。下肢的诊查包括了髋部、膝部和踝部。四肢手法诊查的目的主要是诊查各个关节解剖位置有无异常的改变，关节周围的韧带包括肢体的韧带、肌肉有没有异常，这些部位的肌肉是否有肿胀或是萎缩这些病理变化。

（一）上肢的诊查方法

患者取坐位，诊查时，医生将双手放置在患者患侧和健侧相同的位置，这样双侧对比着诊查关节、韧带、肌肉等是否有不同的表现，然后再用拇指在病患的部位按压诊查，进一步确定病患部位的异常。

1. 肩部的诊查方法

患者坐位，医生位于患者的背侧，用双手的手掌按压在患者的颈肩处，由此处向外侧滑动按压诊查，对比着诊查肩颈部、肩部、肩关节以及上臂有无肿胀或是萎缩，肌肉中有无痉挛或是虚软，以及是否有寒热温凉这些温度的异常变化，然后用双手拿握住患者健侧和患侧的肩部、上臂相同的部位，用拇指的指腹和第2、3、4指的前端着力，相互对应的用力按压在病患的部位来对比感觉患侧的肌肉有无肿胀或是萎缩，肌肉是否痉挛僵硬板结，或是虚软而无弹性的状况，再用单手的拇指的指腹，或是用第2、3、4指的指腹在病患的部位按压诊查，寻找关节或是肌肉中有无凹陷、膨胀、隆起、结节、条索等各种病理的异常表现。最后可以在诊查异常的部位开穴抓取探查来确定疾病的性质。

医生用手拿握住患者的肩关节，用第2、3、4指的前端在肩关节滑动诊查，在肩关节按压时，患侧肩关节的肱骨头与健侧相比呈现高凸隆起的状态，大多提示是肩关节不稳定。会有肩关节活动异常并受限，在肩关节的肱骨头，三角肌的前侧缘和胸大肌在肩关节下方的止点按压时有条索并有压痛的症状，这些都是因为肩关节的关节囊松弛，或是肩关节外伤后未曾彻底恢复而引发的病症。

医生用手拿握住患者的肩部，从颈肩的部位向肩峰以及上臂的部位滑动诊查，在肱骨的大结节按压时隆起，在肩的后侧，肩的前外侧以及三角肌的前方按压时有结节或是条索状的病理改变并且有压痛，大多提示肩袖的损伤。由于肩袖是由多条肌肉组成的，所以如果用手的拇指按压在肩的后上部的肩胛冈与锁骨外端疼痛并且有条索时，大多提示是冈上肌损伤较重。如果用手的拇指按压在肩后肱骨大结节的中后部疼痛并有条索时，大多提示冈下肌损伤较重。如果用拇指按压在冈下肌下方的冈下窝时疼痛并有条索时，大多提示小圆肌损伤较重。如果将前臂伸直，在肩峰的前方按压时有明显的凹陷，大多提示肩袖断裂症。这些都是因为年老后肌腱退行性病变以及外力损伤而引发的病症。

医生用手拿握住患者的肩部，从肩关节处向上臂滑动诊查时，肩峰下三角肌处肿胀，用手的拇指在肩关节外侧三角肌的前侧和外侧按压时有条索并疼痛时，大多提示三角肌的损伤。这些都是因为直接或是间接的牵拉外伤而引发的病症。

医生用手拿握住患者的肩部，从肩部向肩关节滑动诊查时，肩峰下肿胀，三角肌的上端按压时有条索，肩峰按压时有圆形的结节并且疼痛时，大多提示是肩峰下滑囊炎。如果在锁骨和肩关节结合有一骨性隆起，隆起的外侧有一明显的凹陷时，大多提示肩锁关节损伤。这些都是因为肩部受到了直接的撞击或是间接的外伤而引发的病症。

医生用手的第2、3、4指的前端着力按压在肩关节滑动诊查时，在肩关节的前侧肩胛骨的喙突处按压时肌腱肿胀隆起，增粗痉挛变硬并有压痛时，大多提示是肱二头肌短腱的损伤。如果在肩关节的外上方的肱骨大、小结节间沟处按压时肌腱肿胀隆起，增粗痉挛变硬并有压痛时，大多提示是肱二头肌长腱的损伤，如果让前臂前屈外展旋转时在肩关节外上方的结节间沟有一粗大的条索滑动时，大多提示是肱二头肌长腱的滑脱症。这些都是因为肩关节运动时幅度过大或是有外伤史而引发的病症。

医生用手拿握住患者的肩部，从肩部向肩关节滑动诊查时，肩部的肌肉萎缩变细，或是肌肉萎软失去了弹性，用拇指的指端和第2、3、4指的前端在肩外侧的冈上肌、冈下肌、小圆肌处按压时有条索并疼痛，同时在肩背侧肩胛骨的喙突处，肩关节上外侧的大、小结节处以及三角肌处按压时有条索并有明显疼痛时，大多提示是肩关节周围炎，这些都是因为体质虚弱，肩关节的运动过少或是有外伤受寒等原因引发的病症。

2.肘部的诊查方法

患者坐位，医生位于患者的对面，用双手拿握住患侧和健侧肘部相同的部位，用拇指的指腹和第2、3、4指的前端着力，相互对应用力从上臂的下端经过肘关节向前臂滑动诊查。以此来对比诊查患侧的肌肉有无肿胀或是萎缩，肌肉是否僵硬板结或是萎软而无弹性的状况，再用单手拇指的指腹或是第2、3、4指的指腹在病患的部位按压诊查，寻找虚软凹陷，腆胀隆起，结节条索等各种异常的病理表现。最后可以在诊查异常的部位开穴抓取探查来确定疾病的性质。

医生用手拿握住患者的肘关节，用拇指的指腹在肘关节的上下滑动诊查，在肘关节前方的肘横纹按压时患侧较健侧腆胀隆起，关节轻度肿胀，大多提示是肘关节的位置异常。会有肘关节屈伸活动受限，肘关节前方肌肉痉挛紧张，并且有压痛，在尺骨鹰嘴的内侧也会有明显的压痛。这些都是因为肘关节受到跌撞、提拉、扭转等外伤而引发的病症。

医生用手拿握住患者的肘关节，用第2、3、4指的指腹在肘关节的背侧滑动诊查，在肘关节后方按压时肱三头肌腱下方的尺骨鹰嘴有一隆起的结节，大多提示尺骨鹰嘴滑囊炎，会有肘后部肘尖肿胀疼痛，在肘后部的桡侧按压时酸胀疼痛，并可以按压触及到一个囊性的肿物。这些都是因为肘尖部受到外力撞击，或是肘关节过度屈伸运动而引发的病症。

医生用手拿握住患者的肘关节，用拇指的指腹在肘关节的外侧滑动诊查，在肘关节的外侧按压时疼痛明显，大多提示是肱骨外上髁炎。会有肘关节外侧的肱骨外上髁，肘横纹外侧的环状韧带以及肘横纹外侧的肱桡关节的间隙都有明显的压痛，在疼痛部位深按压可以触及到结节或是条索这些病理改变。这些都是因为前臂反复的强力旋转，提拉抬重物等外伤，或是由于这些原因引发的慢性劳损导致肱骨外上髁和前臂的部分肌肉连接处无菌性炎症而引发的病症。

医生用手拿握住患者的肘关节，用拇指的指腹在肘关节的内侧诊查，肘关节内侧按压时疼痛明显，大多提示是肱骨内上髁炎，在肘关节内侧的肘横纹上方肱骨内上髁的部位深按压时局部有结节和条索样病理性改变，并且有明显的疼痛症状。这些都是因为肘关节在前臂旋转时受到外伤，或是肘关节反复用力屈伸而导致的慢性损伤而引发的病症。

医生用手拿握住患者的肘关节，用拇指的指腹从肘关节的内侧向前臂滑动诊查，肘关节内侧到前臂桡骨中部的外侧按压时疼痛明显，大多提示是旋前圆肌损伤。会有前臂近端的肌肉僵硬板结或是虚软萎缩，在按压时可以触及到条索样的肌肉痉挛病理样改变。这些都是因为前臂在旋前时过度用力受伤而引发的病症。

3. 腕部和手部的诊查方法

患者坐位，医生位于患者的对面，用手拿握住患者健侧和患侧腕部相同的部位，用拇指的指腹和第2、3、4指的前端着力相对用力按压，从前臂的下端向腕关节处滑动诊查，以此来对比诊查患侧的肌腱和骨关节的位置有无异常，腕关节处有无隆起或是凹陷，再用单手的拇指指腹在病患的部位按压诊查，寻找有无结节和条索等异常的病理表现，或是用拇指的指腹与第二指的桡侧面相对用力按压，诊查手指的指间关节有无肿胀、压痛、扭转等异常表现。

医生用一只手拿握住患者患侧的手部，另一只手的手掌扪按在患侧前臂背侧的中间部位，从这里向远端腕关节滑动诊查，如果在前臂背侧的中下段扪按时发热并且肿胀。大多提示是桡侧腕伸肌腱的损伤，会有前臂背侧下端的桡侧按压时疼痛。如果活动腕关节，当腕关节屈伸时，在疼痛处扪按可以感觉到因肌腱摩擦而产生的捻发音。这些都是因为腕部急性的扭伤或挫伤，或是腕部和前臂长期过度用力劳累而引发的病症。

医生用一只手拿握住患者患侧的手部，另一只手的拇指和第2、3、4指相对用力按压，在病患侧的腕部从近端向远端滑动诊查，如果腕部的尺骨小头向背侧高凸隆起，尺骨小头桡侧的下桡尺关节压痛，大多提示是腕三角软骨盘的损伤。会有下桡尺关节的间隙处压痛。如果医生将一只手的拇指放置在高凸隆起的尺骨小头背侧，这只手的食指中节的桡侧放置在尺骨小头的掌侧。另一只手的拇指放置在桡骨远端的背侧，这只手的食指中节的桡侧放置在桡骨远端的掌侧。双手拿捏住尺骨和桡骨上下相对的错动，这时会有下桡尺关节活动度增大的异常改变。这些都是因为跌倒时手掌撑地，腕关节受到暴力的冲击，或是因为腕关节受到暴力的扭转而引发的病症。

医生用一只手拿握住患者患侧的手部，另一只手的拇指和第2、3、4指相对用力按压在病患的腕部，从近端向远端滑动诊查。如果腕部的背侧或是掌侧轻度肿胀，腕背侧有凹陷而掌侧有高凸隆起，大多提示腕骨关节紊乱症。如果腕关节掌侧横纹处按压时有臌凸隆起，大多提示是月骨位置异常紊乱，如果腕关节背侧月骨处凹陷，而月骨旁侧的头状骨臌凸隆起，大多提示是头状骨位置异常紊乱，这些都是因为跌倒时手掌在背伸位撑地受伤，或是腕关节被强力扭转受伤而引发的病症。

医生用一只手拿握住患者患侧的手，另一只手的拇指和第2、3、4指相对用力，按压在病患的腕部从近端向远端滑动诊查。如果在腕关节的背侧或是腕关节掌侧的桡侧按压时有圆形隆起的肿块，大多提示是腕关节的腱鞘囊肿。在推按这些囊肿时感觉与皮肤没有粘连，但是这些肿块会附着在深处的组织中，推按挤压时肿块的活动度很小或是没有活动度。这些都是因为外伤或是经常做一种动作导致的劳损而引发的病症。

医生用一只手拿握住患者患侧的手，另一只手的拇指和第2、3、4指相对用力，按压在病患的腕部从近端向远端滑动诊查。如果在腕关节的桡侧按压时轻度肿胀，并且局部有轻微隆起的结节并且压痛的，大多提示是桡骨茎突狭窄性腱鞘炎。会在第一掌骨基底部到桡骨茎突的骨突处之间按压时有一坚硬的条索，并有明显的压痛。如果将拇指掌屈的同时再将腕关节尺偏，会引发更加剧烈的疼痛。这些都是因为腕部一个特殊的动作长期反复的用力劳损而引发的病症。

医生用一只手拿握住患者患侧的手，另一只手的拇指和第2、3、4指相对用力，按压在病患的腕部，从近端向远端滑动诊查。如果在腕关节掌侧尺骨小头的内侧按压时有轻度肿胀，并且有明显的压痛，大多提示是尺侧腕屈肌损伤。会有从腕关节掌侧的掌横纹到尺骨小头内侧的下端都有压痛，按压时会有一个明显的条索。这些都是因为强力的屈腕或是内收腕关节引起的外伤，或是反复的过度运动产生的劳损而引发的病症。

医生用一只手拿握住患者患侧的手腕，另一只手的拇指按压在病患手的掌侧。如果在手的掌侧掌指关节的掌骨头按压时有一坚硬的结节并有明显的压痛时，大多提示是手指屈肌狭窄性腱鞘炎。如果发生在拇指的掌指关节时是屈拇肌狭窄性腱鞘炎。如果发生在中指是屈指肌狭窄性腱鞘炎，会在曲屈手指时突然地卡顿在半弯屈位。强行伸直时在病患手指的掌指关节可以按压触及到一个圆形硬节在腱鞘内滑动弹跳，并且发生弹响。这些都是以为手指握物时用力过猛受伤，或是手指长期用力劳损而引发的病症。

医生用一只手拿握住患者患侧的手腕，另一只手的拇指和第二指指间关节的桡侧相对用力，按压在病患手的手指处，从近端向远端滑动诊查。如果手指的指间关节肿胀或是变得粗大，大多提示是指间关节损伤，会在指间关节的掌侧、桡侧和尺侧都有压痛。在手指的远端还会有歪扭、旋转和错移的症状表现。这些都是因为手指收到了扭、拧、戳等各种外伤而引发的病症。

4. 下肢的诊查方法

患者采取仰卧位，用来诊查下肢前侧的各种异常表现。在仰卧位的诊查完毕后，还要再采取俯卧位，用来诊查下肢背侧的各种异常表现。诊查时，医生将双手放置在患者患侧和健侧相同的位置上，这样对比着诊查各个关节肌肉、韧带等有没有不同之处或是异常变现，然后再用拇指在病患的部位按压诊查，进一步确定病患部位的症状表现，并由此分析判断疾病的性质，对所发生的病症做出尽可能准确的诊断。

5. 髋部的诊查方法

患者仰卧位，医生位于患者的一侧，用双手的手掌放置在患者双侧的髋关节，从内侧向外侧，从上方向下方滑动诊查。这样对比着诊查髋关节和关节下方内侧的、外侧的肌肉有无异常的现象，如果发现异常，用一只手的拇指在表现异常的部位按压诊查，寻找这些部位中是否有凹陷、隆起、结节、条索等这些各种异常的病理状况。最后沿着肌肉纤维顺行的路线开穴抓取探查来确定疾病的性质。

医生用手扪按在患者患侧的髋关节处时，关节处肿胀，局部的温度增高，在腹股沟有明显的压痛，大多提示的是髋关节滑膜炎。会有髋关节的活动受限，在髋臼与股骨头之间的关节间隙处有明显的压痛，并且有条索状的肌肉痉挛。患侧的髋关节比健侧的关节呈现稍高隆起。这些都是因为髋关节受到外伤，或是长期过度的跑、跳劳损而引发的病症。

医生用手按压在患者患侧的髋关节时，关节周围的肌肉轻度的萎缩，大腿内收肌紧张挛缩并且有明显的压痛，大多提示股骨头坏死。会在髋关节的前侧、后侧、外侧都有压痛，尤其是在髋关节的前方与大转子之间以及腹股沟的压痛最为明显。按压这些部位时疼痛会沿着大腿的内侧呈现放射样痛，股内收肌僵硬挛缩，按压时呈条索样改变。这些都是因为髋关节受到扭挫外伤，或是长期的饮酒，服用激素类的药物而引发的病症。

医生用手按压在患者患侧的髋关节，在髋关节外侧的上方按压时疼痛，同时在大腿的外侧也都有压痛，大多提示的是阔筋膜张肌和髂胫束损伤。会有在髂前上棘的下方和股骨大转子的前方压痛，按压时有条索样肿胀，沿着大腿的外侧一直到膝关节的胫骨外侧髁都有压痛，并且在按压时肌肉呈现紧张挛缩的状态。沿着肌肉纤维顺行的路线开穴抓取探查时有明显的寒凉感。这些都是因为髋关节受到外力创伤，或是长时间弯腰，久坐等劳损而引发的病症。

医生用手按压在患者患侧的髋关节，髋关节下方的大腿内侧肌肉隆起肿胀，并且有明显的压痛，大多提示的是大腿内收肌损伤。会在髋关节内侧下方的耻骨和腹股沟都有压痛，压痛会沿着大腿的内侧一直延伸到股骨的内侧髁。沿着这些部位按压时，肌肉呈现紧张挛缩的状态，并可以探查到结节和条索这些病理改变。沿着肌肉纤维的顺行路线开穴抓取探查时有明显的寒凉感。这些都是因为剧烈的运动外伤而引发的病症。

医生用手按压在患者患侧的髋关节，在髋关节和大腿的前侧肌肉隆起肿胀，并且有明显的压痛，大多提示的是股四头肌损伤。会在髋关节，髋关节上方的髂前下棘，大腿前侧这些部位有明显的压痛，并且肌肉呈现紧张挛缩的状态，按压时可以探查到结节和条索样病理性改变，髋关节和膝关节的活动障碍受限，沿着肌肉纤维顺行的路线开穴抓取探查时有明显的寒凉感，这些都是因为剧烈的奔跑或是突然的踢物这些外力创伤而引发的病症。

患者俯卧位，医生位于患者的一侧，用手按压在患者髋关节后侧的臀部，从上向下滑动诊查。如果在患者患侧臀横纹上方的坐骨结节处压痛，大腿后侧的肌肉肿胀隆起时，大多提示的是股二头肌、半腱肌、半膜肌损伤。会有从坐骨结节向下的大腿后侧肌肉紧张挛缩，深按压时会有结节和条索样病理改变。如果按压时疼痛一直延伸到膝关节外侧下方的腓骨头，大多提示的是股二头肌损伤。如果按压时疼痛一直延伸到膝关节内侧下方的胫骨内侧髁处，大多提示的是半膜肌、半腱肌的损伤。沿着这些肌肉纤维顺行的路线开穴抓取探查时会有明显的寒凉感。这些都是因为剧烈的奔跑、跳跃时受伤而引发的病症。

6. 膝部的诊查方法

患者仰卧位，医生位于患者的一侧，用双手放置在患者双侧的膝关节，从内侧向外侧，从上方向下方滑动诊查。这样对比着诊查膝关节，关节的周围以及小腿的肌肉有无异常的现象。如果发现异常的表现，用一只手的拇指在表现异常的部位按压诊查，寻找关节和肌肉中有没有隆起、凹陷、结节、条索这样一些异常的病理状况，最后沿着肌肉纤维顺行的路线开穴抓取探查来确定疾病的性质。

医生用手按压在患者病患的膝关节，膝关节的周围轻度肿胀，并且有压痛，大多提示的是膝关节的韧带损伤和关节的位置紊乱。会有膝关节的活动略受限制，用手扣按在关节的同时伸屈旋转下肢，膝关节内会有涩滞的摩擦音。如果在膝关节内侧的关节间隙有压痛，大多是伴有内侧副韧带的损伤。如果在膝关节外侧的关节间隙处有压痛，大多是伴有外侧副韧带的损伤，这些都是因为猛烈的跳跃或是不协调的蹲起运动受伤而引发的病症。

医生用手按压在患者病患的膝关节，在髌骨的上方肿胀，但是没有波动感，膝关节伸直位受到限制，大多提示的是髌骨位置紊乱。会有与健侧相对比患侧髌骨有上移或是侧方位置的异常改变。膝关节屈曲时病患的部位会有明显的疼痛。这些都是因为跑、跳、扭、闪等外伤而引发的病症。

医生用手按压在患者病患的膝关节，在膝关节内侧下方的胫骨内侧髁有轻度肿胀，并且有明显的压痛时，大多提示的是膝关节内侧鹅足损伤。也就是缝匠肌、股薄肌、半腱肌止点的损伤。会有膝关节内侧和大腿内侧的肌肉呈现紧张痉挛的状态。在膝关节内侧的股骨内侧和大腿内侧的肌肉都呈现紧张痉挛的状态。在膝关节内侧的股骨内侧上髁至胫骨内侧髁处都会有肿胀并且有压痛，在这些部位按压时可以触及到因为肌肉的紧张痉挛而导致的肌腱不平顺，并且在肌肉中有结节和条索样病理改变。这些都是因为过度的奔跑运动而引发的病症。

医生用手按压在患者病患的膝关节，膝关节外侧下方的腓骨头肿胀，并且有明显的压痛时，大多提示的是膝关节外侧的肌腱损伤，也就是股二头肌和髂胫束在膝关节止点的损伤。会有从大腿的外侧一直到膝关节外侧的肌肉呈现紧张痉挛的状态。用拇指在这些部位按压时可以触压到两条因为挛缩而不平顺的肌腱并且有条索样的病理改变。拨动分理这些肌腱条索的时候会有明显的疼痛感。这些都是因为在跑跳时受到外伤或是弯腰久坐等劳损而引发的病症。

医生用手按压在患者病患的膝关节处，膝关节处肿胀，皮肤的温度升高，大多提示的是膝关节滑膜炎。会有膝关节髌骨下方的两侧膝眼隆起饱满，按压时松软而呈现囊性的感觉。膝关节的活动略受限制。这些都是因为膝关节受到急性的创伤或是慢性的损伤而引发的病症。

医生用手按压在患者患例的膝关节，关节的内侧或是外侧肿胀疼痛，关节在屈伸时有绞索卡顿的现象。大多提示的是膝关节半月板损伤。会有膝关节的内侧或是外侧的关节间隙有压痛，压痛点大多是在髌韧带和侧副韧带之间的关节间隙。用拇指的指端在疼痛的关节间隙可以触及到坚硬的条索或是结节，并且会产生明显的疼痛。这些都是因为剧烈的对抗运动时膝关节受到了扭转外伤，或是在深蹲劳动时受伤而引发的病症。

患者俯卧位，医生位于患者的一侧，用手按压在患者患例膝关节的背侧，从关节的上方向关节的下方滑动诊查。如果在膝关节背侧的腘窝按压时有明显的臌胀隆起，大多提示的是腘窝囊肿。在腘窝按压时有圆形光滑的并且有波动隆起的囊性肿物，推压时这个囊肿与皮肤和其他的组织都不粘连。这些都是因为长途步行或是长久站立受伤而引发的病症。

患者俯卧位，医生用手按压在患者患例的小腿腿肚的位置，局部呈现肿胀，痉挛和僵硬的表现，大多提示的是小腿腓肠肌的损伤。用拇指在这些部位按压时会有结节和条索样病理改变并且有明显的疼痛感，这些都是因为在奔跑、跳跃时的暴力损伤而引发的病症。

患者俯卧位，医生用手按压在患者患例的小腿，小腿和足部的温度与健侧对比明显的变凉并且按压时疼痛，大多提示的是下肢闭塞性动脉硬化症。这是因为高血脂，高血糖、高血压引发的病症。如果小腿处肿胀、疼痛、并且温度增高，大多提示的是下肢静脉血栓症。这是因为高龄、肥胖、或是长期卧床而引发的病症。如果小腿的肌肉萎缩、麻木、疼痛。大多提示的是下肢周围神经病变。

7. 踝部的诊查方法

患者坐位或是卧位，医生位于患者的对侧，用双手的手掌放置在患者双侧的踝关节，从关节的内侧向外侧，从关节的上方向下方滑动诊查，这样对比着诊查踝关节及其周围的肌肉、韧带有没有异常的现象。如果发现了异常，用一只手的拇指按压在表现异常的部位进行诊查，寻找隆起、凹陷、结节、条索这些病理状态的各种异常症状。并由此来确定疾病发生的部位、疾病的性质以及做出正确的诊断。

医生用手按压在患例病患的踝关节，在胫骨和腓骨的远端都有明显的肿胀压痛。大多提示的是踝关节胫腓骨远端关节紊乱症，会有踝关节屈伸的活动受限制，在外踝的后方的肌肉僵硬并且肿胀，用拇指在这些部位按压时有结节和条索样病理改变并且有明显的压痛，这些都是因为踝关节受到了过度的背伸或是跖屈的外伤而引发的病症。

医生用手按压在患者患例的踝关节，踝关节正中的部位肿胀并且有明显的压痛，大多提示的是距骨位置紊乱症。会在外踝周围出现迷漫性肿胀，外踝骨尖下方正常的弧形凹陷因为肿胀而消失变平。在外踝的下方有骨性的高凸隆起并且有明显的压痛，而在内踝的下方会有凹陷样改变，这些都是因为足部过度内翻受伤而引发的病症。

医生用手按压在患者病患的踝关节，踝关节的内侧或外侧有明显的肿胀并且有压痛。大多提示的是踝关节的侧副韧带的损伤。如果在踝关节内侧的胫骨远端的尖端到跟骨的内侧，距骨的前内侧，距骨的后内侧都有肿胀并且压痛，大多提示的是踝关节的内侧韧带损伤。这是因为足部的暴力外翻外旋而引发的病症。如果是在外踝的前方和下方都有肿胀并且有压痛，外踝远端的尖端，距骨的前外侧，距骨的后外侧，跟骨的外侧都有肿胀并且有压痛，用拇指在这些部位按压时有结节或是条索样病理改变，大多提示的是踝关节的外侧韧带损伤。这是因为足部的暴力内翻而引发的病症。

五、脊柱的诊查方法

脊柱部位的手法诊查按照从上至下的诊查部位分成四个部分，也就是颈肩部的诊查、背部的诊查、腰部的诊查和骶部的诊查。在这些部位诊查的是骨关节的解剖位置是否正常，肌肉、韧带等软组织有没有异常的改变，以此来辨别疾病发生的原因，产生的症状，并根据手法诊查时触按到的各种不同的表现，来确定对所患疾病的诊断。

（一）颈椎和颈肩部肌肉的诊查方法

在使用手法诊查颈椎和颈肩部肌肉病症的时候，患者最适宜的是采取坐位，如果患者坐位诊查困难，也可以采取俯卧位。诊查时，患者坐位，医生位于患者的背侧，将双手放置在患者患侧和健侧相同的位置上，对比着诊查患处的骨关节、肌肉、韧带有没有不相同的异常表现，如果有，医生用拇指在病患的部位按压诊查，进一步的确定病患部位的各种异常表现，并且同时寻找病患部位是否有臌胀、隆起或是虚软凹陷以及结节条索这些异常的病理现象。

医生用一只手扶按在患者的头顶处，另一只手的拇指和第2、3、4指相对用力捏拿在患者的颈椎后侧的上部。如果颈椎上段的部位肌肉紧张痉挛，医生用拇指按压在患者头后枕部下端的第一颈椎的后凸隆起处和第二颈椎的棘突处时，有明显的压痛。大多提示的是颈环枢椎关节紊乱症。会有颈部的活动受限制，颈部后侧的肌肉紧张痉挛，头后侧的枕部有压痛，在病患的部位深按压时有结节和条索样病理改变，这些都是因为颈部受到扭转外伤，或是感受风寒而引发的病症。

医生用一只手扶按在患者的头顶处，另一只手的拇指和第2、3、4指相对用力捏拿在患者的颈部。如果患者的颈部肌肉紧张僵硬，医生用拇指在某一个颈椎椎体的棘突旁按压时有明显的压缩，同时在病患棘突上下的部位顺序按压时棘突的旁侧有隆起或是凹陷的异常表现，大多提示的是颈椎小关节紊乱症。会有颈部的肌肉紧张痉挛，按压时有条索状挛缩物，颈部的活动受限制，同时伴有肩部和背部都有肌肉紧张痉挛的症状。这些都是因为头颈部过度的屈颈转头外伤或是过度的劳累后又感受了风寒而引发的病症。

医生用一只手扶按在患者的头顶，另一只手的拇指和第2、3、4指相对用力捏拿在患者的颈部。如果患者的颈部肌肉紧张僵硬，医生用拇指从上至下按压颈椎的棘突，在某一个椎体的棘突的旁侧有隆起或是凹陷，在这个部位按压时有明显的疼痛，并且疼痛向一侧的上肢呈现放射样的疼痛和麻木感，大多提示的是颈椎病，会有颈部的活动受限肌肉僵硬痉挛，按压时局部有疼痛性条索样肌挛缩，在患侧的肩部，特别是肩胛骨的内上侧都会有明显的压痛，并且可以按寻到结节和条索样病理性改变。这些都是因为颈椎受到了急性碰撞或是扭转外伤，或是长期低头伏案工作导致的慢性劳损而引发的病症。

医生用一只手扶按在患者的头顶处，另一只手的拇指和第2、3、4指相对用力捏拿在患者的颈部。如果患者颈部疼痛，颈肩部的肌肉都紧张痉挛并且压痛，而且症状是在睡眠后出现的，大多提示的是落枕症。会有颈部的活动受限，头部因为疼痛呈现歪斜，患侧的胸锁乳突肌、肩胛提肌、斜方肌都紧张痉挛并且会有压痛，在这些部位按压时可以触及到疼痛性的结节和条索。这些都是因为睡眠时姿势不良或是感受到了风寒侵袭而引发的病症。

医生用双手的第2、3、4指相对用力按压在患者颈部的两侧。如果患者颈部一侧的肌肉紧张痉挛，位置是从头一侧的颞骨乳突一直到胸骨柄前方锁骨胸骨端的上面，大多提示的是胸锁乳突肌损伤症。会有胸锁乳突肌肌纤维顺行方向的肌束紧张痉挛并且异常的隆起，肌腹肿胀，在肌束中和肌束的起止处都可以触及到疼痛性的结节和条索，这些都是因为睡眠时姿势不良或是感受到了风寒侵袭而引发的病症。

医生用双手的第 2、3、4 指相对用力按压在患者颈部的两侧。如果患者颈部一侧的肌肉从第二颈椎的横突处到第七颈椎的横突处并且一直延伸到第一和第二肋骨的上面都紧张痉挛并且有明显的压痛，大多提示的是斜角肌损伤症。会有颈部的活动受限制，在颈部的外侧后侧的肌肉紧张僵硬，在各个斜角肌之间的间隙处有明显的压痛，斜角肌肌纤维顺行方向的肌束呈现紧张痉挛并且隆起。在这些部位可以触按到疼痛性的结节和条索样病理改变。这些都是因为长时间在电脑前工作或是趴在桌子上睡觉而引发的病症。

（二）胸椎和背部肌肉的诊查方法

在使用手法诊查胸椎和背部肌肉病症的时候，患者采取俯卧位，医生位于患者的一侧，将一只手放置在胸椎椎体的位置处，从上至下的滑动诊查。诊查胸椎各个椎体的位置和关节有没有异常的状态。然后再将双手放置在椎体两侧背部肌肉的位置，从上至下滑动诊查，诊查各个肌肉是否有肿胀、萎缩等各种异常的状况。最后用拇指在病患的部位按压诊查，寻找在关节或是肌肉中有没有隆起、凹陷、结节、条索这些病理现象。

医生用一只手扶按在患者一侧的肩上，另一只手的拇指从上至下在患者的胸椎棘突上滑动诊查，如果患者胸椎的某一个棘突高凸隆起或是向下凹陷，病患的棘突与上一个棘突之间的距离变小变窄时，大多提示的是胸椎小关节紊乱症。会有在病患的椎体有压痛，在棘突上的棘上韧带和棘突之间的棘间韧带按压时有结节和条索，并且有明显的压痛。这些都是因为身体过度的前屈或背伸受伤而引发的病症。

医生用一只手扶按在患者一侧的肩上，另一只手从上至下在患者胸椎两侧的横突处滑动诊查。如果患者某一处胸椎横突于肋骨形成的关节高凸隆起，并且有明显的压痛时，大多提示的是肋椎关节紊乱症，会有患侧的肋椎关节肿胀隆起，在关节按压时有结节或是条索，并且有明显的疼痛感，这些疼痛会沿着肋间放射，用手叩击患处或是让患者咳嗽时疼痛的症状会明显的加重。这些都是因为身体扭转过度或是抬举抛物过猛受伤而引发的病症。

医生用双手的手掌按压在患者双侧的肩背，从上至下的滑动诊查，如果患者的肩胛骨的内上角和肩胛骨的内侧缘的上端有明显的压痛，大多提示的是肩胛提肌损伤。会有疼痛从颈椎上段的横突一直延伸到肩胛骨内上缘，按压肌肉行走的部位，肌肉呈现紧张僵硬的状态，在肌腹特别是在肩胛骨内上角内侧缘，按压时有结节和条索样病理改变，并且有明显的疼痛感。这些都是因为长时间侧头工作劳损，或是受到了风寒侵袭以及睡姿不良而引发的病症。

医生用双手的手掌按压在患者背部两侧的肌肉，从上至下滑动诊查，如果患者从颈椎到胸椎靠近脊柱的部位疼痛，特别是在肩胛冈上缘内侧和肩部的锁骨外侧端有明显的压痛，大多提示的是斜方肌损伤，会有脊背疼痛僵硬，肩胛骨向后凸起，头部和颈部的活动受限制。从颈椎七到胸椎十二棘突的患侧面，肩胛骨上缘的外侧，肩胛冈下缘的内侧都会有压痛，用拇指在这些部位按压时可以触压到结节或是条索样病理改变。这些都是因为颈部长期的前屈劳损或是用力上举重物受伤而引发的病症。

医生用双手的手掌按压在患者背部两侧的肌肉，从上至下的滑动诊查。如果患者背部的肌肉紧张并且牵连到腋下和腰背部的肌肉都紧张和压痛。大多提示的是背阔肌损伤症，会有用拇指按压时双侧肩胛骨的下角和同侧的腋窝都有压痛，局部的肌肉紧张僵硬，深按压时有结节和条索。患者感觉肩部、背部和腰部都有明显的酸胀疼痛感。这些都是因为使用健身器械时过度用力而引发的病症。

医生用双手的手掌按压在患者背部两侧的肌肉，从上至下的滑动诊查，如果患者背部的肌肉紧张，肩胛冈的下方肩胛骨的内侧缘有明显的压痛，大多提示的是菱形肌损伤。有从肩胛骨的内侧缘到胸椎棘突之间，特别是从第六颈椎到第四胸椎棘突端的患侧面会有明显的压痛。用拇指按压时局部的肌肉紧张隆起并且僵硬。深按压时可以触压到结节和条索样病理改变。这些都是因为持物抛掷，扛抬搬运重物受伤，或是劳损而引发的病症。

（三）腰椎和腰部肌肉的诊查方法

在使用手法诊查腰椎和腰部肌肉病症的时候，患者采取的是俯卧位，医生位于患者的一侧，将一只手放置在腰椎椎体的部位，从上至下的滑动诊查，来诊查腰椎各个椎体的位置和各个关节处有没有异常的状态。然后再将双手放置在腰椎椎体两侧的腰部肌肉，从上至下的滑动诊查，来诊查腰部的肌肉有没有肿胀、萎缩等异常的状况。最后用拇指在病患的部位按压诊查，寻找关节或是肌肉中有没有隆起、凹陷、结节、条索这些病理现象。

医生用一只手扶按在患者的肩部，另一只手的拇指从上至下在患者的腰椎棘突旁滑动诊查，如果患者腰椎的某一个棘突的侧面与上下相邻的棘突的侧面对比着按压时呈现齁突隆起或是向下凹陷，这说明棘突略向一侧偏歪。大多提示的是腰椎小关节紊乱症。会有腰部疼痛。腰部两侧的肌肉紧张僵硬，在病患椎体的棘突旁侧有明显的压痛，但是疼痛只是局限在局部，没有向下肢放射痛，这些都是因为腰部在弯腰前屈旋转时突然扭闪受伤而引发的病症。

医生用一只手扶按在患者的肩部，另一只手的拇指从上至下的在患者的腰部棘突的旁侧滑动诊查。如果患者腰椎的某一个棘突的旁侧有明显的压痛，深按压和叩击这个椎体的时候会有疼痛向下肢放射，大多提示的是腰椎间盘突出症。会有腰椎的生理曲度消失，有时会有腰椎的侧凸畸形，腰部的活动受到限制，患者椎体旁侧的肌肉紧张，按压时可以触压到结节和条索样病理改变并且有明显的疼痛。这些都是因为腰部扭闪受伤，感受风寒或是慢性劳损而引发的病症。

医生用一只手扶按在患者的肩部，另一只手的拇指从上至下的在患者腰椎的棘突上滑动诊查。如果患者腰椎的某一个椎体的棘突与临近椎体的棘突呈现出台阶样下陷。大多提示的是腰椎滑脱症，会有腰椎的生理曲度增大，滑脱的上一个椎体的棘突前移呈现凹陷样改变，滑脱的椎体的棘突后移与前一个椎体的棘突呈现台阶样的感觉，两个椎体的棘突都有明显的压痛。这些都是因为老年退行性的改变，腰部外伤和疲劳劳损而引发的病症。

医生用双手的手掌按压在患者腰部两侧的肌肉上，从上至下的滑动诊查，如果患者腰部的一侧的肌肉紧张、痉挛、僵硬并且呈现强直的状态，按压时疼痛剧烈。大多提示的是急性腰部软组织损伤症。会有腰部的活动受限制，腰部一侧或两侧的肌肉剧烈疼痛并且有明显的压痛，用拇指在这个部位深按压时可以触压到条索样痉挛的肌肉，腰肌包括臀肌都会有痉挛和压痛，特别是在腰骶部压痛更加明显。这些都是因为腰部用力时姿势不正确，或是一手提重物，或是失足滑倒时受伤而引发的病症。

医生用双手的手掌按压在患者腰部两侧的肌肉上，从上至下的滑动诊查，如果患者腰部一侧的或两侧的肌肉紧张痉挛僵硬，脊柱两侧的肌肉、韧带、筋膜的起止点都有广泛的压痛，大多提示的是腰部软组织的劳损。会有腰部两侧的肌肉广泛多处的压痛，肌肉紧张挛缩，用拇指在这些部位深按压时可以触压到结节或是条索状肌痉挛，腰骶部特别是竖脊肌起止点压痛明显。这些都是因为长期的某种不平衡体位导致的劳损，或是损伤后治疗不彻底导致的陈旧损伤而引发的病症。

医生用双手的手掌按压在患者腰部两侧的肌肉上，从上至下滑动诊查，如果患者腰部一侧的或是两侧的肌肉紧张痉挛，用拇指按压在腰部两侧的第三腰椎横突有明显的压痛，大多提示的是第三腰椎横突综合征。会有患者一侧或是两侧的腰痛，疼痛会牵连到臀部和大腿的外侧，但是疼痛感不会越过膝关节。在第三腰椎的横突按压时可以触压到结节和条索，并且会有明显的压痛。这些都是因为突然弯腰时腰部受伤或是长时间劳累损伤以及感受寒凉侵袭而引发的病症。

（四）骶椎部和臀部肌肉的诊查方法

在使用手法诊查骶椎和臀部的肌肉病症的时候，患者采取俯卧位。医生位于患者的一侧，将双手放置在骶椎椎体两侧的关节和肌肉上，从上至下的滑动诊查，来诊查骶椎的关节和肌肉有没有异常的状况。然后将双手放置在患者臀部的后侧，从后向前滑动诊查，观察臀部的肌肉有没有肿胀或是萎缩。最后用拇指在病患的部位按压诊查，寻找关节和肌肉中有没有隆起凹陷结节条索这些病理现象。

医生用双手的手掌按压在患者骶椎两侧的肌肉上，从上至下的滑动诊查。如果患者骶椎一侧或是两侧的肌肉紧张痉挛僵硬，并且有明显的压痛，大多提示的是腰骶部筋膜炎症。会有患者的弯腰活动受限制，腰骶部两侧的肌肉紧张痉挛并且有压痛，用拇指在这个部位深按压时可以触压到疼痛性的结节和条索。这些都是因为久站久坐，或是长久弯腰劳累损伤，或是感受风寒侵袭而引发的病症。

医生用双手的手掌按压在患者骶椎两侧的骶髂关节处，从上至下，从内向外的滑动诊查。如果一侧的骶髂关节高凸隆起，并且有明显的压痛的时候，大多提示的是骶髂关节损伤症。会在骶髂关节有压痛，关节周围的肌肉紧张痉挛并且有轻度的肿胀，用拇指在这个部位深按压诊查时可以触压到疼痛性的条索，患者腰骶关节活动受限制。这些都是因为跌倒时臀部着地受伤或是长期不良姿势劳损而引发的病症。

医生用双手的手掌按压在患者双侧的臀部，从上至下，从后向前的滑动诊查。如果患者腰部和臀部都疼痛，疼痛的位置在髂嵴的下方，并且向大腿后方呈现放射样疼痛。大多提示的是臀上皮神经损伤症。会有患者腰部和臀部的肌肉紧张痉挛，在髂前上棘和髂后上棘连线的中点和髂嵴的下方有明显的压痛，并且位置固定不移。用拇指在这个部位深按压时可以触压到疼痛性条索状隆起的肌束，并且向下肢放射性疼痛但是疼痛感不过膝关节。这些都是因为腰部受伤时的牵连或是感受风寒侵袭而引发的病症。

医生用双手的手掌按压在患者双侧的臀部，从上至下，从后向前的滑动诊查，如果患者的臀中部疼痛，局部的肌肉弥漫性肿胀并且有压痛，大多提示的是梨状肌综合征，会有臀中部弥漫性肿胀并且呈现钝厚感，用拇指在这个部位深按压时可以触压到较硬并且隆起的梨状肌肌束，按压时疼痛感明显，并且向下肢呈现放射性的疼痛直至足部。这些都是因为腰部外伤时的牵连，或是腰部劳损的牵连而引发的病症。

第四章

常用的治疗手法和导引病邪的路径

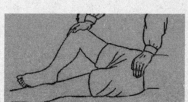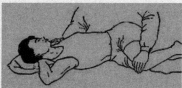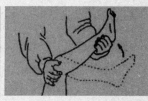

第一节
常用的治疗手法

　　中医用于治疗的手法有数百种，这里只是列举了最常用的。大家在临床治疗疾病的时候，可以选择有相同的治疗作用或是具有相同治疗目的的各种手法来变换使用。只要能够达到治疗疾病的目的，可以选择各种类似的手法来完成治疗，也可以将各种手法相互变换或是相互叠加在一起来进行使用。

　　在手法治疗的时候，只用一种手法无法完成对疾病的治疗，所以要运用多种手法共同进行治疗，而手法与手法之间也要相互辅佐、相互帮助、相互调理、相互制约，只有这样相互配合在一起来操作，才能完成对疾病的治疗目的。在对疾病进行治疗的过程中，对一种疾病可能会使用数种手法来进行治疗，而对几种疾病也可能只用一种的手法来操作，这些都是取决于辨证立法和治则的需求。

　　在临床中对疾病进行治疗的时候，运用手法的范围，可以分成两大类。

　　第一类是治疗肌肉、筋膜、关节类的病症。

　　这一类方法，是医生用手在患者身体的皮表部位施用各种不同的手法，使力量透过皮表对肌肉、筋膜、关节的各种病理表现进行调理，从而达到恢复关节的解剖结构，顺理肌肉纤维的解剖排列的治疗目的。

　　第二类是治疗脏腑功能气机紊乱的疾病。

　　这类方法，是医生用手通过患者皮表的特定部位对穴位和经络进行刺激，使气机推动着异常的病理气息，通过经络、气街等各种路径进行导引。将这些病理的气息在特定的部位进行驱除，使脏腑经气中各种疾病的症状得以消除。

　　两大类别的治疗手法中需要达到的治疗目的，第一类是治疗肌肉、筋膜、关节等各种疾病的，主要治疗手法是放松肌肉、调理肌肉纤维解剖结构的顺畅，以及关节的紊乱或是移位。第二类是治疗脏腑气机各种疾病的，主要的治疗手法是调理脏腑气机的紊乱，驱除驱散导致疾病的各种原因，从而改善疾病的症状或是彻底地治愈疾病。

　　在治疗手法中虽然分成了调理筋骨和调理气机两个大类，但是不管是用什么样的手法治疗疾病，摸法都是在手法治疗前的第一种操作手法。中医认为不论治疗什么样的疾病，都要做到"手摸心会"，只有细细的摸清楚了疾病的症状和位置，了解经脉病患是虚是实，是膨胀郁结还是虚软陷下。了解气机中的牵引拘急坚强的情况，肌肉中痉挛的结节，萎软或松弛的各种表现，关节中的紊乱、移位、交锁，嵌卡的各种异常，并在心中感悟体会到这些症状的发病原因和具体的状况，依照这些状况制定出治疗的原则和方法，才能彻底地治疗好各种疾病，所以我们把摸法放在第一和单独的位置上，以表示对它的重视。

　　在调理筋骨关节类的治疗手法中，又分成了调理肌肉筋膜异常的手法、调整关节的手法、放松舒筋的手法三个部分。在调理脏腑气机的治疗手法中，又分成了驱邪类手法、引导气机的手法、调理气机的手法这样三类手法。在每个种类中分别论述了这一类手法中各个手法的操作方法，适应部位以及这个手法操作时的关键点，以方便在临床治疗时对症选择使用。

手法治疗疾病是一个复杂的过程，不是用手随便操作就可以完成对疾病的治疗。"手法如方，施法如药"，一种或一类手法，只是如同药物处方中的一味药或是一类药，而单凭一味药或是一类药是无法完成对疾病的治疗的。所以在临床治疗的时候，一定要在辨病辨证之后确定治疗原则，根据治疗的原则确定多个或多种类的手法，互为君臣，互为佐使，相互辅佐，相互配合，相互制约。将这些手法组合成一个手法的配方，以这个手法的配方来完成各种治疗的目的。

一、治疗过程中检查的手法

不同患者无论是肌肉骨骼还是经络气血都有很大的个体化差异，在治疗的过程中对手法产生的反应也各有不同。因此手法治疗不能刻板地照本宣科，而是应该诊治相合，施用治疗手法同时通过触摸手下的感受，评估疗效并随时修正进一步的治疗策略。

摸法作为治疗手法中第一大法，无论是筋骨关节的病患，还是脏腑经络气血的紊乱，摸法都是疾病治疗前所应该使用的最首要和重要的手法，可以确定疾病的位置、疾病的性质、疾病的状况。这是手法治疗时必须要了解的因素，同时也为疾病的治疗提供准确的目标，并由此可以确定使用何种治疗手法。所以这是治疗疾病前最重要的一步手法。

摸法的重点在手摸心会，也就是用手细细地触摸病患之处的各种异常的症状表现。各种病症虽在肉里，以手摸之能够自悉其情，在心中能够明悉领会到这些症状在肉里的各种表现变化以及产生的原因。摸法最终的目的是诊查探寻疾病发生在各个部位的具体症状。而疾病的症状和位置的深浅又各有不同，所以在摸法中又会有各种不同的变化，但它总的操作方法和目的是不会改变的。

摸法根据疾病的各种不同表现又分成三种：手掌摸、中指摸、拇指摸。

1. 手掌循摸

手掌循摸的手法，是以手指手掌平伸放置在患者的身体上，以掌心劳宫的位置吸定在病患的部位，来感触寒热温凉以及气机的异常表现。以五个手指的指腹处着力来感触身体各部位的臌胀隆起，萎软凹陷以及结节条索等各种异常表现。

【操作方法】患者坐位或卧位，医生沉肩、垂肘、悬腕，一只手或两只手的手掌手指平伸，自然地触按贴附在患者的身体上，手部轻轻的用力，手掌掌心的劳宫吸定病患的部位，持续而均匀地移动触摸来确定患者身体的哪一个部位有寒热温凉，以及气机逆乱的异常表现。再用手的五个指腹触按在患者身体的体表做往复移动的触摸，来确定患者身体的哪一个部位臌胀隆起，虚软凹陷，哪一个部位有结节、条索的异常表现。手法操作的时候，手的移动速度要缓、要慢，要仔细地触摸每一个可疑之处。手法运行移动的路线除了头部是从远心位向近心位移动，其余的各部位都是从近心位向远心位移动诊查。

2. 中指循摸

中指循摸的手法，是在手掌循摸寻查到肌肉中有结节条索等异常状况的时候，用中指对这些异常的病患部位进行更加准确的诊查。

【操作方法】患者坐位或卧位，医生沉肩、重肘、悬腕，手指手掌微屈，以中指的指腹处着力按触在患者的身体上，第二指和第四指相辅，用指腹触按在中指两旁的部位。中指为君，以中冲吸定病患之处，第二、第四指为臣辅佐中指帮助寻查定位，3指合用共同完成诊查目的。当手掌循摸到某一个部位有结节条索的时候，手指循摸就要对这些结节和条索做进一步的诊查。手法操作的时候，3指同时向下用力。中指指腹的位置略向前，按压的力度也略大于其余2指，下压的力度要到达肌肉、筋膜之间。以这种力度滑动按压诊查深层结节、条索的形状走向以及它们的具体位置，为下一步的治疗提供准确的信息。因为这些结节、条索就是疾病症状的病灶点，所以寻查这些结节和条索具有非常重要的意义。

3. 拇指循摸

拇指循摸是在使用手掌循摸探查到骨或是关节处有异常的状况的时候，对这些异常的病患部位进行更加准确的诊查。

【操作方法】患者坐位或卧位，医生沉肩、垂肘、悬腕，用拇指的指端处着力按压在病患的部位，其余的四指屈曲，以手指的指腹与拇指的指端相对用力，使拇指的指端在手掌循摸到某一个关节异常的部位，再一次在骨干处和关节处循摸按压寻找凹陷的部位。手法操作的时候，拇指的指端在骨干上下滑动，循摸探查寻找凹陷坑洼的部位。在关节处循摸探查骨骼处有无隆起或凹陷，并确定这些病患部位的具体位置。因为这些凹陷的部位就是症状发生原因的起始点，确定了这些部位对于治疗疾病具有非常重要的意义。

【临床应用】摸法是在治疗疾病的时候，作为检查寻找具体病症最重要的手法，共分为三步。

第一步手掌循摸力量轻缓，主要是触摸探查体表的寒热、温凉，以及气机运行的异常表现。

第二步中指循摸力量稍重，主要是触摸探查肌肉筋腱中的结节和条索。并将这些病理现象作为治疗的具体目标，这也叫做"循筋摸节，寻节定位"。

第三步拇指循摸力量最重，是触摸探查骨骼上面的凹陷、隆起，并将这些病理现象作为治疗的具体位置，这也叫做"沿骨摸坑，寻坑定位"。

三种触摸诊查的手法相互配合使用，就可以做到"轻摸气重摸骨，不轻不重摸筋肉"的全面诊查。

【摸法的关键点】如果是诊查触摸筋骨的病变，要将双手放置在患者身体两侧的同一个部位，这样进行对比的触摸。如果两侧表现不相同就要加以关注并需要进一步的诊查，如果是触摸诊查气机的病变，要用手细细地触摸病患的部位，寻找这些部位有无腴凸、隆起和虚软、凹陷的病理现象。因为这些都是疾病发生，气机紊乱异常的部位。要做到各种疾病的症状虽在肉里，以手摸之，自悉其情。只有这样才能够为治疗好疾病确定准确的治疗部位。

【适应部位】全身各个部位。

二、调理筋骨关节类的手法

调理筋骨关节类手法可以调整肌肉的痉挛，调整关节的紊乱和移位，放松肌肉的紧张状态，从而达到治疗的目的。

调理筋骨关节类的手法分成三个部分：调理肌肉筋膜异常的手法、调整关节的手法、放松舒筋的手法。

这里特别要注意的是，放松肌肉的手法是在治疗时松解肌肉紧张的重要手法。在对肌肉关节的各种病症的治疗前和治疗后都要进行操作。在治疗前放松肌肉，可以缓解肌肉的痉挛僵硬，让肌肉组织从紧张的状态中松弛下来，为下一步调理肌肉的挛缩，理顺筋络，调整关节的紊乱，整复关节的移位做好充分的前期准备。放松肌肉的手法在治疗后操作，可以调理因为对肌肉筋膜的治疗和对关节的整复时治疗手法过重而产生的皮表损伤、气血瘀滞，起到疏通经络、调和气血、消肿止痛的作用。

（一）调理肌肉筋膜的手法

调理肌肉筋膜的手法，可以松弛紧张的肌肉挛缩，解除肌肉的紧张僵硬板结的状态，改善并且增加局部血液循环，运用手法分离软组织中的粘连，促使因为痉挛而扭曲的肌肉纤维恢复到正常的解剖排列和生理功能。调理肌肉筋膜的手法的目的，是松解因为挛缩变性而导致的结节和条索，以达到疏通经络气血，消散痉挛结聚，消除因为瘀血凝滞、经络郁阻而产生的疼痛症状，以此来达到和完成治疗的目的。

在临床治疗逢遇肌肉筋膜的病变时，最先摸查感触到的是肌肉的痉挛僵硬，并由此而导致的结节和条索。由于肌肉的挛缩，导致了人体正常的生理功能失调，这是患者长期被病痛困扰的最直接的原因。在手法治疗的时候，拨法分筋、顺法理筋、刮法松筋、压法解痉镇痛。这些手法在治疗中可以理顺筋结，分解痉挛，解痉镇痛。是治疗肌肉筋膜病变的不可缺少的治疗手法。

因为这些手法治疗的重点部位，是在因为肌肉的挛缩而产生的结节或条索处。而松解这些痉挛的异常表现时会引发较强烈的疼痛，虽然这些疼痛会随着治疗的结束减弱或消除，但是在临床操作的时候要求手法用力一定要柔缓。要先轻缓而后逐渐加重到患者能够忍受的程度即可，一定不要使用暴力，以免造成新的水肿甚至血肿。操作的时候手在皮肤上滑动要带动皮肤一起移动，以免造成皮肤黏膜的擦伤破损，对皮肤组织造成新的伤害。

调理肌肉筋膜的手法中细分为拨法、顺法、压法、刮法。

1. 拨法

拨法是分筋的手法，凡是沿着肌肉纤维行走的方向做垂直横向拨动进行治疗的手法，都是这一类手法。肌肉、肌腱、筋膜由于外伤或劳损导致肌肉组织痉挛粘连的时候，为了松解这些痉挛和粘连，就需要用手法拨动肌肉、肌腱、筋膜中那些病理性的条索，来达到缓解症状的目的。根据发生病患的部位和肌肉的薄厚丰满程度的不同，调理肌肉筋膜的拨法又分为拇指拨法、指间关节拨法、叠掌压指拨法。

（1）拇指拨法：

拇指拨动分筋的手法。是医生以拇指的指端处着力按压在患者的患病肌肉筋膜的痉挛或粘连部位，进行横向拨动的操作手法。

【操作方法】患者坐位或卧位，医生用一只手按扶住患者，用另一只手拇指的指端处着力按压在患者的病患部位，用其余四指的指腹处与拇指相对用力，协同拇指共同完成按压动作。

手法操作的时候，拇指的指端要沿着病患部位肌肉纤维行走的方向做左右垂直横向的拨动，以此来达到松解肌肉中痉挛或分离粘连，恢复肌肉纤维组织顺行的目的。拇指的指端向下按压的力度要深沉，拨动时不要在皮肤上擦动，要带动皮肤一起运动，让力度直接透达到皮下软组织的深处。拨动的幅度要小，用力要先轻后重。

（2）指间关节拨法：

指间关节拨动分筋的手法。是医生握拳后突出的指间关节处着力按压在病患的肌肉筋膜痉挛或粘连的部位，进行横向的拨动操作。

【操作方法】患者坐位或卧位，医生用一只手握拳，以第二、第三、第四指突出的指间关节着力按压在病患之处，沿着病患部位肌肉纤维行走的方向做左右垂直横向的拨动，已达到松解深层肌肉中的痉挛或分离粘连的目的。

手法操作的时候，指间关节下压的力量要大，渗透的部位要深，力度要直达病患部位肌肉组织的深处，如果一只手的力度不够，医生可以用另一只手的手掌按压在治疗操作手的手背处以增加力度，拨动时要带动皮肤一起运动，不要在皮肤上摩擦，以免造成皮肤的摩擦伤。

（3）叠掌压指拨法：

叠掌压指拨法是叠掌压指拨动的分筋手法。医生以一只手的拇指放置在患者病患的部位，用另一只手的手掌按压在拇指上并用力下压，以手掌按压着拇指的指间关节处来对病患肌肉、筋膜、痉挛、粘连的部位进行横向的拨动操作。

【操作方法】患者坐位或卧位。医生一只手的手指手掌平伸，用拇指指间关节的桡侧处着力按压在病患的位置。另一只手的手掌平伸，以手掌的掌根处放置在操作拇指的指间关节处用力下压，以拇指的指间关节沿着病患部位肌肉纤维行走的方向做左右垂直横向的拨动。以达到松解肌肉中的痉挛，分离筋膜中的粘连的目的。

手法操作的时候，手掌下压的力量要稍大，要将力度直达肌肉筋膜病患部位的组织深处，要以拇指的指间关节处来感触痉挛条索或是粘连的部位，感受是否达到或完成了松解的目的。

【临床应用】拨动分筋的手法属于松解肌肉中条索状挛缩，分解筋膜中粘连的手法，适用于身体的各个部位。治疗肌腱、筋膜、韧带因为损伤而导致的粘连，或是松解病理性条索状组织。具有剥离粘连，松解筋膜的紧张，消除痉挛结聚，解痉镇痛的功用。手法操作的时候特别要注意的是无论是哪一种分筋拨法，手都要带动皮肤一起运动，一定不能在皮肤表面上摩擦移动，以免擦破损伤皮肤黏膜。手法操作时不宜过度用力，以免损伤肌肉造成局部的水肿或血肿。

拇指拨动分筋的手法一般用在粘连面积较小，肌肉较薄的部位；指间关节拨动分筋的手法一般用在肌肉较丰满，部位较深，痉挛粘连位置少而固定的部位。叠掌压指拨动分筋的手法一般用于病位较表浅，痉挛粘连面积较大，位置较多的部位。

拨动分筋的手法主要是通过沿着肌肉纤维行走方向做垂直横向的按压拨动来达到松解粘连、消除痉挛条索的作用。临床时，凡是能够完成这样治疗目的的手法都可以互相替代或是叠加使用，拨法的关键点是在操作前一定要确定好需要分离的粘连或是痉挛的部位，在治疗的部位用手按压拨动时，要按入皮下的肌肉组织中，拨动的时候要带动皮肤一起移动。操作的方向要与肌肉纤维行走的方向做垂直横向的拨动，不可使用暴力，以患者能够忍受的程度为操作时用力的力度。

【拨法的适应部位】适用于身体各部位因肌肉痉挛、筋膜粘连而产生症状的部位。

2. 顺法

顺是顺理肌肉，是手法治疗中顺筋、理筋的手法。凡是沿着肌肉纤维行走的方向做顺行治疗操作的手法，都是这一类的手法。由于外力或是劳损导致肌腱筋膜发生的疾病，一定会有肌肉、筋膜的痉挛。松解这些因为痉挛而导致的结节和条索，理顺肌肉纤维的正常关系，沿着肌肉纤维顺行的方向使用手法按压顺平，使肌肉纤维组织恢复正常的解剖结构和生理功能，就是理筋顺筋手法的主要治疗目的。

顺法在手法具体操作的时候，又分为了拇指顺筋理筋法、指尖关节顺筋理筋法和叠掌压指顺筋理筋法。

（1）拇指顺筋理筋法：

是医生用拇指的指腹处着力，按压在患者的肌肉因为痉挛而产生的结节、条索处，沿着肌肉纤维的行走方向做顺行的推压顺理操作的手法。

【操作方法】患者坐位或卧位，医生用一只手按扶住患者。用另一只手拇指的指腹处着力按压在病患肌肉中的结节条索处，其余四指的指腹与拇指相对用力，协同拇指完成按压的动作。手法操作的时候，拇指的指腹要沿病患部位肌肉纤维行走的方向做顺行的推压顺理操作，以此来达到对肌肉中的结节和条索的顺理松解。恢复肌肉纤维组织顺行的目的。拇指指腹下压的力度要先轻而后逐渐加重，顺理的幅度要稍短。

（2）指间关节顺筋理筋法：

是以医生握拳后突出的指间关节处着力按压在患者的肌肉因为痉挛而产生的结节条索处，并沿着肌肉纤维行走的方向做顺行的推压顺理操作。

【操作方法】患者坐位或卧位，医生用一只手握拳，以第二、第三、第四指突出的指间关节处着力按压在病患的位置，并沿着肌肉纤维行走的方向做顺行的推压顺理，以此来达到松解深层肌肉中因痉挛而产生的结节和条索。手法操作的时候，指间关节要与肌肉纤维行走的方向做垂直横向放置，要做上下或前后的推压顺理操作。操作时指间关节下压的力量要大，渗透的部位要深，要透达到病患组织的深处来松解顺理这些深层的结节和条索。如果一只手的力度不够，医生可以用另一只手的手掌按压在治疗操作手的手背处以增加力度，以此来达到对深层病症的治疗。

（3）叠掌压指顺筋理筋法：

是医生以一只手的拇指放置在患者病患的部位；用另一只手的手掌按压在拇指上用力下压，以手掌按压着拇指的指间关节沿着肌肉纤维行走的方向对结节条索做推压顺理操作。

【操作方法】患者坐位或卧位。医生一只手的手掌平伸，用拇指指间关节的桡侧着力按压在病患的位置，另一只手的手掌平伸，以手掌的掌根放置在拇指的指间关节处用力下压并沿着肌肉纤维行走的方向做顺行的推压顺理。手法操作的时候，拇指要与肌肉纤维行走的方向垂直横向放置。手掌按压的时候，要沿着肌肉纤维行走的方向做上下或前后的推压顺理操作。手掌下压的力量要稍大，要将力度通过指间关节透达到肌肉中的结节条索处，以达到顺理肌肉筋膜的目的。

【临床应用】顺筋理筋的手法是顺理肌肉肌腱因为痉挛而产生结节和条索的手法，可以使因为肌肉紧张而挛缩的纤维组织恢复平顺。手法操作的时候，要保持一定的下压力度，力量要透达到肌肉中痉挛的结节条索处，并沿着肌肉纤维的行走方向做直线反复的推压顺理。具有理筋解痉，消除狭窄，疏通经络，活血化瘀，消肿止痛的功效。在手法操作的时候，按压顺理的力量要先轻到重，力量要沉重透达而缓和，不可使用暴力按压，手法的操作要与治疗的部位相垂直，推动时移动的距离要短，要带动皮肤一起运动，以免造成皮肤的损伤。拇指顺筋理筋的手法一般用于手腕、足踝这些肌肉较薄的部位。指间关节顺筋理筋的手法，一般用于肌肉较丰满，病位较深，结节条索明显的部位。

顺筋理筋手法的主要作用，是通过沿着肌肉纤维行走的方向推动挤压来达到松解痉挛，分离粘连的作用。凡是能够完成这样治疗目的的手法都可以互相替代或是叠加使用。顺法的关键点是，治疗前要寻找确定好肌肉痉挛的结节条索处，治疗的目的是顺理行走紊乱的肌肉纤维。所以手向下按压时力量一定要透达到肌肉组织的挛缩处，推压顺理的时候要按照肌肉纤维行走的方向顺行操作。不可以过度按压，不可以使用暴力，以患者能够忍受的程度作为操作用力的力度。

【顺法的适应部位】适用于身体各部位因为肌肉痉挛而产生的结节和条索处。

3. 压法

压法就是用手按压在病患的肌肉中有痉挛、结节和条索的部位，向下垂直用力。用这样的手法来达到松解肌肉的紧张痉挛，消除病痛的治疗目的。这里又分为拇指压法、指间关节压法、手掌压法。

（1）拇指压法：

拇指按压的手法是医生用拇指的指端，着力向下按压在病患部位的肌肉痉挛处，用力垂直下压并维持数秒的时间。

【操作方法】患者坐位或卧位。医生用一只手拇指的指端处着力放置在病患肌肉的结节条索处，做向下按压的操作。手法操作的时候，拇指的指端要切实准确地按压在这些结节条索和痉挛的肌肉处，下压的力量要稍大，要垂直向下按压，不要左右拨动，并维持数秒的重压操作。如果一只手的力量不够，可以用另一手的大拇指的指腹或是中指的指端按压在治疗操作手拇指的关节处辅助用力，一起来达到松解痉挛的治疗目的。

（2）指间关节压法：

指间关节压法是以医生握拳后突出的指间关节按压在病患肌肉的结节条索处，用力垂直向下按压的操作。

【操作方法】患者坐位或卧位，医生一只手握拳，以第二、第三、第四指突出的指间关节处着力，按压在病患肌肉的结节条索处并向下按压操作。手法操作的时候，医生要用指间关节寻找探查肌肉痉挛或是有结节条索的部位，以指间关节沿着肌肉因痉挛而产生的条索的上方、痉挛条索处、条索的下方依次按压。在一个部位按压的时候，下压的力量维持数秒后再抬起，移动到下一个部位重复这样的动作。操作时下压的力量要大，要垂直下压，力量要集中按压在肌肉中痉挛的结节条索处。如果一只手的力量不够，医生可以用另一只手的手掌按压在治疗操作手的手背处以增加力量，以此来达到深层痉挛的松解治疗。

（3）手掌压法：

手掌按压的手法是医生以手掌的掌根处着力按压在病患肌肉的痉挛处，以这种按压的手法来松解肌肉的痉挛以达到治疗的目的。

【操作方法】患者俯卧位，医生一只手的手掌平伸，用手掌的掌根处按压在病患肌肉的痉挛处，做向下用力按压的操作。手法操作的时候，医生要用手掌的掌根处对准肌肉痉挛的结节条索处。用力向下垂直按压不移动，并保持数秒后再抬起。手掌下压的力量要和缓而深沉，要将力量透过肌肉的表层而直达到深处。如果一只手的力量不够大，医生可以用另一只手的手掌叠加按压在治疗操作手的手背处以增加力度，以此来达到松解痉挛消除疼痛的治疗目的。

【临床应用】压法是松解肌肉痉挛的手法，也是按压镇痛的手法。以这种手法在肌肉因为痉挛而产生的结节条索处用力按压，并保持数秒，可以松解肌肉中的紧张挛缩，改善局部的血液循环，从而达到放松肌肉缓急止痛的治疗目的。手法操作的时候，下压的方向要垂直，力量要稍大，要直接按压到深层肌肉的痉挛处。下压后要保持数秒不要松懈，这样才能达到松解肌肉痉挛、活血化瘀、疏通经络、消除疼痛的治疗目的。拇指按压的手法一般用于肌肉僵硬，肌肉痉挛位置较深的部位。指间关节按压的手法一般用于肌肉较丰满，肌肉痉挛条索粗大，位置较深的部位。手掌按压的手法一般用于脊柱，特别是腰骶部这些痉挛的部位较浅，面积较大的部位。如果在按压前进行过搓摩类的手法操作，手掌按压的时候，可以把这些摩擦产生的热量通过手掌透压到肌肉的深处，这样在按压的同时又起到了温补的作用。

按压手法的主要作用是通过向下按压来达到松解痉挛、解痉镇痛的作用。凡是能够完成这样治疗目的的手法，都可以替代或是叠加使用。压法的关键点是在寻找并确定了疼痛部位的结节条索或是凹陷虚软的位置，垂直地向下按压，并保持这种压力停留片刻，以这种手法镇定止痛、解痉松筋，从而达到缓解并消除疼痛的作用。向下按压的时候不要做拨动式推挤，只需保持按压不动的姿势片刻。下压时不能使用暴力，以免造成局部的血肿。

【适应部位】拇指压法和指间关节压法适用于身体各部位的肌肉痉挛处，手掌压法一般用于腰背部特别是腰骶部。

4. 刮法

刮，是顺筋理筋的手法。是沿着肌肉纤维组织行走的方向，做顺理肌腱韧带的治疗操作手法。

【操作方法】患者坐位，医生用一只手抓握固定住病患肢体的近端，另一只手的手指手掌屈曲，用食指中节的桡侧面和食指的指间关节桡侧面着力按压在病患的部位，用拇指的指腹处着力按压在病患部位健侧，与压在病患处食指的指间关节相对用力挤压，辅助协同食指的指间关节来完成治疗的操作动作。手法操作的时候，食指的中节和食指的指间关节桡侧面，沿着病患部位肢体的近端向远端，顺着肌肉纤维行走的方向用滑行挤压刮动的操作来松解肌腱中的痉挛和筋膜中的粘连。手指挤压刮动的力度要和缓，不要用力太大，要先轻后重逐渐地加大力量。

【临床应用】刮的手法属于顺理肌肉痉挛，松解筋膜粘连的手法。大多用在手腕、手指、足踝、足趾这些皮下肌肉组织较薄的部位，具有松解痉挛粘连、消除狭窄、疏通经络、消肿止痛的功效。在手法操作的时候，指间关节要在皮肤上挤压刮动，移行摩擦，所以用力要缓和，过度用力会刮破皮肤，造成皮肤的破损，并极易因破损而引发感染。

刮的手法主要的作用就是通过滑动刮摩来达到消除肿胀，顺理肌肉纤维的扭曲，活血化瘀，通经止痛的作用。凡是能够达到或是完成这样治疗目的的手法都可以相互替代或是叠加使用。刮法因为是在肌肉较薄的部位操作，所以极易造成皮肤的损伤。最常见到的是局部发生水泡或是皮肤擦破，而这些损伤又非常容易引发皮肤的感染和溃烂。所以在手法操作时，一定不要使用暴力。刮擦治疗数次之后最好暂停片刻，同时在病患的部位做一些揉摩的治疗。也可以在刮擦治疗的时候用些乳、油等介质增加局部的润滑度。

【适应部位】适用于肢体远端的手腕、手指、足踝、足指这些肌肉组织较薄的部位。

（二）调节关节的手法

调节关节常用的手法有牵法、拉法、拔法、抻法、端法、摇法、扳法、屈法、抖法、扭法、震法。

调节关节手法的作用是松解关节周围的痉挛，让紊乱离位的关节恢复到正常的解剖位置。由于外力造成的损伤，导致了关节周围的肌肉、韧带这些稳定关节的因素受到破坏，并由此造成了关节微小的移位。也就是各个关节面之间或是关节的结构发生了紊乱，并导致了轻度微小的移位。同时因为疲劳或是劳损的原因降低了肌肉的张力，也会削弱肌肉对关节的稳定功能。由于关节的稳定性受到了损害，导致各个关节面之间的解剖关系发生了改变，关节的结构位置发生了紊乱，关节正常的生理运动受到了限制。手法治疗调整的目的，就是要恢复这些因为软组织的病变而导致的关节微小的移位，使关节的关节面恢复正常的解剖关系。并使关节恢复到正常的生理功能。

在临床治疗关节的移位或是关节的结构关系紊乱的时候，要在关节的周围仔细地寻查关节紊乱移位的各种表现，如果有肌腱筋膜的病变，就要先对这些症状加以治疗和消除，在症状缓解或消除之后再对关节的各种病症进行治疗。在治疗的时候，拉法可以牵拉关节，使关节内受到挤压的软骨归位。扭法可以旋转关节解脱关节的嵌卡移位。抖法可以牵抖关节，缓解关节的障碍。震法可以在顿挫的瞬间松解关节内的嵌卡移位，这些手法在治疗中都可以让紊乱的关节关系得到尽可能地修复，使关节恢复到正常的解剖关系，让关节的生理功能恢复到正常水准，并由此消除疼痛的症状。

这些手法在操作的时候用力会稍重，会引发疼痛，但疼痛会随着关节的归位而消失。在手法操作的时候，不可使用暴力，以免对关节造成新的损伤。在调整关节的治疗后，要尽量延长放松的手法，这样可以消除关节内的水肿，松解关节周围软组织的痉挛僵硬，使损伤关节周围的肌肉、肌腱、筋膜、韧带得到尽可能充分的放松，达到活血化瘀、疏经通络、解痉止痛的治疗目的。

1. 牵法

牵法是医生以双手固定住患者施治肢体的远端，沿着治疗肢体的纵轴线方向做持续向外牵拉的一种手法。

【操作方法】患者坐位或卧位，医生沉肩，肘关节及腕关节放松，双手同时用力抓拿住患者治疗肢体的远端。牵引上肢时，患者前臂伸直位，掌心向下，医生一只手抓握住患肢手掌的尺侧，另一只手握住拇指固定；牵引下肢时，患者下肢伸直位，医生一只手抓握住患肢远端足趾处，另一只手托拿其足跟部。操作时，医生身体稍向后仰，依靠自身重力使双手沿着治疗部位肢体的轴方向用力向外牵拉，并维持片刻。

【临床应用】牵法具有疏通经络、解除痉挛、滑利关节的功效。用于治疗各种关节的扭伤性损伤。

【牵法的关键点】操作时，双手要牢靠地固定住肢体末端，切忌松脱，向外牵拉的力要由小渐大，切忌使用暴力，牵拉方向应沿肢体的纵轴方向，不宜偏斜。

【适应部位】多用于四肢部。

2. 拉法

拉法是松解关节粘连，增大关节间隙，消除关节内的嵌卡挤压使受伤移动离位的关节恢复到正常的解剖位置的手法。又分为远端牵拉，双手端拉和下压按拉。

（1）远端牵拉法：

是医生用双手抓握住病患肢体的远端，与患者对抗用力牵拉的治疗手法。

【操作方法】患者坐位或卧位。如果是牵拉腰部，医生用双手抓握住患者双侧的踝关节，双臂伸直与患者相对用力牵拉，让牵拉力作用于患者的腰部，通过牵拉增大椎体间的间隙，减少椎间的压力，促使小关节滑动归位。

如果是牵拉髋关节和膝关节，医生用双手抓握住患者患侧的踝关节，双臂伸直与患者相对用力牵拉，以增加病患的关节间隙。在牵拉的过程中，可以瞬间用力抖动牵拉一次，以松解粘连，使关节内被挤压的软骨恢复。促进移动错位的关节滑动归位。

如果是牵拉踝部，医生用一只手托握住患者患侧的足跟，另一只手抓握住患者的足部向远端牵拉。在牵拉的过程中，可以瞬间强力牵拉数次以松解关节的粘连，解除关节内的嵌卡和修正关节的微小移位。

如果是牵拉肘部或腕部，医生用一只手抓握住病患关节的近端，另一只手抓握住患侧的手，双手对抗用力牵拉，以此来松解关节的紧张痉挛，恢复关节的微小移动离位。

（2）双手端拉法：

是医生用双手抓握住病患关节的远端，双手用力向上端提牵拉，以使病患关节松解粘连，恢复关节的微小移位的手法。

【操作方法】如果是端拉肩关节，患者坐位，医生位于患者的患侧。双手的第二、第三、第四、第五指相互交叉，放置在患侧腋下内侧，双手的拇指按压在病患关节的肱骨大结节处。位于腋下的双手向上向外端提抬举牵拉，在牵拉的过程中，做瞬间的猛烈牵拉数次，以此种手法松解关节内的粘连，整复关节微小的移位，

如果是端拉膝关节，患者仰卧位，屈髋，足跟踩放在床上，膝关节屈曲 120°，医生双手第二、第三、第四、第五指相互交叉，放置在病患的腘窝处，也就是胫骨的近端处。双手的拇指按压在膝关节前侧的胫骨粗隆处，放置在腘窝处的四指向前、向外侧端提抬举牵拉。在牵拉的过程中，做瞬间猛烈的牵拉数次，以此种手法松解关节内滑膜的嵌顿卡压，使关节内被挤压的软骨板得到恢复，使微小移位的关节和软骨板或是滑膜回归复位。

如果是端拉指间关节，患者坐位，患病的手指屈曲，医生用一只手抓握住患侧的手掌，另一只手的食指屈曲，以食指的桡侧面抵压在病患手指关节远端的掌侧，用中指指节的背侧，抵压住病患手指末节的背侧来协助食指固定，用拇指的指端按压在病患指关节的背侧。手法操作的时候，食指向外、向前牵拉，中指向前推压固定，拇指向下、向后推压。三个手指共同用力，可以松解关节的粘连，加大关节的间隙，使关节内被挤压的关节盘得到恢复。

（3）下压按拉法：

是医生抓握住患者患病肢体的关节远端，在助手固定住患者身体的状态下，向下按压牵拉病患关节的远端，以达到增大关节间隙，纠正关节紊乱的治疗手法。

【操作方法】如果是治疗肘关节的病患，患者坐位，助手固定住患者的身体以防止前屈或晃动，医生用双手抓握住肘关节的远端，双手拇指叠加按压在肘关节的内侧，肘横纹下端的尺骨粗隆处，其余各指相互交叉环抱在肘关节后方的尺骨远端。操作的时候，双手拇指用力向下按压牵拉，以此增大关节的间隙，松解关节的粘连，使紊乱移位错动的关节回复到正常的解剖位置。

【临床应用】拉的手法是通过对病患关节的牵拉来松解关节的粘连，增大关节的间隙，有对扭转错动的肌腱和移位的关节进行整理和修复的作用。在牵拉中瞬间加力猛烈地牵拉，可以使关节内的粘连得以松解，关节内被挤压的软骨板得以恢复。是缓解肌肉痉挛，调整关节的关系，促进关节修复回位的重要手法。在临床治疗时可以用于全身各部位的关节，具有解除粘连，促进关节修复，整复关节移位，恢复关节正常生理功能的作用。在手法操作的时候，特别是在瞬间猛烈牵拉的时候，一定不要使用暴力，以免造成损伤甚至骨折。

【拉法的关键点】牵拉的力量一定不要过大，过度的牵拉会造成关节或是关节周围的韧带肌腱的撕裂。所以在牵拉治疗前，要对关节周围的肌腱韧带进行充分的手法放松。牵拉的时候不可以使用暴力，以免造成关节的脱位甚至是撕脱骨折。

【适应部位】适用于全身各部位的关节移动错位而导致的病症。

3. 拔法

拔法是指医生固定住患者各个关节或肢体的近端，以手握住肢体的远端，沿纵轴向肢体远端持续用力牵拉、拔伸，应用对抗的力量使关节得到伸展归复的一种手法。

（1）颈椎拔法：

颈椎拔法是医生沿着颈椎纵轴的方向牵拉、拔伸，使颈椎间隙增宽的一种手法。

坐位掌托颈椎拔法：是指医生用手掌托住头部两侧，沿着颈椎纵轴的方向牵拉、拔伸，使颈椎间隙增宽的一种手法。

【操作方法】患者坐位，医生站立其身后方，以双手拇指的指端和指腹的罗纹面在后侧按顶住患者耳后乳突与枕骨隆尖处的下方，双手手掌指分别放置在耳前左右下颌部的下方托扶助力，将颈椎置于略向前的合理的牵引角度位置，医生双手用力挟持在头部两侧，掌指及臂部同时协调用力，拇指上顶，双手上托，使头部向上提升。以使颈椎在较短时间内得到持续牵引。

低坐位肘托颈椎拔法：是指患者低坐位，术者用肘臂抱紧下颌部，沿着颈椎纵轴的方向牵拉、拔伸，使颈椎间隙增宽的一种手法。

【操作方法】患者坐于矮凳上，医生站立其身后方，一侧上肢肘关节屈曲，用肘弯处将患者的下颌部托住，并用上臂和前臂同时用力将患者头部轻轻抱紧，另一手掌挟住对侧枕后以加强固定，双手同时用力将患者头部夹紧并保持略向前倾的牵引角度。托挟下颌的前臂和肘部与挟持枕后的手协调用力，慢慢拔伸。使颈椎在较短时间内得到持续牵引。

仰卧位颈椎拔法：是指患者仰卧位，医生用手托住枕部及下颌部，沿着颈椎纵轴的方向牵拉、拔伸，使颈椎间隙增宽的一种手法。

【操作方法】患者仰卧位，头下不要垫枕头，医生坐在患者头端，上身略前倾，一只手在下托扶在患者枕部下方，另一只手在上托握住患者的下颌部，分别将患者的枕部及下颌部用力固定，双侧手臂协调用力，向头端侧缓缓拔伸，使颈椎得到持续的水平位牵引。

【颈椎拔法的临床应用】颈椎拔法具有增宽颈椎间关节间隙，整复，牵引舒展颈部软组织的功能，用于治疗颈椎病，颈椎小关节紊乱疼，落枕，颈部肌肉与韧带扭伤痉挛，捞损等病症。

【颈椎拔法的关键点】手法操作时，患者与医生都不要憋气，要让患者全身放松不要紧张。拔伸前先轻轻的小幅度摇动颈椎，待确认其放松后再施力拔伸。如遇颈部软组织痉挛明显，需要较大的拔伸牵引力时，可以用肘托拔法，如果遇到对坐位拔伸有恐惧心理或眩晕较明显的患者，可以用仰卧位拔法。在其操作时，双手固握头部的力要均匀，要保证牵引力线通过颈椎的纵轴。扶握下颌部的手要与颈前保持一定距离，注意不要卡压住患者的气管。

（2）腰椎拔法：

是指医生沿着腰椎纵轴方向牵拉拔伸，使腰椎间隙增宽的一种手法。

腰椎缓力拔法

【操作方法】患者俯卧位，双手用力抓住床头，医生立于患者的足端，用两手分别紧紧抓握住患者双侧的踝关节处，两臂伸直，身体后仰，沿着患者腰椎纵轴方向向下逐渐用力缓缓拔伸牵拉，力量由小逐渐加大，保持片刻再渐渐放松，反复操作数次。

腰椎拔伸按压法

【操作方法】患者俯卧位，双臂外展位，肘关节屈曲放置于头的两侧。医生一助手用双手紧握住患者的腋部固定其上半身；另一助手双手分别紧握住患者的双侧踝关节处，两助手沿着腰椎纵轴做相反方向的用力牵拉腰椎。医生立于患者腰部的一侧，用双侧手掌叠按在腰部疼痛部位的椎体处，可以令患者咳嗽一声，当其咳嗽声响时，医生用力向下快速颤动性按压，可以纠正腰椎后关节的紊乱及腰椎后弓。

【腰椎拔法的临床应用】腰椎拔法具有增宽腰椎椎间隙，矫正腰椎的侧弯和后弓，对腰部软组织具有舒展、牵拉、解痉的功效。用于治疗腰椎间盘突出症、腰椎小关节紊乱症、腰椎骨性关节痛、腰部肌肉韧带扭伤、劳损等病证。

【腰椎拔法的关键点】腰椎拔法操作时，医生要将身体后仰，以自身的重力作为牵引力。用腰椎拔伸按压法时，助手在固定患者腿根处时，要注意手指不要向腿窝内抠按，以免损伤腿下部的神经。如果患者患有腰椎结核、肿瘤、骨质疏松症时，应禁用此手法。

（3）肩关节拔法：

是指患者在肩关节各种不同的体位，医生沿着前臂纵轴方向拔伸牵拉，使肩关节间隙增宽的一种手法。

肩关节上举拔法：是指患者在手臂上举的体位，医生沿着前臂纵轴方向拔伸牵拉，使肩关节间隙增宽的一种手法。

【操作方法】患者坐位，医生站立于患侧，用双手抓握住患者的肘部或腕部，将手臂从前屈位或外展位缓缓向上提拉拔伸，待肩关节受到阻力时，以顿力持续进行拔伸，并保持提拉力片刻。

肩关节外展拔法：是指患者在前臂外展的体位，医生沿着前臂纵轴方向拔伸牵拉，使肩关节间隙增宽的一种手法。

【操作方法】患者坐位，医生站立于患侧，患侧肩外展90°伸直位，术者用一只手的手掌抵按住患侧肩峰的外侧肩缘；用另一只手抓握住患肢的肘上部或腕部，双手对抗拔伸。也可以令一助手协助用双手抱住患者的腋下部固定其身体的上半部，医生双手抓握住腕部拔伸片刻，如此反复操作数次。

肩关节垂直拔法

【操作方法】患者坐位，肩部自然下垂。医生站立于患侧，一只手置于患侧腋下向上端托；另一只手抓握住其碗部向下牵拉，双手对抗用力。待肩关节受力后，再继续保持相对的拔伸力片刻，如此反复操作数次。也可以令患者仰卧于床上，患侧的肩位于床头，医生位于患侧，用一侧的足跟置于患肩的腋下，双手抓握住患者腕部，手足协调用力，缓缓向外下方拔伸。使肩关节在外展位20°左右得到持续牵拉，持续片刻后，再逐渐使肩关节内收内旋。

【肩关节拔法的临床应用】肩关节拔法具有增宽肩关节间隙，疏通狭窄，解除肩关节周围软组织痉挛，分离粘连的功效。用于治疗肩周炎及各种肩关节软组织损伤粘连所致的肩关节运动障碍等病证。

【肩关节拔法的关键点】手法操作时，要注意双手同时反向用力的配合动作，要注意拔伸的角度和方向。在疼痛明显痉挛较重的情况下不可以暴力拔伸，以免增加患者的痛苦。

（4）肘关节拔法：

是指医生沿着患者肘关节纵轴方向施加拔伸力，使肱尺关节、肱桡关节间隙增宽的一种手法。

【操作方法】患者坐位，肘关节伸直位，前臂外旋，手掌掌侧面向上。医生立于患者的前方，一只手抓握住其肱骨的下端肘关节的上方用力固定；另一只手抓握住手腕处。沿前臂的纵轴方向拔伸，双手对抗向相反方向施力，使肱尺关节受到拔伸，以使肱尺关节的间隙增宽。

【临床应用】肘关节拔法具有对肱尺关节拔伸、舒展、整理的功效。用于治疗肱骨外上髁炎、肱骨内上髁炎、肱骨下端骨折后遗症、肘关节损伤等病证。

【肘关节拔法的关键点】手法操作时，由于肘关节有向桡侧偏斜163°的提携角，所以前臂的纵轴与上臂的纵轴不在一条直线上，拔伸前臂时要注意力线要通过的方向是前臂的纵轴线而不是上臂的纵轴线。

（5）腕关节拔法：

是指医生沿着患者腕关节纵轴方向施加拔伸力，使腕关节诸骨关节间隙增宽的一种手法。

【操作方法】患者坐位，医生立于患者对面，一只手抓握住患侧前臂下端；另一只手如握手状抓握住患侧的手掌，双手同时做反方向施力，缓缓的拔伸。也可以令助手固定住患者身体上部，医生双手抓握住其患侧的掌指处，身体向后倾斜进行持续拔伸。

【临床应用】腕关节拔法具有对腕关节诸骨关节拉伸、整理的功效。用于治疗腕关节的扭挫伤、腕骨诸位等病证。

【腕关节拔法的关键点】手法操作时动作要稳而缓，用力要均匀持续，不要用突发性的暴力拔伸，以免造成损伤。

（6）髋关节拔法：

是指医生沿着患者髋关节纵轴方向施加拔伸力，使髋关节间隙增宽的一种手法。

【操作方法】患者仰卧位，下肢伸直。医生立于患侧的下方，双手抓握住患侧小腿的下端，沿下肢的纵轴方向持续用力拔伸，施力由小到大，使髋关节受力后再持续拔伸片刻，如此反复数次。也可以用双手抓握住患侧小腿的下端，慢慢使患者患侧下肢屈髋屈膝，然后用突然的爆发力，向下快速拉直髋关节和膝关节，如此反复数次。

【临床应用】髋关节拔法具有舒展、整理髋关节，解除臀部肌肉痉挛的功效。用于治疗髋关节炎、弹响髋、梨状肌综合症和臀部软组织痉挛、疲劳等病证。

【髋关节拔法的关键点】手法操作时，施力要由小渐大缓缓发力，用力方向要沿下肢的纵轴，不要偏斜。用屈伸髋膝关节的牵引时，由于膝关节同时受到牵拉，所以如果膝关节积水、肿痛较重者不宜用此法。

（7）膝关节拔法：

是指医生沿着患者膝关节纵轴方向施加拔伸力，使膝关节间隙增宽的一种手法。

【操作方法】患者仰卧位，膝关节伸直。令助手双手抓握住患肢大腿的下端固定膝关节，医生站立于下方，双手抓握住其患膝小腿的下端，沿下肢的纵轴线向下牵拉小腿，力量由小渐大，待膝关节受力后持续拔伸片刻，如此反复操作。

【临床应用】膝关节拔法具有拉宽膝关节间隙，并对膝关节周围的韧带有舒展的功效。用于治疗各种引起膝关节间隙狭窄和关节运动功能受限的病证。

【膝关节拔法的关键点】手法操作时，医生者向下拔伸小腿时，助手要用力固定好膝关节，不要让其扭转和移动。如遇膝关节积液，膝关节滑膜炎等导致关节伸直明显受限并有剧烈疼痛时宜慎用膝关节拔法。

（8）踝关节拔法：

是指医生沿着患者踝关节纵轴方向施加拔伸力，是踝关节间隙增宽的一种手法。

【操作方法】患者仰卧位，下肢伸直。医生立于患侧的足下端，一只手托握住患足的足跟处；另一只手抓握住足掌前部第一跖趾关节的内侧。先将患足推向背伸，同时顺势将其足跟向下拔伸，并保持片刻。接着双手同时用力向下将足拉向跖屈位，这样可以使踝关节受力，拉宽关节间隙。

【临床应用】踝关节拔法具有疏通、滑利、整复和增宽踝关节间隙的功效。用于治疗踝关节扭伤、半脱位，踝关节韧带劳损、肿痛等病证。

【踝关节拔法的关键点】手法操作时，要注意踝关节的屈伸动作，用力要均匀并保持一定的持续引力，不可用突发性的暴力拔伸，以免造成牵拉损伤。

4. 抻法

医生以拇指和示指的第二节着力于患者施治肢体的两侧相对用力，沿肢体纵轴向外抻拉的一种手法。

【操作方法】患者坐位或卧位，医生沉肩、垂肘，腕部放松，以拇指指腹的罗纹面和屈曲的示指第二节的桡侧面相对用力，夹紧患者的手指或足趾，沿肢体的纵轴向外抻拉，以感觉到关节松动或听到"咔"的松解声为度。

【临床应用】抻法具有消肿止痛、理筋通络、滑利关节的功效。用于治疗四肢末稍指、趾的各种扭挫伤。

【抻法的关键点】手法操作时用力要和缓适中，严禁暴力抻拉，若有肿瘤、皮肤破损等症状时禁用此法。

【适应部位】适用于手指部和足趾部。

5. 端法

是医生以双手抓握住患者施治的肢体关节远端，并向各个方向端提，使关节做水平滑移运动的一种手法。

【操作方法】患者坐位或卧位，医生沉肩，垂肘，双手腕放松，双手分别抓握住治疗关节的远端的近关节处向外牵拉，并向上、下、左、右方向用力端提，使关节面做水平的滑移运动。

【临床应用】端法具有分解粘连、滑利关节、解锁开凝，增宽关节间隙的功效。用于治疗导致关节间隙变窄，运动功能障碍的各种病证。

【端法的关键点】手法操作时，用力要稍大，一定要使手有关节平移滑动运动的感觉，但不可以施用暴力，以免拉伤肌肉。

【适应部位】适用于四肢关节处。

6. 摇法

（1）颈椎摇法：

俯仰摇颈法：是指医生沿着患者颈椎各个运动轴的方向，做前俯后仰反复摇动颈椎的一种手法。

【操作方法】患者坐位，医生站立于患者的身后，用双手捧住其头的两侧，用力使头颈做前俯、后仰的运动，反复摇动颈椎。

侧屈摇颈法：是指医生沿着患者颈椎各个运动轴的方向，做左右侧屈反复摇动颈椎的一种手法。

【操作方法】患者坐位，术者站立于患者的身后，用双手捧住其头的两侧，用力使头颈做左、右侧屈的运动，反复摇动颈椎。

环转摇颈法：是指医生沿着患者颈椎各个运动轴的方向，做顺时针方向或逆时针方向反复摇动颈椎的一种手法。

【操作方法】患者坐位，医生站立于患者的侧后方，一只手托扶住下颌部；另一只手扶按住头顶后部，双手反方向用力引导头颈，做顺时针方向或逆时针方向的反复环转运动摇动颈椎。

旋转摇颈法：是指医生沿着患者颈椎各个运动轴的方向，在左右旋转的水平面做反复摇动颈椎的一种手法。

【操作方法】患者坐位，医生站立于患者的侧后方，一只手托扶住下颌部；另一只手扶按住头顶后部，沿颈椎的垂直轴的方向，在左右旋转的水平面上，用力使头颈做反复摇动。

临床应用：颈椎摇法具有对颈椎间关节及颈项部软组织有舒展、整理的功效，可以协助恢复颈椎各方向的运动功能。用于治疗落枕、项肌疲劳、颈椎病、颈椎骨性关节炎、骨化性肌炎、项韧带肥厚等病证。

【颈椎摇法的关键点】手法操作时要让患者睁开眼睛，以免发生眩晕。摇动颈部时幅度要由小到大，速度要缓慢。如果患者出现眩晕等不适时，应立即停止此法。对于患者有高血压症、椎动脉型颈椎病、脊髓型颈椎病等应禁用此法。

（2）腰椎摇法：

坐位仰俯摇腰法：是指医生沿着患者着腰椎各个运动轴的方向，做仰俯位的反复摇动腰椎的一种手法。

【操作方法】患者坐于无靠背的凳子上，医生站立于一侧，一只手按扶于患者一侧的肩后部；另一只手按于腰椎棘突处，按扶肩部的手推拉肩部引导患者上身做前俯、后仰的反复摇动。同时按扶腰椎的手用力向前顶按腰椎，如此反复做仰俯的腰椎摇动。

坐位侧屈摇腰法：是指医生沿着患者腰椎各个运动轴的方向，做侧屈位的反复摇动腰椎的一种手法。

【操作方法】患者坐位，医生站立其身后，用右手握住患者右侧的肩部，左手按扶在其左侧腰部。右手向左推动肩部使腰椎向左侧屈，同时左手顶按住左侧腰部，使腰椎侧屈到位后，右手将肩向右拉，使上身回到起使位。向右侧摇动腰椎时用左手扶左肩，右手顶按右侧腰部，如此反复操作做腰椎的侧屈摇动。

坐位旋转摇腰法：是指术者沿着患者腰椎各运动轴方向，做左、右旋转位反复摇动腰椎的一种手法。

【操作方法】患者坐位，术者站立其身后，用双手分别抓握住患者的双肩，双手反方向用力，右手将右肩向后牵拉，左手将左肩向前推动，使腰椎沿着垂直轴方向右旋转，到位后再相反用力，使腰椎做反复的左、右旋转摇动。

坐位环转摇腰法：是指医生沿着患者腰椎各个运动轴的方向，做从左到右或从右到左环转反复摇动腰椎的一种手法。

【操作方法】患者坐位，医生站立其一侧后方。一只手从其胸前绕过抓握住患者对侧肩部；另一只手按扶其腰椎，抓握肩部的手牵拉引导患者上身从左到右或从右到左环转摇动腰椎，环转幅度由小渐大。

侧卧位摇腰法：是指患者侧卧位，医生沿着患者腰椎各个运动轴的方向，做左右旋转反复摇动腰椎的一种手法。

【操作方法】患者侧卧于床上，（以左侧卧位为例）左侧在下方，右侧在上方，左腿伸直位，右腿屈膝屈髋，右侧小腿下端放在左膝关节内侧。医生站立于患者背侧，一只手按握住右髋关节处；另一只手按握在肩关节处，双手反方向一前一后用力，反复的左右旋转摇动腰椎。

【临床应用】腰椎摇法具有对腰椎间关节及腰部软组织有调整、拉伸、舒展的功效，可以恢复腰椎各方向的运动功能。用于治疗腰椎间盘突出症、腰椎小关节紊乱、腰肌扭伤、腰肌劳损、第三腰椎横突综合症等病证。

【腰椎摇法的关键点】手法操作前，一定要使腰部肌肉放松，这样才能使摇法的动作充分到位。手法操作时摇转的幅度要由小渐大，逐渐增加，速度要缓慢均匀，不可以突然猛烈摇转。对于年老体弱者、腰椎畸形者、腰椎滑脱者要慎用。对于患结核、肿瘤等病症者，应禁用摇法。

（3）肩关节摇法：

托肘摇肩法：是指医生托住患者的肘关节处，在运动范围内做顺时针或逆时针方向的环转反复摇动肩关节的一种手法。

【操作方法】患者坐位，肩部放松，患侧肘关节屈曲。医生站立于患侧，身体上半部略前俯。一只手按压住肩关节上部的肩峰处加以固定；另一只手的手掌托握住其肘关节处，将患者的前臂放在术者的前臂上。手臂部协同用力，使肩关节做顺时针或逆时针方向的反复环转摇动。

握手摇肩法：是指医生抓握住患者的手掌，在运动范围内做顺时针或逆时针方向的环转反复摇动肩关节的一种手法。

【操作方法】患者坐位，肩部放松。医生站立于患侧方，一只手按压在肩峰处加以固定；另一只手抓握住其手掌，先稍用力将患侧手臂牵拉拔伸，待拉直后手臂协同用力，使肩关节按顺时针或逆时针方向反复环转摇动，幅度要由小渐大。

屈伸摇肩法：是指医生使患者的肩关节屈伸，在运动范围内做内收、外展运动反复摇动肩关节的一种手法。

【操作方法】患者坐位，肩部放松。医生站立于患侧，一只手按压在肩峰处加以固定；一只手托握住肘关节，用力使肩关节做水平位前屈、后伸运动和从内向外再从外向内的内收、外展运动，反复摇动肩关节。

旋转摇肩法：是指医生使患者的肩关节前屈、外展、上举、内旋、外旋，在运动范围内做反复摇动肩关节的一种手法。

【操作方法】患者坐位，肩部放松。医生站立于患侧后方，一只手按压在肩峰处加以固定；一只手抓握住肘关节，使肩关节做前屈、外展、上举、内旋、外旋等反复摇转运动。

【临床应用】肩关节摇法具有滑利关节、解痉止痛、恢复疲劳，改善运动功能障碍的功效。用于治疗肩关节周圆炎、肱二头肌长腱损伤、冈上肌腱炎、肩袖损伤、肩峰下滑囊炎、肩部肌肉的急慢性损伤等病证。

【肩关节摇法的关键点】手法操作时，摇动的幅度要由小渐大，速度要缓慢均匀，不可以突然快速摇转，对患有肩关节部骨折、脱位、肿瘤、结核的患者，要禁用肩关节摇法。

（4）肘关节摇法：

屈伸摇肘法：是指医生沿着患者肘关节各个运动轴的方向，在运动范围内反复曲伸摇动肘关节的一种手法。

【操作方法】患者坐位，肘关节略屈。医生站立于患者侧前方，一只手托握住患侧肘关节的后方固定；一只手抓握其前臂的远端，在运动功能范围内，慢慢的反复屈伸肘关节，使肱尺关节的损伤得以纠正。

旋转摇肘法：是指医生沿着患者肘关节各个运动轴的方向，在运动范围内反复旋转摇动肘关节的一种手法。

【操作方法】患者坐位，肘关节屈曲。医生立于患者侧前方，一只手托握住患者肘关节的后方固定；另一只手抓握住其前臂的远端，使前臂由内向外或由外向内反复环转或内旋、外旋的反复环转，使肱尺关节，桡尺近侧关节的损伤得以纠正。

【临床应用】肘关节摇法具有松解关节囊的粘连，恢复关节运动功能，舒筋活血，滑利关节的功效。用于治疗肘关节软组织损伤、骨折后遗症、肱骨内、外上髁炎等症证。

【肘关节摇法的关键点】由于肘关节的肱尺关节结构的限制，肘关节环转运动的幅度较小。手法操作时，要正确掌握摇肘的幅度与方向。以免造成新的损伤，对于患有肘关节部骨折及脱位的患者，应禁用肘关节摇法。

（5）腕关节摇法：

屈伸收展摇腕法：是指医生沿着患者腕关节运动轴的方向，在运动范围内做屈伸收展运动摇动腕关节的一种方法。

【操作方法】患者坐位，肘关节屈曲，腕关节伸直位，手掌心朝下，拇指外展位，示指、中指、环指、小指并拢。医生站立于患者前方，一只手抓握住前臂下端靠近腕关节的部位；另一只手抓握住并拢的四指，在轻度用力牵引的状态下，做腕关节的掌屈、背伸、内收、外展等各个方向的反复摇转运动。

环转摇腕法：是指医生沿着患者腕关节运动轴的方向，在运动范围内做环转运动摇动腕关节的一种方法。

【操作方法】患者坐位，肘关节伸直位，腕关节伸直位，手掌心朝下。医生站立于患者对侧前方，双手合握抓住患侧手掌，以两手的拇指按放于手腕背侧，其余各手指的指端扣按在患侧手掌的大小鱼际处。两手臂协调同时施力，在轻度用力牵引的状态下，使患侧腕关节做顺时针和逆时针方向的环转运动。

【临床应用】腕关节摇法具有松解粘连、滑利关节、舒筋活血、消肿止痛、恢复运动功能的功效。用于治疗腕关节的损伤和劳损、桡骨茎突狭窄性腱鞘炎、骨折后遗症等病证。

腕关节摇法的关键点：手法操作时，固定的手要抓握在前臂下端靠近腕关节处，但不要抓腕关节，以免限制腕关节的摇动。在腕关节摇动的同时，要轻度用力拔伸关节，使关节间隙及内肌腱韧带松动，加强治疗效果。对于患有腕关节骨折的患者，禁用腕关节摇法。

（6）髋关节摇法：

伸屈收展摇髋法：是指医生沿着患者髋关节各运动轴的方向，在运动范围内做伸屈收展摇动髋关节的一种手法。

【操作方法】患者仰卧位，医生站立于患侧，一只手托扶住膝关节后侧的腘窝处；另一只手抓握住小腿的下端，双手同时施力，使髋关节由伸到屈，再由屈到伸的反复摇动。使髋关节由外展位向内收拢，再由内收位向外伸展，如此反复收展摇动。

环转摇髋法：是指医生沿着患者髋关节各个运动轴的方向，在运动范围内做由内向外或由外向内摇动髋关节的一种手法。

【操作方法】患者仰卧位，单侧腿屈膝屈髋位。医生站立于患侧，一只手按扶在膝关节的上方；另一只手抓握住小腿下端的足踝处或托握住足跟，双手同时用力，推动患侧髋关节由内向外或由外向内的反复环转摇动。

【临床应用】髋关节摇法具有松解粘连、滑利关节、活血通络、恢复运动功能的功效。用于治疗梨状肌综合症、弹响髋、髋关节软组织损伤、髋关节骨性关节炎等病证。

【髋关节摇法的关键点】手法操作时，环转的幅度要由小渐大，不可猛然快速摇转。如果患者有髋关节处骨折、脱位、结核等病症时禁用髋关节摇法。

（7）膝关节摇法：

是指医生沿着患者膝关节运动轴的方向，在运动范围内做屈伸摇动膝关节的一种手法。

【操作方法：】患者仰卧位，医生站立于患侧，一只手托扶助膝关节后方的腘窝处；另一只手抓握住小腿下端的足踝处。双手同时用力，使膝关节由屈而伸，再由伸而屈，做反复的屈伸摇动。

【临床应用】膝关节摇法具有滑利关节、通经活络、消肿止痛、恢复关节运动功能的功效。用于治疗膝关节扭挫伤、膝关节骨性关节炎,、髌骨软化症、膝关节滑膜炎及骨折后遗症等病证。

【膝关节摇法的关键点】手法操作时，膝关节只可以做小幅度的环转运动。要注意控制环转的幅度不可以过大，对于膝关节有明显肿胀、积液的患者要慎用摇法。对于患有膝关节韧带撕裂、骨折、结核等病症的患者，应禁用膝关节摇法。

（8）踝关节摇法：

屈伸翻转摇踝法

【操作方法】患者仰卧位，下肢自然伸直。医生站立于足下端，一只手抓握住小腿下端的足踝处固定；另一只手抓握住足趾的关节处，用力推拉，使踝关节做反复的跖屈、背伸的摇动。然后再将手抓握住足背的跖趾关节处，用力使踝关节做内翻、外翻的扭转摇动，如此反复运动。

环转摇踝法

【操作方法】患者仰卧位，下肢自然伸直。医生站立于下端，一只手托握住足跟处加以固定；另一只手抓握住足趾关节处，在轻度用力拔伸的状态下，做顺时针和逆时针的环转摇动。或者患者俯卧位，单侧膝关节屈曲，医生一只手按扶住足跟处加以固定；另一只手抓握住足趾的关节处做顺时针或逆时针的环转摇动。

【临床应用】踝关节摇法具有滑利关节、消肿止痛、恢复关节运动功能的功效。用于治疗踝关节扭挫伤、踝关节骨折后遗症等病证。

【踝关节摇法的关键点】手法操作时，要在关节生理活动范围内摇转，幅度要从小渐大，逐渐增加，不可以猛烈摇转。对于患有踝关节韧带撕裂、踝关节骨折的患者要禁用踝关节摇法。

7. 扳法

是指医生以双手按压在治疗患者关节的两端，沿着关节运动轴的方向，做瞬间快速的并且有控制的相反方向用力，将治疗的关节从病理位扳动到生理位置的一种方法。

（1）颈椎扳法：

颈椎定位旋转扳法：是指医生沿着患者颈椎垂直轴的方向，向左或向右旋转做定位性扳动颈椎的一种手法。

【操作方法】患者坐位，颈项部放松并向前低头位。医生站立其侧后方，一只手的肘关节屈曲，用肘窝将患者的下颌部托住，并用上臂和前臂将其头部环抱并夹紧；以另一只手拇指的指端顶按住颈椎棘突偏歪侧的边缘旁边。医生操作时，先将患者头部向左右方向轻轻摇动，待其放松后，将头部沿着颈椎垂直轴方向旋转到最大限度，当旋转到有阻力的位置时略停顿一下，随即用"巧劲"做瞬间快速的小幅度旋转牵拉动作，同时顶按颈椎棘突的手向相反方向用力推顶棘突，这时拇指下常有棘突弹跳感并可听到"咯咯"的弹响声。

寰枢椎关节定位旋转扳法：是指医生沿着患者颈椎垂直轴的方向，向左或向右旋转做定位性扳动颈椎的环枢椎关节的一种手法。

【操作方法】患者坐位，颈项部放松，头部中立位。医生站立其侧后方，一只手的肘关节屈曲，用肘窝处将患者的下颌部托住，并用上臂和前臂将其头部环抱并夹紧；另一只手的拇指的指端顶按在第二颈椎偏歪的棘突处，肘臂部用力，先轻轻的缓慢地将头部向上拔伸，同时将头部沿着颈椎的垂直轴方向旋转到最大限度，当旋转到有阻力的位置时略停顿一下，随即用"巧劲"做瞬间快速的小幅度扳动，同时顶按棘突的拇指向相反方向用力推顶棘突，这时拇指下会感到棘突跳动感，并可以听到"咯咯"的弹响声。

颈椎侧屈扳法：是指医生沿着患者颈椎垂直轴的方向，向左或向右侧屈扳动颈椎的一种手法。

【操作方法】患者坐位，颈项部放松，头部中立位。医生站立其身后，用一只手的拇指顶按住侧弯的颈椎膨凸侧的横突处；另一只手的手掌按扶在头顶的侧方，双手协调用力，先将头部轻轻晃动，然后向患侧侧屈，当遇到阻力时略停顿片刻，双手相反用力，用"巧劲"做瞬间快速的小幅度推冲，常可听到"咯咯"的弹响声。

【颈椎扳法的临床应用】颈椎扳法具有整复颈椎各关节的排列紊乱，松解颈椎周围软组织的痉挛，恢复颈椎各关节运动机能的功效。用于治疗颈椎病、颈椎小关节紊乱症、颈椎间盘突出症、椎间盘萎缩、颈椎失稳症、落枕，项肌紧张、疲劳、痉挛等病证。

【颈椎扳法的关键点】颈椎定位旋转扳动颈椎时，一定要在低头位下进行，禁止在仰头位下旋转扳动颈椎，这样会导致颈椎基底动脉范围内的急性脑梗塞的严重后果。环枢椎关节定位旋转扳法时，患者头部一定是中立位。手法操作时，要严格遵循"到位有效"的原则，禁止过度用力扳动颈椎。超越生理位的旋转扳动，会导致关节周围韧带拉伤、撕裂，重则会导致关节移位挤压脊髓，造成严重医疗事故。颈椎侧屈扳时，扳动的瞬间，双手要同时相对用力，密切配合，一定要掌握好侧屈扳动的幅度，不宜过大，用力不宜过猛，对于患有颈椎骨折、肿瘤等疾病的患者，禁用颈椎扳法。

（2）胸椎扳法：

是指医生沿着患者胸椎运动轴的方向扳动胸椎的一种手法。

扩胸牵引扳法：是指医生用被动扩胸动作，向后伸方向扳动胸椎的一种手法。

【操作方法】患者坐位，双手的手指相互交叉扣住，抱置于枕后部。医生站立其后方，一只足掌踏放在患者坐凳的后缘，并用膝关节顶抵在其背部病变的胸椎关节处，用双手抓握住患者的两肘关节，令患者配合呼吸反复的作前俯后仰运动，前俯时呼气，后仰时吸气，待其放松后，将两臂向后伸位牵拉，当牵拉至最大限度时，双手同时向后瞬间发力，将两肘关节向后方突然拉动，同时用膝关节用力向前顶椎背部，常可听到"咯咯"的弹响声。

胸椎对抗扳法：是指医生沿着患者胸椎运动轴的方向，做对抗性的扳动胸椎的一种手法。

【操作方法】患者坐位，双手的手指相互交叉扣住，并抱置于枕后部。医生站立其后方，双手臂及腋下插入并抓握住患者两前臂下段，一只足掌踏放在患者坐凳的后缘，并用膝关节顶抵在其背部病变的胸椎棘突处，抓握住前臂的两手用力下压，而医生的两前臂用力向上抬高，将胸椎向上向后牵引，而顶抵胸椎的膝关节同时向前向下用力，待牵引持续片刻后，医生双手双臂及膝关节处协调用力做瞬间快速的扳动。常可听到"咯咯"的弹响声。

拉肩式胸椎扳法：是指医生沿着患者胸椎运动轴的方向，做提拉肩部动作扳动胸椎的一种手法。

【操作方法】患者俯卧位，全身放松，医生站立其健侧，一只手从患者患侧腋下穿过抓握住其肩部，以另一只手的掌根部着力抵按在病患胸椎棘突处。双手同时发力，拉肩的手将其肩部向后上方拉动，同时抵按在胸椎的手将病患处的胸椎向健侧缓缓推按，当遇到阻力时，做一瞬间快速的一拉一按的扳动，常可听到"咯咯"的弹响声。

压肘式胸椎扳法：是指医生沿着患者胸椎运动轴的方向，做压肘按压式扳动胸椎的一种手法。

【操作方法】患者仰卧位，双手交叉分别抱住对侧肩部，双肘关节重叠放置于胸前，全身自然放松。医生站立患者的一侧，一只手握拳，拳眼向上，放置在患者背侧的患椎处，另一只手按压在两肘部，令患者做深呼吸，当呼气时按肘的手随势下压，待呼气将尽时做瞬间快速的向下按压，常可听到"咯咯"的弹响声。

【临床应用】胸椎扳法具有理筋、宽胸、利气、滑利关节，整复胸椎、胸锁、胸肋、肋椎等微动关节错位的功效。用于治疗胸椎小关节、胸肋关节、胸锁关节、肋椎关节的关节紊乱症，胸痛、胸闷等病证。其中托按式胸椎扳法和胸椎后伸抵法多用于治疗下段胸椎姿势不良形的后方畸形，驼背等病证；拉肩式胸椎扳法多用于治疗胸椎侧弯病证。

【胸椎扳法的关键点】手法操作时，向后瞬间扳动的幅度不要过大，要控制在安全的范围之内。扩胸牵引扳动时，医生的膝关节要抵按在病患的棘突处，位置不能过高，也不能过低。扳动的瞬间，双手及膝关节一前一后要同时相反用力。在卧位压肘胸椎扳动时，要双手协调，在扳动的瞬间同时相反用力。如果患者有胸椎骨折、结核、肿瘤等病症，禁用胸椎扳法。

（3）腰椎扳法：

坐位弯腰定位旋转扳法：是指患者在弯腰姿势下，医生沿着患者腰椎各个运动轴的方向，向左或向右旋转扳动腰椎的一种手法。

【操作方法】患者坐在无靠背的凳子上，腰部放松，两臂自然下垂，以向右侧旋转扳为例。助手站立于患者左前方，用双膝夹住患者的左膝及小腿部，并用双手抓按压住其左侧大腿的根部，以确保其身体下半部坐位姿势的固定。医生坐在患者右侧后方，以左手拇指的指端顶按在腰椎偏歪的棘突的右后方，右手手臂从患者的右腋下穿过并以右手手掌按握住其颈后项部，压项的右手缓慢下压，并嘱患者向前俯身旁腰。在保持这一前屈幅度的同时，右手手臂缓缓施力，使其腰椎在前屈位的姿势下再向右侧旋转至最大限度。当遇到阻力时，右掌下压其项部，右肘部上抬，左手拇指则同时发力向对侧推顶偏歪的腰椎棘突，双手协调同时反方向瞬间快速发力，以"巧劲"做突然的增大幅度的扳动，常可听到"喀嗒"的弹响声，同时手下的棘突有松动感，此后，右手立即将其上身扶正至端坐位，向左侧旋扳腰椎时，动作相同，方向相反。

扳肩式旋腰扳法：是指患者在拉肩姿势下，医生沿着患者腰椎各个运动轴的方向，向左或向右旋转扳动腰椎的一种手法。

【操作方法】患者俯卧位，全身放松。医生站立其一侧，一只手抓握住其对侧肩部；另一只手的掌根按压在病患腰椎的棘突处。双手协调用力，抓握肩部的手用力提拉肩部使腰椎向后旋转，按压腰椎的手同时反方向用力向下按压腰椎棘突，当遇到阻力时，双手同时反方向瞬间发力，以"巧劲"做突然的增大幅度的扳动，常可听到"喀嗒"的弹响声，随后将身体恢复原位。

腰椎斜扳法：是指患者在侧卧位姿势下，医生沿着患者腰椎各个运动轴的方向，向左或向右旋转扳动腰椎的一种手法。

【操作方法】患者侧卧位，健侧在下，下肢自然伸直，患侧在上，下肢屈髋屈膝，将内踝处放置在健侧下肢膝关节内侧上方，将上面的手放置在身后，下面的手自然的放置在身体前侧，腰部放松。医生站立于前侧，以一侧肘关节及前臂抵压住其上侧肩的前部；另一侧肘关节及前臂抵按住臀部的髂骨翼最高点，两肘协调施力，一侧肘将肩部向身后背侧按压，压后即放松，操作时先将腰部小幅度扭转活动数次，待腰部完全放松后，再将腰部扭转到有明显阻力时，两肘同时反方向瞬间快速的发力，以"巧劲"做突然的、稍稍增大幅度的扭转振动，常可听到"喀嗒"的弹响声。随后将身体恢复原位。

【腰椎扳法的临床应用】腰椎扳法具有整复偏转腰椎的整体序列，恢复各椎间关节的紊乱，矫正腰椎侧弯、腰椎后弓畸形，并对腰部的软组织具有抻拉舒展的功效。用于治疗腰椎间盘突出症、腰椎小关节紊乱症。其中坐位直腰旋转扳法，坐位弯腰定位旋转扳法和腰椎斜扳法多用于腰椎小关节紊乱症、腰椎间盘突出症、滑膜嵌顿等病证。腰椎旋转扳法多用于腰部损伤伴有骶髂关节损伤和梨状肌综合症者。扳肩式旋腰扳法、腰椎后伸扳法多用于腰椎后弓，侧方畸形等病症。

【腰椎扳法的关键点】手法操作时，要先将腰椎前后反复缓缓摇动，将腰肌充分放松后再用双手协调同时发力扳动。在瞬间发力时双手要相互配合，同时同步的反方向快速振动，以确保旋转力能够准确的传递到按压的受力点。在有助手配合的操作时，要与助手配合默契，在医生用力的瞬间，助手也要同时用力，将患者的身体牢牢的固定住，以确保医生的治疗成功。对患有腰椎椎弓裂、腰椎滑脱的患者要禁用腰椎后伸扳法和扳肩式旋腰扳法。如果患者患有腰椎骨折、腰椎结核、肿瘤及骨质疏松症时，要禁用所有的腰椎扳法。

（4）骶髂关节扳法：

是指医生沿着患者骶髂关节的前后方向，扳动骶髂关节的一种手法。

【操作方法】患者俯卧位，双下肢伸直，全身放松。医生站立其一侧，用一只手的手掌根按压在髂后上棘处；另一只手抓握住对侧大腿前侧靠近膝关节处并向上缓缓提拉使腰部后伸。当遇到阻力时，再瞬间发力将其向上快速提拉，同时向下快速用力按压髂后上棘，此时手下会有松动感，随后将身体恢复原位。

【临床应用】骶髂关节扳法具有滑利关节、整复移位的功效。可以使髂骨翼向前方移动，用于治疗骶髂关节的半脱位。

【骶髂关节扳法的关键点】手法操作时，按压点要找准到位，一定要将掌根按压在髂后上棘处，以保证提拉下肢时其力传递到骶髂关节处。如果患者患有骶髂关节骨折、骶髂关节肿瘤及骨质疏松症时，应禁用骶髂关节扳法。

（5）肩关节扳法：

是指医生沿着患者肩关节各个运动轴的方向扳动肩关节的一种手法。

肩关节上举扳法：是指患者在前臂上举姿势下，医生沿着患者肩关个节各运动轴方向扳动肩关节的一种手法。

【操作方法】患者坐位，双肩放松，两臂自然下垂。医生站立其身后，一只手抓握住患肩前臂的中段，从前屈位或外展位缓缓的向上提拉；同时另一只手抓握其前臂的腕关节处。双手协调用力，同时向上牵拉前臂，当遇到阻力时，先缓缓活动数次，待肩关节充分放松后，双手同时发力，做瞬间快速的向上提拉扳动。随后将肢体恢复原位。

肩关节前屈扳法：是指患者在肩关节前屈姿势下，医生沿着患者肩关节各个运动轴的方向扳动肩关节的一种手法。

【操作方法】患者坐位，肩部放松，两臂自然下垂。医生站立于患侧前方，一只手按压在患侧的肩峰处；另一只手抓握住肘关节处。先将患肢慢慢前屈，当遇到阻力时，先活动数次，待肩关节充分放松后，双手协调用力，按压肩关节的手用力固定住肩部，抓握肘关节的手瞬间快速向上推按扳动使粘连得到松解。随后将肢体恢复原位。

肩关节外展扳法：是指患者在肩关节外展姿势下，医生沿着患者肩关节各个运动轴的方向扳动肩关节的一种手法。

【操作方法】患者坐位，患肩尽量外展。医生半蹲位站立于患肩的外侧方，将患肢前臂的上端置放在医生一侧的肩上，医生双手交叉，用双手的手掌面按压在患侧肩关节的肩峰处，双手前后方向将肩关节扣住锁紧。然后医生缓缓站起来，使肩关节渐渐外展，当遇到阻力时，先活动数次使肩关节尽量放松，随后双手和身体及肩部协调发力，双手用力按压住肩峰处固定身体不向后倾倒，肩部上抬使患肩外展幅度增大，瞬间快速的扳动肩关节使粘连得到松解，随后将肢体恢复原位。

肩关节内收扳法：是指患者在肩关节内收姿势下，医生沿着患者肩关节各个运动轴的方向扳动肩关节的一种手法。

【操作方法】患者坐位，将患侧上肢屈肘置于胸前，手搭扶在健侧的肩部。医生站立其身体后侧，一只手扶按在健侧肩后以固定；另一只手托握住其肘部并缓慢向对侧胸前上托。当遇到阻力时，先活动数次使肩关节尽量放松，随后双手协调发力，一只手推肩按健侧肩后使身体不向后倾倒；另一只手向上托抬肘部，瞬间快速的扳动肩关节使粘连得到松解，随后将肢体恢复原位。

肩关节内旋扳法：是指患者在肩关节内旋姿势下，医生沿着患者肩关节各个运动轴的方向扳动肩关节的一种手法。

【操作方法】患者坐位，患侧上肢后伸、内收、屈肘并前臂内旋，紧贴于腰部后侧。医生站立于健侧肩的后方，一只手按扶在肩关节的前方加以固定；另一只手抓握住腕部使患侧的前臂沿着腰部缓缓上抬，使肩关节逐渐内旋。当遇到阻力时，先活动数次使肩关节尽量放松，随后双手协调发力，一只手向后抵按肩部；另一只手牵拉手腕上抬前臂，瞬间快速的扳动肩关节使粘连得到松解，随后将肢体恢复原位。

【肩关节扳法的临床应用】肩关节扳法具有舒筋活血、滑利关节、分解粘连的功效。用于治疗肩关节周围炎、肩关节下滑囊炎、肱二头肌长头肌腱炎、肱二头肌短头损伤、肩袖损伤、冈上肌肌腱炎等各种病证。

【肩关节扳法的关键点】手法操作时，要根据患者的全身状况、病情和对疼痛的耐受程度而决定手法施力的大小，手法施力要缓缓加力，不可以用力过重，以免引起疼痛导致软组织保护性痉挛而影响手法操作。手法扳动前，要先做准备动作，不可以入手即扳，也不可以粗暴用力和使用蛮力，要在安全和患者可接受的范围内进行操作。如果患者患用肩关节骨折、脱位、肿瘤、结核及严重骨质疏松症时，应禁用肩关节扳法。

8. 屈法

是指医生以两手分别抓握住患者关节的远近两端，按关节运动轴的方向进行和缓的屈伸运动的一种手法。

（1）肘关节屈法：

是指医生沿着患者肘关节运动轴的方向，屈曲肘关节的一种手法。

【操作方法】患者坐位，医生站立于患侧前方，一只手托握住患肘的后方，一只手抓握住其前臂的下端并缓缓用力将肘关节屈曲至疼痛，当遇到阻力时，将肘关节保持在此位置，同时令患者放松，待肘关节产生松弛效应后，再缓缓用力使肘关节屈曲的幅度增大，当肘关节再次发生疼痛并遇到阻力时，再重复以上动作，如此反复数次，使肘关节反复屈曲。

【临床应用】肘关节屈法具有牵拉、舒展肘关节周围软组织紧张、痉挛，使肘关节功能恢复正常的功效。用于治疗网球肘、肘关节骨化性骨炎、肘关节骨折、脱位治疗后长期固定导致功能活动受限等病症。

【肘关节屈法的关键点】手法操作时，患肘的前臂应保持在旋后位，也就是前臂内侧面向上的位置，这样才能保证肘关节屈曲到位，屈曲关节时要严禁暴力手法操作以免造成新的损伤。如果患者患有骨折、脱位、肿瘤、结核及严重骨质疏松者，禁用肘关节屈法。

适应部位：肘关节。

（2）腕关节屈法：

是指医生沿着患者腕关节运动轴的方向，屈曲腕关节的一种手法。

【操作方法】患者坐位，前臂旋前位，掌心向下。医生站立其患侧前方，一只手抓握住患侧前臂下端靠近腕关节处；另一只手抓握住其手掌处并缓缓用力使腕关节掌屈至疼痛点。当遇到阻力时，将腕关节保持在此位置，同时令患者放松。待腕关节产生松弛效应后，再缓缓用力使腕关节掌屈幅度逐渐加大，当腕关节再次发生疼痛并产生阻力时，再重复以上动作，如此反复数次，使腕关节反复屈曲。

【临床应用】腕关节屈法具有抻拉、舒展关节软组织的紧张痉挛，恢复腕关节正常运动幅度的功效。用于治疗腕间及腕掌关节错位、腕关节扭挫伤、腕腱鞘炎及腕关节骨折或脱位的后遗症等病证。

【腕关节屈法的关键点】手法操作时应缓缓施力，不可以使用暴力，以免造成新的损伤，对于患有腕关节骨折及严重骨质疏松症的患者，应禁用腕关节屈法。

适应部位：腕关节。

（3）髋关节屈法：

是指医生沿着患者髋关节运动轴的方向，屈曲髋关节的一种手法。

【操作方法】患者仰卧位，患侧下肢屈髋屈膝。医生站立其患侧，一只手按握住患侧膝关节的上方，另一只手抓握住其小腿下端靠近踝关节处，用双手同时用力缓缓下压，使髋关节和膝关节同时屈曲。当髋关节屈曲至疼痛并遇到阻力时，将髋关节保持在此位置，同时令患者放松，待髋关节产生松弛效应后再缓缓用力，同时上身前俯利用自身重力轻轻下压使髋关节屈曲的幅度增大，当髋关节再次发生疼痛并产生阻力时，再重复以上动作，如此反复数次，使髋关节反复的屈曲。

【髋关节屈法的临床应用】髋关节屈法具有牵拉、舒展髋关节周围软组织的紧张痉挛，恢复髋关节屈曲运动幅度的功效。用于治疗髂胫束损伤、髋关节软组织损伤、梨状肌综合症、臀上皮神经损伤、股骨头坏死、股骨近端骨折后遗症等病证。

【髋关节屈法的关键点】手法操作时，髋关节的屈曲运动不能旋转，不能偏斜，以保证手法的作用力准确的达到关节的轴心。手法施力时要缓缓发力，不能使用瞬间的暴力。如果患者患有髋关节处骨折、肿瘤、结核及严重骨质疏松症时，应禁用髋关节屈法。

（4）膝关节屈法：

是指医生沿着患者膝关节运动轴的方向，屈曲膝关节的一种手法。

【操作方法】患者仰卧位，患侧下肢屈髋屈膝。医生站立其患侧，一只手按握住患侧膝关节的上方；另一只手抓握住其小腿下端靠近踝关节处并缓缓用力将膝关节屈曲，使足跟尽量靠近臀部。当膝关节屈曲到疼痛并遇到阻力时，保持在此位置，并令患者放松，待膝关节产生松弛效应后，再缓缓用力将足跟向臀部推靠，使膝关节屈曲幅度增大，当膝关节再次发生疼痛并产生阻力时，再重复以上的动作，如此反复数次使膝关节反复屈曲。

【膝关节屈法的临床应用】膝关节屈法具有牵拉、舒展膝关节周围软组织的紧张、痉挛，使膝关节功能恢复正常的功效。用于治疗膝关节软组织损伤，滑膜嵌顿，髌骨软化症及膝关节骨折后遗症等病证。

【膝关节屈法的关键点】手法操作时要缓缓用力，严禁使用暴力。如果患者患有膝关节处骨折、肿瘤、结核、严重骨质疏松症，关节内侧及外侧副韧带损伤，十字韧带损伤，半月板损伤等病证时，严禁使用膝关节屈法。

9. 抖法

抖是解除关节粘连，调整关节移位的手法。是医生抓握住肢体的远端，在牵拉的状态下骤然抖动，使力作用在关节的部位，以达到放松肌肉，松解粘连，使关节内的移动离位得到恢复的手法。

【操作方法】如果用抖法治疗肩关节的病症。患者坐位，医生站在患者的患侧，双手抓握住患者患侧的手掌，要求患者肩关节在外展平伸位，掌心向下。先进行牵拉，在牵拉维持数秒后骤然的上下抖动肢体，使病患的肩关节得到松解，并纠正关节内的移动离位。

如果用抖法治疗膝关节的病症。患者仰卧位，医生，双手抓握住患者患侧的踝关节，两前臂伸直，身体稍向后仰，向远端牵拉。在牵拉维持数秒后，骤然的上下连续抖动，让力作用在膝关节处，以达到松解粘连，消除关节内软骨或滑膜的嵌顿卡压。

如果用抖法治疗髋关节的病症，患者仰卧位，医生用双手抓握住患者患侧的踝关节，两前臂伸直，身体略向后仰，用力向远端牵拉。在牵拉维持数秒后，骤然的上下抖动肢体，让力作用在髋关节处，以达到松解粘连，纠正关节的治疗目的。

如果用抖法治疗腰部的病患，患者俯卧位，医生用双手分别抓握住患者两侧的踝关节，两前臂伸直，身体后仰，与患者身体对抗用力牵拉患者的腰部。在牵拉维持数秒后，医生瞬间用力地上下抖动，使力作用在腰部，以达到调整腰椎的椎间关系，纠正关节紊乱的治疗目的。

【临床应用】抖的手法是利用牵拉时骤然的上下抖动来达到松弛肢体肌肉关节，松解关节粘连，纠正关节的紊乱、移位，消除关节的功能障碍手法。一般用在上肢的肩关节，下肢的髋关节，膝关节和腰椎这些肌肉组织丰满，关节周围韧带拉力较强的部位。具有消除关节粘连，消除关节内嵌卡移位紊乱，缓解关节的功能障碍，恢复关节的正常生理功能，消除疼痛的功效。手法操作的时候，医生要把两个前臂伸直，用双手握牢患者肢体的远端，身体要略向后仰，这样才有利于在治疗的时候对抗用力。牵拉的力量要稍大，在维持牵拉数秒钟后骤然地用力上下抖动，抖动的力度要适可而止，以免造成关节新的损伤。

【抖法的关键点】抖动的目的是松解关节周围的粘连，所以在牵抖前要充分放松肌肉，抖动时开始的力量要轻缓，逐渐地加大加重抖动的力量，一定不要使用暴力，以免造成肌肉的拉伤甚至关节的脱位。

【适应部位】适用于肩关节、髋关节、膝关节和腰椎小关节的病患治疗。

10. 扭法

扭是调整关节移位的手法，是在牵拉或是旋转的状态下轻轻地扭动回旋损伤的关节处，使移动离位的关节恢复到正常的解剖结构二号位置的手法。

【操作方法】扭法在对不同的关节进行治疗的时候，患者的体位和手法的操作不太相同。如果是对肘关节的移位治疗的时候，患者坐位，医生用一只手抓握住患者患侧肘关节肱骨的远端处，用拇指按压在移位隆起的肘横纹处的关节处。另一只抓握住患者患侧的手腕，使手心朝上，双手对抗用力。在牵拉的状态下抓握腕关节的手旋转扭动，同时按压在关节处的拇指用力下压，以此来松解粘连，恢复移动离位关节的功能。

如果是对腕关节的移位治疗的时候，患者坐位，医生用一只手抓握住患者患侧的腕关节，用拇指按压在移位隆起的腕关节的背侧。另一只手抓握在患者患侧手的掌指关节处，双手对抗用力，在牵拉的状态下抓握手掌的手左右旋转扭动，同时按压在关节处的拇指用力下压，以此来促使损伤移位的关节复位。

如果是对指间关节的移位治疗的时候，患者坐位，医生用一只手抓握住患者患侧的手掌，用另一只手抓握住病患关节远端的手指，双手相对用力。在牵拉的状态下，抓握病患关节远端手指的手左右旋转扭动，以此来松解关节的粘连，解脱关节的嵌卡移位。

如果是对颈椎小关节的移位治疗的时候，患者坐位，医生位于患者的背侧，用一只手的拇指抵按在颈椎向患侧偏歪的棘突上，用另一只手的肘关节托住患者的下颌，将手拢抱在患者患侧耳部。托举下颌的肘关节轻轻晃动，在患者放松的状态下向健侧旋转扭动，同时按压棘突的拇指用力推挤，然后瞬间用力扭转顿挫，使移位错动的关节解除嵌卡，恢复原位。

如果是对腰椎小关节的移位治疗的时候，患者坐位，一个助手固定住患者的大腿和骨盆。医生位于患者的背侧，用一只手的拇指抵按在患者向患侧偏歪的棘突上，另一只手从患者健侧的腋下穿过抓在患者患侧的肩峰处，在患者放松的状态下向健侧旋转扭动，同时按压在棘突处的拇指用力推挤，然后瞬间用力扭转顿挫，使移位错动的关节解除嵌卡，恢复原位，如果能够听到或是感觉到关节的滑动，说明关节复位成功。

【临床应用】扭的手法是整复小关节移动错位的手法，是在牵拉时的扭转回旋中使移位错动的关节解脱嵌夹卡顿而回复到正常的解剖位置。用在肘关节、腕关节、指间关节的部位，具有松解粘连，使关节内的错动移位在牵拉扭动回旋中回复到原位，恢复正常功能，消除疼痛的功效。用在对颈椎和腰椎小关节扭转整复的操作，具有解除小关节的嵌卡移位，纠正偏歪的棘突，恢复脊柱的正常生理功能的功效。手法操作的时候，牵拉扭转关节的力量要逐渐加大，在维持牵拉数秒后再轻轻的旋转关节。扭转的力度要小，不可过度使用暴力扭转，以免对关节造成新的损伤。

【扭法的关键点】扭转的目的是使移动离位的关节回复到正常的位置，所以扭转时的力量要轻柔和缓，不可以使用暴力，以免造成关节周围的肌腱韧带撕裂。尤其是在对颈椎扭转的时候，过度的暴力扭转会导致患者眩晕休克，严重时甚至会造成截瘫。

【适应部位】在肢体适用于肘关节、腕关节、指间关节和趾关节等部位。在脊柱适用于颈椎、腰椎的小关节移动错位。

11. 震法

震是解除或是松解关节间隙内的滑膜或软骨的嵌顿卡压，使关节滑动归位的手法，是在按压的状态下，瞬间骤然地向下顿挫用力，以达到使关节粘连或滑膜的卡压松解，恢复关节正常生理功能的手法。

【操作方法】患者仰卧位或俯卧位。医生一只手的手掌平伸，用手掌的掌根处按压在病患的关节处。另一只手的手掌平伸，叠加按压在治疗操作手的手背处以增加力量，操作的时候双手同时用力下压。

如果治疗肩关节的病患，患者仰卧位。医生站在患者的健侧，用掌根按压在肱骨头胸侧的关节隙处，双手同时用力向患侧方向推动按压，在维持按压数秒后，骤然用力向下顿挫按压震动，以达到松解关节间隙内的粘连和嵌卡的治疗目的。

如果治疗膝关节的病患，患者俯卧位。医生站立在患者的患侧。用掌根按压在胫骨髁间后的下方，双手同时垂直用力下压。在维持按压数秒后，骤然用力向下顿挫按压震动，以达到松解关节粘连，促使膝关节紊乱移位恢复的治疗目的。

如果治疗髋关节的病患，患者仰卧位。医生站立在患者的健侧，用掌根按压在股骨头内侧的关节间隙处，双手同时用力向患侧方向推动按压，在维持按压数秒后，骤然用力向下顿挫按压震动，以达到松解关节间隙内的粘连和嵌卡的治疗目的。

如果治疗胸椎关节紊乱的病患，患者俯卧位。医生站立在患者的一侧，用手掌的掌根处从头一侧的方向向下按压在椎体高凸隆起的棘突上，双手同时用力向下按压，在维持按压数秒后，骤然用力向下并向下肢的方向顿挫按压震动，以达到松解肌肉痉挛，使移动错位的关节归位的治疗目的。

如果治疗骶髂关节紊乱的病患，患者俯卧位。医生站在患者的患侧，用掌根按压在骶髂关节的关节间隙处。双手同时用力向下按压。在维持按压数秒后，骤然用力向下顿挫按压震动，以达到松解肌肉紧张，促使移动紊乱的关节回位的治疗目的。

【临床应用】震的手法是对病患的关节做稍长时间的按压，在松解了关节周围韧带筋膜的紧张痉挛之后，使用骤然向下顿挫按压震动的方法解除关节粘连和滑膜嵌压卡顿，使滑膜归位的手法。一般用在肩关节、膝关节、髋关节、胸椎小关节和骶髂关节等各个关节损伤的部位，具有松解肌肉粘连，解除关节内嵌卡，恢复关节生理功能的功效。手法操作的时候不要使用暴力，骤然顿挫下压震动的时候要根据患者的年龄和身体状况恰当而准确的用力，以免造成新的损伤或骨折。

震法的关键点：震法是在按压的状态下，在顿挫的瞬间解除关节的粘连或关节的紊乱。在手法治疗的时候，要先放松肌肉，一定要选择好关节紊乱移动的部位，这个部位要在关节处。不能在骨体或骨干处进行震压顿挫的手法，以免造成骨折。

【**适应部位**】用于肩关节、膝关节、髋关节、胸椎小关节、骶髂关节的关节移位紊乱。

（三）放松舒缓肌肉的手法

放松舒缓肌肉的手法可以放松紧张僵硬的肌肉，松缓肌肉的痉挛，改善局部的血液循环，所以在使用调理肌肉、调整关节的手法治疗前和治疗后都要使用这些手法，以便使受到损害的肌肉得到放松。

在临床时，无论是外力损伤还是劳损，都会使肌肉因为紧张痉挛而产生疼痛，而放松手法的作用就是要使这些紧张僵硬的肌肉放松，手法作用在局部组织，可以消除肌肉的紧张，松弛僵硬的肌肉，改善损伤肌肉组织内的微循环，增加局部的血流量，促进损伤组织的修复。在调理肌肉和整复关节的手法治疗前，松解局部肌肉的僵硬板结，放松变性的软组织，可以有利于治疗手法的深入和彻底，在调理肌肉和整复关节的手法治疗后，放松的手法又可以调理在治疗中因为使用必需的重手法而导致的对软组织所造成的伤害，同时放松肌肉的僵硬痉挛，使肌腱和关节在调整治疗时损害的软组织得到充分的放松修复，又可以防止肌肉的萎缩和筋膜的粘连，促进静脉的回流，促进气血的流通，改善并增加软组织中的血液循环。

在手法放松治疗的时候，揉法可以放松肌肉，舒筋活血，打法拍打震动，扩张血管，以改善血液循环来达到通经活络的目的。推法大面积地放松肌肉，消除肌肉的痉挛，推动挤压郁滞的气血，增加血液循环的速度。拿法拿捏挤压肌肉，可以松筋解痉，所有这些手法的操作都是为了放松肌肉，改善血液循环，达到舒筋通络、活血化瘀、消肿止痛的目的。这些手法在操作的时候用力不要过重，要用轻柔和缓的手法放松肌肉，从而缓解消除肌肉的紧张僵硬。以达到舒缓放松肌肉，疏通经络、活血化瘀、消除疼痛的治疗目的。

放松舒缓肌肉常用的手法，是揉法、打法、推法、拿法。

1. 揉法

揉法是缓解肌肉痉挛，消除肌肉紧张僵硬的手法，是以手掌着力放置在病患的部位，沿着肌肉行走的方向边揉摩边滑行移动，以此来达到治疗目的的手法。

【**操作方法**】患者坐位或卧位，医生手腕放松，手掌平伸自然放松，拇指略收，其余四指的指间关节微屈，以手的指掌关节和大、小鱼际着力放置在病患的部位，稍稍用力向下按压，以前臂带动手腕和手掌协调摇摆运动来带动手掌在治疗的部位做轻柔和缓的环旋状的揉摩运动。手法操作的时候，力量要稍重，力度要透达到肌肉层中。手掌要吸定治疗的部位，带动肌肉组织做缓缓地回环旋转的揉摩。手要沿着肌肉行走的方向，从近心处向远心处移动，并往返循环数次，以达到放松肌肉组织的治疗目的。

【临床应用】揉的手法是通过揉摩来放松紧张僵硬的肌肉，恢复肌肉的柔软和弹性，改善肌肉内部的血液循环，消除肌肉中的水肿，具有活血化瘀、舒经通络、消除肿胀、缓解疼痛的功效。临床操作的时候，手腕的动作要灵活，使用的力量要适中。手掌的压力要均匀，揉动的幅度不要太大，揉动时手掌既不可以在体表造成摩擦，也不可以在体表用力按压，更不可暴力揉搓，以免造成肌肉新的损伤。

【揉法的关键点】揉法在操作的时候要结合摩法、按法、擦法这三种手法的特点相互叠加在一起来操作。也就是揉动的时候手掌逆时针环转摩擦，推压的时候掌根用力按揉，边揉摩边横向移动。这样的手法操作才能疏通经络，调理气机。手法操作的时候不要只在一个部位揉摩，以免引起气机的郁滞。

【适应部位】适用于身体的各个部位。

2. 打法

打法是利用拍打震动来放松肌肉的手法。是用手掌或是手指向下叩击拍打患病的部位，来达到松解肌肉紧张痉挛，改善局部血液循环的手法。

【操作方法】患者坐位或卧位。医生手腕伸直，腕关节放松，掌指关节微屈，五指自然并拢放松，掌心微屈虚空。以第二、第三、第四、第五指的手指部位和掌指关节的部位着力向下垂直击打在患病的部位。手法操作的时候，手指和掌指关节击打接触到皮肤后迅速的弹起，击打时用力要快速而短暂。手指着力为实，掌心屈曲处着力为虚。击打时前臂平伸不动，以腕关节用力进行上下拍动击打，用力要轻柔和缓，不要用暴力，以免造成局部的损伤瘀血。

【临床应用】打的手法是通过击打震动来放松肌肉的紧张，松解肌肉的痉挛僵硬，从而改善局部的血液循环，疏通经络气血的阻滞，消除肌肉的肿胀。击打的目的是靠震动扩张局部细小的血管，促进局部血液的流动循环，改善局部的血氧含量，消除局部的肿胀，击打时用力要轻柔，要在病患的部位进行连续而有节律，并且反复循环的操作，这样才能达到治疗的目的。

【打法的关键点】手法操作时向下击打的时候要有振动的跳跃感，而不是用力击打肉体。目的是放松肌肉，促进深层的血液循环，如果过于用力则会导致局部出现瘀血，反而会对治疗造成相反的负面效果。

【适应部位】适用于身体的各个部位。

3. 推法

推法是放松肌肉的手法，是用手掌或是掌根处着力紧贴于体表，使用适当的压力，沿着肌肉行走的方向在病患的部位做单方向直线推压移动的手法。根据手法施用的力度和治疗部位的不同，又分为手掌平推法和掌根推法两种。

（1）手掌平推法：

是医生手指手掌放松平伸，以全手掌着力放置在皮肤上推动挤压浅表的肌肉，以达到放松肌肉的紧张僵硬，消除疼痛的治疗目的。

【操作方法】患者坐位或卧位，医生手掌平伸，手指自然伸开，腕关节伸直，整个手掌要紧贴在患者体表的病患部位上，用柔缓的力度向前推搓移动。用力要平稳，力度要透达到皮下肉中，速度要缓慢而均匀，以此来达到放松肌肉的紧张僵硬，改善局部肌肉血液循环的目的。

【适应部位】一般用在肌肉较薄，病患症状较浅的部位。

（2）掌根推法：

是医生手指手掌屈曲微弓，以手掌的掌根和大、小鱼际着力放置在病患的体表皮肤上推动挤压肌肉，以达到放松肌肉痉挛，改善血液循环、消除疼痛的治疗目的。

【操作方法】患者坐位或卧位，医生沉肩，肘关节微屈，手腕关节略背伸，以手掌的大小鱼际和掌根着力放置在病患的位置上。医生通过肩关节发力，带动肘关节屈伸，使手掌的掌根和大小鱼际紧贴于体表，在病患的部位做单方向直线的较长距离的推搓滑动。手法治疗的时候用力要稍重，力度要透达到肌肉的中层或深层。要沿着静脉回流的方向做保持压力的推动，以此来达到松解肌肉的紧张痉挛僵硬，增强肌肉中血液的流动，改善血液循环的目的。一般用在肌肉较丰满，病患的症状较深的部位。

【临床应用】推法是通过推动挤压肌肉血管来达到松解肌肉的痉挛僵硬，改善血液循环的目的，具有放松肌肉，促进血液循环，舒筋通络，行气活血，消肿止痛的功效。手法治疗的时候，向前推行时手的摆放要手指在前，手掌在后。推行的动作要舒展流畅，向前推动按压的力量要用实力，手掌回收拉动至原位的过程要用虚力。要在治疗的部位进行单方向直线的推行移动，手掌要紧贴于体表，用力要平稳，不要跳跃歪斜，推行滑动的距离要尽量延长，推行时既不要急躁加速加力，也不要滞涩间歇停顿，以免造成气血的运行不畅，不要暴力下压，以免造成软组织的损伤或是皮表的瘀血。

【推法的关键点】推动时，向前推压时的力量要重，向后回拉时力量要轻，推动的动作要缓慢而深沉，推动的距离要长，要用手掌的掌心来感触推动中肌肉的痉挛隆起、虚软凹陷以及病患部位寒热温凉的各种不同的病理现象，并沿着这些病理现象的流动路径从近心处向远心处推动，手不要在皮表处摩擦，以免造成表皮的擦伤，不要使用暴力下压，以免造成皮表的瘀血。

【适应部位】适用于身体的各个部位。

4. 拿法

拿法是放松肌肉的手法，是用拇指和其余四指相对用力拿捏肌肉，并且要沿着肌肉行走的方向顺行滑动反复地拿捏，以达到松解肌肉的紧张，促进血液循环加快，舒筋通络止痛的手法。

【操作方法】患者坐位或卧位。医生的前臂和腕关节放松，手掌和手指屈曲，用拇指的指腹和其余四指的指腹相对着力，放置在病患的部位。拇指与其余四指相互对合用力，捏拿住患病的部位用力内收，在病患的部位进行连续的有节律的捏拿操作。捏拿的力量要先轻然后逐渐加重，要反复循环的操作，以达到放松肌肉的目的。手法操作的时候，做拿捏手法的动作时指间关节不动，手掌的掌心空虚而不着力，以掌指关节的屈伸运动产生的对合力捏拿病患的部位，手指的方向要与肌肉的行走方向垂直，用力要和缓，操作时也可以用双手并排同时操作，但动作要协调统一，不可散乱错动。

【临床应用】拿的的手法是通过捏拿挤压肌肉来松解肌肉的紧张痉挛僵硬，改善局部的血液循环，消除肌肉中的水肿，具有放松肌肉组织，活血化瘀、消肿止痛的功效。手法治疗的时候，要灵活地运用手指的力量，不可以用手指抠或掐皮肤，以免造成肌肉的痉挛。

【拿法的关键点】拿法通过捏拿挤压地来放松肌肉的痉挛紧张。手法不宜过重和过快，要捏拿住肌肉的全部，不要捏挤表皮或是肌肉的一部分，以免造成局部的瘀血。手法要由轻逐渐地加重，不可以使用暴力，以免引起肌肉的痉挛或是造成局部的水肿。

【适应部位】适用于身体的各个部位。

三、调理脏腑气机的手法

调理脏腑气机的手法主要的治疗目的是调整经气。经气是真气，是人体生命活动的动力，是脏腑和四肢百骸活动能力的源泉。所以当机体的功能失调时，可以用手法来调整经气，以达到治疗疾病的目的，使人体的功能恢复正常。人体被各种病邪外侵，就会伤害到外部的形体，而七情的刺激，又会影响到内部气机的运行，气机的运行受到了干扰，就会波及到五脏，使内脏受到伤害。驱邪的手法就是要将内里的病邪驱散。如果病盛邪气突出，而脏腑气机虚弱，在病患的部位驱邪时唯恐伤到人体正气，使脏腑的气机更加虚衰，就要用引导的手法疏导引领着气机推动着病邪到特定的部位再加以驱除。这样既清除了邪气，又保护了脏腑气机不会再次受到伤害。因为驱邪的手法破气伤正，所以在治疗的最后要用调理气机的手法，以补虚扶正，使人体的气机归于平和。

调理脏腑气机的手法一共分为三个部分：驱邪类的手法、导引气机的手法，调理气机的手法。

（一）驱邪类的手法

驱邪类的手法是一种综合的手法。主要的功用是要破散病邪在体表闭郁了的卫气，因为卫气的闭郁，使气机阻滞，邪气无法透发外散，而使用驱邪的手法就是要将体表闭郁的邪气散开，将内里的病邪驱出并在体表处进行驱散。这些手法如果单独使用并没有这样的治疗意义，但是将它们组合在一起，发挥它们各自的特点和长处，各种手法之间相互辅佐，相互资助，相互配合，就可以发挥出最好的治疗功能。其中点法可以开启穴门。滑法破散束表邪气以通郁闭之气，抓法驱内里之邪气外出。如果邪气深沉，气机闭郁，拍法鼓荡气机，推动邪气外出。扫法驱扫邪气外散，以清郁结的邪气。各种手法相辅相合，就可以促使体内郁滞闭塞的实邪得到尽可能地被驱散。

因为这一类手法在操作的时候不是单一的使用，所以在手法的操作中没有固定的操作次数和固定的操作时间，各个手法之间的转换都是根据医生手中所感触到的病理现象来变换。开穴后如果气门松动的时候既用滑法，滑散的时候感觉邪气外散就用抓法，抓取出邪气后就要扫散。如果抓法驱邪困难就用拍法鼓荡气机，当气机充盈凝邪松动的时候就要用抓法驱邪，病邪驱出之后既刻扫散驱逐。这一轮邪气消散之后再一次开始点、滑、抓、扫的操作来继续驱邪，以此逐层的清散病邪，完成治疗的目的。

驱邪手法的优点是破散病气，驱除病邪的效果明显，可以迅速驱除消散病邪，以达到治疗疾病的目的。缺点是因为驱散实邪的时候要破气散邪，手法大多耗散伤气，极易损伤人体的气机，所以在手法施用后患者会出现虚软困乏的现象，因此在使用这一类手法之后，一定要用调理气机的手法调理收拢气机，尽可能地做到驱邪而不伤正的治疗目的。

驱邪常用的手法分为点法、滑法、抓法、拍法、扫法。

1. 点法

点法是开穴透邪的手法。是以中指的指端或是中指的指间关节点压在患病的部位上，进行垂直重力下压点按，以达到破气透邪，开启穴门的手法。由于按压的力量和治疗部位肌肉的丰满薄厚的不同，分为中指点法和指间关节点法。

（1）中指点法：是医生以中指的指端着力点压在病患处进行垂直的重力下压点按，以破散护体的卫气，开启穴门，透邪外出。

【操作方法】患者坐位或卧位。医生腕关节平伸握拳，中指伸出微屈，以中指的指端着力按压在患病的部位，着力点是中指指端的中冲穴。中冲是手厥阴心包经的末端，与劳宫是一条经络。"气引劳宫入中冲"，就是要将医生自身的感应之气从劳宫处注入到中指的中冲穴。这样就可以感受到病患之处从中冲穴传达而来的寒热感，或是膨胀之处的坚实，凹陷之处的虚软。如果细细体察，还能感受得到病患部位的气机鼓荡和流动。中指点压的力度一般较小，大多用在邪气在表未深，肌肉较薄不僵硬板结的部位。手法操作的时候用力的方向要与病患的部位垂直，要将下压的力量集中在病患治疗部位的一个点上，力量要由轻逐渐加重，不能突然着力下压，以免造成新的损伤。

（2）指间关节点法：是医生以手指握拳，中指的指间关节向前凸出，用凸出的指间关节着力点压在病患的部位，进行垂直的重力下压点按。这种手法也叫做"锥"，用以破散郁闭较深较重病患部位的肌肉僵硬，或是开启穴门透邪外出。

【操作方法】患者坐位或卧位。医生五指收紧握拳，中指的指间关节略向前凸，拇指指端抵按在中指的远端指节处，着力按压在病患的部位上。指间关节点法在病患部位肌肉僵硬、邪气亢盛，或是有肌肉丰满等用中指按压无法打开穴门时使用。"肉坚邪实不易催，破气开穴要用锥"。"锥"也就是指间关节开穴的力量比中指点压增强了很多，可以将力度透达到深层，特别是能够触及凹陷深处的结节条索这些病理现象。手法操作的时候，用力的方向要与治疗的部位相垂直，力量要从轻到重逐渐加力。如果感觉穴门仍未打开，可以用指间关节抵按在病患的部位不要移动，用前臂带动手腕轻轻摆动，使指间关节在病患的部位拨动以增加它的功效。

【临床应用】中指点法和指间关节的点法，在驱邪类手法中的主要作用是破气开穴，为下一步的治疗做好准备。手法操作的时候，中指的点法和指间关节的点法又各有优缺点。中指点法的优点是点压在病患的部位，中指的中冲穴可以感受到病患处传达出来的寒热和气机鼓荡流动的信息。缺点是中指下压的力量较小，如果遇到邪气亢盛肌肉僵硬丰满的时候，下压的力度无法透达到深处，起不到破气开穴的功用。指间关节点法的优点是点压的力度大，作用深沉，可以将力透达到深层，并且能够触及到病患部位深层的结节条索样病理改变。缺点是指间关节处只能感受到一般的病理改变但是感受不到气机的流动。手法操作的时候点压的力量要沉稳，手指不要在皮肤上移动摩擦，要由轻逐渐加重力量。点压用力的方向要与治疗的部位垂直，不要使用暴力下压，以免造成新的损伤。

【适用部位】适用于身体的各个部位。

2. 滑法

滑法是散气透邪的手法。是以手的指端着力放置在病患的部位上，做来回的摆动摩擦的运动，以达到破散体表护体的卫气，散除闭郁体表的邪气的手法，由于病症病位的不同，分为指腹滑法和指端滑法。

（1）指腹滑法：是医生以手指的指腹着力触按在病患的部位进行来回地摆动摩擦，以此来破开体表闭郁的邪气，使内邪透散外出。

【操作方法】患者坐位或卧位，医生沉肩，肘关节屈曲，腕关节放松伸直位。手掌手指屈曲如握球状，用拇指指端的桡侧面和其余四指的指腹着力按压在病患的部位。腕关节不动，以前臂带动腕关节做短距离左右来回滑动摩擦的摆动，用手掌掌心的劳宫穴来感触病邪是否透散引出，以及透散引出病邪的寒湿燥的性质。指腹滑法的下压力量较小，一般用在透散病位浅表的病邪，以达到透散内外的气机，引邪出表的治疗目的。手法操作的时候指腹下压的力量要适中，以透达到皮下为目的，以免擦破皮肤。

（2）指端滑法：是医生以手指的指端着力触按在病患的部位进行来回摆动摩擦，以此来达到破开体表郁闭的邪气，散邪透邪外出的目的。

【操作方法】患者坐位或卧位，医生沉肩，肘关节屈曲，腕关节放松伸直位。手指手掌屈曲如握球状，拇指略内收，用第二、第三、第四、第五指的指端处着力按压在病患的部位。腕关节不动，以前臂带动腕关节做短距离的前后或左右来回滑动摩擦的摆动。用手指的指端，特别是中指指端的中冲穴来感触病邪的状况。一般用在病邪较深时的散邪外出，或是用在头部的散邪散热时。手法治疗的时候，如果是病邪较深的部位，手指下压的力度要大。如果用于头部，指端下压的力度要轻柔。手指前后或左右摩擦滑动的距离要短，动作要流畅连贯，医生的指甲要剪短，以免造成皮肤的划伤。

【临床应用】指腹滑法和指端滑法在驱邪手法中的主要作用是破散束表的邪气，使内里的邪气透散而出。指腹的滑法力轻，滑动透散的是邪气在体表闭郁了气机，内里之邪无法透达外表的病症；而指端滑法力重，不但能够透邪外出，还有透散邪的作用，一般大多用在头部。邪气是否透散出来，指腹滑法是以掌心的劳宫穴来感触，指端滑法是以中指的中冲穴来感触。手法操作的时候，手指着力的部位要紧贴在体表的皮肤上，施用的力要轻而不虚浮，重而不滞涩。手腕不动，前臂带动手腕做灵巧的前后或左右的摆动。动作要连续，频率要快而均匀，要做平直的滑动，不要在滑动时旋转、歪斜，以免损伤气机。

【适用部位】散热透邪用于头部，破气散邪用于身体的各部位。

3. 抓法

抓法是驱邪外出的手法。是以手指手掌下落时贴附于体表病患的部位，随即弹起，同时利用前臂带动手腕部做上下摆动，手指手掌屈曲如在空中抓物的动作，反复起落抓取病患的部位，以达到驱内里病邪外出的手法。由于使用力量的不同以及患者体质的区别又分为轻缓的浮抓法和峻猛的拍抓法。

（1）浮抓法：是和缓轻浮的抓法。医生用手掌在病患的部位做柔缓轻浮的抓法，手法的操作既可以驱邪外出，又可以防止体弱之人及儿童在驱邪的时候损伤气机太过。

【操作方法】患者坐位或卧位。医生手腕伸直，以拇指的桡侧和其余四指的指腹以及掌指关节、大、小鱼际着力放置在病患的部位，以前臂带动手腕做上下的摆动，手指手掌自然放松微微屈曲，用轻柔和缓的力量向下拍抓。下落时，手指手掌贴附于病患部位的体表之处，并随即弹起。抓取时手掌离开皮肤，手指微屈做抓取的动作随即向下垂落。抓取时手指屈曲的动作轻微似有似无，手指手掌下落到皮肤之上轻柔和缓没有击打的声响。邪气散出时寒凉、温热、湿浊等病理感觉会在手指之间流动。一般用于病邪位置浅表，或是深处的病邪已经从里出表，或是体弱者和儿童使用。

（2）抓拍法：是峻猛驱邪的手法，是医生用手掌在病患的部位做拍打抓取的手法，用于破散邪气的闭郁，取内里的病邪外出的治疗手法。

【操作方法】患者坐位或卧位，医生手腕伸直，以拇指的桡侧面和其余四指的指腹以及掌指关节、大、小鱼际着力放置在病患的部位，以前臂带动手腕做上下的摆动。下压时手指微微屈曲掌心微弓，以手指的指腹和手掌的掌指关节、大、小鱼际击打在病患的部位，并且随即弹起，抓取上提时，手指手掌屈曲如握球状如似空中抓物一样。手指的远端和手掌离开皮肤后随即向下垂落，以便转换进行下一次的拍打抓取动作。手部下落时要用全手掌着力拍打，动作辅度大，拍打的力度也大，会有啪啪的声响。向上抓取时手部上提五指收拢至如握球状再蓄势下落。邪气散出时寒凉、温热、湿浊的手感会冲击到手掌心的劳宫穴。一般用于病邪在里而位置较深，患者体质较强时。

【临床应用】拍抓法和浮抓法在祛邪类手法中的重要作用是在开穴、散邪的基础上驱邪外出。二者的区别在于手法操作时击打抓取的频率和力度。病邪较重较深，患者体质较强壮时，击打抓取的动作幅度较大，力量重，频率快，是峻猛驱邪外出的手法。病邪较轻较浅，患者体质较弱或是儿童，击打抓取的动作幅度较小，力量轻，频率和缓而稍慢，是和缓驱邪外出的手法。抓法是破气驱邪外出的手法，在驱邪的同时也会对人体的正气有所损伤，但是在邪盛正虚的状况下，只有驱邪外出才能使人体的正气得到最快最好的恢复。所以驱邪散邪是治疗手法中必须要使用的手法，只有将邪气驱除，这样才能真正地扶助正气。手法操作的时候，手腕部要伸直放松，要用富有弹性的力量向下击打，在击打到体表时要快速弹起并且同时五指收拢做空中抓物的动作，动作要平稳而有节律。抓法的主要作用是抓取病邪外出，重点在抓而不在击打，所以向下击打的时候要用力稍轻，而抓取时力度要稍强。

抓法是驱邪的手法，操作是在点法开穴，滑法散邪的操作之后，手法的功用就是驱内里病邪从里出表，为散邪做好充分的准备。

【适用部位】用于身体的各个部位。

4. 拍法

拍法是震荡散邪的手法。是以手拍打震击体表病患的部位，以振奋气血经络，鼓荡气机，来达到破散病邪闭郁的手法。

【操作方法】患者坐位或是卧位。医生手指手掌伸直，拇指收拢，以手的第二、第三、第四指的手指前端着力拍打在病患的部位，拍打时前臂不动，以手腕带动手指的前端做上下的拍打震击运动。向下拍打的力量要轻而富有弹性，手指的前端接触到体表后迅速弹起，拍打震击的力度要深沉，拍打的速度要稍快。拍法的主要作用是通过拍打来震动鼓荡气机，使闭郁行滞不畅的气机受到震荡刺激后恢复正常的功能，使气机推动邪气外出以便驱散，从而达到彻底驱散邪气的目的，在病患的部位拍打震荡的时候，邪气散出时的寒凉温热湿浊的病理气息会在指间流动。拍法一般用在邪气闭郁较重，在抓取邪气外出时多次操作失效时使用。

【临床应用】拍法的主要作用是震动鼓荡气机，使气机振奋，推动邪气外出外散，以便于再次抓取邪气时能够顺利彻底。拍法的作用力不在于用力向下击打，而是在击打后随即向上弹起的瞬间，以手指在皮表的拍打弹起时产生的震荡来达到治疗的目的。

【适应部位】适用于全身各部位。

5. 扫法

扫法是驱逐病邪的手法。是以手掌的掌指关节和手指着力于病患的部位，向外侧方或是下方做抽揎扫散的手法，是在点法开穴，滑法散表，抓法驱邪外出之后将病邪驱散的手法。由于扫散的手法破气散气，所以这种手法大多用于治疗实证，或虚实扶杂、虚中挟实的病证。由于手法操作的时候所用的力量有轻重的不同，所以又分为揎扫法、抽扫法和震扫法。

（1）揎扫法：是和缓的扫散法，是医生用手在患者体表病患的部位进行如同揎扫尘土一样用力轻浮的扫散手法。用以驱逐病邪初犯人体，邪在浅表的病症，或是用于驱逐侵犯儿童以及年老体弱的患者的邪气。

【操作方法】患者坐位或卧位，医生手腕伸直，手指微屈，拇指内收，以拇指的桡侧面和其余四指远端以及掌指关节着力放置在病患的部位。以前臂带动手腕做向外侧方向或是向下方的摆动滑揎扫散。扫散的力度较轻如同揎土拂尘一样，揎扫主要用于病邪初犯人体，病邪的位置表浅，或是年老体虚之人不适宜重的手法，或是儿童不能用重的手法。揎扫法轻浮和缓，驱邪的力度弱，驱邪的位置浮浅在表，所以对人体的气机耗散比较少，在治疗的时候可以用于各类患者。

（2）抽扫法是峻猛的扫散法。是医生用手在患者体表病患的部位进行有力快速的抽打扫散的手法，用以驱逐病邪较重病位较深，病性为实证的邪气。

【操作方法】患者坐位或卧位。医生手腕伸直，手指微屈，拇指内收，以拇指的桡侧面和其余四指的远端以及掌指关节处着力放置在病患的部位，手臂抬起，当手离开患者体表的时候，以前臂带动手腕向外侧方或是下方做快速的、大力度的抽打扫散。手掌手指碰触到患者体表时向外侧方或是向下方做短暂的运动，随即弹起离开患者的体表并顺势将手腕收回以便做下一次的抽扫击打。如此往复的进行，持续的施用。抽扫法是驱除病邪治疗疾病的重要手法，手法操作的时候力度峻猛，速度快，驱邪的力度强，用于病情较重，病位较深，邪气较盛的病症治疗。但是抽扫法是峻泻的治疗手法，手法操作时易在驱邪的同时损耗人体的气机，所以在治疗的时候只是用于实证，只是在开穴之后迅猛地驱散邪气，治疗的时间一定不要太过长久，以免损伤人体的气机。

（3）震扫法：是在扫散驱邪的手法基础上又加入了叩击震荡的手法。是在驱逐病邪的同时又具有了醒脑通窍，开通郁闭，破散壅阻的功效，主要用于治疗头部的各种病症。

【操作方法】患者坐位或卧位。医生手腕伸直，手指微屈，手掌微弓，拇指内收，以拇指指端的桡侧面和其余四指的指腹处着力放置在病患的部位，以肘关节带动手腕，五个手指的指腹以一种有弹性的力度在病患的部位抽打叩击震荡扫散。在手指击打到病患部位后要随即弹起，手腕回收到起始的原位并准备做下一次的击打，手腕摆动的频率要稍快，并做持续稳定循环往复的操作。手法操作的时候向下击打的力量和向外侧方向下方扫散的力量要稍重，手指击打在病患部位时要短促而有弹性，这种手法大多用于头部，用于治疗头部的各种病症，震扫的手法是峻泻的手法，所以对儿童和身体虚弱的患者要慎用。

【临床应用】扫散法是在开穴取邪后，对取出的病邪进行驱散的手法，主要用于驱除病位较深，病症较重的病邪，是治疗疾病，驱除实邪的重要手法。在临床施用的时候，掸扫法用力较轻，驱邪的力度较弱，用于驱散病位在浅表的病邪，或是用于治疗儿童以及身体虚弱病情较轻的患者。抽扫法用力重，驱邪迅速猛烈，驱散病邪的力度大，大多用于病邪位置较深，病情较重并且是实证的患者。震扫法用力重，在扫散的基础上又加入了叩击震荡的手法，在驱散病邪的同时又具有开通郁闭，醒脑通窍的作用，大多用在治疗头部的病症。掸扫的力度要轻，可以散邪行气，对人体的气机耗散的较少。扫散的力度重，可以破气驱邪，但是对人体的气机损伤耗散较重。震扫是峻泻的手法，可以破气清热散邪，但不适合儿童和体弱的患者。

在临床使用的时候，要根据患者的病情和身体状况酌情挑选使用或是随证加减交替变化着使用。手法操作的时候，手指向下击打时力量要小，触碰到患者的体表后要迅速的向前滑扫。手指在患者体表抽打扫散滑动的时间要短暂，力量要稍大，击打时要有弹性感，频率要快速而均匀，动作要持续而连贯。手法操作时切不可使用暴力，以免造成表层皮肤的瘀血。

【适应部位】震扫法大多用于头部，掸扫法、抽扫法用于身体的各个部位。

（二）导引气机的手法

导引的定义就是疏导领引气机推动着病邪按照特定的路径运行流动到特定的部位加以驱除。在临床治疗的时候，由于疾病症状的不同，脏腑气机强弱的不同，患病部位的不同，疾病寒热属性的不同，患病部位深浅的不同，患者体质的不同等这些各种不同的状况和原因，有的病症可以在患病的部位进行驱除，有的病症要透散驱除，有的病症就需要将病邪导引到一个特定的部位加以驱除。所以在临床进行手法治疗的时候，不但有驱邪散邪的手法，还有导引驱邪的手法。但是导引气机的手法不是一个单一的治疗手法，它是由多种手法按照各自的治疗功用相互组合，相互辅佐配合在一起来进行操作的。也就是为了在治疗的时候完成一个特定的目的，将各种手法混合组成在一起操作来完成治疗的目的，所以说导引的手法是一个治疗的步骤而不是一种单一的治疗手法。

导引的手法是将病患部位的病邪抓取出来之后，疏导引领着气机推动着病邪之气按照特定的路径流动运行到一个特定的部位加以驱除的手法。这种治疗手法是由多个手法相互辅助、相互配合来施用的。这些治疗的手法混合在一起操作，是在完成一个个治疗的步骤。开法的功用是开启穴门，取法是要取邪外出，引法则是要导引病邪运行到特定的部位，散法最终要将病邪驱散出体外，收法则是在治疗完成之后关闭穴门收拢气机，使驱邪之后正气不再流失。这些手法相互辅佐相互配合在一起，按照治疗的步骤逐一的操作，来完成对各种病症的治疗。

1. 开法

开法是导引治疗手法的第一个步骤。开不是一种手法，而是在治疗时要达到的一个目的。它不是一种手法就能够完成的，是需要各种手法相互辅佐，相互配合才能够达到和完成治疗目的，治疗的初始要完成的目的就是开启穴门，而只有穴门开启了才能够给病邪以外出外散的通路。由于病邪在里而手法施用的力在外，所以如果用外力来治疗内里的病症，手法过轻没有治疗的意义，而力量过大过重又会造成皮肤肌肉筋骨的损伤，所以在疾病的治疗中，就需要在恰当的部位打开穴门（也叫气门），使邪气外出外散。气的升降出入是人体生命活动的根本，疾病的产生又都会导致气机不畅，郁滞而失调。气的升降出入受到阻碍，就是因为气门闭郁不开，所以在治疗的时候必须要打开穴门（也就是气门），使壅聚在内的病邪透散外出，为病邪的驱散打开通路，以便破散出郁闭束表的气机，引内邪外出，使里邪出表，为驱散病邪做好准备。

在开法的治疗步骤中，如果是治疗气机病变的实证，因为实证的外表有坚实充满的样子，在肌肤上不能够接触，接触就会发生疼痛，同时实证气血壅滞，络脉就会因为壅盛而高起，所以在开穴的时候要点压滑散在这些高凸隆起又疼痛的部位。如果是治疗肌肉筋骨的病症，则气血因为闭阻不通而结聚，就会出现气血凝郁滞涩的现象，可以见到筋肉痉挛僵硬，或是见到局部的温度寒凉冰冷。而开的手法就是要在这些关节之处开穴引邪。疾病在肌肉筋骨要开的关节之处，是身体的神气流动出入的地方，所指的也是穴门。手法操作的时候，指端在体表滑动就可以触及到这些臁凸隆起的穴门。如果用中指点压时，指端的中冲穴点压在这些疼痛隆起的部位或是神气流动出入的关节之处，就可以感触到气机的流动或是邪气的搏动。而点法的功用就是点压开启这些穴门，穴门开启的表现就是会有或寒或热的病理气机鼓动触撞在中指的中冲穴处。如果肌肉僵硬病邪在里亢盛深沉，中指无法点开，就要用指间关节点压开穴。当穴门打开后，立刻要用滑法来破散束表的邪气。束表邪气开散的表现，就是会有寒热的病理气息充斥在手指之间。如果使用滑法未能将病邪开散，也就是指间没有这些异常的感觉或是病理气息又逐渐消失，就要用拍法鼓荡气机，使气机振奋，推邪外出。气机鼓荡推动邪气外出，寒热的病理气息就又会充斥在手指之间，只要是这些病理气息一直充盈在手指之间，就证明开法的治疗目的已经完成。

2. 取法

取法是导引治疗方法的第二个步骤。取就是取邪外出，也是由数种手法相辅相合来完成治疗目的。是在穴门开启之后将深沉闭郁在里的邪气取出至体外的一种治疗手法。虽然开法开启了穴门，同时也破散了郁闭的气机，但是病邪深藏在人体的深处，而在外施用手法的力度是作用在皮表之处，无法治疗那些深藏在里面的疾病。如果过猛的用力，又会耗散患者的气血，损伤患者的皮肉。而取法是要将这些病位较深的病邪从人体的深处取出以便于清除驱散，以此来达到治疗的目的。取邪的手法是在开启穴门，鼓荡气机，让体内的阳气鼓荡冲击推动着病邪之气，而病邪之气尚未透出，这时施用取法就会使邪气由深出浅，由里达外，促使病邪之气向外透散出至体表，为下一步病邪的导引或驱散做好充分的准备。

取法是在开法破散了束表的邪气，鼓荡通畅了气机，同时透发出的病理气息尚在指间停留未散的时候，用抓取的手法取邪外出，使邪气外达于体表。当滑法或拍法透散出来的或寒或热的病理气息尚在指间流动的时候，手法马上变换，以滑拍转为抓取。取的手法要将开穴之后将要透散或未曾透散的病邪抓出并留取在手中。病邪取出的表现就是各种病理气息充斥在手掌心的劳宫处，这些病理的气息感触一旦丢失感觉不到，就要重新地拍打鼓荡通畅气机，使邪气透散，并再一次取邪外出。

取法是将体内的病邪取出以便于驱散的手法，是驱除病邪之前必需要完成的促使邪气外出的治疗目的。所以取的手法有两个最重要的关键点，一个是抓取邪气的时候一定要真实地将邪气取出。取出邪气所产生的那些异常的感觉气息一定要充斥在掌心劳宫处不要丢失。如果没有感觉或是感觉不明显时，就要再次拍打鼓荡气机并重新进行抓取的操作。二是如果在取邪之后需要按照特定的路径导引移动的时候，在移动的路线上掌心劳宫的异常感觉气息要在移动的路线中不能散、不能丢。如果移动时手已至而气迟迟不至，或是气行迟滞，中途滞留的，就要在其滞留之处再次进行取邪，以此接引其气，使气继续运行至驱散部位。也就是说如果在移动中气息在哪一处丢失或感觉不明显的时候，就要在丢失的部位重新开穴抓取，直至病理气息回复到掌心劳宫处后再按特定的路径移动到特定的驱散病邪的部位。这些是取邪外出手法的关键点。所以取邪就是把病患部位取出的病理感触气息始终充斥保留在掌心的劳宫处，这就可以证明取的治疗目的已经完成。

3. 引法

引法是导引治疗方法的第三个步骤。引就是导引，是疏导领引气机按照一个特定的路径流动运行，或是将病邪按照一个特定的路径疏导引领运行到一个特定的部位加以驱除。之所以不在病患发生的部位驱除病邪，而是要将病邪疏导引领到一个特定的部位再进行驱散，是因为以下几个原因。

一是因为人体是一个有机的整体，脏腑之间在病理上会相互影响，如果某一个脏腑发生了病变，一定会影响到其他的脏腑。所以在治疗脏腑的病变时，就应该协调各脏腑之间的关系。

二是泄除实邪，驱除病邪要关注脏腑之间的关系，实证是邪气亢盛的表现，邪气盛就要泄其邪气。泄实不要泄脏而应该泄腑，因为五脏精气而不泻，以藏为贵。而六腑传化而不藏，以通为用，以降为和。所以五脏的实邪要借助六腑来驱除，要将脏的实邪导引到腑。在治疗的时候，五脏的火热邪气大多导入大肠小肠泄泻消除。五脏的气滞气逆大多导入大肠排气消除，这叫做推宫过气。如果五脏受损而导致血的瘀滞，也要导入大肠泄泻排出，这叫推宫过血。

三是如果是本虚而标实的病证，驱邪峻泻的治疗手法唯恐会损伤脏腑气机，但是不驱邪又无法达到治疗的目的，这就要依照脏与脏之间的相互协调，脏与腑之间的络属关系导引本脏的病邪从他脏他腑驱除。这样既保护了本脏的气机，又治疗了标实的病症，达到既祛除了病邪而又不伤损正气的治疗目的。

四是经络是气血运行的通路，邪气亢盛，气滞血郁，经络的通路也随之变化，病邪积聚沿着经络相传递，引起循经的多个部位都疼痛痉挛。对这些拘急坚硬的部位就要转移导引疏通。这就是导引经气。只有将邪气领引到特定的部位加以驱除，才能够达到彻底的治疗目的。

为了驱除病邪治疗疾病，要将病邪之气导引到什么部位呢，这就需要在临床时根据辨证做具体的分析推定。但大致是火性炎上，所以上焦的热大多从双手或劳宫处散除。寒性趋下，所以中下焦的寒大多从双足或地户散除。外感的热象，既要发散出皮表，又要导引热邪入腑泻于大肠。心经的热要导引泻于小肠，因为心与小肠相表里。肺经的热要导引泻于大肠，因为肺与大肠相表里。肝脾的热和湿要通过胃导引泻于大肠。肝经郁滞的气要导引泻于大肠。肾经的寒要导引经过委中，入三阴交而驱散在地户。所以热和湿大多发散在皮表毛孔或导引入大肠泻除。而寒则大多导引邪气从膝部到足部，最后在地户驱除。内脏损伤瘀血，要推宫过血导引瘀血从大肠排出。五脏气滞，要推宫过气疏导郁闭之气入大肠排气而出。经络闭阻，气机阻滞，要引经渡气，将循经疼痛痉挛闭郁的部位导引相连，让邪气或是沿着经络，或是沿着气街，或是散入八溪，或是出脏入腑，或是出于四末、劳宫、地户。总之按照选定的路径将病邪疏导引领到特定的部位进行驱除，其目的就是为了祛邪而不伤正气，尽最大可能将病邪导引至远离脏腑的部位进行驱除，以此来保护脏腑的气机。

疏导引领气机的手法根据病症的不同，驱邪力度的不同和操作手法的不同分为抓引、滑引和拉引。

（1）抓引：

抓引就是在抓取病邪外出的同时按着特定的路径移动。边抓取边移动至特定的部位进行驱除。

【操作方法】在病患的部位开穴取邪，当内里的病邪抓出后收取在掌心劳宫处时就沿着确定的路径移动，并且一边移动一边抓取。一旦掌心劳宫处病邪的气息消失，就马上在气断消失的部位重新开穴取邪，当邪气再次充斥在掌心时继续边抓取边移动直至到特定的驱邪的部位。抓引手法的力度在手掌，操作时如同取邪的抓法一样。不同的是在抓取邪气的同时又要向特定的方向移动，抓几把移一下，气在手掌心不丢，一直抓移到驱散的部位。抓引的手法取邪力度大，一般用于邪气亢盛但是正气不虚的急性病证。抓引取邪导引速度快，是在破气透邪中加以领引邪气。但是因为这种操作的手法容易耗散损伤正气，所以使用的时候一定要关注患者的身体状况。

（2）滑引：

滑引就是在抓取病邪外出时，用滑散的手法破散束表的邪气，并导引邪气按照特定的路径移动，边滑边取边导引，将病邪之气导引运行到特定的部位进行驱除。

【操作方法】在病患的部位开穴取邪，当内里的病邪抓出后收取在掌心劳宫处时就沿着特定的路径边用滑法滑散表邪边移动，当移动了一个手掌的距离位置时再次抓取。如果病邪之气跟随并未丢失，就再移动一个手掌的距离后再次进行取邪，如此一直领引着邪气移动到特定的驱除部位。如果在滑散移动时病邪气息丢失，就在移动一个手掌的距离后再次进行取邪，并从这个部位继续滑引移动直到驱散的部位。滑引的手法散邪透邪的力度大，在导引邪气的同时又有散除表邪的作用，一般用于邪气较深，不宜透散的病症。

滑引在操作时移动的幅度一般以一个手掌为度，操作时用手指的指端滑散，用手掌抓取，当邪气充斥掌心劳宫时就要导气引领移动，只要掌心劳宫处的气不散，就边滑散边导引。如果气散了，就要在气散之处开穴取邪，当邪气一出现就要开始滑散导引，循环操作引导到特定的部位进行驱散。

（3）拉引：

拉引就是在抓取病邪外出时，用手指的前端滑动摩擦拉动气机。导引邪气按照特定的路径移动，一边拉动气机一边取邪，直到将邪气导引至特定的部位进行驱散。

【操作方法】在病患的部位开穴取邪，当内里的邪气抓出收取在手掌劳宫处时，手掌手指平伸，用拇指的桡侧面和其余四指的前端着力按压在患者的体表处，从取邪的部位，用横向滑擦的手法拉引气机行走到下一个部位。滑擦拉引气机移动的距离大多是从一个关节的近端到这个关节的远端。在滑擦拉引气机移动中，寒凉温热的病理气息会在手指间流动，当移动到下一个部位时再次抓取。如果在移动时病理气息丢失，就要在丢失的部位再次开穴取邪，当邪气充斥在掌心劳宫时再次滑擦移动。拉引操作时移动的距离长，一般从一个关节到另一个关节，但是这种手法透入的层次比较浮浅，透邪力度小。但是输导气机的力度大，并且对正气的损害较小，一般用在邪气亢盛但是正气不足时，为的是只求不伤正气而尽可能地驱除邪气，大多用于儿童或是年老体弱的患者。

4. 散法

散法是导引治疗方法的第四个步骤，散就是将病邪驱散驱除。当导引的手法将病邪引领到特定的部位，就要用散法将病邪驱散驱赶出体外。《灵枢·邪气脏腑病形》中说："邪气不出，与其真相搏，乱而不去，反还内著"。也就是说，邪气如果不驱除出去，就会与正气互相碰撞，正气和邪气混成一团，邪气出不去，就会返回来附着在内脏里。所以驱除邪气是治疗疾病最重要的方法。散邪的手法也是一个综合的手法，它是在将邪气引领到特定的部位之后，就在这个特定的部位再一次开穴取邪，当邪气透散外出，就用抽打扫散的手法将病邪驱赶出来散除在体外。

散邪的部位大多选择在穴位处，或是在穴位周围的隆起处；或是在穴位周围的凹陷处，或是在各宫的病患处，或是在肌肉挛缩的结节条索处，或是在劳宫处或地户处，或是在八虚处。决定要将病邪之气导引到什么地方再加以驱除，就要在临床治疗的时候，根据病情的需要，患者的体质，受邪的程度，邪气附着的部位等等各种条件相互综合考虑之后再辨证确定。同样，散法又分成缓泻和峻泻。开穴滑动后扫散是散表，是散除表邪清除表证的手法，是缓泻。开穴抓取后立刻扫散是清里，是清除驱散里邪实证的手法，是峻泻。滑擦导引，开穴散邪是缓泻；抓引开穴散邪是峻泻。开穴取邪后，见邪既散是缓泻；开穴取邪后，久抓久取让邪气透散到病理气息非常的强烈时再散是峻泻。病盛体弱，开穴取邪后轻轻的扫散是缓泻，病盛体强，开穴抓取时间长，扫散驱邪时手法重而快速是峻泻。所以在临床时，要观察患者的体质，分析病情的需要再来确定是用缓泻的手法还是用峻泻的手法，或是缓泻峻泻的手法夹杂运用。这些都是要根据临床的病情症状才能够确定的。

散法是破气驱邪的手法。开穴破气，散气驱邪虽然可以驱除郁闭在里的邪气，但是同样也会伤及到人的正气，所以不适宜长时间的使用。使用散法的关键点是，病邪一定要真实地取出，邪气透散处的病理气息一定要充斥在手指间或是掌心劳宫处时才能驱邪。否则开穴破气不但没有将邪气驱除，反而会徒伤正气。

5.收法

收法是导引治疗手法的第五个步骤。收就是关闭穴门，收拢气机。在手法驱散邪气后穴门仍是处在打开的状态，病邪之气和人体的正气从这打开的穴门处还会不停地向外流散。所以在用散邪的手法驱除邪气之后，就要用收的手法关闭穴门，以防止气机耗散太过。在手法进行散邪治疗之后，要"推其皮盖其外门，以防护也，真气得存。"也就是说在开穴取邪的手法治疗之后，要推揉搓摩穴门处的皮肤，使其盖住开启的气门，以便"推阖其门，令神气存，大气留止"。这样就可以使真气不会过度的泄出，使神气内存，气血留于体内而不外泄，可以调理气机扶助真气散除邪气，以此来防护气机的外泄，使正气能够留存在体内。

收的手法有拇指推摩和手掌揉摩两种。拇指推摩是以拇指的指腹处着力按压在开启的穴门处，拇指向手的前后方向推搓按压，以此来闭穴拢气。手掌揉摩是以手掌按压在开启的穴门处，慢慢用力向下按压，并且缓缓环转揉摩，以此来闭穴拢气。这两种手法操作中，拇指推摩收拢法，闭穴快，能够迅速地关闭穴门收拢气机。手掌揉摩收拢法闭穴慢，但它能够将揉摩中产生的热量透达到气门之处，所以在收拢气机的同时又起到了温阳补气的功效。

（三）调理气机的手法

调理气机的手法是在驱散病邪的手法治疗之后施用，因为在驱邪治疗时的手法散邪破气较重，这些手法都是泻的治疗方法，而泻的手法容易伤及人体的正气，容易造成气机的紊乱。所以在驱邪的手法治疗之后要用调理气机的手法来调和阴阳的平衡，恢复人体气机的顺畅。

调理气机的手法治疗的目的是在调理紊乱的气机，补充人体的阴阳正气，而不是用于驱散邪气，所以手法施用的力量都是在皮表，而操作的手法都是摩擦搓按等轻柔和缓的方法。在手法操作的时候，摩法、搓法、擦法都会产生一定的热量，按法则是要将这些热量透达到身体的深层来温阳补气，通经活络。"环摩补阳，横搓补阴"，所以用摩法环摩透热又可以补充阳气，用搓法横搓透气又可以滋补阴气。除了这些作用之外，在手法操作时每个手法又有它们各自不同的特殊功用。摩法环摩在调理气机的同时又有调理心肾水火关系和调畅气机宣肺降肝的功用。搓法在调理气机的同时又有滋阴补阳的功用。擦法除了调理气机还有疏肝降逆，通经散热的功用，而按法重在透热温经，可以将各种手法操作时产生的热量透达到病患部位的深处，并且根据病患部位的吸热程度来判断治疗的效果和完成的程度。所以在使用各种不同的手法操作时，一定要认真了解并且关注每个手法的关键点，要找准病患的部位，选好治疗的路径，按照病情所需来进行准确的治疗，这样才能取得较好的治疗效果。

调理气机的手法一般使用摩法、搓法、擦法。

1. 摩法

摩法是医生以手掌的掌侧着力放置在患者的体表处，通过肩关节的运动带动手掌在患者的体表处作逆时针的环转。是在治疗的部位做缓慢的平行环转移动摩擦的一种手法。摩法的作用在于疏导调理气机，由于操作时的手法有一些差异，所以又分成小环摩法和大环摩法两种。

（1）小环摩法：

是医生以手掌按放在患者的体表处，在病患的部位做环状的摩擦运动，以达到调理气机，温补阳气的作用。

【操作方法】患者卧位，医生沉肩、垂肘，腕关节平伸，手指手掌伸直自然放松。以手掌的掌心处为中心向下按压并吸定在患者的病患部位处，以肩关节带动前臂使手掌在治疗的部位按照逆时针的方向做环形旋转摩擦运动，环转摩擦的动作要周而复始。在手法操作的时候动作"不宜急，不宜缓，不宜轻，不宜重，以中和之意施之。"手法操作时手掌只是与患者的皮肤表面磨擦而不能带动皮下的组织，环转摩擦时手掌的四周要均匀着力不能一边轻一边重，环转运动的频率要平稳适中，以局部微微发热为度。

【临床应用】小环摩法的功用是调理气机，行气活血，并且有温补的功用。如果在腹部施用，具有理气和中，调节肠胃蠕动的功用。如果在背部施用，具有温经通络，行气活血的功用。手法治疗的时候，环转摩擦的范围只是在治疗的部位操作，这样可以增加局部的温热感，而温热的透达入里可以调理气机，改善局部的血液循环来达到治疗的目的。

【小环摩法的关键点】在腹部治疗的时候，逆时针环转有涩肠的作用，顺时针环转有通腹的作用。在背部治疗的时候，大多是按照逆时针环转。"环摩补阳"，在第三腰椎横突处缓缓的环摩并产生一定的热量，可以起到滋补肾阳的功用。手法操作时要注意频率和力度，要取"中和"之意，过快或过重则容易耗损气机。

【适应部位】主要用于治疗腹部和背部的病症。

（2）大环摩法：

是医生以手掌放置在患者的体表处，通过肩关节带动手掌在背部沿着特定的路径做大幅度的环形摩擦运动，以达到调理阴阳，调理脏腑气机的作用。

【操作方法】患者俯卧位，医生沉肩、垂肘，腕关节平伸，手掌手指伸直放松，以手掌的全掌着力，用掌心劳宫处按压吸定在患者的体表处，按照逆时针的方向做环转摩擦运动。大环摩法调理治疗一共有两个路径，一个是调理心肾之间的水火关系，一个是调理脏腑之间的气机关系。

①调和阴阳，调理心肾之间的水火关系。操作时手法要起始在第三腰椎棘突处的坎水位，手掌在这个部位环转摩擦数次，当局部发热后从右侧沿着足太阳膀胱经的行走路线挟脊上行到大椎的离火位。手掌在离火位环转摩擦数次然后从左侧沿着足太阳膀胱经的行走路线挟脊下行回到第三腰椎的坎水位。如此周而复始，往复运行数次。手法的操作可以引肾水上济心火，降心火下温肾水，使心肾相交，水火互济。

②肝主升发，肺主肃降，这是气机的正常功能活动。如果因为肝气过升而上逆，肺失宣散清肃，气的升降就会失去协调平衡的状态。要调畅气机宣肺降肝时，手法要起始

在第一骶椎的玄武肾水之处，手掌在这个部位环转摩擦数次，从右侧沿着足太阳膀胱经的外侧，也就是竖脊肌的髂肋肌处，也就是沿着背部右侧的白虎肺金道上行至第二胸椎棘突处的朱雀心火处，手掌在这个部位环状摩擦数次，从右侧沿着足太阳膀胱经的外侧，也就是竖脊肌的髂肋肌处，也就是沿着背部左侧的青龙肝木道下行，最后返回到第一骶椎的玄武肾水位。如此周而复始，往复运行操作次数，以此来达到金木宣降畅通，水火阴阳相合的治疗目的。

【临床应用】大环摩法的功用主要是用于引领气机的运行。如果是心火过亢，热盛于上，肾水过寒，寒凝于下时，可以用调理心肾水火的手法来调和阴阳，使心肾相交，水火互济。如果是气机失调，肝气上逆，肺失宣降时，可以提升白虎宣发肺气，使"肺气以宣为通"。疏泄青龙下降肝气，使"肝气以降为顺"，促使人体气机的升降出入达到协调平衡。施用大环摩法的时候，要先打开位于第十胸椎下的中枢穴，使中枢气门开启，上下气机畅通，这样便于气机能够随着手法进行流动。手法操作的时候，不要用力向下按压，手掌只是在患者体表的皮肤上摩擦，不能带动皮下的组织。

【大环摩法的关键点】辨别病情之后要选好路径，因为两条路径的功用不太相同。手法操作的起止点都是在人体的下部，操作运行时都是按照逆时针方向从右向上，从左向下的顺摩环转运动。在操作时要注意不要随意的转换路径，以免引起腹胀和不适感。

【适应部位】身体的背部。

2. 搓法

搓法是医生以手掌着力按压在病患的部位，运用适当的压力在治疗的部位按照手掌手指的方向做前后直线移动往返搓摩的手法。

【操作方法】患者卧位，医生沉肩、垂肘、手腕平伸，手掌和手指伸直放松，以手掌的全部掌侧面按压在治疗的部位，以肘关节的伸展屈曲带动前臂按照手掌手指的方向做向前推动和向后拉动的直线来回往复的推搓摩擦。以此来达到活血祛瘀，温经通络，调理气机的治疗目的。手法操作的时候，向下按压的力量要适中，使手法的搓动力只在皮表，只是搓动放松表层的皮肉。但是搓动的幅度要大，搓摩的距离要稍长，动作要连贯持续，手掌始终紧贴在体表的皮肤上。

【临床应用】搓的手法是调理气机滋阴补阳的手法。在临床操作的时候，有三个功用。

（1）调理气机：

通过对两侧腰背部沿着足太阳膀胱经挟脊从上向下反复的搓摩，可以疏导气机的运行，达到行气活血，散瘀消肿的治疗目的。

（2）温阳补气：

从腰部向腰骶部从上向下的反复的搓摩运动，可以产生温热的效应。而这个温热的作用具有改善局部的血液循环，调理肌肉中的血氧含量，温补脏腑的阳气，起到调理气机、温阳活血、祛寒止痛的治疗目的。

（3）滋补肾阴：

"横搓滋阴，环摩补阳"，所以用手掌在第三腰椎肾宫的部位作横向的搓摩产生的温热效应可以滋补肾阴，具有滋阴补肾清热的功效。可以治疗阴虚火旺，腰膝酸软的病症。

【搓手法的关键点】如果要疏导气机，温补阳气，手法的运行一定要从上至下，也就是从近心处向远心处搓摩。如果要滋补肾阴，一定要在特定的部位做横向的搓摩。

【适应部位】主要用于背部、腰部和腰骶部。

3. 擦法

擦法是医生以手掌着力按压在病患的部位，运用适当的压力在治疗的部位，按照手掌手指的方向做左右横向往返摩擦运动的手法。

【操作方法】患者坐位或卧位。医生沉肩，垂肘，手腕平伸，手掌和手指伸直并自然放松，以手掌按压在治疗的部位，以肘关节为轴带动腕关节和手掌做左右横向的移动摩擦运动。以此来达到行气通络，调理气机的治疗目的。手法操作的时候，手掌的下压力要适中，让摩擦的力量只是在患者的皮表之处，只是摩擦表层的皮肤，而尽量不要带动皮下的组织。在操作时横向滑动摩擦的距离要长，动作要持续而连贯，手掌要紧贴在患者体表皮肤上。

【临床应用】擦法在治疗时具有调理气机，通经散热，疏肝降逆的功用。在使用手法调理气机的时候，手掌要沿着导引气机的路径来回的往返摩擦，在手法操作的时候又具有各自目的的特点和方法，这样可以起到 4 个作用。

（1）手掌在病患部位及其沿线的摩擦中，可以摩擦关闭沿着治疗的路径打开的穴门，这样既起到了通经活络的作用，又起到了防止正气外泄的作用。

（2）运用擦法调理气血，放松肌肉的表层部位。因为擦摩搓动的时候会产生一定的热量，同时手掌对皮表又有一定的按压力度，所以可以起到行气活血，通经止痛的作用。

（3）在治疗中需要舒肝降逆的时候，手掌要沿着两侧的腋中线和左侧足太阳膀胱经外侧的青龙肝木道擦摩，这样可以起到疏通肝气，降逆和胃的作用。

（4）在治疗中需要通经散热的时候，擦摩的手法可以透散热邪，疏通经络。如果是治疗气分的热证，就要在背部的两侧足太阳膀胱经和右侧的白虎肺金道擦摩滑动，并且要做往返数次的操作。在治疗的时候，手掌下行滑动时的力量要重并且速度要快，手掌上提移动时的力量要轻速度要稍慢。这种操作的手法是治疗发热症状中的高热，通泄的是气分热症。如果是持续低热的阴虚发热，治疗的时候就要沿着督脉进行擦摩滑动，并反复的操作数次，以此来清泄低热热象。这种操作的手法主要是治疗长期低热的症状，是用来清散泄除阴分的热。

【擦法的关键点】在治疗的时候要关注疏导的路径，疏理肝气的时候要擦两胁和青龙道，清气分热要擦足太阳膀胱经和白虎道，清阴分热要擦督脉。手法擦动的时候距离要长，动作要连贯，一定要注意不要在中途停滞，以免造成气机的阻滞。

【适应部位】除了头部适用于全身其他各部位。

4. 按法

按法是医生以手掌着力按压在病患的部位不移动，或是缓慢轻微的做环转摩动的手法。在调理气机的手法中，按法的主要作用是在治疗的部位进行扪按，以达到透达热气入里的治疗作用。

【操作方法】患者坐位或卧位，医生手掌手指平伸，以手掌轻轻地按压在病患的部位不要移动，或是缓缓轻微的环转摩动数下再向下按压不动。下按的时候要用掌心的劳宫处吸定治疗的部位，用劳宫处来感觉体察病患部位的寒热气息。手法操作的时候，按压的力量不要过大，如果掌心劳宫处感觉寒凉气息过重，就应该暂时收手停止扪按治疗。

【临床应用】按法的主要功用是透热入里。在治疗的时候，摩法、搓法、擦法在操作时都会产生一定的热度，按法就是用手掌向下按压将这些热量透达到病患部位的深层，促使局部的血液循环得以改善，来达到驱寒、行气、化瘀的功效。所以不管是摩、搓、擦哪一种手法操作时产生了热量，都可以用按的手法来透热入里。如果摩、搓、擦这些手法操作时产生的热感在病患的部位扪按时马上就消失，说明病患的部位寒象明显，气血郁滞。在治疗时就应该多摩擦多产生热量并多次将这些热量扪按向里透达，以此来达到温里祛寒，活血通络的治疗目的。如果在治疗时扪按的位置错误，没有按压在病患的部位，那这些热量就会消退缓慢，并且掌心也没有吸手的感觉。如果多次的将摩、搓、擦产生的热量透达入里，而扪按在病患部位的热量消退越来越缓慢时，说明按压透热补气散寒的手法治疗目的达到了。

【按法治疗的关键点】在治疗时一定要寻找到病患的真正部位。这个部位不但寒凉而且还会吸掌心劳宫的气息。透热时不管是什么手法操作，只要产生了热度就可以在病患的部位扪按，扪按后可以再进行其他的手法操作，同样产生热度后再次扪按，直到病患部位的寒凉吸气的症状减退或是消失之后才可以结束手法的治疗。

【适应部位】适用于除了头部以外身体的各个部位。

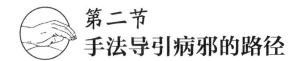

第二节
手法导引病邪的路径

中医手法治疗疾病是使用手在患者的体表之处进行各种操作来对疾病进行治疗，而手法治疗操作的部位大多是在病患的部位。手法治疗的方法以泻除实邪为主，是破气散邪驱邪的方法，在治疗的时候容易伤及到人体的气机。所以在治疗的时候会使用导引的方法将病邪引领到特定的部位再加以驱除。中医在对疾病治疗的时候有几个重要的观点。一个是在治疗时要给病邪以出路，因为病邪是有形的邪气。只有将病邪之气从特殊的通路排出体外才能够彻底地消除病邪对人体的影响。一个是在治疗驱邪的同时要保护五脏的真气不会受到伤害。所以驱邪的治疗要远离五脏，可以将脏病导引到腑之后用对腑的治疗加以驱散。导引治疗的方法就是依照中医的理论观点，把病邪从五脏导引到六腑，或是导引到四末，或是导引到特定的部位再进行驱散，这样就可以在驱邪的同时保护五脏的真气不会受到伤害。

导引病邪的路径有这样几条：经络、气街、八虚、脏腑、肌肉和血管。

经络：是气血流通的道路，也是病邪传递的通路。脏腑之间，内脏和其他的组织器官之间的病变都可以沿着经络互相传变，相互影响。经络的导引是依照经络的循行和脏与腑之间的经络络属关系来进行导引的，主要是引导着气机推动病邪之气由脏到腑，由内出外，这样就可以在破气取邪的同时保护五脏的气机不会受到伤害，同时又可以把内里的病邪导引到皮表和四肢的末端再加以驱除。驱邪在两手两足这四末，是因为四末是经络中阳经和阴经的相互交合交会的部位，在这些部位驱散病邪之气既可以到达驱邪的目的，又不会伤及到五脏的真气，同时也可以在经络循行的路线上选择相应的穴位来进行治疗，这样在驱邪的同时又可以促使人体的经气正常的流动循行。

气街：当经络中的大络受到了病邪之气而阻滞不通时，人体的经气又会打开另一个通行的路径叫做"气街"。这头、胸、腹、胫四部气街可以在大络被邪气闭阻的时候通行气血。四街是气通行的路径，而治疗时要将在四街中集聚的病邪之气导引到四末进行驱除驱散，这是因为四末是阴阳交合交会的部位。所以《内经》中说："四街者，气之径路也，故络绝则径通，四末解则气从合，相输如环。"只有将病邪之气引导到四末的部位驱散解除，才能保证人体的经气如环无端的正常运转传输。

八虚：是气血流注的地方。八虚的部位都是筋骨的间隙之处。八虚之处分属于五脏，如果五脏有了病邪，可以将五脏的病邪导引到八虚之处。但是邪气恶血停留阻滞在这些部位处，就会损伤经络筋骨，导致关节的枢纽屈伸不利而发生拘挛疼痛的各种症状，所以又要将八虚之处的病邪导引到四末进行驱散。八虚导引病邪的方向是：心肺有邪出于双手，脾、肝、肾有邪出于两足。引导五脏病邪外出是为了保护五脏的气机不会受到伤害，导引病邪之气入八虚是因为八虚是五脏气血流注的部位。八虚的病邪不引导外出又会导致关节和筋骨的病变，所以必须将八虚内的邪气导引到四末加以驱散，这样既保护了五脏的气机不会受到伤害，又可以使八虚之处的筋骨关节不受到损伤，并可以将病邪之气驱散消除。

脏腑：人体内的五脏六腑是人体的核心脏器，主宰着人的生命活动。如果发生了病变，脏腑之间就会互相影响。五脏感受到了病邪，六腑就会闭塞，而六腑生病闭塞，五脏也会发病。但是"五脏藏精气而不泻，以藏为贵，六腑转化而不藏，以通为用，以降为和"。手法驱邪治疗的时候要破气驱邪，而这种方法容易伤及到人体的气机，所以在治疗的时候要将脏的病导引到腑再加以驱散。"五脏病实则泻腑"，这是因为"六腑以通为用"。五脏驱邪易伤及到五脏所藏的气机，将五脏的病邪导引入腑，再借腑的下降通泻功能输导病邪从大便小便排出，就可以既驱除了五脏的病邪之气又不伤及五脏的经气，取得了驱邪而不伤正的治疗效果。

肌肉和血管：如果在临床遇到疼痛传导的方向既不是按照经络，也不是循行于气街，这就需要按照肌肉纤维的顺行方向，血管的循环路线和神经的支配路线来进行导引了。疼痛产生的原因是因为微循环发生了障碍所产生的化学物质刺激了神经，而肿胀是因为微循环的减弱而导致各种代谢的废物和水分渗出堆集在组织间隙之中。而手法导引治疗就是要加快血管内的血液循环，促使微循环加快带走各种代谢物。为了加快治疗的速度，就要将这些代谢物导引到两手两足也就是动脉的末梢和静脉的起始点加以清除。通过加快微循环来代谢掉废物，并通过这些来供给组织细胞氧气和养料。从而保证生命活动的健康进行。

一、经络

经络是由经脉和经络组成的，它运行全身的气血，联络脏腑肢节，沟通上下内外表里，是调节人体内部功能的通路。其中经脉是主要的干线，伏行于分肉之间，深而不见。脉络是分支，浮而常见，有的还显现于体表。构成经络主体的十二正经，它们都有各自固定的循行路线，每条经脉又都和脏或腑直接络属，同时，阴阳两经之间表里配合，阴经属脏而络腑，阳经属腑而络脏。在《灵枢·海论》篇中说："夫十二经脉者，内属于脏腑，外络于肢节"。而在《灵枢·本脏》篇中说："经脉者，所以行气血而营阴阳，濡筋骨，利关节者也。"这些都说明经络具有沟通内外，通达表里，贯穿上下，通行气血，在内联络脏腑器官，在外络属维系着肢体，濡润筋骨，通利关节，把人体的脏腑、肢体、五官九窍，皮肉筋骨等各部位的组织联系协调成一个有机的整体，使机体内外上下保持协调统一。

经络借以运行气血来调节人体各部组织的联络系统，所以它又具有感应传导的作用。因为经络能够沟通人体的内外，所以它既是气血流通的道路，也是反映病变和传递病邪的路径，脏腑之间，内脏组织器官之间的病变都可以沿着经络发生传变而相互影响。当疾病发生的时候，经络就成为反映病变和传递病邪的路径。病邪经过络脉而传递到经脉，最后流布到全身的个部位。所以在《素问·皮部论》中说："邪客于皮肤则腠理开，开则入客于络脉，络脉满则注入经脉，经脉满则入舍于脏腑也。"这就说明经络是外邪从皮毛腠理向内传导于五脏六腑的传变路径，而由于脏腑之间的经络又具有沟通的关系，所以这个路径还可以成为脏腑之间病变相互影响的路径。

同时，互为表里的两经更会为络属于相同的脏腑而使这表里的一脏一腑在病理上相互影响。同时，经络也是脏腑与体表组织之间病变相互影响的路径。通过经络的传导，内脏的病变可以反映于外而表现在某些特定的部位，并且在经络循行的体表处出现某些相应的病理现象。我们把经络作为导引病邪的路径，就是因为经络所具有这些特定的属性，这些特定的功能属性可以把病邪从体内的脏腑之中疏导引领出来。为了防止驱邪的手法破气而伤正，所以就根据经络的循行路径将病邪导引到一个特定的部位进行驱除，这样既保护了脏腑的气机在驱邪的过程中不会受到伤害，又可以将病邪驱除出体外，做到驱邪而不伤正的治疗。

中医治疗疾病的一个重要的观点就是要给病邪一个出路，让病邪从这个出路排出体外。手法治疗依照这个观点，按照经络的特殊属性来导引病邪，就是要将脏病导引入腑，将内里的病邪引导出于体表。因为经络中相为表里的阴经和阳经都是在四肢的末端来交接，依照经络的循行，可以将内里的脏腑病邪导入四肢，再从四肢将邪气导引到四肢的末端也就是两手两足进行驱除。在上肢驱邪出双手手心的劳宫，在下肢驱邪出双足足心的涌泉。这是导引病邪驱除出体外的两个重要的路径。除此之外，也可以在经络的循行路线上选择某些特定的穴位进行驱邪，因为"经脉所过，主治所及。"根据经络的循行路线，当感觉到病邪之气流注到某一经时，可以按照"循经取穴"的方法在某一条经络的循行路线上进行选穴治疗。如果病邪在手经出于上肢，可以选择尺泽，少海，内关等穴位。并从这些穴位处将病邪导入劳宫处加以驱除。如果病邪在足经出于下肢，可以选择风市、犊鼻，足三里等穴位，并从这些穴位向足踝处导引。当气机导引到踝部时，阴经可以选择踝内侧的太溪、三阴交等穴位。阳经可以选择踝外侧的昆仑，申脉，悬钟等穴位。但不论阴经还是阳经，最后都要将病邪导入足心涌泉进行驱除。

经络导引病邪的方法是按照经络循行的路线将病邪导引至驱邪的部位进行驱除。如果要将脏病导引入腑，就要按照脏腑在经络中相互关联的络属关系引领气机推动病邪出脏入腑，并由腑驱邪而出。同样选择病邪的出路要依据所患病证的属性特点来选定。火性炎上，所以如果是热性的病症大多将病邪导入上肢从劳宫处驱除，水性趋下，所以如果是寒邪、湿邪导致的病症大多将病邪导入下肢从涌泉处驱除，这些是导引治疗时大的治疗原则。但是在临床所遇到具体的病情时，还要随着疾病不同，通过对疾病的特征特点分析判断后再进行辨证确定。

二、气街

在经络以外，人体经气的另一个运行的路径叫做"气街"。气街是经气聚集和通行的道路，当人体受到外邪侵袭的时候，首先受邪的是大的络脉。当大络受邪而导致气血郁阻不通的时候，气街的通路就会打开使经气能够如常的运行。而当邪气祛散解除之后，大络就又会重新开通，气机又会从络脉会合转输，使全身的经脉、阴阳、营卫气血恢复充盛，全身的气血恢复平衡，身体也就恢复正常。这种大络闭绝的时候街径通行的协调配合作用，就可以保持营卫之气的环周运输往来不息的运行。

人体的气街所通行的径路是哪些呢。《灵枢·卫气》篇中说："请言气街：胸气有街，腹气有街，头气有街，胫气有街。故气在头者，止之于脑。气在胸者，止之于膺与背腧。气在腹者，止之背腧与冲脉于脐左右之动脉者。气在胫者，止于气街与承山，踝上以下。"头、胸、腹、胫这四部气街它们各自都有所结聚所通行的道路。气在头部的，它所聚结的地方是脑后枕骨下方到颈椎上段的部位。气在胸部的，在胸前侧聚结的地方是胸前两侧肌肉隆起的胸大肌处，在胸部背侧聚结的地方是从第十一胸椎以上的足太阳膀胱经中各个脏腑俞穴的位置。气在腹部的，在腹部前侧聚结的地方是下腹部脐旁开二寸稍下方，也就是腹直肌外侧的气街穴（气冲穴）的位置，这里是冲脉和脐动脉的交合之处。在腹部背侧也就是腰背部聚结的地方是从第十一胸椎以下的足太阳膀胱经中各个脏腑俞穴的位置。气在胫部的，在腹侧所聚结的地方是下腹部的气街穴也称作气冲穴的位置。在下肢所聚结的地方是小腿的承山穴和足踝部的上下部位。

气街是气行往来的路径，而十二正经的终始点都是在人体四肢的末端也就是两手和两足，所以人体的两手两足也叫做阴阳之会。这四肢末端是阴阳会和的地方，也是营卫之气通行的路径。《灵枢·动输》篇中说："夫四末阴阳之会者，此气之大络也。四街者，气之径路也。故络绝则径通，四末解则气从合，相输如环。"人体四肢末端的两手两足既是阴阳经脉的交会之处，又是脉气的联络之处，是营卫气行的通行之路，也是气之大络。四末闭阻大络就会闭阻，人体的头、胸、腹、胫四部气街，也同样是营卫之气运行的必经之路。所以当人体受到外邪侵袭的时候，受邪闭阻的多在大络。当大络被邪气阻绝不通的时候，会有四街这样一些径路可以通行而使运行如常，当所受的外邪被消除之后，络脉就又会沟通。由于四末和气街的调节，气行就又会内外相从，表里相合的传输会和，这样"彼绝此通，气从而合，回环传输，互不缺失，莫失其经，周而复始，如环无端"的循行如故了。

开通气街，主要是在解除六腑往来之气所聚结的气机。因为六腑主表，在经络中都是阳经。而五脏为阴，在经络中都是属于阴经，开达气街，就是要将五脏属阴的经气通过气街的导引使它们通达于六腑的表阳，在阳表之处进行治疗并解除其结聚。所以气街是六腑出入门户的主要通路，这也被称作是"气道理论"。《灵枢·卫气》篇中说："知六腑气街者，能知解结契绍于门户。能知虚实之坚软者，知补泻之所在。能知六经标本者，可以无惑于天下。"如果掌握了六腑气街的部位，同时了解清楚了它们的作用，就能够找到解除疾病邪气结聚的方法。如果能够清楚地了解经络相合相继的位置，气血出入的门户，就能够明确病症是在表外还是里内。这样就可以明白为什么当触摸按压时感受到柔软的时候认为是经络的虚证，而触摸按压感受到的是坚硬的时候是经络的实证这个道理，根据这个道理，就可以恰当地运用补泻的方法来治疗疾病了。如果再能清楚地知道了六经的本部和标部，那就能够充分地认识疾病，也就会在任何情况下对任何复杂的疾病症状都可以抓住其要领，不会感到困惑不解了。

使用导引的手法输导引领气街的经气时，要先将各部位的病邪引领到气街的位置，用手在这些部位扪摸、按揉、点压、震荡来鼓动气机，当气机到来时就会感觉到涌动鼓荡，这时就要先在这些部位进行治疗。如果治疗的效果不明显，病邪不能驱散驱除，就要将病邪按照特定的路径导引到特定的部位加以驱散。头部的病邪要引导到脑后治疗，如果治疗时邪气不能驱散，就要导引气机先入大椎，从大椎沿着阳经从两肩的外侧到肘转入两臂内侧的阴经，再从两手驱邪外出。胸部的病邪在前侧要导引至两侧胸大肌处治疗，如果治疗时邪气不能驱散，就要导引气机从胸部入两肩内侧的阴经，然后从两手驱邪而出。如果在胸十一椎以上的足太阳膀胱经的腧穴驱邪不散，就要从膀胱经的腧穴导引病邪之气入大肠，使邪气从大肠泻散而出。腹部的病邪在前侧要导入气街穴治疗，如果治疗时邪气不能驱散，就要导引气街穴的病邪从大腿内侧的阴经入小腿内侧的阴经，最后从踝、足内侧的阴经导引入足底驱除。如果在胸十一椎以下的足太阳膀胱经的腧穴驱邪不散，就要从膀胱经的腧穴导引病邪之气从大腿外侧的阳经入小腿外侧的阳经，最后从踝、足外侧的阳经导引邪入足底驱除。胫部的病邪从气街穴导引至承山穴，如果在气街穴和承山穴治疗后邪气不能驱散，就要导引病邪之气从承山穴入足踝再入足底驱除。总之，气街的导引方法是将各部位的病邪之气先导引到气街之处加以治疗，如果治疗的效果不明显，无法将病邪之气驱散驱除的时候，为了使病邪之气不停留在人体的脏腑、经络、气血之中，就要在气街处鼓荡气机，当气机涌动鼓荡之时，再将气机进行导引，使气机推动着病邪之气到达两手两足或是大肠进行驱除。因为两手两足是气之大络，病邪来时大络闭阻，气街开通。当气街的气机鼓荡推动着病邪之气在大络处进行破气驱散，使大络解脱病邪之气的束缚，气机又可以如环无端正常运行了。

三、八虚

导引病邪还有一条路径就是八虚。八虚是气血流注的部位，同时也是病邪之气流注的部位。八虚在《内经·素问》中称作是"八溪"，在《内经·灵枢》中称作是"八虚"。

人体中的这八虚的部位都是位于筋骨的间隙之处，同时这些部位又是气血流注的地方。所以可以在这八虚之处观察和调理五脏的病变。经脉运行气血，循行流注有一定的方向，这八虚之处分属于五脏，这是根据经脉循行的径路而体现出来的。五脏属阴，在内在里，如果将五脏的病邪导引到八虚这些阳表之处并且在这些部位进行治疗，就可以治疗各脏的病症。《灵枢·邪客》篇中说："曰：人有八虚，各何以候？曰：以候五脏。曰：候之奈何？曰：肺心有邪，其气留于两肘；肝有邪，其气流于两腋；脾有邪，其气留于两髀；肾有邪，其气留于两腘。凡此八虚者，皆机关之室，真气之所过，血络之所游，邪气恶血，固不得住留。住留则伤筋络骨节，机关不得屈伸，故拘挛也。"也就是说，如果肺和心有了邪气，邪气就会随着肺和心的经脉流注到两肘，这是因为肺和心的经脉都属于手经。肺经的尺泽穴，心经的少海穴都是位于肘关节掌侧的关节处，所以邪气会乘虚而聚集在两肘。如果肝有了邪气，邪气就会随着肝的经脉流注到两侧的腋窝处。这是因为肝的经脉循行于两胁，所以邪气会流注到章门等穴，并乘虚而聚集在两腋。如果脾有了邪气，邪气就会随着脾的经脉流注到两髀也就是两侧的胯部。这是因为脾的经脉从胫、股上出冲门循行于两侧髀胯之处，所以邪气会乘虚聚留在髀胯之处。如果肾有了邪气，邪气就会随着它的经脉流注到两腘，也就是膝后侧的腘窝处。因为肾的经脉上行出于膝后弯曲处的阴谷穴处，所以邪气会乘虚而聚留在两腘之处。古人把这左右两肘、两腋、两髀、两腘的八个部位称作八虚，这些部位都是四肢关节屈伸的枢纽，同时它们也是真气和血络通行会合的紧要之处，因此不能让邪气和恶血停留滞阻在这些部位。因为一旦邪气恶血停留滞阻在这些部位，就会损伤经络和筋骨，导致关节的枢纽屈伸不利而发生拘挛疼痛等各种症状，所以在治疗疾病的时候，就要特别关注调和这些部位的经脉。在这些关节交会的地方进行治疗的时候，要认真的扪摸，轻缓的摩搓，等待气血恢复运行。气机开始鼓动时，如果是气行滑润流畅的，就说明了卫气浮行于体表，可以选用调理平复的方法来进行治疗，这样既可以驱散邪气，也不会损伤正气。如果是气行滞涩，就说明邪气盛实，就要使用破坚散结的方法来进行治疗，因为只有这样才能使厥逆闭滞较重的病邪消散。《灵枢》中把这种根据病邪所聚结的部位来进行治疗的原则和方法叫做"解结"。

如果在八虚这些部位的治疗无法将病邪驱除驱散，就要用导引的手法将病邪向远心的方向导入四末，也就是两手两足这些阴阳两经交合交会的部位进行驱除。肺和心病患导致的两肘之邪，可以沿着前臂的内侧导引至两手，并从两手的掌心驱邪而出。脾病导致的两髀之邪，可以从大腿的后侧和内侧导引至足踝的内侧入足底，并从足底驱邪外出。肾病导致的两腘之邪，可以从小腿的后侧和内侧导引至足踝的内侧入足底，并从足底驱邪而出。肝病导致的两腋之邪，如果是热症气症，可以从两腋处向下导引至腰骶的大肠处，并从大肠处驱邪外出。如果是寒证就要从两腋处导引到大腿的内侧至小腿的内侧，再从足踝的内侧入足底，并从足底驱邪而出。所以导引病邪的路径是在肢体的内侧，是因为五脏属阴，五脏经络的循行都是在肢体的内侧。而病邪驱除时总的出路是在两手掌心和两足的足底，是因为四末的这些部位是阴阳交合交会的部位，也是最容易驱除病邪同时又不损伤正气的部位。如果五脏所患的是热症和气病，也可以将这些病邪导引到大肠，并从大肠驱邪而出。总之，在治疗疾病的时候将病邪导引到特定的部位进行驱散驱除，就是要给病邪一个出路，使病邪从这个出路排散出体外而不再影响人体经气的正常运行，从而使人体恢复到健康的状态。

四、脏腑

人体是一个有机的整体，人体内的五脏六腑是人体的核心脏器，主宰着人的生命活动。脏腑之间在生理方面相互配合，协调一致，如果发生了病变就会相互影响。脏与腑之间的关系，是脏腑阴阳表里配合的关系，也就是脏属阴而腑属阳；脏为里而腑为表。这种一脏一腑，一表一里，一阴一阳的相互配合，体现了阴阳表里之间的相输相应的关系。这种脏腑表里配合的关系，如果表现在经脉络属，就是属脏的经脉络属于所合的腑；属腑的经脉络属于所合的脏。如果属于是气化相同，就是脏行气于腑，脏腑之间通过经络和营卫气血的正常运行而保持生理活动的协调。腑输精于脏，五脏主藏精气，需要六腑传化物的功能活动相配合。如果与病理相关，就是五脏胜衰不平，六腑也会闭塞；而六腑生病闭塞，五脏也会发病。所以说脏腑之间的关系，不仅说明了它们在生理上的相互关联，而且也决定了它们在病理上的相互影响，脏病会波及到腑，腑病会影响到脏，或是脏腑同病。这就是为什么在治疗的时候要脏病治腑，腑病调脏，或是脏腑同治了。

人体的五脏六腑有它们各自的功能特点。五脏化生和贮藏精气，满而不实，藏而不泻。六腑受盛传化水谷，实而不满，泻而不藏。脏与腑在生理方面相互配合，在病理方面相互影响。肺与大肠相表里，肺气肃降，有利于病邪下行传导。胃气和降，有助于大肠的腑气通降。肝主疏泄，调畅气机，而气机的调畅有利于大肠内的病气下行。心有实火，会移热于小肠，肾病气化失常，开阖失司，则会影响到膀胱而导致排尿的异常。三焦是脏腑之间和脏腑内部的间隙相互沟通所形成的通道，可以通行气机，通行水液。所以上焦的病（心肺两脏）大多会从上肢宣散透发，这是因为上焦的功能是主气机的升发宣散。中下焦的病（脾、肝、肾三脏）大多会从小肠、大肠和膀胱泻散，这是因为下焦的功能是排泄糟粕和尿液。同时还要注意的是，脏和腑之间的关系，并不是一脏对应一腑之间的关系，而往往是一脏与几个腑都会相互关联。脾与胃相表里，但又与大肠、小肠相互关联。肝与胆相表里，但又与胃、大肠、小肠相互关联。肺与大肠相表里，但又与膀胱相互关联。心于小肠相表里，但又与膀胱相互关联。所以在治疗的时候，不能把脏腑之间的关系，仅仅局限在一脏一腑的关系之中，而是要全面地利用脏与腑之间的关系来完成治疗的需求。

"六腑以通为用。"这是因为六腑不断地受纳、传导、排泄，虚实更替，所以宜通不宜泻。"腑病以通为补"，这就说明治疗腑病的基本原则是通腑，也就是使六腑永远保持通畅的状态。中医对各种病症的治疗原则是要给病邪以出路，而手法的治疗又是以驱除病邪为主，破气驱邪就容易伤及人体的正气。虽然手法驱邪大多用于实证，但是不论是实证还是虚中夹实的病证，都不适宜在五脏进行驱除治疗，因为这样唯恐会伤及五脏的气机。所以在治疗脏病的时候，大多要将脏病导引到腑再加以驱除。"脏病难治"，引脏病到腑来加以治疗是因为"腑病易医"。同时又因为脏行气于腑，所以在调理治疗五脏的病症时就会"脏实泻腑"。

"实则泻腑"，五脏六腑所患的如果是实证，就应该"实则泻之"，不仅六腑的实邪可以泻腑驱邪，五脏的实邪也可以借助泻腑而得以驱除。治疗五脏的实邪不能泻脏，这是因为"五脏藏精气而不泻，以藏为贵；六腑传化物而不藏，以通为用，以降为和。"五脏驱邪易伤及五脏所藏的气机，使气机受到伤害。将五脏的病邪导引到腑，借助腑的下降通泻的功能使病邪从大便、小便中排出。就可以驱邪而不伤正气。在手法治疗脏腑病患的时候，依照着这些中医关于脏腑之间关系的理论，将脏病中的病邪之气导引入腑，再从腑中加以驱散排出，同时依据着这些理论，五脏中的寒、热、湿等实邪，适宜导引入大肠、小肠、膀胱等部位驱散排出。而气证的实邪适宜导引入大肠排气而出。所以手法导引脏病入腑的这些病邪之气适宜选择这些排便、排尿、排气的腑进行驱散排出，而治疗的目的就是导引病邪之气从六腑的部位驱散排出，而保护五脏的气机不会受到伤害，达到既能驱除病邪又不伤及正气的治疗效果。

五、肌肉、血管

手法导引病邪时还有一条路径，就是按照肌肉纤维和血管的行走方向将病邪导引到四肢的末端两手两足的部位，也就是动脉的末稍端和静脉的起始端加以驱除。按照这个路径来导引病邪的方法，是要沿着肌肉纤维和血管循环的行走路径不断地扩张毛细血管，使微循环增强增快，并将血管中引发疼痛的化学物质导引到四肢的末梢再加以驱散。因为微循环和毛细血管除了血液循环之外，还包括了淋巴液和组织液的微循环。在微循环中流动的血液，引导血液流入的是微动脉，由于血管壁的平滑肌可以收缩舒张，这就决定了血液在微循环中的流入量。引导血液流出的是微静脉，管壁的平滑肌的活动决定着微循环血流的流出量。而毛细血管中没有平滑肌，只有一层血管内皮细胞和外面的基膜，因为它的壁非常薄，物质容易通过管壁进出血管，所以它的主要功能是进行物质交换。微血管既是循环的道路，也是细胞组织和血液、淋巴液进行物质交换的场所。它具有血管、淋巴管、组织间隙等各种代谢的共同性质。微循环通过这些供给组织细胞氧气和养料，同时也带走了代谢的废物，从而保证了生命活动的进行。

血管的微循环是在动脉的末端和静脉的起始端两者之间构成了网状的毛细血管结构，是直接进行物质交换、细胞代谢的场所。由于微循环的血流很慢，一旦微循环发生了障碍，血液中的水分或是有形物质渗出就会出现水肿。如果微循环周围的感觉末梢受到了影响，就会产生局部酸痛、麻木、发凉发冷的症状。如果局部组织因为循环障碍而得不到新鲜的血液供应，就会因为缺氧和缺乏营养物质而导致病理的状态，局部会因为代谢产物不能清除而刺激神经的末端而感觉疼痛，所以改善微循环，增加血液的流通，就要扩张这些微血管，使局部的血流量增加，把新鲜的氧气和营养物质带给组织。把组织中的代谢产物排出体外。

因为微循环既受神经体液的调节，又主要受局部的调节，所以在进行手法治疗的时候，使用手法沿着肌肉纤维、血管和神经的行走方向来导引、扩张和调节局部的微循环，使它们加快物质交换和细胞代谢，从而减轻或是消除疾病产生的症状。在手法导引的时候不是按照经络或是气街的循行路径进行引导，是因为有些疾病导致的疼痛症状，特别是因为肌肉或是骨关节病患引发的神经损伤导致疼痛的位置路线并不是按照经络或是气街的循行路线和部位来出现，而肌肉病变和骨关节损伤这些病患又最容易引发各种的疼痛症状，为了消除这些疼痛的症状，就要促使微血管和微循环的功能增强来改善或是消除病理状态，使血液、淋巴等循环系统增快流动，同时带走引发疼痛的化学代谢物，因为这些 化学物质正是刺激神经末梢而引发疼痛的原因。而手法的导引就是加快血管内的血液循环，促使微循环加快地代谢掉各种代谢物，使疼痛的症状得以消除。

　　按照肌肉纤维、血管和神经行走的方向进行手法导引可以针对各种因为肌肉的损伤，或是骨关节的病变引发的各种神经疼痛的疾病。它行走的路径是将这些病症引发的多个部位的疼痛按照神经系统和血管系统的分布连接在一起，依照着肌肉纤维的行走和血管的循行方向来运行。在运行的同时不断的沿线扩张微循环，并导引血液携带着导致疼痛的化学物质流动到动脉的末梢和静脉的起始点，也就是四肢末端的两手两足的部位加以驱散。以这样的手法刺激血管的壁膜，震荡毛细血管，增快血液和淋巴液的微循环，使引发疼痛的化学因素和物理因素消除，从而达到减轻或是消除各种疼痛的治疗目的。

第五章

伤科疾病的手法治疗

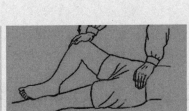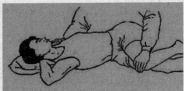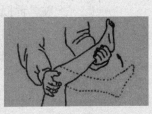

伤科的疾病是在临床中最常见，也是经常需要手法治疗的疾病。伤科的疾病原本包括骨折、脱位和伤筋，但是在这里没有论述骨折和脱位的疾病，只是论述伤筋的各种疾病，因为伤筋在临床手法治疗的时候常常是治疗中的重点。伤筋的范围比较广泛，凡是肌肉、肌腱、韧带、筋膜、滑膜、关节软骨等各种软组织的损伤，都归属在伤筋的范畴，同时把小关节紊乱的各种病症也归属到伤科的手法治疗中来论述。

在这里论述手法治疗的时候，特别强调的是要达到手法治疗的目的，而不具体强调固定的几种治疗的手法。医生可以使用自己常用的、熟悉的手法，只要能够达到治疗的目的都可以使用。

1. 手法治疗的目

放松肌肉、松解筋结、调整关节、疏导气机。

（1）放松肌肉：缓解肌肉因为过度的、超负荷的使用，或者是姿势不良、不正确的运动方式而导致的紧张僵硬状态。

（2）松解筋结：松解因为各种原因所导致的肌肉、肌腱、韧带的平衡失调而引发的痉挛短缩、筋膜水肿粘连，并由此产生的结节和条索。

（3）调整关节：纠正关节软骨在关节内的位置异常，以及因为两个关节面之间的错动移位而导致的关节间隙不正常和小关节滑动扭转紊乱等状况。

（4）疏导气机：疏通经络气血，利用点压开穴，拍打鼓荡气机，抓取病邪外出。扫散疏导和祛除病邪外散，搓摩封穴敛气以防驱邪的时候气机泄散太过。各种手法相互配合，以求达到既治疗了疾病，又不伤害人体正气的治疗目的。

2. 手法的分类

在对使用手法治疗伤科疾病进行分类论述的时候，没有按照损伤发生的原因和性质进行分类，而是把伤科的手法治疗按照损伤发生的部位分成了四个部分。

（1）颈部、肩部、背部各种损伤的手法治疗。

（2）上肢各种损伤的手法治疗。

（3）腰部和骶髂部各种损伤的手法治疗。

（4）下肢各种损伤的手法治疗。

在每一个部分中，又按照损伤发生的位置和症状分别做具体的论述，这样的分类会方便在临床治疗的时候参考和查找。

第一节
颈部、肩部、背部各种损伤的手法治疗

凡是由于各种原因导致颈部、颈肩部、背部各个部位的骨关节、肌肉、肌腱、韧带、筋膜损伤所导致的疼痛，功能障碍等各种症状，都在这里讨论。它包括了颈椎小关节的紊乱，胸椎后关节的紊乱等多个部位的关节紊乱，颈部、颈肩部、背部各个部位肌肉、肌腱、韧带、筋膜的损伤，以及对这些损伤的手法检查和手法治疗的各种方法。

一、寰枢椎半脱位

（一）成人寰枢椎半脱位

【解剖】

寰枢关节是第一颈椎寰椎和第二颈椎枢椎之间连结形成的关节。寰枢椎是特殊的椎体。寰椎没有椎体，是由前弓、后弓和左右两个侧块组成，相互连接成寰状，与第二个椎枢椎形成关节。枢椎的椎体上有一个居中的柱状的骨性突起，叫做枢椎的齿状突。枢椎齿状突与寰椎前弓后面的齿突凹和寰椎横韧带之间构成了寰枢正中关节。两侧由寰椎下关节面与枢椎上关节面构成了寰枢外侧关节。寰枢关节被一系列韧带加固。在寰椎侧块的后方有一个沟，人体的

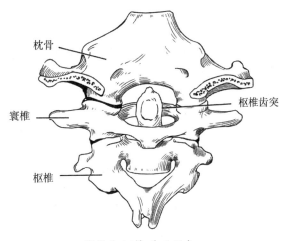

寰椎和枢椎（后面）

椎动脉和神经干从这里通过。由于寰枢椎之间的关节束比较松弛，关节的滑膜腔相互连通，并且又与寰枕关节相通，这样就会导致任何一个关节有急性炎症，都容易蔓延到其他的关节，并引起邻近的软组织都发生急性的炎症，使关节囊和横韧带松弛，而发生寰枢椎半脱位。

【病因病机】

由于颈部受到突然的或是持续的伸屈运动而导致颈部的活动度超出了正常的范围。或是风寒邪气侵袭了头颈部，致使寰枢椎韧带、翼状韧带和齿突韧带受到挤压或是牵拉的损伤，导致关节松弛，关节附近的肌肉痉挛，造成寰枢关节的不稳定而形成寰枢关节半脱位。或是因为咽喉部的感染，使寰枢椎关节发生充血性脱钙，致使所关连的韧带从附着处松脱，并使关节突之间的关节继发感染，导致寰枢椎半脱位。而颈部的软组织感染浸润扩散也会导致颈椎的关节囊松弛，颈部的肌肉挛缩，致使寰枢关节长时间不能恢复到正常的解剖位置而造成寰枢关节不稳定形成半脱位。

【临床表现】

寰枢椎的特殊构造可以使头部左右转动和侧向活动，半脱位发生之后，颈部的活动受限，尤其是旋转活动受限最为明显。在旋转活动的时候呈现交锁固定障碍，颈部呈僵直的状态并且疼痛明显。寰枢关节的位置改变，导致颈椎和枕部的软组织损伤、发炎、挛缩，发生水肿和粘连。引发头部、头后枕部、颈部和肩部的多发性疼痛。第二颈椎横突附近的颈上神经节受到刺激，颈上交感神经受刺激引起椎动脉的痉挛，使内耳的前庭缺血导致眩晕。

如果寰枢椎的错位累及到入颅的椎–基底动脉，就会出现头晕、偏头痛、恶心呕吐、猝然摔倒的症状。如果寰枢椎的错位压迫枕大神经、枕小神经、耳大神经和第三枕

神经，就会出现枕项部感觉异常，颈部疼痛的症状。如果压迫了第二颈髓处，刺激了三叉神经，就会出现前额、眼眶、太阳穴处疼痛。如果第二颈椎横突压迫了椎动脉鞘以及附着的迷走神经，影响了颈部交感神经的心丛，就会产生心悸和血压的异常。

【手法检查】

患者坐位，医生位于患者的一侧。一只手扶按在患者颈根的肩背处；另一只手放置在患者的头顶。扶按患者头顶的手辅助患者做颈椎被动的前屈、后伸、左侧屈、右侧屈、向左侧旋转和向右侧旋转的运动。

如果寰枢椎半脱位，就会在旋转时活动受限，向一侧旋转时达不到正常的范围就会因疼痛而无法转动并交锁固定在一个特殊的位置。医生用手从枕骨向颈椎移动扪抚按压诊查，在枕骨的下方，枢椎棘突的旁侧扪查时温度增高，这大多是枕大神经受到牵扯损伤所导致的，会有枕部疼痛或是麻木的症状。如果在枢椎横突的上缘处扪按诊查时温度增高，这大多是椎 – 基底动脉受到挤压损伤所导致的，会有头晕、头痛的症状。

医生位于患者的背侧，双手放置在患者的枕部从上向下按照三条路径对比诊查，双手从枕骨下方的上项线处沿着棘突的旁侧从上向下滑行移动对比按压诊查。患者在枕骨下的乳突处和枢椎棘突的旁侧有膑凸隆起，按压时有明显的疼痛，这是头后小直肌、头后大直肌、头半棘肌的紧张挛缩而引发的疼痛。双手从上项线沿着项部从上向下滑行移动对比按压诊查。患侧项部的肌肉比健侧紧张僵硬并且有压痛，这是头半棘肌、头夹肌的紧张挛缩而引发的疼痛。双手在颈部的两侧从上向下滑行移动对比按压诊查。患侧项部的肌肉比健侧的紧张僵硬并且有压痛，这是肩胛提肌、胸锁乳突肌、斜角肌的紧张挛缩而引发的疼痛。

医生位于患者的一侧，一只手扶按住患者的前额，使患者的头部在中立位略向后仰。另一只手的拇指指端从枕骨下端沿着颈椎的棘突从上向下滑行移动按压诊查，触摸诊查颈椎棘突的排列是否一致，棘突之间的间隙是否等宽一致，棘突有无偏歪旋转。诊查时在寰椎的椎体后侧按压时有凸起，枢椎的棘突处按压时疼痛，并且有结节和条索状的肌肉挛缩，这是稳定寰枢椎的头上斜肌、头下斜肌、头后小直肌痉挛所导致的。同时在枢椎患侧的棘突处可以按压到偏歪偏斜隆起的棘突，并且会有明显的压痛，而在健侧相同的位置可以触及到凹陷，但是没有压痛。

【其他检查】

X 线开口位检查，可以显示寰枢椎的对位关系异常，齿突轴线偏移到寰椎的一侧，齿状突与侧块之间的间隙一侧较另一侧宽。

【治疗原则】

放松肌肉，分理筋结，整复纠偏，调理经络气血。

【手法治疗步骤解析】

1. 放松肌肉

患者坐位，医生位于患者的背侧。一只手扶按住患者的头顶固定头部，另一只手的手指屈曲，用第 2、3、4 指的指腹处着力，用搓摩的手法在头后枕骨和颈椎的上段做横向和顺向的滑动搓摩。特别是在枢椎枕骨下方隆起的部位，这个部位既是寰枢椎半脱位导致肌肉损伤的位置处，又是椎动脉入颅的入口处。同时还要关注枕骨下方的枕大神经的出口处。要在这些部位做稍长一些时间的滑动搓摩治疗，用力要轻缓柔和。治疗的目的是放松局部肌肉的紧张痉挛，松解痉挛僵硬的肌肉对椎动脉和枕大神经的卡压，同时又可以缓解患者对治疗而产生的恐惧心理。

医生的手指手掌屈曲，用拇指的指腹处和第2、3、4指的指腹处着力，分别放置在患者颈部的两侧。拇指和其余各指相对用力，用按揉捏拿的手法按揉捏拿患者颈部和双侧肩部的肌肉。手法治疗操作要轻柔和缓，不宜用力过重。要滑行移动地放松斜方肌、肩胛提肌、胸锁乳突肌、斜肩肌、冈上肌等颈肩部的肌肉。治疗目的是松解肌肉的紧张痉挛，使紧张僵硬的肌肉松弛，便于在分理筋结的治疗时能够准确地寻查到病患的部位。

2. 分理筋结

患者坐位，医生位于患者的背侧。一只手扶按在患者的头顶处固定头部，另一只手的手掌屈曲，拇指和其余各指分别放置在患者颈部的两侧，拇指和第2、3、4指相对用力捏拿住患者的颈部，拇指的指端稍稍用力下压，寻查附着在上项线和下项线的项部和颈部的肌肉中有结节和条索状挛缩的部位，并用拇指的指端着力在这些部位进行弹拨分筋、顺压理筋的手法治疗。特别要关注的部位是头夹肌、颈夹肌、头半棘肌、肩胛提肌和胸锁乳突肌等这些肌肉在枕骨下方和颈椎上段循行的部位。手法治疗的目的是松解颈部肌肉的紧张挛缩，缓解肌肉痉挛对椎体的过度牵拉。

医生用拇指的指端着力在枢椎棘突的旁侧稍稍用力下压，用弹拨按揉的手法松解棘突旁深层的肌肉。特别要关注的部位是头上斜肌、头下斜肌、头后小直肌和头后大直肌循行的部位，这些是稳定寰枢椎的主要肌肉。弹拨按揉分理这些肌肉因为痉挛而产生的结节和条索，松解这些肌肉的紧张挛缩，为手法整复错动移位的关节做好准备。

3. 整复纠偏

患者仰卧位，医生位于患者的头顶处。一只手放置在患者的脑后，用拇指的指端着力抵按在患者枢椎偏歪的棘突处。另一只手托住患者的下颌，使患者的头部保持在不屈不伸的中立位。双手同时用力缓缓地沿着颈椎的纵轴牵引，在维持牵引数秒钟后，缓慢的向左或是向右轻轻地转动，当转动到稍有疼痛感并有嵌卡感的时候，推挤在偏歪棘突处的拇指用力推挤，牵拉旋转头部的双手做一个微小快速的顿挫旋转，然后恢复到中立位。在旋转顿挫时拇指的指端会感觉到棘突的滑动感，或是听到椎体复位的滑动声响。这时逐渐的放松牵引，使头部恢复到正常的状态。

患者坐位，医生位于患者的背侧。用一只手拇指的指端着力抵按在枢椎棘突偏歪的部位，另一侧肘关节屈曲，用肘窝稍前方前臂的掌侧面着力托住患者的下颌。让头部保持中立位，下颌部尽量贴靠在胸部。托抱下颌的前臂稍稍用力向上牵引头部并做轻缓的左右旋转，并逐渐加大旋转的角度。当旋转到疼痛并有嵌卡的位置时，略略的增加力量快速地顿挫旋转一下，然后马上恢复到中立位。在健侧也用同样的手法整复治疗一次，目的是使错位移动的枢椎彻底地回复到正常的生理位置处。

4. 调理经络气血

患者坐位，医生位于患者的一侧。一只手扶按在患者的头顶固定住头部，另一只手的手指手掌平伸，以第2、3、4指的前端处着力放在患者头的后部，用搓摩滑擦的手法在枕骨和颈部的部位，做横向和顺向的滑擦搓摩，目的是再一次地放松肌肉的紧张痉挛。治疗以皮肤微微发热为度。

医生以第2、3、4指的前端处着力，用拍打叩击的手法轻轻地拍打震荡枕大神经和椎动脉出口的部位。手法治疗的目的是鼓荡气机、振奋经气、扩张血管，松解肌肉痉挛对血管和神经的挤压，改善局部的微循环，以达到活血化瘀、疏通经络、调理经络气血的目的。

医生一只手扶按住患者的头顶，以另一只手的掌心和大、小鱼际处着力放置在患者头部的后侧。用搓摩散滑的手法从上向下沿着枕骨处到患侧的颈项部做顺向的往复循环治疗，搓摩的速度要稍快，以使皮肤微微发热为度。治疗的目的是改善肌肉的血液循环，消除因为肌肉痉挛而导致的微循环障碍。手法变换，医生以第2、3、4指的前端处着力，用抓取的手法抓取局部的寒凉病邪之气向外透散，用扫散的手法从头颈部将外散的寒凉邪气向颈肩部扫散，疏导引领寒凉的病邪之气从颈部移行至肩部，并从肩部驱除出体外。

医生双手自然放松，放置在患者双侧的肩部，用搓摩滑擦的手法在双侧肩部做横向的滑擦治疗。当局部微微发热的时候，手法变换，医生用抓取的手法在颈肩的部位抓取寒凉的病邪之气向外透散，用扫散的手法向两侧肩峰处扫散，疏导引领寒凉的病邪之气从肩峰处向外驱散驱除。手法治疗的目的是在整复关节之后，疏导引领因各种损伤而产生的寒凉邪气从双肩处向外驱散驱除，以此来改善气血的滞涩，疏通闭郁的气机，消除疼痛和各种病理现象，恢复寰枢椎的正常生理功能。

【注意事项】

在进行手法治疗的时候，动作一定要轻柔和缓，用力要稳健适中。不要使用重的力度，以免因为手法过重引起肌肉的痉挛疼痛。

在进行整复纠偏手法治疗的时候，头部要保持中立位。旋转整复的时候，旋转扭动的角度要小，不要超过45°，旋转整复顿挫的时候要力到既止，不要过度的旋转，不要使用暴力，以免造成新的伤害。

在进行手法复位时，不要追求关节的滑动声响。如果一次复位不成功，可以间隔数日再次进行整复。不要过度用力操作，以免造成更加严重的损伤。

（二）小儿非外伤性寰枢椎半脱位

【病因病机】

非外伤性的寰枢椎半脱位是寰椎、枢椎之间的病理性脱位。在生理上，寰枢椎关节的滑膜腔相通，并且与寰枕关节相互通连，同时咽部与颈椎上段的淋巴回流也相互通连。由于咽喉部的感染、急性化脓性扁桃体炎等，导致颈部软组织感染，感染的扩散引发寰枢椎关节囊松弛。同时颈部的肌肉挛缩影响到关节的正常对位而造成脱位。

或是因为咽喉部的感染引发骨关节周围的软组织感染，造成寰枢椎横韧带的松弛，齿状突向后移位而造成脱位。

或是因为这些炎性水肿引发寰椎横韧带的扩张，造成寰枢关节的不稳定而形成脱位。

【临床表现】

症状一般出现在咽喉部感染的一周左右。患儿感觉颈枕部疼痛，尤其是在头部转动的时候疼痛加重。颈部的活动障碍受限，运动时颈部有咿轧摩擦的声音。颈部向一侧偏斜呈斜颈畸形。

患儿患侧的颈部肌肉紧张痉挛，项部的肌肉紧张，在头后寰枢椎的位置处有压痛。如果椎动脉受到牵拉扭挤，引起头部供血不足，还会导致头晕、头痛和视力下降的症状。

【手法检查】

患儿坐位，或由家长抱住，头部尽量保持中立位。医生位于患儿的一侧，一只手扶按在患儿的前额处，以另一只手的手掌扪按在患儿的枕部，从枕部从上到下沿着椎体滑行移动扪按诊查。

如果枕骨下方上项线的患侧肿胀隆起并且温度增高，同时有明显的压痛，大多是寰枢椎半脱位引起的肌肉痉挛。医生一只手扶按住患儿的头部，以另一只手拇指的指端处着力在患儿颈部的棘突处轻轻按压。枢椎的棘突会向患侧偏斜偏歪，并且有明显的压痛。

如果沿着棘突的两侧向下顺序按压检查，患侧上颈段的肌肉较健侧呈现紧张痉挛的状态并且有明显的压痛。医生用拇指和中指相对用力捏拿在患儿颈部的两侧，在患侧的肩胛提肌、胸锁乳突肌、斜角肌的位置处可以触按到较健侧明显的肌肉紧张痉挛并且有明显的压痛。

【其他检查】

X 线检查可以显示枢椎的齿突轴线偏移的方向和偏移的程度。

【治疗原则】

放松肌肉、整复纠偏、调理气机。

【手法治疗步骤解析】

1. 放松肌肉

患儿坐位或是由家长抱住。医生位于患儿的背侧，一只手扶按在患儿的前额处固定住头部，另一只手的手掌手指屈曲，用第 2、3、4 指的前端处着力，用滑动搓摩的手法从患儿的枕部向下移动着做横向的滑动搓摩治疗。手法治疗的目的是放松枕部和颈椎后侧以及肩背部的肌肉，松解肌肉的紧张痉挛，改善这些部位的微循环障碍。

医生用拇指的指腹和第 2、3、4 指的指腹处着力分别放置在患儿颈部的两侧，用按摩捏揉的手法相对用力捏拿住颈部的肌肉，放松胸锁乳突肌、肩胛提肌、斜角肌和斜方肌。目的是改善这些肌肉的紧张状态，松解这些肌肉的痉挛。

医生用拇指的指腹处着力按压在患侧的颈椎棘突旁，其余四指从颈椎的对侧相对用力抓握住颈部，用按摩捏揉的手法揉按患侧颈椎棘突旁侧的肌肉，放松头夹肌、头半棘肌，松解这些肌肉的紧张痉挛。

医生用拇指的指端处着力按压在患侧的棘突旁侧，用按压弹拨、分筋理肌的手法轻轻地弹拨理顺枢椎棘突旁的头上斜肌和头后小直肌，松解这些肌肉的痉挛和粘连。手法变换，医生手掌手指平伸，以第 2、3、4 指的前端处着力，用拍打叩击的手法轻轻地拍打震荡枕骨后上项线的位置。治疗的目的是鼓荡气机、放松肌肉，改善局部的微循环障碍，扩张局部的血管，以此来消除肿胀。

2. 整复纠偏

患儿仰卧位，医生位于患儿的头顶处。嘱咐家长扶按住患儿的双肩，防止患儿突然扭动。医生一只手放置在患儿的头后侧，用拇指的指端处着力轻轻地推压在偏歪的棘突旁。另一只手的手掌心放置在患儿的下颌处托紧抱住，让患儿的头部保持在不伸不屈的中立位。双手同时用力轻轻地向上拔伸牵引头部，在维持数秒钟后轻轻地左右旋转，以向患侧转动时稍有疼痛为度。这时做一个微小的快速顿挫旋转，在顿挫旋转的同时，用拇指的指端稍稍用力推挤偏歪的棘突，马上再恢复到正常的中立位。然后逐渐的放松牵引，恢复到正常的状态。

手法治疗时需要注意的是，在牵引下转动头部不论是向健侧还是向患侧转动的时候一定不要超过 45°。手法治疗的目的是通过拔伸牵引松解肌肉的痉挛，增宽椎体之间的间隙，通过旋转时的扭力推挤错动移位的关节回复到正常的位置。

3. 调理气机

患儿坐位或是由家长抱住，医生位于患儿背后的一侧。一只手扶按在患儿的头顶处固定住头部，以另一只手第 2、3、4 指的前端处着力放置在患儿的头后侧，用搓摩滑擦的手法从头后的枕部沿着患侧颈项部从上向下滑行移动搓摩治疗，以局部微微发热为度。治疗的目的是进一步的放松肌肉，缓解肌肉的紧张痉挛。

医生用第 2、3、4 指的前端处着力，用拍打叩击的手法轻轻拍打患侧颈部、项部和肩部的肌肉。治疗的目的是鼓荡气机，疏通经络气血。再用扫散的手法从颈部向肩部滑动扫散，疏导引领各种病理邪气从肩部向外散出驱除。然后用手掌的掌心处着力在颈项部、颈肩部和双侧的肩部轻轻地搓摩，目的是在驱邪之后，封固住散邪通路的气门，收敛外散的气机，尽量使驱邪而不伤正气，保护儿童的身体健康。

【鉴别诊断】

小儿非外伤性寰枢椎半脱位与小儿斜颈的病症相鉴别。

它们的共同点：两个病症都有颈部向一侧偏斜的畸形和颈部肌肉紧张痉挛的症状，都有颈部活动受限、活动时加重的症状。

它们的不同点：小儿非外伤性环枢椎半脱位有咽喉部感染的病史。虽然颈部偏歪畸形但患侧的胸锁乳突肌只是紧张痉挛。而小儿斜颈则是患侧的胸锁乳突肌肿胀粗大挛缩变形，同时小儿斜颈没有咽喉部感染的病史，在枕骨下方和枢椎的横突旁侧也没有隆起和压痛。

X 线检查可以帮助明确诊断。

【注意事项】

手法的治疗要在患儿咽喉部的炎症消除之后再进行，否则治疗效果不明显，或是可能引发新的痛症。

手法治疗的时候动作要轻柔，要先从病患的远端部位开始治疗再逐渐向病患处移动，这样可以消除患儿的恐惧感，保证治疗的顺利完成。

手法整复治疗的时候不要强行用力，不要刻意地寻求椎体滑动时的弹响声音和椎体滑动的手感。整复旋转头部时的顿挫转动角度要小，不能过度的旋转，以免造成新的伤害。

治疗的时候，如果患儿因恐惧害怕不配合，要先用手法放松调理，不可以强行施用手法治疗。如果患儿较小，需要家长抱住固定，在治疗的时候要嘱咐家长不要紧张，不要因为患儿害怕哭闹而躲闪，以免由此造成不必要的损伤。

二、颈椎小关节紊乱症

【解剖】

除了寰枢椎之外，颈椎 3~7 每一个椎骨的两侧左右各有一对向上的关节突，和一对向下的关节突。上一节颈椎的下关节突与下一节颈椎的上关节突位置相互对应，共同形成关节突关节，也就是小关节。同时颈椎的椎间关节是滑膜关节，由上一个椎体下缘两侧的斜面和下一个椎体上缘两侧的唇形构成滑膜关节以及左右两个椎间关节。颈椎椎间关节的关节面呈水平位置，关节可以做多方面的活动，所以以容易发生关节的关系紊乱。当颈椎的上下关节突发生侧方移位而又不能自行复位的时候，或者是关节滑膜嵌压卡顿在关节突之间不能自行弹出的时候，就会引发颈椎小关节和周围结构的紊乱，关节囊压力增大而产生疼痛。

【病因病机】

颈椎的小关节以及周围结构的紊乱是引发症状的常见原因。颈椎由于关节突比较低，关节囊又比较松弛可以滑动，所以稳定性较差。当颈部的肌肉受到了过度的扭转或是过度屈曲的外伤，或是长期低头伏案的工作导致慢性的劳损，或是受到风寒邪气的侵袭而使颈部的肌肉发生痉挛，致使颈椎的小关节超出正常的活动范围，导致一侧椎间关节的滑膜嵌卡在关节的间隙中不能自行弹出，或是导致颈椎的小关节发生错动移位，同时伴有周围的结构紊乱，使上下关节突形成的椎间孔减小，导致颈部疼痛，活动受限。

【临床表现】

颈项部疼痛，肌肉紧张痉挛僵硬，使颈项呈现强直的状态，活动受限。头部僵直在前屈位，不能伸直、侧屈、旋转运动。活动时颈部关节内有时有弹响，椎体棘突的旁侧有压痛。疼痛会牵扯到肩部、背部都酸痛不适，有的患者还会有头痛的症状。

【手法检查】

患者坐位，医生位于患者的背侧。双手伸平，用双手第 2、3、4 指的前端放置在患者颈部和项部的两侧，双侧对比检查。在颈部，患侧的胸锁乳突肌、肩胛提肌、后斜角肌、斜方肌都会紧张痉挛并且有明显的压痛。在项部，患侧的头半棘肌、项韧带紧张痉挛并且有压痛。

医生位于患者的患侧，一只手手掌的掌心处着力托扶住患者的下颌，另一只手的手掌屈曲，拇指和其余各指分别放置在患者颈部的两侧相对用力，拿握住患者的项部。用拇指的指端处着力按压在患侧颈后的项部，沿着颈椎的棘突从上向下滑行移动顺序按压，寻查颈椎偏斜偏歪的棘突，探查颈椎是否有侧弯。

如果颈椎的某一个椎体的棘突偏歪并且有压痛，大多是颈椎小关节的紊乱。如果棘突偏歪不明显，压痛点是在颈椎横突的间隙处，大多是颈椎关节的滑膜卡顿。医生用拇指的指端处在损伤关节的周围按压诊查，可以触压到结节和条索状的肌肉挛缩或是肌肉粘连所导致的增厚点。

【其他检查】

X 线检查：颈部 X 线检查。颈椎的正位片显示颈椎有侧弯，病患椎体的棘突偏歪扭转。侧位片显示颈椎的生理曲度变直，病患椎体的关节突关节的间隙不等宽或是模糊不清楚。

【治疗原则】

放松肌肉、松解痉挛，整复纠偏，调理经络气血。

【手法治疗步骤解析】

1. 放松肌肉、松解痉挛

患者坐位，医生位于患者患侧背后。一只手扶按在患者的前额处固定住头部，另一只手的手掌手指屈曲，拇指和其余四指分别放置在患者颈部的两侧。用拇指的指腹与第 2、3、4 指的指腹处着力拿捏住患者的颈部，用按揉捏拿的手法放松斜方肌、胸锁乳突肌、肩胛提肌、斜角肌、头半棘肌和项韧带。特别是要重点地松解有结节和条索状痉挛的病患肌肉。手法操作时的力量要从轻柔和缓逐渐加重。医生拇指屈曲，以拇指的指端处着力按压在病患的椎体处，用分筋理筋的手法弹拨顺理松解肌肉的痉缩。重点的部位是棘突的旁侧、项韧带、头半棘肌。手法操作时力量要稍大，要用拇指的指端剥离肌腱痉挛粘连的部位。手法治疗的目的是尽可能地松解棘突旁侧痉挛粘连的肌肉韧带，缓解肌肉的紧张挛缩，为整复移位紊乱的关节做好准备。

2. 整复纠偏

如果在触按诊查颈椎的棘突时触摸到了偏歪的棘突，这是颈椎小关节的紊乱。手法治疗时，患者坐位，医生位于患者的背侧。以一只手的掌心处托扶住患者的下颌，另一只手拇指的指端处抵按在棘突偏歪的一侧。托扶下颌的手引导患者的头部做被动的前屈和后伸运动，抵按在棘突处的拇指进一步确认棘突偏歪的位置和状况。颈椎棘突的偏歪倾斜分为棘突的上角偏歪和棘突的下角偏歪，所以在患侧和健侧都可以触按到棘突偏歪所导致的臌凸点。医生一侧的肘关节屈曲，用肘窝前侧的前臂处着力将患者的下颌托住，并用上臂、前臂和手将患者的头部轻轻地环抱住。以另一只手拇指的指端处着力抵按在患侧偏歪臌凸的棘突处。令患者头部前屈，轻轻地左右旋转患者的头部，同时向上拔伸牵引头部，当旋转到有卡顿的位置时，稍稍用力快速的加大旋转角度并抖动顿挫，同时拇指的指端用力向相反的方向推顶偏歪的棘突，可以感觉到棘突的滑动并会听到关节滑动的弹响声。当向一侧扳推旋转整复之后，再用同样的手法向另一侧做旋转扳推整复。手法治疗的目的是通过双侧的旋转扳推整复，可以使偏歪关节棘突的上角和下角同时受到推挤整复归位，这样就可以更好更全面的将移位错动的小关节彻底地恢复到正常的生理位置。

如果颈椎棘突的偏歪不明显，压痛在横突附近的关节间隙处，是颈椎关节的滑膜嵌顿。手法治疗时，患者坐位，医生位于患者的患侧。一只手扶按在患者的头顶处，另一只手自然屈曲放松，以拇指的指端处着力抵按在病患的关节间隙处，其余四指环握住患者的颈部。扶按头顶的手引导患者的头部被动地做左右侧屈和向前屈曲的运动，并逐渐加大角度。当患者颈部肌肉放松，侧屈时有卡顿的时候，扶按头顶的手稍稍加力过度的顿挫侧屈一下，同时按在关节间隙处的拇指稍稍用力向前推顶，这时拇指下会有滑动感并能听到弹响。手法治疗的目的是利用拇指抵按在病患的关节处作为支点，稍稍顿挫侧屈，推挤嵌顿的滑膜解脱嵌卡，使椎间关节恢复到正常的生理功能。

3. 调理经络气血

患者坐位，医生位于患者的患侧。一只手扶按住患者的头部，另一只手的手指手掌屈曲，拇指和其余四指分别放置在患者颈部的两侧，拇指的指腹和其余四指的指腹处着力相对用力，用按揉捏拿的手法捏揉患者颈部和项部的肌肉。目的是进一步放松颈项部肌肉的紧张痉挛，以便于恢复肌肉的弹性和正常的生理功能。当颈项部的肌肉松软并微微发热的时候。手法变换，医生手掌手指平伸，以第2、3、4指的前端处着力放置在头后项部，用拍打叩击的手法从枕骨下的颈项部到颈肩部滑行移动，目的是鼓荡气机，振奋经气，加快局部的血液循环。手法变换，医生用点按的手法循经点压开启穴门，用抓取的手法从穴门处抓取寒凉邪气向外透散，用扫散的手法将寒凉的病邪之气向两侧的肩部疏导引领其驱散。

医生位于患者的背侧，用双手的掌心和大、小鱼际处着力放置在患者的肩部，用按摩搓揉的手法揉按搓摩患者双肩的背侧，用抓取的手法将流注到颈肩部位的寒凉邪气向外透散，用扫散的手法将外散的寒凉邪气从双肩处向肩的外侧扫散驱除。最后用双手的掌心着力滑搓两侧肩部，封固外散邪气的气门，保护经气不致于外散太过。

手法治疗的目的是通过气机的鼓荡振奋推动经络气血的疏通，推动内里的病邪之气向外透散，再通过手法引邪外出，驱邪外散，使深入在内的病邪之气尽可能地被驱除驱散，这样可以彻底地消除肌肉痉挛和关节紊乱所导致的各种症状。

【注意事项】

手法旋转整复颈椎小关节紊乱时，头部要保持正中的前屈位。小关节损伤椎体的位置越低，头部前屈的角度就要越大，否则复位不易成功。

手法在旋转整复关节紊乱的时候，要先向健侧旋转整复。因为向健侧旋转时患者的恐惧感会稍低，同时向健侧旋转的角度也会稍大。当健侧整复成功之后，再向患侧旋转整复时，关节的嵌卡和肌肉的挛缩都会有所松解，这样会提高整复成功的概率。

手法在整复的时候，如果疼痛严重，肌肉的痉挛松解不成功时，要尽量多做放松肌肉的手法治疗，不可以强行整复，以免造成新的损伤。

手法整复的时候，不要强求听到关节滑动的弹响声，不可以反复多次强力的做旋转扳动整复，以免造成新的损伤。

手法治疗后，要叮嘱患者一周之内尽可能不要长久的低头伏案工作，不宜使用高枕，不要用力扭转和晃动头部，以免使错动移位再次发生。

三、颈椎病

颈椎病是颈椎综合的病症，是一种以退行性病理改变为基础的病症，是中老年人的多发病、常见病。是以颈椎关节失稳、椎间盘髓核脱出、骨质增生、韧带增厚等各种原因导致椎管狭窄，刺激或是压迫了颈神经根、颈部椎动脉或是交感神经、颈部脊髓等，从而引起的综合体征。它包括了颈椎间盘突出症、颈椎骨性关节病、增生性颈椎炎、颈神经根损伤综合征等病症，并由此导致的各种相应的临床表现。

【解剖】

颈椎由 7 个椎体，6 个椎间盘和所属的韧带所构成。是由椎体、椎弓所组成，椎体在前，椎弓在后，二者环绕而形成了椎孔。各个椎孔相连构成了椎管，椎管内容纳脊髓。8 对颈神经和部分第 1 胸神经分别从椎间孔穿出。因为第 1、2 颈椎之间没有椎间盘，所以第 1、2 神经也不存在受椎间孔压迫的可能性。其他的 5 对颈神经都会通过椎间孔，颈椎椎体的关节有两个关节突关节，一个椎间盘和两个滑膜关节，滑膜关节是由下一个椎体上缘向上突起的部位和上一个椎体下缘的两侧缺陷部位构成的关节。关节突间关节的位置接近水平，所以稳定性差，当椎间盘发生萎缩性退变，椎间隙变窄，关节突间关节松弛，就容易发生椎体的滑脱使椎间孔变窄，而产生神经根刺激症状。

颈椎的椎弓根短而细，椎骨的上、下切迹也比较狭窄，相邻椎骨椎弓根上、下缘的上下切迹相对形成椎间孔，有颈髓神经根通过。如果发生椎体滑脱导致椎间孔变形变小。或是椎间孔内骨质增生，或是韧带肥厚，关节囊肿胀，就会刺激和压迫神经根而产生症状。颈椎椎体上面周缘的两侧偏后方形成的钩突，钩突和相邻的上一个椎体的下缘侧方的斜坡构成钩椎关节，当退行性改变发生增生的时候，增生的骨赘也会压迫位于后方的神经根而产生症状。

颈椎的横突是由椎弓和椎体相连而成的。横突比较短，在它的根部有横突孔，椎动脉从颈总动脉的后方向上进入第 6 颈椎的横突孔向上从寰椎的横突孔上方穿出。当颈椎发生骨质增生病变的时候，可以导致椎动脉的管腔变窄，影响大脑供血而产生一系列的症状。同时椎动脉的病变也会刺激到交感神经而引起各种交感神经病变的症状。

颈椎间盘的纤维寰位于椎间盘的周缘处。纤维寰的前部比后部厚，而髓核的位置偏于后方临近薄弱而窄的后纵韧带，这是椎间盘容易向后突出的生理因素。当椎体滑脱，椎间盘变性突出，或是椎体后缘骨质增生，这些原因都可以导致脊髓直接受到压迫而产生各种症状。

由于颈椎病是一个综合的病症，所以把它分为颈型颈椎病、神经根型颈椎病、椎动脉型颈椎病、交感神经型颈椎病和脊髓型颈椎病这五种型式。

（一）颈型颈椎病

【病因病机】

颈型颈椎病大多发生在颈椎 2、3 和 3、4 节之间，脊神经的后支绕过第 3 颈椎的关节突后，第 3 颈椎的脊神经后支的内侧支是枕神经，内侧深支穿过关节周围的纤维组织支配颈椎 3~4 关节突关节。如果颈椎间盘退化变窄，颈椎关节周围的韧带、关节囊松弛，颈椎小关节失稳，刺激了颈神经根就会引发各种症状。

由于颈部长时间处于单一的姿势而导致颈部肌肉的劳损，或是风寒湿邪导致颈部的肌肉痉挛，或是过度的疲劳，睡姿不当引发颈部劳损，或是外伤导致颈椎关节的紊乱。这些因素都可以导致颈部肌肉的痉挛，双侧颈部肌肉的不平衡而出现颈部活动的不灵活和颈椎生理曲度的改变，从而引发各种症状。

【临床表现】

颈部一侧或两侧疼痛、酸胀、僵硬，并伴有双肩的沉重感和酸胀疼痛。早晨起床之后和劳累后症状会加重。肩部的疼痛常常发生在肩部的三角肌、冈上肌等部位的平面上，一般不向下放射传导。没有明显的肌肉萎缩，没有皮肤感觉的改变。

【手法检查】

患者坐位，医生位于患者的一侧。用一只手的手掌心托扶住患者的下颌处，另一只手扶按住患者的头顶处，双手协同操作引导患者的头部被动的做前屈、后伸、左右旋转、左右侧屈的运动，诊查在活动的时候颈椎有没有活动受限或是嵌卡的症状。如果有要记住嵌卡时疼痛的部位和嵌卡发生的时候颈部所处的姿势。

医生位于患者的背侧，双手手掌手指平伸，以双手第2、3、4指的前侧着力分别按压在患者颈部的两侧，双侧对比触摸诊查颈部的胸锁乳突肌、斜角肌和肩胛提肌，并向肩背部滑行移动对比诊查斜方肌、冈上肌、三角肌。对比诊查这些肌肉是否有紧张、痉挛、压痛，肌肉中是否有结节和条索状病理性肌肉挛缩的症状。

医生位于患者的一侧，一只手扶按在患者的前额处固定头部，另一只手的手掌手指屈曲，抓握住患者的颈部，以拇指的指端处着力从患者的枕后，沿着三条路径按压诊查。

按压棘突：从第2颈椎向下按压各个椎体的棘突旁侧和棘突之间，探查棘突有没有偏歪倾斜，棘突旁侧和棘突之间有没有明显的压痛点。

按压棘突旁侧的肌肉：按压棘突旁侧的头半棘肌，从颅底向下滑行移动按压头半棘肌和项韧带，探查肌肉的弹性是否正常，肌肉中有没有结节和条索状肌肉挛缩，如果有要记住痉挛和疼痛发生的部位。

按压横突的两侧：从第2颈椎向下滑行移动按压各个椎体的横突处，探查横突处有没有臃凸隆起，有没有压痛点。如果有要记住臃凸处和压痛点的位置。

【其他检查】

X线检查：侧位片一般显示颈椎的生理曲度消失，椎体的钩椎关节增生改变，椎体的小关节间隙改变或是模糊不清。MRI检查可以帮助确诊。

【治疗原则】

放松肌肉，分理筋结，整复纠偏，调理经络气血。

【手法治疗步骤解析】

1. 放松肌肉

患者坐位，医生位于患者的背侧。一只手扶按在患者的头顶处固定头部，另一只手的手掌手指屈曲，拇指和其余四指分别放置在患者颈部的两侧，以拇指的指腹和第2、3、4指的指腹相对用力，用按揉捏拿的手法放松患者颈部的胸锁乳突肌、肩胛提肌和肩部的冈上肌、斜方肌、三角肌，松解这些肌肉的痉挛僵硬，改变肌肉的紧张状态。手法治疗的目的是尽可能地使这些紧张的肌肉放松，恢复它们正常的生理状态。

2. 分理筋结

患者坐位，医生位于患者的一侧。一只手扶按在患者的前额处固定头部，另一只手的手掌手指屈曲，拇指和其余四指分别放置在患者颈部的两侧拿握住颈部。用拇指的指端处着力按压在患者颈后侧的项部，沿着颈椎的棘突上和棘突旁，头半棘肌的部位和颈椎横突的部位，用弹拨分筋、理筋的手法从上向下滑行移动松解这些部位的肌肉中产生的结节和条索，剥离这些部位肌肉之间产生的粘连。手法治疗的目的是按照肌肉纤维的顺行方向顺理肌肉纤维的紊乱挛缩，剥离肌肉之间的粘连，使肌肉的组织松弛，肌纤维顺畅，为关节的整复治疗做好准备。

3. 整复纠偏

患者坐位，医生位于患者的背侧。

如果在诊查的时候触按到患者颈椎的棘突有扭转偏歪，可以用旋转推按复位的整复手法。医生一侧的肘关节屈曲，用肘窝前侧的前臂托住患者的下颌处，用上臂、前臂和手掌将患者的头部轻轻地环抱固定住。用另一只手拇指的指端处着力抵按在偏歪的棘突处。托下颌的前臂轻轻地向上拔伸牵引头部，并在维持牵引的状态下轻轻地旋转患者的头部。当旋转到有卡顿交锁的部位时，稍稍用力骤然加大旋转的角度抖动顿挫，同时抵按在偏歪棘突处的拇指用力向前推顶，可以感觉到棘突的滑动并能听到关节滑动的声响。手法操作的时候要先向健侧旋转整复，然后再向患侧旋转整复，当感觉到棘突的滑动并听到声响的时候，说明整复成功。手法治疗的目的是在牵引的状态下旋转颈椎并推顶偏歪的棘突，使紊乱移位的小关节回复到正常的生理位置。

如果在诊查时触按到患者颈椎的压痛点在横突处，并在损伤的横突处触摸诊查到局部臌凸隆起，这是关节的滑膜嵌顿，可以用侧搬整复的手法治疗。医生一只手扶按住患者的头顶固定头部，另一只手拇指的指端处着力抵按在臌凸并有明显压痛的横突处。扶按头部的手引导患者的头部轻轻地做被动的左右侧屈运动。当侧屈到有卡顿的位置时，扶按头部的手引导头部骤然过度的顿挫侧屈，同时抵按在臌凸部位的拇指用力推顶，可以感觉到椎体的滑动或是听到关节滑动的声响。手法治疗的目的是利用拇指抵压在病患的关节处作为支点，使用侧屈推挤的手法解除关节的嵌卡，恢复其正常的生理功能。

4. 调理经络气血

患者坐位，医生位于患者的背侧。一只手扶按在患者的前额处固定头部，另一只手的手掌手指屈曲，拇指和其余四指分别放置在患者颈部的两侧。以拇指的指腹和第2、3、4指的指腹处着力，用按揉捏拿的手法放松颈部两侧的胸锁乳突肌、肩胛提肌、斜角肌和斜方肌。用按摩捏拿的手法放松双侧肩部的斜方肌、冈上肌、三角肌，以局部肌肉放松、微微发热为度。手法变换，医生手掌手指平伸，用手的第2、3、4指的前端处着力，用拍打叩击的手法轻轻地拍打叩击双侧颈部的头半棘肌，并从枕骨处向下滑行移动拍打至颈根处。治疗的目的是疏通经络气血，改善局部的微循环。

医生用双手的第2、3、4指的前端处着力，放置在颈部的两侧，用拍打叩击的手法从颈根处向双侧肩部的远端拍打叩击。目的是鼓荡气机，振奋经络气血。当手指的前端有寒凉之气向外透散的感觉时，手法变换，医生用拇指的指端处着力点压在肌肉中有结节和条索的部位和在拍打叩击时向外透散寒气的部位开启穴门，用抓取的手法抓取寒凉的病邪之气从穴门处向外透散，当寒凉之气充斥掌心的时候，手法变换，改抓取为扫散，用扫散的手法疏导引领寒凉邪气向双肩的远端扫散驱除。手法治疗的目的是通过拍打叩击的手法来鼓荡气机，打通经络。通过抓取的手法取邪外出，通过扫散的手法推动帮助气机的流通，并导引病邪之气从双肩的远端驱除驱散。

医生用搓摩的手法放松肌肉，封闭气门，保护人体的经气不过度的外泄，以此来达到驱邪而不伤正的治疗目的。

（二）神经根型颈椎病

【病因病机】

神经根型颈椎病是由于颈椎骨质增生或是韧带肥厚导致椎间孔变形变小，刺激和压迫了神经根而产生的各种症状。

臂丛神经是由颈椎第 5~8 颈神经的前支和第 1 胸神经的前支组成。神经根从椎间孔发出之后，臂丛 5 个神经根的纤维合成了上、中、下三个干。第 5~6 颈神经组成上干；第 7 颈神经为中干；第 8 颈神经和第 1 胸神经组成下干。

臂丛神经经过斜角肌间隙穿出，经锁骨后方进入腋窝，形成了内侧束、外侧束、后束。

内侧束包括尺神经和正中神经内侧；外侧束包括肌皮神经和正中神经外侧；后束包括桡神经和腋神经。这些神经分布于上肢和部分胸部、背部的浅屈肌肉。

【临床表现】

内侧束的损伤会导致尺神经和正中神经的损伤。

尺神经出自臂丛神经的内侧束。神经束穿过腋窝沿着肱二头肌的内侧缘下行至上臂的后面，再下行穿过肱骨内上髁处位置浅表的尺神经沟，在前臂尺侧屈腕肌深层下行至腕关节，经过豆状骨的桡侧深入手掌。尺神经在前臂的肌支支配尺侧腕屈肌和指深屈肌的尺侧半，在手掌支配小鱼际肌、拇收肌、骨间肌和第 3、4 蚓状肌。尺神经的皮支分布在小鱼际和尺侧小指的全部以及环指半个指的皮肤。尺神经损伤后会表现为手腕屈腕力弱、小指和环指的远端无法屈曲，拇指不能内收，第 4、5 指的指间关节弯曲，手部各掌指关节过伸畸形，手掌小鱼际萎缩变得平坦，骨间肌萎缩致使掌骨之间出现深沟，各指无法相互靠拢，手掌和手背尺侧缘的感觉消失。

外侧束的损伤会导致肌皮神经和正中神经的损伤。

肌皮神经出自臂丛神经的外侧束。神经束向下斜行穿过喙肱肌，经肱二头肌和肱肌之间下行至肘关节上方的外侧，穿过筋膜到皮下，分布在前臂外侧的皮肤处。肌皮神经损伤后会出现前臂外侧皮肤的感觉异常或是感觉消失。

正中神经分别出自内侧束和外侧束，经腋窝沿着肱二头肌内侧缘向下至肘窝，穿过旋前圆肌经过腕管至手掌。在肘部，前臂和手掌发出肌支，支配除了肱桡肌、尺侧腕屈肌和指深屈肌以外的所有前臂肌群。在手掌支配鱼际肌和第 1、2 蚓状肌。皮支管理手掌的桡侧和桡侧三个半手指以及手掌背侧中远节皮肤的感觉。正中神经损伤后会出现前臂无法旋前，屈腕力量减弱，拇指、食指和中指无法屈曲，拇指无法对掌等运动障碍。感觉障碍以拇指、食指和中指的远端最为明显。手部还会呈现手掌平坦，鱼际肌萎缩的畸形改变。

后束的损伤会导致桡神经和腋神经的损伤。

桡神经出自臂丛神经的后束，是由后束发出的一条粗大的神经。从腋窝内向下与肱深动脉同行，经肱三头肌的深面在肱三头肌长头和内侧头之间沿着桡神经沟绕过肱骨中段的背侧向下，在肱骨外上髁的上方穿过外侧肌间隔，至肱肌和肱桡肌之间分成浅支和深支。桡神经的浅支在肱桡肌的深面下行至前臂再转向手背，分布在手背的桡侧和桡侧二个半手指近节背面的皮肤。桡神经的深支从前臂后面深浅层肌之间下行至腕部。桡神经的肌支支配肱三头肌，肱桡肌和所有前臂后侧肌群。皮支分布在上臂和前臂后面的皮肤。桡神经损伤后运动的障碍是前臂伸肌瘫痪，不能伸腕、伸指，抬前臂时腕部下垂呈垂腕征。感觉障碍是以第1、2掌骨间隙背侧的虎口区皮肤障碍最为明显。

腋神经发自臂丛神经的后束，绕肱骨外侧颈的后方到达三角肌的深面。肌支支配三角肌和小圆肌。皮支从三角肌的后缘穿出，分布于肩部和臂部外侧的皮肤。腋神经损伤后主要的表现为三角肌的瘫痪萎缩，肩峰突出，肩部失去了正常的外观而呈现为肩畸形。肩关节外展的幅度变小或是不能外展，三角肌区域的皮肤感觉障碍。

【手法检查】

患者坐位，医生位于患者的背侧。双手平伸，以双手第2、3、4指的前端放置在患者颈部的两侧，双侧对比触摸诊查胸锁乳突肌、斜角肌、肩胛提肌、斜方肌是否有肌肉的萎缩，肌肉中是否有结节和条索状肌肉挛缩。在诊查到颈根处的时候，医生双手前推，拿握住患者的双侧肩部，对比诊查斜方肌、冈上肌、冈下肌、小圆肌、三角肌是否有肌肉的萎缩，是否有肌肉的紧张痉挛。双手下滑拿握住患者双侧的上肩，双侧对比诊查肱二头肌、肱三头肌、肱肌的肌肉是否有萎缩或是紧张痉挛。医生转至患者的对面，双手拿握住患者的前臂，双侧对比诊查旋前圆肌、屈腕肌、伸腕肌是否有肌肉萎缩或是皮肤感觉的异常。双手下滑抓握住患者的腕部和手掌，双侧对比诊查大鱼际肌、小鱼际肌、掌骨之间的骨间肌是否有肌肉萎缩，手腕和手指是否有畸形，手掌、手背和手指之间的皮肤感觉是否有异常改变。

患者坐位，医生位于患者背侧的一侧。一只手扶按在患者的前额处固定头部，另一只手的手掌手指屈曲，拇指和其余四指分别放置在患者颈部的两侧拿握住颈部，以拇指的指端处着力按压在患者颈后的项部，沿着三条路径触摸按压诊查。

以拇指的指端沿着患者棘突的旁侧从上向下滑行移动顺序按压，诊查棘突是否有倾斜偏歪和明显的压痛点，如果有，记住具体的位置。以拇指的指端沿着头半棘肌的部位从上向下滑行移动顺序按压，诊查肌肉中是否有痉挛而产生的结节、条索和明显的压痛点，如果有记住具体的位置。以拇指的指端沿着颈椎的横突部位从上向下滑行移动顺序按压，诊查颈椎旁侧的肌肉中是否有结节、条索和明显的压痛点，并向下延伸诊查肩胛提肌中肌肉痉挛和疼痛的位置以及肌肉紧张僵硬的状况。

【其他检查】

X线检查可以观察到颈椎的骨质增生和小关节的紊乱。

CT和MRI检查可以帮助确诊。

【治疗原则】

放松肌肉，分理筋结，整复纠偏，疏导经络气血。

【手法治疗步骤解析】

1. 放松肌肉

患者坐位，医生位于患者背后的一侧。一只手扶按在患者的前额处固定头部，另一只手的手掌手指屈曲，拇指和其余四指分别放置在患者颈部的两侧拿握住颈部。以拇指的指腹和第2、3、4指的指腹处着力，用按揉捏拿的手法从上向下沿着肌肉纤维顺行的方向放松胸锁乳突肌、前斜角肌、头半棘肌和斜方肌。当放松到颈根部位的时候，手法变换，医生双手自然放松，拇指和其他四指相对拿握在双侧肩部，以拇指的指腹和其他各指的指腹处着力，各指相对用力，用捏拿的手法放松肩胛提肌、斜方肌、冈上肌、冈下肌、小圆肌、三角肌。医生双手自然放松，以掌心和大、小鱼际处着力放置在患者双侧的肩部，用按摩搓揉的手法再一次放松这些肌肉。手法治疗的目的是松解肌肉的紧张僵硬，缓解肌肉的痉挛，改善颈肩部肌肉的异常生理状态。

2. 分理筋结

患者坐位，医生位于患者背后的一侧。一只手扶按在患者的头顶处固定头部，以另一只手拇指和其余各指分别放置在患者颈部的两侧拿握住颈部，以拇指的指端处着力在患者颈部肌肉发生结节和条索的位置处用弹拨按压、分筋理筋的手法按压推揉顺理这些肌肉中的结节和条索状挛缩。当颈部筋结稍稍松解之后，手法变换，医生一只手扶按在患者患侧肩的胸侧，另一只手握拳，以第2、3、4指的指间关节处着力按压在患侧肩的背侧，用按压推揉、分筋理筋的手法对有结节和条索的肌肉痉挛的部位进行稍重的手法治疗。治疗的目的是松解肌肉中因为紧张挛缩而产生的结节和条索，顺理肌肉纤维使之平顺，松解紧张的肌肉对骨关节的异常牵拉，为下一步纠正关节位置的异常做好充分的准备。

3. 整复纠偏

如果在触摸诊查的时候诊查到了患者的棘突有倾斜偏歪的状况，可以用拇指定位旋转搬颈的手法纠正错移倾斜偏歪的椎间关节。

患者坐位，医生位于患者的背侧，一侧的肘关节屈曲，以肘窝前侧的前臂内侧处着力托抱住患者的下颌，以另一只手拇指的指端处着力推抵在患侧偏歪隆起的棘突处。令患者头部稍稍向前屈曲，托抱下颌的前臂向上提拉牵引拔伸颈椎，并在维持牵引的状态下向健侧旋转头部，在轻轻地转动数次后，骤然过度旋转顿挫抖动，同时推按在棘突处的拇指向前推顶，可以感觉到关节的滑动或是听到关节滑动的声响。然后再用同样的手法向患侧旋转推顶复位。目的是使紊乱的关节彻底回复到正常的生理位置。

在手法整复的时候要先向健侧旋转整复，之后再用同样的手法向患侧旋转整复。同时还要注意的是如果棘突偏歪的状况发生在多个部位，手法整复的时候最好每次整复一个椎体，不要连续整复多个椎体，以免发生异常的状况。

手法治疗的目的是整复纠正紊乱的关节，恢复颈椎小关节的正常生理位置，从而解除关节紊乱对颈神经根的卡压。

4. 疏导经络气血

（1）桡神经受到损伤：患者坐位，医生位于患者的背侧。医生一只手扶按在患者健侧的肩部，另一只手自然屈曲，拇指和其余各指分别放置在患者颈部的两侧，以第

2、3、4指的指腹处着力，用按摩揉拿的手法按压拨揉患侧颈椎根部内侧的中斜角肌和后斜角肌，手指沿着锁骨上缘的内侧向肩部滑行移动按揉，当移动到肩峰处时，手法变换。医生以拇指和其余各指相对用力抓握住肩部，以拇指的指腹处着力从肩的后侧向腋窝内按压弹拨。目的是沿着桡神经的循行路径松解肌肉痉挛，缓解对神经的卡压。手指向下滑行移动捏拿按揉肱三头肌，当向下滑行移动到肘关节的时候，手法变换。医生位于患者的患侧，一只手抓握住患侧的手指，另一只手的拇指放置在前臂的掌侧，第2、3、4指放置在前臂的背侧相对用力，用按揉捏拿的手法按揉前臂、手腕处，手掌的掌侧和背侧，松解这些部位肌肉的痉挛僵硬。特别是在手的桡侧桡神经支配的各个部位，要做稍长时间的治疗。手法治疗的目的是再一次沿着桡神经行走的路径放松肌肉，尽可能地解除肌肉痉挛对桡神经的挤压。

医生手掌手指平伸，用第2、3、4指的前端处着力放置在患者患侧的肩部，用拍打叩击的手法轻轻拍打颈部、肩部和前臂处，治疗的顺序是按照桡神经循行的路径从颈部的斜角肌滑行移动到锁骨的上端，从锁骨的上端处滑行移动到上臂后侧的肱三头肌处，再转向前侧的肘窝处，从肘窝处滑行移动到前臂的掌侧和背侧，最后滑行移动到手掌的掌侧和背侧。在拍打叩击时，如果有寒凉之气充斥在手指的前端，就要在这个部位点压开穴。当穴门打开的时候，就要改拍打为抓取，用抓取的手法抓取内里的寒凉的病邪之气向外透散。当寒凉邪气充斥在掌心的时候，就要改抓取为扫散，用扫散的手法将外散的寒凉邪气向肢体的远端疏导引领扫散。取邪治疗重点的部位是在肘关节掌侧的肘窝处点压结节开穴，抓取寒凉的病邪之气向外透散，同时用扫散的手法疏导引领病邪之气向患侧掌心的劳宫处和桡侧的三个手指的指端处移行流动，最后从这些部位将病邪之气向外扫散驱除。

手法治疗的目的是疏通经络气血，扩张血管增加血液循环的速度，消除神经循行通路处的肌肉水肿，缓解肌肉疼痛和神经麻痹的各种症状。

（2）正中神经受到损伤：患者坐位，医生位于患者的背侧。医生一只手扶按在患者健侧的肩部，另一只手的拇指和其余各指分别放置在患者颈部的两侧拿握住颈部。以第2、3、4指的指腹处着力，用按揉捏拿的手法按压拨揉患侧颈根内侧的中斜角肌和后斜角肌，并沿着锁骨的上缘向肩部滑行移动治疗。当移动到肩峰处时，手指从肩关节的前侧向下沿着肱二头肌的内侧缘向下按压推揉到肘关节掌侧的肘窝处，手法变换。医生位于患者的前方，一只手抓握住患者患侧的手掌，使前臂外旋，掌心向上，另一只手的手指手掌屈曲，拇指放置在前臂的掌侧，其余各指放置在前臂的背侧，以拇指的指腹和第2、3、4指的指腹相对用力，用按揉捏拿的手法按揉患肢前臂的肌群，治疗的重点是旋前圆肌和前臂掌侧的屈肌，手掌的屈肌以及双侧的大鱼际肌和小鱼际肌。手法治疗的目的是进一步放松正中神经循行路径的肌肉，消除肌肉的紧张挛缩对正中神经的挤压，改善正中神经受损的状态。

医生手指手掌平伸，用第2、3、4指的前端处着力放置在患侧的颈部，用拍打叩击的手法轻轻地拍打颈部、肩部和前臂处。治疗的顺序是从颈部的斜角肌滑行移动到锁骨的上端，从锁骨的上端处滑行移动到上臂肱二头肌的内侧，再移行到肘关节掌侧的肘窝处。从肘窝处滑行移动到前臂的掌侧面和手掌的掌侧面。手法治疗的目的是沿着正中神经循行的路径拍打震荡，鼓荡气机，疏通经络气血。在拍打叩击治疗的时候如果有寒凉气息充斥在手指的前端，就在这个位置点压开穴，当穴门开启之后，改用抓取的手法抓取内里寒凉的病邪之气向外透散。当寒凉邪气充斥在手掌心的时候，手法变换，改抓取为扫散，用扫散的手法将外散的寒凉邪气向肢体的远端疏导引领扫散。治疗的重点位置是在患侧肘关节掌侧的肘窝处点压结节开穴，当结节破散穴门开启的时候，抓取内里寒凉的病邪之气向外透散，用扫散的手法疏导引领寒凉邪气向掌心和手指的指端处移行流动，最后从这些部位扫散驱除。手法治疗的目的是开通郁闭的经络气血，疏导引领病邪之气从肢体的远端驱散驱除，改善神经通路的微循环，消除水肿，缓解神经损伤所导致的疼痛和麻木的各种症状。

（3）尺神经受到损伤：患者坐位，医生位于患者的背侧。医生一只手扶按在患者健侧的肩部，另一只手的拇指和其余各指分别放置在患者颈部的两侧拿握住颈部，以第2、3、4指的指腹处着力，用按揉捏拿的手法按压拨揉患侧颈根的中斜角肌和后斜角肌，并沿着锁骨的上部向肩部滑行移动治疗。当滑行移动到肩峰处时，手指从肩关节的前侧移动到腋窝处，再沿着肱二头肌内侧缘转向上臂的后侧，用拇指的指端处着力拨揉捏拿上臂的后侧至肘关节后侧的肌肉，再向肘关节内侧的肱骨内上髁处滑行移动治疗。

医生位于患者的对面，一只手抓握住患侧的手掌并使掌心向上。另一只手的手指手掌屈曲，拇指的指腹放置在前臂的掌侧，第2、3、4指的指腹放置在前臂的背侧相对用力，用按揉捏拿的手法捏拿患者前臂的肌群，重点是前臂尺侧的各条屈肌，手掌的小鱼际肌和各个手指的屈肌。手法治疗的目的是进一步的放松尺神经循行路径的肌肉，松解肌肉挛缩对神经的挤压。

医生手指手掌平伸，以第2、3、4指的前端处着力，用拍打叩击的手法轻轻地拍打颈部、肩部、前臂和手掌。手法治疗的顺序是从颈部的斜角肌，滑行移动到锁骨的上端，从锁骨的上端转向背侧滑行移动到腋下，从腋下滑行移动到肱二头肌的内侧，从肱二头肌的内侧转向肘关节的背侧，从肘关节后侧的肱骨内上髁处转向前臂的掌侧，沿着前臂掌侧的尺侧一直滑行移动到手掌的尺侧。手法治疗的目的是沿着尺神经的循行路径拍打叩击，振奋经络气血，消除神经循行路径中的水肿，改善肌肉挛缩对神经的挤压。在进行拍打叩击治疗的时候，如果有寒凉邪气充斥在指间时，就在这个部位点压开穴，当穴门开启之后用抓取的手法抓取内里深处的寒凉病邪之气向外透散。当寒凉邪气充斥在掌心的时候，手法变换。医生用扫散的手法疏导引领寒凉邪气向肢体的远端流动。治疗的重点部位是在患侧上肢背侧的肱骨内上髁处开始，点按弹拨这里的结节开穴，当结节破散寒凉的病邪之气外散的时候，用抓取的手法抓取内里的寒凉邪气向外透散，用扫散的手法疏导引领寒凉邪气经前臂的尺侧向掌心和手指端移行流动，最后从掌心和手指端驱散驱除。手法治疗的目的是疏通经络气血，将病邪之气从肢体的远端驱散驱除，以此来改善尺神经通路的微循环，缓解和消除尺神经卡压所引发的各种症状。

（4）腋神经受到损伤：患者坐位，医生位于患者的背侧。医生一只手扶按在患者健侧的肩部，另一只手的手指手掌屈曲，拇指和其余各指分别放置在患者颈部的两侧拿握住颈部，以第2、3、4指的指腹处着力，用按揉捏拿的手法按揉颈部的中斜角肌和后斜角肌，并沿着锁骨的上端向肩部的远端滑行移动治疗。当移动到肩峰处的时候，手法变换。医生以拇指的指端处着力，用捏拿按揉的手法松解肩后侧的小圆肌、大圆肌、肩峰外侧的三角肌，松解这些肌肉的痉挛紧张，弹拨分理这些肌肉中的结节和条索。手法治疗的目的是再一次松解颈部和肩部肌肉的紧张痉挛，恢复肌肉的松软弹性。

医生手掌手指平伸，以第 2、3、4 指的前端处着力，用拍打叩击的手法从颈部的斜角肌处，沿着锁骨的上端向肩后侧的小圆肌、大圆肌、肩峰外侧的三角肌滑行移动拍打叩击，治疗的目的是鼓荡气机，振奋经气。当拍打时有寒凉之气充斥在手指的指端时，手法变换，先在散出寒凉邪气的位置处点压开穴，穴门的开启可以使内里的寒凉的病邪之气尽可能彻底的向外透散。当寒凉邪气充斥在掌心的时候，用扫散的手法将寒凉邪气向前臂的远端疏引领导流动，最后从手部的掌心处和手指的指端处驱除驱散。手法治疗的目的是疏通经络气血，鼓荡气机，推动内里因为肌肉痉挛气血郁滞而导致的寒凉的病邪之气向外透散，并将透散外出的病邪之气疏导引领到肢体的远端驱散驱除。以此来加强血液循环，扩张局部的微循环，消除肿胀，消除疼痛的症状。

（三）椎动脉型颈椎病

【病因病机】

因为颈椎的横突比较短，中间有横突孔，椎动脉从前斜角肌处穿出，经由第 6 颈椎以上的各个椎体的横突孔上行，之后经过枕骨大孔入颅。所以椎动脉型颈椎病的主要病理改变是在第 6 颈椎以上的各个椎体。由于各种原因导致颈椎 4~5、颈椎 5~6 水平的钩椎关节出现了增生的骨赘，或是颈椎间盘的突出，或是关节突向前滑脱。这些原因导致颈部周围的软组织痉挛，或是各种的炎性刺激，致使血管狭窄，椎动脉供血不足受限，引发椎 - 基底动脉的血管痉挛，供血受限而使脑内的微循环障碍而发病。同时，第 2 颈椎横突孔下口到枕骨大孔的弯曲比较多，本身就血流不畅，局部的受压或者是炎性的刺激就会更加地影响血液的循环。椎动脉是大脑动脉循环的组成部分，同时发出了脊髓的前动脉和后动脉。而位于脑桥的前庭神经核和内耳的迷路器官也是由椎 - 基底动脉支配它们的营养动脉，椎动脉痉挛而使供血不足，可以导致前庭中枢损害而出现眩晕、耳鸣、恶心、呕吐等各种症状。

【临床表现】

颈部疼痛，活动受限，肩部酸痛不适。这是颈椎病的共有症状。视力减退模糊，失眠多梦健忘，恶心，呕吐，这是脑供血不足的症状。头痛，眩晕，这是脑血管反射性痉挛产生的症状。同时眩晕又是前庭中枢损伤的症状。耳鸣是迷路器官受损的症状。如果脊髓前动脉受压供血不足影响了丘脑束的功能，还会出现肢体感觉异常，突然麻木甚至摔倒的症状。

【手法检查】

患者坐位，医生位于患者的背侧。医生双手的手掌手指平伸，以双手第 2、3、4 指的指腹处着力按压在患者颈部的两侧，双侧对比诊查胸锁乳突肌、肩胛提肌、斜角肌等部位有没有肌肉的痉挛，有没有因为肌肉挛缩而导致的结节和条索。

医生位于患者的一侧，一只手扶按在患者的前额处固定头部，另一只手的拇指屈曲，用拇指的指端着力按压在患者颈椎的棘突处，从第 2 颈椎向下顺序按压，触压探查颈椎的棘突有没有倾斜偏歪。用第2、3、4指的指腹处着力，沿着枕骨向下按压颈椎的横突处，触压探查有没有结节、条索、隆起臃凸和压痛点。

医生手掌自然放松，以手掌的掌心处着力按压在患者的头顶部，头顶的后部和枕骨部，扪摸探查这些部位有没有温度增高发热的症状，双侧枕骨大孔处的温度是否相同，按压时有没有臃胀和压痛。

【其他检查】

X线检查可以见到颈椎的生理曲度消失变直，椎间隙变窄，椎体间关节失稳，钩椎关节骨质增生。

MRI检查可观察到双侧横突孔变形，椎动脉受压。帮助明确诊断。

【治疗原则】

放松肌肉，整复纠偏，鼓荡气机，醒脑通窍，疏导经络气血。

【手法治疗步骤解析】

1. 放松肌肉

患者坐位，医生位于患者的背侧。一只手扶按在患者的前额处固定头部，另一只手的手指手掌屈曲，拇指和其余各指分别放置在患者颈部的两侧，以第2、3、4指的指腹处着力，用按揉分筋理筋的手法松解患侧的胸锁乳突肌、肩胛提肌和斜角肌的肌肉痉挛。特别是要对颈部前旁侧的前斜角肌、中斜角肌、椎体横突处的肩胛提肌做重点的放松调理。手法治疗的目的是尽可能放松这些肌肉的紧张、僵硬、挛缩，缓解肌肉痉挛过度的牵拉骨关节对椎动脉的挤压，改善肌肉紧张僵硬对血管的挤压刺激。

2. 整复纠偏

患者坐位，医生位于患者的后侧。医生一只手扶按在患者的前额处固定头部，另一只手的拇指屈曲，以拇指的指端处着力按压在颈椎的棘突旁。用按揉弹拨的手法从第2颈椎棘突开始向下滑行移动，按压分理棘突旁侧的肌肉痉挛。治疗的目的是再一次松解肌肉痉挛，改善肌肉的痉挛对颈椎生理曲度改变造成的影响。如果棘突有偏歪倾斜，就用拇指定位旋转扳动的手法整复。

医生一侧的肘关节屈曲，以肘窝前侧的前臂掌侧托住患者的下颌，以另一只手拇指的指端处着力推抵在患侧偏歪隆起的棘突处。令患者头部稍稍向前屈曲，托下颌的前臂向上提拉牵引颈椎，并向健侧旋转运动数次后，骤然过度的顿挫旋转，同时抵按在患侧棘突上的拇指用力向前推挤，就可以感觉到关节复位的滑动感。然后再用同样的手法向患侧旋转整复治疗。要注意的是先向健侧旋转整复而后再向患侧旋转整复。手法治疗的目的是松解肌肉痉挛，对颈椎生理曲度造成的不良影响，整复错位移动的椎间关节，改善骨关节对椎动脉的挤压，恢复椎动脉的正常生理功能。

3. 鼓荡气血，醒脑通窍

患者坐位，医生位于患者背后的健侧。医生一只手扶按在患者的前额处固定头部，另一只手的手指手掌微微屈曲，以第2、3、4指的指端处着力按压在患者的头顶处，用滑摩搓擦的手法在头部做横向的滑动摩擦。手腕摆动的速度要稍快，治疗滑行移动的顺序是从头顶处到头顶的后部，再到头后的枕骨处。横向摩搓数次后，再用同样的手法依照同样的顺序做顺向的滑摩搓擦，治疗的重点部位是在枕骨大孔处。手法治疗的目的是医生手掌手指平伸，以第 2、3、4 指的前端处着力，用拍打叩击的手法按照同样的顺序拍打叩击这些部位，目的是震荡扩张血管，鼓荡气血，推动气血的运行。在治疗的时候需要叩击震荡的重点部位是枕骨的位置和颈椎上部的两侧横突处，操作时手法要轻，时间要稍长，如果有寒凉邪气向外透散则是血液循环障碍，供血不足。如果有温热邪气向外透散则是血管卡压，卡压处的血流加快所导致。拍打震荡治疗的目的是震荡扩张局部的血管，增加血液的流通量，由此来提高增加脑部的供血量，疏通郁闭的气机，松解枕骨大孔入颅处的血管痉挛，醒脑通窍，改善头部的微循环，由此来改善或消除头脑昏沉、时时眩晕头痛的症状。

4. 疏导经络气血

患者坐位，医生位于患者的一侧。一只手扶按在患者的前额处固定头部，另一只手的手掌手指微微屈曲，以第 2、3、4 指的指端处着力放置在患者的头部，用滑搓擦摩的手法从头顶处向头顶的后侧、枕部、项部做横向和顺向的滑行移动搓摩滑擦。如果手指的指端处感觉到有温热之气向外透散的时候，手法变换。医生握拳，中指的指间关节向前突出，以突出的指间关节处点压在向外透散温热邪气的位置处开穴，并用拍打叩击的手法鼓荡气机，推动内里的病邪之气进一步向外透散。同时点压大椎穴开穴，用抓取的手法抓取头部和大椎穴处向外透散邪气，并用扫散的手法疏导引领头部外散的邪气经大椎穴沿着脊柱向骶尾处扫散驱除。如果拍打叩击时向外透散的是寒凉之气，就用突出的指间关节点压寒凉邪气外散的位置处开穴，并用抓取的手法取内里深层的寒凉的病邪之气向外透散，用扫散的手法将头部外散的寒凉邪气疏导引领至颈根处，并向肩峰处扫散驱除。手法治疗的目的是通过鼓荡气血，推动内里的邪气向外透散，并按照特定的路径向特定的部位导引驱除驱散。同时扩张基底动脉，改善头部的供血状况，消除因为基底动脉供血不足而引发的各种症状。

患者坐位，医生位于患者的背侧，一只手扶按患者的头顶固定头部，另一只手的手掌手指平伸，以第 2、3、4 指的前端处着力，用拍打叩击的手法沿着颈椎的横突处向颈根处滑行移动拍打，并用抓取的手法抓取内里的病邪之气向外透散，并用扫散的手法将外散的邪气向颈根处导引扫散。当寒凉邪气充斥在颈根处的时候，医生握拳，中指的指间关节向前凸出，以凸出的指间关节处点压在颈根处的结节的位置开穴，并用抓取的手法再一次取邪外出，用扫散的手法将外散的病邪之气向肩峰处扫散驱除。手法治疗的目的是疏通经络气血，松解颈椎的椎间关节对椎动脉的卡压扭挤，恢复椎动脉的正常生理状态，由此改善和增加头部、颈肩部的血液循环，消除椎动脉损伤所引发的各种症状。

（四）交感神经型颈椎病

【病因病机】

颈交感神经节位于颈椎横突的前方，椎前筋膜的深侧。在每一侧有 3 个交感神经节，也就是颈上神经节、颈中神经节、颈下神经节。颈上神经节位于第 1~3 颈椎横突的前方，颈中神经节位于第 6 颈椎的横突处，颈下神经节位于第 7 颈椎的横突处。3 对颈交感神经节以节间支相互连接，分别发出心上神经、心中神经和心下神经加入心丛。颈交感神经节经灰交通支随着颈神经的分支分布于颈部和上肢的血管以及汗腺。颈神经的咽支直接进入咽壁，与迷走神经和舌咽神经的咽支共同组成了咽丛。从神经节发出的分支与邻近的动脉形成了颈内动脉丛、颈外动脉丛、椎动脉丛和锁骨下动脉丛。这些动脉的分支分布于头颈和上肢的平滑肌、血管和腺体。颈内动脉和颈外动脉分权处有颈动脉窦，窦壁内有压力感受器，在收到刺激之后可以引起反射性心跳减慢，血管扩张，血压降低。由于颈椎肌肉的劳损而导致颈椎间关节不稳，或是颈椎间盘突出，颈椎间骨质增生刺激了颈椎周围的交感神经末梢而引发颈椎交感神经紊乱而发病。

【临床表现】

由于交感神经的分支与心脏、汗腺、眼部、胃肠、四肢血管都有关联，所以如果影响到头部血管的痉挛，就会有眩晕、头痛、枕部疼痛、记忆力减退的症状。

如果影响到心脏，就会有心前区疼痛，胸闷，心悸，心率异常，或是加快或是减慢，心律不齐以及血压变化异常的症状。如果影响到五官，就会有眼部发胀，视物不清，或是多泪，或是干涩，耳鸣，鼻塞，咽部异物感的症状。

如果影响到胃肠，就会有腹胀腹泻，恶心呕吐，嗳气的症状。

如果影响到四肢血管的痉挛，就会导致肢体疼痛麻木，平衡失调的症状。

【手法检查】

患者坐位，医生位于患者的背侧。医生双手的手掌手指平伸，以双手第2、3、4指的指腹处着力，按压在患者颈部的两侧，双侧对比触摸诊查胸锁乳突肌、前斜角肌、中斜角肌和后斜角肌中有没有明显的肌肉痉挛。从上向下顺序触摸按压诊查双侧颈椎横突的前侧有没有肌肉痉挛，有没有明显的结节和压痛点。

医生一只手扶按在患者的前额处固定头部，另一只手的拇指屈曲，以拇指的指端处着力按压在患者颈椎的棘突处，从上向下顺序按压诊查颈椎的棘突有没有倾斜偏歪，如果有是在哪一节。同时用拇指的指端仔细地触压颈椎横突的前侧，特别是颈椎1~3椎、第6颈椎和第7颈椎这些椎体的前侧有没有异常的表现，按压诊查在哪一个部位按压时会引发交感神经症状的加重或是症状的改善。拇指的指端向下方并稍稍向前移动，仔细地触摸按压前斜角肌和中斜角肌之间的斜角肌间隙，探查是否会引起交感神经或是上肢的各种异常反应。

【其他检查】

X线检查可以见到颈椎的生理曲度消失改变，椎体有旋转或是侧弯，椎体失稳，椎体后缘或钩椎关节增生。

MRI检查对交感神经型颈椎病无明显的特异的表现，但是可以见到颈椎间盘突出而导致的椎管狭窄，或是椎动脉孔狭窄等影像。

【治疗原则】

放松肌肉，整复纠偏，调理经络气血。

【手法治疗步骤解析】

1. 放松肌肉

患者坐位，医生位于患者的健侧。一只手扶按在患者的前额处固定头部，另一只手的手指手掌屈曲，拇指和其余各指分别放置在患者颈部的两侧拿握住颈部。用拇指的指腹和第 2、3、4 指的指腹处着力，用按揉捏拿的手法交替放松患者患侧的胸锁乳突肌、肩胛提肌、前斜角肌、中斜角肌、头半棘肌和患侧肩部的斜方肌、冈上肌、冈下肌，用拇指和其他手指的指腹处着力在这些肌肉的部位做往复循环的拿捏放松治疗。目的是放松紧张僵硬的肌肉，解除肌肉的挛缩，松解肌肉痉挛对椎体间关节的异常牵拉力。

2. 整复纠偏

在整复关节的紊乱之前，要先松解深层肌肉的痉挛，缓解肌肉挛缩对交感神经的挤压刺激。

患者坐位，医生位于患者的健侧，一只手扶按在患者的前额处固定住头部，另一只手的手指手掌屈曲，以第 2、3、4 指的指腹处着力按压在患侧颈椎横突的前方，用推压弹拨的手法松解颈部深层肌肉的挛缩。重点要松解的部位是前斜角肌、中斜角肌、胸锁乳突肌以及颈椎的横突旁和横突前的肌肉。手法治疗的目的是消除紧张僵硬的肌肉对交感神经的刺激以及对颈动脉窦的刺激，改善交感神经刺激所导致的心率、血压、胃肠的各种症状。如果患者颈椎的棘突有倾斜偏歪的表现，就要用拇指定位旋转搬动的手法来整复倾斜偏歪的棘突。

患者坐位，医生位于患者的背侧，以一只手拇指的指端处着力推顶在患侧偏歪的棘突处，另一侧肘关节屈曲，以肘窝前侧的前臂处托住患者的下颌。令患者头部稍稍前屈，托下颌的前臂向上提拉牵引头部，同时向健侧旋转，当旋转到嵌卡的位置时，骤然过度的顿挫旋转，同时推顶在患侧的拇指用力向前推挤，可以听到关节复位的弹响，并可以感觉到关节复位的滑动感。然后再用同样的手法向患侧旋转整复治疗，这样就可以使紊乱的关节恢复到正常的生理位置。手法治疗的目的是使移位错动的小关节回复到正常的位置，解除椎体关节对交感神经的嵌卡刺激。

3. 调理经络气血

如果是交感神经损伤影响到头部的血管痉挛而导致头部和五官的症状发生。

患者坐位，医生位于患者的背侧。医生一只手扶按在患者的前额处固定头部，另一只手的手指手掌屈曲，以第 2、3、4 指的指端处着力，用滑擦搓摩的手法在患者的头顶处、头后侧的枕部、项部做横向和顺向的滑擦搓摩，当手指的指端在某一个部位治疗的时候有温热感或是寒凉感向外透散的时候，手法变换。由滑擦变换为拍打叩击。用拍打叩击的手法轻轻地在这些部位叩击拍打，以此来鼓荡气机，推动邪气向外透散。当温热感或是寒凉感充斥在手指间的时候，手法变换。由拍打变换为抓取，用抓取的手法抓取内里的病邪之气向外透散。当抓取出来的病邪之气充斥在掌心的时候，手法变换。由抓取变换为扫散。用扫散的手法将病邪之气阻滞的气血经络疏导通畅，并疏导引领病邪之气向外流散。疏导引领的顺序方向是从头顶处向头后枕部、项部和颈椎处导引，从颈椎向大椎处疏导扫散，从大椎处沿着脊柱向远端扫散，最后从骶尾处向外驱除驱散。

如果交感神经损伤影响了心脏。

患者坐位，医生位于患者的背侧，一只手扶按在患者健侧的肩部，另一只手的手指手掌平伸，用第 2、3、4 指的指腹处着力，用滑擦搓摩的手法沿着患者颈椎横突的前侧从上至下做往复循环的搓摩治疗来放松肌肉的紧张痉挛。当搓摩治疗使颈椎横突前侧的温度微微发热时，手法变换，由搓摩变换为拍打叩击。医生用第 2、3、4 指的前端处着力轻轻地拍打叩击颈椎患侧的横突前侧，以此来鼓荡气机，推动气血的流动，改善颈动脉的供血和对颈动脉窦的压迫刺激。治疗的时候手法操作的顺序是从枕骨处向耳后滑行移动拍打下行到颈根处。如果在拍打叩击时有寒凉的病邪之气向外透散，就在邪气透散的位置处抓取，并用扫散的手法将外散的寒凉邪气向颈根处疏导扫散。手法变换，医生位于患者的左侧，以一只手第2、3、4指的指腹处着力放置在患者左侧锁骨中间垂直向下与第4、5肋骨之间交接的位置。用另一只手的第2、3、4指的指腹着力放置在患者背侧的心宫，双手相对按压在这两个位置开穴，如果这些位置里有小的结节，在按压的同时用弹拨的手法松解这些结节，当结节破散消除后，医生用双手手指的前端着力，用拍打叩击的手法轻轻地拍打前胸和后背相对应的部位，用以鼓荡气机，推动病邪之气向外透散。当手指间寒凉气息明显的时候，手法变换，由拍打变换为抓取，用抓取的手法抓取内里的病邪之气向外透散。当寒凉邪气充斥在掌心的时候，就用扫散的手法疏导引领外散的寒凉邪气向远端流散。扫散疏导的路径是在前胸要沿着左侧的胸肋关节向腹部扫散驱除，在背侧是沿着脊柱向骶尾扫散驱除。

如果是交感神经损伤影响了肠胃。

在颈部的治疗手法相同，只是在颈根处手法变换。医生用一只手第2、3、4指的指腹着力放置在胸侧胸骨柄下方的中脘，用另一只手的第2、3、4指的指腹着力按压在患者背侧的胃宫。按压在中脘的手按揉推理中脘深处的竖形痉挛条索，按压在胃宫的手点压弹拨胃宫的结节。然后双手相对按压开穴，并相对应地拍打叩击鼓荡气机推动内里的病邪之气向外透散。当手指间寒凉感明显的时候，手法变换，用抓取的手法抓取内里的病邪之气外透，用扫散的手法疏导引领病邪之气向远端流动。疏导扫散的路径在腹侧是从中脘沿着腹中线向下扫散驱除，在背侧是沿着脊柱向骶尾扫散驱除。当寒凉邪气驱除之后，手法变换。医生位于患者的背侧，双手手掌平伸，以掌心和大、小鱼际着力，用拍打扫滑的手法沿着患者的腋中线从上向下轻轻相对的滑行拍打扫散，以此来疏通肝气，破滞降逆，导引气机下行，消除腹胀、恶心、嗳气的胃肠症状。手法治疗的目的是根据交感神经受到损伤后产生的各种症状，使用手法鼓荡气机，开启穴门，抓取内里的病邪之气向外透散，并将邪气向身体的远端导引驱散驱除。以此来改善交感神经损伤导致的各种异常表现，恢复人体的健康状态。

（五）脊髓型颈椎病

【病因病机】

由于颈椎间盘退行性改变和椎间关节的退行性改变，这些原因导致颈椎间盘质地的改变，周缘突出，椎体边缘骨质增生，椎间隙变小，或是椎间盘的突出，后韧带的增厚，造成椎管的直径减少，导致从前方对脊髓形成压迫。颈椎黄韧带的增厚导致了脊髓从后方的压迫，脊髓受压导致了功能的障碍。

【临床表现】

如果颈部的脊髓受到压迫，症状可以出现在上肢或是下肢。

如果出现在上肢，就可以见到双手酸软无力，麻木颤抖。

如果出现在下肢，就可以见到走路不稳，步态笨拙，行动不便，卧床不起。严重的时候可以表现为痉挛性瘫痪，甚至呼吸困难。

【其他检查】

MRI 检查可以见到髓管内多处的狭窄，脊髓内有高信号，是脊髓受压退变、缺血、炎症水肿的表现。

【治疗原则】

脊髓型颈椎病不适宜手法治疗。所以如果诊断明确之后，不要随意地选用手法治疗，特别是绝对禁止对颈椎的整复治疗，以免引起更多更危险的症状。

【小结】

颈椎病是一个比较复杂的病症。由于疾病发生的原因不同，受到损伤的部位不同，产生的症状不同而分为颈型颈椎病、神经根型颈椎病、椎动脉型颈椎病、交感神经型颈椎病和脊髓型颈椎病。虽然都是颈椎发生的病变，但是它们在治疗时操作的手法各不相同。脊髓型颈椎病不适宜手法的治疗，而其他四型颈椎病各种症状发生的位置、影响的肌肉和气机调理的方法都是不一样的。所以把颈椎病按照四个分型，三个重点方面作如下的归纳。

1. 在治疗的时候需要重点放松的肌肉

颈型颈椎病在治疗的时候要重点关注放松的肌肉是：胸锁乳突肌、肩胛提肌、头半棘肌和项韧带。

神经根型颈椎病在治疗的时候要重点关注放松的肌肉是：胸锁乳突肌、肩胛提肌、头半棘肌、斜方肌、冈上肌、冈下肌、大圆肌、小圆肌、三角肌和上肢的肌肉。

椎动脉型颈椎病在治疗的时候要重点关注放松的肌肉是：胸锁乳突肌、肩胛提肌、斜角肌、特别是后斜角肌、头半棘肌和枕骨处的肌肉。

交感神经型颈椎病在治疗的时候要重点关注放松的肌肉是：胸锁乳突肌、肩胛提肌、斜角肌，特别是前斜角肌和中斜角肌。

2. 在治疗的时候需要重点关注的治疗位置

颈型颈椎病在治疗的时候要特别关注和重点治疗的位置是：紊乱的颈椎小关节所导致的倾斜偏歪的棘突处，主要是在颈椎第2~4节的位置处。

神经根型颈椎病在治疗的时候要特别关注和重点治疗的位置是：紊乱的颈椎小关节所导致的倾斜偏歪的棘突处和颈椎第4~7椎横突的后侧。

椎动脉型颈椎病在治疗的时候要特别关注和重点治疗的位置是：第6颈椎以上椎体横突的旁侧。

交感神经型颈椎病在治疗的时候要特别关注和重点治疗的位置是：颈椎横突的前侧。

3. 手法治疗的时候调理气机的主要目的

颈型颈椎病重点在调理颈部的肌肉，疏通经络气血，以此来放松肌肉，松解肌肉痉挛对椎间关节的异常牵拉。

神经根型颈椎病重点是在调理颈部、肩部和上肢的肌肉，松解痉挛，疏通经络，疏导引领病邪从手掌劳宫和手指端散除，以此来消除疼痛、麻木等各种症状。

椎动脉型颈椎病重点是调理颈部、枕部的肌肉，拍打叩击鼓荡气机，扩张血管，增加血流量，改善微循环的障碍。

交感神经型颈椎病重点是调理颈部的前斜角肌，疏通经络气血，疏导引领病邪之气外散驱除，消除头部、心脏、胃肠等各种异常症状。

四、胸椎后关节紊乱症

【解剖】

胸椎一共有 12 个椎体。在椎体的两侧各有一对横突、一对上关节和一对下关节突。背侧有一个棘突。胸椎的后关节从上向下逐渐地由矢状面变化为冠状关节面，上关节突的关节面平坦朝向后侧，下关节突的关节面略凹陷朝向前侧。棘突的后下方倾斜，相邻的棘突呈现叠瓦样的排列，上、下部胸椎棘突较平，中部最斜。由于胸椎椎体后关节的解剖位置的改变，使关节囊和滑膜嵌顿而造成不完全的脱位，并且不能自行复位，从而导致了疼痛、脊柱功能异常而引发疾病。

【病理病机】

因为外力打击或是突然的扭转等原因，使胸椎的后关节发生紊乱错位，导致胸椎的后关节滑膜嵌顿，局部的关节囊、韧带紧张痉挛，致使关节面交锁在不正常的扭转位置上，使神经和血管受到挤压或是牵拉的各种刺激从而引起胸椎的后关节紊乱症。

或者是因为慢性的劳损，椎间隙变窄，胸椎后关节的关节囊和韧带松弛，肌肉之间丧失平衡，使脊柱的肌肉内外平衡失调而引起胸椎后关节的紊乱。

或者是因为风寒邪气入侵背部的经络，阻滞了气血，造成筋脉的拘挛而导致胸椎后关节的紊乱。疼痛和功能异常的症状大多发生在胸椎第 3~7 节椎体的部位。

【临床表现】

背部疼痛，活动转侧困难，胸椎前屈或者背伸的时候背部疼痛并且活动受限。在活动的时候身体常常因为疼痛固定在某一个特殊的体位。背部有明显的压痛点。症状严重的时候会感觉有胸闷、呼吸不畅的症状。

【手法检查】

患者俯卧位，医生位于患者的一侧。一只手扶按在患者的肩部，另一只手的手掌手指平伸，以中指的指腹处着力按压在胸椎椎体的棘突上，以第 2 指和第 4 指的指腹处着力按压在胸椎棘突两侧的肌肉处，从颈根处向腰部顺序滑行移动按压诊查胸椎的棘突和棘突旁两侧的肌肉。

如果胸椎之间相邻的椎体在对比按压时触摸到某一个胸椎的棘突高凸隆起，这个高凸的棘突与上一个椎体的棘突之间的距离变窄，与下一个椎体的棘突之间的距离变宽，并且在这个椎体上有明显的压痛和叩击痛，就是这个胸椎的后关节发生了紊乱。

如果在高凸的棘突处轻轻地触按就有明显的疼痛，大多是伴有棘上韧带的损伤。

如果在棘突之间有压痛，大多是伴有棘间韧带的损伤。

如果在胸椎椎体上轻轻地按压时疼痛不明显而重压时明显疼痛的，就是胸椎后关节的紊乱症。病患椎体棘突旁的软组织痉挛并且压痛，在病患的椎体处可以触按到结节和条索状肌肉挛缩的异常改变。

如果压痛的位置是在胸椎第 1~4 节棘突的旁侧与肩胛骨的内侧缘之间，大多伴有菱形肌的损伤。

如果压痛的位置是在胸椎第1~6节棘突的旁侧并牵扯到颈部疼痛的，大多伴有夹肌的损伤。

如果压痛点在棘突旁的深层，大多伴有棘肌和多裂肌的损伤。

【其他检查】

X线检查一般没有异常的改变，但是可以见到胸椎的生理曲度改变、脊柱的侧弯，有时可以见到棘突的偏歪等影响改变。

【治疗原则】

放松肌肉，分理筋结，纠正紊乱，调理经络气血。

【手法治疗步骤解析】

1. 放松肌肉

患者俯卧位，医生位于患者的一侧，一只手扶按在患者的肩部，以另一只手的掌根处和大、小鱼际处着力按压在患者的背部，用按摩推揉的手法从颈根处向下，沿着胸椎的两侧滑行移动治疗，从浅层的肌肉到深沉的肌肉逐渐的增加力量做按摩推揉的放松治疗，顺序放松斜方肌、肩胛提肌、背阔肌、菱形肌、竖脊肌。治疗的目的是松解这些肌肉的紧张、僵硬、痉挛，缓解肌肉的酸痛症状，恢复肌肉的弹性和正常的生理功能。

2. 分理筋结

患者俯卧位，医生位于患者的一侧，一只手的手指手掌平伸，以拇指指间关节的桡侧着力放置在病患椎体的棘突旁。以另一只手的掌根处着力按压在拇指的指间关节处，这样叠加用力向下按压。用按揉推拨的手法，从病患椎体的上方向病患椎体的下方，顺序滑行、移动、按压、弹拨、分理紧张僵硬挛缩的肌肉。治疗的目的是松解棘突旁软组织中由于紧张挛缩而产生的结节和条索状的异常改变，用重力按压弹拨的手法松解棘肌和多裂肌的肌肉痉挛。

如果伴有菱形肌损伤的症状，就要从棘突旁向肩胛骨内侧缘做按压弹拨分理的手法治疗。如果伴有夹肌损伤的症状，就要从颈根处向棘突旁做按压弹拨分理的手法治疗。但是无论是哪一种症状，治疗的重点位置都是在病患棘突的旁侧。以这种按压弹拨，分筋理筋的手法来松解深层的肌肉中的痉挛和粘连。手法治疗的目的是松解椎体之间肌肉的紧张痉挛，解除肌肉挛缩对椎体的异常牵拉，这样便于下一步整复关节治疗的时候能够顺利进行。

3. 纠正紊乱

患者俯卧位，医生位于患者的一侧，在患者病患椎体稍下方的胸侧垫一个薄枕，使前侧的胸部稍稍悬空。医生以一只手的掌根处着力抵按在胸椎后凸棘突的下方，另一只手叠压在这只手的手背处叠加助力。先用手掌的掌根处在病患棘突的周围轻轻地按揉数下，待患者注意力分散同时处于吸气的时候，双手同时用力，以掌根处推顶在鼓凸的棘突后侧向前下方骤然用力顿挫推顶按压，这时掌根处可以感觉到椎体棘突的滑动，并能听到关节滑动的声响，表示整复治疗成功。

另一种治疗的手法，患者俯卧位，医生位于患者的背侧。一只手从腋下穿过胸前，放置在对侧的腋部并抱拢住患者的胸部。以另一只手的掌根处着力推顶在后凸棘突的后下侧。嘱咐患者尽量向后背伸背部。当患者背伸到最大的限度时，抱拢胸部的前臂用力向上方拔提牵引，推顶在高凸棘突下方处的掌根用力向前上方推顶，这是掌根处可以感觉到椎体的滑动并能听到关节滑动的声响，表示关节整复成功。

4.调理经络气血

患者俯卧位，医生位于患者的背侧。以双手的掌心和大、小鱼际处着力分别放置在患者胸椎的两侧，用按摩推揉的手法沿着棘突处、胸椎棘突的两旁、双侧的菱形肌、斜方肌、背阔肌、竖脊肌做大范围的按摩推揉治疗。治疗的目的是再一次放松肌肉，疏通经络气血。手法变换，医生一只手的手指手掌平伸，以第2、3、4指的前端处着力，用拍打叩击的手法拍打震荡胸椎病患的部位。

如果有菱形肌损伤的症状，就从肩胛骨的内侧缘向胸椎棘突处轻轻地滑行移动拍打叩击，治疗的目的是鼓荡气机，疏通经络气血，推动内里的病邪之气向外透散。当手指间寒凉感明显的时候，就用抓取的手法在病患的位置抓取病邪之气向外透散，用扫散的手法疏导引领外散的寒凉邪气沿着脊柱向下流散到骶尾处扫散驱除。

如果有夹肌、棘肌、多裂肌损伤的症状，就从颈根处沿着棘突的旁侧一直到胸椎的下方轻轻地拍打叩击，鼓荡气机推动病邪之气向外透散。当手指间寒凉感明显的时候，用抓取的手法抓取内里的寒凉邪气向外透散，同时在胸椎损伤关节的棘突旁肌肉中触压疼痛明显的结节和条索位置处用手指端用力弹拨点压开穴散邪，并不停地用抓取的手法抓取内里的病邪之气向外透散。当寒凉邪气充斥在掌心的时候，用扫散的手法沿着脊柱向下滑行扫散，疏导引领病邪之气向腰骶部流动，最后在骶尾处向外扫散驱除。

手法治疗的目的是改善消除局部的气血瘀滞，疏通经络气血，疏导引领病邪之气从脊柱的远端驱除出体外，以这些手法相互配合，彻底地消除胸椎后关节紊乱所导致的各种症状。

五、肋椎关节紊乱症

【解剖】

肋椎关节是由肋骨小头关节和肋横突关节所组成。由肋骨小头的关节面与胸椎椎体的肋凹和椎间盘构成肋骨小头关节，由肋结节的关节面和胸椎横突的肋凹构成肋横突关节。这两个关节合称肋椎关节。

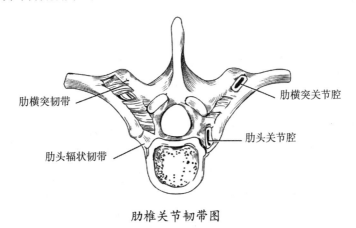

肋椎关节韧带图

【病因病机】

由于肋骨小头关节和肋横突关节都是平面关节，所以当胸椎退行性病变、椎间隙变窄的时候，胸椎横突肋凹也会变小，这样就不能很好地容纳肋骨头。由于抬举重物的时候用力过猛，或者是抛物的时候过度地扭转身体，就会使肋骨头发生扭转，偏离了肋凹的位置而移动错位，并由此引发各种症状。

【临床表现】

疼痛大多发生在背部的一侧。患者自我感觉疼痛的位置深沉在里而无法触及到。在咳嗽和深呼吸的时候疼痛会沿着背部的肋间放射，有时还会牵扯到胸部疼痛。在脊柱旋转的时候疼痛加重并会引发颈部、肩部和背部都牵扯疼痛。

【手法检查】

患者俯卧位，医生位于患者的一侧。双手的手指手掌平伸，分别放置在胸椎棘突的两侧，从上向下滑动对比触摸按压胸椎两侧横突处的肋骨小头是否有高凸隆起的症状，如果有确定它的位置。触摸按压椎体周围的肌肉中有没有痉挛产生的结节或是条索，有没有明显的压痛点，高凸肋骨的上、下肋间肌有没有明显的压痛。沿着肋间肌顺序触摸有没有痉挛、结节和条索，如果有要确定它们的位置。最后双手相对用力，按照先两侧挤压，再前后挤压的顺序挤压患者的胸廓，观察在胸廓受到挤压的时候有没有特殊的疼痛部位。

【其他检查】

X线检查一般无明显的异常，有的患者会显示胸椎退行性改变。

【治疗原则】

放松肌肉，纠偏复位，调理经络气血。

【手法治疗步骤解析】

1. 放松肌肉

患者俯卧位，医生位于患者的一侧。一只手扶按在患者健侧的肩部，另一只手的手掌放松，以掌根和大、小鱼际处着力放置在患者的背部，用按摩搓揉的手法沿着胸椎棘突的两侧放松背部的肌肉，特别是病患位置周围的肌肉。当紧张僵硬的肌肉稍稍的松软之后，手法变换。医生以一只手拇指指间关节的桡侧面着力放置在背部损伤的肋椎关节处，另一只手掌的掌根处着力按压在拇指上叠加用力，用按揉弹拨分筋理筋的手法按压分理损伤关节周围的肌肉痉挛，松解局部肌肉挛缩而导致的结节和条索，并在移位肋骨的上、下两个肋间肌处从棘突向胁下腋中线处顺序按压弹拨分理、松解肋间肌中的挛缩条索。手法治疗的目的是尽可能地放松肌肉、松解肌肉的痉挛，特别是松解损伤的肋椎关节周围肌肉的挛缩，为整复关节的紊乱移位做好准备。

2. 纠偏复位

患者俯卧位，医生位于患者的健侧，用一只手的掌根处着力推抵在高凸的肋骨小头处，另一只手抓握住患者患侧的肩部，牵拉患者的身体向后伸仰，同时使患者的身体向后旋转。当患者身体后仰并旋转到疼痛的位置的时候，医生双手配合，搬拉肩部的手向后骤然拉动，同时推顶在高凸肋骨小头处的掌根，向外上方用力顿挫推顶。如果手下感觉到肋骨小头的滑动或是听到关节滑动的声响，说明整复成功。手法治疗的目的是通过胸椎的后伸旋转，推顶紊乱移位的肋骨小头恢复到正常的解剖位置，以此来恢复肋椎关节的正常生理功能，消除疼痛症状。

3. 调理经络气血

患者俯卧位，医生位于患者的一侧。医生一只手扶按在患者的肩部，另一只手的手掌自然放松，以掌根和大、小鱼际处着力放置在背部胸椎棘突的旁侧。用按摩推揉的手法，按照先治疗患侧再放松健侧的顺序，从上向下滑行移动放松胸椎两侧的肌肉，并用同样的手法放松紊乱移位的肋骨小头周围的肌肉，同时在病患肋骨上下的肋间肌部位用同样的手法从棘突处向腋中线一侧滑行移动推摩放松。手法治疗的目的是再一次地放松紧张僵硬的肌肉，松解肌肉的痉挛，疏通经络气血，消除瘀滞。当局部有温热感的时候，手法变换。医生手指手掌平伸，以第2、3、4指的前端处着力，用拍打叩击的方法手法沿着脊柱的患侧从上向下滑行移动拍打叩击，特别是移行到病患的位置要进行往复循环的拍打震荡，目的是鼓荡气机，疏通郁闭的气血，推动内里的病邪之气向外透散。如果拍击到某一个部位时，手指间感觉明显寒凉的时候，就在这个部位用抓取的手法抓取内里的寒凉邪气向外透出，并用扫散的手法将损伤的肋椎关节处的寒凉邪气向腰骶部疏导引领，最后将寒凉邪气导引到尾椎处向外扫散驱除。手法治疗的目的是将肋椎关节处因损伤后气血郁滞而产生的寒凉邪气驱除并导引到骶尾处驱散驱除。

导引邪气的另一条路径是，医生用第2、3、4指的指腹着力按压在损伤的肋椎关节处，用按压滑搓的手法沿着损伤肋骨的上侧和下侧的肋间肌做顺行的滑动搓摩，目的是松解肋间肌的痉挛。当滑摩治疗中触按到了结节或是条索，或是推按到损伤肋骨的某一个位置有微小的凹陷处时，就用拇指的指端处着力点压这些位置开穴，并用抓取的手法抓取内里的病邪之气向外透散，用扫散的手法将外散的寒凉邪气沿着肋骨向患侧胁下的腋中线处疏导引领，从腋中线向下扫散引领到髂骨棘处，再从髂骨转向腰骶部，最后导引到尾椎处向外扫散驱除。

手法治疗的时候，如果在疏导引领寒凉邪气时，寒凉感在某一个位置消失，就要在消失的位置处点压开穴，抓取寒凉邪气再次外出外散，并按照路径导引到尾椎驱散驱除。手法治疗的目的是鼓荡气机，推动内里的病邪之气向外透散，并将透散外出的邪气疏导引领到特定的位置驱散驱除，同时疏通郁闭的气机，扩张局部的微循环，消除损伤部位的水肿，恢复损伤关节的正常生理功能。

六、肩胛胸壁关节紊乱

【解剖】

肩胛骨与胸壁之间的连接称作是肩胛胸壁关节，肩胛胸壁关节不是一个真正的关节，它是靠肌肉的连接而构成活动，是肩胛骨的前面和胸廓的后侧面的一个衔接点，两个面不直接接触。肩胛骨前面的肩胛下筋膜与胸壁之间狭窄的间隙是肩胛前间隙，肩胛骨沿着这个间隙活动。肩胛下肌的肩胛下筋膜和前锯肌之间是后肩胛前间隙，是腋窝的延续。肩胛骨下角的内侧缘，前锯肌的深处有两个滑囊，前锯肌和胸廓的外侧之间也有滑囊。

【病因病机】

肩胛胸壁关节在功能上是肩关节的一部分，但是症状发生在背部。因为这个关节是由肩胛骨前侧的肩胛下肌和胸壁的后侧面构成。肩胛下肌起于肩胛骨前面的内侧缘，止于肱骨小结节。在背部附近的肌群有背阔肌、菱形肌，所引发的疼痛都是放射性的疼痛，在肋间所引发的症状，大多是炎性分泌物浸润所造成的。因为外力的损伤，引起肌肉、筋膜、滑囊的受伤或是劳损，导致前锯肌与胸壁之间的筋膜发生损伤，致使肩胛骨向外侧或是向前方发生移位错动，肩胛骨与胸壁之间的距离增宽向上隆起而发生紊乱。

【临床表现】

最初的症状是背部肩胛的位置酸痛，逐渐的加重为肩胛骨的内侧缘疼痛，并伴有向上臂的后侧，或是向上到颈项部，或是在第4~5肋间环绕胸壁的放射状疼痛。在深呼吸时疼痛会加重，但是自我感觉疼痛的位置不固定，疼痛发作的位置深沉在里。

【手法检查】

患者俯卧位，医生位于患者的一侧，双手的手指手掌平伸，分别放置在患者背部两侧的肩部，从上向下双侧对比沿着肩胛骨的内侧缘滑行移动按压诊查。对比诊查双侧肩胛骨内侧缘的高度是否相等，肩胛骨内侧缘与脊柱之间肌肉是否有异常的表现，以及肩背的肌肉有没有异常的表现。医生手指屈曲，以第2、3、4指的指腹处着力按压在患者的背侧，按压诊查患者背部肩胛骨的内侧缘与脊柱之间有没有压痛，尤其是在肩胛骨内侧角的稍下方有没有明显的压痛。如果有，按压在这个位置点是否可以使放射性疼痛部位的症状加重。按压诊查时在第3~5肋背侧的肋间隙处会有压痛，但是疼痛的位置点不固定。背部的斜方肌、菱形肌、上后锯肌都有明显的压痛，局部的肌肉紧张僵硬，有些部位有结节和条索状的肌肉挛缩，患侧肩胛骨的内侧缘隆起变高，与胸壁的距离增宽。

【其他检查】

X线检查一般无异常的表现。

【治疗原则】

放松肌肉，整复归位，调理经络气血。

【手法治疗步骤解析】

1. 放松肌肉

患者俯卧位，医生位于患者的健侧，一只手扶按在患者健侧的肩部，另一只手自然放松，以掌根和大、小鱼际处着力按压在患者的背部，用按摩推揉的手法，从上向下往复循环滑行移动放松肌肉。放松的顺序是从患侧颈根处的肩胛提肌向斜方肌、冈上肌、冈下肌、菱形肌处滑行移动治疗。目的是松解这些肌肉的紧张僵硬。如果在放松推揉触压时诊查到某一处肌肉中有结节和条索状肌挛缩，就用分筋理筋的手法松解这些肌肉中的挛缩。当这些肌肉的僵硬状态稍稍松软的时候，手法变换。医生一只手的手指手掌平伸，以拇指指间关节的桡侧面着力，按压在患侧肩胛骨的内侧缘处，另一只手手掌的掌根处按压在拇指的指间关节处叠加用力，沿着肩胛骨的内侧缘从上向下顺序滑行移动按压，分理肌肉的痉挛。特别是在肩胛骨内侧角的下方，要重点地按压弹拨分理。治疗的目的是使这些部位的肌肉挛缩松解，为整复关节的紊乱移位做好准备。

2. 整复归位

患者俯卧位，医生位于患者的一侧，将一只手的掌根处着力抵按在患者背部肩胛骨高凸隆起的位置处，另一只手的手掌叠压在这只手的手背处，叠加用力按压。先用掌根处在这个位置轻轻地按压推揉数次，待患者注意力放松的时候，双手共同骤然用力向斜上方肩关节的方向顿挫推顶按压，如果手下感觉到关节的滑动，说明复位成功。如果复位不成功，手法变换。医生一只手抓握住患者患侧的肩关节向后牵拉，另一只手掌的掌根处推顶在高凸隆起的肩胛骨内侧缘处，先轻轻的推按数次，待患者的注意力放松时，双手协同用力，抓握肩部的手用力向后牵拉肩部，抵按在肩胛骨处的手掌根，骤然用力向前顿挫推顶。如果手下感觉到滑动，说明复位成功。手法治疗的目的是用掌根处骤然用力推顶向后错动移位的肩胛骨恢复到正常的生理位置，以此来消除疼痛，恢复肩胛骨的正常功能。

3. 调理经络气血

患者俯卧位，医生位于患者的一侧。医生一只手扶按在患者健侧的肩部，另一只手的手指手掌平伸，以第2、3、4指的指腹处着力，按压在患侧肩胛骨的内侧缘，用滑摩搓擦的手法在肩胛骨的内侧缘做上下循环往复的滑摩治疗，用拍打叩击的手法在这些位置处拍打，鼓荡气血的流动，推动内里的邪气向外透散，用抓取的手法沿着肩胛骨的内侧缘抓取邪气，使内里的寒凉邪气向外透散。当掌心处充斥寒凉感的时候，就用扫散的手法，将外散的寒凉邪气向腰骶部疏导引领，最后从尾椎处向外扫散驱除。

手法调理治疗的另一条路径是，从脊柱沿着第3~5背部肋骨之间的肋间肌做调理疏导的治疗。医生以第2、3、4指的指腹处着力，按压在背部的肋间肌处，用滑动搓摩的手法沿着肋间肌做横向的滑行搓摩，目的是放松肋间肌，松解肌肉的紧张痉挛。用拍打叩击的手法拍打震荡肋骨之间的肌肉，目的是疏通经络气血，鼓荡气机，推动内里的病邪之气向外透散。用抓取的手法沿着肋骨间抓取寒凉邪气向外透散，用扫散的手法将病邪之气沿着肋骨的顺行方向以脊柱一侧向胁下腋中线处这样由内向外地疏导引领。当寒凉的病邪之气引领到腋中线时，医生用第2、3、4指的指端处着力，从腹腋下向髂骨棘处做循环往复地滑搓摩擦，以此来开启气机循行的通路，并用滑动扫散的手法从腋下向髂骨棘处滑行扫散。当扫散到髂骨的时候手法转移方向，从髂骨处向腰骶处疏导引领，最后将寒凉邪气导引到尾椎处向外扫散驱除。手法治疗的目的是疏通经络气血，鼓荡气机，推动内里的病邪之气向外透散，并将这些病邪之气疏导引领到骶尾处驱除，以此来疏通气血的郁滞，改善局部的微循环，消除疼痛的症状。

七、斜方肌损伤

【解剖】

斜方肌位于项部和背上部的皮下，是三角形的阔肌。一侧呈三角形，左右相合形成斜方肌。斜方肌起自枕外隆凸，上项线内1/3处，项韧带以及第7颈椎棘突和全部胸椎的棘突和棘上韧带处。止点分为三个部分。

斜方肌的上部肌束斜向外下方，止于锁骨外侧端的1/3处。斜方肌的中部肌束平行向外侧，止于肩峰和肩胛冈上缘的外侧。斜方肌的下部肌束斜向外上方，止于肩胛冈的上缘处。受第十一对脑神经的副神经支配，斜方肌在脊柱固定的时候，一侧上部的肌束收缩可以使肩胛骨上提和后缩，一侧中部的肌束收缩可以使肩胛骨后缩，一侧下部的肌束收缩可以使肩胛骨下降。两侧同时收缩，可以使肩胛骨后缩。斜方肌在固定住肩胛骨的时候，一侧上部肌束的收缩，可以使头向同侧侧屈和向对侧回旋，两侧同时收缩，可以使头向后仰和脊柱伸直。

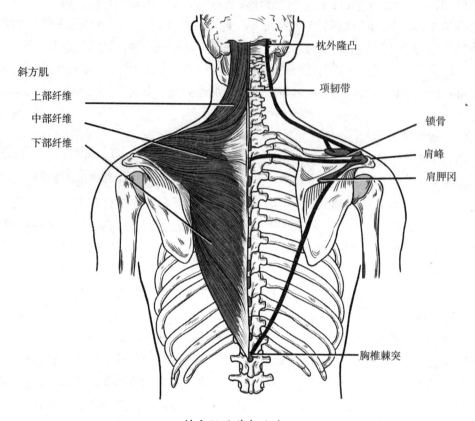

斜方肌及其起止点

【病因病机】

斜方肌的损伤是由多种原因引发的。由于外伤碰撞，外来的暴力使斜方肌颈段的肌肉拉伤造成肌肉的肿胀和痉挛。

或是慢性劳损，长期的肩部负重，长期的伏案工作，长期的睡觉姿势不良，枕头过高，使肌肉附着点的肌纤维反复受伤，形成纤维粘连或是增生，导致肌张力下降而造成肌肉的紧张僵硬。

或是感受风寒邪气侵袭，寒凉的邪气侵袭伤害了肌肉的纤维组织，使其收缩痉挛，从而导致肌肉纤维组织缺血缺氧而损伤，产生肌肉酸痛不适的症状。

【临床表现】

斜方肌损伤所引发的主要症状是，颈部、项部、肩部和背部的多个部位酸胀、沉重，肌肉紧张、僵硬、痉挛，活动受限等症状。由于损伤的部位不同，所以产生的症状也不相同。

具体的区别是：如果损伤发生在上部的肌束，症状会发生在头枕部、颈部、颈根部和肩部，损伤会引发这些部位的肌肉紧张、僵硬、痉挛，在这些部位都可以触及到细小的条索并且会有明显的压痛，同时颈部向健侧侧屈、旋转以及低头活动都会受限，强行活动的时候会产生疼痛。

如果损伤发生在中部肌束，症状就会发生在从第 7 颈椎到第 4 胸椎棘突旁的位置，以及肩胛骨内侧缘一直到肩峰下方的位置，损伤会导致这些部位酸痛不适，并且会有广泛的压痛点，还会导致患侧的颈肩部活动不利受限的症状。

如果损伤发生在下部的肌束，就会导致脊背肌肉僵硬酸胀不适，在胸椎的中段和下段的椎旁有广泛的压痛症状。

【手法检查】

患者俯卧位，医生位于患者的一侧。医生双手自然放松，分别放置在患者头后的枕骨隆凸处，双侧对比顺序按压诊查枕骨隆凸处、颈部、项部、颈根处、肩部和胸椎棘突两侧背部的肌肉有没有肿胀，肌肉有没有紧张僵硬痉挛。按压诊查时肌束中有没有结节和条索，有没有明显的压痛点。如果有，确定压痛点的具体位置。

斜方肌上部的损伤大多发生在枕骨隆凸处、项部、颈根处和肩部。医生一只手扶按在患者的前额处固定头部，另一只手的手指手掌自然屈曲，以拇指的指端着力放置在枕骨按压触摸诊查，在患侧枕骨隆凸的下方会有肌肉肿胀隆起并且紧张僵硬，按压时疼痛会向头后枕部放射。项部的疼痛大多是在第 3~4 颈椎的棘上韧带处，按压时疼痛。在颈根处可以触压到条索状的肌肉挛缩，按压时酸胀疼痛。由于斜方肌比较表浅，所以可以明确地触摸到肌束中的结节和条索状的肌挛缩，这些肌挛缩可以在多个地方出现，按压在这些肌肉挛缩产生的结节条索处，会有明显的疼痛发生。

斜方肌中部的损伤大多发生在肩部和胸椎的上部。医生一只手扶按在患者的肩部，另一只手的手指手掌自然放松屈曲，以第 2、3、4 指的指腹着力按压在患侧的胸椎上部触摸诊查，在第 2~4 胸椎的棘突和棘突旁的肌肉紧张僵硬，按压时有明显的压痛，但很少有疼痛性的结节。在肩部，大多在肩胛冈上方的边缘处肌肉肿胀紧张僵硬并且会有明显的压痛。重按压时疼痛有时会牵扯到胸椎的上部。

斜方肌下部的损伤大多发生在背部和肩部的后侧。医生以第 2、3、4 指的指腹着力按压在患侧的胸椎处触摸诊查，在第 5~12 胸椎的棘突处和棘突旁的肌肉紧张痉挛，可以触按到僵硬的肌束，按压和弹拨这些肌束时会有明显的胀痛感。在肩部的压痛大多是在肩胛冈的下方，触按时肌肉紧张痉挛，可以触摸到明显的条索状肌肉挛缩，按压时会有明显的疼痛感。在斜方肌下部损伤的部位按压时产生的疼痛，都会呈现一种压迫感，这是因为下部的损伤包括所有胸椎的背侧和肩部的背侧所导致的。

患者坐位，医生位于患者的背侧，一只手扶按在患者健侧的肩部，另一只手扶按在患侧的头部，令患者抗阻力将头部向患侧侧屈并向健侧旋转，如果患者因为疼痛而无法完成时，这是斜方肌损伤所导致的。

如果医生用双手抵按在患者双侧的肩胛骨，令患者抗阻力后缩肩胛骨使双侧肩胛骨向脊柱靠近，若患者因为疼痛而无法完成时，这是斜方肌上部肌束损伤所导致的。

如果医生双手按压在患者双侧的肩部，令患者抗阻力地耸起双肩或是向后抗阻力内收双肩，也就是使肩胛骨抗阻力靠近脊柱，若患者因为疼痛而无法完成时，这是斜方肌中部、下部肌束损伤所导致的。

【其他检查】

X 线检查无异常表现。

【治疗原则】

放松肌肉，松解痉挛，调理气机。

【手法治疗步骤解析】

1. 放松肌肉

患者俯卧位，医生位于患者的一侧，一只手扶按在患者的头部，另一只手自然放松，以掌根和大、小鱼际处着力，放置在患侧的枕骨外侧，用按揉搓摩的手法放松斜方肌的痉挛。由于斜方肌上部肌束的肌纤维是向外侧斜下方行走的，所以用推揉搓摩的手法从枕骨外侧向颈部、颈根处和肩部滑行移动放松治疗。由于斜方肌中部肌束的肌纤维是横行的，所以在手法治疗的操作时就要横向滑行移动，放松颈根部、肩胛骨内侧缘到肩胛骨下角、肩胛骨的上部直到肩峰部位的肌肉。由于斜方肌下部肌束的肌肉纤维是向内侧的斜下方行走，所以在手法治疗操作的时候，就要向斜下方向顺行滑行移动，从肩胛骨内侧缘到脊柱之间放松所有胸椎棘突旁的肌肉。因为斜方肌是表浅层的肌肉，所以在手法治疗的时候所用的力度不要太过太猛，以舒缓放松的力度来操作，目的是放松肌肉的紧张痉挛，改善肌肉中的血液循环障碍，促进肌肉恢复到正常的生理状态。

2. 松解痉挛

患者俯卧位，医生位于患者的一侧，医生一只手扶按在患者的头顶固定头部，另一只手自然屈曲，以拇指的指端处着力按压在患侧头后的枕部，用按揉弹拨分筋理筋的手法，在枕后隆凸处用弹拨分理的手法松解肌肉纤维痉挛产生的结节和条索。手指向内侧下方滑行移动治疗，在颈椎第3~4椎的棘突旁侧推揉弹拨，并沿着颈椎棘突旁侧的肌束一直向下滑行移动治疗到颈根处。治疗的重点位置是，枕后隆凸处，颈椎第3~4椎棘突的旁侧和颈椎第7棘椎突旁痉挛疼痛的部位。这些是斜角肌上部肌束损伤所导致的。

医生一只手的手指手掌平伸，以拇指指间关节的桡侧面着力，放置在患侧肩胛骨的上部，另一只手自然放松，以掌根处着力，按压在拇指的指间关节处叠加用力向下按压，用按揉弹拨的手法从肩胛骨上端向肩峰处滑行移动治疗，松解第7颈椎棘突的旁侧肌肉和冈上肌等部位的肌肉挛缩产生的结节和条索，然后从颈根处沿着肩胛骨内侧与脊柱之间向下滑行移动治疗，一直到胸椎的末端，松解这些部位肌束中的痉挛条索。治疗重点的位置是，胸椎的棘突旁侧，特别是第7颈椎到第4胸椎的棘突旁侧的位置，肩胛骨的内侧缘和肩胛骨下角的位置。这些部位的痉挛疼痛是斜方肌中部肌束和下部肌束损伤所导致的。手法治疗的目的是松解斜方肌各部位肌束产生的痉挛条索，顺理肌肉纤维的紊乱，恢复肌肉的正常功能。

3. 调理气机

患者俯卧位，医生位于患者的一侧，一只手扶按在患者的头顶，另一只手的手指手掌屈曲，以第2、3、4指的指端处着力按压在头后的枕骨处，用滑摩搓擦的手法沿着颈椎棘旁侧斜方肌上部肌束肌肉纤维的顺行方向上、下往复循环滑行搓擦，目的是疏通气机，改善局部的血液循环。当手指的指端有寒凉感时，就用抓取的手法，抓取内里的寒凉邪气向外透散，并用扫散的手法将透散外出的寒凉邪气向颈根处疏导引领，当寒凉邪气充斥在颈根处的时候，手法变换，由上、下的滑行摩擦扫散变换为左右横向滑行移动，沿着斜方肌中部肌束肌肉纤维的顺行方向，从颈根处沿着冈上肌、冈下肌向肩峰处往复循环滑行移动搓擦，并用抓取的手法抓取内里的寒凉邪气向外透散，在治疗的时候，滑摩、抓取、扫散导引的手法交替运用，疏导引领寒凉邪气从肩峰处向下导引至前臂，最后从手心或是手指端驱邪外出散除。

医生用滑摩搓擦的手法，从颈根处沿着斜方肌下部肌束肌肉纤维的顺行方向做上、下往复循环滑行移动的搓摩，从颈根处向肩胛骨的内侧缘，胸椎所有椎体的旁侧和肩胛骨的下角做往复的移动搓摩，当有寒凉感外散的时候，用抓取的手法抓取内里的寒凉邪气向外透出，用扫散的手法疏导引领寒凉邪气沿着棘突的旁侧一直导引到腰骶部，最后从尾椎处向外扫散驱除。手法治疗的目的是，疏通经络气血，改善各部肌束中的微循环障碍，将气滞血瘀导致的寒凉邪气疏导引领到身体的远端驱散消除，以此来消除斜方肌损伤所导致的各种症状。

八、胸锁乳突肌损伤

【解剖】

胸锁乳突肌位于颈部的两侧，是一对强有力的扁柱状长肌。胸锁乳突肌起于胸骨柄的前面和锁骨的中、内 1/3 处上面的胸骨端。两个头会合后肌束斜向后上方，止于颞骨乳突和枕骨上项线的外侧。受第 11 对脑神经也就是副神经和第 2、3 颈神经的支配。主要作用是维持头部的正常位置。如果胸锁乳突肌两侧同时收缩，可以使头部后伸仰头或者是前屈低头。一侧收缩可以使头向同侧侧屈，并使面部转向对侧。

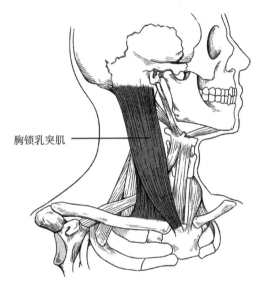

胸锁乳突肌

胸锁乳突肌及其起止点

【病因病机】

因为颈部的活动不正确，或者是因为直接间接的暴力导致头部猛烈的扭转受伤，使胸锁乳突肌受到过度的牵拉而造成损伤。或是因为睡觉时候的姿势不正确，枕头过高或是因为颈肩部裸露在外受到了风寒邪气的侵袭，寒凉刺激等导致胸锁乳突肌疲劳损伤肌肉痉挛而引发疾病症状的发生。

【临床表现】

如果是外伤所导致，受伤后颈部的一侧或是两侧疼痛、活动受限，被动活动的时候疼痛明显。触按损伤的胸锁乳突肌的位置处局部肿胀、僵硬，有明显的压痛。

如果是疲劳损伤，症状大多是发生在早晨起床的时候，疼痛发生在颈部的一侧，呈现酸胀疼痛、头颈部沉重僵硬，活动受限，转侧不利。头部旋转或是颈部过伸活动的时候，可以引起胸锁乳突肌的痉挛疼痛，头向健侧偏歪的时候疼痛会加重，可以引发颈部、头部、前额处和耳后部的疼痛。

【手法检查】

患者座位，医生位于患者的背侧。医生双手的手指手掌平伸，以双手第2、3、4指的前端处着力，放置在患者颈部的两侧，从颈后上部的颞骨乳突处向前下方胸骨柄处顺序移动对比按压两侧的胸锁乳突肌。在患侧的颞骨乳突处触摸按压时有肿胀，局部有轻微的发热感，并且有明显的压痛。患侧胸锁乳突肌的肌束较健侧的肌束粗大，肌肉明显的紧张，肌张力增高，触按时肌束痉挛僵硬，并呈现隆起状，同时有明显的压痛。在胸骨柄的前面和锁骨的近端可以触摸到与肌肉纤维顺行的条索状肌肉挛缩，按压这些条索的时候有明显的疼痛。

医生位于患者的患侧，一只手扶按在患者患侧的肩部，另一只手抵按在患者患侧的头部，令患者的头部抗阻力向患侧倾斜时会因为疼痛加重而不能完成。或者医生用手抵按在患侧的下颌处，令患者头部向患侧抗阻力的旋转时，会因为疼痛加重而不能完成。

【其他检查】

X线检查无明显的异常。

【治疗原则】

放松肌肉，松解痉挛，调理经络气血。

【手法治疗步骤解析】

1. 放松肌肉

患者坐位，医生位于患者的背侧，一只手扶按在患者健侧的肩部，另一只手的手指手掌自然屈曲，拇指和其余各指分别放置在颈部的两侧，相对用力拿握住患者的颈部，用第2、3、4指的指腹处着力，沿着胸锁乳突肌肌束的顺行方向，用按摩推揉的手法从上向下滑行移动，放松紧张僵硬的肌肉。或者医生手掌自然放松，以手掌的大、小鱼际处着力放置在患侧的颈部，用推揉搓摩的手法，从上向下滑行移动放松胸锁乳突肌。手法治疗的目的是使紧张僵硬的肌肉放松，松解肌肉的痉挛，恢复肌肉正常的肌张力。

2. 松解痉挛

患者坐位，医生位于患者的患侧，一只手扶按在患者的头部，以另一只手拇指的指端处着力按压在患侧的胸锁乳突肌处，按照肌束的前缘、肌束的中间和肌束的后缘三条路线，用按揉弹拨分筋理筋的手法分别从上向下滑行移动松解肌束中因为痉挛产生的结节和条索。在肌束的前缘要重点分理的部位是位于肌束上段的部位和下段胸骨柄的前侧。在肌束的中间部位要重点分理的是肌束挛缩的隆起处。在肌束的后缘要重点分理的部位是头后颞骨乳突处和肌束中段的副神经出口处。手法治疗的目的是松解因为肌肉痉挛而产生的结节和条索，改善肌肉纤维的紊乱，使肌肉纤维恢复到正常顺畅的生理状态。

3. 调理经络气血

患者坐位，医生位于患者的背侧，一只手扶按在患者健侧的肩部，另一只手的手指手掌平伸，以第2、3、4指的指腹处着力放置在颈部的患侧，用滑摩搓擦的手法沿着胸锁乳突肌的循行方向做顺向的滑摩放松。当手指的指端感觉微微发热的时候，手法变换，变滑摩为拍打叩击。用拍打震荡的手法，鼓荡气血，改善肌束中的血液循环障碍，增加血液的流通量，促进并加快局部的微循环，使局部的水肿尽可能的消除。当拍打时手指间有寒凉感的时候，手法变换。变拍打为抓取。用抓取的手法抓取内里的寒凉邪气向外透散，并用扫散的手法，将外散的寒凉邪气沿着胸锁乳突肌的顺行方向向胸部疏导引领。当寒凉邪气导引到患侧锁骨处时，医生双手一前一后放置在胸侧和背侧同时用力，用扫散的手法从肩部向腹部和背部相对向下导引扫散，将病邪之气向身体的远端扫散驱除。手法治疗的目的是在放松肌肉，鼓荡气血之后，抓取内里的寒凉邪气向外透散，并将外散的病邪之气从胸侧和背侧向身体的远端导引扫散驱除，以此来消除胸锁乳突肌的肿胀，改善肌肉损伤而导致的各种症状。

九、斜角肌损伤

【解剖】

斜角肌位于胸锁乳突肌的深面，由包括前斜角肌、中斜角肌和后斜角肌的三条肌束组成。前斜角肌起自第3~6颈椎横突的前结节处，肌肉纤维向外下方斜行，止于第1肋骨上面的斜角肌结节处，受第4~颈神经前支的支配。中斜角肌起自第2~6颈椎横突的后结节处，肌肉纤维向外下方斜行，止于第1肋骨上缘的侧面，受第2~8颈神经前支的支配。后斜角肌起自第5~7颈椎横突的后结节处，肌肉纤维向外下方斜行，止于第2肋骨外侧面的粗隆起处，受第5~6颈神经前支的支配。斜角肌的功用是，一侧的斜角肌收缩可以使颈部屈向同侧，两侧的斜角肌同时收缩可以使颈部前屈。

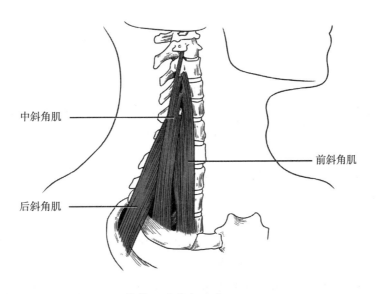

斜角肌及其起止点

【病因病机】

由于颈部反复的扭伤，或是长期伏案工作，或是睡觉姿势不良，高枕侧卧，头颈侧屈侧倾，在某一个特定的位置时间过长过久，导致斜角肌长期处于紧张收缩的状态，由此造成过度的劳损。这些是肌肉损伤的主要原因。特别是位于前斜角肌、中斜角肌和第1肋骨间之间形成的一个斜角肌间隙处，有锁骨下动脉和臂丛神经从这里通过。由于前斜角肌的痉挛肿胀，可以压迫锁骨下动脉和臂丛神经而产生各种症状。

【临床表现】

疼痛可以发生在颈部的一侧或者是两侧，呈酸胀钝痛。症状严重的时候可以见到颈部、肩部和背部抽动样的疼痛，并牵连到肩部、臂部和手部广泛的牵扯性疼痛，甚至会有麻木感，有些可以引发交感神经的症状，出现胸部的疼痛和沉闷不适的感觉。有些可以引发血管损伤的症状，出现手部温度降低，皮肤颜色青紫的症状。损伤所引起的疼痛，大多是跳痛，疼痛没有明显的界限，颈部活动的时候疼痛加重，并且可以引起手指的麻木。如果由此导致臂丛神经的受压，引起的疼痛可以放射到前臂的内侧和手第4、5指的部位，并且可以引起肌肉的挛缩和肌力的减退。

【手法检查】

患者坐位，医生位于患者的背侧，一只手扶按在患者的头顶处，另一只手的手指手掌屈曲，以拇指的指端处着力放置在患侧颈部的外侧，沿着患侧颈椎的横突从上向下顺序按压检查斜角肌的起点。

如果在颈椎第3~6椎横突的前侧有压痛，并且在触压时有条索状的肌肉挛缩时，是前斜角肌起点的损伤。

如果在颈椎第2~6椎横突的后侧有压痛，并且在触压时有条索状的肌肉挛缩时，是中斜角肌起点的损伤。

如果在颈椎的第5~7椎横突的后侧有压痛，并且在触压时有条索状的肌肉挛缩时，是后斜角肌起点的损伤。

医生手指平伸，以第2、3、4指的指腹处着力按压在患侧颈椎的横突处，从上向斜下方顺序触摸三个斜角肌的肌腹，从前斜角肌的起点处向斜下方滑行移动触摸。如果沿着胸锁乳突肌的后侧一直到锁骨头处有肌束的肿胀，按压弹拨肿胀的肌束中有条索状挛缩，并且有明显压痛的时候，是前斜角肌的损伤。

从中斜角肌的起点向斜下方滑行移动触摸。如果沿着前斜角肌的后缘，一直到第1肋骨的上缘处，有肌束的肿胀，按压弹拨肿胀的肌束中有条索状挛缩，并且有明显压痛的时候，是中斜角肌的损伤。在前斜角肌和中斜角肌之间可以触摸到一个凹陷的间隙，这是前、中斜角肌的肌间沟，因为这里有臂丛神经和锁骨下动脉通过，用手指的指腹向肌间沟内用稍重的力量按压时，可以诱发患侧的手臂麻木感。

从后斜角肌的起点向斜下方滑行移动触摸。如果沿着中斜角肌的后缘和斜方肌的前缘，一直到第2肋骨的外侧有肌束的肿胀，按压弹拨肿胀的肌束中有条索状挛缩，并且有明显压痛的时候，是后斜角肌的损伤。

在触摸检查的时候要关注锁骨胸侧的部位。如果在锁骨头胸侧稍向后的位置，触摸到的是前斜角肌的肌腹。如果在锁骨窝的位置触摸到的是中斜角肌。如果在中斜角肌的后侧，触摸到的是后斜角肌。

医生位于患者的患侧，一只手扶按在患者的肩部，另一只手抵按在患侧的头部，令患者抗阻力的向患侧侧屈头颈时会因为明显的疼痛而无法完成。

【其他检查】

X线检查无明显异常。

【治疗原则】

放松肌肉、松解痉挛，调理经络气血。

【手法治疗步骤解析】

1. 放松肌肉、松解痉挛

患者坐位，医生位于患者的一侧，一只手扶按在患者的前额处固定头部，另一只手的手指手掌自然屈曲，拇指和其他各指分别放置在颈部的两侧，以拇指的指腹和其余四指的指腹处着力，用按摩推揉的手法放松颈部两侧的肌肉。治疗的目的是放松颈部的肌肉，缓解斜角肌的紧张僵硬，消除肌肉的痉挛状态，恢复肌肉的正常功能。

如果是前斜角肌的损伤较重，医生拿握住颈部，以拇指的指端处着力，用推压弹拨的手法，从颈椎第3~6椎横突前侧的前斜角肌起点的位置处向斜下方至锁骨头内侧后缘的位置处按压，沿着前斜角肌肌纤维的顺行方向推揉，用弹拨分筋理筋的手法，松解肌束中的挛缩，消除肌束中的结节和条索。手法治疗的目的是顺理紊乱的肌肉纤维，松解前斜角肌起点和止点的肌肉痉挛，消除前斜角肌肌束的肿胀。

如果有前臂疼痛，手部麻木或是变凉的症状明显的时候，是前斜角肌和中斜角肌的损伤，并且损伤导致了两个斜角肌之间的肌间沟处受到损伤。医生拿握住颈部，以拇指的指端处着力，用推揉弹拨的手法，从颈椎第2~6椎横突的前方和后方，这两个前斜角肌和中斜角肌起点的位置，向斜下方至第1肋骨的位置处按压，沿着前斜角肌的后缘和中斜角肌的前缘弹拨肌束中的结节和条索，顺理按压肌肉纤维的紊乱不平顺。医生用拇指的指端在锁骨的上方，前斜角肌和中斜角肌之间的肌间沟处按压推理，松解肌肉的痉挛，对锁骨下动脉和臂丛神经的挤压，用弹拨的手法分理前斜角肌和中斜角肌之间的粘连。手法治疗的目的是放松肌肉，松解肌肉之间的粘连，解除因为肌肉的紧张痉挛对血管和神经的挤压，恢复上肢动脉正常的供血功能和神经的正常支配功能。

如果颈部的疼痛症状明显时，是后斜角肌的损伤较重。医生拿握住颈部，以拇指的指端处着力，用推压弹拨的手法从颈椎第5~7椎横突后侧的后斜角肌起点的位置，沿着肩胛提肌的前缘向斜下方处顺行按压，弹拨分理肌肉纤维中因为紊乱挛缩而导致的结节和条索。手法治疗的目的是顺理肌肉纤维中的紊乱扭转，松解肌肉中的痉挛，消除肌肉中的肿胀，改善局部的微循环障碍，恢复肌肉的正常生理功能。

2. 调理经络气血

患者坐位，医生位于患者的背侧。一只手扶按在患者的头顶部固定头部，另一只手自然屈曲，拇指和其余各指分别放置在颈部的两侧，以拇指的指腹和其余各指的指腹处着力，用按揉捏拿的手法放松颈部两侧的肌肉。从颈椎的横突处到肋骨处往复循环滑行移动治疗操作。目的是再一次放松斜角肌的紧张和僵硬。医生用第2、3、4指的前端处着力放置在患侧的颈部，以滑摩搓擦的手法，从颈椎的横突处向斜下方的肋骨处做往复循环的滑行移动搓摩治疗，以皮肤微微发热为度。在对前斜角肌和中斜角肌损伤的治疗时，治疗的位置要着重在锁骨上端胸侧的部位，这里有斜角肌的肌间沟，锁骨下动脉和臂丛神经从这里通过。手法治疗的目的是搓摩肌肉生热，以此来扩张毛细血管，改善局部的微循环障碍，消除肿胀，缓解肌肉肿胀对神经和血管的挤压，手法变化。医生用拍打叩击和抓取的手法交替操作，从颈椎的横突处向斜下方到锁骨上端胸侧的位置处，再从这个位置沿着锁骨的上沿向肩部滑行移动，边轻轻的拍打边抓取。重点的位置是在前斜角肌和中斜角肌的肌间沟处，要多拍打震荡多抓取病邪之气。手法治疗的目的是用拍打的手法鼓荡气机，振奋经络气血，用抓取的手法抓取内里的病邪之气向外透散，当手掌心寒凉感明显的时候，就用扫散的手法，从斜角肌肌间沟处边抓取边扫散，沿着锁骨的上沿向肩部疏导引领病邪之气流动，并从肩部沿着上臂和前臂的内侧抓取扫散导引到掌心处，最后从掌心处将病邪之气抓取扫散驱除。手法治疗的目的是疏通经络气血，沿着血管和神经的循行路径破郁散邪，疏通颈部、肩部和上肢郁闭的气机，消除水肿，改善血管和神经损伤的症状。

如果是后斜角肌损伤的症状明显，医生以第 2、3、4 指的指腹处着力放置在患者颈部后侧的后部，用滑摩搓擦的手法从颈椎横突的后侧向斜下方到锁骨的上端处滑行移动操作，以皮肤微微发热为度。手法治疗的目的是改善局部的血液循环，消除肌肉的紧张肿胀。医生用拍打叩击和抓取的手法交替操作，从颈部向肩部滑行移动治疗。目的是鼓荡气机，抓取内里的病邪之气向外透散。当寒凉邪气充斥掌心的时候，用扫散的手法疏导引领病邪之气从肩部的上方和肩部的后方向肩峰处移行流动，最后从肩峰处向外扫散驱除。手法治疗的目的是消除后斜角肌损伤产生的粘连和水肿，消除由此导致的血液循环障碍，疏通郁闭的经络气血，消除由此产生的疼痛症状。

十、肩胛提肌损伤

【解剖】

肩胛提肌位于项部后外侧的两侧，在胸锁乳突肌和斜方肌的深面，肩胛提肌起自第 1~4 颈椎横突的后结节，肌束向外下方止于肩胛骨内侧上角和肩胛骨内侧缘的上部。受发自颈丛的第 3~4 颈神经和臂丛的肩胛背神经支配，肩胛提肌收缩的时候可以使肩胛骨上提和回旋。如果固定肩胛骨，一侧肩胛提肌收缩，可以使头颈向同侧侧屈和后伸，两侧同时收缩，可以使颈部伸直。

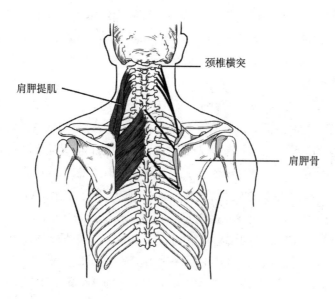

颈椎横突

肩胛提肌

肩胛骨

肩胛提肌及其起止点

【病因病机】

由于长期的伏案工作，或是肩部的活动过多，或是睡眠时枕头过高等原因，致使肌肉纤维长期牵拉，是造成急性损伤或是慢性劳损的主要发病原因。

【临床表现】

肩背部疼痛不适，疼痛出现在一侧或者是两侧的颈部，或是颈根处，或是背部。在第 1~4 颈椎的横突处有明显的压痛。颈部的疼痛大多呈现酸胀痛，颈根处的疼痛大多呈现钝胀疼痛，同时伴有颈肩部紧张僵硬和沉重的不适感，疼痛沿着肩胛骨的内侧向背部放射。在肩胛骨内侧缘的上端和肩胛骨的内上角有明显的压痛。

【手法检查】

医生位于患者的背侧，患者坐位。双手的手指手掌平伸，以双手的第 2、3、4 指的指腹处着力，分别按压在患者颈椎两侧的横突处，从第 1 颈椎的横突处向第 4 颈椎的横突处顺序按压，双侧对比诊查患侧颈椎的横突处是否有肿胀和压痛，是否有条索状的肌肉挛缩改变。双手沿着颈椎横突肩胛提肌的起点顺序向肩胛骨上角处滑行移动触摸，双侧对比诊查时可以触摸到患侧肩胛提肌的肌腹紧张僵硬，在肩胛骨内上角处可以触及到结节和条索状肌肉痉挛并且有明显的压痛。

医生位于患者的患侧，一只手扶按在患者患侧的肩部，另一只手的手指手掌屈曲，以拇指的指端处着力按压在患者颈椎患侧的横突处，在第 1~4 颈椎的横突处可以触压到明显的结节和条索，并且有明显的压痛，重按压的时候疼痛会向头部放射，沿着肌肉的走形路径，在肌腹处可以触摸到肌腹的肿胀僵硬，并且可以触及到条索状肌肉痉挛，但是压痛并不明显。在肩胛骨内侧的上角和肩胛骨的内侧缘可以触及到明显的结节和条索状肌肉挛缩，拨动时有弹响声，按压时疼痛明显。

患者坐位，头部保持直立，医生位于患者的背侧。一只手扶按在患者患侧的肩部，另一只手抵按在患者的头后部，令患者头部抗阻力后仰，会因为疼痛而无法完成。或是医生按肩的手下压按住患侧的肩部，令患者抗阻力耸肩，会因为疼痛而无法完成。

【其他检查】

X 线检查无明显异常。

【治疗原则】

放松肌肉，松解痉挛，调理经络气血。

【手法治疗步骤解析】

1. 放松肌肉

患者坐位，医生位于患者的背侧，一只手扶按在患者健侧的肩上，另一只手的手指手掌自然屈曲，拇指和其余各指分别放置在患者颈部的两侧拿握住颈部，以第 2、3、4 指的指腹处着力按压在患侧的颈椎横突处，用按揉搓摩的手法放松肩胛提肌起点处的肌肉痉挛，并沿着肌肉行走的方向顺序放松肩胛提肌肌腹的紧张僵硬。当放松到肩胛骨内侧上角的时候，手法变换。医生用手掌的掌根处和大、小鱼际处着力，用按揉推搓的手法，在肩胛骨的内上角向肩胛骨的内侧缘滑行移动放松肌肉，缓解肌肉的紧张痉挛。手法治疗的目的是放松肩胛提肌的起点、止点和肌腹的紧张痉挛，缓解肌肉的僵硬状态，恢复肌肉的正常生理功能。

2. 松解痉挛

患者坐位，医生位于患者的背侧，一只手扶按在患者患侧的肩上，另一只手的拇指和其余各指分别放置在患者颈部的两侧，以拇指的指端处着力，按压在患侧颈椎的横突处，用按揉弹拨、分筋理筋的手法松解第 1~4 颈椎横突处的结节和条索。拇指向下沿着肌肉行走的方向下行，用按压推揉的手法松解肩胛提肌肌腹中的痉挛，按压顺理紊乱的肌肉纤维，消除肌腹的肿胀和僵硬，当下行到肩胛骨内上角的时候，手法变换。医生手指手掌屈曲握拳，以第 2、3、4 指的指间关节处着力，按压在患侧肩胛骨的内侧上角处并向下滑行移动到肩胛骨的内侧缘处，用推按弹拨、分筋理筋的手法松解这些部位中肌肉痉挛产生的结节和条索。手法治疗的目的是松解这些部位的肌肉紧张痉挛，消除由此产生的疼痛症状。

3. 调理经络气血

患者坐位，医生位于患者的背侧，一只手扶按在患者健侧的肩部，另一只手的拇指和其余各指分别放置在患者颈部的两侧，以第 2、3、4 指的指腹处着力，按压在患侧的横突处，用搓摩的手法沿着肌肉行走的路径从上向下做往复循环的滑行移动搓摩。当手指的指端有温热感时，手法变换。医生用第 2、3、4 指的前端处着力，用拍打叩击的手法，沿着肌肉行走的路径，从颈部向背部做往复循环的轻轻的拍打叩击。目的是鼓荡气血，振奋经气，改善局部的血液循环。

当局部有寒凉感的时候，手法变换。医生用抓取的手法抓取内里的寒凉邪气向外透散。用扫散的手法疏导引领寒凉邪气向肩部流动，当病邪之气导引到肩胛骨内上角的时候，医生一只手扶按在患者患侧的肩部，以另一只手第 2、3、4 指的前端处着力拍打叩击肩胛骨内上角到肩胛骨内侧缘的部位，并用抓取的手法抓取肩胛骨内上角到内上缘处内里的寒凉邪气向外透散，用扫散的手法疏导引领寒凉邪气沿着腰背部向腰骶部移行流动，最后从尾椎处向外扫散驱除。手法治疗的目的是疏通经络气血，改善局部的微循环障碍，抓取内里的病邪之气向外透出，并将病邪之气疏导引领到身体的远端扫散驱除。以此来改善肩胛提肌损伤所导致的各种症状。

十一、菱形肌损伤

【解剖】

菱形肌位于斜方肌中部的深面，在肩胛骨内侧缘和胸椎棘突之间。菱形肌是由小菱形肌和大菱形肌组合而成。小菱形肌的位置稍高，起自第 6~7 颈椎棘突和第 1 胸椎的棘突，肌束向外下方止于肩胛骨内侧缘肩胛冈以上的部位。大菱形肌位置稍低，起自第 2~4 胸椎的棘突，肌束向外下方止于肩胛骨内侧缘肩胛冈以下的部位。菱形肌受发自脊神经臂丛的肩胛背神经丛的肩胛背神经和第 2~5 胸神经的前支支配。菱形肌一侧收缩的时候可以使肩胛骨向脊柱后缩靠拢，也可以使肩胛骨上提。两侧同时收缩，可以使脊柱的颈椎和胸椎段伸直。

【病因病机】

由于抬重物时用力过猛，或是上肢过度的用力牵拉引起急性损伤，导致肌肉纤维受损，肌肉痉挛肿胀，或是长期伏案工作、睡觉姿势不良等导致慢性劳损，致使肌肉纤维过度牵拉损伤产生无菌性的炎性反应，引发软组织的粘连，或是背部受到风、寒、湿邪气的侵袭导致肌肉痉挛，气血运行郁阻，经络不通，这些是菱形肌损伤的主要致病原因。

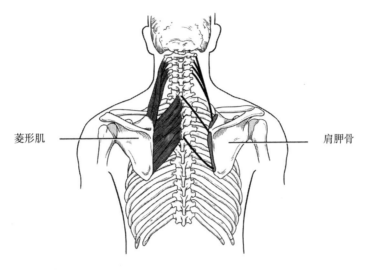

菱形肌　　　　　　　　　　　　　　　　　　　　　　　　　肩胛骨

菱形肌及其起止点

【临床表现】

疼痛发生在后背的部位，沿着肩胛骨的内侧缘和脊柱患侧的棘突之间呈酸胀钝痛。急性损伤发作的时候，肩胛骨的内侧缘疼痛明显，在疼痛的部位可以按压触摸到结节和条索状的肌肉挛缩。慢性损伤发作的时候，肩胛骨的内侧酸胀疼痛，在劳累后症状会加重。患侧肩部活动的时候会有研磨声和弹响声，这个症状在休息的时候会更加明显。肩背部有紧缩和重压的感觉。

【手法检查】

患者俯卧位，医生位于患者的一侧。双手自然放松以双手第2、3、4指的指腹处着力，分别放置在患者背部肩胛骨的内侧缘与脊柱之间，双侧对比按压触摸诊查。患侧的菱形肌会有明显的紧张痉挛，按压时酸胀疼痛。医生手指手掌屈曲，以第2、3、4指的指端处着力触压诊查。

如果是小菱形肌的损伤，在第6颈椎棘突到第1胸椎棘突的患侧面都会有明显的压痛，按压时可以触按到结节或条索状的肌肉痉挛。从这个部位向斜下方沿着肌束按压，可以触压到紧张痉挛的肌束中有条索状的肌肉挛缩，在患侧肩胛骨内侧缘的肩胛冈以上的部位有压痛，并可以触摸到条索状的肌肉挛缩。

如果是大菱形肌的损伤，在第2~4胸椎棘突的患侧面会有明显的压痛，按压时可以触摸到条索状的肌肉痉挛。从这个部位向斜下方沿着肌束按压，可以触压到紧张肿胀的肌束，并可以触按到肌束中的条索状肌肉痉挛，在患侧肩胛骨内侧缘的肩胛冈以下的部位有明显的压痛，在肩胛骨的内侧缘可以触摸到条索状的肌肉挛缩。

医生用双手按压住患者双侧的肩胛骨，令患者抗阻力的后缩肩胛骨，使其向脊柱靠近时，局部疼痛而无法进行。患者坐位，医生位于患者的背侧，令患者低头，并在低头位时将双手分别搭向对侧的肩部抱胸时，局部疼痛而无法进行。

【其他检查】

X线检查无明显的异常。

【治疗原则】

放松肌肉，松解痉挛，调理经络气血。

【手法治疗步骤解析】

1. 放松肌肉

患者俯卧位，医生位于患者的一侧，一只手扶按在患者的头部，另一只手自然放松，以掌根和大、小鱼际处着力，放置在患者患侧的颈根处。用按摩搓揉的手法，从第6颈椎到第4胸椎棘突患侧的旁侧，向斜下方沿着肌肉纤维行走的方向一直到肩胛骨的内侧缘处进行滑行移动的放松治疗。治疗的重点部位是肩胛骨的内侧缘和颈椎，胸椎患侧的棘突旁侧。治疗的目的是放松大、小菱形肌紧张僵硬的肌肉，疏通缓解肌纤维的紊乱变性，消除因为肌肉紧张所引发的肿胀。

2. 松解痉挛

患者俯卧位，医生位于患者的患侧。一只手的手指手掌平伸，以拇指指间关节的桡侧面着力，放置在患者患侧的颈根处。另一只手自然放松，以掌根处着力按压在拇指的指间关节处叠加用力，用推揉弹拨分筋理筋的手法从第6颈椎到第4胸椎处，从上向下滑行移动按压椎体棘突患侧的旁侧。推拨分理松解椎体棘突旁侧条索状的肌肉挛缩。从颈椎的棘突处向外下方沿着肌肉纤维行走的方向松解小菱形肌肌腹处，因痉挛而产生的紧张僵硬的肌束，拨理位于肩胛冈上端小菱形肌止点处的结节和条索。从胸椎棘突患侧的旁侧向斜下方沿着肌肉纤维行走的方向一直到肩胛骨的内侧缘，推揉拨理松解大菱形肌肌腹处，因痉挛而产生的条索，并松解肩胛骨内侧缘大菱形肌止点处的结节和条索。手法治疗的重点部位是颈椎6到胸椎4棘突患侧的旁侧，肩胛冈上端小菱形肌的止点处和肩胛骨内侧缘大菱形肌的止点处。手法治疗的目的是松解菱形肌起点和止点处的肌肉挛缩，消除肌肉挛缩所导致的结节和条索，恢复肌肉的正常生理功能。

3. 调理经络气血

患者俯卧位，医生位于患者的患侧。一只手扶按在患者的头部，另一只手自然放松，以大、小鱼际处着力放置在患侧的颈根处。以推摩搓擦的手法，从第6颈椎至第4胸椎棘突患侧的旁侧做循环往复的滑行移动治疗，并用同样的手法在患侧的肩胛骨内侧缘和肩胛骨与脊柱之间做循环往复的滑行移动治疗。手法治疗的目的是疏通经络气血，改善局部的微循环。当局部感觉微微发热时，手法变换。医生手指手掌屈曲，以第2、3、4指的指端处着力，用滑摩搓擦的手法在颈椎、胸椎患侧的棘突旁和肩胛骨内侧缘以及菱形肌的肌腹处做循环往复的滑摩操作。当滑散到某一个位置有寒凉感向外透散的时候，就在这个位置处用抓取的手法抓取寒凉的病邪之气向外透出，并用扫散的手法将透散外出的寒凉邪气向身体的远端扫散。这样重复循环使用滑散、抓取、扫散的手法在各个重点的部位进行治疗，最后将寒凉邪气疏导引领向腰骶部移行流动，并将病邪之气导引到尾椎处向外扫散驱除。

手法治疗的目的是通过反复多次的滑摩透邪，抓取内里的病邪之气向外散出、扫散疏导邪气向身体远端消散，使内里的病邪之气尽可能完全彻底的透散出来，并将病邪之气沿着脊柱的旁侧导引到骶尾之处向外扫散驱除，以此来消除因为肌肉痉挛导致血液循环障碍产生的寒凉邪气，改善肌肉中的微循环障碍，恢复菱形肌的正常生理功能。

十二、夹肌损伤

【解剖】

夹肌有两组，分为头夹肌和颈夹肌。它们位于斜方肌和菱形肌的深面。头夹肌起至项韧带的下部，第7颈椎和第1~3胸椎的棘突，肌束向外上行走，止于上项线的外侧和颞骨的乳突处。颈夹肌起自第3~6胸椎的棘突，肌束向上行走，止于第1~3颈椎横突的后结节。头夹肌受发自脊神经中部和下部颈神经的后支支配。颈夹肌受发自脊神经下部的颈神经的后支支配。夹肌一侧收缩可以使头颈转向同侧，并使头向同侧侧屈。两侧同时收缩，可以使头颈伸直或是头部后仰。

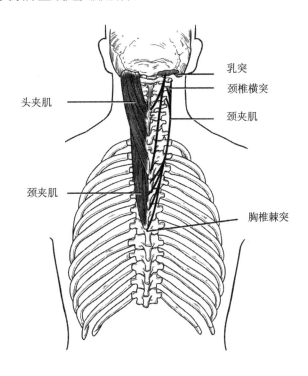

乳突
颈椎横突
颈夹肌
头夹肌
颈夹肌
胸椎棘突

夹肌及其起止点

【病因病机】

由于外伤，颈部的多次扭伤，或是长期伏案工作劳损，或是睡觉姿势不良枕头过高使头部前屈，或是枕头过低使头部侧屈，或是颈肩部受到寒凉邪气的侵袭刺激，这些都是引发夹肌损伤的病因。夹肌是头部后仰时起主要功用的肌肉之一。人体的头颈部活动的频率高，范围大，而胸椎几乎不动。头颈部的活动以第1胸椎作为支点，在频繁的大幅度活动时，第7颈椎的棘突就成为相对运动的中心，所以夹肌在第7颈椎的附着点就容易受到损伤。长期头颈部的屈曲，使夹肌处于紧张的状态，导致颈部和胸椎上段的疼痛症状。

【临床表现】

头部、颈部和背的上部钝痛不适，颈项的位置沉重、僵硬、疼痛，转头的时候疼痛加重，颈部活动不利，转头或是仰头的时候活动受限。第 7 颈椎棘突的两侧疼痛，并牵扯到头顶疼痛。如果是颈夹肌的损伤，还会引发视力模糊，背部酸胀沉重，疼痛在肩胛骨内侧缘靠近第 3~7 胸椎的棘突旁，劳累后症状会加重。

【手法检查】

患者俯卧位，医生位于患者的患侧。一只手扶按在患者的头部，另一只手的手指手掌自然屈曲，以拇指的指端处着力放置在患侧的枕骨后，从上向下顺序地触摸按压枕骨后，颈椎的棘突和横突处，以及胸椎患侧的棘突旁。

如果是头夹肌的损伤，在患侧枕后的颞骨乳突后可以按压触摸到明显的条索状肌肉挛缩，并且会有明显的压痛。第 7 颈椎棘突周围的软组织肿胀，在棘突的两侧都有压痛，在第 1~3 胸椎患侧的棘突旁可以按压触摸到肌肉的痉挛，并且有明显的压痛。

如果是颈夹肌的损伤，在第 1~3 颈椎患侧的棘突处，可以按压触摸到条索状的肌肉挛缩，并且有明显的压痛。在第 3~6 胸椎患侧的棘突旁，可以按压触摸到隆起肿胀的肌肉痉挛，并且有明显的压痛。

患者坐位，医生位于患者的背侧，一只手扶按在患者患侧的肩部，另一只手抵按在患侧的头部，令患者抗阻力地向患侧侧屈头部，或是令患者抗阻力地向患侧转头的时候，会因为疼痛而无法完成。

【其他检查】

X 线检查无明显的异常。

【治疗原则】

放松肌肉，松解痉挛，调理经络气血。

【手法治疗步骤解析】

1. 放松肌肉

患者俯卧位，医生位于患者的患侧。一只手扶按在患者的头部，另一只手的手指手掌自然屈曲，拇指和其余各指分别放置在患者颈部的两侧拿握住颈部，以拇指的指腹处着力按压在患侧枕骨外下方的颞骨乳突处，用推拿揉捏的手法放松颞骨乳突处，颈椎第 1~7 椎横突处的肌肉，松解肌肉的紧张僵硬。在治疗到颈根处第 7 颈椎横突部位的时候，手法变换。医生以手掌的掌根处和大、小鱼际处着力，用按摩推揉的手法放松胸椎第 1~7 椎患侧棘突旁的肌肉，缓解肌肉的痉挛和僵硬。手法治疗的目的是放松头夹肌和颈夹肌起点和止点肌肉的紧张僵硬，改善肌肉内的血液循环障碍，恢复肌肉的正常生理状态。

2. 松解痉挛

患者俯卧位，医生位于患者的一侧，一只手扶按在患者的头部，另一只手的拇指和其余各指分别放置在患者颈部的两侧拿握住颈部，以拇指的指端处着力按压在患侧的颞骨乳突处，用按揉弹拨分筋理筋的手法松解局部的结节和条索。手指滑动下移，按压在颈椎第 1~3 椎的横突处，用同样的手法松解横突处的结节和条索，拨离局部肌肉之间的粘连，顺理肌肉纤维的紊乱关系。手指滑动下移，沿着颈椎第 3 椎棘突旁移动至颈椎第

7 椎的棘突旁，用按揉弹拨的手法松解患侧棘突旁肌肉中的条索状肌肉痉挛，改善颈部肌肉的紧张僵硬。

当治疗到第 7 颈椎的时候，手法变换。医生一只手的手指手掌平伸，以拇指指间关节的桡侧面处着力，按压在患侧第 7 颈椎的棘突旁，另一只手的手掌自然放松，以掌根处着力按压在拇指的指间关节处叠加用力，用推揉弹拨、分筋理筋的手法从第 7 颈椎的棘突旁向下沿着第 1 胸椎至第 7 胸椎患侧的棘突旁滑行移动推压，松解胸椎棘突旁隆起肿胀的肌肉痉挛，分理肌肉痉挛导致的结节和条索，分离肌肉纤维损伤导致的粘连。手法治疗的目的是消除肌肉的肿胀僵硬，松解肌肉的痉挛与粘连，改善这些导致肌肉疼痛的病理因素。

3. 调理经络气血

患者俯卧位，医生位于患者的一侧。一只手扶按在患者的头部，另一只手自然放松，以大鱼际肌的桡侧面着力放置在患者的颈部，用搓揉滑擦的手法从枕后的颞骨乳突处开始，沿着颈椎的横突滑行移动到第 7 颈椎，从第 7 颈椎的棘突旁侧和第 1 胸椎的棘突旁，一直滑行移动到第 7 胸椎的棘突旁。治疗的目的是疏缓郁闭的气机，疏通经络气血。

当手法治疗后这些部位有温热的感觉时，手法变换。医生的手指手掌平伸，以第 2、3、4 指的前端处着力，以拍打叩击的手法从枕骨的下方沿着颈椎的横突到胸椎的棘突旁拍打叩击，疏通经气，鼓荡气血。

当手指间寒凉感明显的时候，手法变换。医生手指手掌自然屈曲，改用抓取的手法，抓取内里的寒凉邪气向外透出。治疗的重点部位是枕骨的下端、第 7 颈椎的棘突旁和第 1~7 胸椎的棘突旁。

医生的手指手掌自然屈曲，以第 2、3、4 指的指端着力，从第 7 颈椎的棘突旁到第 7 胸椎的棘突旁作往复循环的滑动摩擦，目的是再一次的疏通经络气血，当局部的皮肤微微发热的时候，手法变化。医生用抓取的手法再一次地抓取内里的邪气向外透散，并用扫散的手法，将抓取出来的寒凉邪气向腰骶部疏导引领，最后将寒凉邪气导引到尾椎处扫散驱除。

手法治疗的目的是将肌肉损伤引发的血液循环障碍形成的肿胀和血流不畅造成的寒凉邪气疏导引领到身体的远端驱散驱除，使损伤肌肉中的微循环得到改善，肿胀僵硬的肌肉得以松解，郁闭的经络气血得到疏通，由此消除夹肌损伤而导致的疼痛症状。

十三、头半棘肌损伤

【解剖】

头半棘肌是背部的深层肌肉，位于颈部的后面，脊柱棘突的两侧，在夹肌的下面。头半棘肌起自颈椎 4~6 的关节突处，颈椎 7 的横突处和胸椎 1~6 的横突处，止于枕骨上项线和下项线之间的骨面，受颈椎 3~6 胸椎的脊神经后支的支配。头半棘肌的功能是伸展头部和侧屈颈部，单侧收缩的时候可以使头颈屈向同侧或是使头向对侧旋转，双侧收缩的时候可以使头颈后伸。

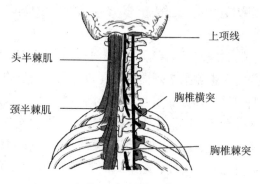

头半棘肌及其起止点

【病因病机】

头半棘肌的损伤大多是由于急性的外力损伤或是长时间低头，姿势性压迫而导致的慢性劳损所引发。由于头半棘肌的深面有枕大神经通过，所以当肌肉痉挛的时候，可以刺激到枕大神经而引起枕部的疼痛。如果肌肉持续性的收缩而导致了枕大神经的卡压，可以引起颈部的麻木刺痛和头部的疼痛。头半棘肌的痉挛僵硬还会导致颈部的疼痛和颈部的活动受限。

【临床表现】

颈项僵硬，活动受限。头部在后仰的时候颈部疼痛不适，呈酸胀疼痛。疼痛的部位在枕骨的下端和整个的颈部，并且会引发头痛和头晕，严重的时候可以引发胸部上段的不适或疼痛。

【手法检查】

患者坐位，医生位于患者的一侧。一只手扶按在患者的前额处固定头部，另一只手自然放松，以手掌的掌心处抵按在患侧的枕骨处，用扪按的手法从上向下滑行移动，扪摸位于枕骨下部的枕大神经出口处有没有肿胀，局部有没有发热，特别是在上项线的部位有没有明显的压痛。

医生的手指手掌自然屈曲，拇指和其余各指分别放置在患者颈部的两侧拿握住颈部，以拇指的指端处着力按压在颈椎棘突的旁侧，从上向下顺序滑行移动按压，诊查患者的头半棘肌有没有明显的紧张僵硬，肌腹中有没有条索状的挛缩，特别是在颈椎2~7棘突旁开一指和横突的部位仔细触摸有没有结节痉挛的压痛点，如果有确定压痛点的具体位置。观察按压的时候有没有放射性的疼痛或者是麻木感。在枕骨下端上项线和下项线之间的枕大神经出口的位置有没有明显的压痛，按压时有没有向头部和耳部的放射痛，局部是否有条索状肌肉痉挛。如果有要确定神经卡压的具体位置。

【其他检查】

X线检查无明显的异常。

【治疗原则】

放松肌肉，松解痉挛，调理经络气血。

【手法治疗步骤解析】

1. 放松肌肉

患者坐位，医生位于患者的一侧。一只手扶按在患者的前额处固定头部，另一只手自然屈曲，拇指和其余各指分别放置在患者颈部的两侧拿握住颈部，以拇指的指腹处着力按压在颈椎患侧棘突旁开一指的肌肉处，用按摩推揉的手法从枕骨的下方滑行移动至第7颈椎棘突旁侧的位置，放松头半棘肌。因为头半棘肌是深层的肌肉，所以在手法治疗的时候施用的力量要稍重一些，要重点地松解肌肉紧张僵硬的部位。治疗的目的是使紧张痉挛的肌肉放松，恢复肌肉的正常生理状态。

2. 松解痉挛

患者坐位，医生位于患者的一侧。一只手扶按在患者的前额处固定头部，另一只手自然放松，拇指和其余各指分别放置在患者颈部的两侧拿握住颈部，以拇指的指端处着力按压在颈椎患侧棘突处，从第1颈椎的横突向第7颈椎的横突处滑行移动治疗。用按揉推拨的手法松解这些部位因为痉挛而产生的结节，分离因为水肿而产生的粘连，顺理因为痉挛而造成的肌肉纤维紊乱。手法治疗的重点部位是颈椎棘突旁开一寸的部位和颈椎横突的部位，手法治疗的目的是松解痉挛和粘连，顺理紊乱的肌肉纤维，消除由此产生的疼痛症状。

3. 调理经络气血

患者俯卧位，医生位于患者的一侧，一只手扶按在患者的头顶处；另一只手自然放松屈曲，拇指和其余各指分别放置在患者颈部的两侧拿握住颈部，以第2、3、4指的指端处着力放置在头后的枕部，用搓摩滑擦的手法，在头后枕部枕大神经的出口处滑行移动治疗。目的是再一次放松颈部肌肉的紧张痉挛，消除局部的水肿。当手指的指端有发热感的时候，手法变换。医生用拍打叩击的手法轻轻地击打震荡头后的枕部，目的是鼓荡气机，振奋经气，推动经络气血的流通，改善局部的微循环，舒缓肌肉痉挛对枕大神经的挤压。

医生手掌自然放松，以手掌大鱼际的桡侧面着力，沿着颈椎棘突的旁侧和颈椎的横突处，用推揉搓摩的手法从第2颈椎滑行移动到胸椎，手法循环往复的操作施用。治疗的目的是消除肿胀，疏通经络气血，增加局部的血液流通量。

医生的手指手掌平伸，以第2、3、4指的前端处着力，用拍打叩击的手法从头后滑行移动拍打至胸椎，目的是鼓荡气机，振奋经气。用抓取的手法抓取内里的病邪之气向外透散。治疗的顺序是从头后的枕部沿着颈椎的横突处从上向下滑行移动抓取，当掌心处寒凉感明显的时候，就在这个寒凉感最明显的位置处用扫散的手法疏导引领病邪之气向胸椎流动，并从胸椎沿着棘突的旁侧将寒凉的病邪之气扫散导引到腰骶部，最后从尾椎处向外扫散驱除。手法治疗的目的是，抓取内里的病邪之气向外透散，将透散外出的病邪之气疏导引领到脊柱的远端扫散驱除，以此来消除头半棘肌损伤而导致的各种症状。

十四、上后锯肌损伤

【解剖】

上后锯肌位于斜方肌和菱形肌的深面，起于项韧带的下部，第6~7颈椎的棘突处和第1~2胸椎的棘突处，肌纤维斜向下方，止于第2~5肋肋角背的外侧面，受发自第1~4胸神经前肢的支配。上后锯肌主要的功能是上提肋骨，帮助吸气。

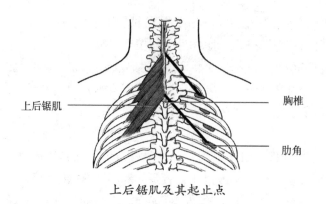

上后锯肌

胸椎

肋角

上后锯肌及其起止点

【病因病机】

由于搬抬上举重物的时候向上的骤然用力，造成上后锯肌的急性损伤。或是因为上肢长时间的上举造成上后锯肌的疲劳损伤。损伤发生后，肌肉纤维受损，血液渗出，日久形成粘连，波及到肋骨面上。肋骨与上后锯肌的粘连影响到肌肉的伸缩活动，造成在呼吸的时候，特别是在吸气的时候背部疼痛。

【临床表现】

颈背部的疼痛伴呼吸不畅，特别是在吸气的时候背部疼痛。疼痛发生在肩胛骨内侧缘上部的深处，并延伸到肩背部。胸椎向前屈曲的时候活动受限。由于上后锯肌有一部分位于肩胛骨的深面，所以损伤发作的时候，在第1~5胸椎段的脊柱与肩胛骨之间的部位有明显的疼痛点，疼痛以肩胛骨的内侧缘为主，局部有轻度的肿胀。由于部分肌肉纤维与表浅的菱形肌平行，所以患侧上肢向前方上举的时候会引发疼痛。深呼吸时肩胛骨内侧缘疼痛并会引发呼吸不畅。

【手法检查】

患者俯卧位，医生位于患者的一侧。一只手扶按在患者的头部，另一只手的手掌自然屈曲，以第2、3、4指的指腹处着力按压在第6颈椎患侧的棘突旁，从上向下顺序滑行移动按压诊查。在第6颈椎到第2胸椎患侧的棘突旁按压时疼痛，特别是从肩胛骨一侧向患侧的棘突处推压时疼痛更加明显。局部深按压时有结节和条索状肌肉挛缩。在患侧肩胛骨内侧缘的上部重按压时疼痛，局部的软组织肿胀变厚，在肩胛骨内侧缘与脊柱之间相当于第2~5肋处重按压时疼痛，并引发呼吸不畅。

【其他检查】

X线检查无明显异常，但是可以排除肺部的病变。

【治疗原则】

解除肌肉痉挛，疏通经络、调理气机。

【手法治疗步骤解析】

1. 解除肌肉痉挛

患者俯卧位，医生位于患者的一侧。一只手的手指手掌平伸，以拇指指间关节的桡侧面着力放置在第6颈椎患侧的棘突旁，另一只手自然放松，以掌根处着力按压在拇指的指间关节处叠加用力。用按揉推拨的手法沿着第6颈椎向第2胸椎棘突的患侧旁，用推拨的手法松解深层肌肉中的结节和条索，特别是在第7颈椎和第1胸椎的棘突旁，要用力从外侧向这两个椎体棘突的方向推压拨理。治疗的目的是松解肌肉深层的痉挛，改善和消除因为肌肉痉挛而引发的疼痛症状。使用同样的手法按压拨理肩胛骨内侧缘的上端，特别是肩胛骨冈上窝处肌肉中的结节和条索。要从肩胛骨的内侧缘处向肩胛骨的里侧推压，以解除深层的肌肉痉挛肿胀。在肩胛骨内侧缘与脊柱之间，相当于第2~5肋骨角的外侧面这个位置深按压，用力向内侧的斜上方推压，拨理松解上后锯肌肌腹中的结节和条索。手法治疗的目的是用较重的手法松解深层肌肉的痉挛肿胀，解除上后锯肌的粘连，消除肌肉痉挛粘连所引发的肿胀。

2. 疏通经络、调理气机

患者俯卧位，医生位于患者的一侧。一只手扶按在患者患侧的肩部，另一只手的手指手掌自然屈曲。以第2、3、4指的指端处着力放置在患者第6颈椎的棘突旁，用滑摩搓擦的手法沿着颈椎6到胸椎2的棘突旁，肩胛骨的内侧缘处，肩胛骨与脊柱之间做循环往复的滑行移动治疗。目的是再一次地松解肌肉中的痉挛，疏通郁闭的气机。

当手指的指端有温热感的时候，手法变换。医生的手指手掌平伸，用第2、3、4指的前端处着力，用拍打扣击的手法拍打患侧颈椎6到胸椎2的椎体，操作的方向是从横突处向棘突处拍打。拍打肩胛骨的内侧缘，操作的方向是从脊柱向肩胛骨的内侧拍打。拍打肩胛骨与脊柱之间的部位，在这个部位要用稍重的力量做循环往复、滑行移动的多次拍打。治疗的目的是击打鼓荡郁闭的气机，疏通郁滞的经络气血，松解深层的肌肉粘连。

当拍打叩击治疗在某一个位置手指间寒凉感明显的时候，手法变换，就在这个部位用抓取的手法抓取内里的病邪之气向外透散。当手掌的掌心寒凉感明显的时候，手法变换，用扫散的手法将外散的寒凉邪气向腰骶部疏导引领。当这一个部位的病邪之气驱散之后，再一次重复运用拍打扣击、抓取扫散的手法，在多个疼痛的部位进行治疗。重点的部位是肩胛骨与脊柱之间上后锯肌肌腹的部位和第5肋骨角背侧的部位。在这些部位抓取出寒凉邪气之后，向腰骶部疏导引领，最后从尾椎处向外扫散。

手法治疗的目的是疏通经络气血，调理郁闭的气机，消除肌肉的痉挛和粘连，疏导引领内里的病邪之气向外透散并将其导引到身体的远端驱除，以此来恢复上后锯肌的正常生理功能。

十五、背阔肌损伤

【解剖】

背阔肌位于腰背部和胸后部外侧的皮下，上内侧的部分被斜方肌遮盖，背阔肌借腱膜起自第7~12这六个胸椎棘突和全部的腰椎棘突，以及骶正中嵴、髂嵴后部和第10~11肋的外面，止于肱骨的小结节嵴。受发自脊神经臂丛第6~8颈椎发出的胸背神经支配。

功能是近固定，也就是在收缩时固定可以使肩关节外伸、内收和内旋；远固定，也就是上肢上举后固定，可以拉躯干向上，向上臂靠拢。提肋协助吸气。

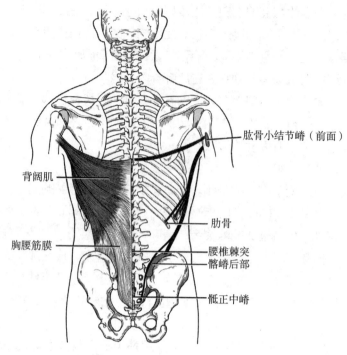

肱骨小结节嵴（前面）

背阔肌

肋骨

胸腰筋膜

腰椎棘突
髂嵴后部

骶正中嵴

背阔肌及其起止点

【病因病机】

由于使用健身器械时用力过猛，致使肌肉拉伤，肌纤维撕裂，血液渗出而引发肿胀，导致肌肉紧张形成条索状的肌挛缩。

或是因为某种工作需要用力向前上方抬伸前臂，过度的动作疲劳引发肌肉反复微小的损伤，导致肌肉黏连、缺血而僵硬。

或是因为长时间的伏案工作，不正确的坐姿引发肌肉的劳损、僵硬和无力，导致疼痛和功能的障碍。

【临床表现】

肩胛骨内侧下角的疼痛，在肩胛骨外侧缘和肱骨的小结节间沟内疼痛，呈酸痛的症状表现。手臂抬起时困难，不能向后屈伸。急性损伤后，在肩胛骨下方背阔肌的肌腹处，可以扪摸到肿胀和压痛。

【手法检查】

患者坐位，医生位于患者的背侧，一只手扶按在患者患侧的肩部，另一只手抵按在患侧的肘部。令患者先将上臂外展至与肩平行，再令患者抗阻力内收和背伸上臂，会因为疼痛无法完成。

患者俯卧位，医生位于患者的一侧，一只手扶按在患者患侧的肩部，另一只手自然放松，以第2、3、4指的指腹处着力按压在患者患侧的背部，顺序滑行移动触摸诊查。在肩胛骨下角的下方背阔肌的肌腹处可以触摸到一个明显的条索状肌肉挛缩，并且有剧烈的压痛，疼痛会向同侧的腋窝处和肩部放射。在肩胛骨下角的内侧和肩胛骨外侧缘都有压痛，在肩关节下方肱骨下结节处也有明显的压痛。

【其他检查】

X 线检查无明显的异常。

【治疗原则】

松解痉挛，疏通经络，调理气机。

【手法治疗步骤解析】

1. 松解痉挛

患者俯卧位，医生位于患者的患侧。一只手扶按在患者患侧的肩部，另一只手的手掌自然放松，以掌根和大、小鱼际着力放置在患侧的肩胛骨下方，用按摩推揉的手法放松肩胛骨下方直到胸腰段患侧腰背部的肌肉。目的是松解背阔肌肌腹的紧张僵硬，从肩胛骨下方直到腋下，放松背阔肌止点处肌肉的紧张和僵硬。

当肌肉的紧张僵硬稍有松缓的时候，手法变换。医生一只手的手指手掌平伸，以拇指指间关节的桡侧面着力放置在肩胛骨，另一只手的手掌放松，以掌根着力按压在拇指的指间关节叠加用力，用推揉弹拨分理的手法松解肌肉中的痉挛部位。

在治疗时要重点关注的部位，是肩胛骨外侧缘下方至腋下的背阔肌的肌束，肩胛骨下方的背阔肌的肌腹处。第 8~12 肋的肋骨外侧和胸椎 7 至所有腰椎的棘突患侧的旁侧。运用手法弹拨分理这些肌肉中的粘连，松解这些部位中因肌肉痉挛而产生的条索。手法治疗的方向是，在肩胛骨的外侧缘向腋下顺行弹拨分理，在肩胛骨下方的肌腹向斜下方弹拨分理。在肋骨沿着肋骨行走路径顺行弹拨分理，在胸腰腱膜沿着胸椎腰椎椎体的旁侧从上向下滑行移动弹拨分理。

手法治疗的目的是放松肌肉，松解肌肉中的痉挛和粘连，恢复肌肉纤维的顺行关系，改善肌肉中的血液循环障碍。

2. 疏通经络，调理气机

患者俯卧位，医生位于患者的患侧。一只手扶按在患者患侧的肩部，另一只手的手指手掌屈曲，以第 2、3、4 指的指端着力放置在患侧肩胛骨的下方，用滑摩搓擦的手法疏通病患肌腹的气机。滑摩搓擦的方向是向斜下方往复循环操作。

当手指端有寒凉感的时候，手法变换。医生用抓取的手法抓取内里的寒凉邪气向外透出，用扫散的手法疏导引领外散的邪气向腰骶部流散。医生用同样的滑摩散邪、抓取透邪、扫散导引的手法，调理肩胛外侧缘至腋窝处的气机。治疗的方向是从肩胛骨外缘向腋部导引扫散，从腋部沿着胁下至髂骨处，再从髂骨转向腰骶部。调理肋骨的气机，治疗的方向是沿着肋骨向胁下导引扫散，再从髂骨转向腰骶部。调理胸椎、腰椎腱膜的气机，治疗的方向是将病邪之气沿着脊柱向腰骶部疏导引领，最后用扫散的手法将病邪之气从尾椎末端向外扫散驱除。

因为背阔肌是表浅层的肌肉，所以疏理气机的手法不宜过重，只是用滑摩的手法疏散气机，用抓取的手法抓取内里因气血郁滞而导致的寒凉邪气向外散出，用扫散的手法将透散外出病邪之气疏导引领到身体的远端消除。这些手法相互配合使用的目的，是为了疏通阻滞的经络气血，调理郁闭的气机，疏导引领病邪之气外散消除，以便消除背阔肌损伤所导致的各种症状。

十六、颈部、肩部、背部各种损伤的鉴别诊断

人体的颈、肩、背部肌肉丰富，神经、血管分布密集，又是人体活动量最大，最容易损伤的部位。

在颈肩部的肌肉损伤之后，由于肌肉之间位置重叠，肌肉的起点、止点位置相近，症状相同，类似点多，所以在临床治疗的时候容易混淆不清。在这里把这些肌肉损伤后症状的相同点和不同点罗列出来做鉴别分析，以便在治疗的时候能够明确诊断，准确寻找到检查和治疗的部位，提高对疾病的治疗质量。

（一）斜方肌损伤与项韧带损伤的鉴别诊断

【解剖】

斜方肌的上部起自枕外隆凸，项韧带，第7颈椎的棘突和全部胸椎的棘突，止于锁骨外端的上缘处。

项韧带起自枕外隆凸，向下直达第7颈椎的棘突和棘上韧带。

【相同点】

斜方肌的上部肌纤维和项韧带在颈部的起点相同。它们的病因都是因为长期的伏案低头工作，或是睡觉时高枕、姿势不正确而导致损伤发病。症状都有后头部和后颈部的不适疼痛、低头活动受限，在枕外隆凸和颈后侧都有明显的压痛点。

【不同点】

斜方肌的上部的止点是锁骨外端，肌束是从枕外隆凸向外斜下方行走，它损伤后的压痛点除了颈后侧的棘突处，还有颈椎棘突旁的肌肉处和肩部的肌肉，以及肩外侧的压痛。

项韧带与棘上韧带、棘间韧带混合，它损伤后，只是在枕外隆凸一直到第7颈椎的棘突上有压痛，而不会引起其他的症状。

所以二者的区别是斜方肌会有颈后侧和肩部背部广泛而浅表的压痛，项韧带只有颈椎所有椎体棘突上的压痛。

（二）斜方肌损伤与肩胛提肌损伤的鉴别诊断

【解剖】

斜方肌起于枕外隆凸、项韧带、第7颈椎棘突和全部胸椎棘突以及棘上韧带。中部纤维止于肩胛冈上缘外侧，下部纤维止于肩胛冈上缘。

肩胛提肌起于第1~4颈椎的横突，止于肩胛骨内侧角和内侧缘上部。

【相同点】

肩胛提肌位于斜方肌上部的深面，它们的病因都是因为长期低头伏案工作和睡眠时枕头过高、姿势不正确引发肌肉损伤而导致疾病的发生。都有颈部疼痛、僵硬，椎旁有明显的压痛，疼痛可以牵扯到颈根处和背部。在肩胛骨上端和颈根处，都有压痛并会有疼痛性条索状肌肉挛缩。都有头颈部旋转、侧屈的活动受限。

【不同点】

斜方肌的起点是在枕外隆凸处，肩胛提肌的起点是在颈椎的横突处，在肌肉起点的压痛位置是不相同的。

斜方肌的压痛位置偏高，偏内侧，肩胛提肌的压痛位置偏于椎体的外侧。

斜方肌的中部和下部纤维止于肩胛冈上缘和肩胛冈上缘外侧，所以它的压痛点大多在颈根处、肩部和肩峰处等多个部位，在背部是在肩胛骨内侧缘到胸椎棘突的部位。而肩胛提肌的止点是在肩胛骨内侧角和内侧缘的上部，在这些部位有明显的压痛或是有疼痛性的条索。这和斜方肌损伤的压痛点有明显的不同。

所以二者的区别是斜方肌有颈部、肩部和背部广泛的压痛。肩胛提肌压痛的重点部位是在肩胛骨内侧角和内侧缘的上部。

（三）斜方肌损伤与菱形肌损伤的鉴别诊断

【解剖】

斜方肌起于枕外隆凸，第 7 颈椎棘突和全部胸椎棘突以及棘上韧带，中部纤维止于肩胛冈上缘外侧，下部纤维止于肩胛冈上缘。

菱形肌起于第 6~7 颈椎的棘突和第 1~4 胸椎的棘突，止于肩胛冈下肩胛骨内侧缘的下半部。

【相同点】

菱形肌位于斜方肌的深部，它们的病因都可以是因为长期低头伏案工作，或是因为睡觉姿势不良而导致损伤，疼痛都可以发生在肩胛骨的内侧缘与胸椎的棘突之间。在疼痛的部位都可以触摸到结节和条索状的肌肉挛缩，在第 7 颈椎的棘突旁和上部胸椎的棘突旁都有明显的压痛。

【不同点】

斜方肌起于第 7 颈椎棘突和全部胸椎棘突和棘上韧带，而菱形肌只是起于第 6~7 颈椎的棘突和第 1~4 胸椎的棘突。所以斜方肌的损伤引发的是颈部和背部的疼痛，而菱形肌大多数是引发肩背部的疼痛。

斜方肌中、下部肌纤维止于肩胛冈上缘和上缘的外侧，位置偏高，而菱形肌止于肩胛冈下肩胛骨内侧缘的下半部，肌肉止点的压痛点位置不同。斜方肌的压痛点在肩胛冈上肩部的位置，而菱形肌的压痛点在肩胛骨内侧缘的下部。

斜方肌在背部的压痛面积大，可以从颈椎 7 到全部胸椎的棘突旁都有压痛。菱形肌在背部的压痛面积小，一般只是从颈椎 6 到胸椎 4 的棘突旁有压痛。菱形肌位于斜方肌的深面，所以它疼痛的位置比较深，压痛点也会比较深。这与斜方肌表浅的疼痛位置是不一样的。

所以二者的区别是斜方肌的压痛表浅，压痛点在肩胛冈上方肩部的位置；而菱形肌的压痛点深，压痛点在肩胛骨内侧缘和胸椎的上段。

（四）斜方肌损伤与夹肌损伤的鉴别诊断

【解剖】

斜方肌起于枕外隆凸，第 7 颈椎棘突和全部胸椎棘突。上部纤维止于锁骨外端上缘，中部纤维止于肩胛冈上缘外侧，下部纤维止于肩胛冈上缘。

夹肌起于第 7 颈椎棘突和第 1~6 胸椎的棘突，止于颞骨乳突和第 1~3 颈椎的横突。

【相同点】

夹肌位于斜方肌的深层，它们的病因相近，都是因为长期的低头伏案工作，或是睡眠时姿势不良、枕头过高而导致的疲劳损伤。损伤后都会引起颈部疼痛、活动受限，并伴有背部牵扯性的疼痛。它们都会在颈部、颈根处和背部有明显的压痛点。

【不同点】

斜方肌在头部的压痛点是上项线内侧的枕外隆凸，而夹肌在头部的压痛点是在上项线外侧的颞骨乳突和第 1~3 颈椎的横突处在背面。它们虽然都在胸椎的棘突旁有压痛，但不同的是斜方肌是阔肌，它损伤后的压痛点是广泛的，可以触及到多个疼痛性的结节；而夹肌是短肌，它损伤后可以触摸到明显的肌束挛缩而产生的疼痛性条索，特别是靠近第 1~6 胸椎的棘突旁更为明显。

斜方肌是浅层肌，它的压痛大多表浅，用手轻轻地触压就可以发现疼痛性的肌肉挛缩；夹肌是深层肌，要用稍重的手法才能触碰到肌肉痉挛的条索状反应物。

所以二者的区别是斜方肌是阔肌，它的压痛点表浅，在广泛的部位可以触及多个压痛点；夹肌是短肌，它的肌肉挛缩呈粗大的条索状，在胸椎上的棘突旁可以触摸到明显肿胀的肌束。

（五）胸锁乳突肌损伤与斜角肌损伤的鉴别诊断

【解剖】

胸锁乳突肌起于胸骨柄和锁骨胸骨端，止于颞骨乳突。

斜角肌起于第 2~7 颈椎的横突处，止于第 1~2 肋骨。

【相同点】

斜角肌位于胸锁乳突肌的深层。它们的病因都是因为外力损伤，或是睡觉姿势不良、枕头过高对肌肉造成过度的牵拉损伤而引发病症的发生。它们的起止点相近，都是位于颈前侧的肋骨和锁骨的胸骨端，都可以引起颈部疼痛、头部的侧屈和转动受限。

【不同点】

胸锁乳突肌的止点是在颞骨乳突，斜角肌的起点是在颈椎的横突，所以它们在颈部的压痛点不同。再有，胸锁乳突肌位置表浅，损伤后沿着肌束与健侧对比触摸检查时，可以明确地触摸到因为肌肉挛缩而产生的条索状肌挛缩和压痛点。

斜角肌位于胸锁乳突肌的深层，在触摸诊查的时候，要从胸锁乳突肌的后缘向内侧深压才能触碰到。所以斜角肌发生的肌肉挛缩不容易触摸检查。在检查的时候要从损伤痉挛疼痛的部位循序触摸，直至肌肉的起止点才能正确的诊断。

所以二者的区别是胸锁乳突肌表浅，可以非常容易地触摸到肿胀的肌束；而斜角肌的位置较深，要推开胸锁乳突肌才能触按到。

（六）夹肌损伤与斜角肌损伤的鉴别诊断

【解剖】

夹肌起于第 7 颈椎棘突和第 1~6 胸椎的棘突，止于颞骨乳突和第 1~3 颈椎的横突。

斜角肌起于第 2~7 颈椎的横突处，止于第 1~2 肋骨。

【相同点】

夹肌的止点是在第 1~3 颈椎的横突处。斜角肌的起点是在第 2~7 颈椎的横突处，这两个起止点相近。同时它们的病因相同，都是因为颈部扭伤，或是长期低头伏案工作，或是睡觉时姿势不良、枕头过高而引发的疲劳损伤。损伤后都会在颈椎的横突处有明显的压痛，并且可以触摸到结节和条索状的肌痉缩。也都会引起头颈部旋转或侧屈的活动受限。

【不同点】

由于夹肌的起点是在胸椎棘突的部位，所以它的压痛点是在颈椎的后侧直到胸椎棘突的旁侧，沿着这些部位可以触摸到痉挛的肌束。而斜角肌的肌束是在颈部的一侧，循行的方向是向前斜下行走，止于胸前的肋骨处，所以它的压痛点主要是在颈部的侧面。二者虽然起止点的症状相近相同，但是肌束的行走方向是完全不同的。

所以二者的区别是夹肌的疼痛部位是在颈部和胸椎的上段，特别是胸椎上段棘突旁的肿胀和压痛最明显；斜角肌的疼痛部位是在颈部和颈部的一侧，一般没有背部疼痛的症状。

（七）肩胛提肌损伤与斜角肌损伤的鉴别诊断

【解剖】

肩胛提肌起于第 1~4 颈椎的横突，止于肩胛骨内侧角和内侧缘上部。

斜角肌起于第 2~7 颈椎的横突处，止于第 1~2 肋骨。

【相同点】

肩胛提肌的起点是第 1~4 颈椎的横突，斜角肌的起点是第 2~7 颈椎的横突，他们的起点相近相同。同时，他们的病因相近相同，都是因为长期低头伏案工作，或是睡觉姿势不良，枕头过高而引发的疲劳损伤。损伤发生后都会有颈部的疼痛和活动受限，在颈椎的横突处都有明显的压痛，并且可以触摸到结节和条索状的肌肉痉挛。损伤较重时，颈部的疼痛都会牵扯到肩背部的疼痛。

【不同点】

由于肌肉止点的不同，肩胛提肌损伤后出现的疼痛症状是颈部疼痛一直延伸到肩胛骨内侧角，或者是内侧缘的上部都会有明显的压痛，在肌肉止点的部位可以触摸到疼痛性的结节。而斜角肌止于锁骨窝背侧下方的第 1~2 肋骨的部位，它损伤后出现的疼痛症状是颈部疼痛一直延着颈部的一侧向下延伸到锁骨处，在这些部位可以触摸到痉挛的肌束，损伤较重的时候会伴有深呼吸时的牵拉痛。

所以二者的区别是肩胛提肌和斜角肌的肌束行走路径不同，肩胛提肌是在颈部的外

（八）肩胛提肌损伤与夹肌损伤的鉴别诊断

【解剖】

肩胛提肌起于第1~4颈椎的横突，止于肩胛骨内侧角和内侧缘上部。

夹肌起于第7颈椎棘突和第1~6胸椎的棘突，止于颞骨乳突和第1~3颈椎的横突。

【相同点】

肩胛提肌的起点和夹肌的止点是在一起的。肩胛提肌起于第1~4颈椎的横突，而夹肌止于第1~3颈椎的横突。由于它们的起止点相近相同，同时它们的病因也是相近相同的，都是因为长期伏案工作，或是睡觉时姿势不良、枕头过高而引发的疲劳损伤。所以它们在颈部的压痛点是相同的，在颈椎上部的横突处都有明显的压痛。在损伤后都会造成颈部的疼痛和活动受限，而且它们的肌束都是从颈部向背部延伸的，都有颈部疼痛牵扯到背部疼痛的症状。

【不同点】

肩胛提肌的止点是在肩胛骨内侧角和内侧缘的上部，所以它的症状是颈部的疼痛牵扯肩胛骨上角处疼痛，并且可以在肩胛骨内侧上角的部位触摸到结节状肌肉痉挛，按压时有明显的压痛，这是肩胛提肌损伤所导致的症状。如果是颈部疼痛牵扯背部胸椎上段疼痛，并且可以在胸椎上段的棘突旁触摸到隆起的条索状肌肉痉挛，按压时有明显的压痛，这是夹肌损伤所导致的症状。

所以二者的区别是肩胛提肌的压痛点是在肩胛骨内侧的上角；夹肌的压痛点是在胸椎的棘突旁。

（九）肩胛提肌损伤与菱形肌损伤的鉴别诊断

【解剖】

肩胛提肌起于第1~4颈椎的横突，止于肩胛骨内侧角和内侧缘上部。

菱形肌起于第6~7颈椎的棘突和第1~4胸椎的棘突，止于肩胛冈下肩胛骨内侧缘的下半部。

【相同点】

肩胛提肌止于肩胛骨内侧上角和内侧缘的上部，而菱形肌止于肩胛骨内侧缘的下半部。它们的病因相近相同，都是因为长期伏案工作，或是睡觉时姿势不良、枕头过高而引发的疲劳损伤。损伤发生后，都会造成肩胛部位的酸痛不适，压痛点都在肩胛骨的部位，并且都会影响头颈部后伸活动的受限。

【不同点】

肩胛提肌和菱形肌损伤后的疼痛位置虽然都是在肩胛骨的部位，但是它们的压痛点是不一样的。如果压痛的位置是在肩胛骨内侧缘上部，或者是肩胛骨的内侧角，在这些部位触摸到结节和条索状的肌肉挛缩，这是肩胛提肌的损伤。如果是在肩胛骨内侧缘的下半部，一直到肩胛骨的内侧下角，可以触摸到结节和条索状的肌肉挛缩，这是菱形肌的损伤。再有，肩胛提肌的起点是在颈椎的横突出，它的损伤会引起颈部的疼痛和活动受限。而菱形肌的起点是在第 6 颈椎至第 4 胸椎的棘突处，所以它的损伤多以背部的疼痛为主。

所以二者的区别是肩胛提肌损伤后会在肩胛骨的上部肩胛内侧缘压痛；菱形肌损伤后会在肩胛骨的下部肩胛骨内侧缘压痛。

（十）菱形肌损伤与夹肌损伤的鉴别诊断

【解剖】

菱形肌起于第 6~7 颈椎的棘突和第 1~4 胸椎的棘突，止于肩胛冈下肩胛骨内侧缘的下半部。

夹肌起于第 7 颈椎棘突和第 1~6 胸椎的棘突，止于颞骨乳突和第 1~3 颈椎的横突。

【相同点】

夹肌位于菱形肌的深面，二者的起点相近。菱形肌起于第 6 颈椎至第 4 胸椎的棘突。夹肌起于第 7 颈椎至第 6 胸椎的棘突。二者的病因相近相同，都是因为长期伏案工作，睡觉姿势不良，枕头过高而引发的疲劳损伤。损伤后都有颈部疼痛、活动受限，并牵扯到背部疼痛的症状。二者的压痛位置相近，都会在肩胛骨内侧和脊柱之间有压痛。

【不同点】

菱形肌损伤所导致的疼痛以背部酸胀疼痛最为明显，头颈部的前屈活动受限明显，压痛点是从胸椎的上段斜向下直到肩胛骨的内侧缘，在肩胛骨的内侧缘处可以触摸到条索状的肌肉痉挛，并且会有明显的压痛。而夹肌损伤所导致的疼痛是从胸椎上段一直上行，至颈椎的横突和颞骨的乳突处。症状以头颈部的旋转功能受限最为明显，压痛点是在颈部的颈椎横突处，在背部大多是在胸椎上段的棘突旁。在胸椎的棘突旁可以触按到明显隆起痉挛的肌束，并且会有明显的压痛。

所以二者的区别是菱形肌在背部的压痛点是在肩胛骨内侧缘的下半部；夹肌在背部的压痛点是在胸椎棘突的旁侧。

（十一）菱形肌损伤与上后锯肌损伤的鉴别诊断

【解剖】

菱形肌起于第 6~7 颈椎的棘突和第 1~4 胸椎的棘突，止于肩胛冈下肩胛骨内侧缘的下半部。

上后锯肌起于第 6~7 颈椎的棘突处和第 1~2 胸椎的棘突处，止于第 2~5 肋的肋角背外侧面。

【相同点】

上后锯肌位于菱形肌的深面，它们的肌纤维平行，所以有共同重叠的压痛部位。疼痛的位置都是在背部，都会在肩胛骨的内侧缘有压痛，在胸椎上段的棘突旁也有压痛。

【不同点】

菱形肌和上后锯肌各自损伤的病因不同。菱形肌损伤的病因是搬抬重物的时候用力过猛而引发的损伤。上后锯肌损伤的病因是搬抬上举重物的时候骤然用力而引发的损伤。损伤后菱形肌的疼痛发生在肩胛骨内侧缘的下半部，头颈部的前屈活动受限明显。

上后锯肌的疼痛发生在肩胛骨内侧缘上部的深处，深吸气时背部疼痛，胸椎前屈时活动受限。再有上后锯肌的位置较深，检查和治疗时要用力稍大些才能触按到。

所以二者的区别是菱形肌损伤所引发的是颈部和背部的症状，上后锯肌损伤所引发的是呼吸不畅和背部的症状。

（十二）头夹肌损伤和颈夹肌损伤的鉴别诊断

【解剖】

头夹肌起于第 7 颈椎和第 1~3 胸椎的棘突，止于上项线外侧和颞骨乳突。

颈夹肌起于第 3~6 胸椎的棘突，止于第 1~3 颈椎的横突处。

【相同点】

头夹肌和颈夹肌同属于夹肌，所以他们的病因和症状相同，损伤后都会有颈部旋转活动受限，在颈部和胸椎的上段都有压痛。

【不同点】

头夹肌的止点是颞骨乳突处，损伤后会引起头部的牵扯性疼痛，在背部的压痛点是在第 1~3 胸椎的棘突旁，在这个位置可以触摸到肿胀隆起的肌束。

颈夹肌的止点是在第 1~3 颈椎的横突处，损伤后在颈椎的横突处的压痛明显，颈部的活动受限更加明显。在背部的压痛点是在第 3~6 胸椎的棘突旁，在这个位置可以触摸到肿胀隆起的肌束。

所以二者的区别是头夹肌在胸椎棘突旁肿胀肌束的位置高，向下不会越过第 3 胸椎；颈夹肌在胸椎棘突旁肿胀肌束的位置低，第 3~6 胸椎。在临床检查和治疗的时候，可以根据肿胀肌束在胸椎的位置高低来区别二者的损伤。

第二节
上肢各种损伤的手法治疗

凡是由于各种原因导致肩部、上臂、肘部、前臂、腕部和掌指各个部位的骨关节、肌肉、肌腱、韧带损伤所引发的疼痛、功能障碍等各种症状，都在这里讨论。它包括了肩关节、肘关节、腕关节、掌指关节等多个部位的关节损伤，肩部、上臂、肘部、前臂和腕掌指部肌肉、肌腱、韧带的损伤，以及对这些损伤的手法检查和手法治疗的各种方法。

一、肩袖损伤

肩袖由冈上肌、冈下肌、小圆肌和肩胛下肌组成，是这四个肌腱组织的总称。

【解剖】

冈上肌：位于肩胛骨的冈上窝内。起于肩胛骨冈上窝，止于肱骨大结节的上部。受发自脊神经臂丛的肩胛上神经的支配。功能是近固定使上臂外展。

冈下肌：位于肩胛骨的冈下窝内。起于肩胛骨冈下窝，止于肱骨大结节的中部。受发自脊神经臂丛的肩胛下神经的支配。功能是近固定使上臂外旋、内收。

小圆肌：位于冈下肌的下方。起于肩胛骨外侧缘的背面，止于肱骨大结节的下部。受发自脊神经臂丛的腋神经支配。功能是近固定时使上臂外旋、内收，辅助肩膀向外伸展。

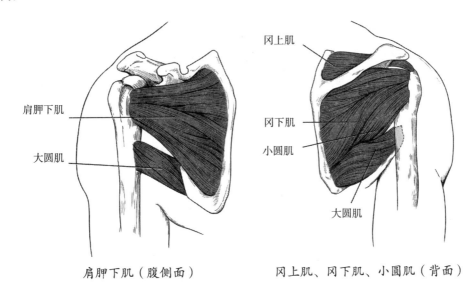

肩胛下肌（腹侧面）　　　　　冈上肌、冈下肌、小圆肌（背面）

肩胛下肌：位于肩胛骨前面的肩胛下窝内。起于肩胛下窝，止于肱骨小结节。受发自脊神经臂丛的肩胛下神经支配。功能是使肩胛骨向下旋转，稳定肩胛骨，支撑上肢运动。

【病因病机】

肩袖的功能是上臂在外展的过程中使肱骨头向关节盂的方向拉近，维持肱骨头与关节盂的正常支点关系。由于跌倒时手在外展位着地受伤；或是在手持重物时肩关节突然外展扭伤；或是肩峰下受到撞击导致肌腱的断裂；或是因为肩关节极度外展的反复损伤；或是因为在上肢前伸的时候肱骨头向前撞击肩峰和喙肩韧带引起的肌腱损伤，肩袖组织长期受到肩峰下的撞击磨损而发生无菌性的炎症；或是因为肩袖肌肉力量不平衡，肌肉的灵活性差，血液供应差，关节内的损伤和病变导致病变发生组织退变。所有这些原因造成肩袖的损伤而引发各种症状。

【临床表现】

患者肩部疼痛，局部刺痛，尤其是在夜晚静止的时候，疼痛更加明显。疼痛发生在肩前侧和肩外侧的三角肌处，严重的时候可以牵扯到手部都疼痛。肩部的肌肉组织因为损伤后出血积水而导致的肩关节处肿胀，肩峰与肱骨大结节之间有明显的压痛。肩关节的外展、上举、后伸、内旋的活动受限。由于肩袖肌肉的损伤无法支配肌肉牵拉肱骨的作用，造成肩部活动时无力，上臂外展在 60°~120° 的时候有明显的疼痛弧，低于 60° 或是高于 120° 的时候，疼痛反而不明显。如果肩袖断裂，就会丧失对肱骨头的稳定功能，使肩关节的外展功能受到影响。如果患病时间较长，可以见到肩部肌肉特别是冈上肌、冈下肌、三角肌的萎缩。

【手法检查】

患者坐位，医生位于患者的背侧。一只手扶按在患者的肩部，另一只手的手掌手指屈曲，以拇指的指端处着力放置在患侧的肩峰处。在肩峰的下方和肱骨的大结节处有明显的压痛，并且可以触压到因为肌肉痉挛、增粗、变硬而产生的结节和条索。

医生用手托扶住肘关节令患者外展肩关节。在肩关节外展60°以内时，疼痛不明显。在外展到60°~120°的时候，疼痛明显并且严重。当托扶前臂使肩关节被动活动超过120°的时候疼痛反而缓解。这个检查可以明确说明肩袖韧带的损伤。

医生一只手扶按在患者的肩部，令患者将前臂抬至肩关节的水平位，屈肘、前臂旋前，拇指朝下。医生用另一只手按压在肘关节处，如果冈上肌的起点止点，或是肌腱出现疼痛或是不能完成动作的时候，说明冈上肌的损伤较重，压痛点在肩胛冈上、肩外侧和肱骨大结节处。如果在肩关节外展、肘关节屈曲的位置，医生用一只手抓握住患侧的手腕，令患者肩部外旋的时候疼痛，或者不能完成动作的时候，说明冈下肌的损伤较重，压痛点在肩胛冈下、肩前侧和肱骨大结节处。如果医生在这个姿势令患者内收和外旋肩关节时都疼痛，或是不能完成动作的时候，说明小圆肌的损伤较重，压痛点在肩胛骨的外侧和肱骨头的背侧。

医生令患者将患侧的手掌按压在自己的上腹部，将腕关节伸向腹部推压，如果患者只有将腕关节屈曲才能按压时，说明肩胛下肌损伤较重，压痛点在肩关节前方的肱骨小结节处。

【其他检查】

X线检查在肩关节肩峰的前侧，外侧缘和大结节处有时可以看到增生改变。

MRI检查可以显示肩袖的撕裂部位和损伤程度。

【治疗原则】

放松肌肉，松解痉挛、分离粘连，疏通经络气血。

【手法治疗步骤解析】

1. 放松肌肉

患者俯卧位，医生位于患者的患处。一只手自然放松，用手掌的掌根处和大、小鱼际处着力放置在患侧的颈根处。用按摩推揉的手法从颈根处向肩部滑行移动，顺序放松肩胛冈上的冈上肌，肩胛冈下的冈下肌，腋后侧的小圆肌。治疗的目的是松解这些肌肉的紧张痉挛，消除肌肉中的水肿，改善肌肉中的血液循环。医生将手放置在患侧的肩部，用搓揉捏拿的手法，从肩部向肘部滑行移动治疗，放松肩部的三角肌、肱二头肌肌肉的紧张痉挛，目的是放松肩部、上臂和肘部的肌肉，消除肩关节、上臂和肘部因为血液循环障碍而导致的肿胀。

2. 松解痉挛，分离粘连

患者俯卧位，医生位于患者的患侧。手掌手指屈曲，以拇指的指端处着力放置在患侧的肩部，用按揉弹拨顺理的手法来松解肌肉的痉挛，分离肌肉中的粘连。

如果冈上肌的损伤较重，治疗的重点是按压弹拨分理肩胛冈上端和锁骨之间的部位，这里是冈上肌的肌腹处。按压弹拨分理颈根处肩胛冈上冈上窝的部位，这里是冈上肌的起始点。按压弹拨分理肩胛冈上缘外侧和锁骨肩峰一端凹陷处的部位，这里是肩胛上神经循行的位置。按压弹拨分理肩关节背侧肱骨头下方肱骨大结节的部位，这里是冈上肌的止点处。

如果是冈下肌的损伤较重，治疗操作的手法相同。治疗重点的位置是按压弹拨分理肩胛冈下冈下窝的部位，这里是冈下肌起始的部位。按压弹拨分理肩关节背侧肱骨头下方的肱骨大结节的部位，这里是冈下肌止点的部位。

如果是小圆肌损伤的较重，治疗操作的手法相同。治疗重点的位置是：按压弹拨分理肩胛骨的外侧缘，这里是小圆肌起始的部位。按压弹拨分理腋后纹偏上与肩胛冈下缘凹陷的部位，这里是腋神经循行的位置。按压弹拨分理肱骨头下方的肱骨大结节的部位，这里是小圆肌止点的部位。

如果是肩胛下肌的损伤较重，治疗操作的手法相同。治疗重点的部位之是：按压弹拨分理腋窝顶端外侧与肩胛骨腋侧缘交接的部位，这里是肩胛下肌治疗时能够触按到损伤的位置。按压弹拨分理肱二头肌长腱旁侧肱骨小结节的部位，这里是肩胛下肌止点的部位。使用按揉弹拨、分筋理筋的手法松解损伤肌肉的起止点和肌腹部位的痉挛肿胀，剥离这些部位肌肉中的粘连。治疗的目的就是彻底改善这些肌肉损伤所导致的血液循环障碍，消除肌肉紧张僵硬的病理状态，恢复肌肉正常的生理功能，同时改善或消除因为这些病理现象而导致的疼痛症状。

3. 疏通经络气血

患者俯卧位，医生位于患侧患者的头顶一侧。双手自然放松，以掌心和大、小鱼际着力，分别放置在患者双侧的肩部和背部，用按摩搓揉的手法再一次放松肩部和背部的肌肉。手法操作时滑行移动的速度要稍快，以局部产生温热感为度，目的是放松肌肉，改善局部血液循环异常的状态。

医生一只手的手指屈曲，以中指的指端着力，依次点压各个肌肉损伤的部位和肌肉的起止点，目的是在肌肉的起止点的位置和神经循行路径点压开启穴门，使邪气向外透散，然后用抓取的手法在穴门的位置抓取内里因为循环障碍而产生的寒凉邪气向外透出。当掌心寒凉感明显的时候，就用扫散的手法将外散的寒凉邪气从颈根处向肩峰处疏导引领。当寒凉邪气流散到肩峰的时候，点压肱骨大结节，将肩峰的寒凉邪气扫散导引到肱骨大结节，并从肱骨大结节用滑摩扫散的手法将病邪之气通过肘部向掌心疏导引领，最后将寒凉邪气导引到掌心和指端处扫散驱除。

在从肩部向手部导引移动操作的过程中，如果寒凉的气感在移动到某一个部位感觉不明显或是消失的时候，就用手法在丢失的位置再一次的点压开穴、抓取，当寒凉邪气向外透出的时候，就从这里再次向下移动导引，直至将寒凉邪气导引到肢体的远端扫散驱除。手法治疗的目的是疏通经络气血，消除肌肉中的水肿，导引寒凉邪气从肢体的远端驱除，以此来消除肩袖损伤所导致的各种症状。

二、肩峰下滑囊炎

【解剖】

肩峰下滑囊又称为三角肌下滑囊，位于肩峰和喙肩韧带的下方，肩袖和肱骨大结节的上方。滑囊顶部和肩胛骨肩峰、喙突紧密相连。滑囊底部附着于肱骨大结节的上面和肩袖上、冈上肌肌腱与关节囊的上部相结合，并形成囊底的大部分。滑囊将肱骨大结节与三角肌、肩峰突隔开。滑囊内部有滑液膜覆盖，是三角肌和肩关节之间的一个滑液囊。

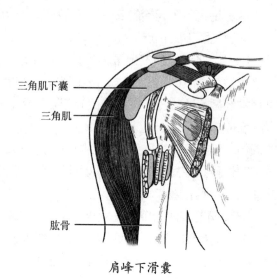

三角肌下囊

三角肌

肱骨

肩峰下滑囊

【病因病机】

由于肩部受到较重的直接撞击损伤；或是肩部在外展位时受到暴力的牵拉伤，导致急性的肩峰下滑囊炎。而大多数的病因是继发于肩关节周围软组织的损伤，退行性改变和慢性炎症。尤其是与滑囊底部冈上肌肌腱的损伤和退行性改变最为密切。滑囊由于损伤或是长期受到挤压、摩擦等刺激，使滑囊壁发生肿胀、肥厚、粘连等无菌性炎症反应，囊内滑液排出不畅而肿大造成局部的肿胀疼痛。

【临床表现】

肩外侧肩峰下疼痛，疼痛可以牵扯到三角肌的止点处。疼痛在夜间较重，位于肩关节的深处。肩部在外展外旋活动的时候疼痛加重，肩关节早期因为疼痛而导致的活动受限为主动活动受限，但被动活动不受限。日久由于滑囊壁的增厚和肩袖的粘连所表现的为主动活动和被动活动都受限，并且可以见到冈上肌、冈下肌和三角肌的萎缩。

【手法检查】

患者坐位，医生位于患者的背侧。双手的手掌放松，自然屈曲，分别放置在患者双侧的肩部对比按压触摸诊查。

如果是在急性期，患侧的肩峰下、三角肌、肱骨大结节处都有明显的压痛，患者主动活动肩关节的时候活动受限。医生托住前臂使前臂在外展位并外旋肩关节时疼痛加重。医生用拇指的指腹按压在三角肌的前缘处，局部呈现肿胀。滑囊肿胀的时候在肩关节和三角肌都有压痛。医生用拇指在肩峰处的外端按压的时候，可以触及到肿胀的滑囊，并且会有局限性的压痛。

如果是慢性损伤发作的时候，双侧对比按压触摸的时候可以触摸到冈上肌、冈下肌和三角肌的萎缩，用拇指在三角肌的止点处按压的时候局部有明显的压痛。

【其他检查】

X 线的早期检查无明显的异常改变，慢性期时可以见到冈上肌的钙盐沉着。

【治疗原则】

放松肌肉，松解粘连、疏导气机。

【手法治疗步骤解析】

1. 放松肌肉

患者坐位，医生位于患者的背侧。双手自然屈曲，双手拇指的远端相互叠压放置在患侧的肩部，以双手拇指的指腹处共同用力，用按揉捏拿的手法放松冈上肌和三角肌。手法操作的时候力量要稍重一些，因为滑囊的损伤与冈上肌损伤的关系最为密切，而它又位于三角肌的深面，所以放松这两个肌肉可以缓解对滑囊的挤压。手法变换，医生一只手扶按在患者健侧的肩部，另一只手自然放松，以手掌和大、小鱼际处着力，用按摩推揉的手法放松肩峰处和肱骨大结节处的肌肉，目的是放松肌肉，改善局部的血液循环，消除肿胀和疼痛。

2. 松解粘连，疏导气机

患者坐位，医生位于患者的背侧。双手自然屈曲，双手拇指的远端相互叠压放置在患侧的肩端，以拇指的指端处着力，用推按弹拨、分筋理筋的手法松解冈上肌的肩峰侧、肩峰外端和肱骨大结节处的肌痉挛，推按弹拨顺理肌肉中的结节和条索。目的是松解肌肉中的痉挛和粘连，恢复肌肉的正常功能，减轻疼痛的症状。手法变换。

医生位于患者的患侧，一只手托握住患者患侧的肘部向上抬，使肩关节外展 45°，另一只手抓握住肩部，以拇指的指端处着力放置在三角肌的前缘处，用推压弹拨的手法松解三角肌前缘处的痉挛和粘连。目的是消除局部的肿胀，解除肌肉痉挛对滑囊的挤压。

医生位于患者的背侧，一只手扶按在患者健侧的肩部，另一只手的手掌自然屈曲，放置在患侧的肩部，以掌心和大、小鱼际处着力，用滑摩搓擦的手法，从颈根处向肩峰处再到前臂处做循环往复的操作，以肌肉组织微微发热为度。目的是疏通经络气血，改善肌表的血液循环障碍。

医生手掌手指平伸，以第 2、3、4 指的前端处着力放置在肩部，以拍打叩击的手法，拍打震荡冈上肌及肩峰处、肩峰外端和三角肌前缘这些部位。目的是鼓荡气机，促使局部的血液循环加快，疏通郁闭的经络气血，消除肿胀。当手指间寒凉感明显的时候，就用抓取的手法沿着冈上肌、肩峰、三角肌的顺序移动抓取。如果在移动抓取到某一个位置处寒凉感消失了，就在消失的位置处再一次进行点压开穴，拍打鼓荡气机，重新抓取内里的病邪之气向外散出，最后用扫散的手法从三角肌的止点，也就是肱骨三角肌粗隆处向远端扫散驱除。目的是抓取内里深层的病邪之气向外散出，疏通经络气血，消除滑囊的无菌性炎症和肿胀，将内里的病邪之气导引驱除出体外，以此来消除滑囊炎所导致的各种症状。

三、三角肌损伤

【解剖】

三角肌的前部肌囊起自锁骨外侧半的下缘，中部肌囊起自肩峰下缘，后部肌束起自肩胛冈下缘。三部肌束共同止于肱骨三角肌粗隆。受发自脊神经臂丛的腋神经支配。功能是前部肌束收缩的时候可以使上臂在肩关节处屈曲和旋内。中部肌束收缩的时候可以使上臂外展；后部肌束收缩的时候可以使上臂在肩关节处伸展和旋外。三条肌束共同收缩的时候，可以使上臂外展。

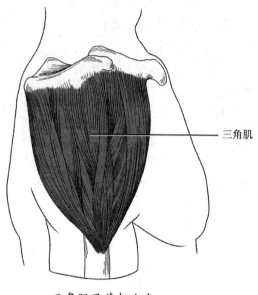

三角肌及其起止点

【病因病机】

三角肌承担着肩部外展活动的功能。由于过度的健身运动，或是突然肩部外展活动时受伤，造成三角肌的扭伤和牵拉伤；或是因为长期的体力劳动，搬运重物；或是上肢长期重复一个动作等，这些慢性积累性损伤造成三角肌的损伤，导致肌腱变性、挛缩、慢性炎症、粘连等病理现象；或是因为感受寒凉导致三角肌痉挛、血液循环障碍、无菌性炎症的发生而引发疼痛。

【临床表现】

疼痛大多出现在肩关节的外侧和前方，呈酸胀疼痛。急性损伤发生后肩部肿胀，肩部在活动的时候疼痛明显，不动时不痛。肩关节外展活动受限，特别是在主动外展的运动时疼痛加重。如果是三角肌的前束和中束损伤较重，疼痛发生在锁骨外侧的下缘和肩峰下缘，患者的手后伸摸背的动作受限或是无法完成。如果是三角肌后束和中束损伤较重，疼痛发生在肩胛冈下缘和肩峰下缘，患者前臂内收摸腹的动作受限。如果前、中、后肌束都损伤，患者肩的外展活动受限或无法完成。损伤的时间长久后，就可以见到三角肌萎缩，肩部外展抬举无力。

【手法检查】

患者坐位，医生位于患者的背侧。双手自然屈曲，分别抓握在患者双侧的肩峰处对比按压触摸诊查。

如果是急性损伤患者，患侧的三角肌肿胀。如果是损伤日久的慢性损伤患者，患侧的三角肌萎缩。医生用拇指的指端按压在三角肌的起点处，也就是锁骨外侧的下缘、肩峰外的下缘、肩胛冈外端的下缘，和按压在三角肌的止点处，也就是肱骨三角肌粗隆处。在这些部位都可以触压到条索状的肌肉痉挛，并且会有明显的压痛。在三角肌的肌腹中和前束、中束、后束的肌束中，都可以触压到因为肌纤维紊乱而产生的条索，并且会有明显的压痛。

医生一只手抓握住患者患侧的肘部，另一只手拇指的指腹按压在三角肌的前束处。抓握肘部的手令患者做肩部的前屈和内旋。

如果这时触按在三角肌前束处的拇指感觉到肌纤维的紊乱产生的条索扭动并且有明显的疼痛感，说明三角肌前束损伤较重。

如果拇指按压在三角肌的中束处，抓握肘关节的时候令肩者做外展时，触按在三角肌中束处的拇指感觉到肌纤维的紊乱产生的条索扭动并且有明显的疼痛，说明三角肌中束损伤较重。

如果拇指按压在三角肌的后束处，抓握肘关节的手令患者做后伸和外旋时，按压在三角肌后束处的拇指感觉到肌纤维的紊乱产生的条索扭动并且有明显的疼痛，说明三角肌后束损伤较重。

【其他检查】

X 线检查和 MR1 检查无明显异常。

【治疗原则】

放松肌肉，松解痉挛和粘连，疏导经络气血。

【手法治疗步骤解析】

1. 放松肌肉

患者坐位，医生位于患者的背侧。一只手扶按在患者健侧的肩部，另一只手的手掌自然屈曲，以掌根和大、小鱼际处着力放置在患侧的肩部，用按摩搓揉的手法放松三角肌的起始点和止点处的肌肉。用捏拿按揉的手法放松三角肌肌腹处的肌肉。手法治疗的目的是放松肌肉，松解三角肌的紧张、僵硬，恢复肌肉正常的生理功能。

2. 松解痉挛和粘连

患者坐位，医生位于患者的患侧。一只手抓握住患肢的肘关节，另一只手以拇指的指端处着力放置在患侧的肩部。抓握肘关节的手令患侧肩部后伸和外旋的时候，拇指按压在锁骨外侧下缘的三角肌前束会紧张痉挛，医生用推揉弹拨、分筋理筋的手法松解这些痉挛的部位。抓握肘关节的手令肩部内收时，拇指按压在肩峰外下缘的三角肌中束会紧张痉挛，医生用弹拨分筋、推按理筋的手法松解这些痉挛的部位。抓握肘关节的手令肩部外展和内旋时，拇指按压在肩胛冈外端下缘的三角肌后束会紧张痉挛，医生用推揉弹拨的手法松解这些部位的痉挛。

医生用拇指的指端在三角肌的肌腹处按压推揉，松解肌腹中的痉挛，推理紊乱不平顺的肌纤维组织，并按压弹拨松解三角肌在肱骨三角肌粗隆止点处的肌肉痉挛。手法治疗的目的，是全面地松解三角肌的起点、止点和肌腹中的肌肉痉挛，顺理紊乱的肌纤维，缓解肌肉中的紧张挛缩，改善肌肉中的血液循环，消除肌肉中的粘连和炎性反应，恢复肌肉的正常生理功能。

3. 疏导经络气血

患者坐位，医生位于患者的背侧。一只手扶按在患者健侧的肩部，另一只手自然屈曲，以掌心和大、小鱼际处着力放置在患侧的肩部，用按摩搓擦的手法从肩部到肩峰处，再到上臂处做循环往复的治疗操作，以局部微微发热为度。目的是再一次地放松肌肉，改善局部的血液循环。

医生的手掌手指平伸，以第2、3、4指的前端处着力放置在肩部，用拍打叩击的手法拍打三角肌的起点、肌腹处和止点处。目的是鼓荡气机，推动郁闭的经络气血疏通，改善深层的血液循环。当指端处充满寒凉气息的时候，手法变换。医生用抓取的手法，从肩峰处向肌腹处移动抓取直至三角肌的止点处。并用扫散的手法从三角肌的止点处向肢体的远端扫散，将寒凉邪气从肢体的远端扫散驱除。手法治疗的目的是，将内里因为肿胀痉挛和无菌性炎症等导致的寒凉邪气抓取外出外散，并扫散疏导引领到三角肌的止点处，并从这里向肢体的远端扫散驱除，以此来消除三角肌损伤而导致的各种症状。

四、肩肱关节损伤

【解剖】

肩关节由六个关节所组成，包括肩肱关节、盂肱关节、肩锁关节、胸锁关节、喙锁关节和肩胛胸壁关节。

肩肱关节是广义的肩关节中的一种类型的关节，是由肩胛骨的关节盂与肱骨头连接而成的球窝关节。因为肱骨头的面积远远大于关节盂的面积，并且韧带薄弱，关节囊松弛，所以肩肱关节是人体中运动范围最大，最灵活的关节。在肩关节的上方有肩峰、喙突和喙肩韧带，并且前、后、上部都有肌肉、肌腱和关节囊纤维层增强其牢固性，只有关节囊的前下部没有肌肉、肌腱的增强，这是肩关节的一个薄弱区，也是损伤最容易发生的部位。

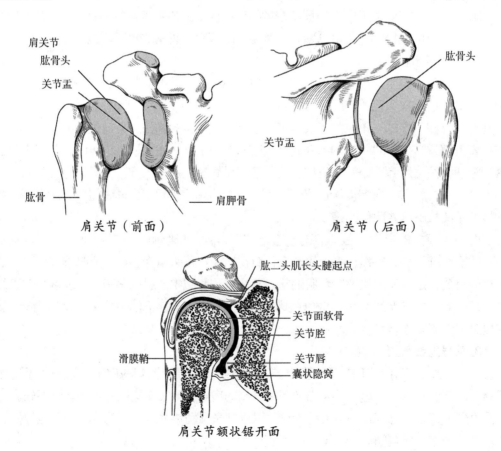

肩关节（前面）　　　　肩关节（后面）

肩关节额状锯开面

【病因病机】

因为过度的运动而扭伤了肩部，肩肱关节过度的外展外旋，反复的前臂过头顶的运动，如游泳、打网球等，使肩关节周围的韧带因为不断的牵拉而松弛，无法维持肩肱关节的稳定性。或是过度猛力的提拉重物，使肱骨头下移而导致肩关节周围的肌肉紧张，软组织损伤而出现疼痛症状。或是因为陈旧性的损伤和劳损，使关节盂的边缘受到挤压而导致局部水肿，关节不稳固。这些原因使软组织降低了对肩关节稳定性的维持，从而导致肩肱关节的损伤。

【临床表现】

损伤后肩关节处出现坠胀感，不动的时候疼痛不明显，活动的时候有明显的疼痛。肩关节因为活动时疼痛而轻度功能受限，特别是在上举的时候疼痛并且活动受限。有的肩关节处会出现轻度的肿胀，自我感觉疼痛的位置在肩关节胸侧的深处。

【手法检查】

患者坐位，医生位于患者的背侧。双手自然放松，分别抓握在患者双侧的肩部，对比触摸按压诊查病患肩关节的状况。滑动触摸时，患侧肩关节圆润膨隆的外形稍有异常，肩峰轻度突出，肩峰下部稍有空虚，肱骨轻度内移。

医生用双手的掌心处分别按压在健侧和患侧的肩部，令患者主动活动双侧的肩关节，患侧的肩关节在活动的时候有滑动感和声响。

医生用双侧的第2、3、4指的指腹分别按压在双侧的肱骨头处进行对比诊查，患侧的肱骨头轻度下移并且隆起臌凸，用拇指在患侧的肩后侧按压的时候肩峰与肱骨的间隙较健侧加宽，患侧锁骨下的肩峰下缘与肱骨头上缘的间隙较健侧加宽，在肱骨头的下端处有明显的压痛。

【其他检查】

X线检查双肩正位X光片对比显示，患侧的肩关节间隙略宽于健侧。

【治疗原则】

放松肌肉，整复归位，调理经络气血。

【手法治疗步骤解析】

1. 放松肌肉

患者坐位，医生位于患者的患侧。一只手扶按在患者健侧的肩部，另一只手的手掌手指自然放松，以掌根和大、小鱼际处着力放置在患侧的肩背处，用按摩推揉的手法放松冈上肌、冈下肌、小圆肌、三角肌、胸大肌、胸小肌和肱二头肌。目的是松解这些肌肉的紧张痉挛，使肌肉纤维放松舒展，为手法整复做好准备。

2. 整复归位

如果是肩关节活动受限，肱骨头的下端压痛明显的肩肱关节滑膜嵌卡时，患者坐位，医生位于患者的背侧，以一只手的掌心处着力按压在肩峰处，拇指和其余四指分别从前方和后方两侧捏拿住肩关节。另一只手抓握住患侧的手腕处。抓握手腕的手向远端牵拉上肢，并令患肢内旋，拇指向下。在沿着肢体的纵轴向远端牵拉上肢的同时，轻轻的旋转上肢。治疗的目的是在牵引拉开肩关节间隙的同时，旋转松解肩关节内的嵌卡和粘连。在关节囊稍稍舒展的时候，骤然提拉患肢使其外展上举，以此来解除肩关节的错移和滑膜的嵌顿。最后牵拉患侧上肢内收、内旋，令患者将患侧的手抓握在自己健侧的肩部，同时肘关节屈曲并紧贴在胸腹部，将这个姿势维持片刻。

如果是肩关节肱骨头下移隆起臌凸的肩肱关节紊乱症。患者仰卧位，医生位于患者的健侧。一只手抓握住患侧的肘关节，令肘关节屈曲，患肢位于内收内旋位。以另一只手的掌根处着力抵按在隆起的肱骨头处。抓握肘关节的手牵拉上臂轻轻的做外展、内收的活动，抵按在肱骨头的掌根从不同的方向，向外、向上、或向下逐渐的增加力量挤压推按，目的是使肱骨头回归到正常的解剖位置。

如果在治疗的时候掌根处感觉到肱骨头的滑动，并且听到滑动的声响，说明肱骨头紊乱的整复成功。最后抓握肘关节的手上提，使患侧的手抓握在患者自己健侧的肩部，同时肘关节屈曲贴紧在胸部并维持片刻。

3. 调理经络气血

患者坐位，医生位于患者的患侧。一只手扶按在患者的颈根处，另一只手自然放松，用抓取的手法，在患侧肩关节的背侧和前侧做循环往复的操作。反复地抓取病邪之气，使内里的寒凉邪气尽可能的向外透散。手法的治疗以抓法为主，治疗的部位在背侧是冈上肌、冈下肌、小圆肌的肩侧和肱骨大结节处。如果这些部位的寒凉邪气向外透散，充斥掌心的时候，就用扫散的手法从肩部向肘部疏导引领扫散。治疗的部位在前侧是在肱二头肌、胸大肌、胸小肌的肩侧和肱盂关节、肩肱关节。如果这些部位的寒凉邪气向外透散，充斥掌心的时候，就用扫散的手法从肩部向胸部的下方疏导引领扫散。手法治疗的目的是将肩关节内因为气血的瘀滞所导致的寒凉邪气尽可能的向外透散，并将其扫散驱除，以此来疏通经络气血，消除关节内的肿胀，改善关节处的微循环，使关节回归到正常的生理位置，改善和消除肩肱关节紊乱所导致的各种症状。

五、肩锁关节损伤

【解剖】

肩锁关节是广义肩关节中一种类型的关节，是由锁骨的肩峰端和肩胛骨的肩峰关节面构成。属于微动关节，有上、下、前、后以及旋转20°的轻微活动度。关节软骨较厚，关节囊松弛，依靠韧带来对关节连接加固。肩锁韧带连接锁骨肩峰端与肩峰的关节面之间，喙锁韧带连接锁骨下面的喙突粗隆与肩胛骨的喙突之间，并依靠三角肌和斜方肌肌腱的附着来加强关节的稳定性。肩锁关节的功能是参与肩胛骨的上提、下降、内收和外展功能。

【病因病机】

肩锁关节的损伤大多数是因为直接暴力或是间接暴力所引起。因为从高处跌落，肩部着地受伤。或是因为在运动中受到直接冲击肩部的暴力，致使肩峰下移，锁骨的远端向上，引起关节受伤。或是因为猛力的提起重物，或是举臂工作过久，或是过度的抬肩等损伤，造成关节周围的肌肉和韧带损伤，导致锁骨的外端离开原来的位置。损伤发生后，肩锁关节囊和韧带撕裂，锁骨远端向上、向前或向后方发生轻微的移动错位。

【临床表现】

损伤后肩锁关节处肿胀、隆起高凸，局部隐痛。主动耸肩时疼痛，肩部在主动或是被动的活动到某些方向位置时，肩锁关节处疼痛，并且会有关节摩擦的声响。用手掌按压在锁骨远端的肩锁关节处时，局部有明显的疼痛。

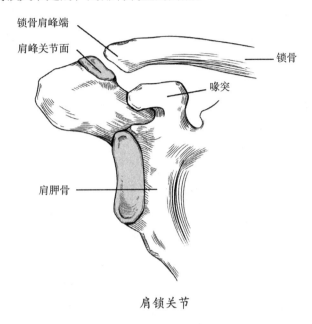

锁骨肩峰端

肩峰关节面

锁骨

喙突

肩胛骨

肩锁关节

【手法检查】

患者坐位，医生位于患者的背侧。双手的手掌自然屈曲放松，分别放置在患者双侧的肩上，双侧对比滑行移动检查肩锁关节的部位。患侧的肩峰和锁骨远端不在一个平面位置上，可以触摸到高低错落的肩锁关节，锁骨的远端有向上、向前、或向后的错动移位。用手掌按压在锁骨的远端，肩锁关节内疼痛，用掌心扪按在肩锁关节处令患者活动肩关节，可以感觉到肩锁关节内的摩擦感，并能听到摩擦的声响。用拇指按压肩锁关节的锁骨外端，会呈现弹性的上下跳动，并且有明显的疼痛感。

【其他检查】

X 线检查：双侧肩关节正位 X 线片对比观察时，可以见到患侧肩锁关节的间隙增宽。

CT 检查、MRI 检查可以更加详细地观察肩锁关节位置的状况。

【治疗原则】

松解痉挛，整复归位，调理经络气血。

【手法治疗步骤解析】

1. 松解痉挛

患者坐位，医生位于患者的背侧。一只手扶按在患者健侧的肩部，另一只手自然放松，以掌根和大、小鱼际处着力放置在患侧的肩部。用按摩推揉的手法从颈根处向肩峰处滑行移动，放松斜方肌、冈上肌和三角肌。治疗的目的是松解这些肌肉的紧张痉挛，改善这些肌肉痉挛对肩锁关节的影响，同时改善肩锁关节周围的血液循环障碍，消除局部的肿胀。

当局部的肌肉紧张稍稍松弛，皮肤温度稍稍增高的时候，手法变换。医生一只手抓握住肱骨远端内侧的肘部，托举肩关节外展 90°位，以另一只手拇指的指端处着力按压在肩关节处，用弹拨分筋、顺压理筋的手法松解冈上肌肩峰端、锁骨远端、肩侧的喙肩韧带、喙锁韧带和肩锁韧带这些部位的结节和条索状肌肉痉挛，特别是锁骨远端肩锁关节的肩侧和背侧的挛缩改变。手法治疗的目的是改善锁骨远端肌肉和韧带的挛缩，松解因为肌肉挛缩而产生的结节和条索，松解肩锁关节处的粘连，为肩锁关节紊乱错动移位的整复归位做好充分的准备。

2. 整复归位

整复归位的手法只是针对损伤发生后肩锁韧带并未断裂，肩锁关节虽然紊乱错动移位但是并未脱位的病症进行治疗。如果是肩锁关节脱位，肩锁韧带断裂的病症，就应该根据病情考虑手术治疗的方法。

手法整复的方法分为两种，一种是坐位整复；一种是卧位整复法。

（1）坐位整复：患者坐在低矮的凳子上，患侧上肢自然下垂，医生位于患者的患侧。一只手穿过患者患侧的腋下，以前臂的中段处着力，从腋下向上托举牵拉肩关节。以医生大腿的外侧抵压住患者的前臂，使它不能外展。以另一只手的掌根处着力抵按在高凸的肩锁关节的锁骨远端。托举肩关节的前臂用力向上托举、牵引数次。当患者放松的时候，双手相互配合，托举、牵拉肩关节的前臂向上方和外方骤然用力托举、提拉，使肩胛骨的肩锁关节面与锁骨肩峰端稍稍分开，同时按压锁骨远端处的手掌根骤然用力向下，向前顿挫推压、挤压锁骨肩峰端滑动归位。等关节处有滑动感或是滑动的声响，说明整复成功。

（2）卧位整复：卧位整复的手法分为两种。如果触摸检查锁骨远端是向前、向上的错动移位，患者在治疗时应采用仰卧位。如果锁骨远端是向后、向上的错动移位，患者在治疗时应采用俯卧位。其他的治疗手法是相同的。

以向前、向上的错移为例。患者仰卧位，医生位于患者的头前侧。一只手抓握住患侧的肘关节，令肘关节屈曲，上臂内旋位，掌心向下。以另一只手的掌根处着力按压在肩锁关节高凸的锁骨肩峰端处。医生牵拉肘关节使上臂外展，这样可以使肩胛骨的肩峰端与锁骨的肩峰端靠近。当上臂外展到140°的时候，双手相互配合，按压在锁骨远端的掌根骤然用力向下顿挫按压，推挤锁骨的肩峰端向下滑动归位。如果掌根处感觉到关节的滑动，或是听到关节滑动的声响，说明整复成功。

3. 调理经络气血

患者坐位，医生位于患者的背侧。一只手扶按在患者健侧的肩部，另一只手自然放松，以掌根和大、小鱼际处着力按压在患侧的肩部。以推摩搓擦的手法放松患侧肩部的肌肉，当局部微微发热的时候，手法变换。医生用抓取的手法，在肩锁关节处抓取内里的寒凉邪气向外透出。当寒凉气息充斥掌心的时候，用扫散的手法将外散的寒凉的病邪之气从肩部向三角肌的远端处疏导引领扫散驱除。手法治疗的目的是疏通肩部的经络气血，导引因为损伤而引发的瘀血气滞产生的寒凉邪气向外透散驱除，改善肩锁关节附近的微循环，消除关节损伤所引发的水肿，以此消除肩锁关节损伤所导致的各种症状。

【注意事项】

手法治疗后，不要立刻进行运动锻炼或是体力劳动。应该休息数日，以待关节、韧带的自我修复。

肩锁关节损伤的治疗后，最好固定数日，避免因为肩锁韧带受伤后松弛而导致关节再次紊乱。

六、肱二头肌肌腱损伤

【解剖】

肱二头肌位于上臂的前面，有长头和短头两个头。长头起自肩胛骨盂上结节。起始的部位是长圆形的肌腱，行经在盂肱关节囊内，向外下行走，穿出关节囊，通过肱骨大、小结节组成的结节间沟，长头与起自肩胛骨喙突的短头合成梭形膨大的肱二头肌肌腹。远端移行为肱二头肌肌腱。以肌腱止于桡骨粗隆。在肱二头肌腱内还形成肱二头肌腱膜，以腱膜止于前臂筋膜。受发自脊神经臂丛的肌皮神经支配。功能是起点固定可以使上臂在肩关节处前屈，以及可以使前臂在肘关节处屈曲和旋外。止点固定可以使上臂向前靠拢。

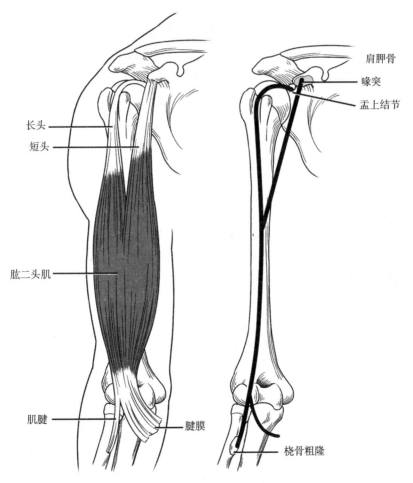

肱二头肌及其起止点

【病因病机】

肱二头肌长头腱的损伤大多是由于肌腱的长期磨损而发生的退行性变所引发。肌腱在肱骨结节间沟的位置因为有横韧带将其限制在沟内，肱二头肌长腱在结节间沟内滑动摩擦，导致腱鞘内水肿，尤其是结节间沟内骨嵴沟底不平等原因，使肱二头肌的长腱和腱鞘更容易受到损伤，导致腱鞘水肿、肥厚、腱鞘与肌腱之间纤维粘连而发病。或是因为中年以后关节发生退行病变，结节间沟底部增生，沟床变浅引起肌腱的滑脱。或是因为肩关节的直接外伤而使腱鞘损伤，导致腱鞘内水肿、粘连而发病。

肱二头肌短头腱的损伤大多是由于肩关节过度的外展、后伸或是受到外力的伤害所引发。上肢在外展位时猛烈的后伸，或是长期用力地进行外展、后伸的运动，使肱二头肌短头肌腱附着在肩胛骨喙突的部位发生撕裂。或是经常的牵拉和摩擦所引起的细微损伤，而出现无菌性的炎症反应，使局部出现充血、水肿、粘连的病理变化，继而使肱二头肌短头腱和与其并行的喙肱肌之间发生粘连，产生肌肉肿胀、痉挛、粘连等无菌性的炎症，导致疼痛的发生和功能活动受限。

【临床表现】

肱二头肌长头腱损伤后，患者肩关节的前方疼痛，特别是在肩关节偏外侧的结节间沟处疼痛更加的明显。肩关节活动受限，在提物或是上举重物或是进行上肢过头顶的运动时疼痛更加明显，症状会加重。疼痛可以放射到上臂的中部，夜间疼痛更加严重。如果肱二头肌长头腱滑脱的时候，长腱处疼痛、肿胀，上臂无力，活动受限。

肱二头肌短头腱损伤后，肩关节内侧的喙突处有明显的压痛，尤其是在上肢上举、外展、外旋、后伸的时候喙突处疼痛加重。疼痛在夜间更加明显，肩关节的活动受限，患侧的手无法触及健侧的肩峰处。

【手法检查】

患者坐位，医生位于患者的患侧。一只手的手掌自然放松，按压在患者患侧的肩部，以拇指的指端处着力按压在肱二头肌的肌腱处。另一只手抓握住患侧的手腕，牵拉手腕使肩关节处于微微的前屈外展位。

如果是肱二头肌长头腱的损伤，按压在肩部拇指的指端在肱骨的结节间沟处和长腱肌腹处可以触压到明显的压痛。在肱骨的大、小结节之间，可以触压到肱二头肌长头腱紊乱而不顺行的表现体征。抓住手腕部的手牵拉上肢活动的时候，按压在肌腱处的手可以感觉到肌腱的摩擦感。

如果是肱二头肌长头腱的滑脱，牵拉手腕部的手牵拉前臂令肩关节外旋和前屈、外展，按压在结节间沟处的手可以触摸到肌腱的弹跳和滑动。医生抓握手腕部的手，令患侧的肘关节屈曲，并且令患者保持肘关节的屈曲位，医生对抗用力牵拉使肘关节伸直，如果患者肩部疼痛加剧，说明肱二头肌长头腱损伤。

如果是肱二头肌短头腱损伤，按压肩部的拇指指端触压在肩关节前内侧的喙突处，在这个位置可以触按到肿胀、痉挛的肱二头肌肌腱短头。抓握手腕部的手牵拉前臂令肩关节外展、外旋、后伸的时候，喙突处疼痛并有滑动感。医生抓握手腕部的手令患侧肘关节抗阻力屈曲的时候，喙突处的疼痛加剧，说明肱二头肌短头腱损伤。

【其他检查】

X 线检查可以排除肩部的骨折和增生改变。如果是肱二头肌长腱的滑脱，MRI 检查可以帮助观察肌腱的损伤状况和滑脱移位的程度。

【治疗原则】

放松肌肉，松解归位，调理经络气血。

【手法治疗步骤解析】

1.放松肌肉

患者坐位，医生位于患者患侧。一只手抓住患者的肘部，令肘部屈曲，肩关节外展，前臂放松自然地搭放在医生的前臂上。另一只手自然放松，放置在患侧的肩部，以掌根和大、小鱼际处着力，用按摩推揉的手法放松肩部和上臂的肌肉，放松的顺序是三角肌、肱二头肌长腱和短腱的附着点，肱二头肌的肌腹处。手法治疗的目的是放松肿胀僵硬的肌肉，缓解肌肉痉挛而导致的疼痛。

2.松解归位

如果是肱二头肌长腱的损伤，患者坐位，医生位于患者患侧。一只手托拿住患者患侧的肘部，令肘部屈曲，肩关节外展。另一只手的手掌手指屈曲拿握在患侧的肩部，以拇指的指端处着力按压在肱二头肌长腱行经的长腱沟处，用推揉弹拨、分筋理筋的手法松解肱骨结节沟间的粘连和结节，顺理肱二头肌长腱肌腱中紊乱不平顺的肌纤维痉挛，并将肌腱向结节间沟的位置推挤按压。手法治疗的目的是拨离肌腱处的粘连，松解肌肉中的痉挛条索，消除肌肉中的水肿，推挤痉挛紊乱的肱二头肌长腱回复到肱骨的结节间沟中，使其能够进行正常的功能运动。

如果是肱二头肌长腱脱离了肱骨的结节间沟而错移到肱骨的小结节处时，医生一只手抓握住患侧肘关节下端的前臂处，以另一只手拇指的指端处着力按压在肱骨的结节间沟处，先仔细触摸确定结节间沟和肱二头肌长腱各自的位置，然后用拇指的指端按压在肱二头肌的长腱处。抓握肘关节的手令前臂旋后，掌心向上。按压在肌腱的拇指向上、向外将肌腱向结节间沟中推挤按压，使滑离移位的肌腱回复到结节间沟中去。手法治疗的目的是使离位的肱二头肌长腱，回复到肱骨的结节间沟中去，恢复肱二头肌长腱的正常生理位置和功能。

如果是肱二头肌短腱的损伤，患者坐位，以医生位于患者的患侧。一只手抓握住患者患侧的肘部，令肘关节屈曲，肩关节外展。另一只手的手掌手指自然屈曲，拿握住患侧的肩部，以拇指的指端处着力按压在肩胛骨喙突处肱二头肌短腱的附着处，用按揉弹拨、分筋理筋的手法松解肱二头肌短腱与喙肱肌之间的粘连，将肱二头肌短腱向肩内侧锁骨下缘的胸大肌外侧缘与三角肌内侧缘的肌间沟处推挤，使肌腱归复到正常的位置中去。手法治疗的目的是松解肱二头肌短头腱的粘连，使短腱归复到肌间沟的正常生理位置，恢复肱二头肌短腱的正常生理功能。

3.调理经络气血

患者坐位，医生位于患者的患侧。双手自然放松，一前一后的分别放置在患者患侧肩部的前后两侧。双手相对用力，用按摩搓揉的手法从前后两侧相对按压搓揉放松肩部的肌肉。治疗的目的是松解归整复位后因为治疗而引发的肌肉紧张，放松肌肉中的痉挛，消除损伤部位的肿胀。

医生一只手扶按在患侧的肩部，另一只手的手掌手指平伸，以第2、3、4指的前端处着力，用拍打叩击的手法，轻轻拍打扣击肱骨的结节间沟处和胸侧的肌间沟处。目的是振奋经气，鼓荡经络气血，扩张局部的微循环，消除局部的水肿。当手指的指端处寒凉感明显的时候，手法变换。医生用抓取的手法，在肱二头肌长腱的肌腱头处向下沿着肌腹做循环往复的操作来抓取内里的寒凉邪气向外透散，在抓取到肘关节处时，用扫散的手法向前臂的远端疏导引领扫散驱除。在胸外侧肱二头肌短腱处抓取寒凉邪气向外透散后，用扫散的手法向胸部疏导引领扫散驱除。手法治疗的目的是消除水肿，将寒凉邪气向肢体的远端和胸腹部扫散驱除。以此来消除肱二头肌长腱或短腱损伤所产生的各种症状，恢复肱二头肌的正常生理功能。

七、肱三头肌肌腱损伤

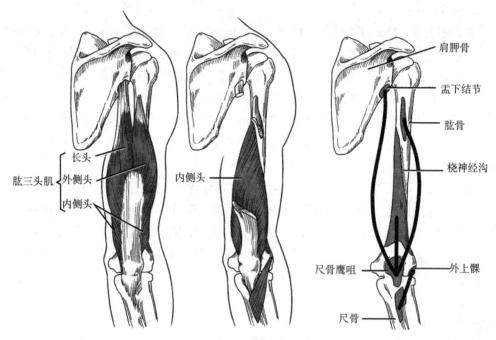

肱三头肌及其起止点

【解剖】

肱三头肌是位于上臂后群的伸肌。一共有三个头，分别是长头，外侧头和内侧头。长头起自肩胛骨的盂下结节；外侧头起自肱骨体后面桡神经沟的外上方；内侧头起自桡神经沟的内下方。三个头共同合成一个肌腹，止于尺骨鹰嘴。受发自脊神经臂丛的桡神经支配，功能是起点固定可以使前臂在肘关节处伸，上臂在肩关节处伸，止点固定可以使上臂在肘关节处伸。

【病因病机】

在运动锻炼的时候肱三头肌反复的牵扯受伤，或者是搬抬重物的时候突然用力使肌腱受伤，或者是突然摔倒的时候肘关节在半屈位扶地时受伤。损伤导致肌肉纤维撕裂损伤、充血、粘连，从而产生无菌性的炎症而引发各种症状。

【临床表现】

损伤发生后上臂的后侧肿胀疼痛，肘关节的伸直功能障碍，关节伸直无力。如果是肱三头肌的长头损伤，表现为肩的后侧和肘部疼痛，肩关节和肘关节的活动受限。

如果是肱三头肌的外侧头损伤，表现为上臂的后侧疼痛酸胀，肘关节的活动受限，并牵扯到前臂和手的尺侧麻木。

如果是肱三头肌的内侧头损伤，表现为肘部疼痛，沿着前臂的内侧或者是外侧疼痛，肘关节的活动受限。

如果是肱三头肌肌腱的止点处损伤，表现为肘关节的后侧疼痛明显。

【手法检查】

患者坐位，医生位于患者的患侧。一只手抓握住患者患侧的肘部，以另一只手拇指的指端按压在背侧腋线的内侧，肩胛骨的盂下结节处。如果局部肿胀，肌肉紧张并有压痛，按压时局部有疼痛性的条索，是肱三头肌的长头损伤。

医生用拇指的指端按压在三角肌的下端，三角肌粗隆下方偏后侧的部位。如果局部肿胀，肌肉紧张并有压痛，按压时局部有疼痛性条索，并且会牵扯到前臂的内侧都酸胀疼痛时，是肱三头肌的外侧头损伤。

医生用拇指的指端按压在肱三头肌外侧头下方二横指的位置处，如果这个部位的肌肉紧张并有明显的压痛，上臂的内侧和外侧按压时都有疼痛性的条索，并且会牵扯到前臂的内侧和外侧都疼痛时，是肱三头肌的内侧头损伤。

医生用拇指的指端按压在肘关节后侧的尺骨鹰嘴处，如果这个部位疼痛明显并且拒按，同时肱三头肌的肌腹紧张痉挛，是肱三头肌止点处的损伤。

医生一只手扶按在患者患侧的肩部，另一只手抓握住患侧的手腕处，令患侧肘关节屈曲，并且在抗阻力伸肘的时候，肱三头肌的起点、止点或是肌腹处因为明显的疼痛而无法完成。

【其他检查】

X 线检查无明显的异常表现。

【治疗原则】

放松肌肉，松解粘连，调理经络气血。

【手法治疗步骤解析】

1. 放松肌肉

患者俯卧位，医生位于患者的患侧，手掌自然放松，以掌根和大、小鱼际处着力按压在患侧肩部的背侧。用按摩推揉的手法放松肱三头肌的肌腹处的肌肉紧张，特别是三角肌粗隆下方背侧的肌肉痉挛。手法治疗的目的是放松肌肉，缓解肌肉的紧张痉挛，消除肌肉中的水肿。

2. 松解粘连

患者俯卧位，医生位于患者的患侧。双手自然放松，双手拇指的指腹处相互叠压用力，以拇指的指腹处着力按压在患侧的肩后部，用推压弹拨、分筋理筋的手法在肩后腋线和大圆肌、小圆肌的交界处，松解肱三头肌长头处的痉挛和粘连。弹拨分筋松解肌肉中的结节和条索，推压理筋顺理肌肉纤维中的紊乱和扭转。手法治疗的目的是改善肱三头肌长头的紧张痉挛和粘连，恢复其正常的生理功能。

医生一只手抓握住患侧的肘关节，令肘关节屈曲，前臂外展位。以另一只手拇指的指端处着力按压在上臂后侧的三角肌粗隆稍下方的后侧，用按压弹拨、分筋理筋的手法松解肱三头肌外侧头的起始点处，弹拨分筋松解肌腱处的粘连，按压顺理肌肉纤维中的紊乱和痉挛。特别要注意的是在桡神经沟附近的粘连和痉挛，因为这是引发前臂麻木的病理原因。

医生用拇指的指端处着力，在肱骨三角肌粗隆下方四横指处上臂后侧的内侧和外侧处按压，这里是肱三头肌内侧头的内侧面和外侧面。用推压弹拨、分筋理筋的手法松解肱三头肌内侧头的粘连，推压顺理肌肉纤维中的紊乱和痉挛，同时也要特别关注桡神经沟处的粘连和压痛。手法治疗的目的是松解肱三头肌内侧头和外侧头的粘连和痉挛，顺理肌肉纤维的紊乱和不平顺，消除桡神经沟处的水肿压迫，以此改善肌肉和神经损伤而导致的各种病理现象。

医生一只手抓握患侧的肘关节，另一只手的拇指指端按压在肘尖下端尺骨鹰嘴的部位，用按压弹拨的手法松解肱三头肌止点处的肿胀和肌肉挛缩。最后，医生双手拇指的指腹处相互叠压用力，用拇指的指腹处着力按压在肱三头肌的肌腹处，沿着肌肉的行走方向顺序按压，寻找肌束中的结节和条索，如果触查到了这些痉挛的位置，就用按压弹拨的手法松解顺理这些痉挛的部位。治疗的目的是松解肌束中的痉挛和粘连，消除肌束的肿胀，恢复肌肉的正常生理功能。

3.调理经络气血

患者俯卧位，医生位于患者的患侧。令患者前臂内旋，掌心向后，医生手掌放松，以大、小鱼际处着力按压在患者患侧肩部的后侧，用按摩搓揉的手法，在肩部的后侧、上臂的后侧和肘部的后侧搓擦推摩。目的是消除因为手法治疗的时候，因重力的按压所引发肌肉的轻度水肿，放松浅表层肌肉的紧张状态。

医生手掌手指平伸，以第2、3、4指的前端处着力，用拍打叩击的手法，沿着肩部的后侧至上臂的后侧再到肘关节的后侧，做滑行移动的顺序拍打，特别是在肱骨三角肌粗隆后下方的桡神经沟的位置处，要做循环往复的轻轻拍打。目的是鼓荡气机，振奋经气，扩张血管，改善局部的微循环，消除肌肉中的水肿，解除痉挛水肿对桡神经的挤压。

当寒凉气息充斥在手指间的时候，手法变换。医生用抓取的手法抓取内里的寒凉病邪向外透出，并用抓取的手法沿着肩部的后侧至上臂的后侧再到肘部的后侧和前臂处做循环往复的抓取，最后将寒凉邪气抓取扫散疏导引领到掌心处扫散驱除。手法治疗的目的是消除水肿，改善肌肉中的血液循环，疏通郁闭的经络气血，消除肱三头肌损伤所导致的各种症状。

八、肩关节周围炎

肩关节周围炎是由于肩部多个肌肉、肌腱等软组织发生病变，导致肩关节周围的软组织发生粘连、关节囊粘连萎缩等一系列的病理变化，从而引起肩关节的疼痛和活动功能丧失的一种病症。好发于50岁以上的患者，是一种病程长久，痛苦大，但是可以自愈的一种疾病。

【病因病机】

由于肩关节的活动范围大，肩部的肌腱、韧带经常会受到重力的牵拉，使这些肌腱、韧带容易劳损而发生变性，导致无菌性的炎症而形成粘连。或者是因为久病之后身体虚弱，肩部的活动减少而出现肌肉的粘连。或者是因为 50 岁以后，肩部的组织包括软骨、滑囊、肩袖、肱二头肌长腱沟等退行性改变，引起渗出、增厚等炎性改变而没有及时进行治疗导致粘连。或者是因为骨折、脱位等原因，上肢在身体的旁侧固定的时间过久而引起粘连。中医认为这个病的发生是因为气血不足、筋失所养，或者是外感风寒湿邪，病邪之气浸淫于筋肉，而使筋肉屈而不伸、痿而不用。或者是因为外伤筋骨导致瘀血内阻，脉络不通，筋脉失养，拘急不用。

【临床表现】

患者一般没有明显的外伤史，或者会有轻微的外伤史。肩关节周围有广泛的疼痛并且一直会放射到手，但是没有麻木等感觉上的异常改变。疼痛常常会因为劳累和天气变化所引发，疼痛会一直持续并且逐渐的加重。夜晚疼痛会加重，不敢侧卧于病肩的一侧。患侧的手无法摸到后背，肩部在受到牵拉的时候会引起剧烈的疼痛，肩部的肌肉紧张痉挛并且压痛。由于肌肉和关节囊的粘连，使肩关节主动的和被动的活动都受限。特别是在肩关节外展的时候，会出现典型的"扛肩"状态。病程长久的患者可以出现肩部肌肉的萎缩。

【手法检查】

患者坐位，两侧上肢自然下垂放置。医生位于患者的背侧，双手自然放松，分别放置在患者两侧的肩部，从双侧的颈根处向肩部、肩峰处、上臂处至肘部滑行移动触摸按压诊查。对比诊查患侧的肩部有没有肿胀，有没有肌肉的萎缩。

医生用拇指和第 2、3、4 指的指腹在肩关节的前后两侧相对用力，用捏拿按压的手法在患侧肩部的前后两侧分别按压诊查压痛的位置。诊查的顺序是，按压诊查喙突处、冈上肌、冈下肌、小圆肌、肩峰处、肱骨的大结节处、小结节处、结节间沟处、三角肌的止点处，尤其是在肱二头肌的长腱处。触摸按压诊查哪些部位的压痛最为明显，局部是否有结节和条索状的肌肉挛缩，肌纤维是否顺行，是否有紊乱，扭转和错移。

医生位于患者的患侧，一只手抓握住患侧的前臂，另一只手放松，轻轻扶按捏拿在患侧的肩部。抓握前臂的手引导肩关节做各个方向的被动活动，观察在哪一个方向，哪一种姿势的活动受限。特别是要关注外展、内旋和外旋的被动活动是否受限，被动的活动是否引发疼痛。在被动外展的时候，扶按在肩部的手要感觉肩部是否会有随之高耸的"扛肩"状态。

如果肩关节在上举的时候疼痛，医生用拇指触按肱三头肌的长头、肌腹和三角肌处诊查是否有肌肉的紧张痉挛。

如果肩关节是在内收和外展的时候疼痛，拇指触按冈上肌、冈下肌、小圆肌和三角肌的位置处是否有肌肉的紧张痉挛。

如果肩关节是在后伸的时候疼痛，拇指触按肱二头肌、喙肱肌和三角肌的位置处是否有肌肉的紧张痉挛。手法检查各个肌肉的顺序是每个肌腱的起点、肌腹、止点。检查对有损伤的各个肌肉的确定，可以为在治疗的时候提供有效的治疗目标和确定明确的治疗方法。

【其他检查】

X 线检查一般无明显的异常表现。病程持久的患者可以见到肩关节退行性的骨关节改变或者是有骨质的疏松改变。

【治疗原则】

放松肌肉，分理筋结，松解粘连，疏通经络气血。

【手法治疗步骤解析】

1. 放松肌肉

患者坐位，医生位于患者的背侧。一只手扶按在患者健侧的肩部，另一只手自然放松抓握在患者患侧的肩部，拇指和其余各指分别放置在肩关节的前侧和后侧，以拇指的指腹和第2、3、4指的指腹相对用力，用按揉捏拿的手法放松肩上的冈上肌；肩后侧的冈下肌、大圆肌、小圆肌；肩外侧的三角肌；上臂后侧的肱三头肌；肩前侧的肱骨的大结节和小结节以及结节间沟的位置处；肱二头肌的长腱处；胸部外侧的肱二头肌短头、喙肱肌、胸小肌、胸大肌。手法治疗的目的是放松肌肉，松解这些肌肉的紧张僵硬，改善局部的肌肉痉挛状况，使紧张僵硬的肌肉松弛下来，为分理筋结做好准备。

2. 分理筋结

患者坐位，医生位于患者的背侧。双手放松，双手拇指的指腹处相互叠压用力，和其余各指分别放置在患侧肩关节的前侧和后侧。双手拇指与双手的其余各指相对用力，用捏拿弹拨、分筋理筋的手法松解分理挛缩的筋结。在肩胛冈上缘的外侧，弹拨分理冈上肌的筋结。在腋后纹上方冈下窝和肱骨大结节处，弹拨分理冈下肌和小圆肌的结节，并在冈上肌、冈下肌和小圆肌的肌腹处弹拨分理筋结。在腋后纹与肩胛骨盂下粗隆的背侧和肱骨的背侧按压肱三头肌的筋结并进行分筋理筋的治疗。在肱骨的背侧肱三头肌的肌腹处弹拨分理筋结。

医生位于患者的患侧，用按压弹拨、分筋理筋的手法，在肩关节后侧按压冈上肌、冈下肌、小圆肌、肱三头肌的长头、三角肌的中部进行分筋理筋的治疗。在肩胛冈外侧缘的下方和锁骨外侧端的下缘处，按压弹拨分理三角肌前部和后部中的结节和条索，并在三角肌的肌腹处弹拨分理筋结，特别是弹拨分理三角肌止点处的三角肌粗隆附近的筋结和条索。

医生位于患者的前侧，用按压弹拨、分筋理筋的手法在肩关节前侧的肱骨小结节处、结节间沟处、肱二头肌的长腱处、三角肌内侧与肱二头肌的交接处，锁骨下端胸外侧的肱二头肌短头与喙肱肌的起点处，胸小肌和胸大肌的外侧端这些部位，按压寻找筋结和条索，并用分筋理筋的手法松解筋结。同时松解肱二头肌、喙突肌、胸小肌和胸大肌肌腹中的筋结和条索。手法治疗的目的是松解所有肩关节周围软组织中的筋结和条索，解除肌肉的紧张僵硬挛缩状态，为下一步运动关节、松解粘连做好准备。

3. 松解粘连

在患者肩部的肌肉放松之后，医生用手法辅助肩关节做被动的活动以松解粘连。治疗可以分为六种动作方法。

（1）摇动关节：患者坐位，医生位于患者的患侧。一只手抓握在患侧的肩部，另一只手抓握住患侧的手部如握手状，牵拉上肢做肩关节被动的环转摇动，并且逐渐地加大环转摇动的范围。当摇动到某一个位置受限并出现明显疼痛的时候，骤然抖动数下来松解粘连。

（2）抖动关节：患者坐位，医生位于患者的患侧。令患者患侧的前臂伸直，掌心向下。医生双手抓握住患侧的手指，在患者患侧肩部的平伸外展位向远端牵拉，并且在牵拉的状态下做连续、均匀、快速的上下抖动，抖动的幅度逐渐加大。在抖动中遇到患者因疼痛而受限的位置时，骤然大幅度抖动数下来松解肩部外展的粘连。

（3）外展扛肩：患者坐位，患侧的肩部外展位。医生位于患者的患侧，先稍稍弯腰，身体前屈，将患者患侧的上肢放置在医生的肩部。医生的双手放置在患者患侧肩部的前后，以双手的掌心和大、小鱼际处着力，用按摩搓揉的手法，在患侧肩部的前侧和后侧做相对的环转搓揉。在按揉的同时逐渐的抬起上身，使患者患侧的肩关节被动上抬。当抬高到患者因为疼痛而受限的位置时，手法变换。医生双手的手指相互交叉，放置在患者患侧肩关节的上方，并且骤然用力下压，在下压的同时抬直上身，使患侧肩关节外展的角度增大。这样上抬下压同时进行来松解肩关节处的粘连。

（4）屈肩上举：患者坐位，医生位于患者的患侧。一只手扶按在患者患侧的肩部，令患者肘关节屈曲，前臂外旋，掌心朝向面部，另一只手抓握在患侧肘关节的背侧，抓握肘关节的手推动肘关节辅助患侧的肩关节做被动的前屈上举运动，在肩关节前屈上举到受限位置的时候，按压肩关节的手稍稍用力按压住肩部，抓握肘关节的手推按肘关节骤然的上举，使肩关节上举的角度增大，松解肩关节处的粘连。

（5）搭肩内收：患者坐位，医生位于患者的背侧。一只手扶按在患者患侧的肩部，令患者肘关节屈曲，贴靠在胸部，并且将患侧的手尽可能地搭放在健侧的肩上。另一只手托扶在患侧肘关节的外侧，托扶肘关节的手辅助患侧的肩关节做被动的内收运动。当内收运动到受限位置的时候，骤然向上托提肘关节，使肩关节内收的角度增大，松解肩关节处的粘连。

（6）上举提拉：患者坐位，医生位于患者的对面。双手抓握住患侧手部的掌根处，令患侧掌心朝向面部。抓握掌根处的双手逐渐的向上提拉拔伸，当患侧肩关节上举到受限位置的时候，骤然用力向上拔伸，使肩关节上举的角度增大，松解肩关节处的粘连。

手法治疗的目的是运用各种手法辅助肩关节做被动的活动，在被动活动的时候骤然加大肩关节的活动范围，牵拉松解肌肉的粘连，用各种手法从各个角度来松解不同肌肉的粘连，以此来恢复肩关节正常的生理活动范围。

4.疏通经络气血

患者坐位，医生位于患者的背侧。一只手扶按在患者健侧的肩部，另一只手的手掌手指平伸，以第 2、3、4 指的前端处着力放置在患者的肩部，用拍打叩击的手法，拍打肩部的肌肉。因为在手法分理筋结、松解粘连之后，虽然肌腱中的痉挛和粘连得到了治疗，但是肌肉纤维的紊乱并没有完全理顺，肌肉中的气血并没有通畅，局部的微循环障碍并没有完全改善。所以要用拍打叩击的手法来鼓荡气机，疏通经络气血，扩张局部的血管，改善微循环。

手法治疗的时候，在肩的上侧和肩的后侧要沿着冈上肌、冈下肌、小圆肌拍打叩击，并用扫散的手法将外散的寒凉的病邪之气从颈根处向肩峰处疏导引领。在肩关节的后侧和上臂的后侧，要沿着三角肌的外侧缘、肱三头肌拍打叩击，并用扫散的手法将外散的寒凉邪气从肩峰处向肘部疏导引领，再从肘部转至前臂的内侧至掌心处，最后导引寒凉的病邪之气从掌心处扫散驱除。在肩的前侧要沿着胸大肌、胸小肌、肱二头肌短头腱、喙肱肌的起点处拍打叩击，并用扫散的手法将外散的寒凉邪气向肩部疏导引领，再从肩的外侧沿着肱二头肌的长腱、三角肌的内侧缘、肱二头肌的肌腹向肘关节处导引，并从肘关节向前臂的内侧至手掌的掌心处疏导引领，最后从掌心处将寒凉的病邪之气扫散驱除。

手法治疗的时候要以拍打叩击为主，目的是要通过拍打震荡来消除肌肉中气血的郁滞，放松深层肌肉的挛缩，扩张肌肉中因为痉挛而挤压的血管，改善肌肉中的微循环障碍，疏通因为肌肉挛缩、气血郁滞而导致的经络闭阻。而扫散导引的手法则是在疏导引领因为气血郁滞而产生的寒凉的病邪之气沿着八虚的路径向远端流动，最后从肢体的远端向外驱散驱除，以此来消除气滞血瘀、寒凉收引所导致的肌筋挛缩疼痛的症状。

【注意事项】

在松解粘连的治疗中分别罗列了六种治疗的手法。但是在治疗的时候要根据病情选择分开来使用，每次使用一种或两种松解的手法即可，否则会使患者因为疼痛而恐惧拒绝治疗。

在松解粘连的治疗操作时，牵拉松解关节粘连治疗时用力要适当巧妙，不可以使用暴力，以免对患者造成新的损伤。

在疏通经络气血使用拍打叩击手法治疗的时候，力量可以稍重一些，时间要稍长一些。有的时候在治疗后，因为患者体质的原因，治疗的部位可能会出现青紫色的瘀滞，不用恐慌，只要在下一次治疗的时候暂停拍打治疗，而使用轻缓快速的搓摩手法在局部治疗一两次症状就会消退。再次拍打治疗的时候，手法要先轻缓一些，然后再逐渐加重。一般不用增加药物的治疗。

九、肘关节紊乱症

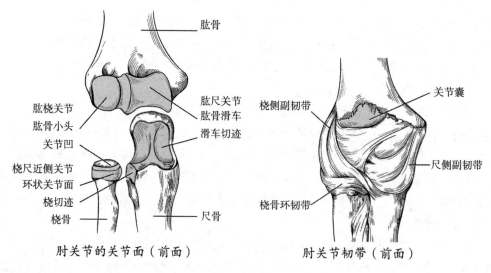

肘关节的关节面（前面）　　　　　肘关节韧带（前面）

【解剖】

肘关节是由肱尺关节、肱桡关节、桡尺近侧关节三组关节包于一个关节囊所构成。

其中肱骨滑车与尺骨半月切迹构成肱尺关节，属蜗状关节，是肘关节的主体部分。肱骨小头与桡骨头凹构成肱桡关节，属球窝关节。桡骨头环状关节面与尺骨的桡骨切迹构成桡尺近侧关节，属车轴关节。关结囊附着于各关节面附近的骨面上。关结囊前后松弛薄弱，两侧紧张增厚形成侧副韧带。尺侧副韧带呈三角形，起自肱骨内上髁，纤维呈放射状扇形分布，止于尺骨半月切迹的前后缘，有防止肘关节侧屈的作用。桡侧副韧带呈三角形，位于关节囊的外侧。起自肱骨外上髁，分成两束，从前后包绕桡骨头，止于尺骨桡骨切迹前后缘，附着于肱骨外上髁与桡骨环状韧带之间。在桡骨头周围有桡骨环状韧带，呈环状，由前后和外侧三面环绕桡骨小头，附着于尺骨的桡骨切迹的前后缘。

肘关节的肱尺关节可以沿着额状轴做屈伸运动。桡尺近侧关节必须和桡尺远侧关节同时运动，绕垂直轴作前臂的旋内和旋外运动。肱桡关节绕关节的额状轴可以做屈伸，绕关节的垂直转，可以做旋内、旋外运动。因为受到尺骨的阻碍，不能做绕关节的矢状轴运动。

【病因病机】

由于肱骨滑车与尺骨半月切迹构成的肱尺关节是肘关节的主体部位。如果因为患者跌倒时手掌撑地，肘关节在半伸直位受伤，暴力沿着前臂传导到肘部，同时躯干的重力沿着肱骨向下传导，两种力同时作用在肘关节，使肱骨滑车沿着尺骨半月切迹向前滑动，撕破了局部的关节囊，尺骨半月切迹滑离了与滑车关节面的对合，错移到了异常的位置上。或者是因为在健身运动的时候，肘部过度、过猛的屈伸、牵拉、挤压，使尺骨的半月切迹向前后错移。或者是肘关节在伸直或是过伸的时候受到牵拉的损伤。或者是肘关节在屈曲时外旋受伤，这些损伤导致滑膜嵌卡在肱尺关节处而引发肘关节疼痛，活动受限。

肱桡关节是由肱骨小头和桡骨头凹所构成。由于锻炼的时候频繁地做旋转、屈伸肘关节的运动，或者是跌倒的时候手掌撑地，使肱骨小头向前或是向后滑出了桡骨头凹的正常位置，错移到了异常位置。

桡尺近侧关节是由桡骨头环状关节面与尺骨的桡骨切迹构成。由于锻炼的时候猛力过度的旋转前臂，或者是长期的从事旋转前臂动作的工作，使桡骨的环状韧带受到损伤。或者是因为疲劳而变性松弛，无法达到桡骨环状韧带的正常约束力，使桡骨头环状关节面与尺骨桡骨切迹面的连接松弛，导致桡骨头环状关节面滑移出了正常的位置而错移到异常的位置。

【临床表现】

肱尺关节损伤后，肘关节疼痛，疼痛位于肘关节后侧的内侧，疼痛的位置感觉深沉在里面。关节处肿胀，活动受限，但是关节在不动的时候不痛，在伸屈肘关节或者是前臂用力的时候疼痛加重。与健侧相对比，患侧的力量减弱。肱桡关节损伤后，肘关节外侧的下方肿胀、疼痛、酸软，夜间症状会加重。桡尺近侧关节损伤后，肘关节后侧的外侧疼痛，旋转前臂的时候症状会加重，患侧上肢在提取重物的时候尚好，但是持物平举无力。

【手法检查】

患者坐位，医生位于患者的对侧。一只手抓握住患者患侧的手腕，令其掌心向上，另一只手抓握住肘部，以拇指的指腹处着力按压在肘关节的掌侧，顺序触摸按压诊查。

如果是肱尺关节损伤，就会见到肘关节处轻度肿胀，关节的掌侧和背侧尺骨鹰嘴的内侧都有压痛。拇指按压在关节掌侧的肘横纹处屈伸肘关节的时候，可以感觉到关节内滞涩而不滑利，有摩擦的声响。抓握腕部的手牵拉肘关节做被动的屈曲、伸直的活动时，会引起明显的疼痛。

如果是肱桡关节损伤，就会见到肘关节掌侧肘横纹外侧的桡骨小头下方的前侧、后侧、外侧都有压痛，肘关节伸直位的时候，在桡骨小头附近可以触摸到结节样的肌肉挛缩。

如果是桡尺近侧关节损伤，就会见到肘关节掌侧桡骨小头处的周围有压痛，桡骨小头与尺骨之间按压时有松动感，在桡尺关节处可以触按到结节和条索状僵硬增厚的软组织异常表现。

如果用双手的拇指同时按压在健侧和患侧的桡骨头处，对比触摸按压诊查，可以感觉到患侧的桡骨头小头位置异常，有错动移位的病理改变。

【其他检查】

X 线检查一般无明显的异常表现，但是可以排除肘关节的骨折和脱位。

【治疗原则】

放松肌肉，整复归位。

【手法治疗步骤解析】

1. 放松肌肉

患者坐位，医生位于患者的对侧。一只手抓握住患者患侧的手腕，令其掌心向上。另一只手抓握住患侧的上臂，拇指和其余各指分别放置在肘关节的两侧，以拇指的指腹与第 2、3、4 指的指腹相对用力，用按揉捏拿的手法放松上臂的肱二头肌、肱三头肌、肘关节尺侧和桡侧的副韧带，以及肘关节和前臂掌侧的肌肉。手法治疗的目的是放松肘关节上、下、前、后的肌肉，松解肌肉的紧张痉挛，为整复肘关节的紊乱做好准备。

2. 整复归位

如果是肱尺关节损伤，患者仰卧位，医生位于患者头前方的患侧，一只手抓握住患者患侧的手腕，令肘关节屈曲，掌心朝向面部。另一只手握拳，以第 2、3、4 指的指间关节处着力，抵按在肘关节掌侧下方的尺骨近端处。抓握手腕的手牵拉前臂做被动的屈曲、伸直运动，抵压在尺骨近端的指间关节向下方、向前方用力推压尺骨的近端，在持续运动推压的时候如果感觉到关节的滑动或者是关节松动的时候，握拳的手撤出，牵拉手腕的手推动手腕向肩部靠拢，使肘关节极度屈曲。抓握手腕的手扭动前臂做旋前、旋后的活动数次，并推压手腕令肘关节在极度屈曲的位置停留片刻后再放松。或者是患者坐位，医生位于患者的患侧，以一只手的掌心处抵按在患侧的肘尖处，托扶在肘关节的背侧并且抓握住肘关节。另一只手抓握住患侧的手掌如握手状，抓握手掌的手牵拉前臂使肘关节做轻微的屈伸运动。当患者肘关节放松的时候，托扶肘关节的手轻轻上抬，抓握手掌的手骤然向下顿挫抖动，同时托扶肘关节背侧的掌心向上推顶肘关节，两只手协同用力，使肘关节瞬间处于过伸位，一般可以听到关节滑动的弹响声，说明肘关节整复成功，关节的紊乱得以修复。

如果是肱桡关节损伤，患者坐位，医生位于患者的对侧。一只手抓握在患者患侧的手腕处，以另一只手拇指的指腹处着力按压在肘关节掌侧下端外侧的桡骨小头处。抓握手腕的手牵拉前臂，令肘关节做被动的屈曲、伸直运动，同时按压在桡骨小头处的拇指向下方、向前方推压桡骨小头。当感觉到桡骨小头滑动或松动的时候，拇指向外滑出，抓握手腕的手推压手向肩部靠拢，令肘关节极度的屈曲并停留片刻后放松。或者是医生一只手托抓在肘关节的后侧，另一只手抓握住患侧的手掌，令患者掌心向上。抓握手掌的手牵拉前臂做肘关节被动的屈、伸活动数次，然后双手相互配合，一只手向上拖顶肘关节，另一只手牵拉前臂向下骤然顿挫，使肘关节过伸，可以听到关节滑动时的弹响声。说明关节的紊乱得以修复。

如果是桡尺近侧关节损伤，患者坐位，医生位于患者的对侧。一只手抓握在患者患侧的手腕处，令其掌心向上，以另一只手拇指的指腹处着力按压在肘关节掌侧外侧下方的桡骨小头处。抓握手腕的手先轻轻地牵拉并旋转前臂，同时按压在肘关节处的拇指向下按压桡骨小头，然后抓握手腕的手牵拉手部触摸同侧的肩部，并极度屈肘停留片刻后放松。或者是医生一只手的掌心处着力托扶在肘关节的后侧抓握住肘关节，另一只手抓握住患侧的手掌处。双手相互配合做肘关节顿挫过伸的治疗。然后医生双手手指相互交叉放置在肘关节的后侧，双手手掌环抱住肘关节，同时相对用力挤压肘关节下方的尺骨和桡骨，帮助尺桡骨近侧关节靠拢归位，恢复它们之间的正常关系。

肘关节损伤所导致的各个关节紊乱的主要治疗手法，都是通过推压、牵拉来使关节的间隙加宽，通过极度屈曲解除关节囊和滑膜的嵌压卡顿，通过顿挫、推顶、过伸来纠正细微的关节错移紊乱的关系。所以在治疗的时候，区别只是在推挤损伤关节部位的位置不同，而其他的手法基本一致。

十、小儿桡骨小头半脱位

小儿桡骨小头半脱位也是肘关节紊乱中的一类病症。

【病因病机】

桡骨小头半脱位多发生于 4 岁以下的儿童。常常因为患儿在肘关节处于伸直位，前臂旋前位的时候突然受到纵向的牵拉所导致。当肘关节伸直前臂旋前向上牵拉的时候，肘关节处的肱桡关节的间隙加大，环状韧带远侧缘附着在桡骨颈的位置处发生撕裂，而在前臂旋前时，桡骨头直径短的部位旋转到前后位，致使桡骨头从环状韧带撕裂的位置处脱出。由于肱桡关节处的负压，关节囊和环状韧带发生嵌卡并且被吸入到肱桡关节的间隙而发生嵌顿，桡骨头从环状韧带中滑脱，被环状韧带卡住无法回复，就会形成桡骨小头的半脱位。

【临床表现】

损伤发生后，患侧的肘关节弹性的固定在半屈曲、前臂旋前的位置处。肘关节的外侧疼痛，关节处没有肿胀和畸形，患侧肘关节功能活动障碍，取物的时候肘关节不能自由活动，不能屈伸、旋后，无法取物，桡骨小头处有明显的压痛。

【手法检查】

家长抱住患儿坐位，医生位于患儿的对侧。一只手抓握住患儿患侧的手腕，另一只手抓握住患侧的肘部，以拇指的指腹按压在肘关节的掌侧触摸按压诊查。患侧的肘关节呈伸直或略屈位，肘关节处无肿胀，无畸形，前臂旋前，不敢旋后，桡骨头处有明显的压痛。

【其他检查】

X 线检查无明显的异常，但是可以排除肘关节处的骨折和脱位。

【治疗原则】

整复归位。

【手法治疗步骤解析】

整复归位：家长抱住患儿坐位，医生位于患儿的对侧。一只手抓握住患儿患侧的手腕，另一只手抓握在患侧的肘部，以拇指的指腹处着力按压在桡骨小头处。抓握手腕的手先轻轻的牵拉，使前臂旋前、旋后数次。然后骤然的将前臂充分的旋后，一般就可以感觉到或者是听到桡骨小头滑动复位的弹响。或者是抓握手腕的手牵拉肘关节至伸直旋后位，抓握肘关节的手用拇指向下按压桡骨头，并骤然极度地屈曲肘关节，使患儿的手触及到同侧的肩部，同时在屈肘的状态下扭动手腕，使前臂做旋前、旋后的活动数次然后放松，这样可以使桡骨小头完全的复位。如果复位成功，患儿肘部的疼痛立即消失，停止哭闹，并开始使用患肢取物，肘关节活动自如而无障碍。

十一、肱骨外上髁炎

肱骨外上髁炎又称"网球肘"，主要是由于桡侧腕长伸肌和桡侧腕短伸肌损伤而引发的病症。

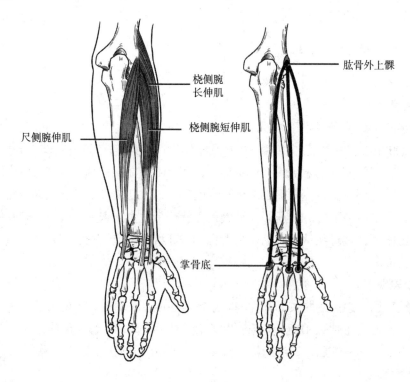

桡侧腕
长伸肌

桡侧腕短伸肌

尺侧腕伸肌

肱骨外上髁

掌骨底

前臂后群浅层肌及其起止点

【解剖】

桡侧腕长伸肌起于肱骨外上髁，止于第二掌骨底。受发自脊神经臂丛的桡神经支配。功能是起点固定能够伸腕，并和桡侧腕屈肌一起使手外展。桡侧腕短伸肌起于肱骨外上髁，止于第三掌骨底。受发自脊神经臂丛的桡神经支配。功能是起点固定能够伸腕，并和桡侧腕屈肌一起使手外展。

【病因病机】

由于在工作和运动的时候肘关节和腕关节的频繁活动和长期劳损，前臂的旋转用力或者是腕部的屈伸活动过度，伸肌长期反复的牵拉、紧张、收缩，使肌腱与肱骨外上髁的连接处发生不同程度的急性或者慢性积累损伤，引起局部的部分撕裂，使肌纤维发生出血、机化、粘连，肌腱间隙组织水肿、纤维性渗出，形成无菌性的炎症或是局部的滑膜增厚等变化。伸肌肌腱附着点的出血机化导致了滑膜炎，桡骨小头环状韧带的损伤导致肌纤维无菌性的炎症，损伤造成了桡骨小头微小移位引发创伤性的炎症。这些无菌性的炎症产生了粘连，当粘连被牵扯的时候，局部就会产生疼痛而发病。

【临床表现】

肘关节的外侧呈现持续性的酸痛或者是刺痛，疼痛可以向上臂和前臂放射，以至于影响肢体的活动。在扫地、端热水瓶和拧毛巾等动作的时候都会感到疼痛乏力，但是在静止休息的时候没有症状。局部可能会有轻微的肿胀，症状较重的时候局部轻微发热，压痛明显，常常因为疼痛而导致前臂无力，握力减弱。肘关节屈曲的时候，手不能拿起重物，但是在肘关节伸直的时候可以提起重物。

【手法检查】

患者坐位，医生位于患者的对侧。一只手抓握住患侧肘关节的后侧，以拇指的指腹按压在肘关节外侧的肱骨外上髁处。另一只手抓握在患侧的手腕处。拇指的指腹在肘关节外侧触摸按压的时候，局部轻度肿胀增厚，弹拨的时候有结节样的病理改变。在肱骨外上髁，肱桡关节间隙处，桡骨头环状韧带处都有局限性敏锐的压痛。拇指的指腹沿着伸腕肌行走的路径按压的时候有广泛的压痛，伸腕肌紧张痉挛僵硬。

医生抓握住肘关节令患者屈肘，抓握手腕的手令患者屈腕，然后极度旋前同时伸直肘关节，肱骨外上髁处疼痛并牵扯到前臂伸肌的上部都疼痛。

医生抓握住患者的手背，令患者背伸手腕并保持不动，医生对抗牵拉手背的时候肱骨外上髁处明显疼痛。

【其他检查】

X线检查无明显的异常，但是可以排除肘关节的脱位和关节处的撕脱骨折。

【治疗原则】

松解粘连，疏通经络气血。

【手法治疗步骤解析】

1. 松解粘连

患者坐在床的一侧，患侧前臂和肘关节放置在床上。医生坐在床的另一侧，并位于患者的对侧。一只手抓握住患侧的手腕，令患者前臂旋后，掌心向上。另一只手抓握在患侧的肘关节处，以拇指的指端处着力按压在肘关节的外侧，用按揉弹拨、分筋理筋的手法放松肱骨外上髁处、肱桡关节处和桡骨小头周围紧张痉挛的肌肉。弹拨分理肘关节外侧肌肉中的肥厚和结节等病理改变。

医生牵拉手腕的手牵拉令肘关节屈曲，以拇指的指腹处着力按压在肱骨外上髁的前方，抓握手腕的手扭转前臂旋前，掌心向上，同时拇指向外推挤桡骨头，并沿着桡骨头的外侧缘弹拨按压桡侧腕长伸肌和桡侧腕短伸肌起点的附着处，松解腕长、短伸肌起点处的粘连。用捏拿的手法捏拿腕长伸肌和腕短伸肌的肌腹，松解肌束的紧张与痉挛。

医生一只手托抓在肘关节的背侧，以拇指的指端处着力，按压在肱骨外上髁处，另一只手抓握住患侧的手腕，令患侧的肘关节做先屈肘、再快速伸直的同时旋后，再屈肘、快速伸直的同时旋前的连续运动。在运动的时候用按压在肘关节处的拇指推压桡侧腕长伸肌和腕桡侧腕短伸肌的肌腱、肌束归位，使肌腱、肌束能够完全的顺理归位，并消除肌纤维中的水肿。

医生一只手的掌心处放置在肘后侧托握住肘关节，同时用手指抓握住肘关节，另一只手抓握住患侧的手掌如握手状。抓握手掌的手牵拉使前臂做轻微的被动屈伸运动，然后骤然向下顿挫抖动，同时托握住肘关节手的掌心向上推顶，使肘关节瞬间过伸，以此来改善因为肌肉痉挛而导致的肘关节的紊乱。

2. 疏通经络气血

患者坐位，前臂伸直放置在床上，并且令患侧前臂旋后位，掌心向下。医生位于患者的患侧，一只手扶按在患者患侧的肩部，另一只手的手掌手指自然放松，以掌根和大、小鱼际处着力放置在患侧的肘关节处，用推拿搓摩的手法放松肱骨外上髁处以及桡侧腕长伸肌和桡侧腕短伸肌的肌腹。手法治疗的目的是再一次的放松肌肉，改善肌纤维中的紊乱扭转。

当局部微微发热的时候，手法变换。医生的手掌手指平伸，以第2、3、4指的前端处着力放置在肘关节的外侧，用拍打叩击的手法从肱骨外上髁处沿着伸肌的行走路径循行拍打叩击。目的是鼓荡气机，疏通经络气血，改善深层的血液循环，扩张微循环，消除肌肉纤维中的水肿。当拍打时手指间寒凉感明显的时候，就用扫散的手法沿着肌束的行走路径向肢体的远端扫散，疏导引领寒凉的病邪之气从肘部向前臂，最后流动至手背，再从手背处向指尖扫散驱除。手法治疗的目的是疏通经络气血，疏导引领病邪之气从指端处外散驱除，以此来消除肱骨外上髁炎所导致的各种症状。

十二、旋前圆肌损伤

【解剖】

旋前圆肌起于肱骨内上髁和尺骨冠突，止于桡骨外侧面的中部。受发自脊神经臂丛的正中神经支配。功能是起点固定可以使前臂屈和旋前、旋内。

【病因病机】

旋前圆肌的急性损伤是由于在摔倒的时候前臂处于旋前位手撑地所引起。慢性劳损是因为工作或是运动中反复使用前臂旋转用力或是屈肘用力所引发。由于长期用力屈肘，前臂用力旋前，使前臂旋前肌劳损，旋前圆肌受伤痉挛肿胀、肌肉肥厚等，使软组织变性、僵硬或是纤维化，导致正中神经通过旋前圆肌时受到卡压而导致疾病的发生。而旋前圆肌纤维束带重复性的旋前动作，使正中神经受到的卡压加重。

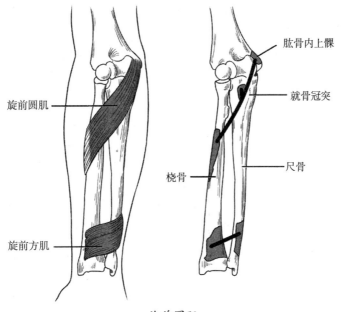

旋前圆肌

【临床表现】

旋前圆肌损伤发生后，肘部酸痛。患肢前臂掌侧近端的旋前圆肌处疼痛，在用力的时候疼痛会更加的明显。疼痛向肘部和上臂放射，手掌桡侧的手指麻木而不灵活，拇指与示指的对合捏力减弱，大鱼际的肌肉轻度萎缩。

【手法检查】

患者坐位，医生位于患者的对侧。一只手抓握住患者患侧的手腕，另一只手抓握在患侧的肘部，以拇指的指腹处按压在肘关节掌侧下方的旋前圆肌处。拇指在旋前圆肌处按压诊查时，旋前圆肌紧张僵硬，有明显的压痛。抓握手腕的手牵拉令患者屈肘，前臂抗阻力旋前的时候疼痛加重，力量减弱，前臂被动旋后或是握拳的时候症状加重。

【其他检查】

X线检查无明显的异常表现。肌电图检查显示，正中神经传导受限，相关的肌肉纤维震颤。

【治疗原则】

松解痉挛，疏通经络气血。

【手法治疗步骤解析】

1. 松解痉挛

患者坐位，将前臂放置在床上。医生位于患者的对侧，一只手抓握住患者患侧的手腕，令患侧的前臂旋后，掌心向上，另一只手自然放松，以掌根和大、小鱼际处着力放置在患侧肘关节掌侧前下方的旋前圆肌处，用按摩搓揉的手法放松肘窝处和前臂处的肌肉，并且向手腕的位置处延伸治疗。目的是放松肘部旋前圆肌和前臂肌肉的紧张痉挛，消除肌肉中的肿胀，缓解痉挛僵硬的肌肉对正中神经的卡压。

医生的手指手掌屈曲，拇指和其余各指分别放置在肘关节的掌侧和背侧拿握住患侧的肘部，以拇指的指端处着力放置在肘窝下方的旋前圆肌处，用按压弹拨、分筋理筋的手法松解尺骨近端和桡骨中上段旋前圆肌的起点、止点和肌腹中的结节和条索状的肌肉痉挛，并沿着前臂向手腕的位置滑行移动按压，并一直按揉到患侧手掌的大鱼际处。目的是松解肌肉中的痉挛，疏通前臂的经络气血，改善大鱼际肌的无力和萎缩。

2. 疏通经络气血

患者坐位，将前臂放置在床上，前臂旋后，掌心向上。医生位于患者的患侧，一只手从肘后侧抓握住肘关节，另一只手的手掌手指平伸，以第2、3、4指的前端处着力放置在肘窝处，用拍打叩击的手法从肘窝处、旋前圆肌处向前臂滑行移动拍打叩击，目的是鼓荡气机，消除肌肉深层的肿胀痉挛，消除深层的水肿，改善对正中神经的挤压嵌卡。

当局部有明显寒凉感向外透散的时候，手法变换。医生用扫散的手法从肘窝处沿着前臂向手部滑行移动，一边拍打震荡引邪外出，一边扫散疏导引领寒凉的病邪之气向手部流动，最后将病邪之气导引到手指的指端向外扫散驱除。手法治疗的目的是沿着正中神经的行走方向，疏通经络气血，消除神经循行路径中因为肌肉的粘连、水肿、痉挛等病理状态的压迫而引发神经受损伤的各种因素，以此改善旋前圆肌损伤所导致正中神经受损的各种症状。

十三、腕部骨关节损伤

【解剖】

桡腕关节是由桡骨远端的腕关节面和尺骨头下方的纤维性关节盘远侧面形成的关节窝与近侧列腕骨的舟骨、月骨和三角骨构成的关节头共同组成。

手部承担的重量主要是通过舟骨和月骨传递到前臂。桡腕关节是手部活动的主要关节之一，它既可以与腕骨间关节同时运动，也可以单独的运动。能够完成屈腕、伸腕，腕关节的内收和外展四种运动。

腕骨间关节是腕骨之间的相互连接，属于微动平面关节。又分成了近侧列腕骨间关节、远侧列腕骨间关节和腕中关节三种。近侧列腕骨间关节是由舟骨与月骨、月骨与三角骨、三角骨与豌豆骨构成。远侧列腕骨间关节是由大多角骨与小多角骨、小头角骨与头状骨、头状骨与钩骨构成。

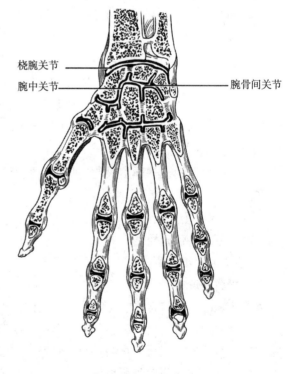

手腕部的关节

腕中关节位于近侧列腕骨和远侧列腕骨之间，分为内侧和外侧两部。内侧部是由头状骨的头和钩骨的近侧面与舟骨、月骨和三角骨的远侧面构成。外侧部是由大多角骨、小多角骨与舟骨的相邻面构成。近侧列的腕骨间关节和远侧列的腕骨间关节的活动幅度很小，腕中关节的运动范围较大，尤其是在腕关节背伸的时候，腕骨间关节的运动幅度大于桡腕关节。

【病因病机】

由于生活中不慎跌倒的时候手掌撑地受伤，或者是在工作、运动的时候突然旋转或是屈伸腕关节而造成腕关节的损伤。

如果是在跌倒的时候患侧的手腕处在过伸旋前的位置时着地受伤，或者是在工作、运动的时候腕部受到扭转和牵拉受伤的时候，大多会导致桡腕关节损伤。

如果是在跌倒的时候手腕在尺偏背伸的位置时着地受伤，或者是在工作、运动的时候腕部受到强力扭转受伤的时候，大多会导致腕骨间关节损伤。腕骨间关节的损伤主要是以月骨周围关节的紊乱为主，其它的腕骨间关节损伤比较少见。

【临床表现】

损伤发生后，腕关节处肿胀疼痛，活动障碍受限。

如果是腕关节疼痛，活动的时候关节内有摩擦的声响，在屈腕和腕关节桡偏的时候疼痛明显并且功能受限的时候，大多是桡腕关节的损伤。

如果是腕关节的掌侧和背侧都疼痛，在握拳的时候第3掌骨的近端处凹陷，腕关节屈曲位的时候中指伸直困难，大多是腕骨间关节的损伤，特别是月骨周围的关节损伤紊乱。

【手法检查】

患者坐位，医生位于患者的对侧。一只手抓握住患者患侧的手指，令患腕旋前，掌心向下。另一只手抓握住患侧的手腕处，拇指放置在手腕的背侧，其余四指放置在手腕的掌侧。

如果腕关节处肿胀，桡骨与尺骨远端关节处压痛，尺骨茎突处也有明显的压痛，拇指的指腹与其他四指的指腹相对用力按压在腕关节处，腕关节屈腕和桡偏的时候疼痛明显，在活动的时候桡骨尺骨的远端与腕骨连接的关节处有摩擦感，这是桡腕关节的损伤。

如果拇指触压的时候腕关节处肿胀，腕关节的背侧有臌胀隆起，或者是用示指的指腹在腕关节的掌侧触摸按压的时候局部肿胀，并且有臌胀隆起，患侧第3掌骨基底近端的头状骨和月骨处压痛，拇指触摸按压在患侧手掌背侧第3掌骨头位置处有明显的下陷。或者是头状骨的位置略高凸而月骨的位置略低凹。医生抓握手掌的手抓握住中指纵向挤压的时候局部疼痛，患者患侧手腕背伸和尺偏的时候受限，这是腕骨间关节的损伤。

如果医生抓握手掌的手令腕关节用力掌屈的时候腕关节的背侧疼痛，这是腕背侧韧带和伸肌腱的损伤。

如果令腕关节用力背伸的时候腕关节的掌侧疼痛，这是腕掌侧韧带和屈肌腱的损伤。

如果令腕关节尺偏的时候腕关节的桡侧疼痛，这是桡侧副韧带的损伤。

如果令腕关节桡偏的时候，腕关节的尺侧疼痛，这是尺侧副韧带的损伤。这些是关节周围韧带的损伤。

【其他检查】

X 线检查不会明确的显示出关节紊乱的状况。但是与健侧对比进行 X 线检查。

如果是桡腕关节损伤，侧位 X 光片对比检查的时候显示患侧桡骨的远侧会有轻度的后移。

如果是腕骨间关节损伤，正位 X 片会显示腕骨的诸骨重叠，侧位片会显示月骨与头状骨分离，发生倾斜或是关节错移的改变。

【治疗原则】

放松肌腱，整复归位。

【手法治疗步骤解析】

1. 放松肌腱

患者坐位，医生位于患者的对侧。令患者前臂旋前，掌心向下。医生一只手抓握住患侧第 2、3、4、5 指，另一只手的手指手掌屈曲，拇指和其余各指分别放置在腕关节的掌侧和背侧抓握在患侧的手腕处，以拇指的指腹处着力放置在患侧腕关节的背侧，其余四指的指腹放置在患侧腕关节的掌侧。拇指与其余四指相对用力，用按揉捏拿的手法放松手腕部的肌肉和韧带。拇指的指腹在腕关节的背侧放松背侧的韧带和伸指肌腱，在桡侧放松桡侧副韧带，在尺侧放松尺侧副韧带。其余四指在腕关节的掌侧放松掌侧的韧带和屈指肌腱。手法治疗的目的是以拇指和其他四指共同用力放松手腕掌侧和背侧的所有肌肉。

2. 整复归位

患者坐位，医生位于患者的对侧，令患肢前臂旋前，掌心向下。

如果是桡腕关节损伤，医生一只手抓握住患侧的第 2、3、4、5 指，另一只手拿握住患侧的手腕，以拇指的指腹与示指远端的桡侧面相对用力，按压在桡骨远端的腕关节处。先以拇指的指端细细地寻查桡骨远端背侧移位错动的部位，或者是桡腕关节处最疼痛的位置。当位置确定之后，抓握手指的手纵向牵拉手指，并在牵拉的状态下轻轻的旋转腕关节，捏拿在腕关节处的拇指指腹和示指远端的桡侧面相对用力按压。抓握手指的手牵拉腕关节先骤然的掌屈，然后极度的背伸，捏拿在关节处的手指顺势下压或是回顶桡骨的远端，这时可以感觉到桡骨远端的移动回位。医生令患肢前臂中立位，拇指向上，一只手抓握住患侧的拇指，以另一只手拇指的指腹与示指远端的桡侧面相对用力，捏拿在桡腕关节处，抓握拇指的手牵拉令腕关节尺偏，在轻轻的转动数次后骤然向尺侧牵拉拇指，使手掌和腕关节极度的尺偏，同时捏拿在桡腕关节处的手指推顶高凸的桡骨回复归位。手法治疗的目的是以牵拉和转动来消除腕关节处肌肉的紧张痉挛，并且加大腕关节的间隙，以腕关节骤然的掌屈背伸来折顶紊乱的关节回复归位。以骤然的牵拉尺偏来挤压紊乱的桡腕关节回位。这些手法的综合治疗，可以使桡腕关节的紊乱错动移位得以调整，使关节回归到正常的生理位置。

如果是腕骨间关节的损伤。患者坐位，医生位于患者的对侧，令患肢前臂旋前，掌心向下。医生一只手抓握住患侧的第 2、3、4、5 指，另一只手拇指的指腹与示指远端的桡侧面相对用力按压在第 3 掌骨远端的月骨和头状骨处。用拇指的指腹按压在腕骨背侧的高凸处，示指远端的桡侧面抵压在腕骨掌侧的高凸处。牵拉手指的手向远端纵向牵拉腕关节并同时轻轻地旋转腕关节，然后骤然向下牵拉，使腕关节掌屈，同时按压在腕关节背侧的拇指用力向下按压高凸的腕骨。随后医生向上牵拉手指，用掌指关节处用力向前推顶，使患侧的腕关节骤然的背伸，同时抵压在掌侧的示指桡侧面用力地推顶腕骨的高凸处，使腕骨间关节微微的错动，使移位高凸的骨关节归复平位。手法治疗的目的是依靠牵拉来消除肌肉的紧张、痉挛、收缩，以在牵拉的状态下轻轻的扭动来加大腕骨之间的间隙，以骤然的掌屈、背伸使腕骨之间的间隙扩大，以按压折顶来使紊乱的腕骨之间的各个腕骨回复到原来的解剖位置。这些手法综合在一起使用，可以调整各个紊乱的骨间关节，使腕骨间关节的紊乱得以调整回复归位。

十四、桡尺远侧关节损伤

【解剖】

桡尺远侧关节是由桡骨的尺骨切迹与尺骨头的环状关节面之间和尺骨头与关节盘构成。

关节盘呈三角形，由纤维软骨构成，所以也叫做三角纤维软骨。腕三角纤维软骨位于尺骨与尺侧腕骨之间，软骨的基底部附着于桡骨远端关节面的尺侧切迹的边缘，向尺侧覆盖尺骨头软骨。软骨尖端附着尺骨茎突的基底部和尺侧腕骨，软骨的掌侧缘和背侧缘都与腕关节囊相连，是一种软骨性的韧带结构组织。

三角软骨盘中央薄而凹陷，易破裂，和桡骨的尺侧切迹共同与尺骨头相连，附着在桡骨、尺骨的关节面上方，关节腔较宽广，可以延伸到尺骨头的关节面上。它的主要功能是连接桡尺远侧关节，连接尺侧腕关节囊，并有限制前臂过度旋转的作用。

【病因病机】

桡尺远侧关节的损伤是由于外伤导致该关节的距离增宽，进而造成腕三角纤维软骨的撕裂以及周围韧带的损伤。由于手腕部受到强烈的扭转，或者是拧毛巾、拧衣服的时候用力过猛，或者是长期频繁的进行手腕旋转的工作。也就是当前臂在旋转运动的时候，腕掌部受到阻力或者是固定的时候，而前臂却还在继续的扭转运动，这样使桡尺远侧关节受到旋转的剪力损伤，从而导致桡尺远侧关节的损伤同时伴有腕三角纤维软骨的损伤。或者是在不慎跌倒的时候手掌在腕关节背伸的位置时撑地受伤，导致腕骨撞击桡尺远侧关节和腕三角纤维软骨，使三角纤维软骨盘损伤或者破裂。由于腕关节和桡尺远侧关节是相通的，所以损伤会致使桡尺远侧关节分离、距离加宽，尺骨小头向背侧移位。

【临床表现】

手腕关节背部桡尺关节的尺侧肿胀，腕关节和前臂的旋转活动受限，旋转用力的动作如拧毛巾的时候，疼痛会加重。手掌不能向下用力按压，手不能端举重物，腕关节扭转运动的时候局部有弹响声，手的握力减弱。与健侧对比观察的时候，患侧的尺骨小头向背侧移位，明显高于健侧。

【手法检查】

患者坐位，患侧前臂旋前位，掌心向下。医生位于患者的对侧，一只手抓握住患侧的手指，另一只手拇指的指腹与示指的桡侧面相对用力，按压在患侧的手腕处。拇指的指腹在患侧手腕背侧的桡尺远侧关节的间隙处和腕关节中间点偏尺侧的位置以及尺骨茎突的位置处按压的时候都会有局限性的压痛。抓握手指的手牵拉患侧腕关节被动旋转的时候，腕背侧的疼痛加重。医生一只手抓握在患侧的前臂的远端，另一只手抓握住患侧的手指令腕关节极度的屈曲、旋前并且在尺偏位纵向的挤压桡尺远侧关节的时候，关节处的疼痛加剧。医生用拇指的指腹在腕关节的背侧按压，患侧的桡尺远侧关节松弛，尺骨小头高凸隆起并且呈松动感，易于推动。医生用双手的拇指分别按压在关节背侧的桡骨远端和尺骨远端，两只示指中节的桡侧面分别按压在关节掌侧的桡骨远端和尺骨远端，两手捏定桡骨和尺骨做上下相对的运动，可以见到桡尺远端关节活动度加大的异常运动表现。

【其他检查】

X 线检查可以见到桡尺远侧关节分离和尺骨头移位的征象。X 线正位片可以见到桡尺远侧关节间隙增宽，侧位片可以见到尺骨头向背侧移位。同时 X 线检查也可以排除骨折和脱位的病理现象。MRI 检查可以确定三角纤维软骨损伤或者破裂的位置和程度。

【治疗原则】

放松肌肉，整复归位。

【手法治疗步骤解析】

1. 放松肌肉

患者坐位，将患侧前臂放置在床上，前臂旋后，掌心向上。医生位于患者的患侧，一只手扶按在患侧的肘部，另一只手自然放松，以手掌的掌根和大、小鱼际处着力按压在患侧前臂的中段，用按摩搓揉的手法从前臂向手腕处滑行移动，放松前臂至手腕掌侧的肌肉。当前臂和腕关节处掌侧紧张僵硬的肌肉放松后，医生令患者将患侧的前臂旋前，掌心向下。医生用同样的手法放松前臂至手腕背侧的肌肉。在掌侧和背侧紧张痉挛的肌肉都放松之后，医生一只手抓握住患侧的手指，另一只手拇指的指腹和示指的桡侧面相对用力拿握在患侧的手腕处，用按揉捏拿的手法放松桡尺远侧关节处和关节周围的肌腱和韧带。重点的部位是桡尺远端关节的间隙处，腕关节中点处偏尺侧的桡骨尺骨之间的间隙处，以及尺骨的茎突处，分离这些部位的痉挛和粘连，按揉松解这些部位高凸隆起的部位。手法治疗的目的是充分放松前臂的屈肌和伸肌，松解桡尺远侧的关节以及关节周围肌腱、韧带的痉挛和粘连，为手法整复桡尺远侧关节的离位做好准备。

2. 整复归位

患者坐位，前臂旋前，掌心向下。医生位于患者的对侧，一只手抓握住患者患侧的手指，另一只手从尺侧捏拿在患侧的手腕处，以拇指的指端按压在桡尺远侧的关节处，拇指的指间关节处抵按在高凸的尺骨小头处，以示指的桡侧面抵按在桡骨远端处。抓握手指的手向远端牵拉腕关节，并且轻度的掌屈、桡偏，同时轻轻地扭转腕关节。按压尺骨小头的拇指指间关节向下按压，同时掌侧示指远端的桡侧面用力向上推顶桡骨的远端。如果感觉到关节滑动，说明桡尺远端关节的移位得到恢复。

医生一只手抓握住患侧的手指，另一只手从掌侧抓握在患侧的手腕处，拇指与其他四指相对用力，用捏拿的手法挤压桡尺远侧关节，使桡骨的远端和尺骨的远端相互靠拢，离位的关节间隙变窄归位。手法治疗的目的是以牵拉来增宽桡尺骨远端与腕骨之间的间隙，以扭转的手法松动桡尺远端关节的嵌顿卡压，以挤压的手法使离位变宽的桡尺远侧关节回归到正常的生理位置。

桡尺远侧关节复位之后，虽然症状减轻，但是三角纤维软骨的损伤并没有完全恢复，这种损伤需要多次的治疗才能恢复。患者坐位，前臂旋前，掌心向下。医生位于患者的患侧，一只手抓握住患侧的手掌，另一只手拇指的指端和示指的桡侧面相对用力按压在患侧的手腕处。拇指的指端在腕关节的背侧细细的触摸桡尺远侧关节周围高凸的部位，并用按摩捏揉的手法在高凸的部位和桡尺远侧关节的周围进行深层肌肉韧带痉挛条索的松解分离。治疗的目的是彻底解除关节周围和三角软纤维软骨周围的嵌顿和粘连。

医生抓握手掌的手向远侧牵拉并轻轻的扭转，同时按压在高凸部位的拇指指端向下按压推挤。治疗的目的是使嵌顿紊乱损伤的三角软骨解除嵌卡，回复到正常的生理位置处。在进行手法治疗的时候，不可以强力的背伸、掌屈和尺偏腕关节，不可以猛力的拔伸、摇动腕关节，以免使损伤加重，治疗的时期延长，甚至造成不可逆的损伤。

十五、手掌骨各关节的损伤

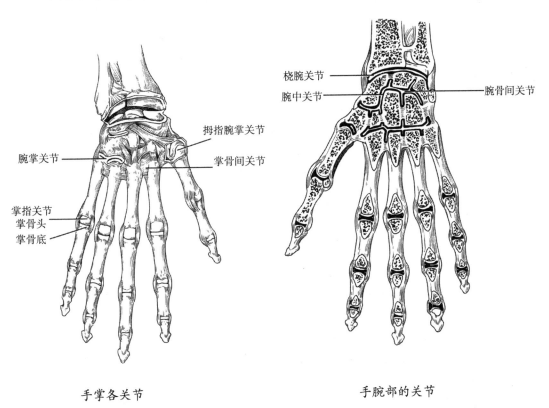

手掌各关节　　　　　　　　　　手腕部的关节

【解剖】
　　腕掌关节是由远侧腕骨的远侧面和掌骨底关节面构成。因为远侧腕骨是四个，而掌骨是五个，所以它们不是一对一的连结。第 1 掌骨底和大多角骨构成关节。第 2 掌骨底和大多角骨和小多角骨构成关节。第 3 掌骨底和头状骨构成关节。第 4 掌骨底和头状骨和钩骨构成关节。第 5 掌骨底和钩骨构成关节。拇指的腕掌关节位于拇指运动轴的基底，在拇指外展，对掌的运动中起着关键作用。第2、3掌骨是手的中央支柱，与关节面不规则的大多角骨、小多角骨和头状骨相连接，所构成的第2、3腕掌关节比较稳定，但是活动度很小。第4腕掌关节可以做15°的屈伸运动。第5腕掌关节的活动范围在25°~30°。

掌骨间关节是由5块掌骨组成。由桡侧向尺侧排列顺序为第1~5掌骨，掌骨的近侧端为底，与远侧腕骨相连结成关节。第1掌骨底关节面呈鞍状，和大多角骨相连结成关节。掌骨的掌骨间关节共有3个，由第2掌骨和第3掌骨，第3掌骨和第4掌骨，第4掌骨和第5掌骨，这些掌骨的掌骨底相邻构成。掌骨的远侧端是掌骨小头，与指骨相连接成为关节。

掌指关节是由各掌骨头和近节指骨基底相连构成。第1掌指关节的掌骨头突度小，关节面宽阔并且孤立在外。第2~5掌指关节相互并排连结，并有坚强的韧带相连。所以比较稳固。

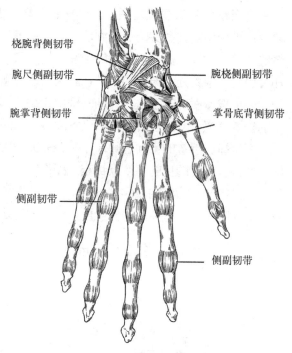

桡腕背侧韧带
腕尺侧副韧带
腕掌背侧韧带
侧副韧带
腕桡侧副韧带
掌骨底背侧韧带
侧副韧带

手腕部背侧面韧带

掌指关节的主要活动是屈和伸。第1掌指关节除了屈伸外，在对掌运动的时候有向内侧旋转的运动。第2~5掌指功能的屈伸，在屈曲的时候范围和力度都大，在伸展的时候范围和力度都小，并且在伸直的时候可以做小范围的内收、外展运动。

【病因病机】

腕掌关节损伤是由于拇指长时间的用力捏拿重物，或者是间接的暴力作用在第1掌骨的时候，造成第1腕掌关节损伤。而扭转、戳碰这些外力可以造成第2~5腕掌关节损伤。掌骨间关节的损伤大多是因为腕掌关节的损伤所引发的，因为掌骨间关节腔和相应的腕掌关节相通，所以腕掌关节损伤的时候也会使相对应的掌骨间关节发生紊乱。掌指关节的损伤以拇指掌指关节的损伤最为常见，大多是由于拇指在背伸位的时候受到了外力的伤害所导致。其他各指一般是在伸直位跌倒的时候手指端触地，或者是在打球的时候手指端受到了猛烈的撞击，暴力从掌侧向背侧推挤，使掌指关节极度的背伸，掌骨头向掌侧错动移位，同时近节指骨的基底向背侧错动移位。

【临床表现】

腕掌关节损伤后，损伤的关节处酸胀疼痛，用力的时候疼痛加重，关节活动受限。

如果是第1腕掌关节损伤，在拇指内收、外展的时候关节内有滑动摩擦的声响。

如果是其他的腕掌关节的损伤，则损伤的关节处酸胀，自我感觉关节处不吻合，活动的时候不灵活，手的握力减弱。掌骨间关节损伤后，损伤的关节处酸痛不适，同时手的握力减弱。掌指关节损伤后，损伤的关节处肿胀疼痛，掌指关节弹性固定在过伸位，手的功能丧失。

【手法检查】

患者坐位，医生位于患者的对侧，令患者将患侧的前臂旋前，掌心向下。医生一只手抓握住患侧的第2、3、4、5指，另一只手抓握在患侧的手腕处，以拇指的指腹和示指的桡侧面相对用力，按压在掌骨近端的腕掌关节处。抓握手指的手令拇指内收位，腕关节尺偏位。医生的拇指在第1腕掌关节处的背侧可以触压到高凸隆起的关节，局部会有明显的压痛。抓握手指的手令患侧手指伸直位，腕关节略掌屈位。医生的拇指在手掌背侧第2~5腕掌关节处触压，损伤关节处的掌骨近端会有高凸隆起，并且有明显的压痛。沿着损伤掌骨的关节远端纵向挤压的时候，损伤的关节处酸痛。

如果是掌骨间关节的损伤，医生用拇指在损伤的骨关节处触压，骨关节之间有凹凸错落而不平整的异常表现，并且损伤的关节处压痛明显。捏住损伤的关节的掌骨远端纵轴挤压的时候，局部酸痛。

如果是掌指关节的损伤，拇指掌指关节损伤后的压痛点是在掌指关节的内侧，大鱼际外缘的桡侧和背侧。关节处肿胀，掌骨头向掌侧高凸，近节指骨基底向背侧隆起。其他掌指关节损伤后，医生用拇指在损伤的关节处触压，在掌骨远端的掌侧和背侧可以触摸到隆起紊乱的掌指关节。抓握损伤关节手指的远端纵轴挤压的时候，损伤的关节处酸痛。

【其他检查】

X线检查一般无法明确显示各关节损伤的征象。但是可以排除骨折和脱位。

【治疗原则】

放松肌肉，整复归位。

【手法治疗步骤解析】

1. 放松肌肉

患者坐位，将手放置在床上，令前臂旋后，掌心向上。医生位于患者的患侧，一只手扶按在患者患侧的肘部，另一只手自然放松，以掌根和大、小鱼际处着力放置在患侧前臂的远端，用按摩推揉的手法放松前臂远端、腕关节处、手掌处和掌指关节处掌侧的肌肉韧带。医生令患侧的前臂旋后，掌心向下。用同样的手法放松前臂远端至掌指关节背侧的肌肉韧带。手法变换，医生一只手抓握住患侧的手指，另一只手抓握住患侧的手腕部。拇指的指腹和示指的桡侧面分别放置在手腕的掌侧和背侧，以拇指的指腹和示指的桡侧面相对用力，用捏揉的手法从掌侧和背侧放松损伤关节处的肌腱和韧带。手法治疗时操作的方向是从关节的近端向关节的远端滑行移动治疗。治疗的目的是尽可能地消除肌肉和损伤关节处的紧张和痉挛，改善局部的微循环，消除水肿，为关节的整复做好准备。

2. 整复归位

患者坐位，医生位于患者的对侧。如果是腕掌关节损伤中的拇指掌指关节损伤，医生令患侧前臂中立位，拇指向上。一只手抓握住患侧的拇指，让患者拇指的指腹抵按在医生手掌掌横纹的桡侧端，另一只手抓握在患侧的手腕处，用拇指的指腹处着力按压在高凸隆起的掌指关节处，抓握拇指的手向远端牵拉并且背伸拇指。当感觉到第一掌指关节的位置处稍有松动的时候，抓握拇指的手骤然背伸牵拉，同时按压在腕掌关节处的拇指用力推挤，如果关节处有滑动感或者是听到了滑动的声响，说明治疗成功。

如果是其他的腕掌关节损伤，医生令患侧前臂旋前，掌心向下，一只手抓握住患侧的手掌，用拇指和示指相对用力，捏握住损伤关节的掌骨。另一只手拿握在患侧的手腕处，以拇指的指腹和示指的桡侧面抵按在损伤的腕掌关节掌侧和背侧高凸隆起的部位，捏拿掌骨的手向远端牵拉，当感觉到损伤的关节处稍有松动，骤然掌屈，同时按压在掌指关节高凸隆起位置处的手指从掌侧或是背侧推挤错动移位的关节。如果感觉到关节的滑动，或者是治疗后高凸不平的关节平复，说明治疗成功。腕掌关节损伤的治疗手法主要是以牵拉来松解肌腱韧带的紧张痉挛，加大关节的间隙；以在牵拉的状态下折顶挤压来促使错动移位的关节归复回位，以此来消除腕掌关节紊乱而引发的各种症状。

如果是掌骨间关节损伤。患者坐位，医生位于患者的对侧，令患侧前臂旋前，掌心向下。一只手抓握住患侧的手腕，以拇指的指腹和示指的桡侧面着力放置在掌侧和背侧掌骨间关节损伤后的高凸处。另一只手拇指的指腹和示指的桡侧面相对用力捏拿在损伤关节的掌骨处，捏拿掌骨的手牵拉掌骨的同时，轻轻地扭转掌骨。按压在掌骨近端的拇指和食指用力推压高凸隆起的关节。如果关节滑动高凸的部位平复，说明治疗成功。

如果治疗的效果不明显，捏拿在掌骨远端的示指向前移动，抵按在掌骨掌侧的中段，拇指的指腹按压在掌骨的远端，双手同时用力，使掌骨的近端向背侧推的推顶，然后骤然的使手掌背伸，在推顶和背伸的同时用力推压高凸的关节处，使错动移位的掌骨归复回位。掌骨间关节的损伤大多是因为腕掌关节损伤所引发的，所以在治疗腕掌关节损伤的时候，掌骨间关节的损伤也会同时得到治疗。

如果在治疗腕掌关节损伤的时候没有得到恢复，在对掌骨牵拉和扭动的时候，关节一般就可以恢复。如果关节仍然没有恢复正常，用掌屈推顶、背伸折顶按压的手法就可以使关节恢复到正常的位置。

如果是掌指关节损伤中的第一掌指关节损伤。患者坐位，医生位于患者的对侧，令患者的患侧前臂中立位，拇指向上。一只手拇指的指腹和示指的桡侧面相对用力捏拿固定住第一掌骨，另一只手拇指的指腹放置在第一指骨近节远端的背侧，示指的桡侧面放在第一指骨近节近端的掌侧，双手同时用力捏拿。捏拿在指骨的手向远端纵向的牵拉，在牵拉的同时轻轻地扭动指骨，并且在牵引的状态下按压在指骨远端的拇指用力下压，同时推按在指骨近段的示指用力向上推顶。如果感觉到关节的滑动，说明治疗成功。其他各掌指关节的治疗办法与第一掌指关节损伤的治疗手法相同，只是位置的不同。手法治疗的目的是以牵拉来松解关节周围肌腱韧带的紧张痉挛，以轻轻的扭动来缓解关节内的卡压和交锁嵌顿，以牵拉折顶来使紊乱错动移位的关节恢复原位。各种手法综合运用，就可以消除掌指关节紊乱所导致的各种症状。

十六、指间关节损伤

【解剖】

指骨共有 14 节，除拇指只有 2 节指骨外，其余各指均有 3 节，由近端到远端依次分为近节指骨、中节指骨和和远节指骨。每节指骨又分为近端的底、中间的体和远端的头这三个部分。组成每个手指的三节指骨之间构成两个关节叫做指间关节。指间关节共有九个。靠近掌指关节的叫做近侧指间关节，靠近手指末端的叫做远侧指间关节。拇指只有两块指骨，因此只有一个指间关节。指间关节只能做屈伸运动，各个指间关节的两端都有覆盖的关节软骨。拇指和手指的两侧各有侧副韧带，可以防止关节的异常侧向弯曲。

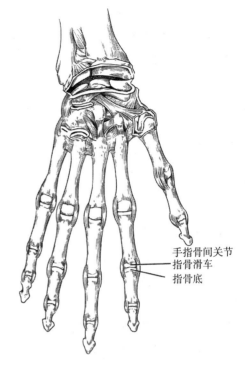

手指骨间关节
指骨滑车
指骨底

手指间关节

【病因病机】

由于在剧烈运动的时候手指受到了撞击或是压轧。或者是外伤，或是跌倒的时候受伤等这些间接的暴力导致指间关节过度的背伸、侧屈、扭转等引起损伤。或者当某一个手指的尖端受到了猛烈冲撞的时候也可以引起关节的损伤。如果指间关节受到外伤而突然的侧向弯曲，可以引起关节囊和对侧的侧副韧带损伤。

【临床表现】

损伤可以发生在各手指的近侧指间关节和远侧指间关节。伤后指间关节处剧烈的疼痛，关节处肿胀，手指无法伸屈，呈现强直的伸直位。如果是侧副韧带损伤，指间关节处肿胀粗大，关节两侧触碰的时候疼痛明显，手指远端的指甲呈歪扭的状态。如果是关节损伤，常常会伴有软骨面的塌陷，关节轻度偏歪成角。

【手法检查】

患者坐位，医生位于患者的对侧，令患者前臂旋前，掌心向下。医生一只手拇指的指腹与示指的桡侧面相对用力，捏拿住患指近节的指骨。另一只手拇指的指腹和示指的桡侧面相对用力放置在患者损伤的关节处，从关节的近端向远端滑行移动触摸诊查。如果是指间关节损伤，手指在损伤关节的掌侧和背侧滑行移动触摸的时候，可以感觉到关节处高凸、凹陷不平顺，从掌侧和背侧相对捏压的时候，关节疼痛。如果是侧副韧带损伤，手指在关节的桡侧面和尺侧面相对捏压的时候疼痛明显，关节损伤的一侧肿胀粗大，医生的手指捏拿住患侧手指的远端令指间关节被动的侧方活动时，损伤的关节有侧向的异常活动并疼痛剧烈。

【其他检查】

X 线检查大多无明显的异常现象，但是可以排除撕脱骨折和关节脱位。

【治疗原则】

顺理肌腱韧带，整复关节归位。

【手法治疗步骤解析】

1. 顺理肌腱韧带

患者坐位，患侧前臂旋前位，掌心向下。医生位于患者的对侧，以一只手拇指的指腹与示指的桡侧面相对用力，捏拿住损伤指间关节近节指骨的掌侧和背侧。另一只手拇指的指腹和示指的桡侧面相对用力，捏按在损伤关节的尺侧面和桡侧面，用搓揉刮摩的手法轻轻顺理关节两侧的肌腱和韧带，不要用力捏揉关节的两侧，只是顺理损伤关节近节和远节的肌腱和韧带。手法变化，医生用拇指的指腹和示指的桡侧面相对用力，捏拿在损伤关节的近侧节处，拇指的指腹按压在损伤关节的背侧固定不动，示指的桡侧面在损伤关节的掌侧用刮摩的手法，从损伤手指的近节向损伤的关节处再至损伤关节的远节这样的顺序进行往复的刮摩。治疗的目的是顺理屈指肌腱，将损伤后弯曲扭转的筋膜疏通理顺，改善局部的血液循环障碍，消除肿胀和疼痛。

2. 整复关节归位

患者坐位，患侧前臂旋前位，掌心向下。医生位于患者的对侧，一只手拇指的指腹和示指的桡侧面相对用力，捏拿住损伤关节近节指骨的掌侧和背侧。另一只手拇指的指腹和示指的桡侧面相对用力，捏拿住损伤关节远节指骨的掌侧和背侧。两手相对用力，将远节指骨向远端牵拉，当指间关节稍有松动的时候，轻轻的扭动旋转远节指骨，使指间关节松弛，嵌卡解除，关节滑利归位。如果治疗不成功，就用拇指的指腹按压在关节的远节指骨上固定不动，示指的桡侧面推顶到损伤关节掌侧的下端，拇指下按使指间关节屈曲，同时示指在掌侧向上推顶，这样就可以解决嵌卡，使扭转紊乱的关节归位。治疗的目的是通过牵拉使关节间隙增宽，用扭转和屈曲折顶的手法解除嵌卡，使紊乱错动移位的关节回归复位。以此来治疗指间关节损伤而导致的关节紊乱症。

第三节
腰部、骶髂部各种损伤的手法治疗

凡是由于各种原因导致腰部、腰骶部、骶髂部各个部位的骨关节、肌肉、肌腱、韧带、筋膜损伤所引发的疼痛、功能障碍等各种症状，都在这里讨论。它包括了腰椎间盘突出、腰椎小关节紊乱等多个部位的关节紊乱。腰骶关节损伤，骶髂关节损伤等多个关节的损伤。腰部、腰骶部、骶髂部肌肉、肌腱、韧带、筋膜的损伤，以及对这些损伤的手法检查和手法治疗的各种方法。

一、急性腰肌扭伤

急性腰肌扭伤是常见病和多发病。因为损伤的原因不同，所以会造成多个肌肉、韧带的损伤，其中最常见到的是竖脊肌的损伤和下后锯肌的损伤。

【解剖】

竖脊肌是躯干背侧深层的长肌，位列于脊柱的两侧，共分为棘肌、最长肌和髂肋肌三个部分。它们共同起于骶骨的背侧、髂嵴的后部，腰椎棘突和胸腰筋膜。棘肌止于颈椎和胸椎的棘突。最长肌止于颈椎和胸椎的横突以及颞骨乳突。髂肋肌止于肋骨的肋角。受发自脊神经后支的支配。

功能是固定肌肉的起点，如果两侧收缩，可以使脊柱后伸并仰头。如果一侧收缩，可以使脊柱向同侧侧屈。

下后锯肌起于第 11~12 胸椎和第 1~2 腰椎棘突的侧面，止于第 9~12 肋骨角的外侧，受发自胸神经前支的支配。功能是帮助吸气。

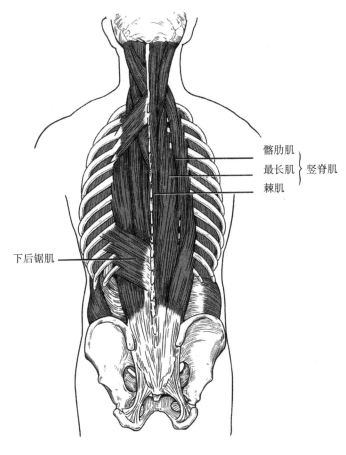

腰肌

【病因病机】

急性的腰肌扭伤大多是因为人体剧烈的运动时受伤，或者是跳跃的时候受伤；或者是因为转身弯腰扭闪身体的时候受伤；或者是因为运动的时候运动不协调；或者是提杠重物的时候用力过猛，姿势不正确；或者是因为搬抬重物的时候配合不当；或者是因为突然剧烈的咳嗽这些原因引发了腰部的肌肉、韧带强力的收缩而造成肌肉、筋膜、韧带等软组织撕裂或是损伤，从而引发各种不同的症状。

【临床表现】

损伤发生后腰部疼痛，呈持续性的剧痛。疼痛可以发生在骶骨的背面、髂棘的后部、腰椎的棘突上和棘突之间，胸腰的背侧筋膜处，胸腰椎棘突的患侧面和肋骨角处。腰部的活动受限，仰俯扭转困难，睡觉的时候强迫体位不敢翻身，站立的时候要用手扶按在腰部来减轻疼痛，咳嗽，打喷嚏和大便用力的时候可以使疼痛加重。有时剧烈的疼痛会影响到呼吸时的吸气。疼痛部位的肌肉紧张僵硬，压痛明显。

【手法检查】

患者俯卧位，医生位于患者的一侧。双手自然放松伸直，分别放置在患者腰背部脊柱的两侧。双侧对比触摸按压诊查，双侧腰背部的肌肉有没有僵硬、肿胀或者是发热的异常表现，有没有压痛明显的部位，压痛点的具体位置以及疼痛的状况。

医生一只手扶按在患者的背部，另一只手的手掌手指平伸，以中指按压在椎体的棘突上，以第2指和第4指按在棘突的两旁，从胸椎的中段到骶椎的末端从上向下滑行移动诊查，观察脊柱有没有侧弯变形，腰椎的生理曲度是否正常，是否有消失或是反弓。在胸椎、腰椎和骶椎的棘突上、棘突之间以及棘突的旁侧有没有肿胀、压痛和肌肉痉挛。如果有，就用拇指的指腹或者是指端处按压在疼痛有症状的部位来帮助确定诊查。

如果症状发生在棘突上，轻轻按压的时候就有明显的压痛时，大多是棘上韧带的损伤。

如果症状发生在两个棘突之间，大多是棘间韧带的损伤。医生手指手掌放松平伸，以第2、3、4指的指腹处用力按压在病患症状发生的部位。如果疼痛症状发生在胸腰椎下部和腰椎上部的肌肉处，在肌肉的表浅层就可以触按到条索状的肌肉痉挛，大多是胸腰筋膜的损伤。

如果疼痛症状发生在腰椎1~2的横突处和第9~12肋骨的背侧，并且疼痛症状影响到了呼吸时的吸气障碍，同时在这些部位可以触按到疼痛性的结节。大多是下后锯肌损伤。

如果疼痛症状发生在腰骶部，在骶椎和髂骨之间有明显的压痛，并且可以触按到条索状肌肉痉挛的时候，大多是竖脊肌损伤。

如果疼痛症状发生在髂骨后侧的上缘和内缘的部位，在这些部位有明显的压痛，并且可以触按到疼痛性结节的时候，大多是髂腰韧带的损伤。

【其他检查】

X线检查、CT检查、MRI检查无明显的异常。

【治疗原则】

放松肌肉，松解肌肉痉挛，调理经络气血。

【手法治疗步骤解析】

1. 放松肌肉

患者俯卧位，医生位于患者的一侧。一只手扶按在患者的背部，另一只手的手掌手指自然放松，以掌根和大、小鱼际处着力放置在患者的腰背部，用按摩推揉的手法放松腰背部、腰部和腰骶部的肌肉。手法宜轻不宜重，时间可以稍稍的长久一点，放松的面积可以稍大一些。手法治疗的目的是放松肌肉，缓解肌肉的紧张痉挛，同时还可以缓解患者因为治疗而产生的紧张情绪。

2. 松解肌肉痉挛

患者俯卧位，医生位于患者的一侧。

如果在棘上韧带或者是棘间韧带的损伤。医生的手掌手指自然屈曲，以拇指的指端着力按压在腰椎棘突上损伤的部位，从上向下做循环往复地推挤按压。或者是用手掌的掌根处着力按压在腰椎棘突之间损伤的部位，从棘突之间的旁侧用重按压、轻分理的手法松解痉挛。手法治疗的目的是松解韧带的痉挛，消除肿胀疼痛的症状。

如果是胸腰筋膜的损伤，医生一只手的手掌平伸放松，以拇指指间关节的桡侧面着力放置在脊柱胸腰段的背侧。另一只手自然放松，以掌根处着力叠压在拇指的指间关节处增加力量。用按压推揉的手法在腰背部损伤的肌肉处做滑行移动的按压推揉。如果在按揉的时候触按到了疼痛的结节，就要用拇指的指间关节从上向下推压来松解这些肌肉痉挛的结节。当腰背部的结节松解之后，手法变换。医生用拍打叩击的手法鼓荡气机，用抓取的手法抓取内里的寒凉邪气向外透出，用扫散的手法将外透的寒凉邪气向腰骶疏导引领扫散驱除。手法治疗的目的是松解肌肉的痉挛，消除局部气血的郁滞，改善因为肌肉痉挛而产生的疼痛症状。

如果是下后锯肌的损伤。医生以一只手拇指的指关节的桡侧面着力放置在病患的部位，以另一只手手掌的掌根处着力叠压在拇指的指间关节处增加力量。按压的重点部位是，胸椎11~腰椎2棘突的患侧旁边。患侧的第1~2腰椎的横突处和患侧的第9~12肋骨的背侧。在这些部位按压的时候，如果触及到了因为肌肉损伤而产生的结节，医生用按摩推揉的手法，在棘突的旁侧用推揉的手法从上向下做循环往复的治疗操作，来松解肌肉的痉挛。在第1~2腰椎横突的部位用推压分理的手法从外侧向横突的内侧推压弹拨，以松解肌肉的痉挛。在肋骨处按压疼痛部位肋骨的背侧，寻找压痛明显并且有结节条索的部位，用推按的手法沿着肋骨行走的方向从外侧向脊柱的方向推摩顺理，以此来缓解肌肉的痉挛。医生用拍打叩击的手法在这些损伤的部位，进行反复多次地拍打叩击，以此来鼓荡气机，疏通郁闭的经络气血，用抓取的手法抓取内里的寒凉邪气向外透散，用扫散的手法疏导引领寒凉的邪气向腰骶部流动，最后从腰骶部将寒凉邪气驱出体外。

如果是竖脊肌的损伤。医生以一只手拇指指节关节的桡侧面着力放置在患侧的部位，以另一只手手掌的掌根处着力叠压在拇指的指间关节增加力量。按压的重点部位是腰骶关节、腰椎4~5的棘突旁侧和横突处，以及骶椎的棘突旁侧的这些部位。在这些部位如果触压到了结节和条索状的肌肉痉挛，医生就用推揉的手法从上向下做循环往复的手法操作来松解肌肉的僵硬。用按压弹拨分理的手法解除肌肉的痉挛。并且用掌根着力进行推压的手法顺理腰骶椎旁竖脊肌紊乱扭转的肌纤维。用拍打叩击的手法鼓荡气机，用指端滑散的手法破散腰骶部郁闭的气血，用抓取的手法抓取内里的寒凉邪气向外透散，用扫散的手法将外散的寒凉邪气向尾椎疏导引领扫散祛除。

如果是髂腰韧带的损伤。医生以一只手拇指指间关节的桡侧面着力放置在病患的部位。以另一只手的掌根着力，叠压在拇指的指间关节增加力量。按压的重点部位是髂骨的后上缘处髂骨的内侧缘和腰骶关节。在这些部位如果触及到了条索状的肌肉痉挛，医生就用按揉推压的手法从髂骨的上缘向腰椎的方向顺理痉挛的肌肉，在髂骨的内侧缘和骶椎之间，用从上向下循环往复地推揉手法解除肌肉痉挛。在腰骶关节的位置，用从上向下按压的手法松解肌肉痉挛。手法变换，医生手掌自然放松，以手掌的掌根着力，用推搓的手法顺理所有部位的肌纤维紊乱。用拍打叩击的手法鼓荡气血，用抓取的手抓取内里的寒凉邪气透出，用扫散的手法将外散的寒凉邪气向骶尾处导引扫散驱除出体外。

3. 调理气机

在使用手法对肌肉的痉挛进行调整顺理之后，还需要对郁闭的气机进行调理。患者俯卧位，医生位于患者的一侧。一只手扶按在患者的背部，另一只手的手掌自然放松，放置在患者的背部，以掌根和大、小鱼际处着力，用按摩推搓的手法再一次的大面积放松背部、腰部和腰骶部的肌肉，以局部产生温热感为度。手法变换，医生手掌手指屈曲，在第 2、3、4 指的指端处着力放置在病患的部位，用滑摩搓擦的手法破散身体表层闭郁的气机。重点的部位是腰椎 1~2 的横突处，第 9~12 肋骨的背侧，腰骶关节处，骶椎的棘突旁，髂骨的上缘和内侧缘这些部位。用拍打叩击的手法振奋经络气血，用抓取的手法取内里的寒凉病邪之气外出，用扫散的手法将病邪之气疏导引领到骶尾处驱除外散。在使用手法对这些部位进行治疗的时候，在对腰椎 1~2 横突处和第 9~12 肋骨的背侧进行治疗的时候，以拍打叩击和扫散为主。在对腰骶关节和骶椎与髂骨之间的治疗时，以抓取和扫散为主。各种手法相互配合治疗的目的，就是为了疏通郁闭的气机，松解尚未完全解除的痉挛，振奋经络气血，驱除因为损伤气滞血瘀而导致的寒凉邪气。以此来消除急性腰扭伤而引发的各种症状。

二、腰椎小关节紊乱症

【解剖】

腰椎小关节也叫做关节突关节，在每一个腰椎的两侧，都有一对上关节突，还有一对下关节突。相邻椎体的上下关节突相互对应，共同形成了关节突关节。每两个腰椎之间都有一对关节突关节，这个关节属于滑膜关节，可以使两个腰椎之间做一定范围的活动。关节突的关节囊位于关节突的后侧外部，关节囊的底层是关节滑膜，滑膜位于相临的关节之间，使关节利于滑动。腰部的神经根从关节突关节的前方通过，支配的神经受来自腰神经后支的内侧支支配。

【病因病机】

因为搬抬扛运重物的时候腰椎受到了过大的垂直压力而受伤，或者是因为腰椎扭转的时候姿势不正确，导致腰椎的小关节发生损伤错位，引起腰椎的不稳定和腰痛。脊柱因为强烈而不当的活动而引发剧烈的腰部疼痛。还有可能是滑膜的炎症，腰椎小关节损伤，后缘的间隙张开吸入滑膜，滑膜来不及退出而嵌卡在关节之间造成小关节的错位，或者是关节滑膜被挤压到相邻的关节面之间，形成了滑膜嵌顿而引发剧烈的疼痛。

【临床表现】

有扭腰闪腰的外伤史。或者是长时间弯腰工作后在改变为直腰的过程中受伤，伤后腰部立即产生了一侧或者是两侧的剧烈疼痛，腰部的活动明显受限，疼痛会随着腰部的活动增大而加重。患者大多会处于强迫体位，站立的时候身体略前屈，躺卧的时候要屈身侧卧。因为轻微的移动就可以引起疼痛，所以患者害怕别人的搬动。腰肌紧张痉挛，腰椎的生理曲度消失，在损伤的小关节处有明显的压痛和叩击痛。

【手法检查】

患者坐位，医生位于患者的背侧。医生一只手扶按在患者的肩部，另一只手的手指手掌平伸放松，放置在患者胸背的部位，用掌心和第 2、3、4 指的前端处着力，从胸椎向腰骶部滑行移动扪抚诊查。诊查在哪一个椎体的位置处温度略有增高，双侧腰肌痉挛僵硬的程度和腰椎生理曲度消失和改变的状态。

医生一只手的手掌微屈，以拇指的指端处着力按压在胸椎下端的棘突旁边。扶按在肩部的手抓握住肩部并向后牵拉，使患者的脊柱处于略后伸的位置，抵按在棘突旁侧的拇指从上向下滑行移动地依次推按每一个腰椎椎体的棘突，认真的寻找在哪一个棘突的位置处有高凸隆起的倾斜偏歪，并且有明显的压痛。在位置确定之后，仔细地触摸诊查棘突偏歪的形态。

如果棘突隆起的上方略凹陷，那么这个隆起的部位就是这个棘突的下沿；如果隆起的棘突的下方略凹陷，那么这个隆起的部位就是这个棘突的上沿；如果在这个棘突左右的两侧隆起和凹陷的位置上下相反，并且都有明显的压痛，并且局部的肌肉紧张痉挛，就可以确定损伤紊乱的小关节就是在这个椎体受到外力的伤害所导致的。

【其他检查】

X 线的检查可以见到腰椎生理曲度的改变。腰椎的棘突偏歪，双侧的小关节明显不对称，关节的间隙出现增大和重叠。CT 检查和 MRI 检查可以帮助确诊。

【治疗原则】

放松肌肉，松解痉挛；整复归位，调理气血经络。

【手法治疗步骤解析】

1. 放松肌肉，松解痉挛

患者俯卧位，医生位于患者的一侧。医生一只手扶按在患者的背部，另一只手的手掌手指自然放松，以掌根和大、小鱼际处着力，放置在患者的腰部，用按摩推揉的手法从上向下循环往复地放松腰椎两侧的肌肉，松解肌肉的紧张痉挛。当腰部的肌肉略有松软并且有温热感的时候，手法变换。医生以一只手拇指指关节的桡侧面着力，放置在患者腰部的棘突旁，以另一只手的掌根处着力叠压在拇指的指间关节处增加力量。用按压、横行拨筋、顺行理筋的手法松解每一个椎体的棘突两旁深层肌肉痉挛，特别是在损伤偏歪的棘突两侧要做循环往复的重点的松解治疗，尽可能地使紧张痉挛的肌肉能够得到放松。手法治疗的目的是放松紧张僵硬的肌肉，松解紊乱椎体棘突两侧的肌肉挛缩，为整复归位的治疗做好准备。

2. 整复归位

患者坐位，医生位于患者的背侧。医生用左手抓握住患者的左肩向后牵拉，使患者胸部和腰部挺起处于后伸位。用右手的拇指指端处着力推压在患者腰椎的棘突旁，从上向下逐个顺序推压每一个棘突的上端和下端。当触按到有隆起高凸的棘突的时候，要确定是在棘突的上端还是下端，并且要在隆起高凸的另一端寻找凹陷的位置。

医生用右手抓握住患者的右肩向后牵拉，令患者胸部腰部挺起处于后伸位，用左手拇指的指端处着力推压在腰椎棘突的旁侧，从上向下顺序推压每一个棘突的上端和下端，在触按到高凸隆起的棘突的时候，要确定位置是在棘突的上端还是下端。当偏歪棘突的各个位置确定之后，医生令患者双脚分开与肩平行，令一个助手用双膝夹住患者患侧的膝关节，双手按压在患侧大腿的近端固定。医生用一只手拇指的指端抵按在患侧棘突隆起高凸的位置处，另一只手从患者健侧的腋下胸前穿过，抓握在患侧的肩上。令患者双臂环抱，身体前屈。抓握肩部的手牵拉身体使身体向健侧旋转，先轻轻地旋转晃动数下，当患者紧张感放松的时候，骤然加大牵拉旋转的力度，同时抵按在隆起高凸棘突处的拇指用力推顶按压，这时可以感觉到棘突的滑动和听到关节复位的弹响声，说明这一侧的整复复位的治疗完成。

医生用一只手拇指的指端抵按在健侧高凸隆起的棘突上，另一只手从患者患侧的腋下胸前穿过，抓握在健侧的肩上。令助手用双膝夹住患者健侧的膝关节，双手按压在患者健侧的大腿近端固定。令患者双臂环抱，身体前屈，用同样的手法做旋转腰椎，推顶偏歪棘突的手法操作，使患侧偏歪的棘突平复，紊乱的小关节复位。手法治疗的目的，是用旋转推顶的手法从紊乱关节的健侧和患侧调整偏歪的棘突，以此来促使紊乱移位的小关节回复归位，恢复腰椎正常的生理功能。

3. 调理气血经络

患者坐位，医生位于患者的背侧。双手握拳，以双手第2、3、4指的指关节处着力，用稍大的力量按压在整复后的棘突两侧，用按压推揉的手法松解患者棘突两侧的肌肉痉挛。

医生位于患者的一侧，一只手抚按在患者的肩部，另一只手的手掌手指平伸放松，用掌根和大、小鱼际处着力，用推揉搓摩的手法从上向下循环往复地放松棘突两侧的肌肉。当局部有温热感的时候，手法变换。医生用第2、3、4指的前端处着力，用拍打叩击的手法轻轻地拍打病患的棘突处和棘突的两旁，从此来振奋经络气血，扩张微循环。当有寒凉感向外透散的时候，用抓取的手法抓取内里郁闭的寒凉邪气向外透出，用扫散的手法将外透的寒凉邪气疏导引领到骶尾处向外扫散驱除。手法治疗的目的是疏通经络，行气活血，扩张微循环，舒缓肌肉的痉挛，整复关节归位，消除腰椎小关节紊乱所导致的各种症状。

【注意事项】

手法对腰椎小关节紊乱的整复，要从健侧和患侧两方面都进行整复才能完全恢复。整复的时候要先向健侧旋转，因为这样患者痛苦小，紧张的感觉低。当健侧整复完成后疼痛减轻的时候，再向患侧旋转整复，这样治疗的时候也会比较顺利。如果一侧整复治疗后触摸感觉另一侧棘突的隆起不明显了的时候，也必须要对这一侧进行整复治疗，只有这样才能使小关节完全彻底的回归到正常的生理位置。

手法整复腰椎小关节紊乱的时候，在整复时患者身体前屈的角度是根据腰椎小关节损伤椎体的位置来决定的，损伤关节椎体的位置越高，身体前屈的角度越小，损伤关节椎体的位置越低，身体前屈的角度越大。

在对腰椎小关节整复的时候，身体的旋转扭动要和拇指指端的推顶挤压相互配合操作，在旋转推顶的时候要顿挫用力使小关节回归复位，不可以用暴力推压棘突，以免造成棘突的骨折而引发更加严重的损伤。

三、腰椎间盘突出症

【解剖】

腰椎间盘一共有五个，每一个椎间盘都牢固地连接着两个相邻的椎体。椎间盘是由三个组成部分而构成的椎间纤维软骨盘，也就是由纤维环、髓核、软骨板三个部分构成。在外围是由同心环绕而强韧的结缔组织和纤维软骨所构成的纤维环，在内有半液状并且富有弹性的髓核，并由上、下各有一层的软骨板构成椎间盘的上下壁，通过软骨板与椎体相互连接，椎间盘的前方和侧方的纤维环厚而强韧，与前纵韧带紧密地附着在一起，而后方的纤维环薄弱，与较薄弱而疏松的后纵韧带附着。椎间盘相当于一个微动关节，它的弹性很强，使脊柱之间能够活动，它可以压缩和伸展，可以吸收由于各种原因在体内产生的震荡力，也可以因为压缩力不均匀而向前后左右倾斜，在腰前屈的时候，椎间盘前方承重，髓核后移。腰后伸的时候，椎间盘后方承重，髓核前移。所以椎间盘始终承受着不均匀的压力，并不断地受到挤压和牵拉。椎间盘的主要功能就是提供脊柱纵轴的稳定性，并保持腰椎有一定范围的前屈、后伸、侧弯和旋转活动。

腰椎间盘纤维环破裂，髓核脱出而压迫神经根的症状，主要是在腰丛和骶丛。

腰丛是由腰椎1~4腰神经的前支组成。主要有股神经和闭孔神经。股神经在腰大肌和髂肌之间下行，经腹股沟韧带的深面至股三角内，主要支配大腿前肌群和大腿前面的皮肤，闭孔神经在腰大肌内侧缘穿出，穿闭孔至大腿内侧，主要支配大腿内侧肌群和大腿内侧面的皮肤。

骶丛是由腰椎4~5腰神经的前支和骶、尾神经的前支组成。主要有坐骨神经、臀上神经、臀下神经和阴部神经。坐骨神经梨状肌下孔出骨盆，在臀大肌的深面，经坐骨结节与大转子之间，沿大收肌的后面在半腱肌、半膜肌，股二头肌之间下降，在大腿后面支配大腿后肌群。在腘窝处分为胫神经和腓总神经。胫神经沿腘窝中线下行，穿比目鱼肌腱深面进入小腿后区，通过内踝至足底，支配小腿后肌群和足底肌以及小腿后面和足底的皮肤。腓总神经沿腘窝上外侧缘下降，绕腓骨颈至小腿前面。分为腓浅神经和腓深神经。支配腓骨长肌，腓骨短肌，小腿肌前群和足背肌，以及小腿前外侧下部和足背、趾背的皮肤。臀上神经经梨状肌上孔出骨盆，支配臀中肌、臀小肌和阔筋膜张肌。臀下神经由梨状肌下孔出骨盆，支配臀大肌。阴部神经经梨状肌下孔出骨盆。绕坐骨棘经坐骨小孔至坐骨直肠窝，分布于会阴部、外生殖器的肌肉和皮肤。

【病因病机】

椎间盘的退行性改变是病患发生的基本因素。退行性病变发生之后，椎间关节松动而失去了稳定性，椎间盘的弹性和韧性降低，张力下降，椎间隙变窄，周围的韧带松弛，椎体之间会产生过度的活动，而使损伤容易发生。而椎间盘自身的解剖弱点又是缺乏血液循环，修复能力差，这就导致损伤之后不容易恢复。

椎间盘关节突关节等结构形态的改变又导致了椎间孔的变形和位置的变化，这就又增加了神经根受压的危险。在椎间盘退行性改变的基础上，腰部的突然负重，或者是急性的扭伤；或者是腰部在屈曲位的时候突然扭转；或者是长期反复的积累劳损。例如弯腰工作，姿势不良，搬抬重物，或者是突然的打喷嚏，剧烈的咳嗽和因为便秘，所以在排便的时候用力屏气等原因使腹压增高。或者是妊娠，或者是感受了寒凉潮湿的邪气引起小血管的收缩，从而导致肌肉的痉挛。所有这些原因都可以增加椎间盘的挤压力，使椎间盘内的应力分布不均匀而导致椎间盘的突出。腰椎间盘的突出以向后外侧的突出居多。在向后外侧突出的时候，常常会压迫下一个椎体的神经根。例如 L₄~L₅ 椎间盘突出的时候，常会压迫 L₅ 椎的神经根。L₅ 神经的后支经过同一侧的腰骶关节的后方。L₅ 椎间盘突出导致 L₅~S₁ 椎间盘发生退行性改变。L₅ 的下关节突下沉，可以挤压到内侧支的神经。当弯腰的时候，该内侧支的神经会略上升，如果突然的伸腰，或者是在扭动的时候神经来不及退下来，就会被下沿的下关节突卡压，而引起急性的疼痛。

【临床表现】

腰部疼痛，大多表现的是酸痛，或者是剧烈的疼痛。疼痛的部位大多发生在下腰部，并且从下腰部向臀部，大腿的后侧、小腿的外侧和足部放射性的疼痛。这种放射性的疼痛大多发生在一侧的下肢，并且会伴有麻木感。腰部各个方面的活动都会受到限制，尤其是以后伸和向患侧侧屈的时候受限最为明显。患者行动困难，在卧床休息后疼痛会减轻，活动或者是劳动后症状加重。严重的时候，打喷嚏或者咳嗽等腹压增高的时候都会引发疼痛的加剧。

如果是 L₃~L₄ 椎间盘突出，压迫的是 L₄ 的神经根。疼痛大多发生在腰部、骶髂部、髋部和臀部。并且从臀部向大腿的外侧、小腿的前内侧和足部放射性疼痛。

如果是 L₄~L₅ 椎间盘突出，压迫的是 L₅ 的神经神经根。疼痛大多发生在腰骶部、骶髂部、髋部和臀部，并且从臀部向大腿的外侧，经过膝关节向小腿的后外侧和足背、足趾处放射性的疼痛。

如果是 L₅~S₁ 椎间盘突出，压迫的是 S₁ 的神经根。疼痛大多发生在腰骶部，骶尾部、骶髂部、髋部和臀部。并且从臀部向大腿、小腿的后外侧和足底放射性的疼痛。

如果是中央型腰间盘突出，就会有马尾神经受到损伤的症状。在身体的前侧，将双侧腹股沟的上端做一个连线，在身体的后侧，将双侧髂骨的上端做一个连线，在前后连线的下方，也就是马鞍区会出现感觉障碍或者是麻痹，有时有电击样的疼痛。大便、小便会发生障碍，会阴部和肛门周围的感觉异常。并且会向下肢放射性的疼痛。

【手法检查】

患者俯卧位，医生位于患者的一侧。一只手扶按在患者的背部，另一只手的手掌手指平伸，以中指的指腹按压在腰椎的棘突上，用第 2 指和第 4 指的指腹分别按压在棘突的两侧，从上向下滑行移动地诊察脊柱的状况。

如果患者腰椎间盘突出的时候，滑行移动的诊查可以观察到腰椎侧弯，向一侧形成弯曲臌凸，腰椎的生理曲度减小、消失、变平，甚至反弓。医生双手第 2、3、4 指平伸，放置在脊柱的两侧，从上向下滑行移动对比触摸按压检查。腰部两侧的腰肌都明显的紧张僵硬，在患侧腰椎的棘突旁，腰椎的横突处，腰骶部的竖脊肌、多裂肌处，骶髂关节的周围，髂后上棘处和臀部都会有明显的压痛。椎间盘突出部位的压痛会发生在病变椎间隙棘突的旁开 1~2cm 的部位。在这个部位如果医生握拳轻轻叩击的时候，会有明显的疼痛，叩击震动了病变椎间盘，所产生的疼痛，会沿着神经行走方向呈现放射性的疼痛，如果患病日久了可以见到臀部，大腿和小腿的肌肉萎缩。

如果 L_3~L_4 椎间盘突出的时候，压痛点在 L_3~L_4 椎棘突之间的旁侧，医生握拳轻轻叩击这个位置的时候，会有放射性的疼痛向大腿的前外侧放射，用拇指的指端在椎体棘突的旁侧按压的时候，肌肉紧张并且疼痛，重按压的时候局部有条索状的肌肉挛缩。在患侧的 L_2~L_4 椎的横突处有压痛，同时在腰背部、腰骶部，患侧的臀部，大腿的外侧按压的时候有条索状的肌肉挛缩并且有明显的压痛。在臀部重按压的时候，疼痛会从臀部向足弓处放射。

如果 L_4~L_5 椎间盘突出的时候，压痛点在 L_4~L_5 椎棘突之间的旁侧。医生握拳轻轻叩击这个位置的时候，会有放射性的疼痛向大腿的外侧和小腿放射。用拇指的指端在椎体棘突的旁侧按压的时候肌肉紧张并且疼痛，重按压的时候有条索状的肌肉萎缩，在患侧 L_3~L_5 椎的横突处有压痛，同时在腰背部，腰骶部，患侧的臀部，大腿的外侧，小腿的后侧这些部位按压的时候有条索状的肌肉挛缩并且有明显的压痛。在臀部重按压的时候，疼痛会从臀部经大腿、膝关节、小腿的外侧向足背侧和趾处放射。

如果 L_5~S_1 椎间盘突出的时候，压痛点在 L_5~S_1 的椎棘突之间的旁侧，医生握拳轻轻叩击这个位置的时候，会有放射性的疼痛向大腿的后外侧和小腿放射。用拇指的指端在椎体棘突的旁侧，按压的时候肌肉紧张并且疼痛，重按压的时候有条索状的肌肉挛缩，在患侧 L_3~L_5 椎的横突处都有压痛。同时在腰背部、腰骶部、骶髂部、患侧的臀部、大腿的外侧、小腿的外侧这些个部位按压的时候有条索状的肌肉挛缩，并且有明显的压痛。在患侧的臀部重，按压的时候可以触及到粗大的条索状的挛缩，局部疼痛，并且向大腿的外侧、小腿的外侧和足的外侧放射。

患者仰卧位，医生位于患者的一侧。指导患者做：屈颈试验；压颈（颈静脉压迫）试验；仰卧挺腹试验；直腿抬高试验；直腿抬高加强试验；健侧直腿抬高试验；股神经牵拉试验。观察患者在哪一个试验中有阳性体征，以便于确定腰椎间盘突出的位置。

如果是 L_3~L_4 椎间盘突出。医生双手放松，以双手第 2、3、4 指的指腹处着力，分别放置在患者双侧的大腿上触摸按压诊查。在患者患侧的腹股沟处，大腿的前侧肌群和股内收肌群处有压痛，双侧对比按压诊查，患侧的股四头肌萎缩，弹性下降。患侧伸膝无力，叩击髌骨下方股四头肌髌腱处的时候，膝腱反射下降或者是消失。骨神经牵拉试验阳性。医生用双手第 2、3、4 指的指端处在双腿对比滑动摩擦的时候，患侧大腿的前外侧、膝关节的前侧、小腿的前内侧、足的内侧麻木，皮肤感觉下降。

如果是 L_4~L_5 椎间盘突出。医生以双手第 2、3、4 指的指腹处着力，分别放置在患者双侧的大腿上触摸按压诊察。在患者患侧的大腿外侧和小腿外侧有压痛，双侧对比按压诊查时，患侧的踝关节和趾的背伸力下降。医生用双手分别按压在双侧足趾的背侧，令患者抗阻力背伸足趾，患侧的背伸力较健侧明显下降，或者是无法完成。直腿抬高加强试验阳性，叩击髌腱和跟腱的腱反射，双侧可以同等的引出。医生用双手第 2、3、4 指的指端分别在双腿对比滑动摩擦的时候，患侧小腿的外侧足背、足趾的背侧麻木，皮肤感觉下降。

如果是 L_5~S_1 椎间盘突出。医生以双手第 2、3、4 指的指腹处着力分别放置在患者双侧的大腿上触摸按压诊查。在患者患侧大腿的外侧、小腿的外侧、足背的外侧都有压痛。由于小腿的三头肌受到损伤，医生用双手分别推按在双侧足趾的掌侧，令患者抗阻力屈趾的时候，患侧较健侧的足和趾屈力减少减弱。叩击患侧跟腱的时候，腱反射比健侧的反射下降或者消失。患侧直腿抬高试验阳性。医生用双手第2、3、4指的指端处分别在双腿对比滑动摩擦的时候，患侧小腿的外侧、足的外侧麻木，皮肤感觉下降。

【其他检查】

X线检查：X线正位片显示腰椎侧弯。发生突出病变的椎间隙两侧不等宽，椎体之间的间隙向健侧倾斜，患侧的间隙较宽。

X线侧位片显示腰椎生理曲度减小或者消失，严重者甚至反凸，椎间盘突出的病变使椎间隙前方变窄，后方较宽。椎体的边缘硬化，出现凹陷不整齐的压迹，椎体的前缘磨角退变、增生，后缘后翘，上下关节突交错，下一个椎体的上关节突的尖端插入隐窝，使神经孔变小。病患的椎体不稳，上方的椎体向前方或者是后方移动。

CT检查和MRI检查可以看到相应的病理改变，并且可以帮助确定椎间盘突出的位置、突出的状况和突出物对神经根、硬脊膜压迫的程度。

【治疗原则】

放松肌肉，分理筋节、松解痉挛，整复归位，调理经络气血。

【手法治疗步骤解析】

1. 放松肌肉

患者俯卧位，医生位于患者的一侧。一只手的手掌手指自然放松，以掌根和大、小鱼际处着力放置在患者的腰背处，以另一只手的掌根处，着力叠压在前一只手的手背处增加力度，用按摩推揉的手法放松腰背部的肌肉。手法治疗的顺序是先健侧，后患侧。从上向下滑行移动的放松肌肉。手法的治疗范围是放松腰椎棘突旁的棘肌，腰椎横突旁的背最长肌、腰部的髂肋肌，腰骶部竖脊肌的起始处和多裂肌、骶髂关节以及双侧臀部的肌肉。手法治疗的目的是放松肌肉，使浅层肌肉的紧张僵硬得到放松，同时使深层的肌肉痉挛显露出来，为下一步松解肌肉的挛缩做好准备。

2. 分理筋节、松解痉挛

患者俯卧位，医生位于患者的一侧。一只手的手掌手指平伸，以拇指指间关节的桡侧面着力放置在患者的腰背部，另一只手的手掌平伸，以掌根处着力叠压在拇指的指间关节处增加力量。用按揉弹拨、分筋理筋的手法按照棘肌、背最长肌、髂肋肌的行走路线，从上向下顺序滑行移动地松解深层的肌肉痉挛。用推压分理的手法松解腰背部的筋节。用重压推理的手法松解腰骶部的筋节。因为腰神经的后支在椎体的横突和关节突的外侧向后下方行走于横突和关节突形成的沟内，而腰神经的后支沿着横突的背面向外下方斜行，它的出孔是在关节突处、横突处和入臀处，所以手法治疗的重点位置是在棘突旁和横突旁。

如果是 L_3~L_4 椎间盘突出的时候，在 L_3~L_4 椎的棘突之间旁侧的棘肌按压的时候有条索状的肌肉挛缩，用指间关节从外侧向棘突处推压分理，松解因为椎间隙改变使棘肌受到损伤而导致的肌肉痉挛。松解这个痉挛可以改善因为肌肉痉挛而导致椎体之间由此而引发的椎间隙变窄，功能受限。在腰骶部，以指间关节按压在腰骶椎棘突与骶髂关节之间，重力深按压可以触及到深层的肌肉挛缩。用重压拨筋、推按分理的手法，松解竖脊肌起始点和多裂肌的肌肉痉挛，改善因为双侧肌肉收缩不平衡而引发的腰部酸痛无力的症状。手法变换，医生以一只手拇指的指腹处着力，按压在患者的腰背部，以另一只手拇指的指腹叠压在前手拇指的背侧增加力量，用按揉弹拨的手法在 L_2~L_4 椎的横突处进行治疗。用拇指的指腹在每一个椎体的横突处和横突与横突之间的触摸按压，探寻结节和条索，并且用手法松解这些结节和条索，以解除痉挛和水肿。因为这些部位是神经行走的路径，松解这些部位的肌肉痉挛，消除这些部位的水肿，可以缓解肌肉对神经的挤压和粘连。在髂骨棘的下方，臀部偏上前侧如果重按压的时候可以触压到条索，并且同时向下肢有放射性疼痛的时候，要用弹拨推理的手法顺理这些条索，用重按压的手法按压推挤顺理这些条索。因为这些部位是导致神经受到挤压的部位，只有松解这些部位的肌肉挛缩，才能解除对神经挤压而产生的症状。

如果是 L_4~L_5 椎间盘突出的时候，在 L_4~L_5 棘突之间旁侧的棘肌触摸按压的时候，有条索状的肌肉挛缩，棘突旁侧的肌肉紧张。用指间关节从外侧向棘突处按压推理，松解棘突旁和棘突之间的肌肉挛缩，在腰骶部用重压推揉拨筋的手法，松解竖脊肌的起始处和多裂肌的肌肉痉挛。手法变换，医生双手拇指的指腹叠压用力在 L_3~L_5 椎的横突处按压，探查肌肉中的结节和条索，并用推压弹拨的手法松解这些结节和条索，以便解除肌肉挛缩对神经行走路径中的挤压和粘连。在臀部的臀中肌、臀大肌、阔筋膜张肌、髂胫束、腓肠肌这些按压的时候。有结节和条索的部位，用按压、推揉、弹拨的手法松解肌肉中的痉挛和水肿，因为这些是神经受到挤压后所产生的症状。

如果是 L_5~S_1 椎间盘突出的时候，在 L_5~S_1 棘肌突之间旁侧的棘肌触摸按压的时候有条索状的肌肉挛缩，棘突旁侧的肌肉紧张。医生用拇指的指间关节从外侧向棘突处按压推理，松解棘突旁和棘突之间的肌肉痉挛。在腰骶部和骶髂处用重按压推揉拨筋的手法松解腰骶关节，竖脊肌的起始处、多裂肌和骶髂关节处的肌肉挛缩。手法变换，医生以双手拇指的指腹处相互叠压用力，在 L_3~L_5 腰椎横突处按压寻查肌肉中的结节和条索，用推压弹拨的手法松解这些结节和条索，解除肌肉痉挛对神经的挤压和粘连，在臀部重按压的时候，可以触压到肿胀的梨状肌所导致的粗大的条索，用按压顺理的手法，按照肌束的行走方向顺理紊乱的肌纤维，消除水肿，用弹拨分筋的手法分解肌肉的粘连，在阔筋膜张肌、髂胫束、腓肠肌按压的时候可以触压到结节和条索。用按压弹拨的手法松解肌肉挛缩，用推揉的手法消除水肿，解除这些部位的肌肉挛缩对神经的挤压。

3. 整复归位

患者俯卧位，医生位于患者的患侧，一只手扶按在患者的背部，用另一只手拇指的指端处着力从上向下滑行移动顺序地按压每一个腰椎的棘突。诊查棘突之间的间隙是否一样，棘突有没有向左或向右的偏歪，侧凸、移位、紊乱等异常改变。

如果在诊查的时候发现棘突没有明显的偏歪，但是棘突之间的间隙不等宽，可以用按压整复的手法进行治疗。患者俯卧位，医生位于患者的一侧，一只手的手掌平伸，以掌根处着力抵按压在病患的椎间隙处，以另一只手的掌根处着力叠压在前手的手背处增加力量。在上肢固定、下肢牵引的状态下，医生用掌根处先轻轻按摩揉压病患的部位，并逐渐的加大力量，当病患部位的肌肉放松，同时患者的紧张感也放松的时候，骤然用力向上方或者是下方顿挫滑行推压，如果掌根处感觉到滑动或者是听到了关节滑动的弹响声，表示整复紊乱移位的治疗成功。

如果在诊察的时候发现棘突明显地向一侧偏歪臃凸，可以用旋转定位扳法整复治疗。患者坐位，双脚分开与肩平行，医生位于患者的背侧，令一个助手用双膝夹住患者患侧的膝关节处，双手按压在患侧大腿的近端固定。医生用一只手拇指的指端抵按在患侧棘突隆起的位置处。另一只手从患者健侧的腋下和胸前穿过，抓握在患侧的肩上，令患者双臂环抱，身体前屈，抓握肩部的手牵拉肩部，使身体向健侧旋转。先轻轻的旋转晃动数下，然后骤然加大旋转的力量和角度，同时抵按在偏歪隆起棘突的拇指用力向前推挤，可以感到棘突的滑动，或者是听到关节滑动的弹响声，说明这一侧的整复治疗完成。

手法交换，医生用一只手拇指的指端，抵按在患者腰椎健侧偏歪高凸的棘突上，另一只手从患者患侧的腋下和胸前穿过，抓握在健侧的肩上，令一个助手双膝夹住患者健侧的膝关节，双手按压在健侧大腿的近端固定，令患者双臂环抱，身体前屈，抓握在肩部的手牵拉肩部使身体向患侧旋转数下，然后骤然加大旋转的力量和角度，同时抵按在偏歪高凸棘突处的拇指用力向前推顶可以感觉到棘突的滑动，或者是听到关节活动的声响。使用这种先健侧再患侧的旋转定位扳动整复手法治疗，可以使紊乱的关节回复归位，由此来减轻椎间盘的挤压力。

4. 调整经络气血

在使用手法松解了肌肉的痉挛，整复了关节的偏歪紊乱的治疗之后，虽然骨关节的紊乱和肌肉的痉挛有所缓解，但是经络气血并没有完全的通畅。因为肌肉的痉挛和肿胀而受到挤压的神经症状并没有完全消除，所以疼痛的症状，特别是下肢疼痛的症状仍然会很明显。这就需要用手法调理经络气血，驱除郁闭的邪气，使经络气血通畅，疼痛症状消除。

如果是 $L_3 \sim L_4$ 椎间盘突出。

患者俯卧位，医生位于患者的一侧。一只手握拳，以第 2、3、4 指的指间关节处着力，抵按在患者 $L_3 \sim L_4$ 椎腰椎棘突的旁侧，用按压、弹拨、分理的手法松解患侧棘肌的痉挛。当肌肉痉挛松缓而表现不明显的时候。手法变换。医生手掌手指屈曲，用抓取的手法抓取痉挛松解部位内里的寒凉邪气向外透出，以此来扩张微循环，改善局部血液循环障碍，消除局部水肿。当寒凉邪气充斥掌心的时候，用扫散的手法将寒凉邪气沿着腰椎的横突向下疏导引领扫散到髂脊的部位。

医生一只手握拳，以指间关节处着力，按压在臀大肌上沿和髂胫束的上段，再一次地松解肌肉中的水肿。同时打开穴门，用抓取的手法抓取髂嵴处、臀大肌、髂胫束，这些部位内里的寒凉邪气向外透出，当掌心处寒凉感明显的时候，用扫散的手法将寒凉之气从髂嵴引导扫散到臀大肌处，从臀大肌沿着髂胫束向膝部疏导引领扫散。手法治疗的目的是将腰部、臀部以及大腿外侧的寒凉邪气引导到膝关节处扫散驱除，以此来疏通经络气血，消除气机的闭郁。

患者仰卧位，医生位于患者的一侧，手掌自然放松，以掌根处着力，按压在大腿前侧的股四头肌处，从腹股沟向膝关节处用按压推拿的手法放松股四头肌的痉挛，恢复股四头肌的萎缩。

医生一只手握拳，以指间关节处着力按压在阔筋膜张肌，髂腰肌和缝匠肌处松解肌肉中的痉挛，当肌肉中的痉挛稍稍松解的时候，用抓取的手法抓取内里的寒凉邪气向外透散，当寒凉邪气充斥掌心的时候，用扫散的手法将寒凉邪气从上向下导引扫散至膝关节上方的内侧和外侧，医生用拇指的指端点压鹅足和髂胫束这两个位置，点揉按压开启穴门，用抓取的手法抓取内里的寒凉邪气向外透出，用扫散的手法将寒凉邪气导引扫散到内、外膝眼处。医生用拇指的指端点打开内膝眼和外膝眼的穴门，用抓取的手法抓取内、外膝眼内里的寒凉邪气向外透出，并尽可能地将病邪之气从膝眼处抓出扫散驱除。如果病邪之气未能清除干净，医生用拇指的指端点压踝内侧的三阴交穴，将膝关节外散的寒凉邪气扫散导引到三阴交穴，用抓取的手法从三阴交穴抓取邪气外透，用扫散的手法将三阴交穴外散的邪气导引到足底。医生用拇指的指端点压打开足心处的穴门，用抓取的手法从足心处抓取寒凉邪气向外透散驱除。以这些手法分别使用或者是综合使用来疏导经络气血，尽可能地将病邪之气驱除出体外，以便使经络气血恢复正常的功能，改善并且增强微循环，消除腰椎间盘突出所引发的腰部和下肢的各种症状。

如果是 L_4~L_5 椎间盘突出。

患者俯卧位，医生位于患者的一侧，一只手握拳。以第2、3、4指的指间关节着力，抵按在 L_4~L_5 腰椎棘突的旁侧，用按压弹拨顺理的手法，松解患侧棘肌的痉挛和腰骶部的肌肉的痉挛。当肌肉痉挛稍有松解的时候，用抓取的手法在肌肉痉挛的部位和腰骶的部位抓取寒凉邪气向外透出，并且用扫散的手法将外散的寒凉邪气向尾椎处疏导引领扫散驱除。

医生双手拇指的指腹叠压，以拇指的指腹处着力，按压在臀中肌，阔筋膜张肌，髂胫束，用按压弹拨分筋理筋的手法松解这些肌肉中条索状的肌肉挛缩，并用抓取的手法抓取内里的寒凉邪气向外透出，用扫散的手法将外散的病邪之气扫散导引到膝关节处。

医生用拇指的指端点压打开膝眼穴，用抓取的手法将病邪之气从外膝眼穴处向外抓取驱除。如果病邪之气未能驱除干净，医生用拇指的指端点压足三里穴和腓肠肌近端的外侧，点压足踝外侧的昆仑穴。并在每次点压一个部位后，就用抓取的手法在这个部位抓取寒凉邪气向外透出，并用扫散的手法将足三里外散的病邪之气疏导引领到腓肠肌的近端的外侧，再沿着腓肠肌导引到昆仑穴。用抓取的手法从昆仑穴抓取病邪之气向外透出，用扫散的手法，将昆仑穴外散的病邪之气导引到足背，再从足背导引到足趾，最后在足趾用扫散的手法将寒凉邪气向外扫散驱除出体外。

如果是 L_5~S_1 椎间盘突出。

患者俯卧位，医生位于患者的一侧，一只手握拳，以第2、3、4指的指间关节着力抵压在 L_5~S_1 椎间盘突出的棘突旁侧和腰骶关节处，用按压拨揉的手法松解肌肉的痉挛。当肌肉痉挛稍有松解的时候，用抓取的手法抓取这些部位内里的寒凉邪气向外透出，当寒凉邪气充斥掌心的时候，用扫散的手法将外散的病邪之气向尾椎处疏导引领扫散驱除。手法变换，医生双手拇指的指腹叠压，以拇指的指腹着力按压在臀中肌处，用重按压的手法寻查的时候，可以触压到肿胀粗大的梨状肌。医生用按压弹拨、分筋理筋的手法，按照梨状肌行走的方向顺行按压肌束。治疗的目的是消除梨状肌的肿胀，缓解梨状肌对神经的挤压。医生按压股二头肌、阔筋膜张肌、髂胫束，弹拨顺理肌肉中条索状的肌肉挛缩。用抓取的手法抓取这些部位内里的寒凉邪气向外透出，用扫散的手法将外散的寒凉邪气疏导引领到膝关节的后侧，医生用按压的手法，按压弹拨腓骨长肌中的肌肉痉挛，用抓取扫散随症不断变换的手法，将寒凉的邪气从膝关节的后侧，沿着腓骨长肌导引到跟腱处，再从跟腱处导引到足底。医生用拇指的指端在足底触摸按压寻找结节。这个结节是气机闭郁的穴门。按压弹拨足底的结节打开穴门，并在足底开启的穴门处不断抓取内里的寒凉邪气向外透散，用扫散的手法将外散的病邪之气从足底处驱散驱除。以这些手法相互配合来疏导引领经络气血的流通，改善微循环，消除肌肉中的水肿，以便消除腰椎间盘突出症所导致的各种疼痛症状。

【注意事项】

在手法治疗之前最好先做腰椎的牵引治疗，这样可以放松腰部的肌肉，松解椎体之间的紧张力，缓解对腰椎间盘的挤压力。如果患者在牵引的时候感觉疼痛，可以先用放松的手法松解肌肉的紧张，然后再进行牵引治疗。

在牵引治疗的时候，病患位置越高的腰椎间盘突出，牵引时的牵拉力要小，病患位置越低的腰椎间盘突出，牵引时的牵拉力要大。

在使用手法治疗按压椎体的时候不可以使用暴力，以免造成骨折或者引发更加严重的病症。

在进行手法治疗之前，一定要认真地阅读 X 线片，CT 片或者是 MRI 片，如果患者同时患有腰椎的结核、肿瘤等骨质破坏损伤，禁止使用手法治疗。

四、腰骶关节损伤

【解剖】

腰骶部位于第 5 腰椎和第 1 骶椎之间，是躯干和骨盆相交接处，是整个脊柱中负重最大的部位。腰骶关节的上面是活动度最大的腰椎，下面是固定不动的骶椎，又是位于腰椎生理前凸和骶椎生理后凸的交接处，所以受到的剪式应力最大。

腰骶部常处于运动的状态之中，又是人的上体和下肢连接的部位，而人体的活动又都是以腰骶部为轴来完成的，这样就会导致腰骶部非常容易受到损伤。由于第 5 腰椎的下关节突和第 1 骶椎的上关节突的方向不相同，如果两侧关节不对称，就会使两侧的活动方向和活动范围不协调。如果脊柱在屈曲、后伸、侧弯、旋转运动的时候受伤，或者是在过伸的时候肌肉受到牵拉损伤，撕裂，从而导致关节突的移位，就会发生腰骶关节的损伤。

【病因病机】

由于在运动的时候用力过猛而受伤，暴力作用于第 5 腰椎与第 1 骶椎之间的腰骶关节处，导致腰骶关节和附近的韧带、关节囊损伤。韧带的损伤会引发肌肉的痉挛，并会导致关节的松弛，从而使椎体之间的稳定性受到损害。

如果是在前屈、后伸运动的时候受到损伤，就会使上一个椎体与下一个椎体之间发生移位，小关节错位紊乱，椎间关节发生改变。

如果软组织损伤之后，产生的血肿可以压迫神经，也可以发生粘连而导致周围的肌肉发生牵拉性痉挛，并引发不正常的体位，并由此导致疼痛的发生和活动的受限。

【临床表现】

腰部和腰骶部酸胀疼痛，活动受限。腰骶部两侧的肌肉紧张、痉挛、僵硬，在局部有压痛和叩击痛，但是没有神经损伤障碍的症状。疼痛常常会反复的发作，在感受寒凉或者是劳累之后症状会加重，休息后症状会减轻。

【手法检查】

患者俯卧位，医生位于患者的一侧。一只手扶按在患者的背部，另一只手的手掌手指平伸放松，以第2、3、4指的指腹处按压在患者的腰部，从上向下滑行移动触摸按压诊查。患者从第4腰椎到骶椎的下腰部肌肉紧张，第5腰椎与第1骶椎之间的腰骶关节部位压痛，但是在握拳叩击这个位置的时候没有神经受压的放射痛。

医生用拇指的指腹向下按压的时候，在第5腰椎的棘突与第1骶椎正中嵴之间，第5腰椎棘突与第1骶椎正中嵴的旁侧和竖脊肌的部位，第5腰椎横突与髂嵴后部之间都有明显的压痛，同时，在这些部位可以触及到条索状的肌肉挛缩。用拇指的指腹在第5腰椎棘突和第1骶椎正中嵴之间滑行移动触摸按压，可以感受到第5腰椎棘突稍稍向后隆起臌凸。

【其他检查】

X线检查无明显的异常表现。

【治疗原则】

松解肌肉痉挛，调整紊乱的关节，调理经络气血。

【手法治疗步骤解析】

1. 松解肌肉痉挛

患者俯卧位，医生位于患者的一侧。一只手扶按在患者的背部，另一只手的手掌手指平伸放松，以掌根和大、小鱼际处着力放置在患者的腰部，用按摩推揉的手法放松从第3腰椎至骶椎脊柱两侧的肌肉。当腰部肌肉的紧张僵硬感缓解之后，手法变换。医生以一只手拇指指间关节的桡侧面着力放置在腰椎棘突的旁侧，用另一只手的掌根处着力按压在拇指的指间关节处增加力量。用按压弹拨，分筋理筋的手法松解从第4腰椎到骶椎棘突旁的肌肉痉挛和竖脊肌的肌肉痉挛，弹拨顺理肌肉中条索状的肌挛缩。手法治疗的重点部位是脊柱的两侧和腰骶椎的部位，治疗的目的是尽可能地松解肌肉的痉挛，恢复竖脊肌各个肌束的正常生理功能，并为骨关节紊乱的调整做好准备。

2. 调整紊乱的关节

患者俯卧位，医生位于患者的一侧，一只手的手掌手指平伸，以拇指指间关节的桡侧面着力按压在第5腰椎棘突和第1骶椎正中嵴之间，以另一只手的掌根处着力按压在指间关节处增加力量。用重力向下按压同时轻轻摆动的手法松解腰骶关节处。当感觉腰骶关节稍稍的有些松动的时候，手法变换。医生用一只手的掌根处着力抵压在稍稍后凸的第5腰椎棘突处，另一只手叠压在手掌的背侧增加力量。先轻轻的晃动按揉数下，在患者放松的时候，用滑搓推压的手法从下方的骶椎处向上方的腰椎处骤然顿挫用力推按后凸的第5腰椎棘突，以促使紊乱的腰骶关节回复归位。如果感觉到椎体的滑动，说明紊乱的骨关节位置复位调整成功。

3. 调理经络气血

患者俯卧位，医生位于患者的一侧。手掌手指平伸放松，以掌根和大、小鱼际处着力，按压在腰骶关节的部位，用按摩搓揉的手法再一次放松腰骶部的肌肉。当腰骶部因为搓摩的治疗而微微发热的时候，手法变换。医生的手掌手指屈曲握拳，用突出的指间关节处着力按压在腰骶关节处不动并持续按压数秒，以此来松解腰骶关节之间深层韧带筋膜的紧张痉挛。

医生手掌手指平伸，以第2、3、4指的前端处着力，用拍打叩击的手法拍打腰骶关节的部位，以此来鼓荡气机，振奋气血经络，促进微循环。当有寒凉的气息在手指之间流动的时候，就用抓取的手法稍长时间连续的抓取内里的寒凉邪气向外透散。当寒凉邪气充满掌心的时候，就用扫散的手法将外散的寒凉邪气向尾椎处疏导引领扫散驱除。

如果用扫散的手法将寒凉邪气向外扫散的寒凉感不明显的时候，手法变换。医生用手掌的掌心和大、小鱼际处着力按压在腰骶部，用搓擦的手法搓摩放松肌肉并且使局部产生热度。当因为快速的搓擦治疗，使掌心感觉明显发热的时候，就用掌心处对准腰骶关节的部位轻轻的按压不动并停留片刻，将搓摩治疗产生的热度通过掌心向下透达到腰骶关节的深处。并用这样的手法搓擦透热治疗数次。使用这种泻补兼用的手法，既清除了体内因为肌肉痉挛循环障碍而产生的寒气，同时又将搓擦治疗产生的热度透达到身体的深处来改善腰骶部的血液循环，疏通郁闭的经气。这样就可以改善或消除腰骶关节损伤而导致的各种症状。

五、第三腰椎横突综合征

【解剖】

第三腰椎横突综合征在临床的时候常常和臀上皮神经损伤合并发生，但是有的时候这两个疾病也会单独的发生，在临床诊查和治疗的时候，要对他们之间的关系仔细的观察分析诊断。

第三腰椎横突位于腰椎的中部，腰椎生理前凸曲线的顶点。第三腰椎的横突比其他腰椎的横突长，并且向侧方水平伸出，如果将两侧腰椎的横突连成线，可以形成以第三腰椎横突间为顶点的纵长的菱形分布。

第三腰椎横突的末端附着和躯干活动密切相关的肌肉和筋膜，有腹横肌、腰方肌、腰大肌、竖脊肌和腰背筋膜。腰背筋膜附着在横突的末端，腹横肌移行于腰背筋膜附着在横突处。腰大肌的部分肌纤维，竖脊肌的部分肌纤维、背阔肌和髂腰肌的部分肌纤维都止于第三腰椎横突处，由此第三腰椎就成为了腰椎活动的中心。由于它的活动度大，并且横突最长，所以使附着的肌肉、韧带、筋膜收缩牵拉的机会多，受到的拉力大，最容易受到损伤。

第三腰椎的背侧有第1~3腰神经的后支和股外侧皮神经从第三腰椎横突的前方通过。

臀上皮神经发自第1~3腰神经后支的外侧支，是混合神经，分布于臀部。腰神经后外侧支在横突附近的竖脊肌或是筋膜合成臀上皮神经，从髂嵴上方的竖脊肌的外侧缘穿入腰背筋膜的筋膜出口，再穿过髂嵴后部的骨纤维管到达臀上部和髂嵴周缘的皮下。由于要穿过腰部的肌层和腰背筋膜，并且要通过骨纤维管再跨过髂骨嵴后才达到臀的上部，所以第三腰椎横突损伤产生的各种症状使臀上皮神经容易受到损伤。

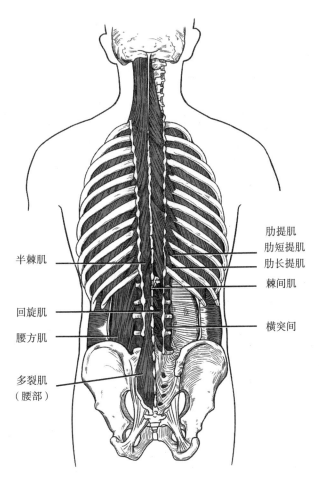

半棘肌

回旋肌

腰方肌

多裂肌
（腰部）

肋提肌
肋短提肌
肋长提肌

棘间肌

横突间

附着于腰椎的深层肌肉

【病因病机】

由于第三腰椎的横突过长，所受的应力较大，所以腰椎的前屈、侧弯和旋转运动的时候不协调的扭动，就容易导致横突尖端附着的肌肉、韧带、筋膜等软组织受到牵拉损伤而出现撕裂，或者是引起小血管破裂等病理变化，由此引起组织水肿，压迫和刺激腰神经后支的外侧支，造成所支配的肌肉痉挛而产生疼痛。或者是因为长时间的牵拉损伤，使横突端的局部出现无菌性的炎症，形成纤维化瘢痕样组织，刺激了神经而产生腰痛。或者是因为劳累、外伤等诱因刺激了腰大肌筋膜，引起横突周围的纤维组织炎症，并且刺激了股外侧皮神经干，而累及发生大腿外侧和膝部的疼痛。

由于臀上皮神经发自第 1~3 腰神经的后外支，穿竖脊肌和腰背筋膜进入皮下，绕过髂嵴而到达臀的上部。腰部肌肉筋膜受伤，腰背部肌肉的紧张损伤了行走的髂嵴上方的部分神经。臀上皮神经的骨性纤维通道被周围的肌肉、筋膜牵拉挤压而产生水肿充血，神经变得粗大而形成条索状，周围的软组织发生无菌性的炎症和肿胀，这就造成了腰臀部的疼痛。

【临床表现】

第三腰椎横突综合征是因为不同程度的外伤或者劳损所引发的腰部酸痛，严重的时候也可以产生剧痛。患侧的第三腰椎的横突处局限性疼痛，久坐、久站和早晨起床的时候症状加重。腰部的活动受限，在弯腰和旋转腰部的时候疼痛加重。症状严重的时候，疼痛可以放射到臀部、大腿的外侧并一直到膝部，但疼痛不会过膝关节。在第三腰椎横突的前端处压痛，可以触及到肌肉痉挛而产生的结节或条索，在臀大肌的前缘可以触及到紧张痉挛的臀中肌，并且会有明显的压痛。臀上皮神经损伤的表现是患侧腰臀部的疼痛，腰部的活动受限，腰部在弯曲的时候可以引发臀部疼痛，呈现刺痛、酸痛、撕裂样疼痛。臀部的疼痛可以牵扯到大腿的后侧一直到膝关节后侧的腘窝处都疼痛，但是疼痛不过膝。患者感觉疼痛的部位较深，虽然感觉疼痛的位置在腰臀部，但是具体的区域模糊不清，从坐位站立起来的时候困难，弯腰受限。

【手法检查】

患者俯卧位，医生位于患者的一侧。双手的手掌手指平伸放松，以双手第2、3、4指的指腹处着力分别放置在患者腰背部的两侧。从上向下滑行移动触摸按压诊查，对比检查腰部双侧的肌肉有没有紧张僵硬，有没有明显的压痛点。双手向下滑动移动到臀部，对比触摸按压检查臀部双侧的肌肉是否对称，有没有紧张肿胀，有没有萎缩变小。医生双手拇指叠压，放置在患侧的腰部，在髂嵴最高点向上一寸的腰大肌外缘处向下按压，这里是第三腰椎的横突处，从外侧向椎体处推压的时候，可以触按到横突的尖端肥厚，轻度的肿胀，并且有结节。局部的肌肉紧张痉挛，有局限性的压痛，重按压的时候有放射性的疼痛到达臀部和大腿的外侧。

如果伴有臀上皮神经的损伤，医生用拇指的指端在腰部棘突的患侧旁按压的时候会有疼痛，有时会向臀部放射。在竖脊肌的外侧缘和髂嵴的交点处有明显的压痛，并且能触按到条索状的结节。在臀部上端髂嵴最高点下方一寸到二寸的部位，可以触及到条索状肿大的臀上皮神经，位置固定，压痛明显，局部会有麻胀感向大腿的后侧放射。患侧的直腿抬高试验为阳性，但是直腿抬高加强试验却是阴性。

【其他检查】

X线检查一般显示第三腰椎横突较长或左右不对称，有的腰椎椎体的边缘有骨质增生，其他无明显异常改变。

化验室检查可以排除肾脏和泌尿系统的病变。

【治疗原则】

放松肌肉，松解痉挛和粘连，调理经络气血。

【手法治疗步骤解析】

1. 放松肌肉

患者俯卧位，医生位于患者的一侧。一只手扶按在患者的背部，另一只手的手掌手指平伸自然放松，以掌根和大、小鱼际处着力放置在患者的腰部，用按摩推揉的手法放松患者腰部双侧的肌肉。双侧的竖脊肌，患侧的臀大肌、臀中肌和股二头肌。治疗的目的是松解肌肉的紧张僵硬状态，改善腰部和患侧下肢的血液循环障碍。

2. 松解痉挛和粘连

患者俯卧位，医生位于患者的患侧。用拇指的指端处用力放置在腰椎上腰段的棘突旁，用弹拨分筋、推按理筋的手法松解第 1~3 腰椎棘突旁和横突处的肌肉痉挛产生的条索。在髂嵴上一寸与腰大肌外侧缘相互交合的位置处，用拇指的指端垂直下压，可以触按到第三腰椎横突的尖端，用按压的手法松解肌肉的挛缩，消除肿胀，用弹拨的手法分离因为粘连纤维化的瘢痕样组织，消除附着处软组织的牵拉损伤。在竖脊肌的外侧缘和髂嵴的交点处，用弹拨分筋的手法松解条索状的肌肉痉挛，用推压顺理的手法沿着肌束的顺行方向顺理肌纤维，消除肿胀。

如果有臀上皮神经损伤的症状，在臀部的上端，髂嵴最高点下一寸的部位，用弹拨分筋的手法松解肌肉的痉挛和皮神经的粘连，用按推压理筋的手法消除臀上皮神经的肿胀，恢复臀上皮神经的正常状态和功能。

3. 调理经络气血

患者俯卧位，医生位于患者的一侧。手掌手指平伸放松，用掌根和大、小鱼际处着力放置在患者的腰部，用推摩搓擦的手法再一次放松患侧的腰部和腰骶部的肌肉，使肌肉松弛并且有温热感。手法治疗的目的是疏通腰部和腰骶部的经络气血，改善局部的微循环。

医生双手拇指叠压，以拇指的指端处着力按压在第三腰椎横突的尖端处，用按压弹拨的手法再一次松解局部的痉挛和粘连，同时点压打开穴门。用抓取的手法抓取第三腰椎横突处内里的寒凉邪气向外透散，当寒凉邪气充斥掌心的时候，用扫散的手法将外散的寒凉邪气沿着腰椎的横突疏导引领到尾椎处向外扫散驱除。手法治疗的目的是解除第三腰椎横突处的粘连和各种痉挛，消除局部的水肿，并将由此产生的寒凉邪气导引到骶尾的部位扫散驱除。

医生双手拇指叠压，以拇指的指端处着力按压在竖脊肌外缘与髂嵴的交点处，用按压弹拨的手法松解附着在第三腰椎横突处肌肉的肌腹处和筋膜中的粘连与痉挛，用抓取的手法抓取内里的寒凉邪气向外透散，用扫散的手法将寒凉邪气向尾椎处疏导引领流动，并以尾椎处向外扫散驱除。手法治疗的目的是松解第三腰椎横突处附着肌肉的痉挛和粘连，疏通经络气血，导引寒凉邪气从尾椎处向外扫散驱除。

医生双手拇指叠压，以拇指的指端处着力按压在臀部上方髂嵴最高点下一寸的部位，这里是臀上皮神经的出口处，用按压弹拨，分筋理筋的手法，分离臀上皮神经处的粘连，消除局部的水肿，顺理肌纤维的紊乱和皮神经的移位。同时按压弹拨大腿后侧中段的中间部位的痉挛粘连和膝关节后侧腘窝处的痉挛。用抓取的手法抓取臀部，大腿后侧和腘窝处的寒凉邪气向外透散，用扫散的手法将寒凉邪气从臀部向大腿后侧和膝后腘窝处扫散。并用在沿途边抓取边导引扫散的手法将臀上皮神经损伤处的病邪之气导引到大腿的后侧再到腘窝处，并从腘窝处沿着小腿的内侧疏导引领至足底。

医生用拇指的指端点压足底的结节打开穴门，用抓取的手法抓取寒凉邪气向外透散，用扫散的手法将外散的寒凉邪气扫散驱除出体外。用这一系列的综合手法相互配合操作治疗，以此来松解粘连，消除水肿，清除寒邪，活血散郁理气，疏通经络气血，消除第三腰椎横突综合征和臀上皮神经损伤导致的各种症状。

六、腰肌劳损

腰肌劳损是腰部软组织长期的受到慢性损伤的刺激，造成腰部和腰骶部的肌肉、筋膜、韧带等软组织的慢性损伤，导致无菌性炎症的发生，出现变性、缺血、渗出粘连的各种病理状态，引起腰部和腰骶部一侧或两侧弥漫性的疼痛。脊柱是人体的支柱，而脊柱中的腰部和腰骶关节是脊柱运动的枢纽，腰部和腰骶部两侧的肌肉和韧带起着稳定脊柱的关键作用。如果腰部在长期负重或者是运动中因为各种原因或不良姿势引起周围多条肌肉、筋膜、韧带的慢性损伤，就会引发腰

部的疼痛症状，同时导致腰部的功能活动障碍。

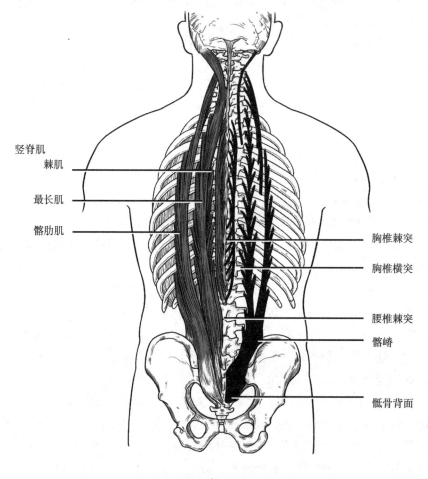

腰肌解剖图

【解剖】

竖脊肌：竖脊肌纵列在脊柱的两侧，是人体躯干背部的深层长肌，由棘肌、最长肌和髂肋机组成。竖脊肌起于骶骨的背面，髂嵴的后部，腰椎棘突和胸腰筋膜处。棘肌止于颈椎的棘突和胸椎的棘突。最长肌止于颈椎的横突、胸椎的横突和颞骨的乳突。髂肋肌止于肋骨的肋角。竖脊肌受脊神经后支的支配。功能是一侧收缩的时候可以使脊柱向同侧侧屈，两侧收缩的时候可以使脊柱后伸。

多裂肌：多裂肌起于骶骨的背面、胸椎的横突、腰椎的横突和第 4~7 颈椎的关节突。止于第 2 颈椎以下全部椎骨的棘突。多裂肌受发自脊神经后支的支配。

回旋肌：回旋肌位于多裂肌的深面，起止于上位椎骨和下位椎骨的横突和棘突之间。受脊神经后支的支配。

多裂肌和回旋肌二者的功能相同，一侧收缩可以使脊柱转向对侧，两侧收缩可以使脊柱后伸。

腰方肌：腰方肌位于脊柱的两侧，起于髂嵴的后部，止于第 12 肋骨下缘内侧。内侧的肌纤维连接于第 1~4 腰椎的横突尖处，受腰神经前支的支配。功能是单侧收缩可以使脊柱向同侧侧屈，双侧收缩可以使第 12 肋下降。

髂腰肌：髂腰肌是由髂肌和腰大肌构成。髂肌起于髂嵴前面的髂窝，止于股骨小转子。腰大肌起于第 12 胸椎下缘，第 1~5 腰椎椎体的外侧和腰椎横突的前面，止于股骨小转子。髂腰肌受腰神经肌支的支配，功能是近固定可以使髋关节前屈外旋，远固定可以使躯干和骨盆前屈。

髂腰韧带：髂腰韧带起于第 4~5 腰椎的横突，止于髂嵴内唇后半侧。功能是限制第 5 腰椎的旋转和防止第 5 腰椎向骶椎前方滑动，可以稳定腰骶关节。

腰背筋膜：腰背筋膜是竖脊肌周围深筋膜在腰部增厚而成，分为浅层和深层。浅层在斜方肌和背阔肌的深面，向下附着于髂嵴和骶外侧嵴，向内附着于胸椎的棘突、腰椎的棘突，棘上韧带和骶中嵴。深层位于竖脊肌的深面，向上附着于第 12 肋的下缘，向下附着于髂嵴，向内附着于胸椎的横突，向外和腰背筋膜浅层的外侧相合。功能是保护肌肉，加强对腰部支持的作用。

【病因病机】

腰肌劳损是积累性的损伤。由于在日常工作中长期的维持某种不平衡的体位，或者是习惯性的姿势不良，使腰部的肌肉、韧带长时间的受到牵拉，导致腰部的软组织疲劳而无法得到充分的休息，肌肉内的压力增加，血液循环受阻，代谢产物得不到及时的清除，从而引发软组织变性、增厚、挛缩，因此刺激到神经而引起腰痛。或者是因为急性腰肌劳损后治疗不当，或者是治疗不彻底，或者是反复多次的损伤，导致损伤的软组织修复不良，产生纤维性变、粘连和瘢痕，局部的微循环障碍、无菌性的炎症堆积。这些组织压迫和刺激了神经，并且使腰部的功能降低，从而形成了慢性腰痛。或者是由于先天的畸形，使腰骶部两侧的小关节和肌肉的活动度不一样，或者是下肢功能性或是结构性缺陷，导致腰部软组织的劳损而引发慢性腰痛，或者是因为风寒湿邪气的侵袭，阻滞了局部经络气血的运行，使腰部和腰骶部的肌肉、韧带、筋膜紧张挛缩，从而引发慢性的腰痛。

【临床表现】

有长期的腰痛病史，并且会反复的发作。腰部和腰骶部的一侧或是两侧广泛的酸痛或是胀痛，时轻时重，缠绵不愈。不能久坐久立，不能长期的弯腰工作，劳累后症状加重，休息后症状减轻，晨起症状较轻，夜间症状较重。腰部疼痛的部位大多集中在腰部两侧的肌肉、韧带和筋膜的起止点处，例如骶骨后竖脊肌的起点，髂嵴的后部、腰椎横突的部位。在这些部位都会有压痛，但是腰部和腿部的活动没有明显的障碍，只是有不适感。在急性发作的时候各种症状会加重，可以见到疼痛部位的肌肉痉挛，脊柱侧弯，有时还会有下肢牵扯疼痛的症状表现。

【手法检查】

患者俯卧位，医生位于患者的一侧。双手的手指手掌平伸放松，以双手第2、3、4指的指腹处着力分别放置在患者腰部的两旁触摸按压诊查。

如果在腰背部有弥漫而浅表的压痛，轻轻触压的时候肌肉痉挛压痛的部位在腰椎的棘突旁，肋骨的下沿和髂骨嵴处。在这些部位可以触按到结节和条索状的肌肉痉挛，按压这些结节和条索的时候呈现酸胀钝痛。患者自述疼痛在早晨起床和晚上睡觉前比较重，白天活动的时候稍轻。这些症状表现大多提示是腰背筋膜的劳损。

如果患者腰椎棘突旁的肌肉肿胀隆起，医生用拇指的指端从外侧向棘突处推压的时候肌肉明显的疼痛。这大多提示是棘肌的劳损。如果压痛的部位在腰椎的横突旁，触摸按压横突旁的肌肉有肿胀隆起并且明显疼痛的，大多提示是最长肌的劳损。这两个部位都是竖脊肌，所以它们共同的压痛点还会出现在腰骶椎的部位。触摸按压的时候，肌肉的痉挛、肿胀，隆起会从棘突旁或是横突旁一直延伸到腰骶部。患者自觉腰背部疼痛不适，在前屈的时候疼痛加重。

如果患者腰骶部酸痛，医生用手掌的掌心在腰骶部扪按诊查的时候患处的温度偏热，按压的时候酸痛明显，大多提示是多裂肌和回旋肌的劳损。患者自觉腰骶部酸痛不适，前屈的时候酸痛加重。

如果患者腰部疼痛，疼痛牵扯到臀部和大腿的前侧都痛。医生用拇指的指端在第2~4腰椎的横突处按压的时候局部疼痛，特别是在第3腰椎的横突端处按压弹拨的时候，有肿胀的结节和条索，这些肌肉痉挛一直延伸到骶嵴处的时候，大多提示是腰方肌的劳损。患者自觉患侧的腰部和臀部疼痛，腰部侧屈的时候疼痛加重。

如果患者腰部疼痛，并牵扯到大腿内侧疼痛，医生用拇指的指端按压在患侧第1~4腰椎的棘突旁和横突旁都有肿胀的条索状的肌肉挛缩并且压痛，同时在患侧臀横纹的内侧有明显的肌肉挛缩和压痛的时候，大多提示是髂腰肌的劳损。患者自觉腰部的疼痛会沿着脊柱一直到骶髂关节，再从骶髂关节到臀部和大腿的内侧，屈髋的时候疼痛会加重。

如果患者腰骶部疼痛，医生用拇指的指端在患侧的第4~5腰椎横突和髂骨内嵴处重按压可以弹拨到条索状的肌肉痉挛，并且疼痛明显的时候，大多提示是髂腰韧带的劳损。患者自觉腰部疼痛的位置深沉而触压不到。腰部在屈伸和旋转的时候疼痛加重。

【其他检查】

X线检查，有些患者会有脊柱的侧弯，或者腰椎生理曲度的减小或是变平消失的变化，或者是腰椎有轻度的骨质增生改变。其他的没有明显异常改变。

化验室检查：可以排除肾脏病变，泌尿系统的病变。

超声波检查：可以排除肾脏病变、胰腺病变、胆囊病变、子宫及其附件的病变。

【治疗原则】

放松肌肉，松解痉挛、调理气机。

【手法治疗步骤解析】

1. 放松肌肉

患者俯卧位，医生位于患者的一侧。双手的手掌相互叠压，以掌根和大、小鱼际着力按压在患者的腰部，用按摩推揉的手法滑行移动放松腰部的肌肉。放松肌肉的顺序是：棘肌、最长肌、腰背筋膜、腰骶部的肌肉和患侧的臀部，大腿部的肌肉。手法治疗的目的是松解肌肉紧张、肿胀和僵硬，改善肌肉中的血液循环障碍，消除软组织的疲劳，为下一步解除肌肉痉挛，松解肌肉中的粘连，改善对神经根刺激的治疗做好准备。

2. 松解痉挛，调理气机

腰肌劳损是因为多个部位肌肉的损伤或是痉挛而产生的症状。由于这些肌肉的位置不同，深浅层次的不同，所以在治疗的时候所使用的手法也不相同。

如果是腰背筋膜的损伤，它的位置比较表浅。

患者俯卧位，医生位于患者的患侧。一只手平伸，以拇指指间关节的桡侧面着力按压在病患的部位，以另一只手的掌根着力叠压在指间关节处增加力量。用推按分筋理筋的手法松解棘突旁，肋骨的下沿和髂嵴处表浅层的肌肉挛缩。用分筋弹拨的手法剥离肌肉中的粘连，当痉挛和粘连稍有松解之后，手法变换。医生用抓取的手法在痉挛粘连松解的部位抓取内里的寒凉邪气向外透散，用扫散的手法将外散的病邪之气驱除。在气机调理的时候，抓取病邪手法施用的时间要短，扫散驱邪手法施用的时间要稍长，要少抓多扫。以这样的手法相互配合来驱除表浅肌肉筋膜中的各种病邪之气。

如果是竖脊肌的损伤，它的位置深长而广阔。

患者俯卧位，医生位于患者的患侧。用一只手拇指的指间关节的桡侧面着力按压在病患的部位，以另一只手的掌根着力叠压在指间关节处增加力量，用推按顺理的手法松解腰椎的棘突旁和横突旁的肌肉痉挛，用弹拨分筋的手法剥离肌肉中的粘连。当痉挛和粘连稍稍松解的时候，手法变换。医生用抓取的手法沿着棘肌和最长肌行走的路径从腰背部向下一直抓取到腰骶部。在沿途抓取的时候手掌掌心中的寒凉之气不要丢失，如果移行到某一个部位掌心的寒凉感消失了，就在消失的部位点压开穴门，重新抓出寒凉邪气之后再向下滑行移动。当移行抓取到腰骶部的时候，用扫散的手法将外散的寒凉邪气向尾椎处疏导引领扫散驱除。以这样的手法相互配合来疏通竖脊肌郁闭的气机，疏通经络，消除肿胀，以解除竖脊肌劳损而产生的各种症状。

如果是回旋肌和多裂肌的损伤，它们的位置深沉在里。

患者俯卧位，医生位于患者的一侧，一只手握拳，以突出的第2、3、4指的指间关节着力按压在病患的部位，以另一只手的手掌叠压在拳的背侧增加力量。以按揉推压的手法松解骶椎与髂骨之间肌肉中的痉挛。当肌肉的痉挛稍有松解的时候，手法变换。医生用抓取的手法抓取骶椎和髂骨内里的寒凉邪气向外透出，抓取的时间要稍长一些，当寒凉感充斥掌心的时候，用扫散的手法将外散的病邪之气稍稍地扫散驱除，然后用抓法再一次抓取内里的病邪之气向外透出，用扫散的手法再一次将外散的病邪之气驱散外散。以这样的治疗反复的操作数次。最后，医生的手掌放松，以掌心和大、小鱼际处着力按压在腰骶部，用搓摩的手法再一次地放松肌肉并且使局部产生温热感。当腰骶部搓摩发热之后，医生用掌心处轻轻地按压在腰骶部不动并停留片刻，将温热之气透达到腰骶的深处。以这样的手法相互配合来驱除寒邪，透达温热，以达到既驱除了病邪之气而又不伤及患者自身的肾阳之气的治疗目的。

如果是腰方肌的损伤，它的位置在横突旁，所以痉挛和粘连的部位较多。

患者俯卧位，医生位于患者的患侧。双手拇指相互叠压用力，以拇指的指端处着力按压在病患的部位。用按揉弹拨分筋的手法松解第2~4腰椎的横突处，特别是要重点地弹拨松解第3腰椎横突处的筋结。用按揉推压理筋的手法顺理腰椎横突旁到骶嵴处的肌肉痉挛，当肌肉痉挛稍有松解的时候，手法变换。医生一只手的手掌手指屈曲，以第2、3、4指的指端处着力，用滑摩搓擦的手法沿着腰椎的横突处向骶嵴处的循环往复的操作。当手指之间寒凉感明显的时候，手法变换。医生用抓取的手法沿着腰椎的横突向骶嵴处滑行移动抓取内里的寒凉邪气向外透散，特别是在第3腰椎的横突处要多抓多取。如果在滑行移动抓取的过程中掌心中的寒凉感消失，就在消失的部位按压开穴门，再一次地抓取寒凉邪气向外透出，用扫散的手法导引病邪之气向下行走。当寒凉邪气导引到骶嵴的时候，用扫散的手法将病邪之气疏导引领到尾椎处向外扫散驱除。以这样的手法相互配合来消除肌肉中的肿胀，扩张局部的微循环，疏通经络气血，消除腰方肌的劳损所引发的疼痛症状。

如果是髂腰肌的损伤，它的位置较深并且肌肉的止点在下肢。

患者俯卧位，医生位于患者的患侧，双手拇指相互叠压用力，以拇指的指端处用力按压在病患的部位，用按压弹拨的手法从腰椎的横突处向横突的内侧按压，力量要稍大，以此来松解深层的肌肉痉挛。医生的手掌手指平伸，以第2、3、4指的前端处着力，用拍打叩击的手法轻轻地拍打震荡腰椎横突的外侧，以此来鼓荡气机。当手指间有寒凉邪气流动的时候，手法变换。医生用抓取的手法抓取内里的寒凉邪气向外透出，并一直用抓取的手法滑行移动到臀部，再从臀部移行到大腿后侧的内侧。如果在滑行移动的过程中病邪之气消失，就在消失的部位按压开穴门，并再一次地抓取病邪之气向外透出。最后用扫散的手法从大腿后侧将外散的病邪之气疏导引领到下肢扫散驱除。以这样的手法相互配合来鼓荡深层的气机，振奋经络气血，导引病邪之气向下肢移行流动，最后将病邪之气从身体的远端扫散驱除，以此来消除髂腰肌劳损所引发的各种症状。

如果是髂腰韧带的损伤，它的位置在中层，大多是因为粘连而引发的疼痛。

患者俯卧位，医生位于患者的患侧。以一只手拇指指间关节的桡侧面着力按压在病患之处，以另一只手掌的掌根处着力叠压在指间关节处增加力量，用按揉推拨的手法松解第5腰椎横突和髂骨内嵴之间的韧带粘连。当粘连稍稍松解之后，医生用拍打叩击的手法拍打病患的部位以鼓荡气机，振奋经络气血。用抓取的手法抓取内里的寒凉邪气向外透散，当寒凉邪气充斥掌心的时候，用扫散的手法将寒凉邪气向尾椎处疏导引领扫散驱除。以这样的手法相互配合来松解髂腰韧带中的粘连，疏通经络气血，消除髂腰韧带劳损所引发的疼痛症状。

七、骶髂关节紊乱症

【解剖】

骶髂关节是由骶骨和髂骨的耳状面相互对合而构成的，关节面扁平，属于平面滑膜关节。骶髂关节的关节腔狭小，呈裂隙状，关节囊紧张，有数条坚强的韧带加强其稳固性。因为关节的活动度小。所以又属于微动关节。骶髂关节是支撑人体躯干重力并且缓冲重力传递的重要结构，将落在腰骶的重力经骶髂关节传递到骨盆、髋部和下肢。所以骶髂关节又是负重关节，承受着垂直和前、后方向的压力。

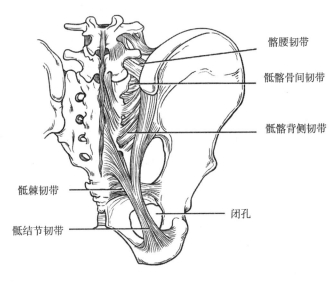

骶髂关节（后面）的韧带

【病因病机】

　　骶髂关节有滑膜关节的软滑面，也有关节囊和滑液，关节可以做前后、上下的移位运动和旋转运动，所以是微动关节。如果因为长期的弯腰工作或者是抬举重物，使骶髂关节发生退行性的改变，就会导致骶髂关节的软骨面、关节囊、韧带和周围附属的结构受到损伤。或者是因为突然滑倒的时候单侧的臀部着地等暴力冲击，导致骶髂关节超出了正常生理活动的范围，从而引起关节周围的肌腱和韧带的损伤，甚至使髂骨滑离了与它相应的骶骨关节面，从而导致骶髂关节的半脱位。或者是因为妊娠期骨盆向前下方呈倾斜角度，并且使腰椎的生理前凸增大，使韧带松弛而伸长，由于韧带的牵拉就会导致骶髂关节的损伤。各种原因导致的损伤都可以使骶髂关节周围的肌肉和韧带撕裂，造成关节的稳定性降低，并引起顽固持续的下腰疼痛。

【临床表现】

　　早期的症状主要是腰骶部的疼痛，发作的时候患侧的骶髂关节处疼痛，疼痛可以放射到臀部和大腿的外侧。腰骶部的肌肉紧张痉挛，并且引发腰部的肌肉紧张僵硬。患者常常因为害怕疼痛而不愿意活动伤侧下肢，在行走的时候跛行，患侧下肢不敢负重。在坐和站立的时候常常用健侧承重。平卧的时候翻身困难，久坐、久站或者是弯腰的时候骶髂关节处疼痛，并且导致腰骶部的活动受限。

【手法检查】

　　患者俯卧位，医生位于患者的一侧。

　　医生双手的手掌手指平伸，以双手第 2、3、4 指的指腹处着力，分别按压在患者腰骶部的两侧，对比触摸按压检查双侧的骶髂关节。患侧的骶髂关节处肿胀高凸，用手掌扪按的时候温度增高。用掌根处按压患侧骶髂关节处的时候疼痛，握拳叩击骶髂关节的时候局部明显的疼痛，但是没有神经的放射痛。

医生用第2、3、4指的指腹在骶髂关节周围按压的时候肌肉和韧带紧张痉挛，在髂后上棘和髂后下棘之间，也就是骶髂关节的后侧间隙处有明显的压痛。在骶骨和臀大肌的交接处有明显的压痛，重按压的时候有结节和条索状的肌肉痉挛。在下腰部也就是竖脊肌的起始部位肌肉紧张僵硬，并且有压痛。患侧臀部的肌肉松弛，在臀部和大腿外侧按压的时候有条索状的肌肉痉挛，并且有压痛。

患者仰卧位，医生用双手按住患者两侧的髂前上棘，从两侧向下推压骨盆或者是从两侧向中间推挤骨盆的时候，患侧的骶髂关节处有明显的疼痛。医生令患者患侧的下肢屈膝屈髋，用一只手扶按住患侧的肩部使其固定不动，用另一只手抓握住膝关节并强力的使患侧的髋关节屈曲内收的时候，患侧的骶髂关节处明显的疼痛。医生把患侧的外踝放置在健侧的膝关节处，用另一只手握住在患侧的膝关节并向外侧的床面上推压，使大腿外展外旋的时候，膝关节无法与床面接触并且会引起骶髂关节处的明显疼痛。

【其他检查】

X线正位片显示大多无明显的异常，时间长久的慢性疼痛，可以见到骶髂关节边缘处有骨密度增加的改变。X线斜位片显示可以见到患侧骶髂关节的间隙增宽，关节的凹凸面之间排列紊乱。

【治疗原则】

放松肌肉、整复关节，调理气机。

【手法治疗步骤解析】

1. 放松肌肉，整复关节

患者俯卧位，医生位于患者的一侧。

医生一只手扶按在患者的背部，另一只手的手掌手指平伸放松，以掌根和大、小鱼际处着力放置在患者的下腰部。用按摩推揉的手法从上向下滑行移动的顺序放松下腰部、腰骶部、骶髂部和臀部的肌肉，松解这些部位肌肉的紧张痉挛僵硬，改善肌肉中的血液循环障碍，消除肌肉中的肿胀。当肌肉的紧张痉挛稍稍放松之后，手法变换。医生以一只手拇指指间关节的桡侧面着力放置在患侧的骶髂关节处，用另一只手的掌根处着力叠压在指间关节处增加力量。用按压弹拨、分筋理筋的手法松解骶髂关节处肌肉、韧带的粘连和肌肉、韧带挛缩产生的结节和条索，松解髂后上棘和髂后下棘处的肌肉痉挛，按压分理臀大肌和骶骨连接处肌肉中条索状的肌挛缩。

当这些部位的肌肉痉挛稍稍松解之后，医生用一只手手掌的掌根处着力抵按在患侧高凸的骶髂关节的上半部，以另一只手的掌根处着力叠压在手背处增加力量。用按压震动的手法先轻轻的震动按压数次，当患者的紧张状态放松、注意力分散的时候，双手同时用力向斜下方骤然用力顿挫推压，如果按压在骶髂关节处的手掌感觉到了关节的滑动或者是听到了关节滑动的声响，说明手法整复成功。

医生将手掌移动按压到骶髂关节的下半部，用同样的手法操作对骶髂关节的下半部进行手法的整复，这样可以使骶髂关节的紊乱移位能够得到比较彻底的修复。

2. 调理气机

患者俯卧位，医生位于患者的一侧。一只手扶按在患者的背部，另一只手的手掌手指平伸放松，以掌根和大、小鱼际处着力按压在患者的腰部。用按摩推搓的手法再一次的放松下腰部、腰骶部、骶髂部和骶尾部的肌肉。当这些部位在手法治疗后微微发热的时候，手法变换。医生用抓取的手法从腰部向腰骶部、骶髂部一直到骶尾部滑行移动地抓取内里的寒凉邪气向外透出，在滑行移动抓取的过程中。如果寒凉邪气在某一个部位从掌心消失，就在消失的部位按压开穴，重新抓取寒凉邪气向外透散并向下移动。最后将寒凉的病邪之气疏导引领到骶尾处，用扫散的手法祛除外散。以这样的手法疏通经络气血，驱除身体里的寒凉邪气。在手法治疗的时候多抓取不扫散，是因为病邪之气在内里在下方，过度的扫散恐怕会伤及患者的气机。

医生双手拇指相互叠压，以拇指的指端处着力按压在患侧的臀部，用按压推揉的手法按揉臀大肌与骶骨的连接处和臀大肌的肌腹处，并向下滑行移动到阔筋膜张肌的部位。按压这些肌肉中因为痉挛而产生的疼痛点。手法变换。医生用抓取的手法在臀大肌处抓取内里的寒凉邪气向外透出，用扫散的手法从臀大肌处沿着大腿外侧的阔筋膜张肌向下扫散，在扫散中，点压开启大腿外侧的风市穴，从风市穴处抓取寒凉邪气向外透散，并用扫散的手法向下疏导引领病邪之气到外膝眼处扫散驱除。在臀部和下肢以少抓取多扫散的手法进行操作，目的是破散郁闭的气机，疏通经络气血，疏导引领寒凉邪气从下肢驱除。以这些手法相互配合治疗来消除骶髂关节紊乱所引发的各种症状。

第四节
下肢各种损伤的手法治疗

凡是由于各种原因导致髋部、臀部、大腿、腰部、小腿和踝足部各个部位的骨关节、肌肉、肌腱、韧带、软骨、筋膜、滑膜等损伤所引发的疼痛、功能障碍等各种症状，都在这里讨论。

它包括了髋关节、膝关节、踝关节和足部多个部位的关节损伤，髋关节、膝关节和足部的筋膜、滑膜和软骨的损伤，髋部、臀部、大腿，膝部、小腿、踝足部肌肉、肌腱、韧带的损伤，以及对这些损伤的手法检查和手法治疗的各种方法。

一、髋关节损伤

【解剖】

髋关节是由股骨的股骨头和骨盆的髋臼相对构成。股骨头位于髋臼内，属于杵臼关节。在髋臼的边缘有关节盂缘附着，加深了关节窝的深度，增加了关节的强度和稳定性。

髋关节的关节囊厚实，在股骨头的凹处有圆韧带与髋臼相连，内有血管为股骨头提供营养，是全身位置最深的关节。

髋关节属于多轴性关节，主要的功能是负重。周围有丰富的肌肉包绕，能做屈伸、内收、外展、旋内、旋外以及环转的运动，但是活动的范围比较小。加固髋关节的韧带，有位于髋关节前面的呈人字形的由髂前下棘到股骨转子间线的髂股韧带。有位于髋关节前内侧的起于耻骨上支向外下与关节囊融合的耻骨韧带。有位于髋关节后方的由坐骨体到大转子根部的坐骨韧带。以及股骨头韧带和髋臼横韧带。

髋关节的支配神经是受来自坐骨神经和闭孔神经前支的支配。

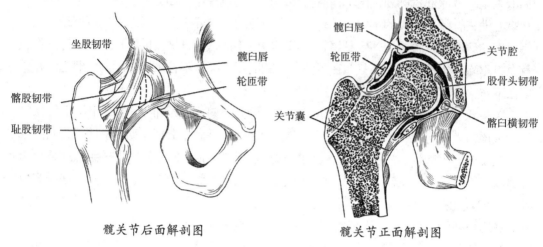

髋关节后面解剖图　　　　　　　　髋关节正面解剖图

【病因病机】

在剧烈的体育活动时做超出了髋关节活动范围的动作，导致关节处韧带的损伤，使小血管破裂出血而肿胀疼痛。

因为摔倒或是从高处跳下的时候单足着地，使髋关节在过度屈曲、伸直、内收或者是外展的姿势下受到扭挫损伤，导致肌肉、韧带、关节囊造成撕裂，或者是使关节滑膜嵌卡在关节之间。

或者是由于遭受到直接或是间接的暴力导致关节囊和关节软骨的损伤，产生软骨的损伤破裂和关节囊的损伤血肿，引起疼痛和功能障碍。

或者是由于长途的行走或者奔跑，使髋关节过度的活动，导致关节软骨过度的摩擦损伤，使髋关节产生无菌性的炎症和粘连，从而产生疼痛并影响关节的功能活动。

【临床表现】

损伤一侧的髋关节处疼痛肿胀，关节的活动受限。疼痛在活动的时候加重，在休息的时候减轻。患侧下肢不敢着地负重行走，下肢呈保护性的姿态，行走的时候跛行。患侧的下肢呈拖拉的步态行走，骨盆倾斜。疼痛的部位在髋关节的前方、侧方或者是大腿的内侧。

如果是髋臼的损伤，疼痛的部位是髋关节前上方的腹股沟处。

如果是髋关节处受到撞击后的损伤，疼痛的部位除了腹股沟处，还有股骨的后侧和外侧。

如果是髋关节处肌肉或韧带的损伤，腹股沟处除了疼痛之外还会有肿胀，但是没有温度的异常改变。

【手法检查】

患者仰卧位，双侧下肢伸直，医生位于患者的一侧，双侧对比观察两侧的下肢是不是等长，患侧的足部与健侧比较，有没有外展旋转的改变。

医生双手的手掌手指平伸放松，以双手第2、3、4指的指腹处着力分别放置在患侧和健侧的髋关节处对比触摸按压诊查。在患侧髋关节内侧腹股沟的中上段处有明显的压痛，用手指的指端向下按压的时候，可以触按到圆型隆起的股骨头。髋关节外侧的阔筋膜张肌的内侧缘和缝匠肌的起点处肌肉紧张痉挛并且有明显的压痛，同时还会伴有大腿的内侧、外侧以及膝关节的疼痛。在腹股沟下方髂腰肌的止点处肌肉痉挛并且有明显的压痛，同时还会伴有下腰部的疼痛。患侧的髋关节被动活动的时候会引发疼痛的加重。屈曲患侧的髋关节，大腿无法靠近胸腹部，或者是屈曲患侧髋关节的时候健侧的大腿自动抬高离开床面，这是髋关节的挛缩所导致的征象。

患者健侧的下肢伸直，医生令患侧的大腿外展外旋，将患侧足的外踝放置在健侧的膝关节上。一只手按压在健侧的髂前上棘处，另一只手抓握住患侧的膝关节向下按压，患侧的髋关节处会有明显的疼痛。这是髋关节内的损伤所导致的征象。

患者俯卧位，医生位于患者的一侧，将双手分别放置在患者健侧和患侧的臀部双侧对比触摸按压诊查。患侧臀部的臀中肌和臀大肌的止点处，以及大腿外侧股骨粗隆处的肌肉紧张痉挛，并且有明显的压痛。大腿后侧臀横纹下方的大收肌、股二头肌和髂胫束等肌肉痉挛并且有压痛，同时伴有臀部、大腿外侧和小腿后侧的疼痛。表现特征是站立的时候疼痛出现或者是加重，躺卧或休息的时候疼痛减轻或者消失。

【其他检查】

X线检查大多无明显的异常改变。但是可以排除髋关节内的股骨头坏死以及其他骨质病变的疾病。

【治疗原则】

松解肌肉痉挛，整复关节紊乱，疏导经络气血。

【手法治疗步骤解析】

1. 松解肌肉痉挛

患者俯卧位，医生位于患者的患侧。双手的拇指相互叠压，以拇指的指端处着力按压在患者患侧的臀部，用按揉弹拨分筋理筋的手法松解臀中肌、臀大肌和阔筋膜张肌痉挛肌束中的条索，放松紧张的肌肉。

医生一只手握拳，以突出的第2、3、4指的指间关节处着力按压在臀横纹内侧下端的髂腰肌处，以另一只手手掌的掌根处着力按压在握拳的手背处增加力量，用按揉弹拨分理的手法从臀横纹处向患侧股骨小转子的方向推压按揉，松解髂腰肌的痉挛。治疗的目的是消除因为髂腰肌紧张痉挛而导致的髋关节疼痛和同时伴有的下腰部疼痛的症状。

医生用掌根和大、小鱼际处着力按压在患侧大腿的后侧和外侧，用按摩推揉的手法放松阔筋膜张肌、髂胫束和股二头肌。治疗的顺序是从髋关节向膝关节处滑行移动治疗，当滑行移动推揉到膝关节腘窝处的时候，手法变换。医生的手指手掌自然放松，用第2、3、4指的前端着力放置在膝关节的后方，用拍打叩击的手法从腘窝处沿着小腿的外侧拍打叩击。目的是用拍打震荡的手法放松肌肉的紧张痉挛，同时鼓荡气机，疏通经气，推动内里的病邪之气向外透散。当手指间寒凉感明显的时候，用扫散的手法将寒凉邪气疏导引领到足部，并从足底部扫散驱出体外，以此来改善下肢的血液循环。这是髋关节损伤在后侧疏导引领经络气血的路径，治疗的目的是从髋关节和下肢的后侧疏通郁闭的气机，为关节紊乱的整复做好准备。

2. 整复关节紊乱

患者仰卧位，医生位于患者的健侧。一只手的手掌手指平伸放松。以掌根和大、小鱼际处着力放置在患者患侧髋关节的前侧，以另一只手掌的掌根处着力叠压在手背处增加力量，用按摩推揉的手法放松股四头肌、阔筋膜张肌、缝匠肌和大收肌。治疗的目的是松解髋关节处和大腿前侧的肌肉痉挛，缓解因为肌肉痉挛而引发的疼痛。

医生用一只手的掌根处着力按压在髋关节内侧高凸隆起的股骨头处，以另一只手按压在手背处增加力量。先轻轻地按揉数下，当患者紧张的感觉分散，注意力放松的时候，骤然的向前方和下方推压股骨头，如果感觉到股骨头的滑动，或者是在治疗后双侧对比股骨头已经相同平复的时候，说明整复成功。医生用双手抓握住患侧的踝关节，令下肢在内旋的位置牵拉并抖动数次。手法治疗的目的是通过推挤恢复股骨头的正常生理位置，消除因为髋关节的紊乱所引发的疼痛症状。

3. 疏导经络气血

患者仰卧位，医生位于患者的患侧。手掌手指平伸放松，以掌根和大、小鱼际处着力放置在患者患侧的大腿处，用按揉推拿的手法放松大腿前侧和髋关节处的肌肉。手法治疗的顺序是从髋关节处沿着阔筋膜张肌、髂胫束和股四头肌一直到膝关节处。手法治疗的要求是使肌肉的紧张痉挛放松，并使肌肉微微的发热。治疗的目的是放松髋关节处，大腿的前侧肌肉和大腿外侧肌肉的紧张僵硬挛缩，扩张微循环，消除肌肉中的肿胀，改善疼痛的症状。当肌肉的紧张痉挛稍稍松解之后，手法变换。医生的手指手掌平伸，以第 2、3、4 指的前端处着力放置在髋关节处，用拍打叩击的手法从髋关节前侧的腹股沟处，沿着股四头肌中的股外侧肌、阔筋膜张肌和髂胫束向膝关节处滑行移动拍打震荡。当手指之间有明显的寒凉感时，手法变换。医生用抓取的手法沿途抓取内里的寒凉邪气向外透散，当寒凉感充斥掌心的时候，用扫散的手法向下方扫散，然后在寒邪外散的部位再一次的进行拍打叩击的手法治疗。这样运用拍打散邪，抓取取邪，扫散驱邪的手法循环操作，一直滑行移动到膝关节处。

医生以拇指的指端处着力点压在内膝眼和外膝眼处打开穴门，当拇指的指端处有寒凉感觉的时候，用抓取的手法在内膝眼和外膝眼处，抓取寒凉邪气向外透散，用扫散的手法将外散的病邪之气驱除出体外。手法治疗的目的是疏导引领气机推动寒凉的病邪之气向下流动到膝眼处，并在膝眼处抓取内里的寒凉邪气向外透出，并用扫散的手法将外散的病邪之气驱散驱除。这是髋关节损伤从前侧疏导引领经络气血的路径。以此来疏通经络气血，加快气血的流通，改善下肢因为气血郁闭而导致的疼痛症状，消除驱散病邪之气。这些手法相互配合综合施用，来改善髋关节损伤所导致的各种症状。

二、髋关节滑膜嵌顿

【病因病机】

髋关节滑膜嵌顿症是发生于儿童的常见病。由于儿童股骨头尚未发育完成，关节囊松弛，肌肉的力量不够强劲。所以在跑跳过度，或者是从高处跳下，或者是在跳跃的时候滑倒等运动过程中受伤。在髋关节过度外展状态的时候股骨头与髋臼之间的间隙会增宽，损伤会导致部分的关节囊滑膜被关节腔的负压力吸入，嵌卡在股骨头与关节盂之间而无法退出。嵌卡的滑膜因为肿胀会引发疼痛，而关节内的嵌卡则会导致关节的活动受限。

【临床表现】

损伤发生后患儿不愿意行走或者是行走的时候跛行，骨盆向患侧倾斜。患侧的下肢呈假性的延长，髋关节处于轻度的屈曲、内收、内旋的位置。髋关节处疼痛并且会伴有大腿的内侧和膝关节的前侧和内侧的疼痛。

【手法检查】

患儿俯卧位，医生位于患侧的一侧。患儿在双侧下肢伸直的时候可以见到双侧的下肢呈现假性的不等长，骨盆呈现健侧高于患侧的的倾斜位，患侧的臀横纹较健侧的低下。

患儿仰卧位，在患儿髋关节的前方有压痛，但是没有明显的肌肉痉挛的表现，患侧的腹股沟处有轻微的肿胀。髋关节各个方向的被动活动都会受限，尤其是以内旋和外展的时候最为明显，被动内收和外旋髋关节的时候可以引发疼痛。屈曲患侧的髋关节，患侧的大腿无法靠近胸腹部，或者会见到健侧的下肢屈曲，大腿自动抬高而离开床面。患儿健侧的下肢伸直。医生将患侧足的外踝放置在健侧的膝关节上，同时用手向下按压患侧的膝关节，髋关节处因明显的疼痛而拒绝检查。

【其他检查】

X 线检查可以确定髋关节内的骨质没有破坏和异常改变，但是患侧髋关节内侧的间隙会比健侧增宽。MRI 检查可以帮助明确诊断。

【治疗原则】

放松肌肉，解除嵌卡。

【手法治疗的步骤解析】

1. 放松肌肉

患儿俯卧位，下肢伸直。医生位于患儿的患侧，一只手扶按在患儿膝关节的腘窝处。另一只手的手掌手指自然放松，以掌根和大、小鱼际处着力，放置在患处的臀部。用按摩推揉的手法从上向下滑行移动地放松臀中肌、臀大肌、股二头肌、阔筋膜张肌和髂胫束。手法治疗的目的是放松髋关节和大腿的后侧以及外侧紧张的肌肉，改善局部血液循环的障碍，缓解疼痛的症状。

患儿仰卧位，双下肢伸直。医生位于患儿的患侧，以掌根和大、小鱼际处着力放置在髋关节处。用按摩推揉的手法滑行移动地放松髋关节处和股四头肌的肌肉紧张痉挛。手法变换，医生双手的拇指并排放置，以双手拇指的指腹处着力按压在患儿患侧的大腿上，双手拇指与其余各指相对用力，用捏拿按揉的手法从上向下滑行移动地放松大腿的内收肌、缝匠肌和阔筋膜张肌的紧张痉挛。手法治疗的目的是从髋关节的前侧、内侧和外侧放松肌肉，解除肌肉的紧张挛缩，为手法松解关节内的嵌卡做好准备。

2. 松解嵌卡

患儿仰卧位，医生位于患儿的患侧。一只手抓握住患侧的踝关节，另一只手扶按在患侧的膝关节处。医生双手协调配合引领患侧的下肢做被动的先屈膝、屈髋，再伸直的活动数次。当髋关节的活动度逐渐加大的时候，扶按在膝关节的手推压膝关节在髋关节稍稍的内收位方向下压，以疼痛不能忍受为度，令大腿尽可能地靠近胸腹部然后伸直。医生做屈髋后伸直的动作数次，然后骤然的屈髋、屈膝到最大的程度，同时做屈髋、内收、内旋、外展、伸直的动作，也就是让患侧的膝关节从内侧到外侧画一个"？"号。如果感觉到关节内的滑动，或者是治疗后观察双侧的下肢已经等长，说明松解嵌卡的治疗成功。如果不成功，可以再按照上述的治疗步骤重新操作一遍。治疗之后要叮嘱患儿在两周之内不要过度的跑跳，以免关节再次受到损伤。

三、臀大肌损伤

【解剖】

臀大肌是呈宽厚的四边形的扁肌，位于骨盆后外侧的臀部皮下。臀大肌起于髂骨翼的外面，骶骨和尾骨之间的背面，以及骶结节韧带。止于股骨的臀肌粗隆和髂胫束。受发自脊神经骶丛的臀下神经支配。功能是使髋关节伸展。近固定可以使大腿的髋关节处后伸、旋外。肌肉纤维的上半部分收缩的时候可以使大腿外展，下半部分收缩的时候可以使大腿内收。远固定时一侧的收缩可以使骨盆转向对侧，两侧的同时收缩可以使骨盆后倾并使躯干后伸，维持身体的直立平衡状态。

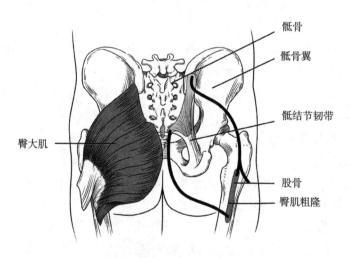

臀大肌和它的起止点

【病因病机】

由于在跌倒的时候臀部受到了撞击损伤，或者是因为在运动的时候频繁的后蹬用力，或者是长时间的步行上坡致使臀大肌强烈的收缩而受到损伤。或者是久坐使髋关节处于屈曲、内旋的位置，导致臀大肌受到持续的牵拉损伤。这些原因致使臀大肌的肌肉纤维发生无菌性的炎症、挛缩和粘连。神经受到了炎性的刺激和软组织水肿的压迫而引发疼痛。而疼痛导致的反射性的肌肉痉挛又会引发局部血液循环的障碍，导致代谢产物的堆积，这又会引发更加强烈的疼痛。

【临床表现】

损伤发生后臀部呈现紧缩样的钝痛，并且牵扯到骶骨和髂骨处也会有明显的疼痛。疼痛可以放射到尾骨、臀部的外侧、大腿的后侧和外侧，大腿在伸和外展的时候会使疼痛加重。长时间的站立行走会使臀部的肌肉酸痛，疼痛会牵扯到大腿的后侧一直到膝关节的外侧。长时间的久坐也可以导致臀部疼痛，但是在稍稍的活动之后疼痛反而会减轻。

【手法检查】

患者俯卧位，双下肢伸直。医生位于患者的患侧，双手的手掌手指放松，分别放置在患者健侧和患侧的臀部进行对比检查。患者患侧的臀大肌紧张僵硬，但是没有明显的萎缩和肿胀。

医生用双手第 2、3、4 指的指腹分别放置在患者健侧和患侧的腰骶部进行对比触摸按压诊查，在患侧的骶髂关节、骶骨的下端、尾骨的患侧端和髂嵴的下端按压的时候有明显的压痛，重按压的时候可以触及到结节和条索状的肌肉痉挛。

医生用拇指的指端着力在大腿后侧臀横纹下端的股骨粗隆按压的时候，局部疼痛明显并且有条索状的肌肉挛缩。在臀大肌肌腹按压的时候，可以触压到条索状的肌肉挛缩并且有明显的疼痛。

医生用手按压在膝关节的后侧，并且令患者将患侧的髋关节抗阻力后伸和外旋的时候，臀大肌明显的疼痛。

患者仰卧位，双下肢伸直。医生位于患者的患侧，一只手抓握住患侧的踝关节，另一只手扶按在患侧的膝关节上，令患侧的膝关节和髋关节屈曲，并使髋关节内旋的时候，臀大肌明显的疼痛。

【其他检查】

X 线检查无明显的异常表现。

【治疗原则】

放松肌肉，分理筋结，疏导经络气血。

【手法治疗步骤解析】

1. 放松肌肉

患者俯卧位，双下肢伸直。医生位于患者的患侧，一只手的手掌手指放松，以掌根和大、小鱼际着力放置在患者的下腰部，以另一只手掌的掌根着力叠压在手背处增加力量。用按摩推揉的手法滑行移动的顺序放松下腰部、腰骶部、髂骨处、臀大肌、大腿的后侧和外侧的肌肉。手法治疗的目的是放松臀大肌及其周边附近的肌肉，松解肌肉痉挛引发的紧张和僵硬，改善局部的气血流通障碍。

2. 分理筋结

患者俯卧位，双下肢伸直。医生位于患者的患侧。一只手的拇指伸直，以拇指指间关节的桡侧面处着力放置在患者患侧的骶髂关节处，另一只手的手掌手指平伸，以掌根处着力按压在拇指的指间关节处增加力量。用按揉弹拨、分筋理筋的手法滑行移动的顺序松解患侧的骶骨旁、骶髂关节处、髂骨的下部、髋关节后侧的骶结节韧带处和骶尾椎旁的肌肉韧带。按揉松解肌肉深层的痉挛和结节，弹拨分理肌肉深层的条索状挛缩和粘连。手法治疗的目的是使用各种手法尽可能地松解肌肉深层的痉挛，缓解因为肌肉僵硬痉挛而产生的水肿，消除因为痉挛和水肿的挤压而产生的疼痛症状。

医生双手的拇指相互叠压，以拇指的指端处着力放置在臀大肌处，用分筋理筋的手法沿着臀大肌的肌肉纤维走行一致的方向，滑行移动的顺序按压分理肌肉纤维挛缩所产生的条索。手法治疗的目的是顺理肌肉纤维因为挛缩而导致的扭转和紊乱，使肌肉纤维的走行顺畅一致，恢复臀大肌的正常生理功能。

医生一只手握拳，以突出的第 2、3、4 指的指间关节处着力放置在患侧大腿的后侧，另一只手的手掌自然放松，以掌根处着力按压在拳背处增加力量。用按揉弹拨顺理的手法松解臀横纹下方股骨臀肌结节和大腿后外侧的阔筋膜张肌和髂胫束中的条索状的肌肉萎缩。治疗的目的是松解臀大肌止点附近的肌肉痉挛，改善局部的血液循环障碍，消除由此导致的疼痛症状。

3. 疏导经络气血

患者俯卧位，双下肢伸直。医生位于患者的健侧，一只手扶按在患者的腰部，另一只手的手掌手指自然放松，以掌根和大、小鱼际处着力放置在患者的腰骶处，用滑摩搓擦的手法滑行移动的顺序放松腰骶部、骶尾部、臀部、大腿的后侧和外侧的肌肉，以皮肤微微地发热为度。

医生一只手握拳，中指的指间关节前凸，以凸出的中指的指间关节处着力按照以上的顺序，移动点压这些部位中的疼痛点处开穴，每点压一个部位打开穴门之后，就用抓取的手法抓取内里的寒凉邪气向外透出，同时用滑摩扫散的手法循经疏导引领寒凉的邪气下行。也就是从腰骶部向骶髂部和骶尾处移动着点压开穴，抓取寒邪外出，最后用扫散的手法将寒凉邪气疏导引领到尾椎处向外扫散驱除。从臀部向大腿的后侧、外侧和膝关节的后侧移动点压开穴，抓取寒邪外出，滑行导引扫散。最后将寒凉邪气疏导引领到膝关节的外膝眼处扫散驱除。手法治疗的目的是将腰臀部、骶尾处、大腿处因为肌肉痉挛、循环障碍而产生的寒凉邪气一步步的疏导引领到尾椎处和外膝眼处进行驱除，以此来改善下肢的微循环障碍，消除肌肉纤维中堆积的代谢物，改善或消除臀大肌损伤而导致的各种症状。

四、臀中肌综合征和梨状肌综合征

【解剖】

臀中肌位于臀大肌的深面。起于髂骨翼的外面，止于股骨大转子。受发自脊神经骶丛的臀上神经支配。功能是使髋关节外展，使大腿屈伸和旋内、旋外。

梨状肌位于小骨盆的后壁，起于骶骨前面骶前孔的外侧，止于股骨大转子的顶端。受发自脊神经骶丛的第 1~ 第 2 骶神经支配。近固定的时候可以使大腿旋外、外展和后伸。远固定的时候一侧的收缩可以使骨盆转向同侧，两侧的同时收缩可以使骨盆后倾。

臀中肌和梨状肌共同作为维持髋关节稳定的重要肌肉，两者同在臀部肌肉的第二层。臀中肌的前方是阔筋膜张肌，后下方是梨状肌。两块肌肉相邻紧密，有一小部分的梨状肌被臀中肌所覆盖。所以臀中肌损伤的时候会挤压牵拉梨状肌，从而使梨状肌出现症状。

【病因病机】

臀中肌综合征是由于各种原因所导致的臀中肌的肌筋膜发生了病变，在日常生活中的行走、下蹲、弯腰等动作完成的不正确，或者是突然地改变体位而引起了臀中肌的急性损伤，或者是慢性的劳损而出现臀部的疼痛、活动受限的各种症状。

梨状肌综合征是引起坐骨神经痛的常见疾病。由于运动的不当、扭伤、负重行走等，导致梨状肌受到了损伤，发生充血、水肿、痉挛、粘连。或者是其他各种的原因导致梨状肌变性、肌肉紧张，肌纤维过度挛缩。因为坐骨神经是从梨状肌的肌腹中穿出，损伤使梨状肌间隙或者是梨状肌的上、下孔变得狭窄，使坐骨神经在穿行于梨状肌的时候受到了过大的压力，因此产生了一系列的症状。

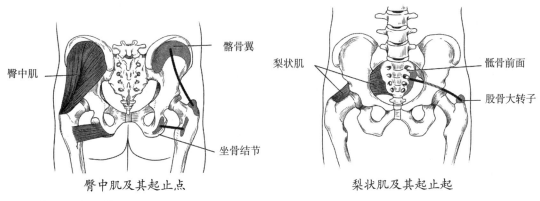

臀中肌及其起止点　　　　　　　　梨状肌及其起止起

【临床表现】

臀中肌损伤和梨状肌损伤的共同点是二者都有患侧臀部偏外侧的疼痛，疼痛严重的时候会导致活动受限。在臀部的外侧有明显的压痛，重按压的时候有下肢的放射性疼痛。

臀中肌损伤和梨状肌损伤的不同点是臀中肌综合征没有神经根的刺激症状，所以也就没有真正的放射痛。只是在臀中肌的位置处有局限性的压痛和大腿外侧的牵扯痛，疼痛也可以放射到髂嵴的后部和骶骨处，常常会出现腰部和髋关节的活动受限。疼痛是在早晨起床的时候和活动初始的时候明显，深夜的时候疼痛感最强烈，在劳累、寒冷、潮湿的状态下疼痛会加重。

梨状肌综合征会出现腰部、髋关节和臀部疼痛的症状，但是疼痛的位置比臀中肌疼痛的位置偏低，自我感觉疼痛的位置很深。梨状肌有神经根的刺激症状，臀部的疼痛会沿着坐骨神经分布的区域向同侧的大腿后侧放射，并且伴有会阴部的不适和小腿后外侧和足部的麻木。在症状严重的时候会呈现灼烧样的疼痛，在咳嗽、排便、打喷嚏等腹压增高的时候可以使患侧下肢的放射性窜痛和麻木感加重。

【手法检查】

在对臀中肌综合征检查的时候，患者俯卧位，医生位于患者的患侧。用拇指的指腹处着力按压在患者患侧的臀部，在臀部偏外侧髂前上棘的后缘和股骨大转子尖端的外侧都会有明显的压痛，位置局限并且明确。在这些部位按压的时候可以触摸到条索状的肌束，重按压的时候疼痛会向大腿的外侧，髂棘处和骶骨处放射。患者仰卧位，医生位于患者的患侧，令患者下肢伸直，并且直腿抬高。在患侧下肢直腿抬高的时候会有臀部局限性的疼痛，但是没有下肢神经放射性疼痛的症状。患者外展大腿的时候臀部疼痛。医生用手扶按在患侧膝关节的内侧，令患者抗阻力内收大腿的时候臀部的疼痛加重。这些症状表现提示是臀中肌损伤后所产生的症状。

在对梨状肌综合征检查的时候，患者俯卧位，医生位于患者的患侧。双手的手掌手指放松，以双手第 2、3、4 指的指腹处着力分别放置在臀部的两侧进行检查。患侧臀部会有肌肉萎缩，呈扁平甚至凹陷。沿着髂后上棘到股骨大粗隆处做一个连线，在连线的中点处直下一寸是梨状肌的下孔，它的两侧是梨状肌。医生用拇指的指端处着力在梨状肌的位置处按压的时候有明显的疼痛，可以触按到梨状肌的肌腹呈现弥漫性的肿胀，肌肉呈现钝厚感并且可以触压到条索状隆起的肌束。重按压的时候可以触按到梨状肌肌束中的局部僵硬、坚韧，弹性减低，疼痛剧烈并且会沿着坐骨神经分布的区域向下肢和会阴部放射产生痛麻感。

医生一只手抓握住患侧的踝部，将膝关节屈曲 90°。另一只手扶按在健侧的骶髂关节处固定骨盆。抓握踝关节处的手向外侧推压使髋关节内旋的时候，患侧的臀部会有明显的疼痛并且向下肢放射产生痛麻感。或者是抓握足踝的手不动，令患者小腿抗阻力地向内使髋关节外旋的时候，患侧的臀部会有明显的疼痛并且会向下肢放射。患者仰卧位，医生位于患者的患侧，令患者下肢伸直并且直腿抬高。患侧下肢直腿抬高在 60° 以前的时候疼痛明显，医生托扶小腿使下肢被动地抬高超过 60° 的时候疼痛反而减轻。这些症状表现提示是梨状肌损伤后所产生的症状。

【其他检查】

X 线检查无明显的异常表现。

【治疗原则】

放松肌肉，松解痉挛，疏导经络。

【手法治疗的步骤解析】

1. 放松肌肉

患者俯卧位，双下肢伸直。医生位于患者的患侧，一只手扶按在患者的腰部，另一只手的手掌手指平伸，以掌根和大、小鱼际处着力放置在患者患侧臀部的偏外侧，用按摩推揉的手法放松臀中肌和梨状肌。因为这两块肌肉相互紧密的相邻，并且梨状肌有一部分又被臀中肌所覆盖，这就会导致臀中肌损伤后的痉挛会挤压梨状肌而伴发相同的症状。所以在手法放松治疗的时候需要两块肌肉同时放松。手法治疗的目的是松解肌肉的痉挛僵硬，改善肌肉中的血液循环障碍，消除肌肉中的水肿，使肌肉尽可能地恢复到正常的生理状态。

2. 松解痉挛

患者俯卧位，双下肢伸直，医生位于患者的患侧。

如果是臀中肌的损伤，医生双手的拇指相互叠压，以拇指的指端处着力按压在髂嵴的下方，髂骨翼外面的臀中肌处和股骨大转子端的臀中肌的止点处。用按压弹拨、分筋理筋的手法松解臀中肌的起点处和止点处肌肉痉挛所导致的结节和条索。治疗的目的是松解肌肉起点、止点处的痉挛和粘连，恢复肌肉的正常生理功能。在肌肉起点和止点的痉挛粘连稍稍松解之后，医生用分筋理筋的手法以髂骨翼的位置处沿着臀中肌肌肉纤维的顺行走向，向股骨大转子的外侧滑行移动、推压，如果肌束中有条索状的痉挛，就按照肌肉纤维的顺行方向推压顺理治疗。治疗的目的是顺理紊乱痉挛的肌肉纤维，改善肌肉中因为挛缩卡压所导致的血液循环障碍，恢复肌肉的正常生理状态。

如果是梨状肌的损伤，患者俯卧位，双下肢伸直，医生位于患者的患侧。双手的拇指相互叠压，以拇指的指端处着力按压在股骨大转子端外面的梨状肌止点处。用按压弹拨的手法松解梨状肌止点处的肌肉痉挛。医生沿着髂后上嵴到股骨的大粗隆处做一个连线，在这个连线的中间点直下一寸的位置处，按压弹拨梨状肌下孔处的粘连和肌肉痉挛，用分筋理筋的手法在这个位置点附近的梨状肌肌腹处弹拨分理肌肉纤维中的条索。治疗的目的是改善梨状肌的僵硬状态，消除肌肉中的弥漫性肿胀，缓解梨状肌对坐骨神经的挤压。手法变换，医生用拇指的指端处着力，用分筋理筋的手法从臀部的外侧按照梨状肌肌纤维走向的顺行方向，向股骨大转子处移动按压分理，如果有坐骨神经受压产生的放射性痛麻的时候，就按照坐骨神经的分布区域分理大腿后侧的股二头肌、大腿外侧的阔筋膜张肌和小腿后侧腓肠肌中的条索状肌肉痉挛。手法治疗的目的是消除梨状肌损伤所导致的自身症状和因为损伤所引发的坐骨神经症状，改善各个部位因为肌肉痉挛而产生的疼痛症状，恢复梨状肌的正常生理状态。

3. 疏导经络

患者俯卧位，双下肢伸直，医生位于患者的患侧。

如果是臀中肌的损伤，医生一只手扶按在患者的腰背处，另一只手握拳，中指的指间关节向前凸出，以凸出的中指指间关节处着力点压在患者患侧的髂嵴下方、髂骨翼外面臀中肌的肌腹处，用轻轻按压摆动的手法来松解臀中肌肌腹中的结节，当结节松解之后，手法变换。医生的手掌自然放松，用抓取的手法在点压的位置处抓取内里的寒凉邪气向外透出，当寒凉气息充斥掌心的时候，用扫散的手法沿着大腿的后外侧向膝关节的后侧疏导引领扫散。手法治疗的目的是用点压的手法松解肌肉中的挛缩，抓取因为局部循环障碍而导致的寒凉邪气向外透出，用滑动扫散的手法将这些寒凉邪气沿着大腿的后外侧向下引导到膝关节向外扫散驱除。以这些手法相互配合在一起施用来改善臀部和大腿后外侧的微循环障碍，消散肌肉中的水肿，消除臀中肌损伤所引发的各种症状。

如果是梨状肌的损伤，患者俯卧位，双下肢伸直，医生位于患者的患侧。一只手握拳，中指的指间关节向前凸出，以凸出的中指指间关节处着力点压在梨状肌的肌腹处和坐骨神经的出口处，用按压弹拨的手法松解这些部位的痉挛和粘连，用抓取的手法抓取内里的寒凉邪气向外透散。如果有会阴部症状的时候，医生用中指的指间关节处着力按压在骶骨处、骶髂关节的外侧和尾椎的上端，按压寻找结节状的肌肉痉挛并点压在结节处开穴，用抓取的手法从开穴的位置处抓取内里的寒凉邪气向外透出。手法变换，医生用边点压开穴，边抓取病邪之气外散，边滑动扫散导引的手法从梨状肌处向骶尾处滑行移动操作，最后将寒凉邪气疏导引领到尾椎处，并从尾椎处向外扫散驱除。

如果有坐骨神经受压的症状，医生用中指凸出的指间关节处着力按压在大腿后侧的股二头肌处、大腿外侧的阔筋膜张肌处寻找肌肉痉挛所导致的结节和条索，在这些结节和条索处点压开穴，用抓取的手法抓取内里的寒凉邪气向外透散。最后医生用边点压结节条索开穴，边抓取寒凉邪气向外透出，边滑动扫散疏导引领病邪之气移动下行的手法，从梨状肌处取邪外出，经大腿后侧的股二头肌，大腿外侧的阔筋膜张肌，向下经过髂胫束和小腿后侧的腓肠肌，最后将寒凉邪气疏导引领到足底部，并在足底部点压结节开穴，抓取寒邪外出，扫散驱邪外散驱除。在导引邪气的过程中，如果在某一个部位寒凉邪气向外透散的不明显或者是消失的时候，就用手法在寒凉感消失的部位重新寻找结节点压开穴，抓取寒凉邪气向外透出后再继续向下疏导引领扫散。手法治疗的目的是消除梨状肌的水肿，解除梨状肌对坐骨神经的卡压，改善梨状肌和坐骨神经循行路径的微循环障碍，疏通经络气血，消除梨状肌损伤而引发的各种症状。

五、臀上皮神经损伤

【解剖】

臀上皮神经是感觉神经，是由第1~3腰神经后支的外侧支发出的一组皮肤分支，分别穿过髂嵴上方竖脊肌的外侧缘和腰背筋膜后层的筋膜出口而到达皮下。在皮下下行跨过髂骨嵴中部和臀区的皮下，向外下方斜行，分布于臀上外侧和股骨大转子区的皮肤，支配这一区域的皮肤感觉。

【病因病机】

臀上皮神经是由第1~3腰丛的外侧支发出，在髂嵴上方穿过腰肌和腰背筋膜，分布于臀部的上外侧和股骨大粗隆的皮肤。由于腰部的急性扭伤，或者是腰背部肌肉长期的紧张劳损，从而使臀上皮神经受到了牵累。行走在髂嵴上方的部分神经和纤维束受到了挤压或者磨损，产生充血、水肿，神经束呈现梭状的增粗，周围软组织发生无菌性的炎症，出现痉挛、充血、粘连，由此引发臀部和腿部的疼痛症状。

【临床表现】

腰部或者臀部受伤后，患侧的腰部和臀部会出现弥漫性的疼痛，尤其是以髂骨嵴中点附近最为明显。表现为酸痛、刺痛、撕裂样疼痛，并且会向臀部和大腿的后侧以及膝关节处放射。但是下肢的放射痛不会越过膝关节。患者自觉腰部无力，弯腰受限，起坐困难，在变换体位的时候可以引起疼痛。

【手法检查】

患者俯卧位，双下肢伸直，医生位于患者的患侧。双手的手掌手指平伸，以双手第2、3、4指的指腹处着力，分别放置在患者健侧和患侧的腰部双侧对比按压诊查。患者患侧腰部的肌肉紧张僵硬，在第1~3腰椎的横突旁有压痛。患侧的腰骶部和臀部上方的臀上皮神经的分布区域肌肉紧张僵硬，并且有压痛。医生用拇指的指端处着力在髂嵴的中点处直下一寸的皮下可以触压到一条高凸隆起并且滚动的条索，会有非常明显的压痛。重按压这个条索的时候，疼痛麻胀感难以忍受，同时会向下肢放射但是不会越过膝关节。医生令患者仰卧位，双下肢伸直。一只手扶按在患者患侧膝关节的上方，另一只手托扶在踝关节处令患侧下肢直腿抬高的时候，可以引起患侧臀部的疼痛，但是没有神经受压的放射痛。

【其他检查】

X 线检查无明显的异常表现。

【治疗原则】

松解痉挛、理筋归位，调理经络气血。

【手法治疗的步骤解析】

1. 松解痉挛、理筋归位

患者俯卧位，双下肢伸直，医生位于患者的患侧。一只手的手掌手指平伸，以拇指指间关节的桡侧面着力放置在患者的腰部。另一只手放松，以手掌的掌根着力按压在拇指的指间关节处增加力量，用按揉弹拨、分筋理筋的手法松解从第 1~4 腰椎横突处的肌肉。治疗的目的是松解腰部肌肉的紧张僵硬，解除肌肉痉挛对腰丛神经的卡压，消除臀上皮神经的发出部位对其所造成的损伤。

医生双手的拇指相互叠压，以拇指的指腹处着力按压在患侧的臀部，用按揉的手法松解臀部的外上侧和股骨大粗隆处的肌肉痉挛，治疗的目的是松解臀上皮神经分布区域的肌肉痉挛，消除水肿，缓解疼痛症状。

医生用拇指的指端处着力，在髂嵴中点的位置直下一寸的部位，用按压弹拨的手法按压高凸隆起的条索，并将这个条索向旁侧凹陷的部位弹拨推挤按压。然后用拇指的指端沿着这个条索的走行方向从中间向两端，或者是从两端向中间顺序滑行移动的反复推挤按压，以手指触压的时候感觉条索消失，局部平复为标准。治疗的目的是用弹拨推挤的手法使移位的臀上皮神经回复归位，按压消除局部的水肿，用重复多次地推挤按压手法使移位的臀上皮神经彻底的恢复到正常的生理位置，从而消除臀上皮神经因为离位和水肿压迫所引发的疼痛。

2. 调理经络气血

患者俯卧位，双下肢伸直，医生位于患者的健侧。一只手扶按在患者的腰骶部，另一只手的手掌自然放松，以掌根和大、小鱼际处着力放置在患者的臀部。用按摩搓揉的手法放松患侧臀部，大腿的后侧一直到膝关节后侧腘窝处的肌肉，以局部的肌肉松弛、皮肤微微的发热为度。治疗的目的是进一步地放松臀上皮神经循行区域的肌肉，疏通经络气血，改善肌肉的紧张状态。

医生一只手握拳，中间的指间关节向前凸出，以凸出的中指指间关节处着力按压在患侧臀部、股骨大粗隆处、大腿后侧的上端和中段、膝关节后侧腘窝处的上端，用按压弹拨的手法在这些部位肌肉痉挛产生的结节处依次点压结节开穴，用抓取的手法在开穴的位置抓取寒凉的邪气向外透出，当寒凉的邪气向外透散明显的时候，就用滑动扫散的手法将寒凉邪气疏导扫散到下一个结节也就是穴门处。然后点压这个穴门处，用开穴取邪外出，滑动疏导扫散的手法循环操作，导引病邪之气向特定的方向流动。用这样的手法从上向下依次的点压开穴，抓取邪气外透，滑动扫散导引病邪之气下行。最后将寒凉邪气疏导引领到膝关节后侧的腘窝上端。

医生用中指的指间关节处着力点压在外膝眼处开穴，并循环多次的用扫散的手法从大腿的外侧沿着膝关节的外侧向外膝眼处疏导引领寒凉邪气向外散出驱除。治疗的目的是疏通经络气血，导引寒凉邪气向外散出驱除。由此消除臀上皮神经损伤所产生的各种症状。

六、阔筋膜张肌和髂胫束损伤

【解剖】

阔筋膜张肌呈扁平长方形，位于大腿的前外侧，包在大腿的两层阔筋膜之间的阔筋膜鞘内。起于髂前上棘，在股骨的上、中 1/3 交界处移行于髂胫束，止于胫骨上端的外侧髁。受发自脊神经骶丛的臀上神经支配。近固定可以使髂胫束紧张，使大腿屈和旋内。人体站立的时候，阔筋膜张肌收缩，约束大腿外侧的肌肉增加紧张度和收缩力，起到固定膝关节、维持站立姿势的作用。

髂胫束是大腿外侧的深筋膜，是阔筋膜在大腿外侧增厚形成的纵形带状鞘膜，是全身最厚的筋膜。起自髂嵴前侧的外侧缘，它的上部分为两层，包裹着阔筋膜张肌，并与其紧密结合。下部的纵行纤维明显增厚，呈扁带状，后缘是臀大肌肌腱的延续，止于胫骨的外侧髁。实际上髂胫束是阔筋膜张肌和臀大肌相结合的腱。大腿宽阔、坚韧、致密的部分叫做阔筋膜，阔筋膜在髂嵴前分开的纵行纤维特别发达并且增厚呈带状的部分叫做髂胫束。

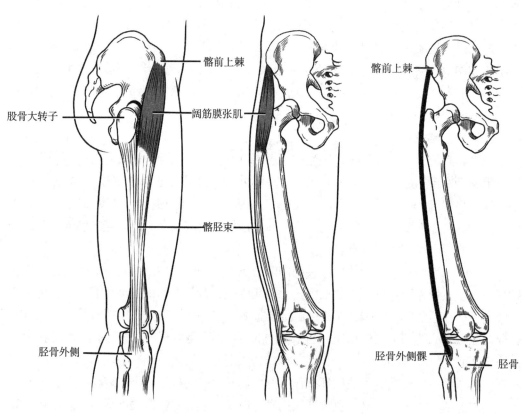

| 阔筋膜张肌和髂胫束的
（侧面观） | 阔筋膜张肌和髂胫束的
（前面观） | 阔筋膜张肌和髂胫束的
起止点 |

【病因病机】

由于经常弯腰和坐位工作，使髋关节长期处于屈曲位，引起阔筋膜张肌的短缩变性并且导致无菌性炎症的发生。或者是一侧的腰臀部和膝踝处受伤或是病变，使患侧不能负重行走，健侧长期过度负重使健侧的阔筋膜张肌劳损而发生病变。另外阔筋膜张肌所处的部位表浅，容易受到外界风寒湿等外邪的影响而发生病变。

髂胫束的损伤大多是因为跑步的时候运动量过度，或者是不正确的体育训练方式导致大腿和膝关节外侧的髂胫束受到损伤。髂胫束损伤后，局部会变硬呈纤维化，并且会引发膝关节的滑囊发生水肿和粘连。髂胫束中没有像肌肉那样的血液供应，所以发生损伤后的恢复非常缓慢。

【临床表现】

阔筋膜张肌损伤后的症状，常常和髂胫束损伤后的症状相伴发生。

阔筋膜张肌损伤后，臀部或者是髋部的外侧疼痛，疼痛主要集中在股骨大转子的前外侧，并且一直延伸到大腿的前外侧和膝关节的外侧。在走路抬腿的时候髋部疼痛明显，局部酸胀，行走无力，在转体、伸髋和单腿负重的时候症状加重。

如果髂胫束损伤明显的时候，在上下楼梯或者其他的使膝关节做弯曲动作的时候疼痛明显，髋关节前外侧的疼痛会沿着大腿的外侧一直放射到膝关节的外侧。

【手法检查】

患者侧卧位，患侧朝上，双下肢伸直，医生位于患者的背侧。因为阔筋膜张肌损伤和髂胫束损伤的症状常常相伴发生，所以在进行检查的时候也要二者同时相伴检查。医生用第2、3、4指的指腹处着力按压在髋臀部外侧的髂前上棘处，这里是阔筋膜张肌的起点处。从这里一直到股骨大转子的前外侧按压的时候疼痛明显，重按压的时候可以触及到因为肌肉痉挛而导致的条索，这是阔筋膜张肌损伤所导致的症状表现。

如果在股骨外侧的中上段按压的时候疼痛，从股骨的中上段沿着股骨的外侧一直到膝关节上方的股骨外侧髁处都有明显的压痛，沿线触摸按压的时候肌束挛缩，紧张、僵硬，并且压痛明显，这是髂胫束损伤所导致的症状表现。

医生一只手扶按在髋关节处，另一只手扶按在患侧的膝关节处，在令大腿后伸的时候，阔筋膜张肌处会有明显的疼痛。医生令患者将患侧的下肢屈髋，屈膝，扶按在膝关节处的手向下推压膝关节使髋关节内收的时候疼痛，同时膝关节无法触碰到床面，这是阔筋膜张肌损伤和髂胫束损伤共同产生的症状。

【其他检查】

X线检查无明显的异常改变。

【治疗原则】

分理筋结，调理经络气血。

【手法治疗的步骤解析】

1. 分理筋结

患者侧卧位，患侧朝上，双下肢伸直。医生位于患者的背侧，双手的拇指相互叠压，以拇指的指端处着力放置在患侧髋关节外侧的髂前上棘处，用按压弹拨的手法从髂前上棘处沿着髋关节和臀部的外侧一直到股骨大转子处和大腿股骨上部的外侧滑行移动操作治疗。按压松解阔筋膜张肌肌肉的紧张、僵硬，弹拨分理肌肉中因为痉挛而产生的结节和条索。治疗的目的是松解阔筋膜张肌中的痉挛，恢复肌肉的正常生理状态。

医生一只手的手掌手指平伸，以拇指指间关节的桡侧面着力放置在股骨近端的外侧，另一只手的手掌放松，以掌根处着力按压在拇指的指间关节处增加力量。用滑推搓按的手法从股骨上端的外侧向膝关节外侧的股骨外侧髁处做循环往复的滑行移动治疗。如果在滑行移动按压的时候触压到了结节和条索，就用按压弹拨、分筋理筋的手法弹拨分理筋结，当筋节松解之后，就再一次向下滑行移动按压，这样循环往复数次。手法治疗的目的是松解髂胫束的痉挛僵硬和由此产生的筋结，消除髂胫束因为粘连挛缩而引发的疼痛。

2. 调理经络气血

患者侧卧位，患侧朝上，双下肢伸直。医生位于患者的背侧。一只手扶按在患者患侧的髋关节处，另一只手的手掌自然放松，以掌根和大、小鱼际处着力放置在髂前上棘的外侧。用滑摩搓擦的手法从髂前上棘处向下一直到膝关节的外侧做滑行移动循环往复的手法操作，以局部微微发热为度。治疗的目的是再一次松解肌肉的紧张和僵硬，增强局部的血液循环。当局部的皮肤微微发热，紧张的肌肉稍稍松解之后，手法变换。医生用拇指的指腹处着力，在阔筋膜张肌和髂胫束循行的路径上点压肌肉中因为痉挛而产生的结节和条索，在一个部位的结节条索处点压后，医生便以手第 2、3、4 指的前端处着力拍打叩击这个部位以鼓荡气机，振奋经气。用抓取的手法抓取内里的寒凉邪气向外透散。当寒凉邪气充斥掌心的时候，用扫散的手法将寒凉邪气向下疏导引领到下一个结节条索处，然后重复点压结节，拍打鼓荡经气，抓取邪气向外透出，扫散导引邪气下行的操作。这样一步步的移动操作，最后将寒凉邪气疏导引领到外膝眼处。

医生一只手握拳，中指的指间关节向前凸出，以凸出的指间关节处着力点压在外膝眼处开穴，用滑行扫散的手法从髋关节处向外膝眼处做滑动导引，引领寒凉邪气从大腿的外侧向外膝眼处流动。用抓取的手法从外膝眼处抓取寒凉邪气向外透散驱除。手法治疗的目的，是用点压的手法松解肌肉纤维中挛缩的筋结并打开穴门。用拍打叩击的手法鼓荡气机，扩张微循环。用抓取的手法将因为肌肉痉挛、循环障碍而产生的寒凉邪气向外透出。用滑行扫散的手法疏导引领寒邪下行。用点压开穴的手法打开外膝眼的穴门。用抓取的手法将寒凉邪气从外膝眼处取出驱除。最后用滑摩搓擦的手法，再一次从髋关节的外侧沿着大腿的外侧一直到膝关节的外侧，做循环往复的手法操作数次。治疗的目的是通过搓摩，关闭打开的的穴门，并进一步增强局部血液循环的改善，消除因为阔筋膜张肌和髂胫束损伤而引发的疼痛症状。

七、股四头肌损伤

【解剖】

股四头肌位于大腿的前面，有四个头，分别为股直肌、股中肌、股外侧肌和股内侧肌。

股直肌位于大腿前面的中部，为梭形羽状肌，借短腱起自髂前下棘。

股中肌位于股直肌的深面，在股内侧肌和股外侧肌之间，起自股骨的前面。

股外侧肌位于大腿的前外侧，起自股骨嵴的外侧唇。

股内侧肌位于大腿的前内侧，起自股骨嵴的内侧唇。

四个头向下合成一条肌腱，附着于髌骨的上缘、内侧缘和外侧缘，由髌骨往下延成髌韧带，止于胫骨粗隆。髌韧带粗厚，是股四头肌止端的总腱。受发自脊神经腰丛的股神经支配。近固定股直肌收缩，可以使大腿在髋关节处屈曲。股四头肌整体收缩，可以使小腿在膝关节处伸。远固定股四头收缩，可以使大腿在膝关节处伸，牵拉股骨向前，以维持人体直立的姿势。

【病因病机】

由于剧烈的奔跑，或者是突然的猛踢重物，使股四头肌骤然的收缩而发生损伤。或者是由于暴力的打砸、碰撞等外力作用于大腿的前侧，引起股四头肌的损伤。损伤的发生导致了局部的出血、肿胀和疼痛。肌束的损伤致使肌肉的收缩能力降低，从而使髋关节和膝关节的屈伸功能受到影响，活动受限。

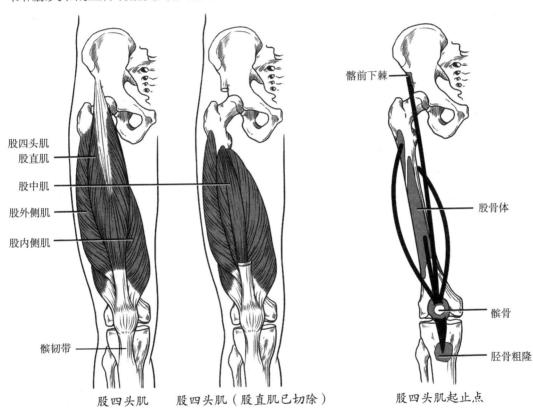

股四头肌　　　　股四头肌（股直肌已切除）　　　　股四头肌起止点

【临床表现】

大腿的前侧或者是膝关节的前侧有明显的疼痛，有时会有肿胀，损伤的位置会有温度的增高。肌腱的损伤使腿部的活动不利，呈现僵硬和麻木的感觉，膝关节的伸直运动受限。髌骨的上方疼痛，在跑步、跪蹲和下楼梯的时候疼痛会加重，行走的时候跛行。

【手法检查】

患者仰卧位，双下肢伸直。医生位于患者的患侧，手掌手指平伸，以手的第2、3、

4 指的指腹处着力，放置在大腿的前侧触摸按压诊查。

如果是新的损伤，在大腿的前侧可以触摸到紧张僵硬的肌肉，局部有明显的肿胀，损伤处肿胀的位置温度增高，但是没有肌肉的萎缩。

如果是陈旧性的损伤，大腿前侧的股四头肌在触摸按压的时候松软无力，双侧对比触摸的时候患侧的股四头肌萎缩。在大腿的前侧股四头肌损伤的部位触摸的时候肿胀，并且会有明显的压痛。压痛的位置大多是在髂前下棘处，股骨嵴的内侧和外侧，大腿前侧股四头肌的肌腹处，膝关节髌骨的上缘处和髌腱处。

医生一只手扶按在髋关节处，另一只手抓握住患侧的踝关节帮助髋关节和膝关节做被动的屈伸运动的时候，活动受限。患者患侧的髋关节和膝关节屈曲，医生轻轻推压患侧的踝关节同时令患者抗阻力的伸直小腿的时候，损伤的部位会有明显的疼痛并且会牵扯到膝关节都发生疼痛。

【其他检查】

X 线检查无明显的异常表现，但是可以帮助排除股骨和髌骨的骨折。

【治疗原则】

松解筋结和粘连，调理经络气血。

【手法治疗步骤解析】

1. 松解筋结和粘连

患者仰卧位，双下肢伸直。医生位于患者的患侧。一只手的手掌手指平伸，以拇指指间关节的桡侧面着力放置在患者患侧大腿的前侧，以另一只手的掌根处着力按压在拇指的指间关节处增加力量。用按压推摩的手法从髋关节处沿着大腿前侧的中间、内侧和外侧三条路径从上向下滑行移动的治疗操作。在滑行移动推按的时候，如果拇指指间关节的桡侧面触压到了结节，这是这条肌肉的痉挛部位。如果是触压到了横行的凹陷沟状改变和条索状改变，这是这条肌肉纤维撕裂的部位。

医生用拇指的指端处着力在这些损伤的部位做按压弹拨，分筋理筋的治疗。目的是松解肌肉纤维的痉挛扭绞，分理肌肉纤维撕裂出血后产生的粘连。在膝关节髌骨的周围，医生的拇指和其他四指相对用力，用捏拿按揉的手法放松股四头肌在髌骨的周缘两侧的附着点，特别要注意的是在髌骨周缘相当于时钟 2 点钟、10 点钟、5 点钟和 7 点钟的位置处，在这些位置用拇指的指端向髌骨处按压，松解这些部位凹陷中的粘连痉挛。治疗的目的是缓解股四头肌附着在髌骨处肌肉的紧张挛缩。

医生用拇指的指腹处着力，用按揉弹拨的手法松解胫骨粗隆处股四头肌的止点处。治疗的目的是消除股四头肌髌腱附着处的痉挛。改善股四头肌整体的紧张状态。

2. 调理经络气血

患者仰卧位，双下肢伸直。医生位于患者的患侧。一只手扶按在患者的髋关节处，另一只手自然放松，以掌根和大、小鱼际着力放置在患者患侧大腿的前侧。用滑摩搓擦的手法在大腿前侧的内侧、中间和外侧这三条路径一直到膝关节处，从上向下做滑行移动循环往复的治疗操作数次，以皮肤微微发热为度。

医生的手掌手指平伸，以第 2、3、4 指的前端处着力放置在大腿的前侧，用拍打叩击的手法沿着大腿的前侧向膝关节处滑行移动拍打叩击，以此来鼓荡气机。在有结节和条索等损伤的部位用拇指的指端处点压弹拨，用抓取的手法抓取内里的寒凉邪气向外透出，当寒凉气息充斥掌心的时候，用扫散的手法向膝关节处疏导引领扫散。手法治疗的目的是鼓荡气机，扩张微循环，改善肌肉纤维的供血障碍，分理损伤部位的挛缩和粘连，消除挛缩和粘连对血管的卡压，抓取因为循环障碍而导致的寒凉邪气向外透出，滑行扫散导引寒凉邪气下行到膝关节处以便于驱除。

医生一只手握拳，中指的指间关节向前凸出，以凸出的指间关节处着力，点压在内膝眼、外膝眼和胫骨粗隆的髌腱止点处。先轻轻摆动弹拨点压开穴，当局部有寒凉气息向外散出的时候，用抓取的手法从这三个部位抓取寒凉邪气向外透出。如果局部寒凉感不明显的时候，医生用手掌的前端处着力，用滑行扫散的手法沿着大腿前面的内侧、中间、外侧这三条路径从髋关节处向膝关节处滑行扫散，疏导引领寒凉邪气从大腿的前侧向膝关节处移行流动，当病邪之气导引到膝关节的时候，就用抓取的手法从内膝眼、外膝眼和髌腱的止点处抓取寒凉邪气外散驱除。手法治疗的目的是改善股四头肌的血液循环障碍，增强肌肉纤维中微循环的活动能力，消除由于股四头肌损伤而导致的各种症状。

八、膝内侧肌腱和韧带损伤

位于膝内侧的肌腱和韧带包括缝匠肌、股薄肌、半腱肌、半膜肌和膝关节胫侧副韧带。

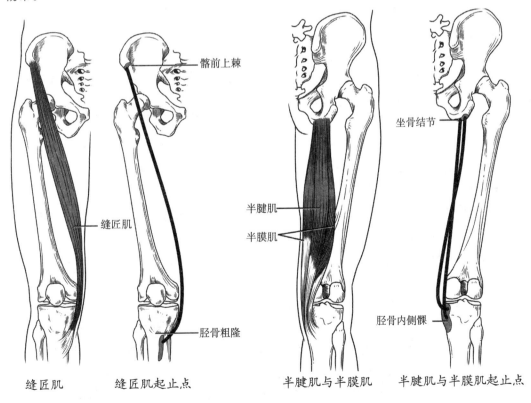

髂前上棘

缝匠肌

胫骨粗隆

半腱肌

半膜肌

坐骨结节

胫骨内侧髁

缝匠肌　　缝匠肌起止点　　半腱肌与半膜肌　　半腱肌与半膜肌起止点

【解剖】

缝匠肌起自髂前上棘，止于胫骨粗隆的内侧面。受发自脊神经腰丛的股神经分支支配。功能是近固定可以使大腿屈曲和旋外，使小腿屈曲和旋内。远固定两侧收缩，可以使骨盆前倾。

股薄肌位于大腿的内侧。起自耻骨下支，止于胫骨上端的内侧。受发自脊神经腰丛的闭孔神经支配。功能是近固定可以使大腿内收和大腿屈曲，小腿屈曲和小腿旋内，远固定两侧同时收缩，可以使骨盆前倾。

半腱肌位于大腿后面的内侧。起自坐骨结节，止于胫骨上端的内侧。半膜肌位于半腱肌的深面。起自坐骨结节，止于胫骨内侧髁的后面。半腱肌、半膜肌都受发自脊神经骶丛坐骨神经分支的支配，二者共同的功能是近固定可以使小腿在膝关节处屈曲和旋内，小腿伸直的时候可以使大腿后伸。远固定两侧收缩，可以使骨盆后倾。

胫侧副韧带位于膝关节的内侧。起自股骨的内侧上髁，止于胫骨内侧髁和胫骨体的内侧面。韧带的前部与髌内侧支持带紧密连接，后部与关节囊和内侧半月板紧密连接。功用是维持膝关节的稳定，限制膝关节的移位。

【病因病机】

当膝关节处于伸直位的时候，腿部的外侧或者是膝关节的外侧受到了外来的暴力击打，引起小腿过度的外展而造成膝内侧肌腱和韧带的损伤。或者是在运动的时候，膝关节在弯曲状态的时候受到了外翻的暴力，造成了膝内侧肌腱和韧带的损伤。或者是运动的方式方法不正确，运动的强度过大，在运动的过程中膝关节剧烈的扭转，造成膝内侧肌腱和韧带的损伤。这些原因造成了膝关节过度的外翻，或者是膝内侧的肌腱和韧带受到了过度的或者反复的牵拉，致使肌腱和韧带超出了生理的负荷而发生损伤。

【临床表现】

膝关节处肿胀，关节的内侧疼痛，疼痛呈刺痛，关节的活动功能受限。膝关节的内侧在运动后疼痛加重，休息后疼痛减轻。行走的时候抬腿困难，上楼梯屈膝的时候疼痛加重。在膝关节的内侧有明显的压痛。

【手法检查】

患者仰卧位，双下肢伸直，医生位于患者的健侧。手掌手指自然放松，以拇指的指腹处着力在膝关节内侧稍下方的胫骨内侧髁处触摸的时候局部肿胀，按压的时候有结节和条索状的肌肉挛缩，并且有明显的压痛。因为缝匠肌、股薄肌、半腱肌的肌腱附着点都是在胫骨内侧髁的同一个部位，三条肌腱止点的相合处形似鹅足，所以也称之为鹅足损伤。

如果在胫骨的内侧髁处压痛，同时大腿的前侧肿胀和压痛，并且一直延伸到髋关节前外侧的髂前上棘处都有痉挛和压痛的时候，是缝匠肌的损伤。

如果在胫骨的内侧髁处压痛，同时大腿的内侧紧张、痉挛和压痛，并且一直牵扯到耻骨下支都有压痛的时候，是股薄肌的损伤。半膜肌位于半腱肌的深面，半膜肌的附着点是在胫骨内侧髁的后面，损伤的时候在这个部位会有肿胀和压痛。而半腱肌的附着点和缝匠肌，股薄肌相同，也是在胫骨的内侧髁处。

如果是半腱肌和半膜肌的损伤，会使大腿后面内侧的肌肉紧张、痉挛和压痛，并且一直牵扯到坐骨结节处都有压痛。

如果是膝关节内侧副韧带的损伤，压痛的范围比较小，只是在胫骨的内侧髁到股骨的内侧髁处有压痛。肌腱的损伤在其各自循行的部位可以触摸到明显的因为紧张痉挛而导致的肌束隆起不平顺的异常表现，并且会有明显的压痛。

医生一只手扶按在患侧的膝关节处，另一只手抓握住患侧的踝关节，令患者髋关节屈曲，抗阻力的做膝关节屈曲内旋的时候，膝关节内侧的肌腱附着处会有明显的疼痛。这是膝内侧肌腱损伤的症状。患者下肢伸直，医生位于患者的患侧，一只手抓握住患侧的踝关节固定不动，另一只手从外侧向内侧推挤患侧膝关节的时候，膝关节的内侧明显疼痛，损伤严重的时候会感觉关节有松动感。这是膝关节内侧副韧带损伤的症状。

【其他检查】

X 线检查一般无明显的异常改变，但是可以排除骨折。MRI 检查可以明确诊断。

【治疗原则】

放松肌肉、松解筋结，调理经络气血。

【手法治疗步骤解析】

1. 放松肌肉、松解筋结

患者仰卧位，双下肢伸直，医生位于患者的健侧。手掌自然放松，以掌根和大、小鱼际处着力放置在患者患处的大腿处，用按摩推揉的手法放松肌肉。治疗的时候沿着各条肌束的行走路径从大腿处向膝关节处滑行移动的操作，分别放松缝匠肌、股薄肌、半腱肌、半膜肌和膝关节胫侧副韧带等肌腱韧带，治疗的顺序是一条肌束的治疗完成后再进行另一条肌束的治疗。治疗的目的是放松肌肉，消除肌束紧张痉挛的状态，消除水肿，缓解疼痛的症状。

患者患侧的下肢屈髋屈膝，足跟触放在床上。医生位于患者的健侧，双手拇指的指腹并排放置在膝关节的内侧，其余各指放置在膝关节的外侧。双手各指相对用力抓握在膝关节处。用捏拿弹拨、分筋理筋的手法松解膝关节下方的胫骨内侧髁处和膝内侧各条肌腱中的痉挛，弹拨分理肌肉中的结节和条索，使粘连紊乱的肌束回归到正常的生理位置。治疗的目的是进一步松解肌肉中因为痉挛而导致的结节和条索，顺理肌束中扭曲紊乱的肌纤维组织，分理剥离肌束中因为肿胀而产生的粘连，消除肌肉中的挛缩、粘连、水肿等各种病理状态，恢复肌肉中正常的血液循环，因此缓解或者消除疼痛的症状。

治疗的时候一定要注意的是，在对膝关节胫侧副韧带损伤治疗的时候，只可以做搓摩滑擦的手法治疗，只可以在股骨内侧髁和胫骨内侧髁韧带的起止点处做轻轻的推揉，而在对膝关节胫侧副韧带本体的部位绝对禁止使用弹拨、分筋、理筋的手法，以免加重韧带损伤的状况。

2. 调理经络气血

患者仰卧位，双下肢伸直，医生位于患者的健侧。一只手扶按在患者患侧的髂棘处，另一只手的手掌自然放松，以掌根和大、小鱼际处着力放置在大腿的前侧，用滑推搓摩的手法沿着大腿的前侧和内侧从上向下的做滑行移动的循环往复的操作，以皮肤微微发热为度。治疗的目的是再一次地放松肌肉，加快肌肉中的血液循环，消散肌肉中的水肿。在治疗的同时，还要再一次地按压触摸诊查在哪一个部位还有痉挛，肿胀和压痛。当诊查出这些部位的时候，医生用拇指的指腹处着力按压在大腿的前侧和内侧仍然存在异常表现的部位，其余四指相对用力拿握住患侧的下肢，用拇指的指腹在疼痛的部位点压弹拨。用手指感觉疼痛部位的痉挛稍稍的松解之后，手法变换。医生用抓取的手法在点压的部位抓取寒凉的病邪之气向外透散，用扫散的手法将外散的寒凉邪气向膝关节下方的内膝眼处疏导引领扫散。医生用拇指的指端处着力，稍稍的加大力量点压内膝眼开启穴门，用抓取的手法从内膝眼处抓取内里的寒凉邪气向外透散驱除。

医生用拇指的指腹处着力在膝关节下方的胫骨内侧髁点压按揉弹拨，松解肌腱附着处的痉挛结节。当痉挛的结节稍有松解之后，用拇指的指端处着力稍稍加大力量点压在肌腱的附着处开启穴门，用抓取的手法抓取寒凉邪气向外透散。当寒凉感充斥掌心的时候，用扫散的手法向下扫散，同时用滑动导引扫散的手法将膝关节内侧的寒凉邪气沿着小腿的内侧向足部引领。

医生用拇指的指端在足底处重按压的时候可以触摸到一个圆形的结节。医生握拳，中指的指间关节向前凸出，用凸出的指间关节处点压在足底的圆形结节开穴，当结节破散或者消失穴门打开之后，用抓取的手法在足底穴门打开的位置抓取内里的寒凉邪气向外透出。如果寒凉邪气向外透散不明显，就再一次在胫骨内侧髁处开穴，抓取寒邪外透，滑行扫散导引寒凉邪气从膝关节处向足底移行流动，并且再一次从足底抓取寒邪向外透出。当足底处的寒凉感明显的时候，用扫散的手法将寒凉邪气向足跟或足趾处扫散驱除。

手法治疗的目的是疏通患侧下肢的经络气血，抓取因为气血郁滞而产生的寒凉邪气向外透出，将大腿下端鹅足损伤产生的寒凉邪气，疏导引领到内膝眼处抓取驱除，将膝关节胫骨内侧髁肌肉止点处损伤和胫侧副韧带损伤产生的寒凉邪气疏导引领到足底扫散驱除，以此来扩张微循环，改善经络的闭阻，气血的郁滞，疏导气机推动加快血液循环，消除膝内侧肌腱和韧带损伤导致的肌肉紧张挛缩而引发的各种症状。

九、膝关节半月板损伤

【解剖】

膝关节半月板是由纤维软骨组成，内、外各有一块，充填在膝关节的股骨髁与胫骨髁之间的关节间隙中。平面观察半月板呈半月形，外周较厚，内缘较薄，上面凹陷与股骨髁相吻合，下面平坦与胫骨平台相适应。内、外侧半月板在四周和前、后角都有坚固的附着点，在胫骨附着在覆盖着1/2至1/3的胫骨关节面，在股骨可以做一定范围的移动。半月板的功用是可以补偿股骨髁面与胫骨髁面的不适应，增加关节的稳定性。同时半月板还具有一定的弹性，能够缓冲股骨与胫骨的撞击，转移承重，吸收震荡，散布滑液，增加润滑，减少摩擦，维持关节的协调，稳定并且保护膝关节。

【病因病机】

由于膝关节在伸直的时候半月板被股骨髁推挤着向前活动，膝关节在屈曲的时候，半月板被股骨髁推挤着向后活动。膝关节在旋转的时候，两个半月板，一个向前，一个向后。膝关节在屈伸的时候，股骨的内髁和外髁在半月板的上面活动。膝关节旋转的时候，半月板固定在股骨内髁和外髁的下面，而转动发生在半月板的下面与胫骨的平台之间，所以旋转活动是造成半月板损伤的主要原因。

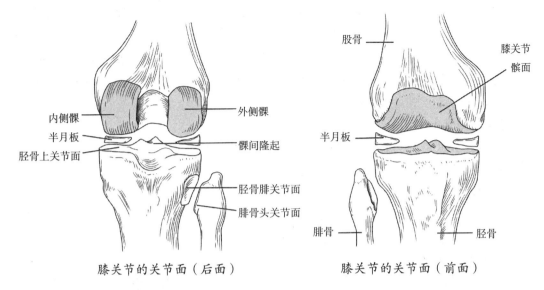

内侧髁　　　　　　　　外侧髁
半月板　　　　　　　　髁间隆起
胫骨上关节面　　　　　胫骨腓关节面
　　　　　　　　　　　腓骨头关节面

股骨　　　　　　　膝关节髌面
半月板
腓骨　　　　　　　胫骨

膝关节的关节面（后面）　　　膝关节的关节面（前面）

如果在运动中跳起的时候，膝关节处于屈曲、内收或者是外展的时候落地，身体的猛然旋转，迫使小腿突然的外旋或是内旋，半月板被挤压而不能移动。如果在这时突然地伸直膝关节或者是进一步的旋转，半月板无法及时回复到原位，被挤压在股骨髁和胫骨髁的关节面之间，使半月板承受的压力过大而造成损伤，或者是长时间下蹲位工作，或者是膝关节多次受伤而导致关节不稳定，半月板反复负重并且受到关节面长期的研磨而造成损伤。损伤后的半月板如果滑入关节之间，引起半月板嵌卡性的损伤，使膝关节的活动发生障碍，导致膝关节的屈伸活动受限，而形成了"交锁"的状态。

【临床表现】

受伤后膝关节处剧烈的疼痛并且肿胀。疼痛大多发生在膝关节的一侧或者是后方。膝关节不能自动的伸直，屈伸活动时候障碍受限，在关节的间隙处会有明显的压痛。陈旧性的损伤或是慢性的损伤，会导致膝关节在上下楼梯、上下坡，下蹲后站立起来，和跑、跳等运动的时候疼痛明显。在伸屈膝关节的时候，关节处会有弹响，并且伸直受阻，关节呈现特殊的"交锁"现象。

【手法检查】

患者仰卧位，双下肢伸直位。医生位于患者的患侧。双手的手掌手指平伸，分别放置在双侧的膝关节处对比触摸诊查。急性损伤的时候，患侧的膝关节处肿胀明显，在关节的周围都会有明显剧烈的压痛，患侧的膝关节处于半屈曲位而不能自动伸直。陈旧性损伤和慢性损伤的时候，膝关节可以缓慢的伸直，双侧对比诊查的时候患侧的膝关节轻度的肿胀，股四头肌萎缩，膝关节快速的屈曲，或者是过伸的时候受限并且疼痛。损伤一侧的关节间隙处压痛。

医生令患者将患侧的膝关节做120°的半屈曲位，用拇指的指端处着力按压诊查。在髌韧带与侧副韧带之间，膝关节内侧或外侧胫骨髁上缘的间隙处，半月板的边缘处都有固定的压痛点。在按压这些疼痛点的时候，如果被动地屈伸膝关节，或者是内外旋转小腿的时候，疼痛会更加明显。

患者仰卧位，医生位于患者的患侧，一只手扶按固定患侧的膝关节，另一只手抓握住患侧的踝关节，先令膝关节尽可能的屈曲，然后用力地使胫骨沿着长轴旋转，使小腿做外展、外旋和外展、内旋，或者是内收、内旋和内收、外旋的运动。在做每一个动作完成之后逐渐的慢慢伸直膝关节。这样利用不同的体位，使股骨髁与胫骨髁对损伤的半月板进行挤压牵拉。如果哪一侧的半月板在旋转研磨的时候疼痛，并且出现弹响或者是弹跳感，说明这一侧的半月板发生了损伤。

【其他检查】

X 线检查大多无明显的异常表现，但是可以排除骨性病变或其他病变。MRI 检查可以明确诊断。

【治疗原则】

放松肌肉，整复归位，调理经络气血。

【手法治疗步骤解析】

1. 放松肌肉

患者仰卧位，双下肢伸直位，医生位于患者的患侧。手掌手指自然放松，以掌根和大、小鱼际处着力，放置在患侧的大腿处。用按摩推拿的手法顺序放松股四头肌、膝内侧的缝匠肌、股薄肌、半腱肌、半膜肌、膝外侧的阔筋膜张肌和髂胫束。治疗的目的是松解这些肌肉因为紧张而导致的痉挛，缓解肌肉痉挛造成的关节间隙变窄，关节压力增大对半月板的挤压，为半月板的整复归位做好准备。

2. 整复归位

患者俯卧位，双下肢伸直，医生位于患者的患侧，手掌手指自然放松，以掌根和大、小鱼际处着力，放置在大腿的后侧，用按摩推拿的手法，放松大腿后侧的股二头肌、半腱肌、半膜肌和小腿后侧的腓肠肌。手法治疗的目的是进一步的放松大腿后侧和小腿后侧的肌肉，松解肌肉的紧张痉挛。

医生位于患者的下端，双手拇指相互叠压用力，其余各指相互交叉，抓握住患侧的踝关节向远端处牵拉。用在持续牵拉中抖动的手法向远端牵拉小腿，并在牵拉的状态下轻轻的抖动小腿。治疗的目的是以牵拉的手法使膝关节的股骨与胫骨之间的间隙稍稍加宽，以在牵拉中抖动的手法促使滑动卡压的半月板回归到正常的生理位置处。

如果治疗的效果不满意，医生位于患者的患侧，一只手抓握住患侧的踝关节，牵拉踝关节令患侧的膝关节屈曲。另一只手握拳，以第2、3、4指的指间关节处着力抵压在胫骨远端的背侧。抓握踝关节的手牵拉小腿，令膝关节做小幅度被动的屈伸和胫骨的稍稍内、外旋转的活动，同时抵压在胫骨近端后侧的手向前和向下的方向做持续的用力推顶，在活动的状态下推顶按压时，可以感觉到膝关节内的滑动感，或者是听到滑动的声响。

如果治疗后膝关节伸直屈曲自如，无明显障碍的时候，说明整复成功，如果整复不成功，可以重新操作。手法治疗的目的是在屈伸、旋转的运动中，推挤胫骨平台向远端稍稍的移动，促使嵌卡的半月板回复到正常的生理位置，以此来解除半月板的嵌卡，消除膝关节的"交锁"，恢复膝关节的正常生理功能。

3. 调理经络气血

患者俯卧位，双下肢伸直，医生位于患者的患侧。手掌手指自然放松，以掌根和大小鱼际处着力放置在患侧大腿的后侧，用按摩推拿的手法再一次放松大腿后侧、膝内侧、膝外侧和小腿后侧的各条肌肉。治疗的目的是进一步地放松肌肉，松解肌肉的紧张痉挛，消除肌肉痉挛对膝关节的各种病理影响。

医生用拇指的指端处着力放置在膝关节的后侧，用点压按揉的手法在膝关节后侧的腘窝处，损伤半月板一侧的膝关节后侧和外侧的关节间隙处点压弹拨，松解这些位置深层肌肉中的结节和条索。

医生用第2、3、4指的前端处着力，用拍打扣击的手法轻轻拍打震荡这些部位，鼓荡气机推动深层的经络气血流动。用抓取的手法抓取内里因为气血郁滞而产生的寒凉邪气向外透出。用滑动扫散的手法在半月板损伤的一侧沿着小腿的内侧或者外侧向下疏导引领扫散到足底。

医生用拇指的指腹处，着力在足底按压触摸，寻找足底部的圆形结节，用拇指的指端点压在这个结节处开穴，当结节破散消失后，用抓取的手法将寒凉邪气从足底处向外抓取驱除。手法治疗的目的是消除下肢因为经络气血的郁滞而导致的寒凉邪气，改善膝关节处的微循环和下肢的血液循环障碍，疏通郁闭的经络气血，以此来恢复膝关节半月板的正常生理功能。

十、膝关节脂肪垫损伤

【解剖】

脂肪垫是由脂肪组织所构成，是膝关节内以及滑膜外的结构。膝关节脂肪垫呈三角形，位于关节腔内，填充在髌骨、股骨髁下部和胫骨上缘的缝隙之间，脂肪垫中央厚，向两侧伸展并且逐渐的变薄，两侧的边缘稍稍超过髌骨。

脂肪垫的上面凹与半月板相连，下面平坦附着于胫骨，还有一部分覆盖在半月板的前角，脂肪垫具有衬垫和润滑的作用，股四头肌收缩的时候，脂肪垫的压力增大，成为坚强的实体，充填在关节面不相适合的多余的空间处。以此来限制膝关节过度的活动并且吸收震荡，是维持膝关节功能的重要结构。膝关节伸直的时候，髌骨和脂肪垫一起被股四头肌拉向上方，避免脂肪垫被嵌夹在股骨与胫骨的关节之间。

【病因病机】

脂肪垫具有填充关节间隙、润滑关节，加强膝关节的稳定，与半月板一起协调膝关节运动的作用。膝关节正常运动的时候，由于脂肪垫的前部附着在股骨的下方合髌骨的后方，所以可以随着股骨和髌骨的运动而向上移动，这样就可以避免在膝关节屈伸的时候把脂肪垫挤入关节面内的可能性。由于在剧烈的运动中，膝关节不断的伸直和旋转的运动，或者是在跳跃的时候摔倒致膝盖着地，使保护膝关节的脂肪垫来不及上移，而被嵌卡在股骨与胫骨关节面之间而造成嵌顿损伤或者是扭转损伤而肿胀出血，导致组织肥厚和变性，使脂肪垫与周围的组织粘连。或者是由于膝关节频繁的运动或是运动量过大以及受到了挫碰等损伤，或者是在跑步的时候动作不正确或不规范，导致股四头肌的力量不足，膝关节的活动不协调，致使肌脂肪垫反复的嵌卡损伤，引起脂肪垫组织水肿、充血等慢性炎症反应，继而发生肥厚变性，组织粘连等慢性创伤性的炎症变化。这些炎症变化侵入到关节间隙，使脂肪垫减少摩擦的功能下降，引起膝关节内部的紊乱。或者是因为脂肪垫和周围组织粘连，引起膝关节的功能障碍。

【临床表现】

损伤发生后膝关节轻度的肿胀，在膝关节的前方和髌骨的下方有明显的疼痛，也可以向膝关节后方的腘窝处放射酸痛感，并且可以引发小腿腓肠肌的酸痛。膝关节酸痛乏力，早晨起床的时候症状明显，在伸腿、跑步、跳跃的时候症状加重。行走的时候膝关节不能伸直，跛行并且经常腿打软，膝关节不稳，在下楼梯的时候疼痛加重。

【手法检查】

患者仰卧位，双下肢伸直。医生位于患者的患侧，双手的手掌手指放松，分别放置在患侧和健侧的大腿上对比触摸按压诊查，患侧的股四头肌萎缩，肌肉的张力减退，膝关节处的肌肉松弛。膝关节下方内侧和外侧的膝眼处肿胀饱满，患侧的膝关节无法完全伸直，被动伸直膝关节的时候疼痛加重。在髌骨下方的膝眼处，胫骨粗隆上髌韧带后方的脂肪垫都会有压痛。尤其是以髌骨下缘、髌韧带的两侧和髌腱上端的后方压痛最为明显。

患者仰卧，患侧的膝关节微微的屈曲，医生以一只手拇指和示指的指端按压在髌韧带内外两侧的脂肪垫处，另一只手抓握住踝关节。抓握踝关节的手令患者主动和被动的屈伸膝关节，患侧的膝关节在屈曲后迅速伸直的时候疼痛加重。如果使膝关节稍稍过伸的时候，膝前侧会有剧烈的疼痛，有时还会伴有关节内的弹响。患侧的膝关节放松伸直，医生用拇指的指腹着力在髌韧带的位置用力按压，患者会感觉到明显的深压痛。如果令患者用力收缩患侧的股四头肌使髌韧带紧张，医生再用同样的力量按压在髌韧带处，疼痛反而减轻或者消失，是脂肪垫的损伤，如果疼痛加重，则是髌韧带的损伤。

【其他检查】

X 线的检查大多无明显异常，MRI 检查可以观察到脂肪垫的形态，纤维化的状况和局部炎症的信号。

【治疗原则】

放松肌肉，解除嵌卡，调理经络气血。

【手法治疗步骤解析】

1. 放松肌肉

患者仰卧位，双下肢伸直，医生位于患者的患侧。手掌手指自然放松，以掌根和大小鱼际处着力放置在患者患侧的大腿上，用按摩推拿的手法放松股四头肌。治疗的目的是改善股四头肌的血液循环障碍，疏通经络气血，恢复股四头肌的正常肌力。

医生用掌心和大、小鱼际处着力，用搓摩的手法在髌骨的上端、下端，髌韧带的两侧和膝关节两侧的关节间隙处操作治疗。治疗的目的是放松髌骨周围和膝关节处肌肉的紧张痉挛，改善局部的循环障碍。

医生用拇指的指端处着力按压在髌骨的周围，用按揉弹拨的手法松解膝关节周围和髌骨周围的粘连和痉挛。在髌骨的上方和膝关节两侧的关节间隙处疼痛的位置按揉松解肌肉痉挛，弹拨松解肌肉的粘连。

医生用拇指的指端在髌骨下方相当于时钟五点钟和七点钟的位置处，向髌骨的外缘的位置按压，可以触压到微小的凹陷点。按压这两个凹陷点并轻轻地弹拨，可松解局部软组织的粘连，缓解疼痛。用拇指的指端点压内外两侧的膝眼，并且弹拨松解这些部位中的结节和条索。手法治疗的目的是松解髌骨周缘，髌韧带和膝眼周围的肌肉痉挛和粘连，改善软组织中的各种病理状态。但是要注意在膝眼进行弹拨治疗的时候手法要轻柔，并且要尽量地避开髌下的滑囊，以免造成滑囊的损伤肿大。

2. 解除嵌卡

患者仰卧位，双下肢伸直。医生位于患者的患侧，一只手抓扶住患者患侧的膝关节，另一只手抓握住患侧的踝关节。抓握踝关节的手牵拉踝关节，使膝关节做被动的屈伸活动数次。治疗的目的是通过膝关节的屈伸运动使关节滑利，髌骨上下的移动，膝关节周围的肌肉紧张度放松。

患者屈膝120°，足部踩踏在床上，医生在患者患侧足的前部固定住足部使其无法移动，用双手拇指的指腹着力按压在胫骨的近端，其余各指相互交叉环抱在膝关节的后侧。双手相互配合同时用力，抓抱住胫骨近端，轻轻地左右转动数次，然后双手用力骤然的牵拉，使胫骨近端与股骨远端之间的关节间隙加宽，促使嵌顿的脂肪垫松解归位。在牵拉的治疗中有时可以听到关节内滑动的声响。如果患侧膝关节屈曲、伸直活动自如的时候，说明嵌卡解除。如果治疗不成功，可以再重复操作一次。嵌卡解除后，医生位于患者的下端，双手的手指相互交叉，抓握住患侧的踝关节，用牵拉的手法向远端牵拉膝关节，并在牵拉的状态下轻轻地抖动下肢。手法治疗的目的是牵拉胫骨的远端，使胫骨近端与股骨远端的关节间隙加宽，促使关节内脂肪垫的嵌卡得到松解，同时缓解膝关节周围肌腱、韧带的紧张和痉挛，解除膝关节脂肪垫的嵌卡，消除疼痛的症状。

3. 调理经络气血

患者仰卧位，双下肢伸直，医生位于患者的患侧，一只手放松，以掌心和大小鱼际着力放置在膝关节处。用搓摩的手法再一次放松股四头肌髌骨的周围，膝关节两侧的关节间隙和内外膝眼的肌肉和韧带，以局部微微发热为度。治疗的目的是进一步放松肌肉，疏通经络气血，改善局部的循环障碍，使损伤部位的肌肉韧带尽可能恢复到正常的生理状态。

医生用第2、3、4指的前端着力，用拍打、叩击的手法轻轻拍打膝关节的内外侧关节间隙，髌骨的周围和内外侧膝眼的位置。治疗的目的是扩张局部的血管，改善局部的微循环障碍，鼓荡气血，使气机振奋，推动内里的寒凉邪气向外透出。

医生用抓取的手法，在膝关节内、外侧的关节间隙，髌骨的周围和内、外膝眼，抓取因为肌肉痉挛肿胀，局部循环障碍而产生的寒凉邪气向外透散，用扫散的手法将外散的寒凉邪气疏导引领下行到足三里穴，医生用拇指的指端着力点压在足三里穴打开穴门，用抓取的手法从足三里穴抓取出寒凉邪气向外透出，用扫散的手法将外透的寒凉邪气向肢体的远端扫散驱除出体外。各种手法相互配合，以此来改善局部的微循环，疏通郁闭的经络气血，消除膝关节脂肪垫损伤而产生的各种症状。

十一、腓肠肌损伤

【解剖】

腓肠肌位于小腿的后面，有内、外两个头。内侧头起自股骨内上髁后面的三角形隆起处，外侧头起自股骨外上髁后面的近侧端，两个头的肌束向下，在小腿的中部相互结合形成一个肌腹，共同止于跟结节。

腓肠肌受发自脊神经骶丛的胫神经支配。它的功用是肌肉收缩的时候，近固定可以使足在踝关节处蹠屈，使小腿在膝关节处屈曲。远固定可以拉股骨下端和胫骨、腓骨上端向后，使膝关节伸直，维持人体的直立。

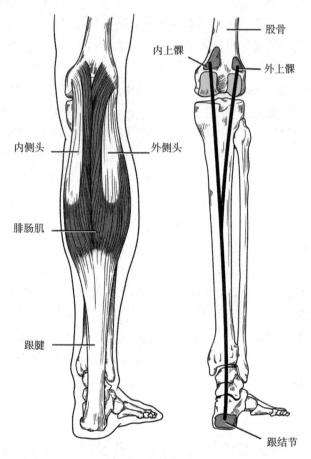

内上髁

股骨

外上髁

内侧头

外侧头

腓肠肌

跟腱

跟结节

腓肠肌及其起止点

【病因病机】

腓肠肌的损伤原因主要是由于间接的暴力所导致。由于在奔跑，跳跃等运动的时候，肌肉主动收缩的强大应力与外力相互对抗，或者是长期紧张的锻炼，导致腓肠肌过度的疲劳，使肌肉纤维或者是肌腱受到过度的牵拉而引起撕裂的损伤。

【临床表现】

疼痛发生在小腿的后面。损伤发生的时候患者自觉小腿的后面就像突然被物体打击了一样，立刻产生了剧烈的疼痛，无法活动和行走，损伤的部位肿胀、疼痛，肌肉紧张、痉挛、僵硬，功能活动障碍。疼痛的位置大多发生在小腿中段的肌腹处和肌腱的交接处。

【手法检查】

患者俯卧位，双下肢伸直，医生位于患者的下端，双手的手掌手指自然放松，分别放置在患者患侧和健侧的小腿处，双侧对比滑动触摸按压诊查。患侧小腿的肌肉肿胀、僵硬，稍稍用力触摸按压的时候，在小腿中段的肌腹处，或者是下段肌腱的交接处，可以触摸到损伤后的肌肉在局部有一个凹陷，严重的时候会在肌肉的一端有异常的隆起，按压这些位置的时候会有剧烈的疼痛。患者患侧的下肢伸直，医生抓握住患侧足的前端用力推压，被动的背伸踝关节的时候，损伤的位置处有明显的疼痛。医生抓握住足部不动，令患者抗阻力蹠屈足部的时候，损伤的位置明显的疼痛。

【其他检查】

X 线检查没有明显的异常改变。MRI 检查可以观察到肌肉撕裂或是断裂的异常影像。

【治疗原则】

放松肌肉，疏导经络气血。

【手法治疗步骤解析】

1. 放松肌肉

患者俯卧位，双下肢伸直，医生位于患者的患侧。一只手放松，以掌心和大小鱼际处着力放置在患侧膝关节的后面，用按摩推拿的手法，从膝关节的后面向下滑行移动操作一直到跟腱的位置。治疗的目的是放松腓肠肌的紧张痉挛和僵硬的状态，消除肌肉中的肿胀。医生用手掌的掌根处着力放置在膝关节的后面，用按压推摩的手法，从膝关节后面的腘窝处向足跟的位置做循环往复的滑行移动推按。当推按到损伤位置的时候，要用由轻到重的力量逐渐加重，以从上向下的方向做多次循环往复的推搓。治疗的目的是消除损伤部位的瘀血肿胀，改善局部的血液循环障碍，促进损伤部位撕裂破损的肌肉纤维修复。

2. 疏导经络气血

患者俯卧位，双下肢伸直，医生位于患者的患侧。一只手的手掌手指平伸，以第 2、3、4 指的前端处着力放置在小腿损伤的位置。用滑擦搓摩的手法在损伤的位置做循环往复的、轻柔快速地擦摩，以局部微微发热为度。治疗的目的是再一次放松紧张僵硬的肌肉，加快损伤部位的血液循环，促进损伤肌肉的修复。

医生用第 2、3、4 指的前端处着力放置在损伤位置的周围，用拍打叩击的手法在损伤位置的上下、左右轻轻的拍打震荡。治疗的目的是鼓荡气机，推动血液的循环加快，以此来消除损伤部位的肿胀。

医生用抓取的手法抓取损伤部位内里因为气血瘀阻而产生的寒凉邪气向外透出，用滑行扫散的手法将外散的寒冷邪气从小腿的内侧经过足弓向足底处疏导引领。医生用拇指的指端处着力，在足底的位置触摸按压，寻找圆形的结节，当寻找到结节之后，医生一只手握拳，中指的指间关节向前凸出，以凸出的指间关节处着力点压在结节处，用稍重的力量向下按压，并且轻轻的摆动弹拨，当结节破散消失穴门打开的时候，用抓取的手法从足底部穴门开启的位置抓取寒凉邪气向外透散。

医生再一次从损伤的位置抓取寒凉邪气，当寒凉的气息充斥掌心的时候，用滑行扫散的手法疏导引领寒凉邪气从损伤的部位流动到足底，并从足底打开的穴门处抓取外散驱除。手法治疗的目的是扩张损伤部位的微循环，疏通经络气血，疏导引领气机推动因为气滞血瘀而导致的水肿、瘀血、寒邪等各种病理因素向足底流动，并将这些病邪之气，从足底开启的穴门处抓取外出驱除驱散，以此来改善血液循环，促进并且加快腓肠肌损伤的肌肉纤维修复，尽快地恢复腓肠肌的正常生理功能。

十二、踝关节损伤

【解剖】

踝关节也叫做距上关节。是由胫骨的下关节面、内踝关节面和腓骨的外踝关节面共同形成的关节窝，与距骨的上面和内、外踝关节面共同形成凹状关节窝，关节头由距骨滑车构成，属于滑车关节。关节囊前后松弛，并且有内侧副韧带和外侧副韧带加固。踝关节胫侧副韧带位于踝关节的内侧，包括三角韧带。三角韧带位于关节囊的内侧，从胫骨内踝分别到距骨、跟骨和足舟骨的内侧，踝关节腓侧副韧带位于踝关节的外侧，包括距腓前韧带、距腓后韧带和跟腓韧带。距腓前韧带位于关节囊的背外侧，由腓骨外侧到距骨的前面，距腓后韧带位于关节囊的后面，由腓骨外踝到距骨的后面。跟腓韧带位于关节囊的外侧，由腓骨外踝尖到跟骨的外侧。由于距骨构成的关节前宽后窄，所以在跖屈的时候能做微小的外展运动。

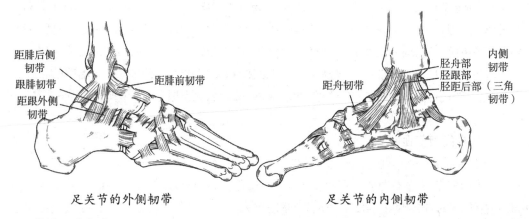

距腓后侧韧带　跟腓韧带　距跟外侧韧带　距腓前韧带

足关节的外侧韧带

距舟韧带　胫舟部　胫跟部　胫距后部（三角韧带）　内侧韧带

足关节的内侧韧带

【病因病机】

踝关节损伤大多是由于间接的暴力所导致，由于行走的路面不平整，或者是下楼梯的时候不慎从高处跌下，或者是跑、跳落地的时候不稳，失足跌倒等引起。在各种外力的作用下，使踝关节骤然地向一侧做强力的内翻或者外翻，这种超过其活动限度的动作造成踝关节的内侧副韧带、外侧副韧带或者是胫腓联合韧带的损伤，导致韧带的撕裂，或者是关节的移位错动。

由于踝关节的外踝长，内踝短，关节的外侧副韧带的力量较内侧副韧带的力量弱，致使造成足内翻肌肉的力量比，造成足外翻肌肉的力量强。所以踝关节在跖屈内翻位损伤的机会最多。因此外侧副韧带的损伤最为常见。踝关节在跖屈内翻位损伤的时候，大多会伤及距腓前韧带，单纯的内翻损伤的时候大多会伤及跟腓韧带，外翻损伤的时候大多会伤及下胫腓韧带。

【临床表现】

损伤发生后，踝关节的位置立刻出现明显的肿胀和疼痛，踝关节各个方向的主动活动受限，伤足不敢用力着地，勉强跛行行走，或者是不能行走。损伤发生数小时之后，损伤的部位会出现青色瘀斑。

如果是内翻损伤的时候。所导致的是外侧副韧带的损伤。踝关节的外侧明显疼痛，在外踝的前下方会出现肿胀，并且会有明显的压痛。

如果是外翻损伤的时候，所导致的是内侧副韧带的损伤。踝关节的内侧明显疼痛，在内踝的前下方会出现肿胀，并且会有明显压痛。

【手法检查】

患者仰卧位，双下肢伸直。医生位于患者的下端。双手自然放松，分别放置在患侧和健侧的踝关节相同的位置，双侧对比触摸按压诊查。患侧的踝关节肿胀明显，各个方向的主动活动受限。医生用拇指的指端处着力分别在内踝处、内踝尖处、外踝处、外踝尖处、距骨与胫骨形成的关节处滑行移动按压触摸诊查。

如果在踝关节的前方，或者是外踝的下方有明显的压痛，在疼痛的位置按压弹拨的时候有结节和条索状疼痛的肌肉痉挛时，大多是胫腓骨远端的关节损伤。

如果在外踝尖下方的正常凹陷处因为肿胀而消失变平，或者是因为肿胀严重而丰满隆起，外踝的下方有明显的压痛。双侧对比患侧外踝的下方微微凸起，而内踝下方微微凹陷，在足背伸和跖屈活动的时候关节内有滞涩摩擦感时，大多是胫腓骨和距骨所形成的关节损伤。

如果是足内翻扭伤的时候，在足外踝的前下方会有明显的肿胀和压痛，将足被动内翻活动的时候，外踝的前下方会有剧烈的疼痛。

如果疼痛和压痛在外踝的前下方到距腓关节处，大多是距腓前韧带的损伤。

如果疼痛和压痛在外踝尖到跟骨处，大多是跟腓韧带的损伤。

如果是足外翻扭伤的时候，在足内踝前下方会有明显的肿胀和压痛。

如果疼痛和压痛在内踝的前下方到距骨内侧，跟骨的内侧和足舟骨的内侧，大多是三角韧带的损伤。

【其他检查】

X线检查大多无明显的异常表现，但是可以排除踝关节各个部位的骨折和脱位。

【治疗原则】

松解痉挛，调整关节，疏通经络气血。

【手法治疗步骤解析】

1. 松解痉挛

患者仰卧位，双下肢伸直，医生位于患者的下方。一只手从患者患侧足的后面托握住足跟处，另一只手自然放松。以拇指的指腹处着力放置在患侧踝关节的前方，用按揉、弹拨的手法从胫腓骨的远端向胫骨和距骨形成的关节处滑行移动的治疗。按揉踝关节前下方紧张疼痛部位的肌肉和韧带，弹拨分理胫骨与距骨之间和外踝前方因为肌肉痉挛而产生的结节和条索。

医生用拇指的指腹从外踝的前下方向踝关节前外侧的距腓关节处推揉拨按，松解距腓前韧带的紊乱痉挛。用拇指的指腹从外踝尖处向足外侧的跟骨处推揉拨按，松解跟腓韧带的紊乱痉挛，从内踝的前下方向距骨的内侧，跟骨的内侧和足舟骨的内侧推揉拨按，松解三角韧带的紊乱痉挛。

手法治疗的目的是通过推揉按拨的手法来松解顺理损伤韧带紊乱不平顺的状态，使紧张痉挛的韧带恢复到正常平顺状态，以此来恢复韧带正常生理功能，消除损伤部位的疼痛症状。

2. 调整关节

患者仰卧位，双下肢伸直，医生位于患者的下方。因为无论什么样的损伤都会引发距骨位置的异常，所以在对踝关节损伤治疗的时候，恢复距骨正常的生理位置是必要必须要施用的治疗手法。

医生一只手从患者患侧足的背面托握住足跟处，另一只手的拇指放置在足的掌侧，其余四指放置在足的背侧，手指相对用力捏拿住足的中部。双手相互配合，牵拉足部做踝关节跖屈、内翻、外翻的活动数次，以此来增大各个关节的活动度，扩大踝部各个关节之间的间隙。医生在保持踝关节中立位的状态下，双手同时用力，骤然地向远端牵拉，使距骨的各个关节间隙增大，帮助距骨恢复到正常的生理位置。在整复治疗的时候，可以感觉到关节的滑动，或者听到复位的声响，捏拿足部的手立即用力上推，极度的背伸踝关节，使距骨进一步的被推挤到关节窝内。这样就可以使关节的复位状态更加吻合。

3. 疏通经络气血

患者坐在床上，患侧的膝关节屈曲，患足踩踏在床上。医生位于患者的一侧，一只手扶握住患侧胫腓骨的远端固定住踝关节，另一只手自然放松，用掌心和大小鱼际着力放置在踝关节的前侧。用搓摩的手法再一次放松踝关节前侧、内侧和外侧的肌肉韧带，以微微发热为度。医生用滑动扫散的手法从踝关节处向足远端的足趾处扫散。

如果是踝前侧的损伤，由踝前侧经过足背处向足趾扫散。

如果是外踝的损伤，由外踝经过足外侧再转向足背处向足趾扫散。

如果是内踝的损伤，由内踝经过足内侧再转向足背处向足趾扫散。

手法治疗的目的是用扫散的手法加快踝关节和足部的血液循环，促进并且改善肢体远端的静脉回流，消除踝关节和足部的肿胀，疏通肢体远端的经络气血，改善肢体远端的循环障碍，恢复踝关节的正常生理功能。

十三、跗跖关节损伤

【解剖】

跗跖关节是由骰骨和第1、2、3楔骨的远侧面，与第1~5五个跖骨底所构成。骰骨呈立方形，在内和第3楔骨构成楔骰关节，在外与第4、5跖骨基底构成跗跖关节的外侧部分。三块楔骨的排列顺序是，从趾一侧由内向外分别为第1、第2和第3楔骨，三个楔骨的前面分别与第1、2、3跖骨基底相互构成跗跖关节的内侧部分。跖骨位于足骨的中间部位，五块跖骨的形状与掌骨大致相当。第一跖骨的基底和第1楔骨构成跗跖关节的内侧部分，第2、3跖骨的基底和第2、3楔骨的前面构成跗跖关节的中间部分，第4、5跖骨的基底和骰骨的前面构成跗跖关节的外侧部分。另外第2~5跖骨基底之间又相互构成3个跖骨间关节。跗跖关节属于平面关节，可以做轻微的屈伸，内收和外展的活动。

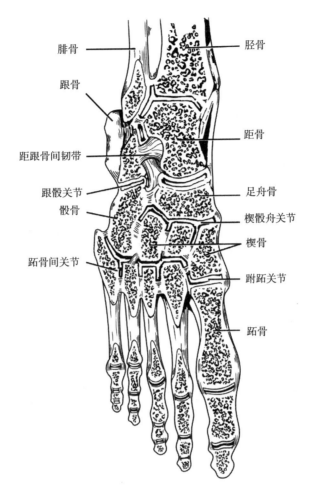

跗跖关节损伤

【病因病机】

直接损伤是跗跖关节直接受到外力的损伤，大多是因为重物砸伤或者是交通事故所导致，常常伴有严重的皮肤软组织损伤，所以直接的损伤不适宜施用手法治疗。

间接的损伤大多是运动伤害，是在患足跖屈并且极度内旋、外旋的时候发生，导致了跗跖关节的损伤。

如果是因为跳跃的时候足部过度的屈曲、外展时受伤，会造成楔骨与跖骨构成的跗跖关节内侧部分的损伤。

如果是在剧烈的跑、跳运动的时候，足部过度的背伸、内收或者是跖屈时受伤，会造成骰骨向外侧、背侧或者跖侧的错动移位。

如果是因为过度的跑跳运动或者是在运动的时候足部超过了正常的活动范围而扭伤，会使跖骨基底向相对应关节面的背侧或者是跖侧轻微错动移位。

如果损伤发生在第 1 跖骨基底部的时候，还可以向内侧错动移位。

如果损伤发生在第 5 跖骨基底部的时候，还可以向外侧错动移位。

如果长期的穿高跟鞋使足部长期的跖屈，也可以导致跗跖关节劳损。损伤严重的时候会造成足底韧带受到损伤，引起跗跖关节不稳，导致跖骨向足底侧或者是足背侧错动移位。

【临床表现】

损伤发生后，患足疼痛并且功能活动受限，足部不敢着地行走，走路的时候跛行。在足背的中部有明显的肿胀和压痛，损伤严重的时候损伤部位会出现畸形。受到损伤的跗跖关节处疼痛明显，在负重的时候疼痛会更加剧烈。

【手法检查】

患者仰卧位，双下肢伸直，医生位于患者的下方。双手自然放松，分别放置在患者患侧和健侧足背相同的位置，双侧对比触摸按压诊查。患侧跗跖关节在足背的位置肿胀，并且有明显的压痛。在骰骨与第3楔骨的楔骰关节处，或者是骰骨与第4、5跖骨之间的跗跖关节处双侧对比触摸按压诊查的时候，可以诊查到患侧的骰骨有向外侧、背侧或者是跖侧轻度的错动移位的表现。在楔骨的楔舟关节处、楔骰关节处和楔骨间关节处双侧对比触摸按压，可以诊查到损伤的楔骨向背侧、内侧和跖侧有凹凸不平的错动移位表现。在跖骨的基底部双侧对比触摸按压诊查的时候，可以触摸到一个或者是几个跖骨的基底部向背侧、跖侧、内侧、外侧的某一个方向或者是两个方向有轻微的错动移位表现。

医生一只手从足的后面托握住足跟固定足部，另一只手抓握住足的前侧，以足的中部为中心，做足内收、背伸、跖屈被动活动的时候，骰骨和楔骨损伤的关节处疼痛明显。在做足的内收、外展、旋前、旋后被动活动的时候，跖骨损伤的关节处疼痛明显。

医生抓握住足的前侧，拇指放置在跗跖关节处，被动的屈曲足部的时候，拇指可以感触到损伤的关节处不稳定，在跗跖关节的背侧有松动感。如果用拇指在这些部位的外侧或者是内侧按压，可以更加明显的感触到关节不稳定的情况。

【其他检查】

X线检查无法观察到跗跖关节的紊乱，但是可以排除是足部各部位的骨折和脱位。

【治疗原则】

松解痉挛，调整关节，疏通经络气血。

【手法治疗步骤解析】

1. 松解痉挛

患者仰卧位，双下肢伸直，医生位于患者的下方。一只手抓握住患者患侧胫腓骨的远端，以另一只手拇指的指腹处着力按压在足背处，示指的桡侧面着力抵按在足底处，上下相对用力，用按揉刮捏的手法放松足部的肌肉，特别是在损伤的部位要做循环往复的治疗。

医生以双手拇指的指腹处着力按压在足的底部，其余各指放置在足的背侧，用拇指推揉的手法从足跟处向足趾处做循环往复的按压治疗，以此来松解足底部的肌肉和筋膜。

手法治疗的目的是松解损伤关节附近的肌肉粘连和痉挛，特别是足底部的肌肉、筋膜的紧张痉挛，缓解肌肉痉挛对损伤关节的过度牵拉。为手法整复关节的错动移位做好准备。

2. 调整关节

患者仰卧位，双下肢伸直，医生位于患者的下方。

如果是第1、2、3楔骨与跖骨形成的楔跖关节损伤的时候，医生一只手抓握住患足的近端，用拇指的指腹处着力按压在损伤关节的楔骨远端，其余四指放置在足的底部，另一只手抓握住足的远端，以拇指的指腹处着力抵按在损伤关节的跖骨近端，其余四指放置在足趾的底部。双手同时用力捏拿住足部做相对的牵拉。并做相互反方向的轻轻扭转，在维持牵拉的状态下，捏拿跖骨的手向下跖屈，同时放置在足底的示指桡侧面向上推跖骨的近端。按压在楔骨远端的拇指向下按压推挤楔骨的远端，使移位错动的楔跖关节归位。然后骤然的极度背伸，按压在跖骨近端的拇指用力向下按压，使楔跖关节的归位更加吻合。

如果是骰骨与第4、5跖骨形成的跗跖关节的损伤，患者仰卧位，将患侧的足部伸出床边，医生位于患足的内侧。一只手抓握住患者患侧的足部，用拇指的指腹处着力放置在足背侧抵按损伤关节跖骨的近端，以示指的桡侧面着力抵按在足掌侧损伤关节骰骨的远端。另一只手拿捏在第4、5跖骨的远端，双手相对用力拨伸牵引，并做相互反方向的轻轻扭转数次。然后捏拿跖骨远端的手变换位置，抓握住足跖骨远端的背侧，医生以自己大腿的外侧抵顶在患足的内侧作为支点，旋转身体帮助双手用力牵拉跗跖之间的关节。抓握在足部远端的手同时将足内翻、跖屈，捏拿在跖骨和骰骨处的拇指用力推紊乱凹凸不平的关节，使它们恢复归位。然后迅速的外翻、背屈足部，同时用拇指的指腹在紊乱凹凸的关节处用力推挤，使关节更好地回归到正常的生理位置。

手法治疗的目的是在牵拉的状态下使用，利用内翻、跖屈的动作，使跖骨与骰骨之间的关节间隙增大，并且发生松动变化，同时推顶关节回复到正确的位置。并且再一次使用外翻、背屈的扭转按压来进一步促使紊乱的关节更加完全彻底的回复到正常的解剖位置，以此来恢复跗跖关节的正常生理功能。

3. 疏通经络气血

患者坐位，患侧膝关节屈曲，足部踩踏在床上。医生位于患者的一侧，一只手抓握住患者患侧胫腓骨的远端固定住踝关节，另一只手自然放松，以掌心和大小鱼际处着力放置在患侧的足背部，用搓摩的手法放松足背部的肌肉，以皮肤微微发热为度。医生用手掌在损伤的关节位置处轻轻的按揉，用扫散的手法从损伤的部位向足趾端滑动扫散。

手法治疗的目的是再一次放松足部的肌肉，疏通经络气血，扩张足部因为损伤和肿胀受到挤压的血管，增强足部末端的静脉回流，消除局部肿胀，以此来恢复跗跖关节损伤所导致的各种症状。

十四、跖筋膜损伤

【解剖】

跖筋膜是维持足弓的纤维结构。位于足底部的皮下。起自跟骨内侧结节，在足的前方变宽，分为五束，被横向的纤维与各趾串联在一起。止于跖骨头，延伸到远节的趾骨。跖筋膜是致密坚韧很厚的筋膜，它包括内侧带、中央带和外侧带三个部分。

内侧带覆盖着展肌，比较薄弱。中央带起自跟骨结节内侧突的跖面，至足的前方变宽，并向前分为五支，与足趾的屈肌纤维鞘和跖趾关节的侧面融合。它的深面为趾短屈肌，止于趾骨，是足底跖筋膜最厚、最强韧，受力最大的部分。

外侧带覆盖着小趾展肌，比较薄弱。足底跖筋膜的这三个部分之间分别形成了足底的内侧沟和外侧沟。是足底内侧、外侧的动脉、静脉和神经皮支穿插的通路。内侧沟较深，外侧沟较浅，都被脂肪组织充填。

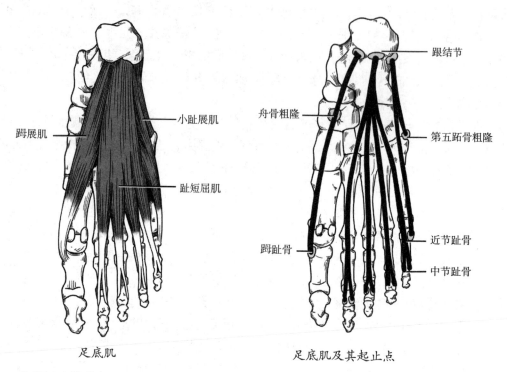

足底肌　　　　　　　　　　　足底肌及其起止点

【病因病机】

由于长时间的负重站立，或者是长时间的跑步跳跃，跖筋膜超负荷的受力。使足底跖筋膜反复受到微小的创伤，或者是使跖筋膜内发生轻微的撕裂，因而造成了跖筋膜的损伤。

或者是长时间的走路、徒步旅行、登山健身、逛商店等原因，引起足底筋膜的慢性损伤，导致足底筋膜炎。

或者是由于扁平足、高弓足等足部先天的解剖结构异常，导致足底的筋膜受到不正常的拉动，长期受到因为行走的时候着力姿势不正确而引起的足底跖筋膜的慢性损伤，因而引发了疼痛。跖筋膜受到这些无菌性炎症的刺激，引起了痉挛、水肿等病理改变，由此导致了足底部的疼痛和压痛。

【临床表现】

足底部疼痛不适，受力承重的时候疼痛加重，不承重的时候疼痛立刻减轻。疼痛在早晨下床的时候或者是久坐初立初走的第一步最为明显，行走一段时间后症状反而会有所缓解，但是如果过度长时间行走，导致跖筋膜受到牵拉的次数增多，症状又会再次出现，呈现的是搏动性、灼烧状的刺痛，常常发生在足底和足跟处，按压的时候有明显的剧烈的疼痛感。

【手法检查】

患者俯卧位，双下肢伸直，在患侧的小腿处垫一个枕头，足部放置在枕头的外侧。医生位于患者的患侧，用拇指的指腹着力，放置在患侧的足底触摸按压诊查，在患侧的足跟、足弓内侧第 1、2、3 跖骨的近端，跖骨远端的筋膜附着处都会有明显的压痛，重按压的时候可以触按到结节和条索状筋膜的痉挛。

医生用拇指的指腹在足底向跟骨结节推压的时候，可以触按到较大的圆形结节，并且会有明显的疼痛感。从跟骨处沿着跖筋膜的行走路径滑动推压，可以触按到多个结节状的挛缩点，在这些挛缩的结节处按压的时候疼痛明显。在跖骨远端的近侧推动按压的时候，会发现结节和条索状紧张僵硬的痉挛点，按压的时候会有明显的压痛，医生用手推压足的远端，使足被动背伸的时候，足底损伤的部位有明显的疼痛。

【其他检查】

X 线检查无法检查到跖筋膜损伤的异常表现，但是可以排除跖骨的骨折和足跟骨的增生。

【治疗原则】

放松肌肉，松解痉挛，疏通经络气血。

【手法治疗步骤解析】

1. 放松肌肉

患者俯卧位，双下肢伸直，在患侧小腿的前方垫放一个枕头，足部放置在枕头的外侧。医生位于患者的患侧，以双手拇指的指腹处着力，按压在患侧的足底处，其余各指放置在足背处，用按揉滑推的手法从足跟处向足趾处滑动推揉，特别是在滑推的时候触按到了结节，就要从结节的近端向远端做循环往复的按揉滑推。治疗的目的是放松足底紧张的肌肉和筋膜。缓解因为肌肉痉挛、筋膜紧张而产生的疼痛症状。

2. 松解挛缩

医生以一只手的掌心放置在患侧的足背处。用手指抓握住足部，以另一只手握拳，中指的指间关节向前凸出，以凸出的指间关节着力，从足底的近端向远端滑动按压，推压足底结节发生的位置。

医生用凸出的指间关节抵按在结节的近侧端用力向下按压，滑动推压到结节的远侧端，要循环往复地推压治疗数次，以结节稍稍松解或缩小消散为度，在治疗的时候会产生明显的剧烈的疼痛。

如果患者无法忍受疼痛，可以分成数次来分散治疗，当一个部位的结节稍稍松解之后，再移动到下一个结节的位置重复上述的操作。在手法操作的时候要注意的是手指的指间关节要按压在皮肤上，不要搓动。滑推的力量是在皮肤的下面滑动，不要在皮肤的表面上搓擦，以免造成局部皮肤发生水泡和破损。在治疗的时候要特别关注的部位是足跟的远端，足心内侧的部位和跖骨远端的部位。手法治疗的目的是松解足底跖筋膜损伤产生的结节样挛缩，恢复跖筋膜的正常生理功能，消除跖筋膜损伤所导致的足底各种异常状态。

3. 疏通经络气血

患者俯卧位，双下肢伸直，在患侧的小腿处垫放一个枕头，足部放置在枕头的外侧，医生位于患者的患侧，一只手抓握住患者患侧的足跟处来固定住足部，另一只手自然放松，以掌根和大小鱼际处着力放置在足底处，用按压推搓的手法，从足跟处向足趾处滑动搓摩，以皮肤微微发热为度。治疗的目的是再一次放松足底紧张的肌肉筋膜。

医生用拍打叩击的手法，在足底处拍打震荡，治疗的目的是鼓荡气机，疏通经络气血，扩张局部的血管，增强血液循环，消除肿胀，用滑动扫散的手法，从足底的足跟处向足趾处扫散。治疗的目的是将足部的病邪之气从足趾处扫散驱除，以此来改善足部的静脉回流，改善局部的微循环，以便消除跖筋膜损伤所导致的各种症状。

十五、跖趾关节损伤

【解剖】

跖趾关节是由第1~5跖骨的远端和趾骨的近端所组成的关节，是由五个跖骨头和趾骨的近节所构成的前足部分。跖趾关节的关节囊松弛，有两侧的侧副韧带来加强。在跖面有跖侧副韧带，跖侧副韧带比较肥厚，在两个侧副韧带之间，与跖骨的连接较松，与趾骨、跖骨深横韧带和侧副韧带连接紧密。在跖骨头处，还有跖骨深横韧带连接在第1~5跖骨头之间。跖趾关节属于椭圆关节，能绕冠状轴做屈（勾足趾）、伸（伸足趾）的运动。绕矢状轴做轻微的外展（五足趾骨展开）、内收（五足趾骨并拢）的运动。其中第1跖骨头和第4、5跖骨头是内，外纵弓的前侧承重点，在维持运动的时候足底的着地支撑，特别是在做蹬踏动作的稳定性中起着重要的作用。

【病因病机】

因为急迫地奔走，或者是足趾踢碰到了硬物等原因引起跖趾关节的损伤，或者是因为从高处跳下，或是在跳高、跳远运动的时候足趾先着地时过伸，造成跖趾关节的过伸移位或韧带的损伤。或者是因为所穿的鞋不合脚，足趾在鞋中的位置排列异常，又经长时间的行走之后引起跖趾关节韧带的劳损而产生疼痛。

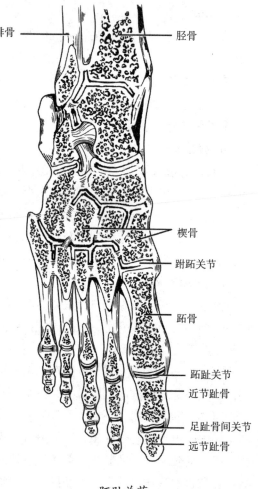

腓骨

胫骨

楔骨

跗跖关节

跖骨

跖趾关节

近节趾骨

足趾骨间关节

远节趾骨

跖趾关节

【临床表现】

损伤后足前侧的跖趾关节处肿胀、疼痛，活动受限。疼痛主要发生在跖趾关节的足底侧，如果有跖趾关节错动移位的时候，损伤的关节会有轻度的畸形，并且会有明显的压痛。疼痛在过度的行走或者是劳累后加重，在休息后疼痛减轻。

【手法检查】

患者仰卧位，双下肢伸直，医生位于患者的下端。一只手抓握在患者患足的中间部位，用另一只手拇指的指腹着力放置在患足的背侧，示指远节的桡侧面放置在患足的足底侧，二指相对用力捏按触摸诊查损伤的跖趾关节。在损伤的关节处按压触摸的时候有轻度的肿胀，如果有错动移位的时候，关节会弹性固定在一个特殊的位置。如果是疲劳损伤的时候，会在足底侧的跖趾关节触摸按压到结节和条索状的痉挛点，并且会有明显的压痛。按压诊查的时候，足背侧的压痛会比足底侧的轻微，足底侧的压痛点主要集中在跖侧副韧带的位置处。

【其他检查】

X 线检查一般无法发现跖趾关节损伤的异常表现，但是可以排除跖趾关节处的骨折和脱位。

【治疗原则】

整复错移，松解痉挛。

【手法治疗步骤解析】

1. 整复错移

患者仰卧位，双下肢伸直，医生位于患者的下端，一只手的拇指放置在患者患足的背侧，其余各指放置在患足的底侧，上下用力捏拿住患足损伤关节处的跖骨近端。以另一只手拇指的指腹处着力放置在患足的背侧，以示指远节的桡侧面着力放置在患足的底侧，上下用力捏拿住损伤的跖趾关节，用按揉的手法轻轻地松解跖趾关节。手法变换，捏拿在跖趾关节处的手指稍稍下移，捏拿住趾骨的近端，先轻轻的扭动数下，然后骤然的跖屈，同时用拇指的指腹在足背侧的关节处从关节的前后方向推压按理，可以听到或者是感觉到关节复位的滑动声响，患者立即感觉到疼痛减轻或者消失。

2. 松解痉挛

患者仰卧位，双下肢伸直，医生位于患者的下端。一只手捏拿住患足的前部，另一只手握拳，中指的指间关节向前凸出，以凸出的指间关节处着力按压在足底的跖趾关节处，用按压、弹拨、顺理的手法松解跖侧副韧带的痉挛，要循环往复的治疗数次。用凸出的指间关节在足底的跖趾关节稍稍用力的按压，并维持压力停留片刻。注意不要用拇指的指端操作治疗，以免指甲在触压的时候造成局部皮肤水泡或者是破损，由此引发新的伤害。手法治疗的目的是松解跖趾关节跖侧副韧带的痉挛，清除跖趾关节损伤产生的疼痛症状。

【小结】

踝关节损伤、跗跖关节损伤、跖趾关节损伤都会导致足底屈趾肌的损伤。由于行走姿势的异常，会造成第 1 屈趾肌和第 4、5 屈趾肌的疼痛，特别是在行走时的疼痛。足底疼痛使足部无法受力，按压足底这些部位的时候，局部的肌肉紧张、痉挛、肿胀，疼痛，所以这些关节的损伤所导致屈趾肌的损伤，在治疗的时候又有一个松解屈趾肌的共同治疗方法。

治疗方法：患者俯卧位，双下肢伸直，医生位于患者的一侧。以一只手的掌心放置在患足的背侧托握住足部，用手指抓握住足部。另一只手握拳，中指的指间关节向前凸出，用凸出的指间关节着力放置在足底，从足跟向足趾沿着第 1 屈趾肌和第 4、5 屈趾肌循行的路径，用按压推搓的手法滑行移动治疗。在治疗的时候，如果触按到了结节和条索，就从结节和条索的近端向远端做循环往复的推按，在治疗的时候会有剧烈的疼痛。在推按治疗之后，令患者下床，将足底放平踩脚，从开始轻微逐渐的加重，目的是震荡气机，疏通经络气血，扩张足底的血管，改善局部的微循环，同时令患者从扶按物体到自行行走。反复行走的目的是恢复足底屈趾肌的弹性，改善局部的血液循环障碍，消除肿胀。在反复踩脚行走之后，令患者再次俯卧在床上，医生再一次的触摸诊查足底屈趾肌腱异常的部位，并在这些异常的部位进行调理治疗。目的是松解屈趾肌的挛缩，消除疼痛的症状，恢复足部正常行走功能。

第六章

其他各科疾病的手法治疗

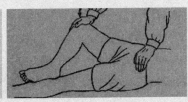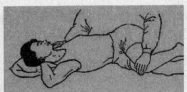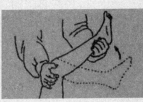

手法治疗除了能够治疗伤科的各种疾病，对其他各科的一些疾病也有很好的治疗效果，特别是使用手法的治疗可以解除某些疾病所产生的症状，有非常好的治疗效果。在中医对各种疾病辨证诊断的时候，大多是从对患者所患疾病的症状上开始进行分析。根据疾病产生的症状、体征来分析疾病的病因病机，确定疾病的证候性质。所以各种疾病产生的特定症状常常是诊断疾病的重要线索。但是在临床的时候，往往多个疾病都会产生一种相同的症状，所以手法在对疾病的检查和手法治疗疾病的时候，就要在治疗某一种疾病症状的同时，还要对导致这种症状的病因病机进行分析，也就是要对疾病的本质和属性进行分析，这样才能够达到全面彻底的完成对疾病进行治疗的目的。

在临床对疾病治疗的时候，把消除疾病中产生的某一种症状放在首位考虑，是因为手法的治疗是以祛邪为主，以破郁、泻散、驱邪的治疗方法为主。单一的使用手法治疗，有时无法全面的治愈疾病，但是它可以快速的消除疾病中所产生的一个或者是几个症状，特别是那些邪气亢盛的症状。所以手法治疗时的重点是消除患者最明显、最痛苦的症状。如果为了完全彻底地治愈一个疾病，在手法治疗的同时，还需要与药物治疗，针灸治疗等各种的治疗方法相互配合使用，才能达到相互辅佐相互协调，共同治愈疾病的目的。

在对其他各科疾病进行手法治疗的目的，主要有以下几个方面：

1. 调整人体阴阳的平衡

病邪侵入于人体，正气奋起抗邪，正邪的抗争破坏了人体阴阳的平衡而出现各种阴阳偏盛偏衰的病理表现。手法治疗可以针对疾病中的阴阳失调来泻其有余，调其紊乱，从而纠正疾病所造成的阴阳不平衡。但是手法治疗以泻为主，以泻除邪气的亢盛为主要的治疗方法。所以在临床的时候如果是本虚标实，或者是虚中挟实的病症一定要注意过度的泻实会伤及患者的正气。如果一定需要来用这种治疗方法的时候，最好要配合药物治疗一起来共同施治，以药物治疗来补虚，以手法治疗来泻实。二者相互辅佐，相互配合来完成治疗的目的。

2. 调整脏腑的功能

人体内脏的病变可以在人体体表的特定部位或者是在病患脏腑附近的体表处反映出特有的症状，同时在这些部位可以触压到各种特殊的反应物。使用手法在人体体表的特定部位或者是内脏病变在体表的反应点进行治疗，可以调节人体脏腑的功能活动，消除内脏疾病产生的部分症状。

3. 调整经络气血

经络运行人体全身的气血又相互络属脏腑。气流行于全身可以升降出入。血行于脉内，内在脏腑，外达皮肉筋骨。手法治疗刺激经络，可以疏通经络郁闭的经气，通过经络沟通上下，出表入里，络属脏腑的功能来调理和振奋气血的运行，使气行全身，升降出入通畅，血畅行于脉内，濡养脏腑，恢复脏腑的正常功能。

4. 疏导气机

使用手法的治疗来疏通郁闭的气机，鼓荡人体的正气奋起抗邪。利用点压按揉来开启闭塞的气门，滑擦搓摩来清散体表郁闭的气机，抓取内里的病邪之气向外透出，扫散疏导引领气机驱邪外散，按摩揉搓调理气机的紊乱并且封闭打开的气门，防止驱邪之后气门仍然开启，导致气机会过多的耗散。各种治疗的手法相互配合辨证选用，来达到治疗疾病的目的。

在这一章手法治疗的疾病，所选定的是在临床使用手法治疗的时候能够有切实治疗效果的各种疾病症状和病证。它包括内科、外科、妇科、儿科，以及五官科各种疾病症状和病证的手法治疗。

第一节
内科各种疾病症状和病证的手法治疗

在对内科疾病手法治疗的时候，可以分成两种检查和治疗的方法。

一个是从症状学的角度来针对疾病的某一个症状进行诊查和治疗。例如：头痛，发热，咳嗽等症状。手法治疗的目的是消除这些疾病的症状，恢复人体受到某些疾病症状的影响而导致的不健康状态。

另一个是从病因学的角度来针对某一个疾病进行诊查和辨证分析之后，再根据各种病因病机的不同来进行针对性的手法治疗。例如感冒、心脏病等病证。

手法治疗的目的是根据病因病机的不同来确定具体的治疗原则，根据治疗的原则制定出治疗的方法，以此来达到对疾病治疗的目的。在对某一个疾病治疗的时候，如果这个疾病所产生的症状与在针对症状进行治疗的方法中表现相同的时候，就可以按照对疾病症状进行治疗的手法进行治疗。一个疾病会有多个症状出现，所以在治疗的时候，可以选用与各种相同症状的治疗手法一起来综合的辨证治疗。

这一节在讨论各种疾病治疗的时候，按照先对疾病症状的治疗进行分析，然后再对病证进行分析。这样在临床的时候方便医生循证查找和进行针对性的诊查和治疗。在这里按照各个疾病或是疾病产生的症状进行分别的论述，同时按照病因病机的不同，分别论述手法检查和手法治疗的各种方法。

本节中疾病的辨证分型不一致，有的是按中医证候分，有的是按西医病因分，目的是尽可能地贴近临床的诊疗思路。

一、感冒

【病因病机】

感冒是外感病的病证，是因为感受了风邪或者是时疫病毒而引起的肺卫功能失调。由于六淫外邪肆虐，人体未能及时的应变，或者是由于人体的卫外功能减弱，外邪乘虚袭击人体而致病。它的起病比较急，会迅速出现卫表和上焦肺系的症状，是临床常见的一种病证。

中医把感冒病大致分为外感风寒感冒、外感风热感冒、外感暑湿感冒三种。

外感风寒感冒大多见于秋冬两季。由于秋冬两季的天气寒凉，风邪就会与寒邪相兼致病。如果是风寒之邪外袭了肺卫，肺气失宣，或者是因为身体过度的劳累，又受到了寒凉的风邪侵袭，这就会导致外感风寒感冒。

外感风热感冒大多见于春季，春季多风，气候又转为温暖，风邪就会与热邪相兼致病，如果是外感了风热邪气，风热之邪犯表侵袭了肺卫，就会导致卫表不和，肺失清肃。这就会导致外感风热感冒。

外感暑湿感冒多见于夏季多雨的季节，夏季气候炎热，天暑下逼，地湿上蒸，导致了暑湿之邪肆虐，由于身体虚弱，或者是过度的纳凉饮冷，或者是饮食劳倦损伤了脾胃，这时又感受了暑湿外邪。暑湿之邪侵袭了人体，既伤及了肺卫之表，又困遏了脾胃之里，使肌表和中焦脾胃同时受邪，这就会导致外感暑湿感冒。西医在感冒病中大多诊断为感冒，流行性感冒和急性上呼吸道感染等疾病。

【临床表现】

如果是感受了风寒邪气导致的外感风寒感冒。就会见到恶寒重，发热轻或者不发热，全身酸痛，鼻塞声重，流清涕，无汗头痛，特别是头的后部疼痛，同时牵扯到颈部转动不利等症状。

如果是感受了风热之邪导致的外感风热感冒。就会见到发热重，或者是高热，微恶风，鼻塞流黄涕，头胀痛，有汗出，咳嗽，咽喉红肿疼痛，口渴喜饮，便秘等症状。

如果是感受了暑湿之邪导致的外感暑湿感冒。就会见到微恶风寒，身热，汗出后热度不减，每日午后热度会增高，身体倦怠，酸重疼痛，头昏脑胀，心烦口渴，咳嗽痰黏，胸闷欲呕，腹胀等症状。

【手法检查】

1. 外感风寒感冒的典型体征

医生将手放置在患者的头部和背部扪按诊查。头部扪摸的时候无汗，在头的后部，颈肩部和背部初扪的时候不热，但是久扪之后有热感从内里向外透出。用手指在颈部、肩部和背部触摸诊查的时候这些位置的肌肉紧张僵硬。用中指的指腹在双侧肺宫按压诊查，双侧肺宫臌胀且有明显的压痛。用第2、3、4指的指腹在双侧肺宫做横向滑摩的时候有寒凉感向外透散。用抓取的手法在颈肩部、背部和双侧肺宫抓取的时候有明显的寒凉感向外透出。

2. 外感风热感冒的典型体征

医生将手放置在患者的头顶扪摸诊查头部有汗出。在头顶的中间、后侧和双侧，特别是患侧的咽喉区扪按诊查的时候有明显的热感向外透出。用掌心扪摸在五脏的热穴处，肺脏、心脏的热穴处明显发热。扪摸在颈肩部、背部都有明显的热感向外透出。用中指的指腹在两侧肺宫的位置按压触摸诊查，双侧肺宫臌胀，并且有明显的压痛。用第2、3、4指的指腹在双侧肺宫做横向滑摩的时候，有热感向外透出。用抓取的手法在头顶处、颈肩处和背部抓取的时候初抓是温热感，久抓之后有明显的寒凉感向外透散。在双侧肺宫的位置抓取的时候，有明显的寒凉感向外透出。

3. 外感暑湿感冒的典型体征

医生将手放置在患者的头顶处扪摸诊查，头部汗出明显。在头顶的中间和后侧有明显的热感向外透出。用抓取的手法在这些位置抓取的时候有湿热黏腻感向外透散。用手掌扪按在颈肩处和背部有明显的湿热黏腻感。扪按在五脏热穴处，肺脏、心脏、脾脏的热穴明显发热。用抓取的手法在这些位置抓取的时候，初抓是湿热黏腻的感觉，久抓是寒凉黏腻的感觉向外透散。用中指的指腹按压在双侧肺宫的位置，双侧肺宫臌胀并且有压痛，按压在胃宫和脾宫的位置，胃宫和脾宫的位置膜胀，弹拨的时候有结节或条索。用抓取的手法在这些位置抓取的时候有明显的寒凉黏腻感向外透散。

【其他检查】

实验室检查：血液常规检查。

如果白细胞计数正常或者是偏低，淋巴细胞的比例升高，大多提示的是病毒感染。

如果白细胞计数增多、中性粒细胞增多，大多提示是细菌感染。

放射检查：胸部的 X 线检查或者 CT 检查。

可以排除肺部感染，支气管病变，肺结核等疾病。

治则总纲：宣肺解表，通经祛邪。

【手法治疗步骤解析】

1. 外感风寒感冒

治则：解肌、宣肺、散寒。

治法：患者俯卧位，医生位于患者的一侧。医生用拇指的指腹和其他四指的指腹相对用力，捏拿在患者的颈部。用按揉捏拿的手法捏揉颈部两侧的肌肉，以紧张僵硬的肌肉松缓柔软为度。将双手放置在患者两侧的肩部，用按摩揉拿的手法捏拿两侧的肩部。放松肩部的肌肉。将手掌放置在患者的背部，用按摩搓揉的手法放松背部的肌肉。治疗的目的是松解紧张痉挛的肌肉，改善寒邪束缚肌表而产生的症状。

医生用中指的指腹点压在两侧肺宫的位置，按揉弹拨打开气门。用拍打叩击的手法击打两侧的肺宫，以此来振奋肺脏的经气。用第 2、3、4 指的指腹在两侧的肺宫做反复的横向滑摩，目的是破散体表郁闭的病邪之气。当指腹处有明显寒凉感的时候，用抓取的手法反复抓取肺宫内里郁闭的寒凉邪气向外透散。当掌心寒凉感明显的时候，用扫散的手法将外透散的寒凉邪气向同侧的肩部扫散驱除。治疗的目的是宣肺散寒。

医生用中指的指腹点压在大肠宫，按揉弹拨打开气门。用抓取的手法在大肠宫反复抓取以破散郁闭的气机，用手掌反复的从上向下搓摩推揉两侧的足太阳膀胱经，用移动抓取的手法破散足太阳膀胱经郁闭的气机，特别是右侧足太阳膀胱经的气机，目的是疏通经络气血。用扫散的手法将肺宫透散的病邪之气沿着足太阳膀胱经，特别是右侧的足太阳膀胱经向下扫散，疏导引领寒凉的病邪之气到达大肠宫，用反复扫散的手法将大肠宫的病邪之气向外扫散驱除。治疗的目的是宣肺利气，解肌透邪，通经泻肠。各种手法相互配合共同使用，来完成宣肺驱寒，解肌透邪，疏通经络，泻肠驱邪的治疗目的。

外感风寒的感冒需要二天的治疗。要注意的是，在第一天治疗结束之后，患者会感觉全身非常的寒冷，有时还会有低热的症状出现。这是内里的病邪之气向外透散的正常表现，这些症状表现会在数小时之后消失。在第二天的治疗之后，寒冷和低热的症状将不会再次出现，同时感冒的症状也会基本消散。

2. 外感风热感冒

治则：清热宣肺，利咽散邪。

治法：患者俯卧位，医生位于患者的一侧。医生用中指的指腹点压在五脏热穴中肺脏和心脏热穴的位置，按揉弹拨打开气门。用第 2、3、4 指的指腹在热穴的位置做反复的顺向滑摩，目的是破散体表郁闭的气机，透散内里的热邪。用中指的指腹点压中枢打开气门，用拍打叩击的手法鼓荡气机，用抓取的手法破散郁闭的气机。用第2、3、4指的指腹在头顶山角线内侧的咽喉区做反复的顺向滑摩，以指腹处灼热感明显为度，目的是透散内里郁闭的热邪。用抓取的手法在咽喉区反复抓取内里的病邪之气向外透散，用扫散的手法将外透的病邪之气从头顶，经头后向大椎处扫散。治疗的目的是清散热邪，利咽止痛。

医生用中指的指腹点压按揉两侧的肺宫打开气门，用第2、3、4指的指腹在两侧的肺宫做反复的横向滑摩，当指腹处热感明显的时候，用抓取的手法在两侧的肺宫抓取先温热而后变成寒凉的病邪之气向外透散，当掌心寒凉感明显的时候，用扫散的手法将外透的病邪之气向同侧的肩部扫散，治疗的目的是宣肺、透热、散邪。

医生用中指的指腹点压按揉大肠宫打开气门，用抓取的手法反复的在大肠宫抓取以破散郁闭的气机，用移动抓取扫散交替操作的手法从头顶的咽喉区，经过大椎、五脏热穴、中枢，沿着脊柱向下，将外透的病邪之气疏导引领扫散到大肠宫，目的是透热散邪，引领热邪下行入肠。

医生用手掌反复的从上向下搓摩两侧的足太阳膀胱经，特别是右侧的足太阳膀胱经，目的是疏通经络，解肌散热，用移动抓取扫散交替操作的手法将肺宫外透的病邪之气通过足太阳膀胱经，特别是右侧的足太阳膀胱经向大肠宫疏导引领扫散，治疗的目的是导引脏病入腑，以利于泄腑驱邪不伤脏。

医生用扫散的手法在大肠宫反复的向下扫散，目的是将各个部位和肺脏导引到大肠腑中的病邪之气向外扫散驱除；用手掌从肩部向下胸椎的部位做反复的横向移动滑摩，以掌心处热感明显为度，治疗的目的是驱邪散热。用手掌在背部沿着脊柱的中间和两侧的足太阳膀胱经做反复的顺向滑搓，以掌心热感明显为度，治疗的目的是泻热散邪。各种手法相互配合共同使用，来完成清热宣肺，解表清咽，泻肠驱邪的治疗目的。

外感风热感冒需要三天的治疗。要注意的是，在第一天的治疗结束之后患者发热的热度不会消退，或者有时还反而会升高。这是内里的热邪向外透散的正常表现。在第二天的治疗之后发热的热度会消退一些但不会完全消退。这一天治疗的重点是清散咽喉区的热邪和消散五脏热穴的热邪。在第三天的治疗之后，发热的热度会基本消退，感冒的症状也会明显的减轻或者基本的消除。

3.外感暑湿感冒

治则：宣肺解表，清热化湿，通腑泄热。

治法：医生用中指的指间关节点压两侧的肺宫，按揉弹拨打开气门。用第2、3、4指的指腹在两侧的肺宫，特别是患侧的肺宫做反复的横向滑摩搓擦，目的是破散体表郁闭的气机，宣散闭郁的肺气。当指腹处寒凉感明显的时候，用抓取的手法抓取两侧肺宫内里寒湿黏腻的病邪之气向外透散，当掌心处黏腻感明显的时候，用扫散的手法将外透的病邪之气向同侧的肩部扫散，治疗的目的是宣肺解表，散热祛湿。

医生用第2、3、4指的指腹在头项的两侧和咽喉区做反复的顺向滑行按摩，目的是破散头部郁闭的气机，透散头部的热邪。当指腹处热感明显的时候，用抓取的手法抓取内里先温热而后变成寒凉的病邪之气向外透散，用扫散的手法将外透的病邪之气从头顶经头后、大椎沿着脊椎向下扫散，治疗的目的透散头部的热邪，清利头目。

医生用中指的指腹点压在五脏热穴中肺脏、心脏、脾脏热穴的位置和中枢的位置，按揉弹拨打开气门。用第2、3、4指的指腹在五脏热穴和中枢的位置做反复的顺向滑摩搓擦，当指腹处热感明显的时候，用抓取的手法在热穴和中枢的位置反复地抓取寒凉黏腻的病邪之气向外透散，当掌心处黏腻感明显的时候，用扫散的手法将外透的病邪之气沿着脊柱向下扫射。治疗的目的是疏通经络，清透湿热邪气。

医生用中指的指间关节点压胃宫、脾宫和大肠宫，按揉弹拨打开气门。用拍打叩击的手法击打这些位置以鼓荡气机，振奋经气。用第2、3、4指的指腹在这些位置反复的滑搓，当指腹有明显寒凉感的时候，用抓取的手法抓取这些位置内里寒凉黏腻的病邪之气向外透散。用手掌在两侧的足太阳膀胱经做反复的顺向滑搓，以局部明显发热为度。

医生用中指的指腹再一次点压肺宫、胃宫、中枢、脾宫和大肠宫，按揉弹拨打开气门，用抓取的手法抓取内里寒凉黏腻的病邪之气外透，用移动扫散的手法将肺宫外透的病邪之气沿着足太阳膀胱经经过胃宫、中枢、脾宫疏导引领到大肠宫，最后用反复扫散的手法将病邪之气从大肠宫向外扫散驱除。治疗的目的是导引脏中湿浊黏腻的病邪之气入腑，最后从大肠腑处向外驱除，来达到既驱邪又不伤脏的治疗目的。

医生用手掌放置在患者的大椎，用横向滑摩搓擦的手法在大椎以下，中枢以上的位置做反复的移动搓摩，当手掌温热感明显的时候，用抓取的手法在这些位置反复地抓取寒凉黏腻的病邪之气向外透散、用扫散的手法将外透的寒凉黏腻的病邪之气沿着足太阳膀胱经向大肠宫扫散。治疗的目的是透散热邪、解表祛湿。

医生用手掌沿着两侧的足太阳膀胱经做反复的顺向滑摩搓擦，用扫散的手法将两侧肺宫透散出来的病邪之气，沿着足太阳膀胱经向大肠宫疏导引领扫散，最后用反复扫散的手法将大肠宫的病邪之气向外泄出。治疗的目的是解表泄热，泄肠除湿。各种手法相互配合共同使用，来完成清热宣肺，泻除脾胃热邪，泄肠除湿的治疗目的。

外感暑湿的感冒需要三天的治疗。要注意的是在第一天的治疗之后，患者发热的热度会稍有增高。在第二天的治疗之后，发热的热度会消退，但是患者会有腹泄的表现，这是驱除病邪的正常现象。在第三天的治疗之后，发热的症状会基本消除，但是在治疗之后仍然会有腹泄的表现，这是湿浊邪气外泄的现象，在停止治疗之后腹泄就会停止，排便会变成正常。

二、发热

发热是临床常见的一种疾病症状，是气机中的正气与病邪之气相互交争，导致阴阳失调的一种全身性的反映。发热又可以分外感发热和内伤发热这两种发热的临床表观。

（一）外感发热

【病因病机】

外感发热大多是因为外感了六淫邪气所引发的各种外感热病，或者是因为感受了疫毒邪气而致病发热。中医认为外邪由口鼻或皮毛入侵人体，病邪之气先滞留于络脉，再由表入里，传至脏腑，邪毒充斥于人体，人体的正气与外来的病邪之气相搏，正邪交争引起了脏腑功能的紊乱，阴阳的平衡失调，阳气亢盛而导致了发热的症状。临床大多以实热症的高热为多见，西医诊断大多以急性细菌或病毒感染性疾病为多见。

【临床表现】

外感发热起病急，热势高，腋表体温在 38℃以上并持续不退，同时伴有恶寒、面赤、口干、烦渴、脉数等症状，在临床的时候，又分为恶寒发热和壮热等几种发热表现。恶寒发热的热度不太高，一般腋表体温在 39℃左右，症状表现以恶寒、发热同时存在为主要特征。壮热的热势高，腋表体温可达到 40℃甚至更高，并且在一天之内高热持续，症状表现以高热不解，波动小，不恶寒为主要特征。

【手法检查】

患者俯卧位，医生位于患者一侧，一只手按在患者的前额处检查头部的热势。另一种手的手指手掌平伸，以掌心处着力放置在患者背部五脏热穴的位置处扪按诊查。如果患者的背部初扪的时候热象明显，但久扪之后热像反而不亢盛，医生在热穴处点压开穴之后抓取的时候，局部有寒凉感向外透散。这大多是外感风寒邪气，病邪之气郁闭了肌表皮毛，阳热之气不能向外透发，邪气暂居于卫表的外感发热，症状以发热、恶寒为主。

如果医生在患者背部热穴处初扪的时候就明显发热，而且越扪热势越高越明显的时候，大多是壮热。如果在肺、心二脏的热穴处和肺宫扪查的时候热势明显的，可能是肺热症。症状会以壮热、咳嗽、喘促、胸痛为主。如果五脏热穴和胃宫、大肠宫扪查的时候热势明显的，可能是热病腑实的胃腑热症，症状会以壮热、口苦口臭、腹胀便秘为主。

【其他检查】

实验室检查：血液检查，尿液检查，大便检查。

血液检查排除细菌和病毒感染，风湿等疾病。尿液检查排除泌尿系统的感染。大便检查排除肠道细菌感染。

X 线检查：胸部 X 线检查排除肺部和呼吸系统感染。

【治疗原则】

宣透清热，通腑泻下，调理气机。

【手法治疗步骤解析】

1. 宣透清热

宣透清热的治病分为两个部分，一个是宣发透散闭郁的肺气；另一个是清泄热邪。中医认为"肺主皮毛"，肺气闭郁，皮肤毛孔闭塞，热邪没有透散的通路，内郁在里而发热。所以治疗的第一步就是要宣发肺气。

宣肺治疗的手法分为四个步骤：开启穴门、破气散郁、取邪外出、驱邪外散。

（1）开启穴门：患者俯卧位，医生位于患者的一侧。用双手的手掌处着力在患者背部双侧的肺宫处做轻柔的按摩搓擦，目的是舒缓患者紧张僵硬的肌肉，疏通体表的经络气血，医生用中指的指端处着力点压在肺宫的位置按揉局部圆形的结节，再用力点压在肺宫的结节处，以局部有明显的酸痛感为度。目的是点压开启肺宫的气门。

（2）破气散郁：当肺宫的气门打开之后，医生用第 2、3、4 指的指端处着力，用滑摩的手法在肺宫的位置处做循环往复的横向滑擦。目的是破散肺宫肌表处郁闭的气机。医生用第 2、3、4 指的前端处着力，用拍打叩击的手法击打肺宫的位置，目的是鼓荡气机，振奋经气，推动内里郁闭的病邪之气向外透散。

（3）取邪外出：在肺宫郁闭的气机经过滑擦击打破散之后，医生用抓取的手法在肺宫的位置做反复的抓取，以掌心有寒凉感的时候为度，治疗的目的是将体内郁闭的病邪之气从肺宫抓取透散出来，以便于驱除出体外。

（4）驱邪外散：当患者体内的病邪之气从肺宫通散出来后，医生用扫散手法从肺宫处的肩部的方向做反复的扫散。治疗的目的将外透的病邪之气尽可能的扫散驱除。在治疗的时候，抓取和扫散的手法要交替操作，边抓取边扫散，扫散之后再抓取。这样反复的操作数次，就会感觉到寒凉或灼热或湿浊黏腻的病理感觉越来越明显。治疗的目的将宣发透散到体表的各种病邪之气尽可能的驱除驱散。

2. 清泻热邪

肺气的闭郁宣散，肌表皮毛的气机透散之后。治疗就要以清热的手法为主来清透热邪。

清热的手法也分成四个步骤：开穴破气、滑散透热、破郁取邪、驱邪外散。

（1）开穴破气：患者俯卧位，医生位于患者的一侧。用中指的指端着力点压在患者背部的大椎和五脏的热穴处按揉数次，力量以大椎和五脏热穴处有疼痛感为度。特别是要重点地点压按揉肺、心二脏的热穴。治疗的目的是打开大椎和五脏热穴闭塞的气门，使内里的的热邪向外透散。

（2）滑散透热：医生用第 2、3、4 指的指端处着力放置在大椎和五脏的热穴处做循环往复的上下滑摩，以局部有明显的热感透出为度。治疗的目的是滑摩破散大椎和五脏热穴处肌表郁闭的气机，使热邪有向外透散的通路。

如果在宣肺治疗的时候，在肺宫处抓取的病邪之气寒凉感明显，这大多是寒邪闭郁在肌表较重。医生用第 2、3、4 指的指端处着力，在肩胛骨下沿以上的背部做循环往复的上下移动的横向滑摩，治疗的目的是清散肌表和上焦的热邪，在背部沿着两侧的足太阳膀胱经做循环往复的上下顺向的滑摩，治疗的目的是透散气分的热邪。

如果在宣肺治疗的时候在肺宫抓取的病邪之气灼热感明显，大多是壮热，热邪在里。医生用第 2、3、4 指的指端处着力在大椎和热穴处做反复的滑摩，并沿着督脉做循环往复的长距离的滑动摩擦，治疗的目的是清透营阴中的热邪。用第 2、3、4 指的指端在背部两侧的足太阳膀胱经，做循环往复的上下顺向长距离的滑动摩擦，以指端处的灼感明显为度。治疗的目的是清透气分的热邪。

（3）破郁取邪：通过滑摩的手法治疗后，患者身体内的热邪会向外透散，医生用抓取的手法在五脏热穴处和足太阳膀胱经处反复抓取，治疗的目的是使内里的热邪进一步的向外透出。发热的病证大多是因为外邪闭郁了肌表的气机和毛孔，人体内的热象无法透出而导致的发热症状，只有外面闭郁的气机透散之后，热像才能够消退。所以在热穴和足太阳膀胱经的位置处抓取出来的大多以寒凉、湿浊黏腻的感觉为多见，因为这些是导致肌表毛孔闭塞和气机郁闭的根本原因。

（4）驱邪外散：在内里的病邪之气抓取透出后，医生用扫散的手法将外透的病邪之气扫散驱除。驱邪的路径是沿着督脉向下边抓取边扫散到腰部，这是清营阴的热邪。沿着双侧足太阳膀胱经向下边抓取边扫散到腰骶部，这是清气分的热邪。治疗的目的是通过扫散的手法治疗清泄患者气分和营阴的热邪，将内里透出的热毒邪气尽可能的驱散驱除。

2. 通腑泻下

宣肺散热只是散除表象热穴的治疗手法，古人在退热治疗的时候常常使用的是"提壶揭盖法"。在治疗的时候"宣肺只是揭盖法，泻肠才是撤薪柴"。因为脏腑的功能障碍，肠胃的积滞往往是里实热症的发生之源。通泻腑气可以釜底抽薪，清退热势。所以在宣肺散热之后，要用手法疏通胃腑和大肠的积滞，以此来完成彻底消除热邪的治疗目的。

通腑泻下的手法分为四个步骤：开胃通肠、宣肺降气、引邪入腑、泻腑退热。

（1）开胃通肠：外感发热，病邪入腑，就会引起腑实发热，胃热腑实又会导致高热不退的壮热。所以在治疗的时候，要开通肠胃的积滞，泻除病邪之气。患者俯卧位，医生位于患者的一侧，用中指的指端处着力点压在患者背部胃宫的位置处，稍稍用力向下按压并弹拨胃宫处的结节，以局部疼痛感明显为度。用抓取的手法反复抓取胃宫内里的病邪之气向外透出，以掌心寒凉黏腻感明显为度。用反复扫散的手法向下驱除外透的病邪之气。手法治疗的目的是破散胃宫的积滞，恢复胃通降的功能。

医生用中指的指端处着力点压在患者腰部的大肠宫，稍稍用力向下按压，以局部疼痛感明显为度。用第2、3、4指的前端处着力拍打叩击大肠宫，治疗的目的是打开大肠宫的气门，鼓荡气机，振奋大肠的经气，恢复大肠的传导功能。用抓取的手法在大肠宫反复的抓取，目的是破散大肠中郁闭的气机和积滞，用扫散的手法反复的向下扫散，目的是恢复大肠的传导功能，泻出肠中的积滞。

（2）宣肺降气：因为大肠是肺之腑，只有肺气的肃降下达，大肠才能传导，肺的宣发肃降功能正常，大肠的传导功能才能正常。治疗时要疏通肺脏的功能，使肺宣发肃降的功能正常，恢复大肠通畅的传导功能。医生用中指的指端着力点压在肺宫处，稍稍向下用力按压并弹拨肺宫处的结节，以局部酸痛感明显为度，用第2、3、4指的前端处着力拍打叩击肺宫。手法治疗目的是鼓荡气机，宣通肺气。用扫散的手法在肺宫处反复扫散，目的是破散肺宫郁闭的气机，恢复肺脏宣发肃降的功能。在治疗到这一个步骤的时候，根据《内经》中"诸治热病，以饮之寒水"的理论，令患者饮一杯温开水。因为肺主宣发肃降，饮水可以发汗退热。另外，肺主通调水道，水性趋下，可以借肺肃降水气引热下行。

（3）引邪入腑：医生用第2、3、4指的指端处着力，在患者的背部沿着两侧的足太阳膀胱经做长距离循环往复的滑摩，以指端明显发热为度。用沿线抓取扫散相互配合的手法，从肺宫到胃宫再到大肠宫边抓取边扫散，疏导引领上焦的病邪之气沿着足太阳膀胱经向下一直到达大肠宫。手法治疗的目的是引导肺脏的病邪之气出脏入腑，经足太阳膀胱经入大肠腑中，以便泻肠驱除。

（4）泻腑退热：医生中指屈曲，以指间关节处着力，用稍重的力量点压在大肠宫的位置处开启大肠宫的气门，用抓取、扫散交替操作的手法在大肠宫做大力度的重复操作，用这种峻泻的手法将外散的寒凉之气向大肠宫处扫散。手法治疗的目的重在驱邪，因为胃肠中的积滞是持续发热的生化之源，大肠是传导之官，可以将热邪连同糟粕、积滞排出体外，同时，峻泻腑气，可以去积滞、利气机、泻热毒，用釜底抽薪之法来消退热势，改善或消除高热的症状。

3. 调理气机

清热和通腑的手法都是破气驱邪的手法，这种手法在驱邪的同时容易耗损气机。同时热毒之邪又容易耗伤阴液，如果原来就有宿疾，或者是年老体虚的患者因为邪盛正虚，更容易损伤气阴，所以在驱邪治疗之后，要调理气机，养阴益气，使阴阳尽可能的平和。

调理气机治疗分三个步骤：清散余热、关闭肺门、调气补阴。

（1）清散余热：患者俯卧位，医生位于患者的一侧，用手指的前端处着力放置在患者的背部。用滑摩的手法沿着双侧的足太阳膀胱经做长距离的循环往复的滑散摩擦。力量要轻浮在皮肤，以皮肤微微发热为度。治疗的目的是再一次透散气分的热邪。清泄气分未完全散除的余热。同时还可以封闭体表的气门，防止气机外透耗散太过。

（2）关闭肺门：在退热治疗的过程中，会反复点压打开肺宫的气门，抓取泄散闭郁的肺气。虽然肺宜宣发，但是过度的泄散唯恐耗伤肺的气机。医生用手指的前端处着力在双侧肺宫做轻缓柔和的搓摩，用手掌的掌心处着力在双侧肺宫做循环往复的滑摩，以皮肤微微的发热为度。治疗的目的是放松肌肉，消除肌肉的紧张挛缩，同时封闭肺宫的气门，防止肺气耗散太过。

（3）调气补阴：医生用手掌的掌心处着力放置在患者腰部肾宫的位置处，用搓擦的手法在肾宫处循环往复的横向搓摩。治疗的目的是滋补肾阴，防止营阴耗损太过。医生用掌心处着力从右侧的肾宫处沿着足太阳膀胱经向上滑摩到大椎处，再从大椎处从左侧沿着足太阳膀胱经向下滑摩到左侧肾宫处。再从左侧肾宫转到右侧肾宫重新向上滑摩，这样重复操作数次，这是大环摩法。治疗的目的是右沿白虎道向上宣发肺气，左沿青龙道向下肃降肺气。以此来增强肺脏宣发肃降的功能，帮助人体恢复阴阳气机的平衡。因为腑气以通为用，所以在治疗之后不用封固胃肠，使腹气处于常通的状态，使积滞和热毒可以通泻不存，以此来消除高热的症状。

（二）内伤发热

【病因病机】

中医认为，只要不是因为外邪所导致的发热都是属于内伤发热。内伤发热大多是由于情志不舒，饮食失调，劳倦过度，久病伤正等原因所导致的发热，大多表现为低热。因为手法治疗的方法是以泄散驱邪为主，调理气机为辅，补益的手法只是佐使，所以手法能够治疗的大多是因为气滞、血瘀、湿停内阻、气机郁结壅遏所导致的实证发热。而对于气、血、阴、阳亏虚而导致的阴阳失衡的虚证发热，治疗的效果不明显。

导致内伤发热常见的原因是情志抑郁、肝气郁而化火。或者是由于情志、劳倦、外伤所导致瘀血阻滞经络，气血运行不畅，壅遏不通而发热。

或者是因为饮食失调，忧思气结而导致脾胃受损，湿邪内生郁而发热。

或者是因为热病日久，耗伤了阴液，导致阴衰阳盛，水不制火而发热。这些发热的原因大多是实证或是虚实夹杂的病证。内伤发热在西医大多诊断为慢性感染性疾病所导致的发热，包括结核病，慢性肾盂肾炎，慢性尿路感染，慢性盆腔炎等疾病。

或者是病毒感染所导致的低热。

或者是甲亢，风湿热等非感染性疾病导致的低热。

或者是自主神经功能紊乱所导致的功能低热等。

【临床表现】

内伤发热起病缓慢，病程较长，或者会反复发作。临床大多为低热，腋表体温在37.2~38℃之间，长期低热二周以上的患者大多属于内伤发热，临床的症状表现以低热或是潮热为主，午后或夜间的热势会稍高，同时还会兼有胸胁胀满，或者胸闷身重，不思饮食，或者身体的某些部位有固定疼痛的表现，或者有烦躁，少寐，多梦等症状。如果病程长久，反复发作或是持续发热，就会导致胃气衰败使病情更加缠绵复杂或加重。

【手法检查】

患者俯卧位，医生位于患者的一侧，一只手扶按在患者的肩部，另一只手的手掌手指平伸，放置在患者的背部扪扶按压诊查。在患者背部双侧足太阳膀胱经的背部段，初扪按的时候热像不明显，久扪之后有热感从身体的深层向外透发，在背部中督线五脏热穴的位置处扪按诊查的时候，有明显发热的表现。如果在五脏热穴扪按诊查的时候心、肝二脏的热穴发热明显，同时在背部肝宫的位置处按压时有结节并且有明显疼痛，拍打叩击患者两胁的时候，局部膨胀并且叩击声如鼓声，这大多是肝气郁结的发热。

如果在五脏热穴处扪按诊查的时候，肺、脾二脏的热感明显，同时在背部肺宫、脾宫、小肠宫、大肠宫的位置处按压时有结节并有明显疼痛，在各宫的位置处轻轻抓取的时候，医生掌心黏腻感明显的时候，这大多是湿邪内郁发热。

如果五脏热穴处扪按诊查的时候心、肝二脏的热穴发热明显，同时患者身体的腹部和背部有固定不移的疼痛点。按压肝宫、脾宫和这些疼痛点的时候，局部有结节并且有明显压痛的，这大多是血瘀、气滞的发热。

如果在五脏热穴处扪按诊查的时候，肺、心、肝、肾四脏的热穴发热明显，同时在背部肺宫、肝宫、肾宫的位置处按压的时候有结节并且疼痛，医生用手抓握患者的双手双足，手心足心发热明显的，这大多是阴虚发热。

【其他检查】

实验室检查：血、尿、便的常规检查。排除细菌和病毒的感染，血沉、抗"O"检查排除风湿症。

超声波检查：腹部肝、胆、脾、胰的检查和腹部妇科子宫和卵巢的检查。排除各个器官的肿瘤或者是病变。颈部甲状腺的检查，排除甲亢或者是肿瘤。

X线检查：肺部的检查。排除肺的炎症和结核。

【治疗原则】

宣肺散热，解郁利湿，清营透热，调理固气。

【手法治疗步骤解析】

1. 宣肺散热

患者俯卧位，医生位于患者的一侧。以中指的指端处着力点按在患者背部肺宫的位置处，轻轻按揉局部结节，目的是打开肺宫的气门。医生以第2、3、4指的指腹处着力在肺宫的位置做横向反复的滑动摩擦，目的是破散肺宫处体表郁闭的气机。用手掌着力在肺宫做反复的横向滑摩，并轻轻的扫散。治疗的目的是疏通气机，宣发肺气，透散上焦的热邪。

医生用中指的指端着力点压在胃宫处，轻轻的按揉胃宫的结节，打开胃宫的气门。用第2、3、4指的指腹处着力在胃宫做反复的上下滑动搓摩，目的是破散胃腑郁闭的气机。用抓取的手法在胃宫处反复的抓取，并轻轻的向下扫散，治疗的目的是打开郁滞的胃气，清除胃中的积滞和病邪之气，通畅中焦。

医生用中指的指端着力点压在大肠宫，打开大肠宫的气门。用手掌着力在大肠宫做反复的顺向滑摩、抓取、扫散，治疗的目的是破散大肠腑郁闭的气机，疏导下焦通泻腑气，将病邪热毒经大肠排出体外。

医生用手掌处着力放置在足太阳膀胱经处，沿着两侧的足太阳膀胱经做循环往复的上下长距离的顺向滑摩，治疗的目的是透散气分的热邪。用第2、3、4指的指腹着力放置在五脏的热穴处做反复的上下滑摩，当指腹热感明显的时候，用抓取的手法抓取内里的热邪向外透出，用扫散的手法将外透的热邪向下扫散驱除。

医生用指腹处着力沿着督脉做循环往复的长距离顺向滑摩，目的是透散营阴中的热邪。从大椎处向下用抓取、扫散交替操作的手法沿着中督线一直治疗到骶尾处，手法治疗的目的是清除营阴中的热邪，引热下行，导引热邪从下焦驱散。各种手法相互配合共同操作，可以疏通上、中、下三焦郁闭的气机，透散气分和营阴中的热邪，并将热邪导引致下焦驱除。

2. 解郁利湿

患者俯卧位，医生位于患者的一侧，如果是肝气郁结，郁而化火的发热，医生用中指的指端处着力点压在肺宫的位置，轻轻按揉肺宫的结节，打开肺宫的气门。用第2、3、4指的前端着力在肺宫做反复的横向滑摩和扫散，目的是透散郁闭的肺气。

医生握拳，中指的指间关节向前突出，以突出的指间关节处着力点压在肝宫的位置，弹拨肝宫的结节，打开肝宫的气门，用抓取的手法抓取内里的病邪之气向外透出，用扫散的手法将外透的病邪之气向下扫散，目的是破除肝经的郁滞。

医生用手掌着力用滑摩搓擦的手法在背部左侧的青龙道上做反复的上下滑摩。治疗的目的是行气解郁，条达肝气。用抓取扫散交替操作的手法在青龙道上边抓取病邪之气向外透出，边将透出的病邪之气扫散导引到骶尾向外驱除。治疗的目的是破散肝气的郁闭，疏导引领病邪之气从骶尾处向外驱除。

医生用中指的指端着力点压在心、肝二脏的热穴处按揉弹拨，打开热穴的穴门，用第2、3、4指的指腹着力在热穴处做反复顺向滑摩，目的是透散心、肝二脏的热邪。

医生用指腹处着力从大椎处向下沿着督脉到骶尾处做反复顺向的长距离滑摩，以指腹处热感明显为度，目的是透散热邪。

医生在热穴处用拍打的手法鼓荡气机，用抓取扫散交替操作的手法清散心、肝二脏的热邪。从大椎处沿着督脉用抓取扫散交替操作的手法清泄营阴的热邪并导热下行，最后从骶尾处将病邪之气向外扫散驱除。调理脏腑气机疏肝解郁和清散热邪这两种治疗的方法相互配合使用，可以完成宣畅气机，疏肝理气解郁，清泻肝经郁热的治疗目的。

如果是忧思气结，饮食失调，脾胃受损，运化失职从而导致湿邪内生，郁而化热的湿郁发热。

医生用中指的指端处着力点压在肺宫的位置处按揉弹拨，目的是打开肺宫的气门。用第2、3、4指的前端处着力，用拍打叩击的手法击打肺宫，目的是鼓荡气机，振奋经气，促进肺气的宣发。用滑摩扫散的手法在上宣发透散郁闭的肺气。

医生握拳，中指的指间关节向前突出，以突出的指间关节处着力点压在胃宫的位置处按揉弹拨，打开胃宫的气门，用抓取扫散交替操作的手法反复在胃宫处操作，目的是破散胃腑的气滞，增强胃腑的运化功能。用指间关节处着力点压在脾宫的位置打开脾宫的气门，用拍打叩击的手法振奋脾气，用反复抓取的手法散郁醒脾，疏导渗湿。

医生用指间关节着力压在大肠宫的位置打开大肠宫的气门，用拍打叩击的手法振奋鼓荡大肠腑的气机，用扫散的手法破散肠腑郁闭的气机，在下通利腑气。医生手掌着力，用滑摩的手法从大肠宫起始，向右沿着足太阳膀胱经向上滑摩到大椎，再从大椎处从左侧向下滑摩到大肠宫。这样反复的操作数次，治疗的目的是宣发肃降肺气，通调水道，清泻湿热。

医生用抓取的手法在肺宫处抓取湿浊黏腻的病邪之气向外透出，用扫散的手法向下将湿浊之气疏导引领到胃宫，再从胃宫抓出湿浊邪气向下扫散，疏导引领到大肠宫处，同时从脾宫抓取出湿浊邪气疏导引领到大肠宫。最后用反复扫散的手法将大肠宫的湿浊邪气向外扫散驱除，泻除出体外，这些手法相互配合共同使用，可以宣畅上、中、下的气机，宣降肺气，理气益脾，通肠腑清泄湿浊之气。

医生用中指的指端处着力点压在肺脾二脏的热穴处轻轻按揉打开热穴的穴门，用第2、3、4指的指腹处着力在热穴处顺向滑摩，透散肺、脾二脏的热邪。用拍打叩击的手法击打肺、脾二脏的热穴鼓荡气机，用抓取扫散交替操作的手法清散肺、脾二脏的热邪。医生用第2、3、4指的指腹着力从大椎处沿着督脉到骶尾做反复的顺向滑摩，以指腹处热感明显为度。治疗的目的是透散营阴的热邪。从大椎处起始沿着督脉用抓取扫散交替操作的手法清泻营阴的热邪，疏导引领热邪下行到大肠宫处向外扫散驱除。调理脏腑气机，宣肺益脾，除湿和清泄热邪两种治疗方法相互配合使用，可以完成宣肺畅中通肠泻腑，利湿清热的治疗目的。

3. 清营透热

患者俯卧位，医生位于患者的一侧，如果是因为情志外伤等原因导致气滞血瘀阻滞了经络，由于气血运行不畅，壅遏不通而引发的瘀血阻滞发热。

医生用中指的指端着力点压在肺宫的位置按揉弹拨打开肺宫的气门，用第2、3、4指的前端着力在肺宫轻轻拍打叩击，用扫散的手法在肺宫做反复的横向扫散。因为"肺朝百脉"，"主皮毛"，治疗的目的是鼓荡气机，宣发肺气，扩张毛孔，透散热邪。

医生握拳，中指的指间关节向前突出，以突出的指间关节着力压在肝宫的位置，按揉弹拨打开肝宫的气门。用扫散的手法破散郁闭的肝气，用顺向滑摩推搓的手法疏通经络，目的是破散壅遏的气机，疏通郁闭的经络气血，行气理气，舒畅肝郁。

医生用中指的指间关节着力点压在脾宫的位置，按揉弹拨打开脾宫的气门。用抓取扫散的手法反复交替操作。目的是振奋脾气，醒脾散郁。

医生用手掌着力放置在患者的背部，用滑摩推搓的手法做大面积，长距离的反复推搓，目的是放松肌肉，理气行气，散郁活血，疏通经络。

医生用中指的指端着力点压在肺心肝三脏的热穴轻轻按揉打开热穴的穴门，用拍打叩击的手法击打肺心肝三脏的热穴，目的是鼓荡气机，透散热邪，用第2、3、4指的指腹着力从大椎向下沿着督脉做反复的长距离滑摩，以指腹热感明显为度，目的是使内里的热邪向外透散，用抓取扫散交替的操作手法从大椎处向下沿着督脉反复的移动操作，特别是在肺心肝三脏的热穴处要重点清透，以透散的寒凉气息非常明显为度。治疗的目的是解郁透热，泻热清营最后将外透的病邪之气疏导引领到骶尾处向外扫散驱除，调理脏腑气机，宣肺疏通经络，舒肝益脾和清泄营阴热邪二种治疗的手法相互配合使用，可以完成理气行气，通经活血，清营透热的治疗目的。

如果是热病日久，耗伤阴液而导致阴精虚损而阳气偏盛这种虚中夹实的阴虚发热。

医生用中指的指端处着力点压在肺宫的位置处，按揉弹拨打开肺宫的气门。用第2、3、4指的前端处着力，用滑摩的手法破散肺宫体表郁闭的气机，用抓取的手法宣发肺气。

医生用手掌处着力放置在患者的背部，沿着两侧的足太阳膀胱经做反复的顺向滑摩，治疗的目的是透散患者体内的热邪，疏通体表的气机，放松肌肉，尽可能地恢复患者的阴阳平衡。

医生用中指的指间关节着力点压在肾宫的位置，按揉弹拨打开肾宫的气门。用手掌着力在肾宫做反复的横向搓摩，目的是疏通经络气血，滋补肾阴。

医生用中指的指端着力点压在肺心肝肾四脏的热穴轻轻按揉打开热穴的穴门。用第2、3、4指的指腹着力在热穴滑摩，目的是透散肺心肝肾四脏的热邪。用第2、3、4指的指腹着力从大椎向下沿着督脉做反复的长距离的滑摩，以指腹处热感明显为度，治疗的目的是清透营阴的热邪。用多抓取少扫散交替操作的手法从大椎处向下沿着督脉缓慢的移动操作，将营阴透散的热邪向下导引到骶尾处向外扫散驱除。各种治疗的方法要重复操作数次，以便彻底清除营阴的虚热之象。调理脏腑气机，宣肺散邪，滋补肾阴和清泄营阴虚热的两种治疗的方法相互配合使用，可以完成宣肺理气，滋阴清营，退散虚热的治疗目的。

4. 调理固气

内伤发热大多是因为阴阳失去了平衡而出现偏盛、偏衰所导致的，或者是因为气机郁滞致使病邪之气阻滞停聚所引发。或者是因为瘀血阻滞经络，气血壅遏不通而发热，或者是因为热病日久，阴精虚亏，阳气偏盛而发热。在临床上以虚实夹杂的病证为多见，在治疗的时候，偏实的病证以泻为主，虚实夹杂的病证以调理为主。在手法治疗操作的时候，一般不用重抓、重扫的峻泻手法，只是运用滑摩、多抓、轻扫的缓泻手法。在驱邪之后，还要调理经络气机，封固肌表皮肤打开的气门，防止气机耗散太过。

患者俯卧位，医生位于患者的一侧，用手掌处着力放置在患者背部的大椎处。用滑摩搓擦的手法从大椎处沿着督脉做长距离的搓摩一直到骶尾处，治疗的目的是行气理气，透散营阴的热邪。医生用手掌处着力放置在患者腰部的肾宫做反复的横向搓摩，目的是益气养阴，滋补肾阴。用手掌着力从肾宫的右侧沿着足太阳膀胱经向上滑摩到大椎，再从大椎的左侧向下沿着足太阳膀胱经滑摩到肾宫。这样反复的进行大环摩的操作数次，目的是宣降肺气，通调水道，调和营卫，清退虚热。医生用手掌着力在所有点压打开穴门的位置处做环形的搓摩，以皮肤微微发热为度，目的是封闭打开的气门，封宫固气，收缓肌表皮肤打开的毛孔固表敛气，防止气门长开，耗散气机太过。

【注意事项】

（1）手法退热只是消除发热的症状，而对于产生热证的原因并没有进行治疗，如果患者在治疗热证的时候服用各种药物，一定要坚持服药，不要单独依靠手法退热治疗，以免延误了病情。

（2）手法退热治疗以破气祛邪的方法为主，所以适宜治疗偏实的病证或者是虚实夹杂的病证。如果患者患虚证的发热又需要手法的退热治疗，一定要配合药物共同治疗，以药物治疗来补虚补气，以手法治疗来祛邪退热。

三、咳嗽

【病因病机】

咳嗽是肺系疾病的主要证候之一。是内科病证中最为常见证候。

咳嗽可以出现在多种疾病之中，它的原因一般分为外感咳嗽和内伤咳嗽两个大类。手法以治疗外感咳嗽的效果比较明显，对于内伤咳嗽的治疗只是改善咳嗽的症状。外感咳嗽是肺脏本身的病证，大多是属于邪实的病证，主要是因为外感了六淫的邪气。病邪之气从皮毛和口鼻侵入人体，首先犯肺，肺气被邪气所郁，失于宣发和肃降，上逆而导致咳嗽。

咳嗽的发病多是因为起居不慎，寒凉温热失宜，或者是因为过度的疲劳导致肺的卫外功能失调或减退，以致于在天气冷热失常，气候突然变化的情况下使六淫外邪从口鼻或皮毛侵入人体，内舍于肺。肺脏为了祛除病邪外达，以致于肺气上逆，冲刺声门而发为咳嗽。在各种病邪之中，风是六淫之首，其他的外邪随着风邪侵入人体。所以在外感咳嗽之中，以风为先导，或者挟寒，或者挟热，或者挟燥，表现为风寒、风热、风燥相合为病。

如果是风寒之邪侵袭了肌表，郁于肺卫，肺气壅遏，津液凝滞，使肺的宣发肃降功能失常。肺气被束，失于宣降而上逆发为咳嗽。这是风寒袭肺所导致的咳嗽病。如果是风热之邪侵袭肺卫，热蒸液聚，肺失去宣发清肃的功能而引起咳嗽。这是风热袭肺所导致的咳嗽病。如果是外感风邪燥邪，导致肺失去宣发肃降的功能，燥邪伤津，肺失清润，痰与外邪相合壅阻了肺气，肺气上逆而引起咳嗽。这是风燥袭肺所导致的咳嗽病。

外感咳嗽如果迁延时间长久失治，病邪损伤了肺气，就会更加容易的感伤邪气。而咳嗽时间长，肺脏受到损伤，同时还会影响肝、脾、肾三脏的功能失于调节，逐渐的转为内伤咳嗽。

咳嗽病证在西医大多诊断为上呼吸道感染，支气管炎，支气管扩张，肺炎和肺部感染等病证。

【临床表现】

如果是风寒袭肺，就会使肺气壅塞而不能宣发肃降，所导致咳嗽的声音沉重，呼吸急促。肺窍不利，就会导致鼻塞并且流清涕，咽部发痒。寒邪郁肺，气不布津，凝聚为痰，就会见到咳痰稀薄色白。风寒外束肌肤腠理，就会见到头痛，肢体酸楚，恶寒发热，无汗等表寒的症状。

如果是风热犯肺，就会使肺失清肃，导致咳嗽气粗，或者是咳声嘶哑。肺热伤津，就会见到口渴，咽喉干燥疼痛。肺热内郁，蒸发汗液成痰，就会导致痰液色黄黏稠，咳吐不爽，咳时汗出。风热犯表，就会见到头痛，身热，恶风，肢体酸楚，鼻流黄涕等表热的症状。

如果是风燥伤肺，就会使肺失清润，导致干咳，连声呛咳，喉部作痒。燥热伤津则口干，咽喉干痛，唇、口、鼻干燥，无痰或痰少而粘连成丝，不易咳吐。燥热伤肺，肺络受阻，就会见到痰中带有血丝。如果是燥邪与风热并见的温燥，就会见到鼻塞，头痛，身热等卫表不和，燥热伤津的症状。如果是燥邪与风寒并见的凉燥，就会见到干咳，少痰或者是无痰，咽干鼻燥，还会伴有恶寒发热，头痛无汗等症状。

【手法检查】

患者仰卧位，医生位于患者的一侧。用双手手掌的掌心放置在患者双侧胸锁关节处，用扪摸的手法从胸锁关节处沿着锁骨的下方向双侧肩部滑行移动扪按诊查。在双侧对比检查的时候，患侧锁骨中段部位的下方一直到肩锁关节处的锁骨下方，都有明显的发热感。

医生用掌心扪按在发热的位置令患者咳嗽，掌心会在这些部位的某一个位置感觉到震颤感。这种因为咳嗽从内里诱发出来的微微的震动颤抖感可以透过患者的身体直接感应在医生的掌心，提示病患发生的具体位置。医生用第2、3、4指的远端轻轻的拍打叩击患侧震动发热的位置会引发咳嗽。在震动发热的位置向下按压的时候会有明显的疼痛。用抓取的手法在这些位置会有明显的寒凉感。

医生用掌心从肩锁关节的下方一直沿着腋中线的胸侧线向下移动扪按诊查到肋骨下缘的位置都会有明显的发热感。轻轻的拍打叩击腋中线肋骨下缘的位置会引发咳嗽，用抓取的手法在这个位置抓取的时候有明显的寒凉感向外透散。如果患者咽痒咳嗽较重的时候，在喉骨的患侧可以触摸到结节和条索。推压这些结节和条索的时候会有明显的疼痛。如果患者咳嗽痰多，在和第3~6肋平行的胸骨处扪摸诊查的时候有明显的发热，按压的时候有明显的疼痛，用抓取的手法抓取的时候有明显的寒凉黏腻感。

患者俯卧位，医生用中指的指腹按压在患者两侧肺宫的位置处，两侧的肺宫闭郁，呈现圆形的臌胀，按压的时候有明显的疼痛。

1. 风寒犯表袭肺咳嗽的典型体征

医生用掌心扪摸在头顶咽候区的位置会有明显的发热，用抓取的手法在这个位置抓取的时候有寒凉感向外透散。用中指的指腹按压在肺宫的位置有明显的臌胀，用抓取的手法在肺宫的位置抓取的时候有明显的寒凉感。用掌心扪按在五脏热穴的位置，在肺脏和心脏热穴的位置初扪按的时候感觉微微寒凉，久扪之后感觉明显的发热。用第2、3、4指的指腹在五脏热穴顺向滑动的时候，指腹处的感觉先是微微的寒凉，而后会明显的发热。用掌心扪按在肩背部的时候会有明显的热感，用抓取的手法在这些位置抓取的时候有明显的寒凉感。

2.风热犯表袭肺咳嗽的典型体征

医生用掌心扪按在双侧的肺宫，双侧的肺宫臌胀，并且有明显的热感。用抓取的手法在肺宫抓取的时候初抓有明显的热感，久抓之后会变成寒凉感向外透出。用掌心扪按在头顶，头顶的两侧和咽喉区有明显的发热，用第2、3、4指的指腹在这些位置滑摩的时候指腹处会感觉热度明显增高，用抓取的手法在这些位置抓取的时候，初抓会有明显的热感向外透散，久抓之后会变成寒凉黏腻感向外透散。用掌心扪摸在肩背的位置会有明显的热感，用抓取的手法在背部抓取的时候，初抓会有明显的热感向外透散，久抓之后会变成寒凉感向外透散。

3.风燥犯肺咳嗽的典型体征

无论是温燥还是凉燥，在肺宫的位置扪按诊查都会有热感。只是温燥初扪的时候既热、凉燥久扪之后才会发热。医生用掌心扪按在头顶的咽喉区会有明显的发热，用第2、3、4指的指腹在这些位置滑搓的时候，指腹处会有明显热感向外透出。用抓取的手法抓取的时候初抓会有热感向外透散，久抓之后会变成寒凉感向外透散。用掌心扪按在五脏的热穴处，肺脏、心脏和肾脏热穴位置明显发热，扪按在中枢和脊柱的胸椎段都会有明显的发热，用抓取的手法在这些位置抓取的时候会有明显的寒凉感向外透散。

【其他检查】

实验室验查：血常规检查。

观察白细胞总数和中性粒细胞是否升高，以排除细菌的感染。

X线检查：肺部X线检查。

观察肺纹理是否增粗，支气管是否有炎症改变。

【治疗原则】

疏风散邪、宣肺止咳，调理气机。

【手法治疗步骤解析】

1.疏风散邪、宣肺止咳

患者仰卧位，医生位于患者的一侧。用第2、3、4指的指腹按压在患侧锁骨的下方，用横向滑动搓摩的手法反复的在患侧锁骨的中间到肩锁关节的下方滑摩搓擦，以指腹处感觉明显发热为度。用拍打叩击的手法击打锁骨下方的肋间肌。目的是鼓荡气机，清透肺气。用抓取的手法抓取内里寒凉的病邪之气向外透出，用扫散的手法将外透的病邪之气向同侧的肩关节扫散，治疗的目的是清肺散寒止咳。

用第2、3、4指的指腹从肩关节下面的腋窝沿着腋中线和腋中线的胸侧线这两条路径反复的上下滑摩，一直滑动摩擦到肋弓的下缘，以这两条路径都明显发热为度。用抓取的手法沿着这两条路径反复地移动抓取内里寒凉的病邪之气向外透散，用扫散的手法将外透的病邪之气向下扫散驱除。目的是舒肝理气，肃降肺气。

如果咳嗽明显的时候，医生用掌心扪按在患侧的锁骨下方。令患者咳嗽，在掌心感觉震颤的位置用中指的指腹稍用力的向下按压弹拨内里的结节和条索。用抓取的手法在震动的部位做反复的稍长时间的抓取，用扫散的手法将外透的寒凉邪气向同侧的肩关节扫散。目的是清肺散邪止咳。

如果咳嗽痰多症状明显的时候。医生用第 2、3、4 指的指腹按压胸骨，用滑摩搓擦的手法在胸骨和患侧的胸肋关节做反复的滑摩搓擦，位置是从胸骨柄到胸骨的中下部位。从第 2 胸肋关节到第 6 胸肋关节，用抓取的手法抓取内里黏腻的病邪之气向外透出。用扫散的手法将外透的病邪之气向小腹处扫散驱除。治疗的目的是行气、化痰、止咳。

如果咳嗽是由咽喉瘙痒所导致的。医生以拇指按压在患侧喉骨的旁侧，以拇指的指端按压弹拨喉骨旁侧的结节和条索。用拇指的指腹从下向上反复的推搓这些结节和条索。治疗的时候会引起患者在恶心的状态下排痰。治疗的目的是利咽、散邪、止咳。

患者俯卧位，医生用中指的指腹点压在肺宫的位置，按揉弹拨打开肺宫的气门。用第 2、3、4 指的指腹在双侧肺宫做反复的横向滑摩搓擦。目的是破散肺宫体表郁闭的气机。用拍打叩击的手法击打肺宫，目的是振奋经气，宣散肺气。用抓取的手法抓取内里的病邪之气向外透散。用扫散的手法将外透的病邪之气向同侧的肩部扫散驱除。目的是清宣肺气，疏风散邪。

用第 2、3、4 指的指腹从肩胛骨的外侧沿着腋中线的背侧线向下到肋弓的下缘做反复的顺向滑搓，用抓取的手法沿着这条路径做滑行移动的抓取，使内里的病邪之气向外透出，用扫散的手法将外透的病邪之气从上向下扫散驱除。治疗的目的是理气、降逆、清肺。

医生用第 2、3、4 指的指腹放置在患者的头顶，在头顶的两侧和咽喉区做反复的顺向滑动搓摩特别是在咽喉区要做重点的滑摩。当医生的指腹感觉热度明显增高的时候，用抓取的手法在这些部位抓取先温热而后寒凉的病邪之气向外透散，用扫散的手法从头顶将外透的病邪之气向头后扫散。目的是宣透热邪，利咽止痒。

用中指的指腹点压在五脏热穴的位置，按揉弹拨打开气门。用第 2、3、4 指的指腹沿着五脏热穴做顺向的滑摩搓擦，当指腹处热感明显的时候，用抓取的手法抓取内里的病邪之气向外透出，用扫散的手法将外透的病邪之气向下扫散。治疗的目的是清热散邪。用中指的指腹点压在中枢的位置处，按揉弹拨打开气门，用拍打叩击的手法鼓荡气机，用抓取的手法抓取内里寒凉的病邪之气向外透出，用扫散的手法将外透的病邪之气沿着脊柱向下扫散驱除。治疗的目的是疏通经络，清热散邪。用手掌从胸椎到肩部做反复的横向滑摩搓擦，目的是透散上焦的热邪。

用双手手指的前端相对用力按压在患者两侧的腋下，用顺向滑动搓摩的手法沿着两侧的腋中线做反复的搓摩，以局部温热感明显为度。双手用拍打叩击的手法两侧相对用力从上向下滑行移动拍打叩击，用抓取的手法两侧相对用力从上向下移动抓取寒凉的病邪之气向外透散，用扫散的手法两侧相对用力从上向下将外透的病邪之气扫散驱除。治疗的目的是理气降逆，肃肺止咳。

2. 调理气机

所有咳嗽病证的治疗，都是围绕着以宣肺、清热为主要的治疗目的来进行操做的，只是因为致病的原因不同而各种治疗的方法偏重有所不同。

（1）风寒袭肺咳嗽：治疗的重点是宣肺散热。手法以双侧肺宫的滑、摩、扫、散为主。

患者俯卧位，医生位于患者的一侧。医生握拳，双手中指的指间关节向前突出，以突出的中指指间关节点压在双侧肺宫的位置，按揉弹拨打开双侧肺宫的气门。用双手第2、3、4指的指腹在两侧肺宫做反复的横向滑动搓摩，当指腹有明显寒凉感的时候，用抓取的手法同时抓取两侧内里寒凉的病邪之气向外透散，向肩部扫散。治疗的目的是宣发清肃被寒邪郁闭的肺气，消散寒邪束表犯肺的症状。医生用中指的指腹点压胃宫和大肠宫，按揉弹拨打开气门。用抓取的手法抓取内里的寒凉邪气向外透出，用扫散的手法从肺宫将外透的病邪之气向下经过胃宫扫散疏导引领到大肠宫，最后从大肠宫向外扫散驱除。手法治疗的目的是，通过脏腑之间的表里关系使病邪之气出脏入腑，最后从大肠腑向外驱除，以达到驱邪不伤脏的治疗目的。

用第2、3、4指的指腹按压五脏的热穴，并沿着五脏热穴做反复的上下搓摩。用中指的指腹点压中枢，并用第2、3、4指的指腹在中枢做上下的滑摩，用抓取的手法从五脏热穴处和中枢处抓取寒凉的病邪之气向外透散，用扫散的手法将外透的病邪之气从五脏热穴处向下经过中枢、胃宫向大肠宫处疏导引领扫散，并从大肠宫处向外扫散驱除。治疗的目的是疏通经络，清热散邪。

用手掌从胸椎到肩部做反复的横向滑动搓摩，以局部明显的向外透散热气为度。目的是宣散体表郁闭的气机，使被寒邪闭郁的热邪宣发透散出体外。各种手法相互配合共同使用，来完成疏风解表，清肺泻热止咳的治疗目的。

（2）风热犯肺咳嗽：治疗的重点是宣肺清热。手法以宣肺解表，清热散邪，通泄肠腑为主，在上多宣肺散热，再向下引热下行以通腑泻热。

医生双手握拳，双手的中指指间关节向前突出，以突出的中指指间关节点压在患者两侧肺宫的位置，按揉弹拨打开气门。用第2、3、4指的指腹反复的横向滑摩搓擦两侧肺宫，目的是破散体表郁闭的气机。当双手的指腹感觉明显发热的时候，用抓取的手法在两侧肺宫的位置抓取内里的病邪之气向外透散，开始会有明显的温热感向外透出，逐渐会转变为寒凉感。当掌心寒凉感明显的时候，用扫散的手法将肺宫外透的寒凉邪气向同侧的肩部打散，治疗的目的是宣肺透热。

用突出的中指指间关节点压肺宫、胃宫和大肠宫，用拍打叩击的手法击打这些位置以鼓荡气机，振奋经气。用抓取的手法在肺宫、胃宫和大肠宫抓取病邪之气向外透散，用扫散的手法疏导引领肺宫外透的病邪之气经过胃宫到达大肠宫，并从大肠宫向外扫散驱除。治疗的目的是根据脏腑的表里关系，引病邪之气出脏入腑，并从大肠腑中向外驱除。

医生用第2、3、4指的指腹按压在患者的头部。在头顶的两侧和咽喉区做反复的顺向滑摩，当指腹处热感明显的时候，用抓取的手法抓取内里先灼热后寒凉的病邪之气向外透散。当掌心寒凉感明显的时候，用扫散的手法将外透的病邪之气从头顶向头的后部扫散，治疗的目的是疏风清热，利咽止痒。

用第2、3、4指的指腹点压在五脏热穴和中枢的位置处，按揉弹拨打开气门。用滑摩搓擦的手法在这些位置做上下的滑动，目的是破散体表郁闭的气机。当指腹热感明显的时候，用拍打叩击的手法击打五脏热穴和中枢，目的是振奋气机，疏通经络气血。用抓取的手法抓取五脏热穴先温热后寒凉的病邪之气向外透出，用扫散的手法将五脏热穴外透的病邪之气经过中枢疏导引领到大肠宫，并从大肠宫向外扫散驱除。治疗的目的是清透内里郁闭的热邪，引热下行入腑驱除。

用第2、3、4指的指腹再一次顺向滑搓头顶的两侧和咽喉区，顺序是从头顶到头后再到五脏热穴。在五脏热穴反复的顺向滑摩透散热邪，再向下顺向滑摩中枢和脊柱的两侧，并从肩背到腰部做反复的滑摩，目的是疏通经络，通散热邪。用抓取的手法从头顶开始移动抓取，经过头后、五脏热穴、中枢、脊柱两侧到大肠宫，用扫散的手法疏导引领外透的病邪之气从头顶经过头后、五脏热穴、中枢和脊柱的两侧扫散到大肠宫，并从大肠宫向外扫散驱除。治疗的目的是将上焦透散的病邪之气经过中枢疏导引领到大肠腑向外驱除，由此改善上焦热盛的病理状态。

用手掌放置在颈椎的下端，用滑行移动按揉搓摩的手法从颈椎的下端沿着脊柱的两侧做反复的上下搓摩，特别是在胸椎的部位要做重点的推搓，以脊柱两侧紧张僵硬的肌肉放松，表层皮肤灼热感明显透散为度。目的是疏通经气，宣透热邪。各种手法相互配合共同使用，来完成宣透风热，清泄肺热，利咽止咳的治疗目的。

（3）风燥犯肺咳嗽：治疗的重点是清泻热邪宣发肺气。手法以清泻透热，疏风宣肺，滋补肾阴为主。治疗时在上以散热宣肺为主，在下以泻肠滋阴为主。

医生以中指的指腹点压在五脏热穴的位置，按揉弹拨打开气门。点压中枢的位置，按揉弹拨打开气门。用第2、3、4指的指腹在五脏热穴和中枢的位置做反复的上下滑摩搓擦，当指腹处热感明显的时候，用抓取的手法在五脏热穴和中枢的位置处反复抓取内里的病邪之气向外透出。当掌心处寒凉感明显的时候，用扫散的手法将热穴透散的病邪之气经过中枢沿着脊柱向下扫散到骶尾椎，再从骶尾向外扫散驱除。治疗的目的是清透热邪，引热邪下行，并从骶尾驱除。

用第4指的指腹点压在患者头顶的两侧和咽喉区，在灼热感明显的位置处按揉弹拨，用滑动搓摩的手法在灼热明显的位置和咽喉区做反复的滑搓，目的是透散头部和咽喉的热邪。当指腹灼热感明显的时候，用抓取的手法在这些位置反复的抓取，透散的病邪之气会呈现先灼热而后寒凉的温度变化。当掌心寒凉感明显的时候，用扫散的手法从头顶向头后，经过五脏热穴和中枢，沿着脊柱向腰骶扫散。

医生双手握拳，中指的指间关节向前突出，用突出的中指指间关节处点压在患者两侧肺宫的位置，按揉弹拨打开肺宫的气门，用拍打叩击的手法击打肺宫振奋肺气，驱邪外出。用抓取的手法抓取内里的病邪之气向外透散，用扫散的手法将外透的病邪之气向同侧的肩部扫散。要注意的是，风燥犯肺扫散驱邪的手法要稍重，操作的时间要稍长，目的是破散肺宫郁闭的气机，尽可能地宣发透散肺气。

在宣肺的手法治疗之后，令患者饮一杯温水。医生用中指的指腹点压在患者的肺宫、胃宫和大肠宫，按揉弹拨打开各个脏腑的气门。用拍打叩击的手法击打肺宫、胃宫和大肠宫目的是振奋脏腑的经气。用第2、3、4指的指腹滑摩两侧的足太阳膀胱经，目的是疏通经络。用抓取的手法抓取肺宫、胃宫大肠宫内里的病邪之气向外透散，用扫散的手法将肺宫外透的病邪之气经过胃宫，通过足太阳膀胱经疏导引领到大肠宫，最后从大肠宫向外扫散驱除，治疗的目的是疏导引领病邪之气出脏入腑，最后从大肠腑向外扫散驱除，以达到驱邪不伤脏的治疗目的。

用中指的指腹点压在双侧肾宫的位置，按揉弹拨打开肾宫的气门。用拍打叩击的手法轻轻击打两侧的肾宫，目的是鼓荡气机，振奋脏腑经气。用横向滑摩搓擦的手法反复搓摩两侧的肾宫，以局部明显的发热为度。治疗的目的是滋补肾阴。用第2、3、4指的指腹在从肩部到胸椎段做反复的横向滑动搓摩，当体表温度明显升高的时候，用抓取的手法在滑摩的区域内反复的移动抓取内里寒凉的病邪之气向外透散。再从肩部向下沿着脊柱和两侧的足太阳膀胱经做反复的顺向滑动搓摩，当指腹处热感明显的时候，用抓取的手法在两侧足太阳膀胱经处反复的移动抓取寒凉的病邪之气向外透出，用滑动扫散的手法将外透的病邪之气向下扫散。目的是透散内里郁闭的热邪，引邪下行，降气泄热。各种手法相互配合共同使用，来完成疏风宣肺，清透泻热，滋阴润肺，利咽止咳的治疗目的。

四、头痛

【病因病机】

头痛是指患者自觉眉毛以上，前额部、额颞部、颠顶部到头后部和枕部这个区域内的疼痛。中医将头痛分为外感头痛和内伤头痛。在这讨论的是对内伤头痛的检查和治疗。

内伤头痛大多和肝、脾、肾三脏有关。

由于情志失调，郁怒忧思，伤及了肝木，肝气郁结，气郁化火就会导致肝阳上亢而头痛；或者是由于久病耗伤了阴血，阴虚阳亢使肝风上扰清窍，脉络失养而导致头痛；或者是因为脾失健运，聚湿成痰，痰瘀相结，上蒙清阳而导致头痛；或者是由于久病体虚，营血亏损，脑髓失于充养而导致头痛；或者是由于肾精亏虚不能上承头部，髓海空虚而导致头痛；或者是由于外伤跌扑，久病入络，络脉不通，瘀血阻滞而导致头痛。

西医把头痛分为器质性头痛和功能性头痛。同时又将头痛分为偏头痛，紧张性头痛，与血管相关的头痛，与代谢疾病相关的头痛和与头颅外伤相关的头痛。

在器质性头痛和功能性头痛的分类中，器质性头痛是颅内组织结构发生病变而引起的头痛。由于脑血管疾病和颅内动脉和椎动脉的病变，导致颅内血管发生缺血性的舒缓功能障碍，从而导致了器质性头痛的发生。它包括了高血压头痛，脑动脉硬化头痛，脑血栓头痛，基底动脉头痛和脑震荡后头痛。手法治疗对造成器质性头痛的病灶无法进行有效的治疗，只是改善这些头痛的部分头痛症状。在对功能性头痛进行治疗的时候，手法主要的治疗目的是缓解或消除功能性头痛产生的原因和各种症状。功能性头痛是一种慢性的，反复发作的，无规律的，但是每次发作都可以缓解的头痛。它的发作大多是因为过度的用脑，劳累失眠，情绪异常，过量的饮酒和气候的异常变化而引发，疼痛的部位和范围会经常的变动。

导致功能性头痛的原因是由于血管的收缩和舒张功能不稳定以及大脑皮层的功能失调导致了偏头痛和丛集性头痛。由于神经活动长期处于过度的紧张和疲劳的状态，或是受到了强烈的精神刺激而引起大脑功能的活动紊乱而导致的神经性头痛。或者是由于焦虑抑郁神经紧张而引起头枕部和颈部肌肉纤维持续紧张收缩，使相应部位的血管收缩或扩张而导致的紧张性头痛。或者是由于贫血导致的脑供血不足或脑血管收缩的贫血头痛。或者是由于月经停止或绝经之后内分泌失调引发自主神经功能紊乱产生焦虑急躁，情绪波动而导致的绝经期头痛。

【临床表现】

（1）按照中医的病因而导致头痛的症状表现来分类：

如果头痛重坠并且胀痛明显的，大多是痰浊头痛。

如果头痛发生在头两侧的额颞并且呈现跳动性疼痛的，大多是肝火头痛。

如果头痛发生在头后的枕部并且呈胀痛的，大多是肝阳上亢头痛。

如果头痛呈刺痛并且位置固定的，大多是瘀血头痛。

如果头痛发生在全头，并且呈隐痛绵绵或者是空痛的，大多是气血不足或者是肝肾阴虚的虚证头痛。

按照脏腑经络来辨别头痛的归属。

如果头痛在后脑，并且牵连到项部的，大多是太阳经头痛。

如果头痛发生在前额和眉棱处，大多为阳明经头痛。

如果头痛发生在头的两侧并且牵连到耳部的，大多为少阳经头痛。

如果头痛发生在颠顶并且牵连到眼睛的，大多是厥阴经头痛。

（2）按照西医的分类：

在器质性头痛中，如果是高血压头痛，头痛大多发生在前额、颞部、头顶、枕部或者全头。表现为胀痛、跳动样痛或是昏痛间断的发生。在头颅前俯的时候或者是屏气用力的时候头痛会加重。并且头痛和血压密切的相互关联，头痛会在血压升高的时候出现，在血压正常的时候减轻或是消失。

如果是脑动脉硬化头痛，头痛大多发生在前额、额颞部、头的两侧，枕部或者是全头。疼痛会间断的发作，表现为紧箍感或昏痛感。在用力或者是头颈部转动的时候加重。同时还会伴有疲乏，情绪波动，注意力难以集中的症状。

如果是脑血栓头痛，会突然出现头的半侧或者是在某一个局部区域的疼痛，头痛的程度大多较轻，但是会伴有明显的眩晕症状。

如果是椎 – 基底动脉供血不足头痛，疼痛大多位于头后的枕部，还会伴有眩晕、耳鸣、站立不稳的症状。

如果是脑震荡后头痛，头痛大多会出现在受伤的一侧，表现为胀痛或者是搏动样痛，同时还会伴有头昏、耳鸣、烦躁、健忘等症状。情绪激动，过度用脑或是光亮和声响等刺激会使头痛加重。

在功能性头痛中，如果是偏头痛，疼痛会发生在头的一侧或两侧，也可以局限在前额、头顶、颞部或者是枕部。由于偏头痛是一种大脑神经血管功能失调引起的慢性神经系统疾病，所以会反复的发作，表现为剧烈的胀痛或者是搏动性疼痛，同时伴有恶心、呕吐。

如果是丛集性头痛，头痛会突然发生，疼痛最先出现在一侧的眼眶处，然后扩展到额颞部、头顶、枕部和颈部，疼痛会表现为一连串密集的丛集样发作。每天在大致相同的时间疼痛出现，有一定的规律性。疼痛呈现搏动性，但持续时间较短。

如果是神经性头痛，头痛的部位大多在双侧颞部、头顶和头后枕部。疼痛的性质大多为钝痛、胀痛、束带样紧箍感，头痛的时间大多无固定性，疼痛的出现大多同激动、焦虑、生气、抑郁等心理状态相关联。同时还会伴有头昏，烦躁易怒，失眠多梦，记忆力减退等症状。

如果是紧张性头痛，也就是肌肉收缩引起的头痛，这是慢性头痛中最常见的一种头痛，头痛的位置大多出现在头两侧的颞部、头顶、枕部或者是整个头部，表现为压迫感，紧箍感和搏动性的持续钝痛。同时还会伴有焦虑、抑郁、失眠等症状。紧张的工作，头、颈、肩部长期的姿势不良，使颈部肌肉持久收缩所造成的肌肉供血不足可以使头痛加重。如果是紧张性头痛中的枕神经头痛，疼痛开始发生在头的后枕部，然后会放散到头顶、前额、耳后缘、下颌角和颈部，表现为针刺样疼痛或者跳动样疼痛。向健侧转头的时候会诱发，咳嗽、打喷嚏的时候头痛会加重。

如果是贫血头痛，头痛的位置在两侧颞部，头后部、枕部和耳后，疼痛程度不剧烈，同时还会伴有乏力、头昏、食欲不振等症状。

如果是绝经期头痛，疼痛会发生在月经停止或者是停经之后的时间段。头痛从单侧颞部开始波及到两侧颞部、头后和枕部，头痛呈刺痛和胀痛，同时还会伴有潮热出汗、焦虑、急躁、情绪波动、精神不振的症状。

【手法检查】

患者俯卧位，医生位于患者的一侧，一只手扶按在患者的前额处，以另一只手的掌心扪按在头顶的位置，如果是高血压导致的头痛，在患者头顶处扪按的时候会有明显的发热，在头顶正中线的两侧，有数个微微膨胀的结节，按压这些结节的时候有明显的疼痛。在头后部和枕部的正中线扪按的时候有一条顺行的凹沟，局部微微发热，在凹沟中和凹沟的两侧可以触按到数个结节或条索，并且有明显的压痛。在结节和凹沟处抓取的时候有明显的寒凉感。

1. 脑动脉硬化头痛的典型体征

疼痛的位置大多在额部、颞部、枕部和头的两侧。在这些位置细细地触按的时候可以触压到数个凹陷，在凹陷中有细小的条索，按压这些条索会有明显的疼痛感，抓取的时候会有明显的寒凉感。

2. 脑血栓头痛的典型体征

头痛大多在头的一侧，在这里按压诊查可以触压到一个或是数个固定的疼痛点。在疼痛的位置触摸按压的时候，局部暗软或凹陷，有细小的结节。按压的时候有明显的压痛，抓取的时候有明显的寒凉感。

3. 椎 – 基底动脉供血异常头痛的典型体征

在头顶正中线的两旁，头后正中线的两旁和枕部都会有明显的凹陷，在凹陷中有细小的结节和条索，按压的时候有明显的疼痛。在第 2 颈椎的棘突旁和枕骨大孔处有明显的压痛，用抓取的手法在这些位置抓取的时候有明显的寒凉感。

4. 脑震荡头痛的典型体征

头痛会发生在受伤的一侧，在患侧按压诊查可以触压到一个或数个疼痛点，在疼痛的位置触按的时候或者局部是凹陷，或者局部是臌胀，并且有明显的压痛。第2~5颈椎患侧的肌肉紧张，棘突旁和横突旁有明显压痛。

5. 偏头痛的典型体征

医生在一侧的颞额处、颞部头顶和头后扣按诊查会有明显的发热，在发热点最明显的位置按压的时候局部臌胀，有结节，并且有明显的压痛。从耳尖处向眉的外端连线，在这条线中可以触压到数个结节，按压这些结节有明显的疼痛感。用第2、3、4指的指腹在这条线上滑动摩搓有明显的温热感。从颞部的太阳穴到头后侧再到枕部有一条微微凹陷的沟，按压凹沟处有明显的压痛。用抓取的手法沿线抓取的时候有明显的寒凉感。

6. 丛集性头痛的典型体征

在头一侧的耳前至颞部、眼眶处、头顶和头后枕部扣按诊查会有明显的发热，在发热最明显的位置触摸的时候有微小的凹陷，按压凹陷的位置有明显的压痛。用抓取的手法在这些位置抓取的时候有明显的寒凉感。

7. 神经性头痛的典型体征

在双侧颞部、头顶和头后枕部扣按诊查有明显的发热。在发热的位置按压的时候会有微小的凹陷或是结节和条索，按压这些位置的时候有明显的压痛。用抓取的手法在这些位置抓取的时候会先有温热感，而后变成寒凉感。

8. 紧张性头痛的典型体征

在头两侧的颞部、头顶、枕部扣按的时候有明显的发热点，在发热位置按压的时候会有结节和条索状挛缩，并且有明显的压痛。颈部、肩部的肌肉紧张僵硬，按压的时候有明显压痛。用抓取的手法在头部、颈部和肩部抓取的时候有明显的寒凉感。

如果是紧张性头痛中的枕神经头痛，疼痛最明显的位置是头后枕部和耳下胸锁乳突肌的附着处。在耳前，颈部上端的皮肤，胸锁乳突肌的肌腹和头夹肌都会有明显的压痛。在枕大神经和枕小神经出口的位置和第2颈椎横突处开始，经过乳突后向枕上、耳部和头顶放散疼痛。沿着疼痛的路径可以触摸到一个凹沟，按压这些位置有明显的疼痛感，用抓取的手法在这些位置抓取的时候有明显的寒凉感。

9. 贫血性头痛的典型体征

在头两侧的颞部、头后枕部和耳后会有明显的压痛点，特别是从枕部会向耳后出现一条凹沟，按压在凹沟会有压痛。用抓取的手法在这些位置抓取的时候会有明显的寒凉感向外透散。

10. 绝经期头痛的典型体征

在颞部、头后、枕部扣按诊查的时候有明显的发热点，按压时这些部位凹陷，在凹陷中有细小的条索，按压弹拨这些条索的时候有明显的疼痛。用抓取的手法在这些位置抓取的时候有明显的寒凉感。

【其他检查】

血压检查：测量血压。观察在血压升高或降低时头痛有无异常的表现。

实验室检查：血常规检查。观察血红蛋白和红细胞计数，排除贫血引起的头痛。

CT检查：颈椎CT检查。排除环枢椎病变和颈椎病引发的头痛。

MRI检查：头颅MRI检查。观察脑血栓，腔隙性脑梗，基底动脉供血异常以及排除脑震荡后脑部器质性病变。

【治疗原则】

行气通络、缓急止痛，调理气机。

【手法治疗步骤解析】

1.行气通络，缓急止痛

患者俯卧位，医生位于患者的一侧一只手扶按在患者头的前侧，以另一只手中指的指腹按压在患者的头顶处。

在器质性头痛中，如果是高血压头痛，在头顶和头后中督线的两侧可以触按到多个凹陷处，在凹陷的深处有细小的结节或条索，弹拨这些结节和条索的时候有明显的疼痛，用中指的指端反复弹拨凹陷处的结节和条索，松解局部的挛缩，以此来减轻头痛的症状。用第2、3、4指的指腹沿着中督线从头顶向头后和枕部反复的滑摩搓擦，当指腹处微微发热的时候，用第2、3、4指的前端轻轻地拍打叩击凹陷的位置和中督线。目的是振奋经气，扩张局部的血液循环。当指间有寒凉感的时候，用抓取的手法抓取内里寒凉的病邪之气向外透散，用扫散的手法将外透的病邪之气沿着脊柱向下扫散。治疗的目的是疏通经络气血，清热醒脑止痛。

如果是脑动脉硬化头痛。医生用中指的指腹在头顶的山角线内侧和头后山角线下延的位置可以触按到多个凹陷的位置，在凹陷的深处可以触压到条索并且有明显的压痛，在颞部太阳穴按压的时候，太阳穴微微膴胀并且有明显的压痛。在头后枕骨大孔处按压的时候有明显的压痛。用拇指的指端按压弹拨膴胀的太阳穴和头顶、头后凹陷深处的条索，松解这些痉挛。目的是改善局部气血瘀滞，减轻头痛的症状。用第2、3、4指的指腹从头顶向头后和枕部做反复的滑动搓摩。用拍打叩击的手法轻轻的从头顶向头后和枕部移动击打，当手指间有寒凉感的时候，用抓取的手法抓取内里寒凉的病邪之气外散，用扫散的手法从头顶经过头后和枕部将外透的病邪之气沿着脊柱向下扫散。治疗的目的是疏通经络，扩张血管，散瘀止痛。

（1）如果是脑血栓头痛，疼痛会出现在一个固定的位置：

用中指的指腹在疼痛的位置触按的时候局部呈现凹陷，按压在凹陷的深处有暄软的结节。用拇指的指端在凹陷处按压弹拨深处的结节，并沿着肌肉或血管行走的方向推压这些结节。目的是疏通郁闭的气血经络，改善头痛的症状。用抓取的手法在凹陷疼痛的位置反复抓取寒凉的邪气外散，用扫散的手法将外散的病邪之气向下扫散。治疗的目的是散瘀行气，活络止痛。

（2）如果是椎－基底动脉供血不足导致的头痛：

医生用拇指的指端按压在枕骨大孔明显压痛的位置，用拇指的指腹从枕骨大孔向上推压的时候有一条沟状的凹陷一直到头的后侧。用中指的指腹在头顶和头后可以触按到多个凹陷的部位，并且有明显的压痛。用第2、3、4指的指端在头顶、头后的凹陷处和凹沟处反复的滑动按压弹拨，松解这些位置的痉挛，改善头痛的症状。用第2、3、4指的前端轻轻的拍打叩击凹陷处和凹沟处，特别是枕骨大孔的位置，目的是振奋经络气血，扩张局部的血管，改善血液循环的障碍，用抓取的手法抓取凹陷处和凹沟处的病邪之气外散，用扫散的手法从头顶经头后、枕部沿着脊柱向下扫散，治疗的目的是疏通经络气血，行气散瘀止痛。

（3）如果是脑震荡后头痛：

医生用中指的指腹在损伤一侧的头部可以触按到凹陷或臌胀的部位，按压这些位置，可以触压到结节或条索，并且有明显的疼痛。用拇指的指端按压弹拨这些结节和条索，松解痉挛，缓解头痛的症状。用第2、3、4指的前端轻轻的拍打叩击这些位置，目的是松解内里的粘连和瘀滞，疏通郁闭的气机，改善头痛的症状。用抓取的手法在这些位置反复抓取病邪之气向外透出，用扫散的手法将外散的病邪之气向下扫散。治疗的目的是活血散瘀，行气导滞，通络止痛。

（4）在功能性头痛中，如果是偏头痛：

医生用中指的指腹按压在疼痛的一侧的额部、颞部头顶和枕部，在眉外侧端和耳尖连线处滑动移动地按压臌胀的结节，在额部和颞部的太阳穴按压臌胀的结节。用中指的指腹按揉这些结节，用第2、3、4指的指腹滑动搓摩这些结节以破散局部郁闭的气机，透散温热的邪气。用抓取的手法从眉的外端向头后移动抓取先温热而后寒凉的病邪之气向外透散。目的是散结清热，通络止痛。用中指的指腹按揉弹拨头顶、中督线和山角线处的凹陷疼痛处，弹拨头后到枕部沟状凹陷处内里疼痛的结节和条索。用第2、3、4指的指腹从头顶向头后和枕部做反复的顺向滑动搓摩，以指腹处热感明显为度，目的是透散郁闭的气机，疏通瘀阻的经络气血，缓解头痛的症状。用抓取的手法从头顶到头后和枕部反复抓取寒凉的病邪之气向外透散，用扫散的手法将外透的病邪之气向大椎扫散。治疗的目的是透邪通络，散邪止痛。由于偏头痛是血管的收缩舒张功能不稳定而导致的头痛，疼痛最常见的发作位置是在太阳穴和头后的凹沟处，所以手法治疗的重点，是运用滑摩扫散的手法舒缓血管的紧张痉挛，改善疼痛部位的血液循环障碍，以此来消除头痛的症状。

（5）如果是丛集性头痛：

医生用中指的指腹按压在患者疼痛的额部、颞部、头顶和头后枕部，在额部、颞部的太阳穴处和耳前至颞部的位置都可以触按到臌胀的结节和条索，并且会有明显的压痛。用第2、3、4指的指腹在额部、太阳穴等疼痛的位置向耳前疼痛的位置做反复的滑动搓摩，目的是松解这些疼痛位置痉挛的肌肉，疏通郁闭的气机和经络气血。用抓取的手法从额处沿着颞部、太阳穴向耳前的位置反复的移动抓取先温热后寒凉的病邪之气向外透散，用扫散的手法从额处沿着颞部、太阳穴、耳前向耳下方扫散。治疗的目的是透散内里的病邪之气，并将外透的病邪之气扫散驱除。用中指的指腹点压按揉头顶处疼痛的凹陷位置，按揉弹拨头后和枕部沟状凹陷中的结节和条索。目的是破散郁闭的气机，缓解疼痛的症状。用第2、3、4指的指腹从头顶到头后和枕部做反复的顺向滑搓，目的是疏通郁闭的经络气血，扩张局部的微循环。用抓取的手法从头顶向头后和枕部反复移动抓取内里寒凉的病邪之气向外透散，用扫散的手法将外透的病邪之气从头顶经过头后和枕部向大椎处扫散。治疗的目的是疏通郁闭的气机，透散内里的病邪之气，缓解疼痛的症状。由于丛集性头痛是血管性的头痛，引发头痛的位置是在枕部，所以手法治疗的重点，是运用滑摩的手法，摩搓枕部枕骨大孔和枕神经附近的沟状凹陷，扩张椎－基底动脉的血液循环障碍，舒缓血管收缩异常引发供血障碍导致的头痛症状。

（6）如果是神经性头痛：

医生用中指的指腹按压在疼痛一侧的耳前，颞部和额部，按揉这些位置的结节和条索。用第 2、3、4 指的指腹从眉外侧的位置向耳前做反复的滑摩搓擦。目的是疏通郁闭的经络气血，缓解疼痛的症状。用抓取的手法从眉外侧、额部、颞部向耳前反复的移动抓取先温凉而后寒凉的病邪之气向外透散。用中指的指腹点压按揉头顶山角线的内侧和头后枕部疼痛凹陷的位置，弹拨凹陷位置深处的结节和条索，松解痉挛的肌肉对神经的卡压。用第 2、3、4 指的指腹从头顶向头后、枕部反复的滑摩搓擦，用扫散的手法从头顶沿着头后枕部向大椎处扫散。治疗的目的是松解肌肉紧张痉挛对神经的挤压刺激，疏通经络气血，缓解头痛的症状。

（7）如果是紧张性头痛：

医生用中指的指腹按压额部、眉外侧和颞部，按揉弹拨这些位置臌胀的结节和条索，缓解头痛的症状。按揉弹拨枕部凹陷疼痛的位置和第 2 颈椎的横突处，松解局部肌肉的紧张痉挛对神经的挤压刺激。用拇指的指端按揉弹拨枕骨大孔处，解除局部肌肉的紧张痉挛对神经血管的挤压刺激。用第 2、3、4 指的指腹在这些疼痛的位置做反复的顺向滑动搓摩，目的是疏通经络气血，缓解疼痛的症状。用抓取的手法在这些疼痛的位置反复抓取寒凉的病邪之气向外透散，用扫散的手法从颞部的太阳穴经过额部、枕部、颈部向大椎处扫散。治疗的目的是放松局部紧张痉挛的肌肉，扩张局部的微循环，疏通郁闭的经络气血，缓解或消除头痛的症状。紧张性头痛是肌肉收缩性头痛，引发头痛的原因是枕部和颈部肌肉的紧张痉挛挤压刺激了神经所导致的。所以手法治疗的重点位置是在枕部，颈椎的上端，胸锁乳突肌的上端，头夹肌和斜角肌的上端。以松解肌肉挛缩为主要的治疗手法。

（8）如果紧张性头痛合并枕神经头痛：

医生用中指的指腹在头顶和头后按压的时候可以触按到凹陷的疼痛点。在枕骨下乳突的位置有明显的压痛，按压时产生的疼痛可以放散到枕骨上、耳后缘、头顶处和额部。在枕大神经和枕小神经的出口处和第 2 颈椎的横突处都有明显的压痛，用第 2、3、4 指的指腹在这些疼痛的位置做顺向的滑动搓摩，目的是放松肌肉，疏通经络气血，缓解疼痛的症状。用抓取的手法在这些疼痛的位置反复抓取寒凉的病邪之气向外透散，用反复扫散的手法从头顶沿额部、头后、耳后缘、枕部和颈部将外透的病邪之气向大椎处扫散。治疗的目的是疏通经络气血，扩张局部的微循环，改善头痛的症状。

（9）如果是贫血头痛：

医生用中指的指腹按压在颞部的太阳穴处，按揉微微臌胀的疼痛点，按揉耳后耳轮中间下方凹陷的疼痛点，目的是改善局部的微循环，缓解头痛的症状。用第 2、3、4 指的指腹在头后的枕部，从枕骨的基底向耳后的凹沟处反复的滑动搓摩，扩张局部的血管，改善局部的血液循环障碍。用抓取的手法在太阳穴、头后枕部、耳后侧反复抓取寒凉的病邪之气向外透散。用手掌在这些疼痛的位置缓缓搓摩，以局部微微的发热为度。治疗的目的是改善局部的血液循环障碍，增加局部的血流量，缓解头痛的症状。

（10）如果是绝经期头痛：

医生用中指的指腹按揉颞部臌胀的太阳穴，缓解头部的疼痛症状。按压弹拨头后部和枕部凹陷的疼痛位置，弹拨凹陷深处的结节和条索。目的是松解痉挛，缓解头痛的症状。用第2、3、4指的指腹在头后和枕部的凹陷处反复的滑摩，以局部微微的发热为度。用抓取的手法在颞部、头后和枕部反复的抓取病邪之气向外透散，用扫散的手法从颞部经过头后和枕部向大椎处扫散。治疗的目的是疏通经络气血，扩张局部的微循环，缓解头痛的症状。

2. 调理气机

患者俯卧位，医生位于患者的一侧。

（1）如果是高血压导致的头痛：

医生用第2、3、4指的指腹在头顶、头后和枕部有结节或凹陷的疼痛位置做反复的顺向滑动搓摩，以指腹处热感明显为度。用抓取的手法在头顶、头后和枕部的疼痛位置反复的抓取先温热而后寒凉的病邪之气向外透散，用扫散的手法将外透的病邪之气向大椎扫散。治疗的目的是疏通郁闭的经络气血，散除病邪之气，缓解头痛的症状。用中指的指腹点压在五脏热穴中心的脏和肝脏，按揉弹拨打开气门。点压中枢、肝宫和肾宫，按揉弹拨打开气门。用抓取的手法从心脏和肝脏的热穴抓取寒凉的病邪之气向外透出，抓取中枢、肝宫和肾宫的病邪之气外透，用扫散的手法从头顶经过头后、枕部、大椎、热穴、中枢、肝宫、肾宫，将外透的病邪之气向腰骶处扫散。治疗的目的是清热散邪，行气通络。用手掌在肝宫和肾宫做反复的横向搓摩，以局部明显发热为度。目的是滋补肝肾的阴精，引热下行。各种手法相互配合共同使用，来完成清热通络，泄火补阴，通窍止痛的治疗目的。

（2）如果是脑动脉硬化导致的头痛：

医生用第2、3、4指的指腹在头顶山角线的内侧、头后枕骨凹沟的疼痛位置做反复的顺向滑动搓摩，以指腹微微发热为度。目的是疏通郁闭的经络气血。用拇指和其余各指相对用力抓握在患者颈椎的上段按摩推揉，用拇指的指端弹拨颈椎棘突旁和横突旁紧张痉挛的肌肉。目的是松解肌肉的紧张挛缩，消除痉挛的肌肉对血管和神经的挤压。用抓取的手法从头顶向头后，枕部颈椎反复的移动抓取病邪之气向外透散，用扫散的手法将外透的病邪之气向大椎处扫散。目的是散除病邪之气。用中指的指腹点压在五脏热穴中肝脏的热穴，按揉弹拨打开气门。点压中枢、肝宫和肾宫的位置，按揉弹拨打开气门。用第2、3、4指的指腹从大椎向下经过热穴、中枢、肝宫和肾宫做反复的顺向滑摩搓擦，以指腹热感明显为度。目的是通畅气机，疏通郁闭的经络气血。用抓取的手法从头顶向头后、枕部、大椎、热穴、中枢、肝宫、肾宫反复地抓取寒凉的病邪之气向外透散，用扫散的手法从头顶沿着这条路径将外透的病邪之气向腰骶处扫散。目的是透散内里的病邪之气，并将外透的病邪之气扫散驱除。用手掌在肝宫和肾宫的位置做反复的横向搓摩，以掌心处明显发热为度。目的是滋补肝肾的阴精，引热下行。各种手法相互配合共同使用，来完成疏通经络气血、散邪止痛的治疗目的。

（3）如果是脑血栓导致的头痛：

医生用第2、3、4指的指腹在头顶和头后暗软凹陷的疼痛位置做反复顺向滑摩。目的是疏通经络气血，散结止痛。用中指的指腹点压五脏热穴中肝脏的热穴，按揉弹拨打开气门。点压中枢、肝宫和肾宫，按揉弹拨打开气门。用第2、3、4指的指腹从热穴到中枢做反复的滑摩搓擦，当指腹热感明显的时候，用抓取的手法抓取热穴和中枢内里的病邪之气向外透散，用扫散的手法将外透的病邪之气向腰骶扫散。治疗的目的是透散病邪之气，并将外透的病邪之气向下扫散驱除。用手掌反复的横向搓摩按揉肝宫和肾宫，以掌心温热感明显为度。目的是滋补肝肾。各种手法相互配合共同使用，来完成散结、通窍、止痛的治疗目的。

（4）如果是椎－基底动脉供血不足导致的头痛：

医生用第2、3、4指的指腹在头顶和头后沟状凹陷的位置反复的滑动搓摩，以指腹处热感明显为度。治疗的目的是疏通经络气血，散结止痛。用拇指的指腹和其他四指相对用力捏拿患者的颈椎，用拇指的指端弹拨第2~4颈椎的棘突旁和横突旁肌肉中的条索和结节，松解肌肉的挛缩。治疗的目的是放松肌肉，解除痉挛的肌肉对颈部神经血管的挤压。用拇指的指端按揉弹拨枕骨大孔的位置，用第2、3、4指的指腹从头后枕部的凹沟向枕骨大孔的位置反复的滑摩搓擦，用抓取的手法从头后沿着凹沟到枕骨大孔反复抓取寒凉的病邪之气向外透散，用扫散的手法将外透的病邪之气从头后经过枕骨大孔、颈部向大椎处扫散。治疗的目的是扩张椎－基底动脉的狭窄，改善基底动脉的供血障碍，消除头痛的症状。用中指的指腹点压五脏热穴中肝脏热穴的位置，点压中枢，按揉弹拨打开气门。用第2、3、4指的指腹在热穴和中枢的位置反复的滑动搓摩，当指腹处热感明显的时候，用抓取的手法抓取热穴和中枢内里的病邪之气向外透散，用扫散的手法将外透的病邪之气沿着脊柱向下扫散。治疗的目的是散邪透热，理气通络。用突出的中指指间关节点压肝宫和肾宫，按揉弹拨打开气门。用横向揉摩和环转搓摩的手法在肝宫和肾宫反复的搓摩，目的是用横搓滋补肝肾之阴，用环摩温补肝肾之气。各种手法相互配合共同使用，来完成解痉通络，行气散瘀，开窍止痛的治疗目的。

（5）如果是脑震荡后导致的头痛：

医生用第2、3、4指的指腹在患者损伤一侧的头顶、额部和头后臌胀或凹陷的疼痛位置做反复的滑动搓摩。目的是疏通经络气血，散结止痛。用拇指和其他各指相对用力捏拿在患者的颈部按摩推揉，用拇指的指端弹拨第2~5颈椎棘突旁和横突旁的结节和条索。如果有棘突的偏歪，颈椎小关节紊乱的表现，就运用手法纠正关节的紊乱。治疗的目的是松解肌肉挛缩和纠正小关节的紊乱，消除这些原因导致的对神经和血管的挤压，缓解头痛的症状。用第2、3、4指的指腹在头顶、额部、头后、颈部做反复的滑动搓摩，当指腹微微发热的时候，用抓取的手法在这些位置抓取病邪之气向外透散，用扫散的手法从头顶沿着额部、头后、颈部向大椎处扫散，目的是散邪通窍，醒脑镇痛。用中指的指腹点压五脏热穴中肝脏和肾脏的热穴和中枢的位置，按揉弹拨打开气门。用第2、3、4指的指腹从热穴到中枢反复的滑动搓摩，用抓取的手法反复抓取热穴和中枢寒凉的病邪之气向外透散，用扫散的手法将热穴、中枢外透的病邪之气沿着脊柱向下扫散。目的是散邪通络。用突出的中指指间关节点压肝宫和肾宫，按揉弹拨打开气门。用横向推搓和环转揉摩的手法在肝宫和肾宫反复的搓摩，以局部明显的发热为度。目的是滋阴补气，增强肝肾二脏的生理功能，提高身体的抗邪能力。各种手法相互配合共同使用，来完成行气化瘀，散结、通络、止痛的治疗目的。

（6）如果是偏头痛：

医生用中指的指腹按揉患侧颞部的太阳穴，缓缓的环摩以改善头痛的症状。用第2、3、4指的指腹反复在太阳穴的位置滑摩搓揉以疏通经络，缓解头痛的症状。从太阳穴向头顶、头后、枕部移动搓摩凹陷或胀胀的疼痛部位特别是头后到枕部凹沟中的疼痛位置。用抓取的手法抓取这些位置中的病邪之气向外透散。目的是散结通络，祛邪止痛。用拇指的指腹和其他各指的指腹相对用力捏拿患者的颈部，按摩推揉第2~5颈椎的棘突旁和横突旁，松解紧张痉挛的肌肉。用拇指的指端弹拨这些位置中的结节和条索，缓解这些痉挛的部位对神经和血管的挤压。用手掌搓摩的手法从头后到枕部和颈部反复的按摩搓揉，以局部明显发热为度。用抓取的手法从头后经过枕部、颈椎部反复的抓取病邪之气向外透散，用扫散的手法从这些位置反复的将外透的病邪之气扫散到大椎处。治疗的目的是改善头后和枕部的循环障碍，散除郁滞的病邪之气，改善头痛的症状。用中指的指腹点压五脏热穴中肝脏的热穴和中枢的位置，按揉弹拨打开气门。用第2、3、4指的指腹从热穴到中枢做反复的滑动搓摩，当指腹热感明显的时候，用抓取的手法从热穴到中枢的位置抓取病邪之气向外透散，用扫散的手法将外透的病邪之气从热穴到中枢最后沿着脊柱向下扫散。治疗的目的是行气透邪。用突出的中指指间关节点压肝宫和肾宫，按揉弹拨打开气门。用抓取扫散交替操作的手法泻散肝宫郁滞的气机，用横搓和环摩的手法滋补肾宫的阴精阳气。治疗的目的是泻肝补肾，调理气机。各种手法相互配合共同使用，来完成祛邪通络，理气泻肝，散瘀止痛的治疗目的。

（7）如果是丛集性头痛：

医生用第2、3、4指的指腹在患侧颞部的太阳穴、患侧的眼角外侧、耳前侧做反复的按揉滑搓，目的是松解痉挛，缓解疼痛的症状。在头顶和头后枕部的凹沟处做反复的顺向滑摩，以指间微微发热为度。目的是疏通经络气血，缓解头痛的症状。用拇指的指腹和其他各指的指腹相对用力，按揉推搓第2~5颈椎的棘突旁和横突旁的肌肉，以紧张僵硬的肌肉舒缓柔软为度。用拇指的指端弹拨第2~5颈椎棘突旁和横突旁的结节和条索，松解肌肉中的挛缩，弹拨枕骨大孔处紧张僵硬的肌肉，缓解挛缩的肌肉对神经和血管的挤压。用中指的指腹点压五脏热穴中肝脏的热穴和中枢，按揉弹拨打开气门。用抓取的手法从热穴和中枢的位置抓取病邪之气向外透散。用突出的中指指间关节点压按揉肝宫打开气门，用抓取的手法反复抓取肝宫内的病邪之气向外透散，用扫散的手法从头顶经过枕骨、热穴、中枢、肝宫将外透的病邪之气向腰骶处扫散。重点扫散的位置是枕骨处和肝宫，要反复的扫散驱邪，以此来破散枕骨处的卡压所导致的气血瘀滞和肝宫郁闭的气机，疏通郁滞的经络气血，缓解头痛的症状。各种手法相互配合共同使用，来完成清热泻肝，疏通经络气血，散邪止痛的治疗目的。

（8）如果是神经性头痛：

医生用第2、3、4指的指腹在头两侧颞部的太阳穴、头顶、头后和枕部反复的滑摩搓揉，目的是放松紧张的肌肉，扩张局部的血管，缓解疲劳的状态和头痛的症状。用拇指的指腹和其他各指的指腹相对用力捏拿按揉颈部僵硬的肌肉，舒缓肌肉的紧张状态。用手掌在头后、枕部和颈部做反复的按摩搓揉，目的是疏通经络，缓解长期处于紧张状态的神经。用第2、3、4指的前端轻轻拍打叩击头后和枕部，目的是扩张微循环，改善由于头部供血异常而导致的神经功能紊乱所引发的头痛症状。用抓取的手法从太阳穴经过头顶、头后、枕部、颈部抓取病邪之气向外透出，用扫散的手法将外透的病邪之气向大椎处扫散。用中指的指腹点压按揉五脏热穴中肝脏的热穴和中枢打开气门，用抓取的手法抓取热穴和中枢的病邪之气向外透散，用扫散的手法从热穴将外透的病邪之气经过中枢沿着脊柱向下扫散。用突出的中指指间关节点压按揉肝宫和肾宫打开气门，用反复抓取的手法在肝宫的位置抓取内里郁闭的病邪之气向外透散，用扫散的手法将外透的病邪之气向腰骶处扫散。用手掌在肾宫反复的横向推搓，以局部明显发热为度。目的是通泻肝脏郁闭的气机，滋补肾脏亏损的阴精，从而达到泻肝补肾的作用。用手掌在颈部和肩背部做反复的按摩推揉，目的是放松肌肉，疏通经络气血，缓解紧张疲劳的状态，改善由于神经的过度紧张导致的大脑功能活动紊乱而引发的头痛症状。各种手法相互配合共同使用，来完成疏通经络气血，放松、解痉、止痛的治疗目的。

（9）如果是紧张性头痛：

医生用第2、3、4指的指腹在头两侧颞部的太阳穴做反复的按摩搓揉。在头后和枕部凹陷或胀胀的位置做反复的顺向滑摩，目的是疏通经络气血，缓解头痛的症状。紧张性头痛是由于头枕部和颈部肌肉纤维长时间持缓的紧张收缩而使头部的血管收缩或扩张引发的头痛。医生用拇指的指腹和其他各指的指腹相对用力捏拿患者的颈部，按摩推揉放松颈部的肌肉，缓解肌肉挛缩对神经和血管的挤压而导致的头痛症状。如果合并有枕神经头痛，就用拇指的指端按揉弹拨第2颈椎棘突的旁侧和横突的旁侧，松解这些位置的肌肉挛缩对神经的挤压，弹拨枕大神经和枕小神经出口处的肌肉，缓解肌肉痉挛对神经出口处的卡压。用第2、3、4指的前端轻轻的拍打头后枕部和神经出口处，当手指间有寒凉感的时候，用抓取的手法抓取头后、枕部、颈部、神经出口寒凉的病邪之气向外透散，用扫散的手法从头两侧的颞部，沿着头顶、头后、枕部、神经出口、颈部向大椎处扫散。用中指的指腹点压按揉五脏热穴中心脏和肝脏的热穴和中枢打开气门，用第2、3、4指的指腹从热穴到中枢做反复的顺向滑摩以破散体表郁闭的气机，透散热邪。用抓取的手法从热穴到中枢移动抓取病邪之气向外透出，用扫散的手法从热穴经过中枢沿着脊柱将外透的病邪之气向腰骶处扫散。目的是破郁散邪取邪外出，驱邪外散。用突出的中指指间关节点压心宫、肝宫和肾宫，按揉弹拨打开气门，用抓取的手法抓取心宫、肾宫寒凉的病邪之气向外透散，用环摩的手法在心宫缓缓的环转揉摩，以此来散除心宫的病邪之气，温补心宫的虚损之气。用横向搓摩的手法反复推搓肾宫，用此来滋补肾阴。以抓取扫散交替操作的手法破散肝宫郁滞的气机，以此来散除肝气的郁结，通理肝气的滞涩，各种手法相互配合共同使用，来完成松解肌肉的紧张挛缩，疏通经络气血，理气舒肝，放松止痛的治疗目的。

（10）如果是贫血头痛：

医生以第2、3、4指的指腹在头顶、头后和枕部两侧的凹沟中反复的顺向滑摩搓揉，以指腹处热感明显为度。目的是扩张局部的微循环，增加局部的供血量，改善由于缺血而导致的头痛症状。用中指的指腹点压按揉心宫、脾宫和肝宫打开气门，用环摩搓揉的手法反复搓揉心宫和脾宫，以局部明显发热为度。目的是补益心脾的气机，增加心脾脏器的功能。反复的在肝宫的位置环摩推搓，目的是疏理郁滞的肝气，调理肝脏的生理功能，理气补虚，平肝通络。各种手法相互配合共同使用，来完成疏通经络气血，理气补虚，通窍止痛的治疗目的。

（11）如果是绝经期头痛：

医生以第2、3、4指的指腹在颞部的太阳穴、头后和枕部的凹沟中反复的顺向滑摩。目的是疏通经络气血，缓解头痛的症状。用中指的指腹点压按揉五脏热穴中心脏、肝脏和肾脏的热穴打开气门，用抓取的手法在热穴处抓取寒凉的病邪之气向外透散，用扫散的手法将外透的病邪之气沿着脊柱向腰骶处扫散，目的是通经泻热，解郁散邪。用突出的中指指间关节点压按揉肝宫和肾宫打开气门，用滑摩的手法破散肝宫郁滞的气机，用抓取扫散交替操作的手法将肝宫透散的病邪之气向腰骶处扫散。目的是舒肝解郁，理气通络。用手掌在肾宫做反复的环摩搓揉，当掌心热感明显的时候，用扪按的手法将掌心的热量透达到肾宫的内里。用横向推搓的手法反复搓摩双侧的肾宫，以局部微微发热为度。治疗的目的是滋补肾阴肾阳，调理内分泌的紊乱失调。各种手法相互配合共同使用，来完成疏通经络气血，补虚泻实，缓解自主神经功能紊乱导致的头痛症状。

五、眩晕

【病因病机】

眩晕是以头晕眼花为主要症状的一种病证，症状轻微者闭目休息片刻就可以缓解。症状较重者，就如同坐在车船之中旋转不定，不能站立，眩晕症状的发生大多是由风、火、痰、瘀、虚等病理因素引起，由于忧郁恼怒，肝阳亢盛，阳亢风动而上扰清空。或者是脾失健运，聚湿成痰，痰浊中阻，使清阳不升，浊阴不降。或者是肾精虚亏，髓海不足，清窍失养。或者是由于外伤之后或栓子脱落而导致的气滞血瘀，痹阻清窍。或者是由于体虚失血，劳倦精亏而使气血两虚，脑失所养。所有这些原因都会导致眩晕的发生。

因为患者在临床治疗的时候，大多是以西医的诊断病名来就诊，而西医的一个疾病诊断可能包含了中医的几个病证。同样一个中医的病证也会同时出现在几个西医的疾病诊断之中。为了方便诊断和治疗，将中医、西医的诊断综合在一起进行讨论。

由于情志的失调，忧郁恼怒，肝失调达。气郁化火，肝阳上亢，阳升风动，上扰清空而导致高血压、脑动脉硬化，或是腔隙性脑梗引发眩晕，这是因为血压的升高使动脉腔变窄，血管内径变小，脑内血流下降，或者是管腔闭塞，使脑和内耳供血不足所造成的。

或者是由于饮食的偏嗜，嗜酒，恣食肥甘厚味，损伤了脾胃，使健运失调，聚湿成痰。或是素体湿痰偏盛，痰湿中阻，上蒙清窍，而导致的高血压、高血糖、高血脂，使血管内的血流下降，从而引发脑供血不足，脑动脉硬化、腔隙性脑梗等产生眩晕。

或者是久病体虚，劳倦过度，脾胃虚弱，气血生化不足。气血两虚，不能上荣，气虚清阳不展，血虚脑失所养而导致的贫血，低血压，椎－基底动脉供血不足，梅尼埃综合征等这些供血不足和前庭神经病变所产生的的眩晕。

或者是年老体衰，或是劳欲过度损伤肾阴，肾精虚亏，不能生髓，脑为髓海，髓海不足而导致的椎－基底动脉供血不足，脑供血不足，高血压，梅尼埃综合征，神经官能症等这些阴虚阳亢所产生的眩晕。

或者是因为头部外伤，损伤了经络气血，气滞血瘀，痹阻了清窍而导致脑震荡后综合征。因为颈部损伤影响椎动脉供血不足或是周围软组织损伤的刺激上传到前庭神经等所产生的眩晕。

或者是由于心脏病变而造成头部的供血不足所产生的眩晕。

或者是由于长期伏案工作和睡眠姿势的异常而导致颈椎病变挤压了椎动脉造成脑供血不足而产生的眩晕，所有这些眩晕病证的发生，都是因为升降失常，上实而下虚。上实就会风阳亢盛于上，下虚就会使肝肾不足于下。各种病因病机又会相互影响，相互转化导致清窍失养而引起眩晕。

【临床表现】

由于手法治疗是以破散郁滞，驱除病邪的治疗作为主要的方法，功用在于泻实，而补虚的作用只是辅助的作用。所以在这里讨论的是对虚中挟实而以实象为明显的各种病证的检查和气机调理治疗的方法。如果是虚像明显的虚征，手法治疗的效果不明显。并且过度的手法治疗还会损伤气机，使虚者更虚，引起更加复杂的症状。

如果是高血压导致的眩晕，就会见到眩晕头胀，昏昏沉沉，行走不稳的症状。

如果是脑缺血导致的眩晕，就会见到头部眩晕，恶心呕吐，有时还会有眼球震颤的症状。

如果是脑动脉硬化导致的眩晕，就会见到眩晕头胀，失眠健忘的症状。

如果是腔隙性脑梗导致的眩晕，就会见到眩晕头痛恶心说话的时候语言不清楚，发音困难，有的还会有嗜睡的症状。

如果是椎－基底动脉缺血导致的眩晕，眩晕常会呈现摆动性或是旋转性，患者会出现平衡的障碍，站立不稳。发作持续数分钟或数小时后会恢复正常，但是会反复发作的症状。

如果是心脏病变导致脑供血不足引发的眩晕，会见到眩晕，四肢无力，全身乏力，同时伴有心慌，胸闷，气短的症状。

如果是外耳或中耳的病变，迷路炎、梅尼埃综合征等耳源性的眩晕，眩晕呈现旋转性，患者身体站立不稳，体位变动或睁眼的时候眩晕加重。患侧耳部胀满压迫感，同时伴有耳鸣、恶心、呕吐，出冷汗，面色苍白等症状。

如果是颈椎病变导致的颈性眩晕，眩晕会和头部的活动相关，在头部突然向一侧转动或者是向上仰头的时候会发生眩晕，同时伴有恶心、呕吐、手臂麻木的症状。

如果是头部外伤导致的脑震荡后综合征和颈椎的损伤引发的眩晕，就会见到眩晕、头痛、恶心、失眠、健忘、注意力难以集中的症状。

如果是因为工作时间过久，睡眠不足，精神过度紧张和疲劳导致的神经衰弱，神经官能症引发的眩晕，就会见到眩晕、头胀、头痛、恶心、头脑不清醒、记忆力下降，同时伴有面色苍白，肢端湿冷的症状。

【手法检查】

患者俯卧位，医生位于患者的一侧。一只手扶按在患者的肩部，另一只手的手指手掌平伸自然放松，放置在患者的头顶处，从上向下，从前向后顺序触摸按压诊查。

1. 高血压导致的眩晕的典型体征

掌心扪按在头顶处、头后处和枕骨的部位都有明显的热感，用第 2、3、4 指的指腹在这些位置滑动摩擦，指腹处会感觉到明显的发热。用抓取的手法在这些部位抓取的时候，开始会有明显的热感向外透出，而后又会变成寒凉感向外透散。沿着双侧山角线向头后延伸触摸诊查，会触压到双侧山角延长线头后的位置处有凹陷，在凹陷的位置按压的时候会有疼痛感。用掌心扪按在五脏热穴处诊查，肝脏的热穴处明显发热。在肝宫的位置按压诊查，肝宫处臌胀并且有压痛，用抓取的手法在这些位置抓取的时候会有明显的寒凉感向外透散。用双手第 2、3、4 指的前端放置在双侧的腋下，双手相对用力沿着腋中线向下滑动触摸诊查。双侧胁下明显臌胀，特别是左侧胁下更加明显，用双手相对用力轻轻拍打双侧胁下会呈现嘭嘭的空鼓声。

2. 脑动脉硬化或是脑缺血导致的眩晕的典型体征

用掌心触摸的时候在头顶部和头后部会有明显的发热，但是在枕部扪按的时候会感觉发凉，用抓取的手法在头顶部、头后部抓取的时候会有寒凉黏腻感，而在枕部抓取的时候会有明显的寒凉感。用拇指的指端处着力在双侧第 2~3 颈椎横突的位置处按压的时候有明显的压痛，并且可以触按到条索状的肌肉挛缩。用掌心扪按在五脏热穴，心脏、肝脏的热穴明显发热，扪按在中枢的位置会有明显的发热。用中指按压在肝宫的位置，肝宫臌胀。用抓取的手法在热穴、中枢和肝宫的位置抓取，会有明显的寒凉感向外透出。

3. 腔隙性脑梗导致的眩晕的典型体征

用掌心扪按的时候患者头顶部发热，特别是头顶部的正中线和两侧的山角线热感更加明显。在头的后部扪摸的时候发热，在头后山角线向下延伸的位置可以触摸到凹陷，在凹陷的位置按压的时候有压痛。在枕部扪摸的时候，初扪的感觉是温的，再扪会感觉发热，久扪又会感觉发凉。用掌心扪摸在五脏热穴，肝脏的热穴会明显发热，扪摸在中枢的位置会发热，用中指按压的时候臌胀，用抓取的手法在热穴和中枢的位置抓取会有明显的寒凉感向外透出。

4. 椎 – 基底动脉缺血导致的眩晕的典型体征

用掌心扪摸的时候患者头顶处会明显发热，而头后侧和枕部是温凉的感觉。在山角线向头后延伸的位置有沟型的凹陷，在双侧的枕骨大孔处有压痛，用抓取的手法在这些位置抓取的时候有明显的寒凉感。用拇指的指端着力按压在第 2~3 颈椎的棘突旁和横突处的时候有明显的压痛，颈部两侧的肌肉紧张，按压弹拨的时候有疼痛性的条索。用掌心扪按在五脏热穴，肝脏的热穴会明显的发热，扪按在中枢的位置会明显发热。按压中枢的位置臌胀并且压痛，用抓取的手法在热穴和中枢的位置抓取，会有明显的寒凉感向外透出。

5. 颈椎病导致的颈性眩晕的典型体征

用掌心扪摸的时候，患者头顶正中线和头后部的热感明显，在枕部扪摸的时候有温凉感，用抓取的手法在这些部位抓取的时候有明显的寒凉感。用拇指的指腹和其余四指的指腹相对用力捏拿患者的颈部，颈部两侧的肌肉紧张僵硬。在第 2~3 颈椎和第 5~7 颈椎的棘突旁和横突处有明显的压痛，弹拨的时候有条索状的肌挛缩，同时这也导致了颈椎的活动受限。用中指的指腹按压在中枢的时候，中枢臌胀并且压痛，用抓取的手法抓取的时候有明显的寒凉感向外透出。

6. 如心脏病变导致脑供血不足引发的眩晕的典型体征

用掌心扪摸的时候患者头顶的两侧和头后的两侧热感明显，在枕部扪摸的时候有温凉感。用抓取的手法在这些位置抓取的时候，头顶处开始有热感向外透散，而后变成寒凉感。头后和枕部抓取的时候是明显的寒凉感，用掌心扪按在五脏热穴，心脏和肝脏的热穴明显发热。扪按在肝宫的位置，左侧肝宫明显发热。用中指的指腹按压在心宫的位置，心宫凹陷，按压在肝宫的位置，肝宫臌胀。用抓取的手法在心宫、肝宫的位置抓取的时候有明显的寒凉感向外透出。

7. 神经衰弱或者神经官能症导致的眩晕的典型体征

用掌心扪摸的时候患者头顶的两侧和头后明显发热，在枕部扪摸的时候是温凉感。在头后的部位有横行的凹陷或凹沟，按压的时候有疼痛感，用抓取的手法在这些位置抓取的时候有明显的寒凉感。用掌心扪按在五脏热穴，心脏和肝脏的热穴明显发热，扪按在中枢的位置处明显发热，用抓取的手法在这些位置抓取的时候有明显的寒凉感。用中指的指腹按压在太阳穴处、头顶的两侧、头后的两侧可以触压到多个结节并且有明显的压痛。按压在心宫处凹陷，按压在肩胛骨中间的心阴处有结节，按压在中枢有轻微的臌胀，按压在肝宫臌胀并且压痛。用抓取的手法在中枢和肝宫的位置抓取，初抓热感明显，久抓变为寒凉感。而在心宫、心阴的位置初抓就有明显的寒凉感向外透出。

8. 耳源性眩晕的典型体征

用手掌扪摸的时候头顶部明显发热。双侧对比触摸，患侧的山角线和头后的外侧有顺行的凹陷成沟状，在凹陷的位置按压的时候，有明显的疼痛感。用抓取的手法在这些部位抓取的时候有明显的寒凉黏腻感。用拇指的指端按压在患侧的枕骨大孔处有明显的压痛，按压在第2~4颈椎的棘突旁和横突旁有明显的压痛，弹拨的时候有疼痛性的条索。用双侧第2、3、4指的指腹相对用力触压患者双侧的耳部，患侧的耳门较健侧臌胀，按压时疼痛，患侧耳轮后侧正中下方凹陷，按压时疼痛，用抓取的手法在患侧耳门抓取的时候有明显的寒凉感向外透出。用掌心扪按在五脏热穴，肝脏和肾脏的热穴明显发热，扪按在中枢位置处明显发热。用中指的指腹按压在中枢的位置臌胀，按压在肝宫处臌胀，按压在肾宫处凹陷。用抓取的手法在这些位置抓取的时候有明显的寒凉感向外透出。

9. 头部外伤后导致的眩晕的典型体征

用掌心扪摸的时候头顶和头后部明显发热，枕部扪摸的时候温凉，用抓取的手法在这些位置抓取的时候有明显寒凉感。用中指的指腹在头顶的外侧，头后的外侧可以触压到数个结节并有明显的压痛。用拇指的指腹和其余四指的指腹相对用力捏拿颈部两侧的肌肉会有明显的僵硬感。用拇指的指端按压在第2~5颈椎的棘突旁和横突旁会有明显的压痛。用掌心扪摸在五脏的热穴处，肝脏和肾脏的热穴明显发热。用中指的指腹按压在肝宫的位置有轻度的臌胀，按压在肾宫的位置处有明显的凹陷。用抓取的手法在这些位置抓取的时候会有明显的寒凉感向外透出。

10. 贫血导致的眩晕的典型体征

用掌心扪摸的时候头顶和头后部有明显的发热，而枕骨的两侧有顺行的凹陷成沟状，用抓取的手法在这些位置抓取的时候有明显的寒凉感。用掌心扪摸在五脏热穴，肝脏的热穴明显发热，扪摸在中枢的位置明显发热。用中指的指腹按压在心宫、脾宫、肾宫的位置处都呈现凹陷的感觉，按压在肝宫的位置微微膨胀，用抓取的手法在这些位置抓取的时候有明显的寒凉感向外透出。

【其他检查】

血压测量：测量血压。观察血压有无异常可以排除高血压、低血压引起的眩晕。

实验室检查：血常规检查。观察血红蛋白和红细胞计数，排除贫血引起的眩晕。

心电图检查：观察心电图有无异常。可以排除心脏病变引起的眩晕。

X 线检查：颈椎 X 线检查。可以排除因颈椎骨关节病变和骨质增生引发的眩晕。

MRI 检查：颈椎、头颅 MRI 检查。可以排除椎动脉挤压引起的眩晕。可以排除脑血管病变，腔隙性脑梗引起的眩晕。

眼震电图：眼震电图检查。可以排除耳源性的眩晕。

【治疗原则】

清镇定眩、醒脑通窍、调理脏腑经络气血。

【手法治疗步骤解析】

1. 清镇定眩、醒脑通窍

患者俯卧位，医生位于患者的一侧，一只手的手掌扶按在患者头的前侧，以另一只手中指的指腹着力按压在患者的头顶，点按在头顶中央的凹陷处。指腹向下按压不移动，手腕部轻轻的前后摆动，当指腹处感觉微微发热的时候，用第 2、3、4 指的指腹顺向滑动摩搓头顶的凹陷处，当有热感明显外透的时候，用抓取的手法在滑摩的位置抓取先温热后寒凉的病邪之气向外透散。

医生用第 2、3、4 指的指腹处着力点压在头顶两侧山角线内侧的凹陷处，轻轻按揉。用指腹反复的顺向滑搓，当指腹处热感明显的时候，用抓取的手法抓取内里的病邪之气向外透散。

医生用第 2、3、4 指的指腹点压在头后正中的沟型凹陷处和头后两侧的凹陷处，按压揉搓。当指腹微微发热的时候，用顺向滑摩的手法在头后中间沟状凹陷处和两侧的凹陷处做反复顺向滑擦搓摩，当指腹热感明显的时候，用抓取的手法抓取内里寒凉的病邪之气向外透散。

医生用第 2、3、4 指的指腹从头顶中央的凹陷向头后中间的沟状凹陷处做反复的顺向滑擦搓摩，当指腹热感明显的时候，用抓取的手法从头顶的凹陷处反复移动抓取到头后的凹陷处。当掌心寒凉感明显的时候，用反复扫散的手法从头顶向头后移动扫散。再从头后向大椎扫散，治疗的目的是疏通头部的经络气血，清散中督线郁闭的气机，通阳开窍。用第 2、3、4 指的指腹沿着头顶两侧山角线内侧的凹陷向头后两侧的凹陷做反复的顺向滑擦搓摩，当指腹热感明显的时候，用抓取的手法从头顶两侧向头后两侧做反复的滑行移动的抓取，当掌心寒凉感明显的时候，用扫散的手法分别从头的两侧向下扫散到大椎处。治疗的目的是散除头部郁闭的病邪之气，疏通经气，活络通窍。

医生用中指的指腹点压在患者双侧的枕骨大孔和枕骨两侧的凹陷处，轻轻的按揉弹拨。用第2、3、4指的指腹在枕骨大孔和枕骨的凹陷处反复滑擦搓摩，当指腹热感明显的时候，用抓取的手法抓取内里寒凉的病邪之气向外透散，用扫散的手法将外透的病邪之气向大椎处扫散。治疗的目的是放松肌肉，扩张椎-基底动脉，提高大脑供血量，改善眩晕的症状。

医生用第2、3、4指的前端着力拍打叩击头顶和头后部的凹陷，目的是鼓荡气机，改善局部的血液循环。用第2、3、4指掌侧的指间关节着力击打头后部和枕部，操作的手法，是不要用力向下拍打，要用震荡弹跳的手法在局部击打出"啪啪"的声响，手法类似于"鸣天鼓"。只是操作的手法不同，把击打的范围加大了，击打的方法和力量改变了。治疗的目的是扩张椎-基底动脉和后脑血管，改善局部的血液循环障碍，醒脑通窍，消除眩晕的症状。

医生用中指的指腹点压大椎和中枢，按揉弹拨打开气门。用第2、3、4指的指腹滑动搓摩破散体表郁闭的气机，用抓取的手法从头顶处到头后部沿着脊柱经过大椎和中枢处，滑行移动的抓取寒凉的病邪之气向外透散，用扫散的手法沿着这条路径将外透的病邪之气从头顶滑行移动的扫散到腰骶处向外扫散驱除，治疗的目的是清热调气，降镇定眩。

医生用拇指和其余四指相对用力捏拿患者颈部的肌肉，用拇指的指端弹拨颈部条索状的肌肉挛缩。目的是放松肌肉，疏通经络，改善椎动脉和颈动脉的血液循环障碍。

医生用手指的前端着力从头顶向头后部再到双侧肩胛骨下沿以上的部位做反复的横向滑擦搓摩，以局部热感向外透散为度。治疗的目的是宣散头部和上焦郁闭的热邪，散火通络。用手指的前端着力从头顶处向头后部再向背部做反复的顺向滑擦搓摩，以局部明显发热为度，目的是疏通经络气血，散瘀行气。

2. 调理脏腑经络气血

患者俯卧位，医生位于患者的一侧。

（1）如果是高血压导致的眩晕：

医生用中指的指腹点压在患者头顶中督线的凹陷处和头后中督线的凹陷处，按揉弹拨破散郁闭的气机，用第2、3、4指的指腹沿着中督线做反复的顺向滑搓，以手指指腹热感明显为度。用抓取的手法从头顶向头后滑行移动抓取寒凉的病邪之气向外透出，用扫散的手法将外透的病邪之气向大椎扫散。

医生用2、3、4指掌侧的指间关节处着力，用拍打叩击的手法击打患者头后的凹沟处，从上向下反复移动击打，像"鸣天鼓"一样要击打出"啪啪"的声响。当指间寒凉感明显的时候，用中指的指腹点压按揉大椎打开穴门，用扫散的手法将头后透出的病邪之气经过大椎向下扫散。治疗的目的是疏通经络气血，清热降火，醒脑定眩。这样的手法操作可以帮助降低高血压症中的高压高。医生用中指的指腹点压按揉大椎、五脏热穴中肝脏的热穴和中枢打开气门，用顺向滑动搓摩的手法滑摩这些部位，破散郁闭的气机。用移动拍打叩击的手法从大椎处向下移动拍打以鼓荡气机，振奋经气，驱邪外出。医生用抓取的手法抓取内里的病邪之气向外透散，用反复扫散的手法从大椎处经五脏热穴、中枢向下扫散，以寒凉感透散的非常明显为度。治疗的目的是泻火通络。这样的手法操作可以帮助降低高血压症中的低压高。

医生用第2、3、4指的指腹处着力用滑动搓摩的手法从头顶两侧山角线的凹沟处向头后山角线下延的路径做反复顺向滑摩，当指腹处热感明显的时候，用抓取的手法抓取内里寒凉的病邪之气向外透散，用扫散的手法将外透的病邪之气向大椎扫散。用中指的指腹点压按揉中枢和肝宫打开气门，用抓取的手法抓取中枢和肝宫内里的病邪之气向外透出，用扫散的手法从大椎将外透的病邪之气经中枢、肝宫向腰骶部扫散。目的是疏通经络，平肝降逆。

医生双手相对用力放置在患者双侧的腋下，沿着腋中线做反复的顺向滑搓，当手指间寒凉感明显的时候，双手相对用力从上向下滑行移动的反复拍打腋中线，特别是左侧的腋中线。用抓取的手法从上向下移动，反复抓取寒凉的病邪之气向外透散，用扫散的手法将外透的病邪之气向腰骶处扫散驱除，治疗的目的是理气舒肝。各种手法相互配合共同使用，来完成散热潜阳，疏肝定眩的治疗目的。

（2）如果是脑动脉硬化或脑缺血导致的眩晕：

医生用第2、3、4指的指腹在头顶处和头后部做反复的顺向滑搓，特别是在头后部的顺向凹沟处要做重点滑摩。当指腹处热感明显的时候，用抓取的手法抓取这些部位内里寒凉黏腻的病邪之气向外透出，用扫散的手法将外透的病邪之气向大椎扫散。

医生用第2、3、4指掌侧的指间关节着力，用弹跳击打的手法叩击患者头后的凹沟处，从上向下反复的移动击打，要击打出"啪啪"的声响，目的是振奋经气，扩张基底动脉的血管通路，改善头部的供血障碍，以达到醒脑通窍的治疗目的。

医生用抓取的手法抓取气机鼓荡推动的病邪之气向外透散，用扫散的手法从头后将外透的病邪之气向大椎处扫散。用拇指的指腹按揉双侧的枕骨大孔，用反复抓取的手法抓取病邪之气外透，用扫散的手法将外透的病邪之气向大椎处扫散。治疗的目的是改善椎–基底动脉的嵌卡挤压，增加基底动脉对头部的供血。

医生用拇指的指端按压推揉第2~3颈椎横突的旁侧，弹拨松解肌肉的紧张痉挛，改善紧张的肌肉对椎动脉造成的扭转挤压，增加椎动脉对脑部的供血。用中指的指腹点压按揉五脏热穴中心脏肝脏的热穴和中枢，打开气门。用第2、3、4指的指腹在热穴和中枢的位置反复的滑动搓摩，当指腹处热感明显的时候，用抓取的手法抓取热穴和中枢的病邪之气向外透散，用扫散的手法从头顶处经过头后、枕部、五脏热穴、中枢向腰骶部扫散。

医生用中指的指腹点压肝宫，按揉弹拨打开气门。用反复抓取的手法抓取肝宫内里郁闭的病邪之气向外透散，用在肝宫反复扫散的手法破散肝宫郁闭的气机，用滑动扫散的手法将肝宫外透的病邪之气向腰骶部扫散。治疗的目的是清肝泻火，理气通络。各种手法相互配合共同使用，来完成平肝清热，通阳开窍，醒脑定眩的治疗目的。

（3）如果是腔隙性脑梗导致的眩晕：

医生用第2、3、4指的指腹按压在患者的头顶处，按照中督线和两侧山角线的路径做反复的滑动搓摩。当指腹处热感明显的时候，用抓取的手法抓取内里郁闭的病邪之气向外透散，用扫散的手法将外透的病邪之气向头的后部扫散。用中指的指腹点压按揉头后部山角线下延部位的凹陷处，用第2、3、4指的指腹滑搓凹陷的位置，同时滑搓头后枕部的双侧枕骨大孔的位置，用抓取的手法抓取头后寒凉邪气向外透出，抓取枕部先是温热感，而后变成寒凉感的病邪之气向外透散，用扫散的手法将头后的病邪之气向枕部扫散。

医生用第2、3、4指的掌侧指间关节处着力击打头后部和枕部发出"啪啪"的声响，目的是扩张局部血管，改善头部的供血障碍。当手指间寒凉感明显的时候，用扫散的手法将头后和枕部外透的病邪之气扫散到大椎。用中指的指腹点压在五脏热穴中肝脏的热穴、点压中枢，按揉弹拨打开气门。用第2、3、4指的指腹在热穴和中枢反复的滑摩以破散郁闭的气机。当指腹热感明显的时候，用抓取的手法抓取热穴和中枢郁闭的病邪之气向外透散。用扫散的手法从头顶经过头后部、枕部、大椎、五脏热穴、中枢，将病邪之气向腰骶处扫散。目的是通窍活络，理气化瘀，各种手法相互配合共同使用，来完成清热散瘀，理气活络，开窍定眩的治疗目的。

（4）如果是椎－基底动脉供血不足导致的眩晕：

医生用第2、3、4指的指腹在头顶发热的位置反复的滑搓，用抓取的手法抓取内里的寒凉邪气向外透散，用扫散的手法将外透的病邪之气向头后扫散。用第2、3、4指的指腹滑摩患者头后山角线下延的凹沟中，滑摩两侧枕骨大孔的位置，点压按揉这些部位。用第2、3、4指掌侧的指间关节处着力反复击打头后的凹沟处和枕骨大孔处，当手指间寒凉感明显的时候，用抓取的手法抓取内里寒凉的病邪之气向外透出，用扫散的手法将外透的病邪之气沿着脊柱向下扫散。目的是扩张椎－基底动脉的狭窄，改善血管对头部供血障碍，通阳开窍。

医生用中指的指腹点压五脏热肝脏的热穴和中枢，按揉弹拨打开气门，用抓取的手法抓取病邪之气向外透出，用扫散的手法从头顶经过头后、枕部、热穴、中枢，沿着脊柱向腰骶部扫散，目的是理气活络，行气开窍。

医生用拇指和第2、3、4指相对用力捏拿按揉第2~3颈椎的棘突旁和横突旁，弹拨松解肌肉的痉挛，消除挛缩的肌肉牵拉骨关节对椎动脉的挤压，用拍打叩击的手法击打第2~3颈椎的棘突旁和横突旁，用抓取的手法抓取寒凉的病邪之气向外透散，用扫散的手法将外透的病邪之气沿着脊柱向下扫散。治疗的目的是扩张颈部和椎动脉的血管，增加血流量，改善头部供血不足的症状。各种手法相互配合共同使用，来完成活血通络，祛瘀开窍，醒脑定眩的治疗目的。

（5）如果是颈椎病导致的颈性眩晕：

医生用拇指的指腹和其余四指的指腹相对用力捏拿在患者颈部的两侧，用按摩揉推的手法松解紧张痉挛的颈部肌肉。重点的部位是第2~3和第5~7颈椎的棘突旁和横突处，弹拨松解局部条索状的肌肉挛缩。目的是解除肌肉挛缩所造成的颈部活动障碍和由此导致的颈椎关节紊乱对椎动脉的挤压。

医生用第2、3、4指的指腹滑搓头顶中督线和两侧的山角线。当指腹热感明显的时候，用抓取的手法取邪外出，用扫散的手法驱邪外散。用第2、3、4指的指腹处滑搓头后的凹陷处，破散郁闭的气机。用第2、3、4指掌侧的指间关节着力反复击打头后的凹陷处和枕部。目的是鼓荡气机，扩张血管改善头部的供血障碍。

医生用反复抓取的手法抓取内里寒凉的病邪之气向外透出，用扫散的手法将外透的病邪之气沿着脊柱向下扫散。用中指的指腹点揉中枢打开气门，用抓取的手法取邪外出，用扫散的手法从头顶部沿着头后、枕部、大椎、中枢向腰骶处扫散，治疗的目的是理气散结，活络开窍。

医生用双手分别放置在患者双侧的颈肩处，用按揉捏拿的手法放松颈肩部的肌肉，目的是舒筋通络。各种手法相互配合共同使用，来完成祛瘀散结，舒筋活络，通窍定眩的治疗目的。

（6）如果是心脏病变导致脑供血不足引发的眩晕：

医生用中指的指腹处按揉凹陷的心宫打开气门，用手掌的掌心按摩搓揉心宫和肩胛骨内侧与脊柱之间的位置，当掌心热感明显的时候用扪按的手法扪按在心宫的位置处，让掌心中的热量透达到心宫的内里，治疗的目的是疏理气机，温补心阳。

医生用2、3、4指的指腹顺向反复滑搓头顶两侧山角线的内侧和头后两侧山角线下延的路径，当头顶和头后外透的温热感变成寒凉感的时候，用抓取的手法在头顶两侧向头后两侧反复地抓取寒凉的病邪之气向外透散，用轻轻扫散手法将外透的病邪之气向枕部扫散。用掌根和大、小鱼际反复的横向搓摩枕部，当局部热感明显的时候，用轻轻扫散手法从头后经过枕部沿着脊柱向下扫散，治疗的目的是透散头部郁闭的气机，通阳开窍，改善头部的供血障碍，消除眩晕的症状。

用中指的指腹点压按揉五脏热穴中心脏和肝脏的热穴，点压按揉双侧的肝宫，特别是左侧膜胀的肝宫，打开气门。用顺向滑摩的手法破散郁闭的气机，用抓取的手法抓取内里的病邪之气向外透散，用扫散手法将外透病邪之气从头顶经过头后、枕部、热穴、肝宫向腰骶部扫散，治疗的目的是理气通络。用掌根和大小鱼际再一次反复的搓摩心宫，以局部明显发热为度。用中指的指腹再一次按揉弹拨左侧的肝宫打开气门，用抓取扫散交替操作的手法反复抓、扫左侧的肝宫，以寒凉感明显外透为度。治疗的目的是补心泻肝，调理气机，补虚泻实。各种手法相互配合共同使用，来完成理气补虚，平肝泻实，通窍定眩的治疗目的。

（7）如果是神经衰弱或是神经官能症导致的眩晕：

医生用双手中指的指腹放置在患者头两侧颞部的太阳穴处，按揉弹拨局部的结节和条索。按揉头顶两侧和头后两侧疼痛的结节和条索，目的是疏通经络，散结止痛。

医生用第2、3、4指的指腹反复滑搓头顶两侧和头后两侧明显发热的位置，当指腹处热感明显的时候，用抓取扫散交替的操作手法将头顶的病邪之气向头后扫散，治疗的目的是清热开窍。

用中指的指腹点压按揉头后的横沟处破散郁闭的气机。用第2、3、4指掌侧的指间关节着力反复击打头后的横沟处，目的是振奋经气，醒脑通窍。当指间关节寒凉感明显的时候，用抓取的手法抓取内里的病邪之气向外透出，用扫散的手法将外透的病邪之气向下扫散。用中指的指腹点压按揉五脏热穴中心脏和肝脏的热穴，点压按揉中枢处的结节打开气门。用抓取的手法抓取病邪之气外透，用扫散的手法从头顶经过头后、热穴、中枢向腰骶部扫散。

医生用中指的指腹点揉心宫，肩胛骨中间的心阴和肝宫打开气门。用按摩搓揉的手法搓摩心宫和心阴位置，用抓取扫散反复交替操作的手法破散肝宫郁闭的气机。用滑摩轻轻扫散的手法将心宫、心阴外透的病邪之气疏导引领到肝宫，并在肝宫用反复扫散的手法将病邪之气向腰骶扫散，治疗的目的是疏通气机，补心平肝。用掌根和大、小鱼际缓缓地揉摩头后的凹沟和枕部，以局部微微发热为度。目的是理气安神。各种手法相互配合共同使用，来完成清心降火，理气安神，醒脑通窍的治疗目的。

（8）如果是耳源性眩晕：

医生用拇指的指腹按揉第 2~4 颈椎的棘突旁和横突旁，松解颈部肌肉的紧张痉挛，缓解痉挛的肌肉对神经和血管的挤压。按压弹拨双侧的枕骨大孔，特别是患侧的枕骨大孔，改善椎－基底动脉的供血障碍和对枕大神经和耳大神经的挤压。

医生用中指的指腹点压按揉头顶两侧的山角线旁的凹陷处和头后外侧的凹沟，用第 2、3、4 指的指腹顺向滑搓凹陷的部位，当指腹热感明显的时候，用抓取的手法从头顶向头后移动抓取，并用扫散的手法从头顶向头后扫散。用第 2、3、4 指掌侧的指间关节处着力击打头后特别是枕骨大孔的位置，目的是振奋经气，扩张血管，消除水肿，当指间寒凉感明显的时候，用抓取的手法在头后和枕部反复抓取寒凉黏腻的病邪之气向外透出，用扫散的手法将外透病邪之气沿着脊柱向下扫散。

医生用中指的指腹点压按揉耳门的位置，轻轻的摆动滑摩破散郁闭的气机，用抓取的手法反复抓取内里寒凉的病邪之气向外透散，按揉耳后耳轮中间下方的凹陷处，轻轻的摆动揉摩，破散郁闭的气机，用抓取扫散交替操作的手法将外透的病邪之气沿着颈部的外侧向下扫散，治疗的目的是扩张耳部的血管，消除水肿，减轻前庭的各种压力，缓解眩晕的症状。

医生用中指的指腹点压按揉五脏热穴中肝脏、肾脏的热穴和中枢的位置处，打开气门。用第 2、3、4 指的指腹做上下顺向的反复滑搓以破散郁闭的气机。当指腹处热感明显的时候，用抓取的手法从热穴处向中枢的位置移动抓取寒凉的病邪之气向外透散，用扫散的手法从头顶经过头后、枕部、热穴、中枢沿着脊柱向腰骶部扫散，治疗的目的是清热泻火，通络开窍。

医生用中指的指腹点压按揉臌胀的肝宫和凹陷的肾宫，用掌心处着力反复搓揉两侧的肾宫，以局部明显发热为度。用抓取扫散交替操作的手法反复的抓、扫肝宫，并将外透的病邪之气向腰骶部扫散，治疗的目的是补肾平肝，理气通络。各种手法相互配合共同使用，来完成滋阴潜阳，降火通络，散瘀定眩的治疗目的。

（9）如果是头部外伤后导致的眩晕：

医生用中指的指腹点压按揉头顶外侧和头后外侧的结节处，弹拨松解痉挛。用第 2、3、4 指的指腹在头顶和头后发热的位置做反复的顺向滑搓，目的是破散郁闭的气机，扩张局部的微循环。用拍打叩击的手法轻轻地击打这些部位，以震荡扩张深层的血管，改善局部的供血障碍。用扫散的手法抓取内里寒凉的病邪之气向外透散，用抓取的手法将外透的病邪之气沿着脊柱向下扫散，目的是祛瘀泻热，开窍醒脑。

医生用拇指的指腹按揉第 2~5 颈椎的棘突旁和横突处，松解肌肉痉挛。如果有颈椎小关节的紊乱移位，就需要运用手法整复归位，目的是消除颈部肌肉痉挛或者是小关节紊乱移位造成的脑供血不足导致的眩晕症状。

医生用中指的指腹点压按揉五脏热穴中肝脏、肾脏的热穴和中枢的位置打开气门，用抓取的手法抓取内里郁闭的病邪之气向外透出，用扫散的手法从头顶经过头后、枕部、热穴、中枢沿着脊柱向腰骶处扫散，目的是疏通经络，理气泻火。

医生用中指的指腹点压按揉臌胀的肝宫和凹陷的肾宫，打开气门。用掌心着力缓缓地揉摩双侧的肾宫，以局部明显发热为度。用抓取扫散交替操作的手法反复抓、扫肝宫，并将肝宫外透的病邪之气向腰骶处扫散，治疗的目的是平肝补肾，理气通络。各种手法相互配合共同使用，来完成散瘀通络，平肝补肾，通窍醒脑的治疗目的。

（10）如果是贫血导致的眩晕：

医生用第2、3、4手指的指腹在患者头顶和头后发热的位置做反复顺向滑搓，在头后和枕部两侧的凹沟中做反复的顺行滑扫。用抓取的手法轻轻抓取这些位置内里的病邪之气向外透出，用滑动扫散的手法缓缓的向下扫散。用第2、3、4指的指前端处着力在头后的凹沟处做反复的顺向滑摩搓揉，以局部微微发热为度。治疗的目的是理气清热，活络通窍。

医生用中指的指腹点压按揉五脏热穴中肝脏的热穴和中枢的位置打开气门，用抓取的手法抓取内里郁闭的病邪之气向外透出，用扫散的手法从头顶开始经过头后、枕部、热穴、中枢沿着脊柱向腰骶部扫散，用中指的指腹点压按揉心宫、脾宫和肾宫打开气门。用掌心着力环摩搓揉的手法分别搓揉心宫、脾宫和肾宫，当掌心处热感明显的时候，用扪按的手法将掌心的热量分别透达到心、脾、肾三宫的深处，目的是补益心、脾、肾三脏的气机，温阳透热，刺激增加三脏的生理功能。用掌根和大、小鱼际处在心宫、脾宫和肾宫做反复缓慢的顺向搓摩，目的是调理气机。

医生用中指的指腹点压按揉肝宫打开气门。用抓取的手法反复抓取内里郁闭的气机向外透散。用扫散的手法将外透的病邪之气向腰骶处扫散。治疗的目的是补虚泻实，理气平肝。各种手法相互配合共同使用，来完成理气补虚，醒脑通窍，安神定志的治疗目的。

六、失眠

【病因病机】

由于心神失养或者心神不安引起的经常不能获得正常睡眠，或者是睡眠时间和深度不够，以及消除疲劳的作用不足为特征的一类病证，是临床常见的病证之一。

失眠的病位在心，它的发病原因又和肝气郁结，心虚胆怯，脾气亏虚，肾阴耗伤，胃失和降密切相关。主要的病因病机就是心、胆、脾、肾的阴阳失调，气血失和，由此导致了心神失养或者是心神不安。

如果是因为思虑太过损伤了心脾，脾虚生化之源亏虚，无法奉养心神，就会造成心脾两虚，气血不足，心神失养而导致失眠。

如果是因为遇事受到惊恐，神魂不安，就会造成心胆气虚而导致心神不安，夜不能寐。如果是因为情志不遂，郁怒伤肝，肝气郁结而化火，扰动了心神，而使心神不安而失眠。

或者是因为宿食停滞，脾胃受损，酿生痰热，壅遏在中焦。使胃气失和，痰热上扰而导致失眠。

或者是因为房劳过度，肾阴耗伤，水火不济，心肾不交，阴虚火旺，心火独亢而导致失眠。

或者是因为喜、怒、忧、思、恐五志过极而化火，影响脏腑功能失调，引起心神不安而导致失眠。失眠的实证大多是由于心火炽盛，肝郁化火，痰热内扰等引起的心神不安所造成的。失眠的虚证大多是由于心脾两虚，心虚胆怯，阴虚火旺等引起心神失养所导致的。

失眠在西医大多诊断为神经衰弱，神经官能症，或者是焦虑证所造成的失眠症。

【临床表现】

失眠是由心神不安或者是心神失养，神不守舍而导致的入睡困难或者是睡而易醒，醒后入睡困难，甚至彻夜难眠为主要症状的病症。由于发病原因的不同，在睡眠障碍的特点和伴有的症状又有不同的区别。

如果是心脾两虚所导致的失眠。失眠的特点是入睡尚好，但在睡眠中多梦易醒，醒后再次入睡困难。同时伴有心悸健忘，头晕目眩，四肢倦怠，神疲食少，面色无华的症状。

如果是心肾不交，阴虚火旺所导致的失眠。失眠的特点是心烦意乱，入睡困难，或者是刚刚入睡即醒。同时伴有心悸不安，五心烦热，头晕耳鸣，口干咽燥，腰膝酸软的症状。

如果是肝郁化火扰心所导致的失眠。失眠的特点是失眠多梦，或者是彻夜不眠。同时伴有头昏头胀，性情急躁易怒的症状。

如果是痰热内扰所导致的失眠。失眠的特点是睡眠不深不安，时睡时醒，并且多梦，梦境多为噩梦。同时伴有心烦口苦，胸闷痰多，头晕目眩的症状。

如果是心胆气虚所导致的失眠。失眠的特点是失眠多梦，患者会频频从噩梦中惊醒，或者是感觉整夜都在做噩梦。同时伴有心慌心悸，胆怯易惊，苦口咽干的症状。

【手法检查】

患者俯卧位，医生用掌心扪按在患者的头部从前向后顺序触摸诊查。在患者的头顶处，头后部和枕部都有明显的热感。特别是头顶的后侧热感更加明显。在大椎的位置和五脏热穴的位置，并且沿着脊柱向下扪摸诊查的时候都会有明显发热的感觉。用手掌在这些部位滑动摩擦热感会更加明显。

1. 心脾两虚失眠的典型体征

医生在五脏热穴扪摸诊查，心脏和脾脏热穴的热感会更加明显。在左侧肩胛骨中间和肩胛骨的外侧缘触摸按压诊查，可以触按到结节并且有明显的压痛。用抓取的手法在这些位置抓取的时候会先有明显的温热感而后变成寒凉感。在脾宫的位置按压诊查的时候，脾宫微微凹陷，用抓取的手法抓取的时候有明显的寒凉感和微微的黏腻感。

2. 心肾不交，阴虚火旺失眠的典型体征

医生在五脏热穴处扪摸检查，心脏和肾脏热穴的热感会更加明显。在心宫的位置按压的时候可以触按到结节。在左侧肩胛骨中间和肩胛骨的外侧缘处可以触按到结节和条索，并且有明显的压痛。用抓取的手法在这些位置抓取的时候，会先有温热感向外透出而后变成寒凉感。在肾宫的位置按压诊查的时候，双侧肾宫微微凹陷，用抓取的手法抓取的时候有明显的寒凉感。

3.肝郁化火导致失眠的典型体征

医生在五脏热穴处扪摸诊察，心脏和肝脏的热穴会更加明显的发热。在心宫的位置按压的时候可以触按到结节和条索。在左侧肩胛骨的中间和外侧缘可以触按到结节和条索，并且会有明显的压痛。用抓取的手法在这些位置抓取的时候，先有温热感而后会变成寒凉感。在肝宫的位置按压诊查的时候，肝宫微微膨胀并且有明显的压痛。用抓取的手法抓取的时候会有温热感而后变成寒凉感。从颈部到腰部双侧棘突旁的肌肉紧张僵硬，但是没有明显的压痛。

4.痰热内扰失眠的典型体征

医生在五脏热穴处扪摸诊查，心脏和脾脏热穴的热感会更加明显，在左侧肩胛骨的中间和外侧缘按压的时候可以触压到结节和条索。在脾宫的位置按压诊查，双侧脾宫微微膨胀并且有明显的压痛。在肾宫的位置按压诊查，双侧肾宫微微凹陷。用抓取的手法在这些位置抓取的时候有明显寒凉黏腻的感觉。

5.心胆气虚失眠的典型体征

医生在五脏热穴处扪摸诊查，心脏和肝脏热穴的热感会更加明显，在左侧肩胛骨中间的位置和外侧缘按压的时候可以触压到结节。在肝宫的位置按压诊查，双侧肝宫微微凹陷，向下按压的时候虚软无力。用抓取的手法抓取的时候会有明显的寒凉感向外透出。

【其他检查】

实验室检查：血液检查。血液化验中血糖检查可以排除糖尿病引发的失眠。

心电图检查：心电图检查。可以排除心肌缺血、心率失常异常搏动和其他心脏病变引发的失眠。

B超检查：甲状腺B超检查。可以排除甲状腺功能亢进引发的失眠。

CT检查：颅脑CT检查。可以排除颅内病变引发的失眠。

【治疗原则】

清热降火、镇静安神、调理气机。

【手法治疗步骤解析】

1.清热降火、镇静安神

患者俯卧位，医生位于患者的一侧。用第2、3、4指的指腹在患者的头顶做反复的前后顺向滑摩，以有明显的温热感向外透散为度。目的是疏通头部的经络气血，清散头部的热邪。用抓取的手法从头顶向头后和枕部做反复的滑行移动的抓取，以开始的温热感消散变成明显的寒凉感为度，目的是散除头部的热邪。

医生用中指的指腹点压大椎和双侧的肺宫，按揉弹拨打开气门，用第2、3、4指的指腹在大椎和两侧的肺宫作反复的横向滑摩，破散体表郁闭的气机。用抓取的手法在大椎和两侧的肺宫处抓取寒凉的病邪之气向外透散，目的是宣散郁闭的肺气，破散上焦的火热邪气。

医生用滑行抓取的手法从头顶到头后和枕部再一次抓取寒凉的病邪之气外透，用扫散的手法将外透的病邪之气从头顶沿着头后、枕部向大椎处扫散，再用双手同时从大椎处向两侧的肺宫处扫散。双手同时在肺宫抓取病邪之气外透，并同时将肺宫外透的病邪之气向两侧的肩部扫散驱除。治疗的目的是清泻头部郁闭的火热之气，将透散的病邪之气经大椎导引到两侧肺宫向外扫散驱除。

医生握拳，中指的指间关节向前突出，用突出的指间关节从上向下依次点压五脏的热穴和中枢，按揉弹拨打开气门。依次沿着棘突和棘突的两旁这三条路径从上向下按揉弹拨到腰骶处，目的是破散郁闭的经络气血，疏通督脉。用第2、3、4指的指腹反复的滑动搓摩五脏热穴和中枢，以温热感明显透散为度。用指腹沿着棘突的上端和两旁这三条路径反复的滑摩搓擦，目的是透散体表闭郁的病邪之气。用抓取的手法在五脏热穴抓取先温热后寒凉的病邪之气向外透散，在中枢抓取寒凉的病邪之气向外透散，在棘突的上端和棘突的两侧抓取寒凉的病邪之气向外透散。最后用扫散的手法将外透的病邪之气从五脏热穴和中枢沿着棘突上端和棘突两侧这三条路径向腰骶处扫散。治疗的目的是取邪外透，降火泻热。

医生用中指的指腹点压在左侧肩胛骨中间和外侧缘的结节处，按揉弹拨松解痉挛。用第2、3、4指的指腹从左侧肩胛骨的外侧缘向下沿着腋中线和腋中线的背侧线做循环往复的滑摩搓擦，以局部有明显的寒凉感向外透散为度。用抓取的手法抓取内里寒凉的病邪之气向外透散，用扫散的手法将外透的病邪之气沿着左侧的腋中线和腋中线的背侧线这两条路径向下扫散。目的是疏肝理气，清心泻火。

医生用拇指的指腹和其他各指的指腹相对用力，捏拿患者的颈部，按摩推揉颈部两侧的肌肉，以肌肉的紧张僵硬感舒缓松软为度。用掌根和大、小鱼际沿着脊柱和脊柱两侧的肌肉反复的按摩推揉，以紧张僵硬的肌肉舒缓松软为度。治疗的目的是放松肌肉，同时舒缓紧张焦虑的情绪，安定神志。

医生用第2、3、4指的指腹在患者的头后和枕部做反复的横向滑摩，透散头部的热邪。用掌根和大、小鱼际在头后和枕部做先快速，逐渐缓慢的横向滑摩，目的是散除头部的热邪，改善头部的血液循环障碍，增加头部的供血量，安神定志。

医生用手掌放置在患者的背部，从颈肩部到背部和腰部用横向滑摩搓擦的手法循环往复的搓摩颈、肩、背、腰部，以局部松软为度。治疗的目的是放松肌肉，舒缓紧张焦虑的情绪，安定心神，改善失眠的症状。

2. 调理气机

（1）如果是心脾两虚失眠：

患者俯卧位，医生位于患者的一侧。医生用中指的指腹按揉心宫和脾宫，打开气门。用掌根和大小鱼际按摩搓揉心宫和脾宫，调理郁闭的气机，恢复心、脾二脏的生理功能，用突出的中指指间关节点压按揉中枢打开气门，用掌根和大、小鱼际按揉搓摩中枢，疏通郁闭的气机。用抓取的手法在心宫、脾宫和中枢抓取内里的病邪之气向外透散，用推搓的手法将外散的病邪之气向腰骶部推摩导引，用扫散的手法从腰骶部将病邪之气向下扫散驱除。治疗的目的是解郁散结，恢复心、脾的生理功能。

医生用第2、3、4指的指腹在患者头后和枕部做反复的横向滑动搓摩，在五脏的热穴做反复的上下搓摩。用抓取的手法在这些位置抓取先温热而后寒凉的病邪之气向外透出，用扫散的手法将外透的病邪之气沿着脊柱向腰骶处扫散，治疗的目的是泄热降火。用掌根和大小鱼际在头后部和枕部做先稍重而后逐渐减轻的反复横向滑动搓摩，并且逐渐的经过颈部向下滑行移动到颈根部位，治疗的目的是疏通经络，放松肌肉，定志安神。各种手法相互配合共同使用，来完成补益心脾，行气通络，定志安神的治疗目的。

（2）如果是阴虚火旺、心肾不交失眠：

医生用中指的指腹点压在左侧肩胛骨的中间和肩胛骨的外侧缘，按揉弹拨这些位置的结节，用抓取的手法抓取内里寒凉的病邪之气向外透散，用扫散的手法将外透的病邪之气向中枢扫散，用突出的中指指间关节按揉弹拨中枢，用第2、3、4指的指腹在中枢反复地滑摩破散郁闭的气机，用抓取的手法抓取中枢内里的病邪之气向外透散，用扫散的手法将外透的病邪之气沿着脊柱向腰骶处扫散。治疗的目的是清散心阴郁闭的气机，打开中枢，通利心、肾的交通路径。

医生用中指的指腹点揉弹拨肾宫，打开肾宫的气门。用横向搓摩的手法反复搓揉双侧的肾宫，以局部微微发热为度。目的是调理气机，滋补肾阴。

医生用中指的指腹点压按揉五脏的热穴，特别是心脏和肾脏的热穴打开气门。用第2、3、4指的指腹沿着五脏的热穴做反复的上下滑动摩搓，用抓取的手法抓取内里的病邪之气向外透散，用扫散的手法将外透的病邪之气沿着脊柱向腰骶处扫散，治疗的目的是降火泄热。

医生用掌根和大、小鱼际在头后部和枕部做反复的横向搓摩，频率是先快速再逐渐变得缓慢，同时逐渐的向颈部滑行移动。当移动到颈根处的时候，用推搓手法沿着棘突的两侧做轻柔的反复搓摩，目的是放松肌肉，稳心安神。各种手法相互配合共同使用，来完成滋阴降火，清心安神的治疗目的。

（3）如果是肝郁化火失眠：

医生握拳，用中指突出的指间关节按揉弹拨五脏的热穴，特别是心脏和肝脏的热穴，打开气门。用指间关节点压按揉中枢打开气门。用第2、3、4指的指腹从五脏热穴到中枢的位置做反复的顺向滑动摩搓，当指端感觉热邪明显向外透散的时候，用抓取的手法从五脏热穴一直到中枢的位置，反复抓取病邪之气。当温热的邪气散尽，寒凉的病邪之气向外透出的时候，用扫散的手法将外透的病邪之气沿着脊柱向腰骶处扫散，治疗的目的是打开中枢，泄热降火。

医生用中指的指腹点压按揉心宫处的结节和条索，点揉左侧肩胛骨中间和外侧边缘处的结节和条索。用抓取的手法抓取内里寒凉的病邪之气向外透散，用第2、3、4指的指腹沿着双侧腋中线和腋中线背侧线这两条路径反复的上下滑摩，用双手相对用力拍打两侧的腋中线以鼓荡气机，用双手相对用力从肩胛骨的外侧缘抓取病邪之气向外透散，并沿着腋中线和腋中线的背侧线向下滑动扫散，最后将病邪之气疏导引领到腰骶处向外扫散驱除。治疗的目的是疏肝解郁，行气散邪。

医生握拳，用突出的中指指间关节点压在双侧肝宫的位置，按揉弹拨打开气门，用抓取的手法抓取内里寒凉的病邪之气向外透散，用扫散的手法将外透的病邪之气向腰骶处扫散。用掌根和大小鱼际在胸椎两侧的肌肉做反复的按摩推揉，目的是放松肌肉，舒缓紧张焦虑的状态。

医生用手掌在背部做反复的上下滑摩搓擦，当热感明显的时候，用扫散的手法将病邪之气向腰骶处扫散，治疗的目的是散热降火。各种手法相互配合共同使用，来完成清肝泄热，理气安神的治疗目的。

（4）如果是痰热内扰失眠：

医生以中指突出的指间关节点压五脏热穴，特别是心脏、脾脏和肾脏的热穴，按揉弹拨打开热穴的气门，用抓取的手法抓取内里寒凉的病邪之气向外透散。

医生用指间关节按揉弹拨中枢和胃宫打开气门，用抓取的手法抓取内里寒凉黏腻的病邪之气向外透散。用指间关节按揉弹拨脾宫和大肠宫，用第2、3、4指的指腹从热穴处沿着脊柱经过胃宫一直到中枢做反复的滑摩搓擦，用拍打叩击的手法从热穴沿着脊柱一直拍击到中枢，用抓取的手法从热穴移动抓取到中枢，用扫散的手法从热穴向下经过胃宫、中枢、脾宫将外透病邪之气扫散到大肠宫，最后从大肠宫向外扫散驱除。治疗的目的是清热降逆，和胃泄壅。用指间关节再一次点压胃宫、脾宫和大肠宫，按揉弹拨打开气门，用抓取扫散交替操作的手法将胃宫、脾宫外透的寒凉黏腻的病邪之气向下扫散到大肠宫，并从大肠宫向外扫散驱除。治疗的目的是和胃健脾，理气化痰，用中指的指腹点压按揉两侧的肾宫，用手掌在两侧肾宫作反复的横向搓摩，以局部微微发热为度。目的是滋补肾阴。医生用手掌在患者双侧的肩部和背部做反复的横向滑摩搓揉，目的是放松肌肉，透散热邪，速度和力量由重、快逐渐轻、慢。用第2、3、4指的指腹按照先快后慢的节律滑摩搓擦患者的头后部和枕部，目的是安神定志。各种手法相互配合共同使用，来完成清热化痰，和中安神的治疗目的。

（5）如果是心胆气虚失眠：

医生用中指的指腹点压在心宫的位置，按揉弹拨心宫处的结节和条索。用抓取的手法轻轻的抓取心宫内里寒凉的病邪之气向外透散。用搓摩的手法沿着肩胛骨的内侧反复的上下搓摩，目的是驱散病邪之气但不至于伤气太过，在驱邪散邪之后又补益心气。

医生用中指的指腹点压按揉左侧肩胛骨的中间和肩胛骨外侧缘这些位置的结节和条索。用抓取的手法抓取内里寒凉的病邪之气向外透散，用扫散的手法将外透的病邪之气沿着左侧的腋中线向下扫散，治疗的目的是清散心阴的病邪之气，舒肝行气降逆。

医生用中指的指腹点压按揉双侧的肝宫和双侧的肾宫，用横向搓摩的手法反复地搓摩肝宫和胃宫，以局部微微发热为度。目的是滋补肝肾的阴精，引火下行。用双手的手掌放置在患者两侧的腋下，用滑动搓摩的手法沿着腋中线做反复的上下搓摩，目的是舒肝、行气、解郁。

医生用中指的指腹点压按揉五脏的热穴，特别是心脏和肝脏的热穴，点压按揉中枢。用第2、3、4指的指腹在热穴到中枢的位置，做反复的顺向滑摩搓擦，当指腹热感明显的时候，用抓取的手法从热穴到中枢的位置反复的抓取内里寒凉的病邪之气向外透散，用扫散的手法将热穴和中枢外透的病邪之气沿着脊柱向下扫散，治疗的目的是清热泄火。用掌根和大、小鱼际从颈肩部向下沿着脊柱的两侧按摩推揉，以紧张僵硬的肌肉舒缓柔软放松为度。治疗的目的是放松僵硬的肌肉，舒缓紧张的心理状态。用手掌反复的横向滑摩搓擦颈、肩部和背部的肌肉，速度由快逐渐变慢。用第2、3、4指的指腹横向滑摩患者的头后部和枕部，最后在枕部滑摩的时候缓缓结束治疗，目的是散热除烦，安志定神，各种手法相互配合共同使用，来完成滋肝肾之阴，补心宫之气，清热除烦，安神定志的治疗目的。

七、心悸

【病因病机】

心悸是因为外感或者是内伤导致气血阴阳的亏虚，心失所养；或者是痰饮、瘀血阻滞，心脉不畅，从而引起心中急速地跳动，惊慌不安，甚至不能自主的病证。常常是因为情志波动或者是劳累过度而发作。

由于身体虚弱，或者是劳欲过度导致气血阴阳亏虚，心脉失养而引发心悸。或者是由于七情所伤，恼怒忧思悲哀过度，扰动心神，使心神动摇不能自主而发为心悸。

或者是由于饮食劳倦，伤脾生痰伤气所导致。或者是痰火扰心而心悸；或者是心血亏虚，心失所养而心悸。或者是由于劳累过度，久病体虚，耗伤气血，心失所养而心悸。

或者是感受风、寒、湿外邪的侵袭，邪气内侵于心，痹阻了心脉，心的气血运行受阻而心悸。

西医大多诊断为心律失常，心动过速，心动过缓，过早搏动，心神经官能症等病证。

【临床表现】

心悸的临床表现大多是虚实夹杂的症状。发作的时候表现为心慌不安，心跳剧烈，神情紧张，不能自主。患者常常自觉心跳停顿，或者是咽喉阻塞，呈现一过性或是阵发性的发作，或者持续时间稍长，可以一日数次的发作。也可以数日发作一次。同时伴有胸闷不适，气短喘促，心胸疼痛，神疲乏力，头晕失眠，不能平卧的症状。脉象搏动或快速，或缓慢，或忽跳忽止，节律不齐。症状的发作常常由于情志的刺激，紧张惊恐，劳累过度，饱食饮酒等因素诱发。

【手法检查】

心悸的手法检查要分别从胸侧和背侧两个方面进行检查。

患者仰卧位医生位于患者的一侧，用双手第 2、3、4 指的前端处相对用力按压在患者颈部的两侧，对比触摸按压诊查。在左侧胸锁乳突肌的锁骨端和前斜角肌的锁骨端有明显的肌肉紧张痉挛，并且有压痛。在前斜角肌的前侧，颈总动脉的后侧轻轻按压的时候，可以触碰到迷走神经，稍重的按压可以引发心悸的症状。

医生用掌心扪按在锁骨中间下方的第 2~3 肋的肋间肌处，如果心悸的病症是实证，双侧对比左侧的第 2~3 肋间肌锁骨中间下方的位置会有轻度的高凸，扪按的时候局部的温度稍稍增高发热，按压的时候疼痛。如果心悸的病症是虚证，双侧对比左侧第 2~3 肋间肌的位置处会轻度凹陷，轻轻拍打的时候呈空鼓声，凹陷的位置处压痛。

患者俯卧位，医生位于患者的一侧，用双手第 2、3、4 手指的前端相对用力按压在患者颈部的两侧，对比触摸诊查。

患者双侧颈部的肌肉紧张僵硬，在左侧第 2~3 颈椎的横突旁有明显的压痛，左侧的斜角肌和胸锁乳突肌从颞骨乳突一直到锁骨处都有明显的肌肉紧张痉挛，并且有明显的压痛。在第 3~6 胸椎左侧的横突旁触摸按压的时候有结节，并且有明显压痛。在横突旁和结节处用抓取的手法抓取的时候有明显的寒凉感。

1. 肝气郁结心悸的典型体征

医生用双手第2、3、4手指的前端放置在患者双侧腋下触摸诊查，在沿着双侧腋中线按压的时候，左侧腋中线沿线臟胀并且压痛。用第2、3、4指的指腹在心宫的位置按压诊查，局部有结节并且有压痛。用抓取的手法在局部抓取的时候有明显的寒凉感。在肝宫按压诊查的时候，肝宫特别是左侧的肝宫处有明显的结节并且压痛。

2. 心血瘀阻心悸的典型体征

医生用第2、3、4指的指腹处着力在心宫的位置滑动触按诊察，可以触压到明显的结节，按压这个结节的时候有明显的压痛。用抓取的手法在心宫的结节抓取的时候有明显的寒凉黏腻感。用拇指的指腹按压在第5~7左侧颈椎横突的旁侧有明显的压痛。

3. 痰火扰心心悸的典型体征

医生用掌心扪按在五脏热穴，心脏和脾脏的热穴温度增高发热，用第2、3、4指的指腹在心宫的位置滑动诊查可以出触压到一个结节，按压结节的时候有明显的疼痛。在脾宫滑动诊查的时候，局部臟胀僵硬并且压痛，用抓取的手法在心宫、脾宫抓取的时候有明显的黏腻感。

4. 阴虚火旺心悸的典型体征

医生用掌心扪按在五脏热穴，心脏肝脏和肾脏的热穴温度增高发热，用第2、3、4指的指腹在心宫的位置滑动按压诊查的时候，可以触压到结节和条索，弹拨这些结节和条索的时候有明显的疼痛。用拇指的指腹按压在第5~7颈椎左侧的棘突旁和左侧的横突旁有明显的压痛。

5. 气血不足心悸的典型体征

医生用第2、3、4指的指腹在心宫的位置滑动诊察，心宫凹陷。在脾宫的位置滑动诊查，脾宫凹陷。在凹陷处按压的时候有疼痛感。用抓取的手法在心宫和脾宫抓取的时候有明显的寒凉感向外透出。

【其他检查】

血压检查：测量血压。观察血压的升高和降低对心悸的影响。

实验室检查：血常规检查，可以排除贫血、血小板减少、细菌、病毒的感染。血清检查可以测定总甲状腺素的功能。

心电图和动态心电图的检查可以帮助确诊。

【治疗原则】

行气化瘀通络，调理气机。

【手法治疗步骤解析】

1. 行气化瘀通络

患者仰卧位，医生位于患者的一侧。手指手掌平伸，放置在患者胸侧的锁骨下端，以中指的指腹处着力从右侧到左侧，沿着锁骨下端的第2~3肋间肌滑动按压。左侧第2~3肋间肌锁骨中间的下方较右侧轻微凹陷，如果是肝气郁结的时候则高凸，在凹陷或高凸的位置有明显的压痛。医生用第2、3、4指的指腹在左侧第2~3肋间肌处做反复的滑动揉搓。目的是放松紧张痉挛的肌肉，疏通郁闭的经络气血。用中指的指端在凹陷的位置按揉弹拨，用抓取的手法在凹陷的位置反复抓取寒凉的病邪之气向外透散，治疗的目的是散寒通络，行气通脉。

医生用拇指的指腹放置在患者颈部的左侧，用按摩推揉的手法放松左侧的胸锁乳突肌和斜角肌，解除肌肉的紧张痉挛。用滑动推摩的手法从头后侧沿着肌肉的行走路径向锁骨反复推搓，顺理肌肉中的结节和条索。

医生用拇指的指腹沿着斜角肌的前缘，颈总动脉的后侧反复推揉，目的是刺激迷走神经和交感神经，使其恢复正常的生理功能。用小鱼际着力在颈部的左侧做反复的上下搓摩。目的是理气、通络、定悸。

如果患者同时伴有胸部疼痛的症状，医生以掌根和大鱼际着力沿着第2~5肋左侧的胸肋关节做反复的搓摩，用中指的指腹点压按揉胸肋关节的疼痛点，用抓取的手法在疼痛的位置反复抓取寒凉的病邪之气向外透散，目的是散瘀通络，行气止痛。如果患者同时伴有心胸闷胀的症状，医生以小鱼际着力，沿着胸骨中间的位置做反复的搓摩，用中指的指腹点压按揉在平2~5胸骨中间位置的疼痛点。用抓取的手法在疼痛的位置反复地抓取寒凉黏腻的病邪之气向外透散，用扫散的手法将外透的病邪之气沿着身体的正中线向脐下扫散。治疗的目的是通脉行气，活络稳心。

2. 调理气机

患者俯卧位，医生位于患者的一侧。

医生用右手拇指的指腹放置在患者颈部的左侧，其余四指放置在颈部的右侧。各个手指同时相对用力，用按揉推拿的手法松解紧张痉挛的颈部肌肉。用拇指的指腹推揉左侧的胸锁乳突肌和斜角肌，从颞骨乳突向下到锁骨的胸侧做反复的推搓，以肌肉舒缓柔软为度。用拇指的指端弹拨推揉第2~3颈椎左侧横突旁的结节和条索；用拇指的指腹在第2~3颈椎左侧的横突旁侧从上向下反复推搓；用拇指的指端按揉弹拨第5~7颈椎左侧棘突旁和横突旁的结节和条索；用拇指的指腹从上向下反复推搓第5~7颈椎左侧的棘突旁和横突旁。目的是刺激交感神经，恢复心脏正常的生理功能。

医生用拇指的指腹反复按揉患者左侧的冈上肌、肩胛提肌和小菱形肌，松解肌肉的紧张痉挛。用抓取的手法抓取内里寒凉的病邪之气向外透出，用扫散的手法将外透的病邪之气向肩部扫散。用突出的中指指间关节处着力点压在第3~6胸椎左侧横突的旁侧按揉弹拨，松解横突旁侧的结节和条索。用掌根和大、小鱼际处着力在第3~6胸椎左侧横突的旁侧做从上向下的反复推揉，以局部微微发热为度，用抓取的手法在这些位置抓取寒凉黏腻的病邪之气向外透散。用突出的中指指间关节点压左侧的心宫，按揉推压，用抓取的手法反复抓取寒凉的病邪之气向外透散。用掌根和大小鱼际着力反复从上向下搓摩心宫，以局部微微发热为度。治疗的目的是理气通络，散瘀、宁心、定悸。

（1）如果是肝气郁结所引发的心悸：

医生用突出的中指指间关节着力点压患者的心宫和肝宫，按揉弹拨。用掌根和大、小鱼际着力在心宫和肝宫的位置反复的推揉搓摩，用抓取的手法在心宫和肝宫抓取寒凉的病邪之气向外透散，用扫散的手法将心宫外透的病邪之气经过肝宫向腰骶部扫散，治疗的目的是行气散寒，导滞通络。各种手法相互配合共同使用，来完成理气通络，通脉、宁心、定悸的治疗目的。

（2）如果是心血瘀阻所引发的心悸：

医生用拇指的指端着力反复按揉弹拨第7颈椎棘突左侧和左侧颈根部的肌肉，用拍打扣击的手法反复击打这些部位，用抓取的手法抓取寒凉的病邪之气向外透散。治疗的目的是松解肌肉的痉挛，改善紧张痉挛的肌肉对神经和血管的卡压和刺激，缓解心悸的症状。用突出的中指指间关节处着力点压心宫，按揉弹拨心宫位置处的结节和条索。用抓取的手法抓取心宫内里寒凉黏腻的病邪之气向外透散。用扫散的手法将外透的病邪之气沿着脊柱向下扫散，目的是散寒、化瘀、通络。用手掌反复搓摩心宫，以局部明显发热为度，目的是温阳、行气、散瘀。用突出的中指指间关节点压肝宫和脾宫，按揉弹拨打开气门，用抓取的手法抓取肝宫、脾宫内里的病邪之气向外透散，用扫散的手法将心宫外透的病邪之气，经过肝宫脾宫向腰骶处扫散，治疗的目的是理气散瘀。用掌根和大小鱼际处着力，用按揉推搓的手法从心宫处向下沿着足太阳膀胱经反复的搓摩，目的是活血化瘀，疏通经路。各种手法相互配合共同使用，来完成行气化瘀通络，宁心定悸的治疗目的。

（3）如果是痰火扰心所引发的心悸：

医生用中指的指端点压五脏热穴中心脏和脾脏的热穴，按揉弹拨打开气门。用第2、3、4指的指腹在心脏和脾脏的热穴反复滑摩，目的是破散体表郁闭的气机。用抓取的手法抓取心脏、脾脏热穴内里的病邪之气向外透散，用扫散的手法将外透的病邪之气沿着脊柱向下扫散，目的是清热、行气、安神。用突出的中指指间关节点压心宫，按揉弹拨打开气门，用抓取的手法抓取心宫内里寒凉黏腻的病邪之气向外透散。用突出的中指指间关节点压脾宫和大肠宫，用抓取的手法抓取病邪之气向外透散，用扫散的手法将心宫外透的病邪之气经过脾宫疏导引领到大肠宫向下扫散驱除。用掌根和大、小鱼际处着力反复地推搓足太阳膀胱经。治疗的目的是行气除湿祛痰，理气通络。各种手法相互配合共同使用，来完成理气除湿，通络定悸的治疗目的。

（4）如果是阴虚火旺所引发的心悸：

医生用突出的中指指间关节点压在患者五脏热穴中心脏、肝脏和肾脏的热穴，按揉弹拨打开穴门。用第2、3、4指的指腹反复滑摩三脏的热穴地，破散体表郁闭的气机，用抓取的手法在心、肝、肾三脏热穴反复的抓取内里寒凉的病邪之气向外透散。用扫散的手法将外透的病邪之气沿着脊柱向腰骶部扫散，目的是清热降火，宁心定悸，用突出的中指指间关节着力点压心宫，轻轻地按揉弹拨局部的结节和条索。用抓取的手法抓取心宫内里的病邪之气向外透散，用指间关节点压肝宫，按揉弹拨打开气门，用抓取的手法抓取肝宫的病邪之气向外透散，用扫散的手法将心宫外透的病邪之气，疏导引领经过肝宫向腰骶部扫散。治疗的目的是行气散郁，用掌根和大、小鱼际着力放置在腰部肾宫的位置，用搓摩的手法反复的横向搓摩肾宫，以局部明显发热为度。目的是滋补肾阴，益气安神。各种手法相互配合共同使用，来完成清热降火、宁心、定悸的治疗目的。

（5）如果是气血不足引发的心悸：

医生用中指的指腹按压在心宫的位置，轻轻的按揉心宫处的结节，用抓取的手法轻轻抓取心宫内里寒凉的病邪之气向外透散。用手掌着力沿着肩胛骨内侧缘和脊柱之间的位置反复的按揉搓摩，以局部温热感明显为度。治疗的目的是温阳行气，益气安神。用掌根和大、小鱼际着力沿着背部足太阳膀胱经从上向下反复的按摩推揉，目的是行气通络。用手掌在脾宫和肾宫的位置反复的环转按摩搓揉，以局部热感明显为度。用扪按的手法将掌心中的热量透达到脾宫和肾宫的内里，治疗的目的是温补脾肾。各种手法相互配合共同使用，来完成理气补虚，安神定悸的治疗目的。

八、胸痹心痛

【病因病机】

胸痹心痛是在身体正气亏虚的状态下，又受到了痰浊、瘀血、气滞，寒凝等致病原因的侵扰，从而引发心脉的痹阻不畅，以膻中的位置或者是在左侧胸部呈现发作性憋闷、疼痛为主要症状表现的一种病证。

由于年老体虚，心气不足，心阳不振，血脉失于温煦。或者是由于气机鼓动无力而使心脉痹阻不通。或者是由于恣食肥甘厚味，损伤了脾胃，聚湿成痰，从而导致气机不畅而痹阻心脉；或者是由于忧思伤脾，脾虚气结，从而导致痰瘀交阻，气血不畅而痹阻心脉。或者是由于郁怒伤肝，肝失疏泄，从而导致肝郁气滞，气血运行不畅而痹阻心脉。或者是由于素体阳虚，又感伤了阴寒之邪，从而导致寒凝气滞，胸阳不振，血行不畅而痹阻心脉。

胸痹心痛的主要病机是心脉痹阻。病理变化大多为本虚标实或虚实夹杂。病位以心为主，又与肝、脾、肾三脏的功能失调相互关联。标实的症状大多以血瘀的表现最为突出，本虚的症状大多以心气虚最为常见，又兼夹杂着脾、肾二脏阴阳气血的亏虚。

胸痹心痛在西医大多诊断为心肌缺血，冠心病，心绞痛等病证。认为直接发病原因是由于心肌的供血不足。各种导致心肌血液或者是血氧的供应例如血管痉挛，或者是增加氧气的消耗例如剧烈的运动，心率加快等因素，都可以诱发心绞痛。而在安静状态下发作的心绞痛则是冠状动脉痉挛所导致的。

【临床表现】

胸痹心痛在临床发作的时候，轻者只是偶尔的发生短暂轻微的胸部沉重，憋闷和隐痛。在胸部膻中的位置或者是左胸的位置有不适感。严重者会在胸骨的后面或者是左胸部发生剧烈的疼痛，疼痛呈现压榨样的绞痛、刺痛、胀痛，或者是烧灼样痛。疼痛会向咽喉或胃脘部放射，或者是向左侧的肩背，并且沿着手臂内侧手少阴心经的循行部位向小指放射，但是持续的时间会比较短暂。同时还会伴有心悸、气短、喘促，呼吸不畅，惊恐不安，冷汗自出，面色苍白等症状。

胸痹心痛常常因为情志波动，气候变化，暴饮暴食，劳累过度等原因诱发，也可以在无明显诱因的情况下突然发病，或者是在安静的时候发病。

劳累型心绞痛多由年老体虚，心气不足，气机鼓动无力而导致，疼痛大多是因为体力劳动或者是过度劳累，或者是其他增加心肌耗氧量的情况下所引发。

不稳定型心绞痛多由脾虚湿盛，痰浊闭阻，气血运行不畅而导致，疼痛大多在没有明显诱因的情况下发作，在运动或劳累的时候加重，而且会频繁的发作。

稳定型心绞痛多由肝郁气滞，气血运行不畅而导致，疼痛在运动或情绪激动的时候发作。疼痛的时间大多比较短暂。

　　卧位型心绞痛多由寒凝气滞，血行不畅，瘀血痹阻所导致，疼痛常常在半夜休息或熟睡的时候发生，偶尔在午睡或休息的时候发生。

　　各种心绞痛的症状会时作时止，反复发作，大多数的患者在休息或者是消除致病诱因后症状都可以缓解。

【手法检查】

　　患者卧位，医生位于患者的一侧，检查的顺序是先胸侧然后背侧。

1. 劳累型心绞痛的典型体征

　　患者仰卧位，医生用第2、3、4指的指腹在双侧第2~3肋间肌的位置滑动按压诊查。在左侧第2~3肋间肌与锁骨中间段下方交接点的位置微微的凹陷。用掌心在局部扪摩诊查，局部的温度较右侧增高。用中指的指腹在第2~3肋间肌处按压的时候局部明显的疼痛，用抓取的手法在局部抓取的时候有明显的寒凉感向外透出。用拇指的指腹在左侧胸锁关节的周围按压的时候有明显的疼痛。用拇指的指端弹拨胸锁关节的时候会引发心中的悸动。用掌心在膻中的位置和左侧第2~5胸肋关节处扪按检查时，这些位置轻度的发热。用中指的指腹在这些位置按压的时候会有明显的疼痛。用抓取的手法在这些位置抓取的时候有明显的寒凉感。用掌心在左侧乳头垂直下方与第5~6肋间肌交点的位置扪按检查的时候局部微微的发热，用中指的指腹触按诊查的时候这个位置较右侧凹陷，并且有明显的压痛。

　　患者俯卧位，医生用第2、3、4指的指腹按压在心宫的位置触摸诊察，心宫的位置凹陷。深按压的时候里面有结节，按压弹拨结节的时候有明显的疼痛。用抓取的手法在心宫的位置抓取，有明显的寒凉感向外透出。用拇指的指腹在左侧第5颈椎～第1胸椎横突的旁侧按压诊查的时候有明显的压痛，弹拨这些位置的时候有明显的条索状痉挛。

2. 不稳定型心绞痛的典型体征

　　患者仰卧位，医生用第2、3、4手指的指腹在胸部两侧的第2~3肋间肌对比滑行触按诊查，在左侧第2~3肋间肌与锁骨中间下方交接点按压这个位置轻微的高凸，伴有明显的压痛。用掌心在这个位置扪按诊查的时候局部发热，用抓取的手法在这个位置抓取，有明显的寒凉黏腻的感觉。用掌心在膻中的位置和左侧第2~5胸肋关节扪按诊查的时候这些位置轻度的发热，用中指的指腹在这些位置按压的时候有明显的压痛，用抓取的手法在这些位置抓取时，有明显的寒凉黏腻感。

　　患者俯卧位，医生用第2、3、4手指的指腹按压在心宫的位置触摸诊查，心宫的位置凹陷，用稍重的力量向下按压的时候可以触摸到深处有结节，弹拨这些结节的时候有酸闷疼痛的感觉。用抓取的手法在心宫抓取，有明显的寒凉黏腻感。用拇指的指腹在左侧第2~3颈椎的横突旁和第6颈椎～第1胸椎左侧的横突旁按压的时候有明显压痛，弹拨这些位置的时候有明显的结节和条索状的痉挛。

3. 稳定型心绞痛的典型体征

　　患者仰卧位，医生以第2、3、4指的指腹在胸部两侧的第2~3肋间肌的位置对比滑行触按诊查，左侧第2~3肋间肌与锁骨中间下方交接点的位置稍稍高凸，弹拨的时候有片状的结节并且有明显的疼痛感。用掌心在这个位置扪按诊查的时候局部发热，用抓取的手法在这个位置抓取的时候有明显的寒凉感。用拇指的指端在左侧胸锁关节周围按压弹拨可以引发心中的悸动感。用掌心在膻中的位置和第2~5胸肋关节处扪按诊查，这些位置有明显的发热，用中指的指腹在这些位置按压的时候有明显的疼痛，用抓取的手法在这些位置抓取的时候有明显的寒凉感。用第2、3、4指的指腹在左侧平第4肋腋窝下端按压的时候局部有一个圆形的结节，按压弹拨这个结节的时候有明显的疼痛感。用抓取的手法在这个结节和向下的腋中线抓取的时候有明显的寒凉感。

患者俯卧位，医生用第2、3、4指的指腹按压在心宫的位置触摸诊查，心宫的位置处凹陷，深按压的时候局部有结节和条索，弹拨这些结节和条索的时候有明显的疼痛。用抓取的手法在心宫抓取的时候有明显的寒凉感。在左侧肩胛骨的外侧按压的时候，肩胛骨外侧边缘处有结节，按压肩胛骨中心的位置有结节，按压这些结节的时候有明显的疼痛。用抓取的手法在这些位置抓取的时候有明显的寒凉感。用拇指的指端在第5颈椎～第4胸椎的横突处按压的时候有明显疼痛，弹拨这些位置的时候有结节和条索。

4.卧位型心绞痛的典型体征

患者仰卧位，医生以第2、3、4指的指腹在胸部两侧的第2~3肋间肌的位置对比滑行触按诊查，左侧第2~3肋间肌与锁骨中间下方交点的位置凹陷，用掌心在这个位置扣按诊查的时候局部寒凉，用抓取的手法在这个位置抓取的时候局部有明显的寒凉感。用拇指的指腹在左侧胸锁关节的位置按压的时候，胸锁关节的周围都有压痛。用拇指的指端弹拨这个位置的时候会引发心中的悸动。在左侧第2~5胸肋关节和膻中的位置按压的时候有明显的压痛。用抓取的手法在这些位置抓取的时候有明显的寒凉感。在乳头垂直下方与第5~6肋间肌交接点的位置按压的时候局部凹陷并且有明显的压痛。用抓取的手法在这个位置抓取的时候有明显的寒凉感。在左侧平第4肋的腋窝下按压的时候有一个明显的结节，按压这个结节明显疼痛。在这个结节的位置和向下沿着腋中线抓取的时候有明显的寒凉感。

患者俯卧位，医生用第2、3、4指的指腹在心宫的位置触摸按压诊查。心宫的位置凹陷，深按压有结节和条索并且有明显的压痛。用抓取的手法抓取的时候有明显的寒凉感。用拇指的指端在左侧肩胛骨的外侧缘和肩胛骨的中心触摸按压的时候这些位置有结节和条索，并且有明显的压痛。用抓取的手法在这些位置抓取的时候有明显的寒凉感。用拇指的指端在第5颈椎～第3胸椎横突旁，第1~5胸椎的棘突旁按压的时候有明显的压痛。用中指的指端在第10胸椎的棘突上端按压的时候有明显的压痛。用抓取的手法在这些位置抓取的时候有明显的寒凉感。

【其他检查】

实验室检查：血液检查。可以观察白细胞是否增多，血沉是否增快，血清酶是否升高，空腹血糖是否增高。血脂测定血清胆固醇，三酰甘油以及低密度脂蛋白是否增高。

心电图检查：心电图是必备的检查方法。必要的时候还可以做动态心电图，运动试验心电图和超声心动图检查以明确诊断。

【治疗原则】

活血通络，祛邪补虚，调理气机。

【手法治疗步骤解析】

1.活血通络、祛邪补虚

患者卧位，医生位于患者的一侧。

（1）如果是劳累型心绞痛：

患者仰卧位，医生以掌根和大小鱼际放置在患者左侧第2~3肋间肌处，用按揉搓摩的手法反复横向搓揉肋间肌，以局部明显发热为度。目的是放松肌肉，疏通经络气血。用中指的指腹点压按揉第2~3肋间肌处，特别是锁骨中间下方的肋间肌处。目的是松解痉挛缓解疼痛的症状。用抓取的手法在肋间肌抓取寒凉的病邪之气向外透散，用扫散的手法将外透的病邪之气向同侧的肩部扫散驱除，治疗的目的是散瘀祛邪，扩张局部的微循环，改善心肌的供血量，消除血管痉挛产生的疼痛。需要注意的是，在治疗的时候不要过度的抓扫，以免引起心悸。医生用拇指的指腹按揉左侧的胸锁关节，用推搓的手法推揉锁骨的上侧和下侧，目的是刺激神经和血管，疏通经络。用掌根和大、小鱼际反复的按摩推搓左侧第2~5胸肋关节和膻中的位置，用中指的指腹点揉第2~5胸肋关节的疼痛点，用抓取的手法在疼痛的位置抓取寒凉的病邪之气向外透散，用扫散的手法将外透的病邪之气向下扫散，治疗的目的是解郁宽胸，行气除闷。用掌心反复的搓摩左侧第5~6肋间肌，特别是与乳头垂直下方相交的位置。以局部明显发热为度。目的是疏通经气，温补宗气。

患者俯卧位，医生用中指的指腹点压在患者背部左侧心宫的位置，按揉弹拨心宫处的结节和条索，用抓取的手法抓取寒凉的病邪之气向外透散，用扫散的手法将外透的病邪之气向下扫散，要注意的是在治疗的时候要多抓少扫，以免过度的扫散耗散气机。手法治疗的目的是散寒化瘀，行气通络止痛。用掌根和大、小鱼际处在肩胛骨的内侧缘与脊柱之间反复的搓摩，以局部明显发热为度。治疗的目的是活血散瘀，行气止痛。

（2）如果是不稳定型的心绞痛：

患者仰卧位，医生以掌根和大小鱼际反复按摩搓揉患者左侧的第2~3肋间肌，用中指的指腹点压按揉肋间肌，特别是锁骨中间垂直向下与肋间肌相交的位置周围，弹拨内里深处的结节样痉挛，用第2、3、4指的前端处着力，以拍打叩击的手法击打肋间肌处，目的是鼓荡气机，振奋经气。用抓取的手法抓取内里寒凉黏腻的病邪之气向外透散，用扫散的手法将外透的病邪之气向同侧的肩部扫散，目的是散痰湿，行气滞，祛邪通脉。用掌根和大小鱼际反复的按揉推搓左侧第2~5胸肋关节和膻中的位置。用中指的指腹点压按揉第2~5胸肋关节的疼痛点，用抓取的手法在疼痛的位置抓取寒凉黏腻的病邪之气向外透散。用扫散的手法将外透的病邪之气向下扫散，治疗的目的是行气除湿，化痰宽中，散邪止痛。

患者俯卧位，医生用中指的指腹点压按揉患者心宫位置内里的结节，弹拨松解痉挛。用抓取的手法抓取心宫内里寒凉黏腻的病邪之气向外透散，用扫散的手法将外透的病邪之气向下扫散，治疗的目的是行气化瘀，解痉散结止痛。用掌根和大、小鱼际处反复的推搓心宫，以局部明显发热为度。目的是理气散瘀，温补心气。

（3）如果是稳定性心绞痛：

患者仰卧位，医生以掌根和大、小鱼际处着力，用按摩搓揉的手法反复的推搓患者左侧第2~3肋间肌处。用中指的指腹点压按揉第2~3肋间肌内里的结节。目的是松解痉挛，疏通经络气血。用拍打叩击的手法击打肋间肌以鼓荡气机，振奋经络气血。用抓取的手法抓取肋间肌内里寒凉的邪气向外透散，用扫散的手法将外透的病邪之气向同侧的肩部扫散，治疗的目的是散寒祛邪，化瘀行气止痛。用拇指的指腹按揉左侧的胸锁关节，推搓锁骨的上侧和下侧，目的是疏通经络。用第2、3、4指的指腹按揉左侧平第4肋腋中线胸侧线和腋中线处的结节，用拍打叩击的手法击打腋中线和结节，用抓取的手法从结节处沿着腋中线抓取寒凉的病邪之气向外透散，用扫散的手法从腋窝下沿着腋中线和腋中线胸侧线这两条路径将外透的病邪之气向下扫散驱除，治疗的目的是疏肝理气解郁，调气行瘀止痛。用掌根和大小鱼际反复地按摩推揉左侧第2~5胸肋关节和膻中的位置，用抓取的手法抓取内里寒凉的邪气向外透散，用扫散的手法将外透的病邪之气向下扫散，治疗的目的是行气畅中，散结止痛。用搓摩的手法反复搓摩左侧第2~5胸肋关节，以局部明显发热为度。目的是疏通经气，宽胸止痛。

患者俯卧位，医生用中指的指腹点压按揉患者的心宫，弹拨深处的结节和条索。目的是松解痉挛，通畅气机。用抓取的手法抓取心宫内里的寒凉邪气向外透散，用扫散的手法将外透的病邪之气向下扫散，目的是散寒化瘀，行气止痛。用掌根和大、小鱼际反复的在左侧肩胛骨的内侧缘和脊柱之间按摩推揉，目的是松解痉挛，疏通经络气血。用抓取的手法抓取内里的寒凉邪气向外透散，用扫散的手法将外透的病邪之气向下扫散，治疗的目的是散寒化瘀，通络止痛。用推搓的手法从心宫沿着左侧胸椎横突的位置反复的推揉搓摩，以局部明显发热为度。目的是通调气机，活血通络。

（4）如果是卧位型心绞痛：

患者仰卧位，医生以掌根和大、小鱼际反复地按摩搓揉患者左侧第2~3肋间肌，以局部明显发热为度。用中指的指腹点压按揉肋间肌的结节和条索，用拍打叩击的手法击打这些结节和条索，以此来鼓荡郁闭的气机，振奋经络气血。用抓取的手法抓取内里的寒凉邪气向外透散，用扫散的手法将外透的病邪之气向同侧的肩部扫散，治疗的目的是化瘀散寒，行气止痛。用拇指的指腹按揉左侧的胸锁骨关节，推揉锁骨的上侧和下侧，目的是疏通经络，解痉止痛。用第2、3、4指的指腹按揉左侧平第4肋腋中线和腋中线胸侧线中的结节，用拍打叩击的手法击打结节和腋中线的位置，用抓取的手法抓取内里的寒凉邪气向外透散，用扫散的手法将外透的病邪之气沿着腋中线向下扫散，治疗的目的是疏肝理气，解郁止痛。用掌根和大、小鱼际反复的推搓左侧第2~5胸肋关节和膻中，用抓取扫散交替操作的手法将内里的寒凉邪气向下扫散驱除。用搓摩的手法反复推搓左侧第2~5胸肋关节和膻中，以局部发热为度，目的是散寒化瘀，活血宽中，行气止痛。用搓摩的手法反复搓摩左侧第5~6肋间肌处，以局部发热为度。目的是行气化瘀，温补宗气。

患者俯卧位，医生用中指的指腹点压按揉心宫，弹拨深处的结节和条索，用抓取的手法抓取内里的寒凉邪气向外透出，用扫散的手法将外透的病邪之气向下扫散。用掌根和大、小鱼际反复搓揉左侧肩胛骨内侧缘与脊柱之间的位置。用抓取扫散交替操作的手法将外透的病邪之气向下扫散驱除，治疗的目的是散寒化瘀，行气通脉止痛。用按摩搓揉的手法在心宫的位置反复的搓摩，以局部明显发热为度。目的是温通心脉，散寒化瘀止痛。

2. 调理气机

（1）如果是年老体虚，心气不足，气机鼓动无力而导致的胸痹心痛。

患者俯卧位，医生以拇指的指腹处着力，用按摩推揉的手法反复按揉患者左侧第 5 颈椎～第 1 胸椎横突的旁侧，弹拨局部的结节和条索。目的是松解颈部的肌肉痉挛，调理交感神经和血管的功能紊乱导致对心脏的刺激。用掌根和大、小鱼际反复地按揉左侧的冈上肌和大、小菱形肌，松解肌肉痉挛，扩张局部的微循环，同时疏通经络，活血化瘀，行气止痛。用按摩推搓的手法沿着左侧胸椎的棘突旁和足太阳膀胱经反复的推揉，以局部明显发热为度。目的是疏通经络，调理气机。各种手法相互配合共同使用，来完成疏通经络，鼓动心脉，止痛的治疗目的。

（2）如果是脾虚湿盛，痰浊闭阻，气血运行不畅而导致的胸痹心痛：

患者俯卧位，医生以拇指的指腹着力，用按摩推揉的手法反复的按揉患者左侧第 2 颈椎～第 1 胸椎横突的旁侧，弹拨这些部位的结节和条索。目的是调理交感神经，松解肌肉痉挛对神经和血管挤压所导致的对心脏的刺激。用中指的指腹点压胃宫、脾宫和大肠宫，按揉弹拨打开气门。用拍打叩击的手法拍打胃宫、脾宫和大肠宫以振奋经气，鼓荡气机，用抓取的手法抓取胃宫脾宫和大肠宫内里寒凉黏腻的病邪之气向外透散，用扫散的手法将胃宫、脾宫的病邪之气疏导引领到大肠宫，并从大肠宫向外扫散驱除，治疗的目的是行气化痰，除湿泄浊。用手掌反复横搓双侧的肺宫，以局部微微发热为度。用按摩搓揉的手法反复推搓肩胛骨内侧缘与脊柱之间的菱形肌，以局部发热为度。用按摩推搓的手法沿着足太阳膀胱经从上向下反复的推搓。目的是散寒解郁，升降气机，行气止痛。各种手法相互配合共同使用，来完成祛湿化痰，通阳散寒，散结止痛的治疗目的。

（3）如果是肝郁气滞，气血运行不畅而导致的胸痹心痛：

患者俯卧位，医生以拇指的指腹按压在患者左侧第 5 颈椎～第 4 胸椎的横突旁侧，按揉弹拨这些部位僵硬痉挛的肌肉，松解由此产生的结节和条索。目的是刺激交感神经，调节由此引发的心脏功能的紊乱。用突出的中指指间关节按压在第 10 胸椎棘突的周围，按揉弹拨松解结节和条索。用抓取的手法抓取内里寒凉的病邪之气向外透出，用扫散的手法将外透的病邪之气向腰骶处扫散，治疗的目的是行气散寒，祛邪化瘀止痛。用掌根和大、小鱼际反复地按揉左侧肩胛骨的内侧缘，肩胛骨的外侧缘，肩胛骨中心的部位和肩胛骨下角的部位。用中指的指腹弹拨松解这些位置中的结节，用拍打叩击的手法拍打这些位置以鼓荡气机，振奋经气。用抓取的手法抓取这些位置内里的寒凉邪气向外透散，用扫散的手法将外透的病邪之气向下扫散。用中指的指腹点压在胃宫、肝宫、脾宫和大肠宫的位置，按揉弹拨打开气门。用拍打叩击的手法振奋经气，用抓取扫散交替操作的手法将胃宫脾宫肝宫的病邪之气疏导引领到大肠宫，用扫散的手法将病邪之气从大肠宫向外扫散驱除。治疗的目的是疏肝理脾，调气散瘀，祛寒止痛。用第 2、3、4 指的指腹按压在左侧胁下腋中线和腋中线背侧线这两条路径，按揉弹拨松解痉挛。用拍打叩击的手法从腋下沿着这两条路径向下移动击打。目的是疏通肝气。用抓取扫散交替操作的手法将这两条路径中透散出来的寒凉邪气疏导引领到大肠宫向外扫散驱除。治疗的目的是疏肝解郁，散结止痛。用掌根和大、小鱼际处反复的按摩搓揉从第 1 胸椎～第 12 胸椎棘突的旁侧和肩胛骨内侧缘的菱形肌，以局部发热为度。反复地推搓左胁腋中线和腋中线的背侧线，以发热为度。治疗的目的是行气、化瘀、止痛。各种手法相互配合共同使用，来完成疏肝理气，调畅气机，缓急止痛的治疗目的。

（4）如果是寒凝气滞，血行不畅，瘀血痹阻的胸痹心痛：

患者俯卧位，医生以拇指的指腹按揉弹拨左侧第5颈椎～第3胸椎的横突旁，松解肌肉的痉挛，消除紧张痉挛的肌肉对神经和血管的挤压刺激，用突出的中指指间关节按揉弹拨第1~5胸椎的棘突旁侧，特别是反复按揉左侧的棘突旁侧。目的是松解肌肉痉挛，刺激交感神经，使心脏恢复其正常的生理功能。用突出的中指指间关节按揉弹拨第10胸椎的棘突上端和棘突的两侧，用拍打叩击的手法击打棘突的位置以振奋经气，用抓取的手法抓取内里的寒凉邪气向外透散，用扫散的手法将外透的病邪之气向腰骶扫散，目的是散除寒凉的邪气，缓解心痛的症状。用中指的指腹点压按揉肺宫、心宫、肝宫脾宫和大肠宫，打开各宫的气门，用抓取的手法抓取各宫的病邪之气向外透散，用扫散的手法将各宫外透的病邪之气疏导引领到大肠宫，并从大肠宫向外扫散驱除。治疗的目的是疏通各个脏腑的经络气血，祛除病邪之气所导致的气血郁滞，调畅气机，和血通脉。用掌根和大、小鱼际反复按摩搓揉左侧肩胛骨的内侧缘，外侧缘肩胛骨的中心位置和肩胛骨的下角，用拍打叩击的手法振奋经络气血，用抓取的手法在这些位置抓取寒凉的病邪之气向外透出用扫散的手法将外透的病邪之气向下扫散，治疗的目的是化瘀散寒，通络止痛，为了防止手法驱邪伤气太过，要用搓摩的手法反复搓摩肩胛骨周围的各个部位。目的是收敛气机，固收阳气。用第2、3、4指的指腹点压按揉左胁下的腋中线和腋中线背侧线这两条路径，用抓取扫散交替操作的手法将外透的病邪之气向下扫散，治疗的目的是疏肝理气，行气散瘀止痛。用按揉推搓的手法在左侧肩胛骨的周围，左侧的胁下和足太阳膀胱经的位置反复的搓摩，以局部明显发热为度，治疗的目的是疏通经络气血，理气温阳通脉。各种手法相互配合共同使用，来完成散寒化瘀，通畅气机，散瘀止痛的治疗目的。

九、胃痛

【病因病机】

胃痛也称作胃脘痛。由于外感邪气，内伤饮食，情志不遂等原因导致脏腑功能失调，气机阻滞，胃失所养而引发的，以上腹胃脘的部位疼痛为主证的病症。由于外感寒凉邪气使脘腹部受凉，寒凉邪气内客于胃。或者是因为过食寒凉生冷的食物损伤了胃腑，导致气机凝滞，胃气不和，胃部收引挛缩而作痛。

或者是因为饮食不节制，暴饮暴食损伤了脾胃，导致胃中气机受阻，胃气失和而引发疼痛。

或者是因为情志不遂，忧思恼怒，使肝失疏泄，导致气机阻滞，横逆犯胃，胃失和降而引发胃痛。

或者是因为过多过久的服用寒凉性质的药物，导致脾胃虚弱，脾胃的阳气受到损伤，气机凝滞而引发胃痛。

无论是邪扰胃腑的实证，还是胃失所养的虚证，最终都会导致胃气失和，气机不利，胃失濡养而发生胃痛，这是胃痛发生的主要病因病机。

胃痛是临床常见的病证。西医大多诊断为急性或慢性胃炎，胃痉挛，消化道溃疡，胃黏膜脱垂症，胃神经官能症等疾病。

【临床表现】

胃脘部疼痛，和饮食不节制，情志不遂，受寒劳累等因素有关。

如果胃痛并且胀满，以胀为主，痛无定处，时痛时止的病位大多在气。如果胃痛持续并且刺痛，以痛为主，痛有定处的，病位大多在血。因为外感寒凉邪气，或者是过食生冷，或者是暴饮暴食的胃痛大多会突然的爆发。而因为肝郁气滞，或者是脾胃虚弱的胃痛大多会逐渐的发作。

如果是外感寒凉邪气，寒邪内客于胃，就会见到胃痛突然发作，疼痛剧烈，喜暖恶寒，得温痛减，遇寒加重的症状。

如果是饮食不节制，暴饮暴食导致的胃痛，就会见到胃脘疼痛胀满拒按，嗳腐吞酸的症状。

如果是情志不遂，肝气犯胃导致的胃痛，就会见到胃脘胀满疼痛，胸闷胁胀，心烦易怒，嗳气叹息的症状。

如果是瘀血停滞所导致的胃痛，就会见到胃脘疼痛，痛有定处，疼痛点固定不移，按压的时候疼痛加重，疼痛的时间持久，入夜后会加重的症状。

如果是脾胃阳虚所导致的虚寒胃痛，就会见到胃中隐隐作痛，绵绵不休，喜温喜按，在空腹的时候疼痛明显，遇到寒凉和劳累的时候加重的症状。

【手法检查】

患者仰卧位，医生位于患者的一侧。以第 2、3、4 指的远端着力触摸按压诊查。

如果在患者胸骨剑突下扪按的时候有明显的寒凉感，用指端轻轻按压的时候局部肌肉紧张，用稍重的力量按压的时候剑突下有一个结节，在结节的下方有一个粗大的条索一直到脐的上方，按压结节和条索的时候有明显的压痛，用抓取的手法沿着结节和条索轻轻抓取的时候有明显的寒凉感并且掌心黏腻感明显的，这大多是外感寒凉邪气或者是过食生冷所引发的胃痉挛的病症。

如果触摸的时候胸骨剑突下膜胀，用稍重的力量按压的时候会触压到一个圆形的结节，在结节的下方有一条粗大的条索一直到脐的上方，在胸骨剑突下的结节处，两侧第9~12肋的内侧边缘处，脐上的条索处按压的时候都会有明显压痛。这大多是暴饮暴食所引发的胃炎或者是慢性胰腺炎的病症。

如果是胸骨剑突下压痛，并伴有胀满不适的大多是慢性胃炎。

如果是胸骨剑突下和脐上都有压痛的大多是急性胃炎。

如果是胃脘和两侧肋弓的内侧缘都有压痛的大多是慢性胰腺炎。

如果触摸的时候在胸骨剑突下有一个圆形的结节，在结节的下方有一个粗大的条索，同时腹部膜胀，轻轻拍打的时候砰砰如鼓声。在双侧腋窝下一横掌的下端处有一个结节，按压结节并且沿着腋中线向下移动按压的时候有明显压痛的。这大多是肝气犯胃所引发的胃神经官能症。

如果触摸的时候胸骨剑突下紧张僵硬，用稍重的力量触摸按压的时候深处有数个结节。按压结节的时候局部疼痛并且有恶心的感觉。在胸骨剑突下方偏左或偏右的地方有明显的压痛。在胃脘处的下方有一个粗大的条索一直到脐的上端。用抓取的手法在胃脘处，并且沿着条索轻轻抓取的时候，掌心有明显的寒凉感和黏腻感的。这大多是瘀血停滞所引发的胃及消化道溃疡的病证。胸骨剑突下偏左的位置症状明显的大多是胃溃疡；偏右的位置症状明显的大多是十二指肠溃疡。

如果触摸的时候胸骨剑突下柔软，腹部按压的时候有轻度的膗胀，平第 12 肋缘的下方正中线一直到脐的上方有一个条索。用抓取的手法沿着条索轻轻抓取的时候有寒凉感或者是黏腻感的，这大多是脾胃虚寒所导致的浅表性胃炎的病症。

患者俯卧位，医生用第 2、3、4 指的前端在胃宫的位置触摸按压诊查。所有的胃痛证在胃宫按压的时候局部都有肌肉的紧张僵硬，并且都会触压到明显的结节，特别是在胃宫左侧的部位结节更加明显，按压结节的时候有明显的压痛。用抓取的手法在胃宫的位置轻轻抓取的时候，各种胃痛都会有明显的寒凉感向外透散。如果寒邪客胃，瘀血停滞，脾胃虚寒等引发的胃痛，寒凉感会更加明显。而暴饮暴食，肝气犯胃引发的胃痛，在胃宫位置处的压痛更加明显。

【其他检查】

胃镜检查：胃镜加活组织检查。可以观察到胃部充血、水肿、溃疡、糜烂的各种病理改变。活组织检查可以观察胃腺细胞发生的形态改变。

超声波检查：B 超检查。可以排除肝脏、胆囊、胰腺等脏器病变引发的胃痛。

【治疗原则】

理气消导，和胃止痛，调理气机。

【手法治疗步骤解析】

1. 理气消导，和胃止痛

患者仰卧位，医生位于患者的一侧。

（1）如果是寒邪客胃所导致的胃痛：

医生以手掌着力放置在胸骨剑突的下方，用搓摩的手法在胃脘做环转的搓摩，以局部微微发热为度。目的是舒缓痉挛，温胃散寒。用第 2、3、4 指的指腹处着力在胃脘结节的位置并沿着脐上粗大的条索按揉弹拨，目的是解除痉挛，缓解疼痛。用抓取的手法在结节和条索处抓取寒凉的病邪之气向外透散，用扫散的手法将外透的病邪之气向下扫散驱除。手法治疗的目的是降逆导滞，行气止痛。

（2）如果是饮食停滞所导致的胃痛：

医生以手掌着力放置在胸骨剑突的下方，用搓摩的手法在胃脘处做顺向的向下推搓，以局部的膗胀消散柔软为度。用按揉的手法推揉胃脘处的结节，目的是和胃止痛。用第 2、3、4 指的指腹着力点压按揉弹拨胃脘处的结节和脐上的条索，目的是破散胃中的气机阻滞。用抓取的手法在胃脘的结节处以及下方的条索处，抓取寒凉的病邪之气向外透散，用扫散的手法将外透的病邪之气向下导引从小腹处向外扫散驱除。治疗的目的是行气散积、通腹消滞。

（3）如果是肝气犯胃所导致的胃痛：

医生用掌根和大、小鱼际着力放置在胸骨剑突的下方，用按摩推揉的手法按揉胃脘处的结节和下方的条索，以紧张痉挛松缓，局部变柔软为度。目的是理气和中，解痉止痛。用推摩搓擦的手法在两胁腋中线的位置反复的推搓，用扫散的手法从腋下沿着腋中线向下扫散，目的是疏肝理气。用抓取的手法在胃脘的结节和下方的条索处抓取寒凉的病邪之气向外透散，用扫散的手法将外透的病邪之气向下扫散驱除。治疗目的是降气散郁、和胃止痛。

（4）如果是瘀血停滞所导致的胃痛：

医生用手掌着力放置在胸骨剑突的下方，用按揉搓摩的手法反复搓揉胃脘部，以局部微微发热为度。目的是活血化瘀、缓解痉挛。用中指的指腹处着力点压按揉胃脘部深层的结节，并按压在结节的位置处保持压力数秒不动以松解痉挛。用指腹处着力推揉结节以散瘀止痛。用抓取的手法在结节处抓取寒凉的病邪之气向外透散，用扫散的手法将外透的病邪之气向下扫散。治疗目的是行气化瘀、散结止痛。用第 2、3、4 指的指腹着力点压按揉脐上的条索，用抓取的手法沿着条索抓取寒凉的病邪之气向外透散，用扫散的手法将外透的病邪之气向下扫散驱除。治疗目的是散瘀行气止痛。

（5）如果是脾胃虚寒所导致的胃痛：

医生用手掌着力放置在胸骨剑突的下方，用按摩搓揉的手法反复搓摩胃脘处，以局部明显发热为度。当医生掌心热感明显的时候，用扪按的手法将掌心的热量透达到胃脘的内里。治疗目的是舒缓痉挛，温中散寒止痛。用抓取的手法抓取胃脘的寒凉邪气向外透散。用扫散的手法将外透的病邪之气向下扫散，目的是散寒行气止痛。用搓摩推揉的手法在胃脘做反复的环转搓摩，并从胃脘沿着正中线向脐上脐下反复的推搓，以局部热感明显为度。当医生掌心热感明显的时候，就用扪按的手法将掌心的热量透达到胃脘、脐上和脐下的内里深处。手法治疗的目的是温中和胃、散寒止痛。

2. 调理气机

患者俯卧位，医生位于患者一侧。

（1）如果是寒邪客胃所导致的胃痛：

医生用掌根和大小鱼际着力放置在患者背侧胃宫的位置。用按摩搓揉的手法放松背部的肌肉。用突出的中指指间关节着力点压在胃宫的位置，按揉弹拨这里的结节，特别是在胃宫的左侧会有较大的结节，打开胃宫的气门。用抓取的手法抓取内里的寒凉黏腻的痛邪之气向外透散，用扫散的手法将外透的病邪之气向下扫散。用突出的中指指间关节处着力点压在第 7~9 胸椎横突的两旁，目的是刺激交感神经，调节脏腑器官功能的紊乱。用突出的中指指间关节处着力点压在大肠宫，按揉弹拨打开大肠宫的气门，用抓取扫散交替操作的手法将胃宫中的病邪之气疏导引领到大肠腑处向外扫散泄除，治疗目的是行气降逆，散寒止痛。各种手法相互配合共同使用，来完成温胃散寒、理气止痛的治疗目的。

（2）如果是饮食停滞所导致的胃痛：

医生用掌根和大、小鱼际着力放置在胃宫的位置，用按摩搓揉的手法放松背部的肌肉。用突出的中指指间关节着力点压在胃宫的结节，按揉弹拨打开胃宫的气门。用抓取的手法抓取胃宫内里寒凉黏腻的病邪之气向外透散，用反复扫散的手法将外透的病邪之气向下扫散。治疗目的是行气消食导滞。用突出的中指指间关节着力点压在大肠宫，按揉弹拨打开大肠宫的气门，用抓取扫散交替操作的手法将胃宫中的病邪之气向大肠宫疏导引领，并用扫散的手法将大肠腑的病邪之气向外扫散泄除。治疗目的是通腑导滞泄积。用掌根和大、小鱼际着力，用推搓的手法反复搓摩两侧的足太阳膀胱经，以局部微微发热为度，目的是行气导滞，通经止痛。各种手法相互配合共同使用，来完成消食导滞、和胃止痛的治疗目的。

（3）如果是肝气犯胃所导致的胃痛：

医生用掌根和大、小鱼际着力反复搓摩推揉胃宫和两侧的足太阳膀胱经，目的是放松肌肉，疏理气机。反复推搓两侧的腋中线，用抓取的手法在两侧的腋中线抓取寒凉的病邪之气向外透散，用扫散的手法将外散的病邪之气向下扫散，目的是疏理肝气。用突出的中指指间关节着力点压在第7~9胸椎横突的两旁，按揉弹拨刺激交感神经，调节脏器功能的紊乱。用突出的中指指间关节点压胃宫的结节，特别是在胃宫左侧较大的结节，按揉弹拨打开气门，用抓取的手法抓取内里的病邪之气向外透出，用扫散的手法将外透的病邪之气向下扫散。用突出的中指指间关节处点压肝宫和大肠宫，按揉弹拨打开气门，用抓取扫散交替操作的手法将胃宫中的病邪之气经过肝宫疏导引领到大肠宫，并用扫散的手法将大肠腑中的病邪之气向外扫散驱除。治疗目的是降气散郁、祛邪止痛。各种手法相互配合共同使用，来完成疏肝理气、和胃止痛的治疗目的。

（4）如果是瘀血停滞所导致的胃痛：

医生用掌根和大、小鱼际着力反复按摩推搓胃宫和两侧的足太阳膀胱经，以局部微微发热为度，目的是放松肌肉、疏理气机、活血化瘀。用突出的中指指间关节着力点压在第7~9胸椎横突的两旁，按揉弹拨刺激交感神经，调节脏器功能的紊乱。用突出的中指指间关节着力点压在胃宫的结节，按揉弹拨打开气门，用抓取的手法抓取内里的病邪之气向外透出，用扫散的手法将外透的病邪之气反复的向下扫散。治疗目的是行气散瘀止痛。用突出的中指指间关节着力点压肝宫、脾宫和大肠宫，按揉弹拨打开气门。用抓取扫散交替操作的手法将胃宫中的病邪之气经过肝宫、脾宫疏导引领到大肠宫，用扫散的手法将大肠腑中的病邪之气向外扫散驱除。目的是行气散瘀、祛邪止痛。各种手法相互配合共同使用，来完成化瘀通络，理气和胃止痛的治疗目的。

（5）如果脾胃虚寒所导致的胃痛：

医生用掌根和大小鱼际着力反复搓摩胃宫和两侧的足太阳膀胱经，以局部温热感明显为度。治疗目的是放松肌肉，疏理气机。用突出的中指指间关节着力点压在第7~9胸椎横突的旁侧，目的是刺激交感神经，调节脏器功能的紊乱。用突出的中指指间关节着力点压在胃宫，特别是胃宫左侧条索状的结节和脾宫的位置，按揉弹拨打开气门，用抓取的手法抓取胃宫和脾宫的病邪之气向外透散，治疗的目的是散寒止痛。用手掌着力反复的搓摩胃宫和脾宫，以局部明显发热为度。当手掌心热感明显的时候，用扪按的手法将掌心的热量透达到胃宫和脾宫的内里，治疗目的是温胃温脾、散寒止痛。用搓摩的手法反复搓摩两侧足太阳膀胱经和督脉一线，以局部明显发热为度，目的是行气止痛。各种手法相互配合共同使用，来完成温中健脾、和胃止痛的治疗目的。

十、胃痞

【病因病机】

胃痞也叫做痞满。是指心下痞满，胸隔满闷，触之无形，按之不痛的症候。它的病机主要是胃气壅滞。病因大多是由于外邪内陷，饮食不节制，情志失调，脾胃虚弱等导致中焦气机不利，升降失常而形成的胃脘部痞闷胀满不舒的一种自觉症状。它的起病缓慢，时轻时重，反复发作。由于在外邪侵袭肌表的治疗时过用了攻里泻下的药物，致使脾胃受到了伤害。外邪入里结于胃脘部，阻塞了中焦气机，导致了痞满的症状。

或者是由于七情所伤，特别是肝气郁滞，横逆犯脾，肝脾不和、气机郁滞或者逆乱，导致了痞满的症状。

或者是由于暴饮暴食、食谷不化、阻滞胃脘、痞塞不通而导致了痞满的症状。

或者是由于脾胃失于健康，水湿不化，酿成痰浊，痰与气相互交阻，中焦气机不利，升降失司而导致了痞满的症状。

或者是由于脾胃虚弱，中气不足或饥饱不匀，气机不利而导致了痞满的症状。

胃脘部满闷不舒是一个很常见的症状，西医大多诊断的慢性胃炎、胃下垂、胃神经官能症，消化不良等疾病。

【临床表现】

患者自觉胃脘处痞满闷胀不舒，闷塞不通。胃痞证大多起病缓慢，症状反复发作，时轻时重，缠绵难愈。常常会见到胃部满闷，饭后则胀，嗳气则舒的症状，发病大多与饮食、冷暖、情志等诱因有关。

如果胃脘满闷，嗳腐吞酸，不思饮食的，大多是饮食积滞而导致的胃痞证。

如果胃脘部和两胁闷胀痞满，心烦易怒，时时太息的，大多是肝郁气滞而导致的胃痞证。

如果胃脘部满闷不舒，恶心呕吐、头目眩晕的，大多是痰湿内阻而导致的胃痞证。

如果胃脘部满闷不舒，饥不欲食，全身倦怠无力的，大多是脾胃虚弱而导致的胃痞证。

如果胃脘处的满闷感持续，按压的时候疼痛拒按，食后症状加重的大多为实证。

如果胃脘处的满闷感时轻时重，按压的时候感觉舒服，不欲进食的大多为虚证。

【手法检查】

患者卧位，医生位于患者一侧，先做腹侧的触按检查，再做背侧触按检查。

如果患者腹侧在胸骨剑突下按压的时候柔软，重按压的时候深层可以触摸到一个结节，按压这个结节的时候有恶心的感觉。在脐下深按压的时候可以触按到一个条索并且会有轻度的压痛。在患者背侧胃宫的位置触摸按压的时候局部肌肉紧张，并且可以触按到结节，按压结节的时候疼痛。用抓取的手法在胃宫抓取的时候有寒凉黏腻感的。这大多是饮食停滞的消化不良所导致的胃痞证。

如果患者腹侧在胸骨剑突下按压的时候柔软，但是重按压的时候深层紧张僵硬，平双侧 12 肋下缘中间点到脐上连线触摸按压的时候有一个条索，并且有轻度压痛，用抓取的手法沿着条索抓取的时候有寒凉感。双手相对用力在两胁处按压的时候胁部稍稍膑胀，在腋下一横掌的位置有一个圆形的结节。从结节处开始沿着腋中线向下按压到肋下的时候都有明显的疼痛。在患者背侧胃宫的左侧可以触按到一个明显的结节，按压结节的时候用明显的压痛。用抓取的手法在胃宫，特别是在结节处抓取的时候有明显的寒凉感。这大多是肝郁气滞的胃神经官能症所导致的胃痞证。

如果患者腹侧在胸骨剑突下按压的时候柔软，平双侧 12 肋下缘连线的中间点到脐上触摸按压的时候有一个条索，用抓取的手法在剑突下和条索处抓取的时候有寒凉感和黏腻感。在患者背侧胃宫的位置触摸的时候有结节，按压结节的时候用明显的压痛。用抓取的手法在胃宫抓取的时候有寒凉感和黏腻感，这大多是痰湿内阻的慢性胃炎或胃神经官能症所导致的胃痞证。

如果患者腹侧在胸骨剑突下按压的时候虚软无力，用掌心扪按的时候内里寒凉。在患者背侧胃宫的位置触摸按压的时候，在胃宫的左侧有结节，用抓取的手法在胃宫和结节处抓取的时候有明显的寒凉感和微小的黏腻感。这大多是脾胃虚弱的浅表性胃炎或者是胃下垂所导致的胃痞证。

【其他检查】

胃镜检查：胃镜和活组织检查。可以排除胃部缓痛、肿瘤和幽门螺旋杆菌的感染。

【治疗原则】

理气和胃通降，调理脏腑气机。

【手法治疗步骤解析】

1. 理气和胃通降

患者仰卧位，医生位于患者的一侧。

（1）如果是饮食停滞消化不良所导致的胃痞证：

医生用手掌着力按压在患者胸骨的剑突下面，用推摩的手法沿着脐正中线和双侧肋骨的内侧缘这三条路径从上向下反复推搓，以局部微微发热为度。目的是舒缓胃部的满胀感，通降气机。用第2、3、4指的指腹着力沿着脐上的正中线到胃脘反复的滑摩，用抓取的手法从胃脘沿着脐正中线反复抓取寒凉黏腻的病邪之气向外透散，用扫散的手法将外透的病邪之气沿着脐部向下从小腹部扫散驱除。治疗的目的是散除胃肠中的积滞。用手掌着力从肋骨的下沿环转到脐下，用搓摩的手法按照顺时针的轮转方向做反复的环行推搓，目的是刺激肠道的蠕动，增强消化的功能。

（2）如果肝气郁结的胃神经官能症所导致的胃痞证：

医生用手掌着力按压在胸骨剑突的下端，用推搓的手法沿着脐正中线做反复的向下推摩。目的是疏理胃中郁闭的气机。用第2、3、4指的指腹处着力沿着平12肋下缘中间到脐上的条索处做反复的滑动摩擦。用抓取的手法沿着这条路径反复抓取寒凉的病邪之气向外透散，用扫散的手法将外透的病邪之气向下扫散驱除。用中指的指端处着力点压双侧腋下一横掌的结节处，轻轻按揉弹拨，并沿着腋中线从上到下推压按揉。用抓取的手法沿着腋中线从上向下反复抓取病邪之气向外透散，用扫散的手法将外透的病邪之气向下扫散驱除。治疗目的是破散肝气的郁结、疏肝理气和胃。

（3）如果是痰湿内阻的慢性胃炎或者胃神经官能症导致的胃痞证：

医生用手掌着力按压在胸骨的中段，用搓摩的手法从胸骨的中段经剑突下胃脘处，向下一直到脐上做反复的从上向下的搓揉，并且沿着双侧肋骨的内侧缘从上向下反复的搓摩。目的是疏理气机，理气宽中。用第2、3、4指的指腹处着力沿着脐上的条索做反复的滑动摩擦，用抓取的手法沿着这三条路径从上向下反复抓取出寒凉黏腻的病邪之气向外透出，用扫散的手法沿着这三条路径从上向下将外透的病邪之气向下扫散，目的是通利中焦，降气除湿。最后将病邪之气用扫散的手法从小腹处向外扫散驱除。目的是祛邪除湿，通泄二便。

（4）如果是脾胃虚弱的浅表性胃炎或者是胃下垂导致的胃痞证：

医生用手掌着力放置在患者胸骨剑突的下方，用按揉搓摩的手法反复搓揉，以局部明显发热为度。当局部热感明显的时候。用掌心扣按在胃脘将热量透达到内里的深处，目的是疏理气机，温中和胃，恢复胃气。用手掌着力从双侧肋骨的下沿环转到脐下，用搓摩的手法按照顺时针的转动方向做反复的环形推搓，以局部热感明显为度。并且用掌心扣按在脐上和脐下，将搓摩产生的热量透达到内里的深处，目的是温补脾胃的阳气，理气化滞。

2.调理脏腑气机

患者俯卧位，医生位于患者的一侧。

（1）如果是饮食停滞所导致的胃痞证：

医生用掌根和大、小鱼际着力放置在患者背侧胃宫的位置处，用按摩推揉的手法在胃宫的上下做反复的推摩，目的是放松肌肉，松解痉挛，疏通胃腑的气机。用抓取的手法在胃宫处抓取黏腻的病邪之气向外透散。医生用突出的中指指间关节着力点压在第7~9胸椎两侧的横突旁按揉弹拨，目的是刺激交感神经，调节脏器官功能的紊乱。点压脾宫和大肠宫，按揉弹拨打开气门，用抓取扫散交替操作的手法将胃宫外透的病邪之气经过脾宫疏导引领到大肠宫，最后从大肠腑向外扫散驱除，治疗的目的是和胃降逆导滞，使积滞的病邪之气经过大场腑向外泄泻驱除，各种手法相互配合共同使用，来完成和胃消食，导滞除痞的治疗目的。

（2）如果是肝气郁结所导致的胃痞证：

医生用掌根和大、小鱼际着力，用按摩推揉的手法在胃宫的位置反复的按揉，目的是放松肌肉，松解痉挛、疏通胃的气机。用突出的中指指间关节着力点压在胃宫的位置，特别是胃宫左侧的结节，按揉弹拨这个结节，用抓取的手法抓取胃宫和结节内里的寒凉邪气向外透散。用突出的中指指间关节点压第7~9胸椎两侧的横突旁按揉弹拨，目的是刺激交感神经，调节脏器功能的紊乱。点压肝宫和大肠宫的位置打开气门。用双手第2、3、4指的前端相对用力，从双侧腋下沿着腋中线做反复的搓擦滑摩，疏理肝经的气机。用抓取扫散交替操作的手法在背侧将胃宫中外透的病邪之气经过肝宫疏导引领到大肠宫，在两胁将外透的病邪之气疏导引领到大肠宫，最后用扫散的手法，将病邪之气从大肠腑向外扫散泻除，治疗的目的是疏通经气，疏理肝气，理气除痞。各种手法相互配合共同使用，来完成疏肝解郁，理气除痞的治疗目的。

（3）如果是痰湿内阻所导致的胃痞证：

医生用掌根和大、小鱼际着力，用按摩推揉的手法在胃宫的位置做反复的按揉，目的是放松肌肉，松解痉挛，疏理胃腑的气机。用突出的中指指间关节着力点压在胃宫的位置，按揉弹拨打开气门，用抓取的手法在胃宫反复抓取寒凉黏腻的病邪之气向外透散，用扫散的手法将外透的病邪之气向下扫散。医生用突出的中指指间关节处点压在第7~9胸椎两侧的横突旁按揉弹拨，目的是刺激交感神经，调节脏器功能的紊乱。点压肝宫脾宫和大肠宫，按揉弹拨打开气门，用抓取扫散交替的操作手法破散肝宫、脾宫和大肠宫郁闭的气机，透散内里的病邪之气，并且将胃宫中外透出来的寒凉黏腻的病邪之气经过肝宫、脾宫疏导引领到大肠宫，最后用反复扫散的手法将病邪之气从大肠腑向外扫散泻除，治疗的目的是通降除湿，理气宽中。各种手法相互配合共同使用，来完成理气宽中，除湿开痞的治疗目的。

（4）如果是脾胃虚弱所导致的胃痞证：

医生用手掌着力，用按摩搓揉的手法反复的按揉胃宫，以局部微微发热为度。当局部的热量增高时用掌心扣按在胃宫的位置，将掌心的热量透达到胃宫内里的深处，目的是温胃行气。用搓摩推揉的手法沿着背部双侧的足太阳膀胱经反复的推搓，以皮肤发热为度，目的是放松肌肉，疏通郁闭的脏腑气机，恢复脏腑的功能。用中指的指腹着力点压在第7~9胸椎两侧的横突旁按揉弹拨，目的是刺激交感神经，调节脏器功能的紊乱。点压胃宫处的结节，按揉弹拨打开气门，用拍打叩击的手法轻轻击打胃宫和胃宫的结节，目的是振奋经气，鼓荡气机，推动病邪之气向外透散。用滑摩扫散的手法从胃宫轻轻的向下扫散，目的是通泄胃中的壅滞，理气通痞。各种手法相互配合共同使用，来完成温中散寒，升清降浊，理气除痞的治疗目的。

十一、淋证

淋证在中医分为热淋、石淋、气淋、血淋、膏淋五种淋证。在手法治疗的时候，以治疗热淋、石淋，改善其特有症状的治疗效果比较明显，所以在这里只是讨论对热淋和石淋疾病症状的治疗，对于其他的淋证，如果与这些症状相同的时候，可以相互参考进行治疗。

（一）热淋

【病因病机】

由于在夏秋之际暑湿熏蒸，外感湿热之邪。

或者是因为皮肤疮毒，湿热内侵流注于膀胱。

或者是因为在潮湿的地方休息游玩的时候使湿热上蒸于膀胱。

或者是因为下阴不洁，秽浊之气上犯膀胱。

或者是因为在暑热之时过食肥甘厚味，使脾胃的运化失常，积湿成热，湿热邪毒内客于膀胱。

或者是因为心经热盛，移热于小肠，流注于膀胱。

或者是因为肝胆湿热下迫，蕴结于膀胱。这些原因都可以导致热淋病证的发生。热淋病变大多是邪实的病证，病位在肾和膀胱，但是与心、肝、脾三脏相互关联。无论是外感还是内生的湿热邪气，最终下迫于膀胱就会引发淋证。

热淋起病急，属实证、热证，由于湿毒热邪蕴结于膀胱，导致气化失司，水道不利，湿热壅盛，气机失宣，就会见到排尿难涩。火热内郁，就会见到排尿时灼热刺痛，尿频尿急。

热淋在西医大多诊断为泌尿系统的感染和前列腺病变。因为细菌或病原微生物在尿液中繁殖，侵犯尿路黏膜或组织引起尿路的炎症，或者是因为前列腺肥大等原因导致尿液排泄不畅而产生感染，或者是因为膀胱排尿异常导致尿潴留和细菌感染。

【临床表现】

热淋起病急，症状以尿频、尿急、尿痛的尿路刺激为主要特点。同时伴有全身不适，疲乏无力，头痛身痛，腰部疼痛，少腹拘急胀痛，恶心呕吐，尿液浑浊黄赤的症状。

如果实象明显就以小便频急，灼热刺痛，痛引少腹，排尿艰涩，同时伴有发热烦渴的症状明显。

如果虚像明显，就以排尿频数易出，同时伴有腰膝酸软，潮热盗汗的症状明显。

如果热重的就以尿频、尿急、尿痛，同时伴有发热恶寒，口渴烦躁的症状明显。

如果湿重的就以尿频，排尿淋漓，同时伴有胸闷，恶心，呕吐的症状明显。

【手法检查】

患者俯卧位，医生位于患者的一侧。以手掌的掌心处着力扪按在患者背部的热穴处触摸诊查。

如果患者背部脾、肾二脏的热穴扪按的时候热感明显，同时在肺宫、脾宫、肾宫和小肠宫的位置按压的时候有明显的结节，并且有明显的压痛的时候，这大多是外感湿热引发的淋证。

如果患者在脾、肾二脏的热穴扪按的时候热感明显，同时在脾宫、胃宫、肾宫的位置按压的时候有结节，并且有明显的压痛的时候，这大多是脾胃运化失常，湿热内蕴引发的淋证。

如果患者在心、肾二脏的热穴扪按的时候热感明显，同时在脾宫、肾宫、小肠宫的位置处按压的时候有结节，并且有明显的压痛的时候，这大多是心火下移小肠引发的淋症。

如果患者在肝、脾二脏的热穴处扪按的时候热感明显，同时在肝宫、脾宫、肾宫的位置按压的时候有结节，并且有明显压痛的时候，这大多是肝胆湿热引发的淋证。

如果医生用手掌的掌心扪按在患者背部、肋骨与脊柱形成的肋脊角的位置，局部的温度增高，握拳轻轻叩击的时候局部疼痛，这大多是肾脏的病变。

如果用掌心扪按在第12肋下缘与腰肌的外侧缘形成的肋腰点的位置温度增高，握拳轻轻叩击的时候局部疼痛，这大多是肾脏与输尿管共同发生了病变。

如果用掌心扪按在髂嵴水平连线与腰肌外缘交接点的位置温度增高，握拳轻轻叩击的时候局部疼痛，这大多是输尿管的病变。

患者仰卧位，医生用手掌的掌心扪按在第10肋的前端，如果局部温度增高，用第2、3、4指的指腹着力按压这个位置的时候有明显的疼痛，同时兼有背部肋脊角的叩击痛，这大多是肾盂肾炎的病证。会见到浮肿、少尿等病状。

如果用掌心扪按在脐水平线与腹直肌外缘交接点的位置温度增高，在髂前上棘的水平线与腹直肌外侧缘交接点的位置温度也增高，用第2、3、4指的指腹在这些位置按压的时候有明显的疼痛。同时在背部髂嵴水平线与腰肌外侧缘交接点的位置叩击的时候疼痛。这大多是输尿管的炎性反应。会见到尿频、尿急、尿痛的症状。

如果用掌心扪按在耻骨上膀胱区的位置温度增高，按压的时候局部膜胀并且疼痛的时候，这大多是膀胱的炎症，会见到排尿困难的症状。

【其他检查】

实验室检查:

尿常规检查时,如果尿中白细胞增高明显,大多提示输尿管的炎症。如果尿中白细胞增高,白细胞管形增高,同时有少量的尿蛋白和少量的红细胞,大多提示肾盂肾炎。

血常规检查时,如果血中白细胞计数增高,中性粒细胞增高,大多提示有感染性疾病。

B超检查:肾脏 B 超检查可以观察到肾脏的大小,肾脏有没有积水,有没有先天的病变。

【治疗原则】

清热利湿,通淋止痛。

【手法治疗步骤解析】

1. 清热利湿

患者俯卧位,医生位于患者的一侧。以中指的指端着力点压在患者背部的五脏热穴处,按揉弹拨打开热穴的穴门。以第 2、3、4 指的指端处着力,用滑摩的手法破散体表郁闭的气机。用拍打叩击的手法鼓荡气机,震动疏通内里郁闭的气机。用抓取的手法抓取内里的病邪之气向外透散,用扫散的手法将外透的病邪之气向下扫散。

(1)如果是热淋外感湿热的症状明显:

医生握拳,中指的指间关节向前突出,以突出的指间关节着力点压在患者肺宫、脾宫和肾宫的位置,按揉弹拨局部的结节打开气门。在肺宫用抓取和横向扫散交替操作的手法宣散肺气;在脾宫和肾宫用滑摩扫散交替操作的手法通泄郁闭的气机;用抓取扫散交替操作的手法疏导引领病邪之气到大肠宫向外扫散驱除。最后医生用手掌沿着足太阳膀胱经做反复的上下滑、摩、搓、擦,目的是进一步透散体内的热邪,各种手法相互配合共同使用,就可以完成宣肺行气,清热利湿的治疗目的。

(2)如果是热淋湿热内蕴的症状明显:

除了完成上述的各种治疗操作,医生用突出的中指指间关节着力点压胃宫,按揉弹拨打开胃宫的气门,用抓取的手法抓取内里的病邪之气向外透出,用扫散的手法将外透的病邪之气向下疏导引领经过大肠宫向外扫散驱除。各种手法相互配合共同使用,就可以完成醒脾利湿,通腑泄热的治疗目的。

(3)如果是热淋心火下移小肠的症状明显:

医生以中指的指端处着力再一次点按心、肾二脏的热穴,按揉弹拨打开气门,以第 2、3、4 指的指端处着力,用反复的在心、肾二脏热穴处滑摩的手法透散热邪之气。用抓取的扫散交替的操作手法泄除外透的病邪之气。医生用突出的中指指间关节着力点压在肺宫的位置处,按揉弹拨局部的结节打开肺宫的气门,用滑摩和横向扫散交替操作的手法在肺宫反复操作,目的是宣肺散热。用突出的中指指间关节着力点压在脾宫,按揉弹拨打开脾宫的气门,用抓取扫散交替操作的手法醒脾行气。用突出的中指指间关节着力点压在小肠宫打开气门,用扫散的手法破散小肠腑郁闭的气机。医生用抓取扫散交替操作的手法从肺宫疏导引领病邪之气经过脾宫到小肠宫向外扫散驱除。用第 2、3、4 指的前端处着力沿着督脉做反复的上下滑摩,以指腹热感明显为度,治疗的目的是透散热邪。用抓取扫散交替操作的手法从大椎沿着督脉向下滑行移动的抓取扫散，疏导引领热邪从小肠腑向外扫散驱除，各种手法相互配合共同使用，就可以完成清热散邪，导热下行，通腑清淋的治疗目的。

（4）如果是热淋肝胆湿热的症状明显：

医生以中指的指端着力再一次点压肝脾二脏的热穴，按揉弹拨打开气门，用滑摩抓取交替操作的手法透散内里的热邪，用扫散的手法清泄外透的病邪之气。医生用突出的中指指间关节着力点压在肝宫、脾宫和肾宫的位置，按揉弹拨打开气门，在肝宫、脾宫反复的用抓取扫散交替操作的手法泄肝醒脾，以掌心黏腻感明显为度。用扫散的手法将外散的病邪之气经过肾宫导引到大肠宫向外扫散驱除。医生用第 2、3、4 指的前端着力沿着足太阳膀胱经做反复上下滑摩，目的是透散热邪，用抓取扫散交替的操作手法在背部沿着足太阳膀胱经向下滑动抓取扫散，最后将热邪导引到大肠腑向外扫散驱除。各种手法相互配合共同使用，就可以完成泄肝醒脾，导热下行，清泄湿热的治疗目的。

2. 通淋止痛

在脏腑气机的调理治疗之后，令患者饮一杯温水，目的是通过饮水清泄热邪，增加治疗后的排尿量，以此来加强通淋的治疗效果。患者俯卧位，医生位于患者的一侧。以手掌着力放置在患者的背部，从背部到腰部做反复的上下搓摩。治疗的目的是放松肌肉，疏通气机。

医生握拳，以第 2、3、4 指的指间关节着力按压在患者第 10 胸椎～第 3 腰椎的横突旁侧弹拨推揉，特别是在横突旁有结节和条索的位置要反复的按揉弹拨，这些位置是交感神经对泌尿系统器官支配的区域，治疗的目的是刺激交感神经，调节脏器功能的紊乱，使泌尿系统的各个器官恢复到正常的生理状态。

医生用第 2、3、4 指的前端着力拍打叩击从第 12 胸椎～第 3 腰椎的横突旁侧，目的是鼓荡气机，振奋经气，兴奋神经，增强交感神经对泌尿系统的调节功能，改善泌尿系统的疼痛症状。

医生用手掌从患者的肋骨与脊柱夹角的肋脊角向下做反复的搓摩，用抓取的手法轻轻抓取内里的寒凉邪气向外透出，当掌心寒凉感明显的时候，用扫散的手法沿着腰肌的外缘向下扫散，治疗的目的是扩张肾和输尿管因为炎性反应而产生的痉挛、狭窄，疏导尿液通过输尿管顺畅通达的流动，增强其排尿的功能。

在治疗的时候要注意的是，在肋脊角不可以用拍打叩击的手法治疗，因为这是肾脏的位置，震荡类的手法治疗有可能损伤肾脏并引发血尿。

医生用第 2、3、4 指的指腹处着力，用滑动摩擦的手法从第 12 肋向下沿着腰肌的外侧缘到腰骶骨做反复的滑摩。重点的位置是髂嵴水平线与腰肌外侧缘交接点的位置，以及第 12 肋下缘与腰肌外侧缘交接点的位置。用拍打叩击的手法轻轻击打这些位置和它们之间的连线。治疗的目的是振荡输尿管，松解输尿管因为炎性反应与周边组织的挤压和粘连。

医生用抓取的手法在这些位置以及他们相互之间的连线处抓取，以掌心处寒凉感明显为度。用扫散的手法将外散的寒凉邪气沿着腰肌的外侧缘向骶尾导引扫散驱除。治疗目的是清除输尿管中的瘀滞，通利尿液，疏导引领气机推动尿液排出，冲刷泄除输尿管中的病理产物，改善因为炎症和气机阻滞而产生的疼痛症状。

患者仰卧位，医生位于患者的一侧，以掌根和大小鱼际着力从第 10 肋沿着腹直肌的外侧缘向下一直到腹股沟做反复的滑摩推搓。目的是放松肌肉，通利输尿管。用拍打叩击的手法沿着腹直肌的外侧缘向下移动轻轻的击打。目的是鼓荡气机，扩张局部的微循环，改善输尿管狭窄阻滞的状态。用抓取扫散交替操作的手法疏通郁闭的气机，疏导气机推动尿液的排泄，消除疼痛的症状。

各种手法相互配合共同使用，来完成通腑泄热，通淋利水，消除输尿管的痉挛阻滞，疏导气机推动尿液的排泄，消除泌尿系统的炎症所引发的疼痛以及其他各种症状的治疗目的。

（二）石淋

【病因病机】

由于湿热蕴积下注，煎熬尿液，日积月累使尿液中的杂质结为砂石而导致石淋的病症。砂石阻滞在尿道不能随尿液排出，尿道窘迫则小便艰涩，排尿时疼痛，少腹拘急。如果砂石较大阻塞不通，则腰腹绞痛难忍，痛引少腹。

输尿管有三个狭窄处容易引发砂石的嵌卡。一个是肾盂与输尿管的交界处；一个是在髂嵴与腹直肌外缘下端输尿管与髂血管的交叉处；一个是输尿管与膀胱交界的位置处。临床疼痛发生的位置也大多是在这三个部位。

石淋证在西医大多诊断为肾结石、输尿管结石、膀胱结石等泌尿系统的结石病证。

【临床表现】

结石嵌顿的位置会发生剧烈的疼痛。患者面色苍白，可伴有恶心呕吐。

如果砂石嵌卡在肾盂与输尿管的交界处，则疼痛的位置在第 12 肋与脊柱形成的肋脊角处，疼痛还会牵扯到上腹部和腹部。

如果砂石嵌卡在输尿管中，则疼痛的位置在第 12 肋下缘水平线与腰肌的外侧缘形成的肋腰点和髂嵴水平线与腰肌的外侧缘相交连的位置处，同时伴有腰部酸胀和尿频、尿急的症状。

如果砂石嵌卡在输尿管与膀胱的交界处，则疼痛的位置在耻骨上腹股沟的一侧，同时伴有排尿的时候会突然中断，但是改变体位之后又能自行排出的症状。

如果砂石嵌卡在尿道的时候，则疼痛的位置在会阴部，同时伴有排尿困难，呈点滴状排尿，并会有排尿时疼痛的症状。

【手法检查】

患者俯卧位，医生位于患者的一侧，患者一般会自己指出明显的疼痛点，医生以手掌的掌心扪按在疼痛的位置，与健侧对比扪按触摸诊查。

如果沿着腰肌的外侧缘从上向下扪按诊查的时候，患侧与健侧对比有明显的寒凉感，在这条线状的寒凉感的中间，也就是疼痛最明显的位置又有一个明显的发热点。这个寒凉的部位大多是因为输尿管内砂石嵌卡后循环障碍所导致的，发热点大多是砂石嵌卡阻塞刺激了输尿管壁所引发的炎性反应所导致的。

患者站立位，医生位于患者的一侧。一只手放置在患者的腹侧，另一只手放置在患者的背侧，前后同时扪按诊查。

如果患者在腹侧第 10 肋的前端扪按时发热，同时在背侧第 12 肋靠近脊柱的位置扪按时同样发热，并且这些部位都有明显的疼痛，这大多是泌尿系的第一个狭窄区也就是肾盂与输尿管的交界处有砂石嵌卡。

如果患者在腹侧脐水平线与腹直肌外缘交接点附近的某一个位置扪按的时候发热，同时在背侧髂嵴水平线腰肌外缘交接点附近的某一个位置扪按的时候同样发热，并且这些部位都有明显的疼痛，这大多是泌尿系的第二个狭窄区，就是输尿管与髂血管交叉的位置有砂石的嵌卡。

如果患者在耻骨上端一侧的腹股沟的附近扪按的时候发热，同时在背侧骶骨外侧缘扪按的时候同样发热，并且这些部位都有明显的疼痛，这大多是泌尿系的第三个狭窄区，就是输尿管与膀胱交界的位置有砂石的嵌卡。在手法诊查的时候要注意的是，在扪按到发热的位置后，一定要在这个位置的上下部位扪按诊查有没有寒凉的表现。如果在扪按诊查的时候感觉不明显，可以在发热部位的、位置轻轻的抓取数下，如果抓取后寒凉感明显，就可以帮助明确诊断。

【其他检查】

实验室检查：血常规检查可以观察白细胞是否升高，以排除细菌性炎症。血生化检查可以观察肌酐、尿素氮、尿酸有无异常，以了解肾功能有没有损害。

尿常规检查可以观察尿液中是否出现红细胞，以排除泌尿系统的损伤。

B 超检查：B 超检查可以观察泌尿系统结石嵌卡的位置，了解有没有肾积水。

X 线检查：可以观察泌尿系统结石位置和数量。

【治疗原则】

排石止痛，调理气机。

【手法治疗步骤解析】

1. 排石止痛

患者俯卧位，医生位于患者的一侧。以手掌着力放置在患者的背部，用滑动搓摩的手法在患者腰部疼痛的位置处进行上下反复的搓摩，目的是放松肌肉，松解因为疼痛而引发的肌肉痉挛。

医生用突出的中指指间关节处着力点压在第 10~12 胸椎横突的旁侧，按揉弹拨这些部位的结节和条索。这是交感神经对输尿管的支配区域，按揉弹拨这些部位的反应点，可以刺激交感神经，调节脏器的功能紊乱，缓解输尿管紧张痉挛的状态，由此可以利于砂石的排出。

患者站立位，医生位于患者的一侧。以手掌着力按压在患者背侧发热疼痛的部位，轻轻的搓摩放松肌肉，用拍打叩击的手法轻轻击打发热点下方的寒凉区域，目的是鼓荡气机，舒缓输尿管的痉挛。用抓取的手法在寒凉的区域反复的抓取，目的是解除输尿管的挛缩，扩张输尿管的孔经。用扫散的手法从发热点向下反复的滑动扫散，目的是震荡砂石向下移动，疏导砂石向下滑出狭窄区域。这样可以帮助砂石下移离开狭窄的区域，消除疼痛的症状。

如果砂石嵌卡在肾盂与输尿管的交界处，患者会表现在上腹部和背部的剧烈疼痛。

医生一只手放置在腹侧的第 10 肋处，另一只手放置在背侧第 10~12 肋处，这里大多会有明显的疼痛发热点。在发热点的腹侧和背侧相对应的位置，用抓取和滑行扫散交替操作的手法反复操作，目的是疏导砂石向下滑动脱离狭窄的区域。要注意的是，在这个部位不可以用重手法拍打叩击，以免损伤到肾脏而出现血尿。

如果治疗后疼痛没有明显的减轻，或者是当时稍有减轻而过后又出现剧烈的疼痛，B 超检查显示出现肾积水表现的时候，要立刻停止手法的治疗。这大多是因为结石较大无法向下移动，建议患者进行碎石或者是手术治疗为适宜。

如果砂石嵌卡在输尿管中，患者会表现在腹部和腰部疼痛剧烈。医生一只手放置在脐水平线与腹直肌外侧缘的交点处，另一只手放置在髂嵴与腰肌外缘的交点处。从这里沿着腹直肌的外侧缘和腰肌的外侧缘上下扪摸，在某一个位置会有明显的疼痛发热点。医生用拍打叩击的手法在腰部疼痛发热点的位置轻轻的击打，目的是震荡输尿管，松解痉挛。用抓取的手法在腰部疼痛发热点和腹部相对应的位置相对抓取，并且沿着发热点下方的寒凉区域向下移动抓取，以掌心寒凉黏腻感明显为度。治疗的目的是舒缓输尿管的紧张挛缩，扩张输尿管的孔径。用扫散的手法在腹侧和背侧相对操作，反复的向下滑摩扫散，目的是震荡砂石向下滑落，疏导尿液推动砂石向下脱离开狭窄的区域。

如果砂石嵌卡在输尿管与膀胱的交界处，医生一只手放置在髂前上棘下方的腹股沟处；另一只手放置在腰骶部，这个位置会有明显的疼痛发热点。双手同时相对用力，用拍打叩击的手法相对击打，目的是鼓荡气机，震荡扩张输尿管。在腹侧的手用抓取扫散交替操作的手法反复在发热疼痛点向下扫散，目的是破散郁滞，疏导气机，舒缓输尿管和膀胱交界处的挛缩，推动砂石向下滑动进入到膀胱。各种手法相互配合共同使用，可以缓解输尿管的挛缩。推动砂石向下滑行移动脱离开狭窄的区域，解除因为砂石嵌卡而引起的剧烈疼痛症状。

2. 调理气机

如果砂石的嵌卡解除了，剧烈疼痛的症状就会立刻减轻或者消失，这时需要对气机进行调理。患者俯卧位，医生位于患者的一侧。以手掌着力放置在患者的背部，用搓摩的手法在背部和腰部做反复的上下搓摩，特别是在疼痛明显的位置要做重点的治疗，目的是放松肌肉，缓解肌肉的紧张痉挛。

医生用中指的指端着力点压在患者背侧心、肾二脏的热穴，按揉弹拨打开热穴的穴门，用抓取的手法抓取内里的病邪之气向外透出，用扫散的手法将外透的病邪之气向下扫散。医生用突出的中指指间关节着力点压在小肠宫，按揉弹拨打开气门，用扫散的手法将心、肾二脏热穴外透的病邪之气疏导引领到小肠宫扫散驱除，治疗的目的是清热泻火，通利尿液，导引五脏的热邪从小肠腑向外排泄而出。

医生用突出的中指指间关节着力点压在肺宫和肾宫的位置，按揉弹拨打开气门，用手掌着力在肾宫做横向的搓摩以调理肾气，从肾宫的右侧向上沿着足太阳膀胱经滑摩到肺宫，再从肺宫的左侧沿着足太阳膀胱经向下滑摩到肾宫。用这样大环摩的手法操作数次，目的是疏通气机，通调水道，加快水液的代谢。

医生用突出的中指指间关节着力点压在第 10~12 胸椎横突的旁侧，目的是再一次刺激交感神经，通过交感神经来调节输尿管气机的紊乱，松缓输尿管的痉挛，同时缓解砂石嵌卡所产生的疼痛症状。

医生用手掌沿着腰肌的外侧缘上下滑摩搓擦放松肌肉，再一次用抓取扫散交替操作的手法沿着腰肌的外侧缘滑行移动的操作数次，目的是疏通郁闭的气机，疏导尿液顺畅的流动冲刷砂石嵌卡所导致的输尿管壁的损伤，以此来更好地消除砂石嵌卡所导致的疼痛症状。

【注意事项】

1. 在手法排石的时候，要先震荡疼痛发热点下方的寒凉区域，目的是解除输尿管的痉挛，扩张输尿管的孔径，为砂石向下移动打开通路。不要一开始就直接去击打疼痛点，以免强行排石引起脏器的损伤或者是引发血尿。

2. 手法排石治疗大多是用于排除砂粒状结石的嵌卡。而对于较大的结石不适宜手法排石。如果手法排石治疗后疼痛没有减轻甚至加重，则可能是结石较大，嵌卡严重，结石无法在输尿管中移动，这时要立刻禁止使用手法强行排石，同时要用 B 超密切观察肾脏的各种病理变化，同时建议患者进行碎石或者是手术进行治疗。

第二节
外科各种疾病症状和病证手法治疗

在对外科疾病进行手法治疗的时候，主要是以消除疾病产生的症状作为主要的治疗目的。外科疾病的病位较深，大多是由于脏腑受邪而引发疾病。单一的手法治疗无法全面彻底的治愈疾病。所以在治疗的时候必须要和药物相互配合才能达到治愈疾病的目的。由于疼痛是许多外科疾病中最常见和最主要的症状，同时疼痛也是导致患者最大的痛苦，所以手法治疗是以解除疼痛作为对疾病治疗的重点目的。

在这一节中，手法治疗的目标主要是针对持续性的慢性疼痛来进行治疗，通过治疗可以缓解或者消除疾病导致的疼痛症状，这样就可以快速的减轻患者的痛苦。在进行手法治疗的时候，医生在患者身体特定的位置进行手法操作，根据病情选用相应的手法，或者是沿着经络气血的循行路径，或者是沿着气血运行的方向来进行治疗，就可以达到改善神经肌肉的功能和调整脏腑功能状态的治疗目的。同时在使用手法对某些疾病症状进行治疗的时候，通过疏导引领气机的手法，还可以辅助药物直达病位达到加快治疗疾病的目的。

在这一节中，按照疾病症状发生的病位以及他们各自病因病机的不同，分别论述手法检查和手法治疗的各种方法。

一、肋软骨炎

【病因病机】

肋软骨炎也叫做胸软骨痛和软骨增生痛，是一种常见的疾病，在临床最常见的是非特异性的肋软骨炎，也就是肋软骨与胸骨交界的位置发生不明原因的非化脓性的肋软骨炎性病变。发病的原因大多是因为胸肋关节的关节韧带发生慢性劳损，或者是肋软骨的营养障碍，或者是在胸部受到撞击损伤，或者是剧烈的咳嗽导致胸肋关节损伤等各种原因，导致胸肋关节发生局限性的肿胀和疼痛。

中医对肋软骨炎大多诊断为骨痹。发病的原因分为在内、在外两大病因。在内大多是因为肝气的郁结导致了气滞血瘀，使筋骨失于荣养，痹阻了经络而产生疼痛。在外大多是因为胸部受到外力的挫伤，使风、寒、湿邪乘虚而入阻滞了筋络，使气血运行不通，形成了胸肋关节处的骨痹。因为气血的痹阻不通则发生疼痛，由此导致了胸肋关节发生长时间的慢性疼痛的症状。

【临床表现】

发病的初期会感觉胸部疼痛，数日之后在损伤的肋软骨的位置会肿胀隆起，出现钝痛或者是锐痛的肿块。发生的位置大多是在胸骨旁第 2~4 肋的肋软骨处，以第 2 肋的肋软骨最为常见。在损伤的位置有明显的压痛，疼痛剧烈的时候会向背部肩胛的位置，或者是患侧的肩部、上臂、腋窝处放射，在深呼吸、咳嗽、挺胸运动或者是疲劳的时候疼痛会加重。如果是急性的发病，会骤然感觉胸部刺痛，跳痛或者是酸痛。如果是慢性的发病，会缓慢的出现症状，表现在肋软骨处钝痛，在局部呈现弓状的隆起肿胀，但皮肤没有异常的改变，疼痛往往会迁延日久不愈。

【手法检查】

患者仰卧位，医生位于患者的一侧。以双手第 2、3、4 指的指腹处分别按压在患者患侧肋软骨损伤的位置和健侧相对应的位置，双侧对比触摸按压诊查。用双手的指腹在患侧和健侧肋骨的胸侧从上向下滑动触压，在患侧的某一个胸肋关节处和肋软骨处会有明显的高凸隆起，在这个位置按压的时候有明显的压痛。与健侧对比触摸按压，患侧的肋间肌紧张并且压痛。用掌心扪按在损伤的肋软骨的位置，与健侧对比损伤一侧的温度稍稍增高。用拇指的指端在肋骨与胸骨交接的胸肋关节处触摸按压，局部有微小的凹坑样改变，弹拨这些微小的凹陷会有明显的疼痛。在损伤肋软骨的肋骨上方和下方向这个肋骨的边缘推压触摸，在肋软骨附近的边缘会有数个细小的凹陷点，弹拨这些凹陷点会有明显的疼痛。如果肋软骨炎导致胸肋关节处高凸隆起的时候。患者俯卧位，医生用中指的指腹在患者背部与胸肋关节相对应的肋椎关节处触摸按压的时候，局部会有轻度的隆起改变，按压这个肋椎关节的时候会有明显的压痛。但是用双手挤压患者的胸廓无异常表现。

【其他检查】

实验室检查：血常规检查可以排除各种感染的病变，血沉检查可以排除结核病变和风湿病变，血钙检查可以排除骨质疏松症。

超声波检查：胸部 B 超检查可以显示肋软骨的肿胀，同时可以双侧对比观察肿胀的程度。

CT 检查：胸部 CT 检查可以发现病变的部位，排除肋骨骨折、胸膜炎，显示软骨肿胀和骨化的异常表现。

MRI 检查：胸部的 MRI 检查可以显示骨、软骨、滑膜和骨髓的活动性炎症改变。

【治疗原则】

疏通经络，行气活血，散结止痛。

【手法治疗步骤解析】

患者仰卧位，医生位于患者的一侧。用第2、3、4指的指腹按压在发生肋软骨炎肋骨的上端和下端，用按揉推拨的手法按揉肋骨上端和下端的肋间肌，使其放松，按揉弹拨肋间肌中细小的条索。目的是松解肌肉的紧张痉挛，疏通经络气血，缓解疼痛的症状。用拇指的指端按压在发生炎症的肋骨上端和下端的边缘处，用按揉弹拨的手法弹拨肋骨边缘的细小凹陷的位置，松解这些凹陷处的结节，分离这些位置的肌肉、筋膜粘连。目的是解痉散结，化瘀止痛。用拇指的指端按压弹拨微微隆起的胸肋关节处，细细的弹拨胸肋关节凹陷位置中的结节，分离胸肋关节处的粘连，按压推揉肿胀的胸肋关节。目的是散结化瘀，消肿止痛。用第2、3、4指的前端轻轻地拍打叩击胸肋关节处和肋间肌。目的是振奋经气，通畅郁闭的气机。用第2、3、4指的指腹在胸肋关节和肋间肌处做反复的滑摩搓擦，当手指间寒凉感明显的时候，用抓取的手法在这些位置反复的移动抓取寒凉的病邪之气向外透出。当掌心寒凉感明显的时候，用扫散的手法将外透的病邪之气向同一侧的肩部扫散。治疗的目的是通经散寒，化瘀止痛。

如果胸肋关节的高凸隆起非常明显，医生用中指的指腹在隆起的胸肋关节反复的按揉，以关节周围肌肉的紧张痉挛舒缓松软为度。用掌根抵压在隆起的胸肋关节的胸骨一侧，缓缓用力向肋骨一侧轻轻的推压。将另一只手的手掌叠压在操作手掌的背侧以增加力量。两只手同时用力轻轻的震动样向下按压。当掌根感觉胸肋关节有微微松动的时候，双手同时骤然用力用滑搓推压的手法从胸骨一侧向肋骨一侧推压胸肋关节，有时可以听到关节移动的弹响声，治疗后触摸胸肋关节处的隆起会变小或者消失。要注意的是如果一次骤然按压后感觉效果不明显，不可以重复操作，只可以在下一次治疗的时候再一次操作。在向下按压胸肋关节的时候力量不可以过大，要用瞬间的震动力，以免造成胸肋关节新的损伤或者是肋骨的骨折。

患者俯卧位，医生位于患者的一侧。用掌根和大、小鱼际反复的按摩搓揉肩部、肩胛骨的内侧和背部的肌肉。目的是放松肌肉。反复的按揉肋椎关节处，也就是胸椎的横突处。推揉胸椎横突旁痉挛的肌肉，弹拨其中的结节和条索。用推揉的手法从颈根向下沿着横突的位置一直反复推揉到胸椎的下段，以局部微微发热为度。目的是疏通郁闭的经络气血，松解痉挛和结节，缓解疼痛。

如果胸侧的胸肋关节高凸明显，用中指的指腹点压在损伤肋骨背侧的肋椎关节处，在这里可以触压到肋椎关节有轻微的高凸，向下按压的时候有明显的疼痛。用中指的指腹轻轻按揉弹拨高凸的位置。目的是放松肌肉，松解粘连。用掌根抵压在高凸的肋椎关节的位置，另一只手叠压在操作手的背侧增加力量。从胸椎棘突向横突的方向轻轻按压，然后双手同时骤然用力，用震颤按压的力量向下滑动推压高凸的胸肋关节，有时可以听到关节滑动的声响。手法操作时不可以过度用力，不可以按压在肋骨处，以免造成新的损伤或者是骨折。用第2、3、4指的前端轻轻地拍打叩击肋椎关节以振奋经络气血。用第2、3、4指的指腹在肋椎关节反复的上下滑摩以疏通经络气血，用抓取的手法反复抓取肋椎关节内里寒凉的病邪之气向外透出，当掌心寒凉感明显的时候，用扫散的手法将外透的病邪之气向下扫散。点按腋中线延续结节，用第2、3、4指的指端反复上下滑摩，在滑摩中如果触碰到结节时，用第3指的指端点按，点按后用抓取的手法抓取，有寒凉感外透时，沿腋中线扫散。治疗的目的是行气活血，解痉散瘀，消肿止痛。用掌根和大、小鱼际在背部胸椎棘突旁和肩胛骨之间的位置反复的按揉推搓，以局部明显发热为度。目的是调理气机，疏通经络，行气止痛。各种手法相互配合共同使用，来完成疏通经络气血，散结化瘀止痛的治疗目的。

二、腹痛

【病因病机】

腹痛是一种症状，会发生在多种疾病之中。从胸骨剑突下的胃脘开始，向下一直到耻骨毛际以上的部位所发生的疼痛症状，都是腹痛的范围。腹痛大多是因为脏腑气机不利，经脉失养所导致的，手法治疗腹痛，只是通过疏通郁闭的气机，消散气血的瘀阻来缓解，改善或者是消除疼痛的症状，对疾病本身的治疗只是起到一个辅助的作用。

如果因为暴饮暴食或者是过量的饮酒，大多会引发胰腺炎的发病，从而导致上腹部的疼痛。

如果是因为过食生冷，或者是饱餐后剧烈的活动，或者是因为长期的腹泻，便秘，劳累等原因引发慢性阑尾炎的发病，从而导致右下腹的疼痛。

如果是因为吃饭不规律，饥饱无度。或者是因为过食刺激性的食物导致肠黏膜受伤，或者是慢性感染而造成肠黏膜发炎等，引发慢性结肠炎，从而导致脐的周围和左下腹的疼痛。

如果是因为急性肠炎的误治而引发慢性肠炎，从而导致右上腹或左下腹的疼痛。

如果是因为腹腔内的炎症，或者是腹部受到外界的冲击，或者是腹部手术治疗后引发肠粘连，而导致腹部手术伤口附近或者脐周围的疼痛。都会使胃肠受到损伤，腑气通降不利，气机不畅，血行瘀阻脉络，从而引发腹痛的症状。

【临床表现】

如果是慢性胰腺炎的发病，大多会引起上腹部的疼痛。如果是胰头的炎症较重，疼痛大多偏重于右上腹。如果是胰尾的炎症较重，疼痛大多偏重于左上腹。疼痛的性质大多是隐痛或是钝痛，同时还会伴有腹胀的症状。

如果是慢性阑尾炎的发病，大多会造成右下腹的疼痛，疼痛的位置恒定，疼痛的性质大多为隐痛，并且会反复的发作。同时还会伴有消化不良，食欲下降的症状。

如果是慢性结肠炎的发病，大多会造成下腹部的疼痛，疼痛的位置在双侧腹部，脐的周围，特别是左下腹部。疼痛的性质大多为隐痛，同时还会伴有恶心，食欲减退，腹胀腹泻的症状。

如果是慢性肠炎的发病，大多会引起腹部和脐周围的疼痛，特别是少腹的疼痛。疼痛的性质大多为隐痛。同时还会伴有腹胀腹泻的症状。

如果是肠粘连的腹痛，疼痛的位置大多在腹壁手术切口的附近，疼痛的性质大多为牵扯样疼痛。同时还会伴有腹胀，排气、排便困难的症状。

【手法检查】

患者仰卧位，医生位于患者的一侧。

如果是慢性胰腺炎，医生用第2、3、4指的指腹着力按压在患者的上腹部。在两侧肋骨的内侧缘和胸骨剑突的下方会有轻度的肌肉紧张并且会有压痛。

如果是右侧肋骨内侧缘的位置肌肉紧张并且压痛的时候，大多是胰头的部位有慢性的炎症。

如果是胸骨剑突下方肌肉紧张并且有压痛的时候，大多是胰腺体的部位有慢性的炎症。

如果是左侧肋骨内侧缘的位置肌肉紧张并且有压痛的时候，大多是胰尾的部位有慢性的炎症。医生用手掌的掌心扪按在肌肉紧张和压痛的位置，局部会有明显的发热表现。用抓取的手法在这些部位抓取的时候会有明显的寒凉感向外透散。

如果疼痛症状是在第12~48小时之内发生的，可能是过量饮酒所引发，同时还会在胃脘有明显的压痛。

如果疼痛症状是在饱餐后发生的，可能是由于胆石症所引发的，同时还会在右侧肋弓下缘处有明显的压痛。

如果是慢性阑尾炎，医生用第2、3、4指的指腹着力按压在患者的右侧下腹处。在脐与右侧髂前上棘连线和腹直肌外侧缘相交点的位置有明显的压痛，按压的时候局部肌肉紧张僵硬，用稍重的力量向下按压的时候可以触按到深层内里有一个结节。医生用掌心扪按在结节的位置会有明显发热的表现。用抓取的手法在结节的位置抓取的时候会有明显的寒凉感向外透出。

如果是慢性的结肠炎，医生用第2、3、4指的指腹处着力按压在患者的腹部和下腹部，在这些位置会有广泛的压痛点。特别是在脐的周围和左侧的下腹部按压的时候疼痛会更加的明显。

如果压痛发生在右侧肋弓下缘与髂骨连线的腹直肌外缘，大多是升结肠的部位有慢性的炎症。

如果压痛发生在双侧肋弓下缘连线的位置，大多是横结肠的部位有慢性的炎症。

如果压痛发生在左侧肋弓下缘与髂骨连线的腹直肌外缘，大多是降结肠的部位有慢性的炎症。

如果用稍重的力量按压在疼痛的位置，里面深层有结节的，大多是这个部位有溃疡的表现。

如果用掌心扪按在压痛的位置有明显的发热，用抓取的手法在疼痛的位置抓取的时候有明显的寒凉感向外透出，大多是慢性的炎症。

如果是慢性肠炎，医生以第2、3、4指的指腹着力按压在患者的下腹部，在脐的周围，下腹部，特别是左侧的下腹部和右侧的上腹部，都会有明显的压痛，用稍重的力量向下触按诊查，可以触摸到数个痉挛点。用抓取的手法在压痛点抓取的时候有明显的寒凉感向外透散。

如果是肠粘连，医生以第2、3、4指的指腹处着力按压在患者腹部手术切口的附近，在局部会有结节和条索状的痉挛压痛点。

如果用掌心扪按在压痛点的位置局部有明显发热的，大多是有慢性的炎症。

如果用抓取的手法在压痛点的位置抓取的时候有明显的寒凉感向外透散的，大多是微循环的障碍。

如果是肠管运动障碍的肠粘连，在脐的周围和疼痛部位的压痛会更加的强烈。用稍重的力量在这些位置按压的时候会触摸到痉挛性的结节。用抓取的手法在这些位置抓取的时候，会有更加明显的寒凉向外透出。

【其他检查】

实验室检查：如果是慢性胰腺炎，血液检查血清淀粉酶的测定会增高，尿液检查，尿淀粉酶会增高。

如果是慢性阑尾炎，血常规检查可以见到白细胞的增高。

如果是慢性结肠炎，便常规检查可以见到白细胞、红细胞和少量的脓细胞。

如果是慢性肠炎，血常规检查可以见到白细胞和红细胞的升高，血沉加快。便常规检查，可以见到少量的白细胞和红细胞。

超声波检查：

如果是慢性胰腺炎，B超检查可以见到胰腺周围水肿等病理改变。

如果是慢性阑尾炎，B超检查可以见到阑尾肿大的病理改变。

如果是肠粘连，B超检查可以排除肿物和其他的病理改变。

X线检查：

如果是慢性阑尾炎，钡灌肠X线检查可以帮助明确诊断。

结肠镜检查：

如果是慢性结肠炎，纤维结肠镜检查可以见到肠黏膜的糜烂或者是浅表性溃疡的病理改变。

【治疗原则】

理气散瘀止痛，调理气机。

【手法治疗步骤解析】

1. 理气散瘀止痛

患者仰卧位，医生位于患者的一侧。

（1）如果是慢性胰腺炎引发的腹痛：

医生用手掌着力放置在患者的上腹部，用搓摩的手法以上腹部右侧肋骨的内侧缘向胸骨剑突的下面，再到左侧肋骨的内侧缘做反复的推搓，以局部微微发热为度。目的是放松肌肉、疏通经络、行气活血。

医生用掌根和大、小鱼际着力在疼痛明显的位置按摩搓揉，目的是松解痉挛、理气止痛。

医生用第2、3、4指的指腹着力按揉弹拨疼痛位置中的结节，目的是散瘀止痛。当结节松解之后，用抓取的手法抓取内里的寒凉邪气向外透散，用扫散的手法将透出病邪之气向下扫散。用掌根和大、小鱼际着力，用按摩推搓的手法从疼痛的位置向下推摩。如果疼痛的位置在右侧，就沿着右侧肋骨的内侧缘向下推搓。如果疼痛的位置在胃脘，就沿着身体的中线向下推搓。如果疼痛的位置在左侧，就沿着左侧肋骨的内侧缘向下推搓。治疗目的是散寒行气，引邪向行，解痉止痛。如果疼痛是在酒后发生的，就点揉胃脘处，在胃脘处抓取出病邪之气，沿着身体的中线向下扫散。如果疼痛是在饱餐之后发生的，就点揉右侧的肋弓下缘，在右侧上腹处抓取出病邪之气沿着右侧腹部向下扫散。

（2）如果是慢性阑尾炎引发的腹痛：

医生用手掌着力放置在患者右侧下腹髂前上棘与脐连线和腹直肌外侧缘交点，用搓摩的手法在这个位置周围反复的搓摩。目的是放松肌肉，行气散瘀，缓解疼痛。

医生用第2、3、4指的指腹着力点压在髂前上棘与腹直肌外侧缘交点的位置，按揉弹拨疼痛点深层的结节。目的是松解痉挛，分离粘连，破瘀散结止痛。

医生用抓取的手法抓取内里的寒凉邪气向外透散，用扫散的手法将外透的病邪之气沿着右下腹扫散驱除，治疗的目的是散寒祛邪，解痉止痛。

（3）如果是慢性结肠炎引发的腹痛：

医生用手掌放置在患者右侧的下腹部，从髂骨腹直肌的外缘向上推摩到右侧肋弓的下缘，从右侧肋弓下缘平行向左侧肋弓下缘搓摩，再从左侧肋弓下缘沿着腹直肌的外侧缘向下一直到盆骨处这样环转搓摩，治疗的目的是按照升结肠、横结肠、降结肠的行走方向疏理气机。

医生用第2、3、4指的指端点压在疼痛的位置，用稍重的力量向下按揉弹拨内里的结节。如果结节在右侧，就用推揉的手法向上推搓结节。如果结节在两侧肋弓之间，就用推揉的手法从右侧向左侧推搓结节。如果结节在左侧，就用推揉的手法从肋弓下向骨盆处推揉。治疗的目的是行气导滞，散瘀止痛。

医生用第2、3、4指的指端按压在脐的周围，按揉弹拨触压到的结节。用抓取的手法抓取内里寒凉的病邪之气向外透散，用扫散的手法将外透的病邪之气按照右侧从髂骨向上，在中段从右侧向左侧，在左侧从肋弓处向下的方向扫散，目的是破瘀散邪。用掌根和大、小鱼际放置在右侧的髂骨，用按摩推揉的手法从髂骨沿着腹直肌的外侧缘向上推摩到肋弓下缘，再从右侧肋弓下缘向左平行推摩到左侧肋弓下缘；再从左侧肋弓下缘沿着腹直肌的外侧缘向下推磨到脐下；再从脐下转向右侧向上环转，用这样环摩的手法反复推揉搓摩，以局部明显发热为度。治疗的目的是理气、通络、止痛。

（4）如果是慢性肠炎引发的腹痛：

医生用手掌着力放置在患者的脐下，用搓摩的手法反复的搓摩脐周和脐下少腹，以局部微微发热为度。目的是解痉行气、止痛。用第2、3、4指的指腹按揉疼痛的部位，轻轻的按压弹拨内里的结节，目的是松解痉挛，消除疼痛。用抓取的手法反复的抓取内里寒凉的邪气向外透散，用扫散的手法将外透的病邪之气向下扫散驱除。治疗的目的是化瘀通络，散寒止痛。

（5）如果是肠粘连引发的腹痛：

医生用手掌放置在患者手术后刀口的位置，用按摩搓揉的方法在刀口的位置及其周围反复的搓揉，目的是疏通经络，松解粘连。用第2、3、4指的指腹按压在疼痛的位置，用按揉弹拨的手法慢慢地分理内里的结节、条索和粘连。目的是散瘀止痛。

医生用抓取的手法在结节和粘连的位置处抓取寒凉的病邪之气向外透出，用扫散的手法将粘连处外透的病邪之气向下扫散祛除。手法治疗的目的是行气导滞，散瘀止痛。

2. 调理气机

患者俯卧位，医生位于患者的一侧。

（1）如果是慢性胰腺炎引发的腹痛：

医生用掌根和大、小鱼际放置在患者的腰部，用按摩搓揉的手法搓揉腰部两侧的肌肉，特别是第1~2腰椎两侧的肌肉。目的是松解肌肉的痉挛，调理气机，缓解疼痛的症状。用第2、3、4指的前端着力，用拍打叩击的手法从双侧的腋窝沿着腋中线反复的拍打两胁，当手指间寒凉感明显的时候，用扫散的手法从腋窝处向下沿着腋中线向远端扫扫散。治疗的目的是疏肝理气，行气止痛。

医生用突出的中指指间关节点压在胃宫的位置，按揉弹拨打开胃宫的气门，用抓取扫散交替操作的手法将胃宫外透的病邪之气向下扫散祛除。治疗的目的是理气消食。用突出的中指指间关节点压在第7~8胸椎横突的旁侧按揉弹拨，目的是刺激交感神经，调节脏器功能的紊乱。用手掌放置在背部，用搓摩推揉的手法反复推搓背部两侧的足太阳膀胱经，以局部明显发热为度。治疗的目的是疏通经络气血，行气散瘀止痛。各种手法相互配合共同使用，来完成理气消食，散瘀止痛的治疗目的。

（2）如果是慢性阑尾炎引发的腹痛：

医生用掌根和大、小鱼际着力放置在患者右侧的腰部，用按摩搓揉的手法反复搓揉腰部，目的是松解肌肉的痉挛，疏通经络气血，缓解疼痛。用突出的中指指间关节点压在第2~3腰椎横突的旁侧按揉弹拨，目的是刺激交感神经，调节脏器功能的紊乱。

医生用抓取的手法在右侧第2~3腰椎横突抓取寒凉的病邪之气向外透散，用扫散的手法将外透的病邪之气向下扫散驱除，目的是行气散瘀。用手掌反复的搓摩右侧的腰肌，以局部微微发热为度。目的是疏通经络气血，散寒止痛。各种手法相互配合共同使用，来完成行气通络，散瘀止痛的治疗目的。

（3）如果是慢性结肠炎引发的腹痛：

医生用掌根和大、小鱼际着力放置在患者的腰部，用按摩搓揉的手法搓揉腰部的两侧以疏通经络气血。特别要重点搓摩脾宫和肾宫的位置，以局部明显发热为度。目的是放松肌肉，温补脾肾二脏的阳气。用突出的中指指间关节点压按揉两侧腰肌痉挛的位置，用抓取的手法抓取内里的寒凉邪气向外透散，用扫散的手法将外透的病邪之气向腰骶扫散驱除。治疗的目的是散寒通络止痛，行气散结，引邪下行。各种手法相互配合共同使用，来完成行气化瘀，散结止痛的治疗目的。

（4）如果是慢性肠炎引发的腹痛：

医生用掌根和大、小鱼际着力放置在患者的腰骶部，用按摩搓揉的手法反复的搓摩腰骶处，用抓取的手法在腰骶的位置反复抓取内里的寒凉邪气向外透出，用扫散的手法将外透的寒凉邪气向骶尾处扫散驱除。治疗的目的是疏通肠气，散寒行气，散瘀止痛。用手掌反复的搓摩腰骶的位置，以局部明显发热为度。目的是温阳化瘀，通络止泻。各种手法相互配合共同使用，来完成理气散寒，化瘀通络，温阳止痛的治疗目的。

（5）如果是肠粘连引发的腹痛：

医生用掌根和大、小鱼际着力放置在患者的腰部，用按摩搓揉的手法反复的搓摩腰部的两侧，目的是放松肌肉，调理经络气血。用突出的中指指间关节点压按揉与腹侧疼痛点相对应的背侧的位置，用稍重的力量按压弹拨内里的结节和条索，目的是散瘀通络。

医生用抓取的手法抓取结节、条索处内里的寒凉邪气向外透出，用扫散的手法将外透的病邪之气向下扫散驱除。治疗目的是行气散寒，通络止痛。用手掌反复的搓摩腰部和腰骶处，以局部微微发热为度，目的是温阳通经止痛。各种手法相互配合共同使用，来完成疏通经络，活血化瘀，散寒止痛的治疗目的。

三、胁痛

【病因病机】

胁是指胸部一侧从腋下到第 12 肋骨下缘的总称。胁痛是指以一侧或两侧胁肋部疼痛为主要表现的病证。

胁痛的病证大多与肝胆的疾病相关联，因为肝位居于胁下，它的经脉分布在两胁。而胆与肝相表里，它的经脉也循行于肝。

如果因为忧郁恼怒，情志失调而导致肝气郁结，疏泄不畅，络脉痹阻，气机失和就会产生胁痛。或者是因为饮食不节制使湿热蕴结，湿邪食滞阻滞了中焦，使肝胆失于疏泄条达而产生疼痛。或者是因为肝郁犯肺，肝肺的气机升降失常，从而产生胸闷胁痛的症状。或者是因为气滞血瘀，血行不畅，气机不行而产生疼痛。或者是因为久病体虚，肝阴不足，肝络失养，络脉不和而产生胁痛。

胁痛在西医大多诊断为肝脏，胆囊、胆道的各种疾病，慢性胰腺炎，肺炎和支气管炎，胸膜炎，肋间神经痛等各种病证。

【临床表现】

胁痛主要的症状表现是一侧或者是两侧胁肋部的疼痛，疼痛的性质大多会表现为胀痛、刺痛、闷痛或者窜痛。

如果是肝脏或者是胆囊、胆道的病变导致的胁痛，疼痛的性质大多为胀痛，同时还会伴有恶心呕吐，厌食油腻的症状。如果是慢性胰腺炎导致的胁痛，疼痛的性质大多为胀痛，同时还会伴有饱食或者是酒后加重的症状。

如果是肺部感染的后期或者是支气管炎导致的胁痛，疼痛的性质大多为闷胀疼痛，同时还会伴有胸闷胀满不舒，时时咳嗽的症状。如果是胸膜炎导致的胁痛，疼痛的性质大多为闷胀刺痛，同时还会伴有胸闷气急的症状。

如果是肋间神经损伤导致的胁痛，疼痛的性质大多为刺痛，疼痛的位置大多固定不移，疼痛的时间大多持久缠绵。

【手法检查】

患者俯卧位，疼痛的一侧朝上方，上肢内收抬高到与肩平行放置在床上。医生位于患者的背侧。

1. 肝脏和胆囊、胆管的病变导致的胁痛的典型体征

医生以掌心扪按在患者右侧第 8~10 两肋中线腹侧的位置，在第 8~10 肋中的某一个位置会有轻度的发热感，这也大多是疼痛的位置。用中指的指腹按压在第 9~10 肋之间或者是第 10~11 肋之间腋中线腹侧的肋间肌处，沿着肋间肌顺向滑动推压，并且向上一

个肋骨的下缘按压推顶，在腋中线腹侧某一个位置的肋骨下缘处会有一个轻度的凹陷，用拇指的指端按压弹拨凹陷位置的时候会有明显的压痛。用第2、3、4指的远端处着力，用拍打的手法，在凹陷处及其周围拍打叩击的时候会呈现空鼓的声响。用抓取的手法在凹陷疼痛的位置抓取的时候，会有明显的寒凉感向外透散。

2. 慢性胰腺炎导致的胁痛的典型体征

医生用掌心扪按在疼痛一侧第8~10肋腋中线的腹侧，在第8~10肋之间的某一个位置会有轻度的发热感，用中指的指腹按压在第6~10肋腋中线和腋中线腹侧的某一个肋骨边缘或者是肋间肌位置的时候会有明显的压痛。用第2、3、4指的指腹沿着腋中线和腋中线的腹侧滑动诊查，可以触压到一个凹陷，用拍打叩击的手法击打这些位置的时候会呈现空鼓的声响，用抓取的手法在疼痛的位置抓取的时候会有明显的寒凉感向外透散。

3. 肺部感染的后期或者是支气管炎导致的胁痛的典型体征

医生用掌心扪按在疼痛一侧第6~10肋腋中线和腋中线的背侧。滑动扪按的时候在某一个位置会有轻度的发热感。用中指的指腹按压在第6~10肋腋中线和腋中线背侧的某一处肋间肌处，会有明显的压痛。用第2、3、4指的前端轻轻的拍打叩击压痛点的位置会引发咳嗽。用指腹沿着疼痛点滑动诊查的时候局部会微微凹陷，用抓取的手法在凹陷处抓取的时候会有明显的寒凉感向外透出。

4. 胸膜炎导致的胁痛的典型体征

胸膜炎导致疼痛的位置会有数个，大多位于腋中线和腋中线的胸侧。医生用手掌的掌心逐个扪按这些疼痛的位置，局部会有轻度的发热感。用中指的指腹按压在疼痛点的肋间肌处，或者是肋骨边缘的位置会有明显的压痛。用拇指的指端在肋间肌疼痛点向上一个肋骨的下缘，或者是疼痛肋骨的上缘和下缘推挤按压的时候，肋骨边缘的某一个位置会有一个凹陷，按压弹拨凹陷的位置会有明显的压痛。用第2、3、4指的前端轻轻拍打疼痛的位置，会呈现沉闷的声响并会引发咳嗽。用抓取的手法在疼痛的位置抓取会有明显的寒凉感向外透出。

5. 肋间神经痛导致的胁痛的典型体征

肋间神经痛导致疼痛的位置大多在肋骨之间的肋间肌处。医生用掌心扪按在疼痛点的位置，局部会有明显的发热。医生用中指的指腹在疼痛点的背侧，沿着肋间肌向腋中线和腋中线的腹侧推压，在疼痛点肋骨之间的肌肉会有明显的压痛。用拇指的指端按压弹拨凹陷的位置会有剧烈的疼痛感。用抓取的手法在凹陷的位置抓取的时候会有明显的寒凉感向外透散。

【其他检查】

实验室检查：

血常规检查观察白细胞是否升高排除肺部和支气管的感染。

血液生化检查可以排除肝脏和胆囊的病变。

血清淀粉酶的检测可以排除胰腺的病变。

超声波检查：

腹部B超可以观察肝脏、胆囊、胆管，胰腺有没有病理改变。

X 线检查：

肺部 X 线检查可以观察肺部和支气管有没有病理改变。胸部 X 线检查可以排除胸腔积液和是否有气胸等病理改变。胸肋部的 X 线检查可以排除肋骨骨折。

【治疗原则】

行气通络，散瘀止痛，调理气机。

【手法治疗步骤解析】

1. 行气通络，散瘀止痛

患者侧卧位，疼痛的一侧朝上方，患侧的上肢内收抬高到与肩平行，放置在床上。医生位于患者的背侧，一只手扶按在患侧的肩部，另一只手的手掌手指平伸，放置在患侧腋下腋中线的位置处。

（1）如果是肝脏、胆囊、胆管病患引发的胁痛：

医生以掌根和大、小鱼际着力按压在腋下的胁肋，按照腋中线、腋中线的腹侧、腋中线的背侧这样三条路径用搓摩推揉的手法反复的推搓。目的是行气通络。用第2、3、4指的指腹按揉第9~11肋腋中线腹侧疼痛凹陷的部位，用拇指的指端弹拨疼痛位置肋骨边缘的凹陷处，目的是散结止痛。用拍打叩击的手法击打凹陷疼痛的位置，目的是鼓荡气机，行气通络。用抓取的手法在疼痛的位置反复抓取内里寒凉的病邪之气向外透散，用扫散的手法将外透的病邪之气向下腹部扫散。目的是行气散寒止痛。用搓摩的手法再一次反复搓摩腋下胁部的三条路径，用抓取的手法沿着这三条路径反复的抓取病邪之气向外透出，用扫散的手法将外透的病邪之气沿着腋下胁向下扫散。治疗的目的是舒肝行气，通络止痛。

（2）如果是慢性胰腺炎引发的胁痛：

医生以掌根和大、小鱼际处着力按压腋下的胁肋处，用搓摩推揉的手法按照腋下中、腹、背三条路径反复的推揉，目的是行气通络。用第2、3、4指的指腹推揉腋中线腹侧第6~8肋的疼痛部位，用中指的指端点压按揉凹陷疼痛的位置，目的是散结止痛。用抓取的手法反复抓取疼痛位置寒凉黏腻的病邪之气向外透出，用扫散的手法将外透的病邪之气向下腹部扫散，目的是理气散瘀止痛。用搓摩推揉的手法再一次沿着腋下胁肋的三条路径反复的推搓，特别是腋中线和腋中线的腹侧，用抓取的手法沿着腋中线和腋中线的腹侧线反复抓取内里寒凉黏腻的病邪之气向外透出，用扫散的手法将外透的病邪之气向下扫散祛除。治疗的目的是疏肝理气，散瘀通络止痛。

（3）如果是肺部感染的后期和支气管炎引发的胁痛：

医生以掌根和大、小鱼际着力反复的搓摩推揉患侧腋下胁肋部的三条路径。目的是行气通络。用第2、3、4指的指腹按揉第6~10肋腋中线背侧的凹陷处，并用第2、3、4指的前端着力拍打叩击凹陷的位置，目的是鼓荡气机，振奋经气，散结止痛。用抓取的手法在凹陷的位置，反复抓取寒凉黏腻的病邪之气外透散，用扫散的手法将外透的病邪之气向下腹处扫散。治疗的目的是散瘀祛邪，理气止痛。用手掌再一次反复推揉腋下胁肋部的三条路径，特别是腋中线和腋中线背侧的路径，以局部微微发热为度。用抓取的手法沿着腋中线和腋中线背侧的路径反复移动的抓取，特别是凹陷疼痛的位置要重点抓取，使内里寒凉的病邪之气尽可能的向外透散，然后用扫散的手法将外透的病邪之气向下扫散，治疗的目的是行气散瘀，通络止痛。

（4）如果是胸膜炎引发的胁痛：

医生以掌根和大小鱼际着力反复的搓摩推揉腋下胁部的三条路径，目的是行气通络。用第2、3、4指的指腹按揉腋中线和腋中线胸侧凹陷疼痛的位置，用中指的指腹轻轻弹拨肋间肌处的结节和条索，用拇指的指端轻轻地弹拨肋骨边缘的凹陷处，用抓取的手法在这些疼痛的位置反复地抓取寒凉黏腻的病邪之气向外透出，用扫散的手法将外透的病邪之气向下扫散，治疗的目的是理气通络，散结止痛。用手掌再一次反复的推搓腋下胁部的三条路径，特别是腋中线和腋中线的腹侧线，以局部微微发热为度。用抓取的手法沿着腋中线和腋中线腹侧线反复的移动抓取，特别是疼痛的位置要重点抓取，使内里的病邪之气尽可能的向外透散，然后用扫散的手法将外透的病邪之气向下扫散。治疗的目的是散瘀祛邪，行气通络止痛。

（5）如果是肋间神经痛引发的胁痛：

医生用掌根和大、小鱼际着力在腋下胁部的三条路径反复的搓摩，目的是疏肝行气，通络止痛。用推搓的手法从背侧向腹侧沿着疼痛位置的肋间肌反复的横向搓摩，用中指的指腹推揉疼痛的肋间肌中的结节，用拇指的指端按压弹拨肋骨边缘凹陷的位置。用抓取的手法在疼痛的位置反复抓取寒凉的病邪之气向外透散，用扫散的手法将外透的病邪之气向下扫散，治疗的目的是散结通络，行气化瘀止痛。用手掌再一次沿着腋下胁部的三条路径反复的搓摩，目的是疏肝理气，通络止痛。

2. 调理气机

患者俯卧位，医生位于患者的一侧。

（1）如果是肝脏、胆囊、胆管病患引发的胁痛：

医生用掌根和大、小鱼际着力放置在患者右侧的背部，用按摩推揉的手法反复按揉右侧背部和腰部的肌肉，特别是第8~12肋背侧的肌肉，以紧张僵硬的肌肉舒缓柔软为度。治疗的目的是松解肌肉的挛缩，调理经络气血。用突出的中指指间关节点压第6~8胸椎横突的旁侧，目的是刺激交感神经，调节脏器功能的紊乱。用拍打叩击的手法拍打第8~12肋的背侧，用抓取的手法反复在这些位置抓取病邪之气向外透出。目的是鼓荡气机，通络止痛。

医生用突出的中指指间关节点压肝宫和大肠宫，按揉弹拨打开气门。用抓取扫散交替操作的手法将背部外透的病邪之气经过肝宫疏导引领到大肠宫，并从大肠宫向腰骶处扫散祛除。治疗的目的是疏通经络，通导腑气，散邪止痛。各种手法相互配合共同使用，来完成疏肝理气，通络止痛的治疗目的。

（2）如果是慢性胰腺炎引发的胁痛：

医生用掌根和大、小鱼际着力按摩推揉患侧背部和腰部的肌肉，特别是第6~10肋背侧的肌肉。目的是松解肌肉的痉挛，疏通经络气血。用突出的中指指间关节点压第6~8胸椎横突旁侧并且按揉弹拨。目的是刺激交感神经，调节脏器功能的紊乱。用拍打叩击的手法，轻轻拍打患侧第6~10肋的背侧，用抓取的手法反复抓取寒凉黏腻的病邪之气尽可能地向外透散。目的是鼓荡气机，疏通经络，散邪止痛。用突出的中指指间关节点压胃宫和大肠宫，按揉弹拨打开气门，用抓取扫散交替操作的手法，将背部外透的病邪之气经过胃宫疏导引领到大肠宫，最后从大肠宫向腰骶扫散祛除。治疗的目的是通导腑气，散邪止痛。各种手法相互配合共同使用，来完成理气通腑，行气止痛的治疗目的。

（3）如果是肺部感染后期和支气管炎引发的胁痛：

医生以掌根和大、小鱼际着力反复的按揉推摩背部的肌肉，特别是第6~10肋背侧的肌肉，目的是松解肌肉的痉挛，疏通经络气血。用突出的中指指间关节点压第2~3胸椎横突的旁侧并且按揉弹拨。目的是刺激交感神经，调节脏器功能的紊乱。用拍打叩击的手法轻轻击打患侧第6~10肋的背侧，用抓取的手法反复抓取寒凉的病邪之气使它们尽可能的向外透散，用扫散的手法将外透的病邪气向腰骶扫散。用突出的中指指间关节点压肺宫和大肠宫，按揉弹拨打开气门，用拍打叩击的手法击打肺宫振奋气机，用抓取的手法抓取肺宫的病邪之气向外透散，用扫散的手法将外透的病邪之气向肩部扫散，用扫散的手法将肺宫、背部外透的病邪之气疏导引领到大肠宫。最后从大肠处向外扫散驱除。各种手法相互配合共同使用，来完成疏肝行气，理气通腑，散邪止痛的治疗目的。

（4）如果是胸膜炎引发的胁痛：

医生以掌根和大、小鱼际着力反复按揉推搓背部的肌肉。特别是疼痛部位背侧的肌肉，目的是松解肌肉痉挛，疏通经络气血。用突出的中指指间关节点压按揉第2~3胸椎横突的旁侧，目的是刺激交感神经，调节脏器功能的紊乱。由于胸膜炎大多是因为肺部病变后的粘连所导致的。医生反复的点压按揉背侧疼痛点处的肌肉，用拍打叩击的手法击打病患的背侧，用抓取的手法反复抓取寒凉的病邪之气向外透出，用扫散的手法将外透的病邪之气向腰骶扫散，治疗的目的是振奋经气、松解粘连、通络止痛。用突出的中指指间关节点压肺宫肝宫和大肠宫，按揉弹拨打开气门，用抓取扫散交替操作的手法将肺宫、背部外透的病邪之气，经过肝宫疏导引领到大肠宫，最后从大肠宫向腰骶扫散驱除，目的是通导腑气，行气通络止痛。用手掌从背部向腰骶反复的按摩搓揉，以局部明显发热为度。目的是行气通络。各种手法相互配合共同使用，来完成理气通络，散结止痛的治疗目的。

（5）如果是肋间神经痛导致的胁痛：

医生用掌根和大、小鱼际着力，反复的推搓患侧背部的肌肉，特别是疼痛点背侧的肌肉。目的是松解肌肉痉挛，疏通经络气血。用手掌反复地横向推搓疼痛的肋间肌，用抓取的手法沿着肋间肌反复抓取寒凉的病邪之气向外透散，用扫散的手法将外透的病邪之气向腰骶部扫散驱除，治疗的目的是行气散结，通络止痛。用手掌在疼痛点从上向下反复的推搓，以局部微微发热为度。目的是理气通络，散瘀止痛。各种手法相互配合共同使用，来完成理气通络，缓急止痛的治疗目的。

四、胆胀

【病因病机】

由于肝气郁结，忧思气恼，肝胆气郁，导致胆失通降，或者是因为气血瘀滞，阻滞了经络，导致胆腑不通，胆腑的气机通降失常；或者是因为痰浊湿热，郁久酿化成石，砂石的阻滞导致胆腑通降受阻；或者是因为虚损劳倦导致脾胃生化不足，使胆腑疏泻通降失常，各种原因而导致胆胀。

胆胀在西医的诊断大多为慢性胆囊炎，慢性胆管炎和胆结石等病症。由于慢性胆囊炎，慢性胆管炎与周围的脏器发生粘连，就会引发右胁部发生持续性的胀痛。而慢性胆囊炎又大多会合并有胆结石，胆囊壁往往会因为结石的刺激和炎症的反复发作而增厚或纤维化。胆囊由此失去了正常的生理功能，就会引发在饱餐油腻食物后症状加重，胆石嵌卡在胆管，阻滞了胆汁的排泄，导致胆囊肿大，就会发生痛如刀割的剧烈疼痛。

【临床表现】

患者大多数人有反复发作的右胁胀痛的病史，常常会见到在右侧上腹部疼痛，同时伴有右胁和右侧腰背部的疼痛。表现为持续的痉挛性的疼痛，并且常常会向右侧肩胛的部位放射。患者上腹部胀满、口苦、恶心、呃逆、嗳气、善太息。饱餐油腻饮食，恼怒、劳累都可以诱发胀痛的症状。

如果是右胁持续胀痛，痛连肩背，遇怒加重，胸闷、脘腹胀满的症状明显，则大多是气滞胆腑症。

如果是右胁痛如刀割，疼痛的位置固定不移并且拒按的症状明显，则大多是气滞血瘀，痹阻了经脉所导致。

如果是右胁绞痛，窜至肩背，时时阵发，疼痛加剧的症状明显，则大多是胆石形成的阻滞，导致胆腑不通所导致。

【手法检查】

患者仰卧位，医生位于患者的一侧。以第2、3、4指的指腹着力按压在右侧肋弓下与腹直肌外缘的交接处，令患者深呼吸，在患者呼气的时候向下按压。

如果局部压痛不适或者是疼痛明显，大多是胆囊的病变。

如果在右侧肋弓下与腹直肌的外缘交接处按压时疼痛，局部的肌肉紧张，大多是胆囊结石。

如果在右侧肋缘处压痛和叩击痛都明显，同时在右侧上腹部和剑突下都有压痛，大多是胆管结石。

患者站立位，医生位于患者的一侧，一只手放置在患者的腹侧，一只手放置在患者的背侧，双手用力相对触摸扪按诊查。

如果患者腹侧在第10~12肋的下端扪按的时候热感明显，腰侧第12肋弓下缘扪按时同样发热，这大多是过食油腻的食物或者刚刚食用过大量油腻之物所导致的胆囊炎。会见到右胁部闷胀不适，有时有恶心，嗳气的症状。

如果在患者腹侧第12肋下缘扪按的时候发热，在腹直肌外缘与肋骨下缘交接处按压时疼痛，用第2、3、4指的前端着力拍打右胁的位置膨胀砰砰作响，在腰侧第12肋弓下缘扪按的时候发热，则大多是气滞胆腑的胆囊炎。会见到右胁胀痛，脘腹胀满的症状。

如果在患者腹侧第10~12肋与腹直肌外缘的交接点和腰部第12肋弓下端扪按的时候局部有寒凉感，但是在这个寒凉的区域中疼痛明显的位置扪按的时候有一个明显的发热点，在这个疼痛点按压的时候，疼痛剧烈并且拒按，这大多是气血闭阻的胆管炎。会见到疼痛的位置固定，右胁下痛如刀割的症状。

如果患者疼痛的位置主要集中在腹侧，在第 10~12 肋下缘都有明显的疼痛，扪按诊查的时候疼痛点的位置明显发热，在腹侧和腰侧疼痛点的附近有一条明显的寒凉区域，在腰部第 12 肋弓下端有一个明显的压痛点，这大多是胆结石证，会见到右胁处绞痛，时时阵发性疼痛的症状。

【其他检查】

B 超检查：

可以测定胆囊的大小，胆囊壁的厚度，胆管的直径和厚度，胆结石的数量，结石的大小以及结石所在的位置，这些可以协助确诊。

【治疗原则】

疏肝利胆，排石止痛，调理气机。

【手法治疗步骤解析】

1. 疏肝利胆，排石止痛

患者俯卧位，医生位于患者的一侧。以掌根和大、小鱼际着力放置在患者右侧的背部，用按摩搓揉的手法放松右侧的背肌和腰肌，目的是放松肌肉，宣通气机。

医生用拇指的指端着力点压在患者右侧腋窝下一横掌的下端，按揉弹拨这里的结节，用拇指的指端从结节的位置向下沿着腋中线点压按揉，目的是疏通肝气的郁滞。用抓取的手法从结节沿着腋中线抓取寒凉的病邪之气向外透出，用扫散的手法将外透的病邪之气导引扫散到骶尾处向外驱除，治疗的目的是疏通肝气，通降气机，散瘀止痛。

医生握拳，用中指的指间关节向前突出，着力点压在第 3~7 胸椎横突的旁侧，按揉弹拨这些位置的结节和条索，目的是刺激交感神经，理气解痉。用突出的中指指间关节点压在第 10 胸椎棘突的旁侧，按揉弹拨这里的结节，目的是通利胆腑，缓解痉挛，消除疼痛的症状。

医生用掌心扪按在背侧第 10~12 肋的位置，探查这个位置的一个明显的发热点，用凸出的中指指间关节着力点压在发热点轻轻弹拨，用拍打叩击的手法击打发热点，目的是鼓荡气机，疏通经络。用抓取的手法抓取内里的寒凉邪气向外透散，用扫散的手法将外透的病邪之气向下扫散驱除，治疗的目的是疏通经气，消除郁滞，通络止痛。

患者仰卧位，医生用中指的指腹着力点压在患者第 10~12 肋与腹直肌外缘交接处的疼痛部位，轻轻的按揉弹拨，用抓取的手法抓取内里的寒凉邪气向外透出，用扫散的手法将外透的病邪之气向下扫散驱除，治疗的目的是散瘀、通络、止痛。

如果胆石阻滞的症状明显，患者站立位，医生位于患者的一侧。一只手放置在患者腹侧的疼痛点；另一只手放置在患者背侧的疼痛点，双手同时用力，用相对拍打叩击的手法叩击两侧疼痛的部位，目的是鼓荡气机，消除胆管的痉挛，扩张胆道以利于砂石排出，用相对抓取的手法抓取内里的病邪之气向外透散，用相对扫散的手法将外透的病邪之气向下扫散驱除，治疗的目的是疏通胆腑，解除痉挛，排石止痛。

2. 调理气机

如果是胆囊炎中气滞胆腑的症状明显。

患者仰卧位，医生用手掌着力放置在第 10 肋，用搓摩的手法从第 10 肋到胁下，特别是在疼痛的位置进行反复的滑动搓摩，用抓取的手法抓取内里的病邪之气向外透出，用扫散的手法将外透的病邪之气向下扫散驱除，治疗的目的是疏通经络，行气散瘀止痛。

患者俯卧位，医生用掌根和大、小鱼际着力，放置在患者右侧的背部，用按摩搓揉的手法放松右侧背部的肌肉，疏通经气。用掌根着力从腋下沿着腋中线推搓，目的是行气解郁，舒肝止痛。用边抓取边扫散的手法将腋中线外透的寒凉邪气疏导引领到骶尾处扫散驱除。目的是疏肝理气，通降腑气。各种手法相互配合共同使用，来完成疏肝利胆，理气通降，行气止痛的治疗目的。

如果是胆囊炎中气滞血瘀的症状明显。

患者仰卧位，医生用第2、3、4指的指腹着力，用滑动搓擦的手法在第10~12肋的位置中明显寒凉的位置快速的滑动搓摩。目的是理气活血，疏通经络。用抓取的手法抓取寒凉位置内里的病邪之气向外透出，用扫散的手法将外透的病邪之气向下扫散驱除，治疗的目的是通畅胆腑，散瘀止痛。

患者俯卧位，医生用掌根和大、小鱼际按摩搓揉放松右侧背部的肌肉，疏通经络气血。用抓取的手法在背侧肋弓下缘附近疼痛点的位置抓取寒凉的病邪之气向外透散，用扫散的手法将外透的病邪之气向下扫散驱除，目的是通利胆腑。

医生用扫散的手法在右胁寒凉透散的位置处反复多次的重复扫散，治疗的目的是使胆腑郁闭的气机通畅，散瘀止痛。

医生用拇指的指端着力点压在患者右侧腋下一横掌的位置，按揉弹拨这里的结节，并且沿着腋中线向下移动按揉弹拨，用掌根着力沿着腋中线做反复的滑动搓摩，以局部热感明显为度。目的是疏通肝气。用抓取扫散交替操作的手法，疏导引领郁滞的病邪之气从骶尾处向外扫散驱除。治疗的目的是疏通经络气血，消除疼痛的症状。

医生用突出的中指指间关节着力点压在第10胸椎棘突的两旁，按揉弹拨这里的结节和条索，目的是通络利胆止痛。

各种手法相互配合共同使用，来完成行气散瘀，通利胆腑，通降止痛的治疗目的。

如果是胆结石的症状明显。

患者俯卧位，医生用手掌着力放置在患者右侧的背部。用按揉搓擦的手法放松肌肉，疏通经络，用突出的中指指间关节着力点压在第6~7胸椎的横突旁侧，按揉弹拨局部的结节和条索。目的是刺激交感神经，舒缓胆囊和胆管的痉挛。

医生用突出的中指指间关节着力点压第10胸椎棘突的两侧，按揉弹拨局部的结节和条索，目的是解除痉挛，通络止痛。

患者站立位，医生位于患者的一侧，一只手放置在患者腹侧第10肋的位置处；另一只手放置在患者背侧第12肋弓的下端，双手同时操作。用相对抓取的手法抓取寒凉的邪气向外透散。用扫散的手法将外透的病邪之气向下扫散祛除。治疗的目的是通利胆腑，散瘀排石止痛。

医生用手掌着力，用搓摩的手法在患者右侧背部反复的上下滑摩，以局部明显发热为度。目的是活血化瘀，行气通络。

各种手法相互配合共同使用，来完成理气解痉，通利胆腑，排石止痛的治疗目的。

【注意事项】

手法治疗胆囊、胆管的病症，以行气散瘀止痛为主。在对胆石症治疗的时候，主要是以通泄胆管内的砂状结石为主。如果胆囊和胆管内的结石较大，则不适宜使用手法来进行治疗。

五、慢性前列腺炎

【病因病机】

慢性前列腺炎可以分为感染性慢性前列腺炎和非感染性慢性前列腺炎两种。

感染性慢性前列腺炎大多是由于致病细菌经过尿道逆行到前列腺而引发的感染，或者是急性前列腺病变治疗不彻底，导致细菌长期的对前列腺造成感染。

非感染性慢性前列腺炎大多是因为过量的饮酒和过多的食用辛辣食物，或者是前列腺过度充血，如性生活过度或者是没有规律，或者是因为久坐不动，长途骑车，导致会阴部长期受压而引发盆腔和前列腺充血，这些原因导致部分或者是整个前列腺呈现炎性反应。

前列腺的底部与膀胱相临近，前列腺腺体的中间有尿道穿过。前列腺发生了炎症改变之后就会出现水肿。这些水肿可以压迫穿行于前列腺的尿道，造成排尿受到影响，导致尿频，尿急，排尿不畅，排尿困难的各种症状。

【临床表现】

慢性前列腺炎主要的症状表现是排尿异常。大多会出现尿频、尿急、尿痛、排尿不适的各种尿路刺激症状。

如果尿道灼热，小便涩痛，尿频尿急，排尿后滴沥不尽的症状明显，这大多是湿热邪毒由下窍入侵淫下焦的湿热下注所导致的。

如果排尿淋漓不畅，下腹部隐痛不适，疼痛常常牵扯到腰骶部，肛门周围，下腹部，耻骨的上端，会阴部和腹股沟的附近都疼痛坠胀。这大多是湿热邪毒蕴结下焦，阻滞了脉络，使气血运行不畅所导致的。

如果排尿困难，尿后滴沥，同时还伴有腰膝酸痛，头晕目眩，神疲乏力，精神萎靡，这大多是先天禀赋不足，或者是房事不节，损伤了肾精，肾气亏虚所导致的。

【手法检查】

患者卧位，医生位于患者的一侧。以第 2、3、4 指的指腹处着力按压在患者的小腹处。在股骨上端平行线与脐正中延长线交点处按压的时候，局部有明显的深压痛。同时在第 1~4 骶椎的位置扪按诊查的时候有明显的发热感，在局部按压的时候疼痛感明显。这大多是慢性前列腺炎的症状表现。

如果患者在腹侧股骨上端平行线与脐正中下延线交点的前列腺区扪按的时候明显发热，按压的时候明显疼痛，用抓取的手法在局部抓取的时候掌心黏腻感明显。同时在腰骶部扪按的时候也有明显的发热，在第 1~4 骶椎按压的时候明显疼痛的。这大多是湿热邪毒侵淫下焦致湿热下注所导致的各种症状。

如果患者在腹侧前列腺区初扪按的时候温度不高，但是稍稍扪按片刻就会有明显的热感从内里向外透出，在双侧腹股沟处，耻骨的上端，小腹部都有明显的压痛。同时在腰骶部扪按的时候明显发热，从第 5 腰椎到第 3 骶椎这个区域有明显压痛的。这大多是湿热壅结下焦，气血瘀阻脉络的气滞血瘀所导致的各种症状。

如果患者在腹侧的前列腺区初扪寒凉，久扪在寒凉的中间有一个发热点，在腹侧前列腺区深按压的时候有一个圆形的结节并且有压痛，同时在腰骶部扪按的时候局部有明显的寒凉感，患者自觉腰部寒凉，喜温喜按的。这个大多是房事不节，肾气受损、肾气亏虚所导致的各种症状。

【其他检查】

实验室检查：细菌性慢性前列腺炎在前列腺液中可以见到白细胞增多。

B 超检查：

非细菌性慢性前列腺炎可以见到前列腺的界限结构混乱不清，回声不均。

【治疗原则】

散瘀通阻，调理气机。

【手法治疗步骤解析】

1. 散瘀通阻

患者俯卧位，医生位于患者的一侧，以手掌的掌根和大、小鱼际着力按摩搓揉患者的腰骶部，以局部明显的发热为度。目的是放松肌肉，疏通气血，滋补肾气。

医生握拳，中指的指间关节向前突出，以突出的指间关节着力点压在第 4~5 腰椎横突的旁侧，按揉弹拨局部的结节或条索。目的是调理交感神经，加强对前列腺的刺激，消除前列腺的肿胀。用中指的指间关节着力按压在第 2~4 骶椎之间的凹陷处，按揉这些部位中的结节。用抓取的手法抓取内里的寒凉邪气向外透出，用轻轻扫散的手法将外透的病邪之气向下扫散驱除，要注意的是，扫散的手法要轻，不要用力过度的扫散驱邪，以免伤及肾气。用按摩搓揉的手法散瘀通阻，当搓摩到局部热感明显的时候，以掌心扪按在寒凉感明显的位置，将掌心的热量透达到内里。目的是透热温阳。

患者仰卧位，医生位于患者的一侧，用第 2、3、4 指的前端处着力，以拍打叩击的手法击打患者下腹部股骨上端平行线与脐正中向下延长线交点处的前列腺区的位置。目的是鼓荡气机，扩张微循环，消除前列腺的肿胀。用抓取的手法抓取内里的寒凉邪气向外透出，用扫散的手法将外透的病邪之气向下扫散，目的是破气通阻，散瘀止痛。改善前列腺对尿道的挤压，减轻排尿异常，排尿滴沥不尽的尿路刺激症状。

医生用第 2、3、4 指的前端处着力，拍打叩击患者双侧腹股沟的内侧。目的是鼓荡气机，疏通经络。用抓取的手法抓取寒凉邪气向外透出，用扫散的手法将外透的病邪之气向前列腺的位置扫散。治疗的目的是疏导气机，通泻郁滞，导瘀下行，散瘀通阻，改善尿频、尿急、尿痛，尿道的灼热等异常的症状。

2. 调理气机

（1）如果是湿热下注的症状明显：

患者仰卧位，医生用掌根和大、小鱼际着力在患者的腹部沿着双侧的腹股沟的内侧和脐正中线这三条路径做反复的上下搓摩。目的是疏通气机，消除瘀阻。用抓取扫散交替操作的手法沿着双侧腹股沟和脐正中线这三条路径反复操作来清除寒凉的病邪之气。目的是清热驱寒，散瘀通淋。

患者俯卧位，医生用中指的指端着力点压患者心、肝、脾三脏的热穴，按揉弹拨打开气门。用抓取的手法抓取内里的寒凉邪气向外透散。用抓取扫散交替操作的手法将外透的病邪之气疏导引领到小肠宫。医生用拇指的指端着力点压在患者腋窝下横一掌的位置，按揉这里的圆形结节。用点压揉推的手法沿着腋中线向下移动推揉，用抓取的手法从腋下沿着腋中线一直抓取到肋骨的下沿。目的是疏散郁闭的肝气，破气通郁。医生用突出的中指指间关节着力点压在肝宫、脾宫和小肠宫的位置，按揉弹拨打开气门，用抓取扫散交替操作的手法，将内里外透的病邪之气疏导引领到小肠宫，用扫散的手法从小肠宫将病邪之气向下扫散驱除。

各种手法相互配合共同使用，来完成疏肝泻火，散热除湿，导热驱邪的治疗目的。

（2）如果是瘀血阻滞的症状明显：

患者仰卧位，医生用抓取扫散交替操作的手法沿着双侧腹股沟的内侧和脐正中线这三条路径反复的操作，以内里的寒凉感明显的向外透散，医生掌心的寒凉感明显为度。治疗的目的是疏通气机，破散除瘀，消散前列腺的郁阻，消除疼痛的症状。

患者俯卧位，医生用中指的指端着力按压在患者心、肝、脾三脏的热穴。按揉弹拨打开气门，用抓取扫散交替操作的手法将内里外透的病邪之气疏导引领到小肠宫。医生用中指突出的指间关节着力点压在患者肝宫、脾宫和小肠宫的位置，按揉弹拨打开气门，用抓取的手法抓取内里的病邪之气向外透散，用扫散的手法将病邪之气向小肠宫疏导引领。目的是导热下行，将脏中透散的病邪之气导引到小肠腑中，最后用扫散的手法从小肠宫中将病邪之气向下扫散驱除。

医生用拇指的指端着力点按在患者腋下一横掌下方的结节处按揉弹拨，并沿着腋中线向下移动推拨到胁下。目的是舒肝、理气、解郁。用抓取扫散交替操作的手法，沿着腋中线向下滑行移动操作到胁下。目的是导气下行。医生用中指突出的指间关节着力点压在第4~5腰椎的横突旁侧，按揉弹拨这里的结节和条索。目的是刺激交感神经，消除肿胀，散瘀止痛。用掌根和大、小鱼际着力按揉第2~4骶椎的凹陷处，以温热感明显为度。目的是活血散瘀，补阳通络。

各种手法相互配合共同使用，来完成清除湿热，消散气滞、活血散瘀、疏通经络，消除各种症状的治疗目的。

（3）如果是肾气亏虚的症状明显：

患者仰卧位，医生用第2、3、4指的指腹着力，用滑摩的手法在双侧腹股沟的内侧滑摩搓擦，以局部有寒凉感向外透散为度。目的是疏理气机，透散邪气。用扫散的手法将外透的寒凉之气向下扫散驱除，目的是疏通瘀阻。医生用掌心着力放置在患者的脐部，用搓摩的手法从脐部向下沿着脐中线做反复的滑动搓摩，以局部明显发热为度。当掌心热感明显的时候，用扪按的手法按压在前列腺区的位置，将掌心的热量透达到内里，治疗的目的是利用搓摩产生的热量温补丹田的寒凉，疏通气机，温阳通阻。

患者俯卧位，医生用掌根和大、小鱼际着力放置在患者的腰部，用按摩推揉的手法放松腰部的肌肉，舒缓经络气血。用中指突出的指间关节着力点压在第4~5腰椎横突的旁侧，按揉局部的结节或条索。目的是刺激交感神经，调理气机，缓解前列腺的肿胀。以掌根和大、小鱼际着力按压在第2~4骶椎的凹陷，用按摩搓揉的手法行气散瘀。用抓取的手法抓取内里的寒凉邪气向外透散，用扫散的手法将外透的寒凉邪气向下扫散驱除。治疗的目的是散寒通阻。医生以手掌着力按压在第2~4骶椎的位置，用按摩搓揉的手法搓擦骶椎的位置，以局部明显发热为度。医生以掌心着力扪按在腰骶处，将搓摩产生的热量扪按透达到腰骶部的内里。目的是透热温阳，散瘀通阻。

各种手法相互配合共同使用，来完成疏理气机，疏通经络，温肾阳、补肾气，通瘀阻的治疗目的。

第三节
妇科各种症状和病症的手法治疗

使用手法治疗妇科的各种疾病，改善各种妇科疾病的症状，是根据妇科疾病的特点，治疗的目的主要是调理冲脉、任脉、督脉和带脉的损伤。冲、任、督三脉都是起自于胞中，带脉环腰一周，络胞中而过，约束着诸经。"冲为血海，任主胞胎"，如果冲、任、督、带各脉受到了损伤，就会导致气血失调，或者是脏腑功能失常，从而引发各种妇科疾病的发生。同时，寒、热、湿邪的侵袭，痰饮、瘀血的影响和情志的失衡，也会导致妇科疾病的发生。手法治疗可以散寒、泻热、除湿，用于祛除寒、热、湿邪中的实证，消除寒、湿邪气困阻气机，滞涩血行，阻滞胞宫、胞脉而导致的痛经，月经不调，月经延后等病症。消除热邪伤津耗血，迫血妄行，损伤冲、任二脉而引发的病证。消除情志失衡导致的脏腑、经络、气血功能的紊乱，或者是损伤脉络导致的血瘀，或者是开阖失司导致的冲任不固，或者是气机郁结，瘀血内留阻滞了气血的运行而导致冲任受损所引发的痛经，经期紊乱，癥瘕等病证的发生。手法以治疗妇科病症中的实证为主要目的，可以活血祛瘀，消除癥瘕，消除脏腑功能紊乱和气血功能失调所导致的病理产物堆积，抑制血小板的聚集，改善血液的黏、浓、凝、聚的状态，从而加强卵巢、子宫的血液循环供应，调节内分泌的功能，兴奋子宫，促进子宫的收缩，消除炎症和疼痛的症状。但是要注意的是，手法治疗散瘀破气，对于妇科中的虚证一般不适宜使用手法进行治疗，以避免在施用手法治疗的时候造成出血，耗伤正气。在这一节中，按照疾病症状发生的病因病机不同，分别论述手法检查和手法治疗的各种方法。

一、痛经

【病因病机】

痛经是指在月经期的前后，或者是在行经期间出现周期性的下腹部痉挛性疼痛、坠胀，或者是痛引腰骶，同时伴有腰酸或者是全身不适的症状，也称作经行腹痛。痛经的发生与冲、任二脉和胞宫的周期性变化相关联。由于邪气内伏或者是精血亏虚，又恰逢月经期前后冲、任二脉气血的生理发生急剧的变化，导致胞宫的气血运行不畅，由此引发了痛经。或者是由于胞宫失去了气血的濡养而导致痛经。如果是素体抑郁，或者是忿怒伤肝，肝郁气滞，使气滞血瘀。血行不畅瘀滞于冲、任二脉，导致经血运行不畅而引发痛经。如果是在月经期感受了寒凉邪气，或者是过食寒凉生冷，使寒湿邪气内客于冲、任二脉和胞宫，寒湿邪气凝滞，与血相结后导致血瘀滞不行，使气血运行不畅而引发痛经。如果是素体虚弱，肝肾虚损，脾胃虚弱，气血生化之源不足，精亏血少，冲、任二脉不足，又恰逢月经之后，精血更虚，无法滋养冲、任二脉和胞宫而引发痛经。

西医学认为子宫的过度收缩或者子宫的不正常收缩，血管的痉挛导致了子宫平滑肌的缺血，而子宫的缺血又引起了子宫肌肉痉挛性的收缩，由此产生疼痛而出现痛经。在临床上大多诊断为原发性痛经，又称为功能性痛经。继发性痛经，也就是由于生殖器官的某些器质性病变导致的痛经，又称为病理性痛经。

【临床表现】

痛经是由于经血排出不畅而引发。疼痛大多在月经来潮后开始，最早出现在经期前的 12 小时。在行经期的第一天疼痛最剧烈，持续 2~3 日后缓解。疼痛呈现痉挛性的下腹部一阵阵的绞痛，胀痛，冷痛，隐痛，坠痛。疼痛可以放射到肛门、腹部和腰骶背部。有的还伴有恶心，呕吐，尿频，乳房胀痛，肛门坠胀，倦怠无力，面色苍白，四肢冰凉等症状。

如果是在月经前或是月经期小腹胀痛，月经量少，血色紫暗有血块，同时伴有胸胁和乳房胀痛，烦躁不安等症状的，大多是气滞血瘀所导致的痛经。如果是在月经前或是月经期小腹冷痛，甚至牵连到腰背部都疼痛，月经量少，色暗有血块，同时伴有畏寒便溏等症状的，大多是寒湿凝滞所导致的痛经。如果是在月经期或月经期后小腹绵绵隐痛，月经量少，色淡质稀，同时伴有精神倦怠，面色晦暗，头晕，心悸，耳鸣等症状的，大多是肝肾亏虚，气血不足导致的痛经。

如果疼痛出现在经期前或者是经期，大多是属于实证或者是虚中夹实的症状。如果疼痛出现在经期后大多属于虚证。如果是胀比痛的症状表现重的时候，是以气滞为主。如果是痛比胀的症状表现重的时候，是以血瘀为主。如果疼痛剧烈的大多是实证，如果疼痛是隐隐作痛的大多是虚证。如果疼痛的位置在小腹的正中，大多是血瘀或者是血虚，如果疼痛的位置在小腹两侧的，大多是气滞。

【手法检查】

患者仰卧位，医生位于患者的一侧，以第 2、3、4 指的指腹处按压在患者脐下正中线的小腹处和双侧髂骨棘内侧与腹直肌外侧缘相交点下方的小腹两侧，在这些位置按压的时候都会有压痛。但是不会有整个腹肌的紧张，按压后也不会有反跳痛。

如果是脐下正中线的小腹触摸的时候较僵硬，按压的时候疼痛，用抓取的手法在这个位置抓取的时候有明显的寒凉感。这大多是瘀血导致的痛经。如果压痛的位置从腹直肌外侧缘下延到小腹的两侧，在这些位置按压的时候局部腹胀，用手轻轻拍打的时候呈空鼓声，同时在两侧的腋下可以触压到圆形的结节，从腋下的结节沿着腋中线和腋中线的背侧线这两条路径按压的时候有明显的压痛，用抓取的手法从腋下沿着腋中线和腋中线的背侧线抓取的时候有明显寒凉感的，这大多是气滞导致的痛经。

如果用手掌的掌心扪按在小腹位置的时候有明显的寒凉感，用抓取的手法在小腹抓取的时候有明显的寒凉黏腻感向外透出。用第 2、3、4 指的指腹在患者的腰部按压的时候两侧的腰肌紧张僵硬，在腰骶椎的位置按压的时候疼痛。在第 2~3 骶椎子宫的位置按压的时候有明显的压痛，用抓取的手法在这些位置抓取的时候有明显的寒凉黏腻感的，这大多是寒湿凝滞导致的痛经。如果在经期或者是经期后，用第 2、3、4 指的指腹在患者小腹按压的时候，小腹虚软，喜揉喜按，用手掌的掌心扪摸的时候小腹寒凉，用抓取的手法在小腹抓取的时候有明显的寒凉感。用第 2、3、4 指的指腹在患者背侧的脾宫、肝宫、肾宫的位置按压的时候，这些位置虚软凹陷并且有酸痛的感觉。在第 2~3 骶椎子宫的位置扪摸的时候寒凉，用稍重的力量向下按压的时候局部凹陷。用抓取的手法在这些位置抓取的时候有明显的寒凉感，这大多是肝肾亏虚，气血不足所导致的痛经。

【其他检查】

妇科的盆腔检查可以检查子宫是否增大，有无压痛。可以排除子宫的病变。

盆腔的 B 超、CT、MRI 检查可以排除盆腔的炎症和子宫的病变。同时还可以排除堕胎、异位妊娠所导致的腹痛。

【治疗原则】

行气散瘀，温寒止痛，调理脏腑经络气血。

【手法治疗步骤解析】

1. 行气散瘀，温寒止痛

如果痛经的症状是实证，治疗应该从月经前开始。使用行气散瘀的治疗方法通条气血，这样可以使痛经的症状不会发生。如果痛经的症状是虚证，治疗应该在月经期后再进行。使用温宫寒补益脏腑气机的治疗方法，这样可以使脏腑得到充养，功能得到恢复，冲、任二脉和胞脉的气血得到充盈，血脉通畅，从而使痛经的症状不会出现。

（1）如果是瘀血导致的痛经：

患者仰卧位，医生位于患者的一侧。将手掌放置在患者的脐部，用按摩推搓的手法按揉肿胀僵硬的脐下和小腹部，以局部明显发热为度。医生用掌心按压在脐正中线下方的小腹处，用扪按的手法将掌心的热量透达到小腹的深处。治疗的目的是温宫、化瘀、止痛。用掌根和大、小鱼际反复按揉推搓脐正中线向下僵硬的小腹。目的是行气化瘀。用抓取的手法抓取小腹内里寒凉的病邪之气向外透出，用扫散的手法将外透的病邪之气向下扫散。目的是散寒止痛。

医生将手掌放置在脐下，沿着脐正中线做缓缓的揉摩，以局部明显发热为度。当掌心热感明显的时候，用扪按的手法将掌心的热量透达到小腹的深处。治疗的目的一个是温宫散瘀止痛，另一个是唯恐扫散的手法伤气太过，搓摩透热可以温补阳气，防止手法治疗驱邪的同时损伤了正气。

（2）如果是气滞导致的痛经：

患者仰卧位，医生位于患者的一侧。将手掌放置在患者的脐部和髂骨棘与腹直肌的外侧缘相交处。从这些位置开始向下，以掌根和大、小鱼际用按摩推搓的手法沿着这三条路径做从上向下的反复推搓，以局部微微发热为度。治疗的目的是行气活血，散瘀止痛。用抓取的手法在腹直肌的外侧缘从上向下移动地抓取病邪之气向外透出，用扫散的手法将外透的病邪之气向同一侧的腹股沟扫散。目的是行气散邪，通络止痛。用抓取的手法沿着脐正中线移动抓取寒凉的病邪之气向外透出，用扫散手法将外透的病邪之气扫散到小腹，并从小腹向外扫散。目的是行气化瘀，散寒止痛。

医生将手掌放置在右侧的髂棘处，用环摩推搓的手法在脐和小腹之间做反复的顺时针环转搓摩，以局部明显发热为度。目的是散寒化瘀，温宫行气止痛，同时也可以温补阳气，防止驱邪治疗损伤人体的气机。

（3）如果是寒湿凝滞导致的痛经：

患者仰卧位，医生位于患者的一侧。以第2、3、4指的指腹按压在患者胸骨剑突下的胃脘，按揉内里的结节。用抓取的手法反复抓取内里寒凉黏腻的病邪之气向外透出，当掌心寒凉感明显的时候，用扫散的手法将外透的寒凉黏腻的病邪之气向下扫散。用第2、3、4指的指腹点压在髂棘与腹直肌交点向下的位置，用掌根和大、小鱼际向下推搓这两条路径。目的是行气止痛。用抓取的手法从上向下沿着这两条路径移动抓取寒凉黏腻的病邪之气向外透出，当掌心处寒凉黏腻感明显的时候，用扫散的手法将外透的病邪之气向同一侧的腹股沟处扫散。治疗的目的是行气除湿，散寒止痛。

医生用掌根和大、小鱼际从脐下向小腹做反复的推揉，当掌心有温热感的时候，用抓取的手法从胃脘向下经过脐部到小腹处移动抓取寒凉黏腻的病邪之气向外透出，当掌心寒凉感明显的时候，用扫散的手法将外透的病邪之气从胃脘经过脐部和小腹处向下扫散。目的是散寒除湿，驱邪止痛。用掌根和大、小鱼际从右侧髂棘经脐部到小腹，用顺时针环转搓摩的手法反复环摩搓揉腹部，以局部明显发热为度。治疗的目的是温宫散寒止痛，同时补气以防驱邪治疗伤及气机。

（4）如果是肝肾亏虚，气血不足导致的痛经：

患者仰卧位，医生位于患者的一侧。将手掌放置在患者右侧髂骨棘的内侧，用按摩搓揉的手法从髂骨棘经过脐部按照顺时针的方向一直到小腹处做反复的环转搓摩，以局部微微发热为度。目的是行气止痛。用第2、3、4指的指腹在两侧髂棘与腹直肌外侧缘交接点向下一直到腹股沟处，和脐正中向下到小腹处这三条路径做反复的顺向滑摩，用轻轻抓取的手法沿着这三条路径抓取寒凉的病邪之气向外透出，用扫散的手法将外透的病邪之气向下扫散。在治疗的时候要多抓取，少扫散，以免伤及患者的气机。治疗的目的是行气散寒，化瘀止痛。

医生用掌根和大、小鱼际在脐部做反复的顺时针环转揉摩，以局部明显发热为度。当掌心处热感明显的时候，用扪按的手法将掌心的热量透达到脐下小腹的深处。目的是温宫补气，散寒止痛。

2.调理脏腑经络气血

（1）如果是瘀血导致的痛经：

患者俯卧位，医生位于患者的一侧。将掌根和大、小鱼际放置在患者的腰部，用按摩推揉的手法沿着两侧腰部的肌肉从上向下反复的搓揉，以紧张僵硬的腰肌舒缓柔软，局部微微发热为度。治疗的目的是舒筋通络，活血止痛。用中指的指腹点压肝宫和脾宫，按揉弹拨打开这两宫的气门。用第2、3、4指的指腹在肝宫和脾宫做反复的上下顺向滑摩，目的是破散体表郁闭的气机，疏通经络气血。用抓取的手法抓取肝宫、脾宫内里寒凉的病邪之气向外透出，当掌心寒凉感明显的时候，用扫散的手法将外透的病邪之气向腰骶扫散。目的是疏肝醒脾，理气化瘀止痛。用手掌在肝宫和脾宫的位置做反复的顺向推搓，以局部明显发热为度。当掌心热感明显的时候，用扪按的手法将掌心的热量透达到肝宫和脾宫的深处。治疗的目的是温补脏腑，散寒止痛。

医生用中指的指腹点压在第2~4骶椎子宫的位置，按揉弹拨打开气门。用抓取的手法在子宫的位置反复抓取寒凉的病邪之气向外透出，当掌心寒凉感明显的时候，用扫散的手法将外透的寒凉邪气向尾椎扫散，目的是化瘀散寒止痛。用手掌在子宫的位置做反复的搓摩，以局部明显发热为度。当掌心热感明显的时候，用扪按的手法将掌心的热量透达到子宫的深处，目的是温宫化瘀止痛。用按摩搓揉的手法从腰部开始一直向下到子宫的位置反复推搓两侧的腰部和骶部，以局部明显的发热为度。目的是理气化瘀，散寒止痛。各种手法相互配合共同使用，来完成活血化瘀，温寒止痛的治疗目的。

（2）如果是气滞导致的痛经：

患者俯卧位，医生位于患者的一侧。以掌根和大、小鱼际放置在患者的腰部，沿着两侧的腰肌做反复的按揉推搓，以局部微微发热为度。用第2、3、4指的指腹点压两侧腋下的圆形结节，按揉弹拨松解痉挛的结节，并且沿着腋中线和腋中线背侧线这两条路径做反复的顺向滑搓，目的是破散郁闭的气机。当指端有明显寒凉感的时候，用抓取的手法从腋下沿着腋中线和腋中线背侧线这两条路径做反复的移动抓取，当掌心寒凉感明显的时候，用扫散的手法沿着腋中线和腋中线背侧线以及腰肌这三条路径从上向下将外透的寒凉邪气扫散，目的是疏肝理气，行滞止痛。

医生用中指的指腹点压在肝宫的位置处，按揉弹拨打开气门，以第2、3、4指的前端轻轻的拍打叩击肝宫以振奋经气，用指腹在肝宫做反复的顺向滑摩以疏通经络，用抓取的手法抓取肝宫内里寒凉的病邪之气向外透出，同时破散郁闭的气机。用扫散的手法将外透的病邪之气向骶尾扫散以驱散内郁的病邪之气。

医生用中指的指腹点压在第2~4骶椎子宫的位置，按揉弹拨打开气门。用抓取的手法抓取子宫内里寒凉的病邪之气向外透出，用扫散的手法将外透的邪气向尾椎扫散，目的是散寒祛瘀，行气止痛。用手掌在子宫的位置做反复的环转搓摩，以局部明显发热为度。当掌心热感明显的时候，用扪按的手法将掌心的热量透达到子宫的深处，目的是活血化瘀，温宫止痛。各种手法相互配合共同使用，来完成活血化瘀，理气行滞，温宫止痛的治疗目的。

（3）如果是寒湿凝滞导致的痛经：

患者俯卧位，医生位于患者的一侧。将掌根和大、小鱼际放置在患者的腰部，用按揉推搓的手法沿着两侧的腰肌做反复的搓揉，以僵硬紧张的腰部肌肉松缓柔软为度，目的是放松肌肉，缓解疼痛。医生握拳，中指的指间关节向前突出，以突出的中指指间关节点压在胃宫、肝宫、脾宫和大肠宫的位置处，按揉弹拨打开气门。用第2、3、4指的指腹在这些位置做反复的顺向滑摩，当指腹寒凉感明显的时候，用抓取的手法在胃宫、肝宫、脾宫和大肠宫移动抓取寒凉黏腻的病邪之气向外透出，当掌心寒凉黏腻感明显的时候，用扫散的手法将外透的寒凉黏腻的病邪之气从胃宫经过肝宫和脾宫疏导引领到大肠宫，并用反复扫散的手法从大肠宫将病邪之气向外扫散驱除。治疗的目的是疏通经络，取寒湿之邪外出，疏导引领寒湿之邪从大肠腑向外驱除。用手掌在肝宫和脾宫做反复的顺向推搓，以局部明显发热为度。当掌心热感明显的时候，用扪按的手法将掌心的热量透达到肝宫和脾宫的深处，目的是疏肝健脾，行气除湿，温寒止痛。

医生用中指的指腹点压在第2~4骶椎子宫的位置，按揉弹拨打开气门。用抓取的手法抓取子宫内里寒凉黏腻的病邪之气向外透出，用扫散的手法将外透的病邪之气向尾椎扫散。目的是散寒除湿，行气止痛。用手掌在子宫的位置做反复的环摩搓揉，以局部明显发热为度。当掌心处热感明显的时候，用扪按的手法将掌心的热量透达到子宫的深处，目的是温宫散寒止痛，各种手法相互配合共同使用，来完成散寒利湿，活血祛瘀，温经止痛的治疗目的。

（4）如果是肝肾亏虚，气血不足导致的痛经：

患者俯卧位，医生位于患者的一侧。将掌根和大、小鱼际处放置在患者两侧的腰肌处，用按揉推搓的手法反复推揉两侧的腰肌，以紧张僵硬的腰肌舒缓柔软为度。目的是放松肌肉，疏通经络气血，缓解疼痛症状。用中指的指腹点压在肝宫、脾宫和肾宫的位置处，按揉弹拨打开气门。用抓取的手法轻轻的抓取内里的病邪之气向外透出，用滑擦扫散的手法将外透的病邪之气向骶尾处扫散，目的是行气化瘀，散邪止痛。用手掌在肝宫、脾宫和肾宫做反复的顺向推搓，以局部微微发热为度，目的是疏理气机，行气止痛。用手掌在肝宫、脾宫和肾宫做反复的横向搓摩，以局部明显发热为度。当掌心热感明显的时候，用扪按的手法将掌心的热量分别透达到肝宫、脾宫和肾宫的内里深处。治疗的目的是补益肝、脾、肾三脏亏虚的气机，益气养血，调整气血的亏虚不足。

医生用中指的指腹点压在第2~4骶椎子宫的位置处，按揉弹拨打开气门。用抓取的手法轻轻抓取内里的病邪之气外透，用轻轻扫散的手法将外透的病邪之气向尾椎扫散，目的是行气散瘀止痛。用手掌在子宫的位置反复的环摩搓揉，以局部明显发热为度。当掌心热感明显的时候，用扪按的手法将掌心的热量透达到子宫的深处，目的是温宫止痛。各种手法相互配合共同使用，来完成补益肝、脾、肾三脏的气机，益气养血。补益气血的不足，温宫缓急止痛，使血脉流畅，病痛自除的治疗目的。

二、月经后期

【病因病机】

月经后期是中医的病名。如果月经的周期延后7天以上，甚至3~5个月，连续出现两个月经周期以上的称为月经后期。

月经后期有虚实之分。属于实证的大多是因为寒凝血瘀，或者是气滞血瘀而导致血行不畅，冲、任二脉受阻，血海不能如期溢满而使月经后期而来。属于虚证的大多是因为肾阳虚衰，血虚营血不足而导致精血不足，冲、任二脉不足，血海不能按时溢满而使月经延迟而来。

如果是在月经期间感受了寒凉邪气，或者是过食了生冷食物，或者是淋雨涉水感受了寒邪。寒凉邪气外袭冲、任二脉，使经血运行不畅而导致经行错后。或者是因为性情抑郁，情志不遂，气滞而不宣达。气滞血瘀，冲、任二脉阻滞运行不畅而导致经行后期。或者是因为素体肾阳虚衰，阳虚则内寒，脏腑失于温养。气弱血少，冲、任二脉空虚而导致经行后期。或者是因为大病之后或者是久病而体虚，饮食减少，气血生化之源不足，冲、任二脉空虚而导致经行后期。

月经后期在西医大多诊断为月经失调或者是月经稀发。

【临床表现】

月经周期延后 7 天以上，但是经期基本正常，并且连续出现了两个月经周期以上。患者月经量少，色淡质稀，或者是经色暗红有血块，小腹疼痛，腰骶部酸痛。如果同时伴有面色苍白，畏寒肢冷的大多是实寒导致的经期错后。如果同时伴有精神抑郁，胸闷不舒的大多是气滞导滞的经期错后。如果同时伴有面色苍白，腰酸无力，小腹喜温喜按的大多是虚寒导致的经期错后。如果同时伴有面色苍白，头晕眼花，心悸失眠的大多是血虚导致的经期错后。

【手法检查】

患者卧位，医生位于患者一侧。

1. 寒凝冲任证经期错后的典型体征

患者仰卧位，医生以掌心扪按在髂棘与腹直肌外侧缘交接点的位置处和脐下的小腹，在这些位置会有明显的寒凉感。用第 2、3、4 指的指腹在这些位置按压的时候有明显的压痛，用抓取的手法在这些位置抓取的时候有明显的寒凉感向外透出。患者俯卧位，医生用掌心扪按在第 4~5 腰椎和第 2~4 骶椎都有明显的寒凉感，用抓取的手法在这些位置抓取的时候有明显的寒凉感向外透出。用第 2、3、4 指的指腹在第 2~4 骶椎按压的时候局部微微膨胀，并且有明显的压痛。

2. 气滞血瘀证经期错后的典型体征

患者仰卧位，医生以掌心扪按在小腹的时候无明显的寒凉感，用第 2、3、4 指的指腹在两侧髂棘与腹直肌外侧缘交接点的位置和它向下延伸的位置按压的时候，局部膨胀并且有明显的压痛。在脐下小腹按压的时候膨胀并且压痛，用抓取的手法在这些位置抓取的时候有寒凉感。患者俯卧位，医生以第 2、3、4 指的指腹在第 3~5 腰椎和第 2~4 骶椎按压的时候局部微微的膨胀，并且有明显的压痛，用抓取的手法抓取的时候有寒凉感。用双手从两侧腋下沿着腋中线和腋中线背侧线按压的时候，沿线可以触压到数个细小的结节，按压这些结节有明显的压痛，在这两条路径中移动抓取的时候有明显的寒凉感。

3. 冲任虚寒证经期错后的典型体征

患者仰卧位，医生用掌心扪按在患者脐下小腹的位置有寒凉感，用第 2、3、4 指的指腹在两侧髂棘与腹直肌外侧缘交点和它向下的延线以及脐下小腹的位置按压的时候，这些位置虚软并且有明显的压痛，用抓取的手法在这些位置抓取的时候有明显的寒凉感。患者俯卧位，医生用掌心扪按在第 3 腰椎～第 4 骶椎的位置时沿线寒凉，用第 2、3、4 指的指腹在第 3 腰椎的两侧和第 4~5 腰椎的椎体按压的时候，局部虚软并且微微的凹陷，有明显的压痛。在第 2~4 骶椎处按压的时候局部凹陷并且压痛，用抓取的手法在这些位置抓取的时候有明显的寒凉感。

4. 阴血亏虚证经期错后的典型体征

患者仰卧位，医生用第 2、3、4 指的指腹在两侧髂棘与腹直肌外侧缘的交接点和延线的下方以及脐下小腹的位置按压的时候有明显的压痛。小腹按压时虚软无力，用掌心在这些位置扪摸的时候局部微微的寒凉，用抓取的手法在这些位置抓取的时候有寒凉感向外透出。患者俯卧位，医生用第 2、3、4 指的指腹在第 3 腰椎～第 4 骶椎的位置按压的时候，这些位置虚软凹陷并且有压痛，特别是第2~4骶椎的位置凹陷比较明显，用抓取的手法在这些位置抓取的时候有明显的寒凉感。

要注意的是，如果是育龄妇女月经错后未来的，首先要排除是否早孕，如果伴有小腹疼痛的，一定要注意排除异位妊娠。

【其他检查】

妇科检查：妇科的检查可以观察子宫的大、小以及是否异常。

实验室检查：尿液妊娠试验检查可以排除早孕。

超声波检查：腹部B超检查可以观察子宫和卵巢的发育状况，它们各自的状态以及是否有其他的病变。

【治疗原则】

温宫散寒，行气导滞。调理脏腑，补虚调经。

【手法治疗步骤解析】

月经后期的手法治疗分为两种。如果是实寒和气滞这些实证所导致的月经错后，手法治疗以散寒导滞，温宫调经的治疗为主。如果是虚寒和血虚这些虚证所导致的月经错后，因为单一的手法治疗补益的效果缓慢，所以在治疗的时候需要与药物相互配合共同治疗。治疗时，药物的治疗以补益肝、脾、肾脏腑的虚亏，补血养血的治疗为主。手法的治疗以温宫散寒，祛瘀调经为主。两者的相互配合，可以使治疗的效果更加增强。一定要注意的是，在治疗前，要确定患者有无妊娠的可能，以免治疗后引发流产。

1.温宫散寒，行气导滞

（1）如果是寒凝冲任证经期错后：

患者仰卧位，医生以手掌放置在两侧髂棘与腹直肌外侧缘交接点的位置，用按摩推揉的手法从上向下推揉，目的是疏通经络气血。用抓取的手法沿着腹直肌的外侧缘从上向下移动抓取寒凉的病邪之气向外透出，当掌心寒凉感明显的时候，用扫散的手法将外透的寒凉邪气从髂棘的内侧沿着腹直肌的外侧缘向下扫散，目的是散瘀通经。用手掌在脐下小腹的位置反复的按摩搓揉，用抓取的手法在小腹反复抓取寒凉的病邪之气向外透出，当掌心寒凉感明显的时候，用扫散的手法将小腹外透的寒凉邪气向下反复的扫散，目的是散寒调经。用搓摩的手法在小腹处反复的环摩搓揉，当掌心处热感明显的时候，用扪按的手法将掌心的热量透达到小腹的深处，目的是温宫活血。

患者俯卧位，医生用掌根和大、小鱼际放置在患者腰骶的位置，用按摩推揉的手法反复搓揉两侧腰骶部的肌肉，以局部微微发热为度，目的是舒筋活血，散寒通络。医生握拳，中指的指间关节向前突出，以突出的中指指间关节点压在第2~4骶椎子宫的位置处，按揉弹拨打开子宫的气门，用抓取的手法抓取子宫内里寒凉的病邪之气向外透出，当掌心寒凉感明显的时候，用扫散的手法将外透的寒凉邪气向尾椎扫散驱除，治疗的目的是破瘀导滞，散寒调经。用按摩搓揉的手法反复搓摩骶椎子宫的位置，以局部明显发热为度。当掌心热感明显的时候，用扪按的手法将掌心的热量透达到子宫的深处，目的是温宫活血调经。各种手法相互配合共同使用，来完成温宫散寒，行滞化瘀，活血调经的治疗目的。

（2）如果是气滞血瘀证经期错后：

患者仰卧位，医生将手掌放置在髂棘与腹直肌外侧缘的交接点，用按揉推搓的手法沿着腹直肌的外侧缘向下推搓，用抓取的手法沿着腹直肌的外侧缘移动抓取内里的病邪之气向外透出，用扫散的手法将外透的病邪之气向下扫散。治疗的目的是行气导滞，通络调经。用手掌沿着脐下的正中线反复的按摩搓揉，用抓取的手法抓取内里寒凉的病邪之气向外透出，用扫散的手法将外透的寒凉邪气向下扫散，目的是散瘀通络，温宫调经。

医生用第2、3、4指的指腹点压在两侧腋下一横掌下方的结节处，按揉弹拨松解结节。用滑摩搓擦的手法沿着腋中线反复的顺向滑擦，用抓取的手法沿着腋中线移动抓取寒凉的病邪之气向外透出，用扫散的手法将外透的病邪之气沿着腋中线向小腹扫散。治疗的目的是疏肝解郁，行气导滞。

患者俯卧位，医生用掌根和大、小鱼际反复的按摩推搓两侧腰背部的肌肉，目的是舒筋活络。医生握拳，中指的指间关节向前突出，用突出的指间关节点压在两侧肝宫的位置，按揉弹拨打开气门，用抓取的手法抓取肝宫内里的病邪之气向外透出，用扫散的手法将外透的病邪之气向下扫散。用第2、3、4指的指腹在腋中线背侧线移动按揉背侧线中的结节，用滑摩搓擦的手法沿着腋中线背侧线反复滑搓，用抓取的手法沿着这条路径从上向下移动抓取病邪之气向外透出，用移动扫散的手法将腋中线背侧线的病邪之气和肝宫的病邪之气疏导引领到腰骶，目的是理气通络，导滞散瘀。

医生用突出的中指指间关节点压第4~5腰椎和第2~4骶椎的位置，用推搓的手法在这些位置从上向下反复推搓以疏理气机，用抓取的手法抓取内里郁闭的病邪之气向外透出，用扫散的手法将外透的病邪之气向尾椎扫散驱除。目的是行气散瘀调经。各种手法相互配合共同使用，来完成理气行滞，化瘀通络，活血调经的治疗目的。

2. 调理脏腑，补虚调经

（1）如果是冲任虚寒证经期错后：

患者俯卧位，医生将手掌放置在两侧髂棘与腹直肌外侧缘的交接点，用按揉搓摩的手法沿着腹直肌的外侧缘反复的搓揉，用抓取的手法沿着这条路经反复的移动抓取寒凉的病邪之气向外透出，用轻轻扫散的手法将外透的寒凉邪气向下扫散，目的是散寒通络。用按揉搓摩的手法沿着脐下的正中线反复的搓揉，用抓取的手法抓取寒凉的病邪之气向外透出，用轻轻扫散的手法将外透的病邪之气沿着脐正中线向下扫散，目的是散寒调经。用推搓的手法沿着腹直肌的外侧缘做从上向下的反复推搓，以局部明显发热为度。当掌心处热感明显的时候，用扪按的手法将掌心的热量分别透达到沿线的内里，目的是温通经络。用手掌反复的搓摩脐下正中线，以局部明显发热为度。当掌心热感明显的时候，用扪按的手法将掌心的热量透达到小腹的内里深处。治疗的目的是温宫散寒调经。

患者俯卧位，医生用手掌放置在患者的腰部，用按摩搓揉的手法反复搓摩腰部两侧的肌肉，以局部明显发热为度，目的是舒筋活络，活血通经。用中指的指腹点压按揉两侧凹陷的肾宫打开气门，用环摩搓揉的手法反复搓揉两侧的肾宫，以局部明显发热为度。当掌心热感明显的时候，用扪按的手法将掌心的热量透达两侧肾宫的内里，目的是温肾助阳，散寒通经。

医生用中指的指腹点压按揉第 2~4 骶椎子宫的位置打开气门，用抓取的手法抓取内里寒凉的病邪之气外出，用轻轻扫散的手法将外透的寒凉邪气向骶尾扫散驱除，目的是散寒祛瘀。用手掌反复的按揉搓摩子宫的位置，以局部明显发热为度。当掌心热感明显的时候，用扪按的手法将掌心的热量透达到子宫的内里，目的是温宫散寒，通经止痛。各种手法相互配合共同使用，来完成温宫散寒，补虚通络，活血调经的治疗目的。

（2）如果是阴血亏虚证经期错后：

患者俯卧位，医生将手掌放置在患者两侧髂棘与腹直肌外侧缘的交点和脐下的小腹，用推搓的手法沿着这三条路径反复的上下搓摩，以局部微微发热为度。目的是疏通经络气血。用抓取的手法沿着这三条路径移动抓取寒凉的病邪之气向外透出，当掌心有微微寒凉感的时候，用轻轻扫散的手法将外透的寒凉邪气向小腹扫散，目的是导滞散瘀。用搓摩的手法沿着这三条路径反复的上下搓摩，以局部明显发热为度。当掌心热感明显的时候，用扪按的手法将掌心的热量透达到病患的内里，目的是温宫散寒调经。

患者俯卧位，医生用掌根和大、小鱼际按压在患者的腰部，用按摩推揉的手法反复按揉两侧腰部的肌肉，以局部微微发热为度。目的是舒筋活血，疏通经络。用中指的指腹点压按揉肝宫、脾宫和肾宫打开气门，用抓取的手法破散肝、脾、肾三脏内里郁闭的气机，用轻轻滑动扫散的手法将外透的病邪之气向外扫散。用环摩搓揉的手法反复的搓摩肝宫、脾宫和肾宫，以局部明显发热为度。当掌心热感明显的时候，用扪按的手法将掌心的热量分别透达到肝、脾、肾三脏内里的深处。治疗的目的是调理肝、脾、肾三脏的气血，补益脏腑的虚损。

医生用中指的指腹点压按揉第 2~4 骶椎子宫的位置打开气门，用轻轻抓取的手法抓取子宫内里的寒凉邪气向外透出，当掌心有微微寒凉的感觉之后，用滑搓扫散的手法将外透的寒凉邪气向尾椎扫散，目的是散寒化瘀行气。用手掌在子宫的位置反复的环摩搓揉，以局部明显发热为度。当掌心处热感明显的时候，用扪按的手法将掌心的热量透达到子宫的深处，目的是温宫益气调经。各种手法相互配合共同使用，来完成补虚通络，益气活血，行气调经的治疗目的。

三、闭经

【病因病机】

闭经是一个妇科常见的症状而并非是一种疾病。表现为无月经或者是月经停止，分为原发性闭经和继发性闭经两大类。女子年满 18 岁月经尚未来潮的，属于原发性闭经。如果正常月经建立之后，月经又中断停止 6 个月以上的，或者是按照自身原有月经周期计算停止 3 个周期以上的，属于继发性闭经。闭经是由于冲任二脉的气血失调所导致的，手法治疗对于原发性闭经的治疗效果不明显，所以在这里所讨论的是对继发性闭经的治疗。

如果是由于脾胃虚弱，或者是饮食纳少，过度劳累，情志刺激，思虑过度等损伤了脾胃的气机，使气血生化之源不足。或者是大病久病，堕胎小产等损伤了气血，使冲任二脉气血虚少，血海空虚而引发气血虚弱导致月经停闭。如果是由于七情内伤，长期的精神压抑，紧张忧虑。或者是忿怒伤肝使肝气郁结，气机不利，血滞不行。或者是在月经期的时候感受了寒冷的邪气，或是过食了生冷食物，使血被寒邪所凝而成瘀血，或者是血被热邪煎熬而成瘀。由于气滞则血瘀，血瘀必气滞，二者相互成为致病的原因，由此瘀阻了冲任二脉，使经血阻隔不行而引发气滞血瘀导致月经停闭。如果肥胖之人，脾失健运，湿聚成痰，壅塞了冲任二脉，使胞脉闭塞，气血运行受阻引发痰湿阻滞导致月经停闭。

【临床表现】

闭经是月经停止了 6 个月仍未来潮，或者是原有的月经周期停止了 3 个周期以上的一个症状。如果是气血虚弱所导致的闭经，还会伴有面色苍白或者萎黄，心悸怔忡，头晕目眩，气短懒言，神倦肢软，纳少便溏等各种症状。如果是气滞血瘀所导致的闭经，还会伴有精神抑郁，烦躁易怒，嗳气叹息，胸胁胀满，少腹胀痛拒按的各种症状。如果是痰湿阻滞所导致的闭经，还会伴有胸胁满闷，神疲倦怠，形体肥胖，呕恶痰多，面浮肢肿的各种症状。

【手法检查】

在检查之前一定要确定患者没有妊娠的可能性。

1. 气血两虚证闭经的典型体征

患者仰卧位，医生用第 2、3、4 指的指腹按压在患者的小腹处，小腹处虚软无力。如果有血虚或是血瘀，在髂棘与腹直肌外侧缘交点处向下，沿着腹直肌的外侧缘一直到腹股沟处按压的时候疼痛，用稍重的力量沿线按压的时候可以触及到结节和包块，抓取的时候有明显的寒凉感。按压在脐正中线以下小腹的位置有压痛，用掌心扪按在这个位置的时候局部寒凉，在这个位置抓取的时候有明显的寒凉感。

患者俯卧位，医生用第 2、3、4 指的指腹按压在两侧腰肌的位置，两侧的腰肌虚软无力，在第 2~4 腰椎的横突处更加的虚软并且压痛。肝宫、脾宫、肾宫的位置凹陷，在这些位置抓取的时候有明显的寒凉感。在第 2~4 骶椎子宫的位置按压的时候凹陷，抓取时有明显的寒凉感。

2. 气滞血瘀证闭经的典型体征

患者仰卧位，医生用第 2、3、4 指的指腹按压在患者的腹部。如果是气滞症状较重的，在髂棘与腹直肌的外侧缘交接点向下一直到腹股沟按压的时候胀胀，用稍重的力量按压的时候沿线可以触压到包块，推压这些包块时包块可以移动，加重按压的时候有时包块会消失。按压在脐正中线下方小腹的位置胀胀，但压痛不明显，抓取的时候有微微的寒凉感。在两侧胁下沿着腹中线按压的时候，沿线有多个结节并且有明显的压痛，抓取的时候有明显的寒凉感。如果是血瘀症状较重的，在髂棘与腹直肌的外侧缘交接点向下一直到腹股沟按压的时候沿线明显压痛，稍重按压的时候沿线有数个结节包块，推按的时候包块不会移动并且有明显的压痛，沿线抓取的时候有明显的寒凉感。在脐正中线下方小腹的位置按压的时候局部坚硬并且有明显的压痛，稍重按压的时候有时可以触及到包块，在这个位置抓取的时候有明显的寒凉感。

患者俯卧位，医生用第 2、3、4 指的指腹按压在患者两侧腰肌的位置，两侧腰肌紧张僵硬。在第 2~4 腰椎横突的位置有明显的压痛。在两侧腋中线背侧线沿线按压的时候可以触压到结节，并且有明显的压痛。在肝宫和脾宫的位置按压的时候局部微微膨胀并且压痛。在这些位置抓取的时候有明显的寒凉感。在第2~4骶椎子宫的位置向下按压的时候局部凹陷并且压痛，抓取的时候有明显的寒凉感。

3.痰湿阻滞证闭经的典型体征

患者仰卧位，医生用第2、3、4指的指腹按压在髂棘与腹直肌外侧缘交接点向下一直到腹股沟的位置，沿线虚软并且压痛，抓取时有明显的寒凉黏腻感。在脐正中线下方小腹的位置按压的时候局部虚软，抓取的时候有明显的寒凉黏腻感。

患者俯卧位，医生用第2、3、4指的指腹按压在患者的腰部，两侧腰肌暗软无力，在第2~4腰椎的横突处有明显的压痛。在胃宫、脾宫、肝宫的位置按压的时候局部暗软无力并且压痛。在这些位置抓取的时候有明显的寒凉黏腻感。在第2~4骶椎子宫的位置按压的时候局部暗软，稍重按压时疼痛，抓取时有寒凉黏腻感。

【其他检查】

实验室检查：尿液妊娠检查可以排除早孕。

超声波检查：盆腔B超检查可以观察盆腔内有无占位性病变。观察子宫的大小、形态以及内膜的厚度。观察卵巢的大小、形态、卵泡的数目以及有无卵巢的肿瘤。

CT或MRI检查：盆腔CT或MRI检查可以观察盆腔内有无肿块，卵巢有无肿瘤。

【治疗原则】

行气化瘀，祛湿通经，调理脏腑，益气养血。

【手法治疗步骤解析】

在手法治疗之前，一定要首先确定患者不是因为妊娠而闭经，以免治疗造成对患者的伤害。

1.行气化瘀，祛湿通经

（1）如果是气滞血瘀导致的闭经：

患者仰卧位，医生用第2、3、4指的指腹按压在患者髂棘与腹直肌外侧缘的交点处，沿着腹直肌的外侧缘向下一直到腹股沟处，按压弹拨这条路径中的结节包块。如果是腹部胀满，结节包块推按时可以移动或者消失的，这大多是气滞较重的症状。如果是腹部坚硬，结节包块按压时疼痛并且固定不移动的，这大多是血瘀较重所导致的。无论是气滞重还是血瘀重，都要用搓揉的手法沿着这条路径做反复的搓揉，用抓取的手法沿着这条路径反复的移动抓取寒凉的病邪之气向外透出，当掌心寒凉感明显的时候，用扫散的手法将外透的寒凉邪气向小腹扫散。治疗的目的是疏通经络，行气化瘀。

如果是气滞较重，医生用第2、3、4指的指腹点压在两侧腋下，沿着腋中线按压弹拨沿线的结节，用滑擦的手法用指腹沿着腋中线反复的顺向滑搓，目的是疏肝理气。用抓取的手法反复移动抓取寒凉的病邪之气向外透出，用扫散的手法将外透的病邪之气沿着同一侧的腹直肌外侧缘向腹股沟扫散，用搓摩的手法沿着腹直肌外侧缘向腹股沟处反复的推搓，以局部微微发热为度，最后将病邪之气从腹股沟向小腹扫散，治疗的目的是疏肝理气，散结通经。

如果是血瘀较重的，医生用第2、3、4指的指腹按压在脐正中线下方坚硬的小腹，按揉弹拨小腹的结节包块，用抓取的手法抓取小腹寒凉的邪气向外透出，用扫散的手法将外透的寒凉邪气向下扫散，目的是散寒化瘀，活血调经。用搓摩的手法反复的横向搓摩小腹，以局部明显发热为度。当掌心热感明显的时候，用扪按的手法将掌心的热量透达到小腹的深处，目的是温宫散寒，活血化瘀。

患者俯卧位，医生以掌根和大、小鱼际按压在患者僵硬的腰部，用按摩推揉的手法反复搓揉紧张僵硬的腰肌，以局部微微发热为度。目的是活血化瘀，疏通经络。用第2、3、4指的指腹点压按揉腋中线背侧线，弹拨沿线的结节，用抓取的手法沿线移动抓取寒凉的病邪之气向外透出。点压微微膨胀的肝宫和脾宫，按揉弹拨打开气门，用抓取的手法抓取病邪之气向外透出，用扫散的手法从腋中线后侧线经过肝宫、脾宫将外透的病邪之气向腰骶处扫散。治疗的目的是通调脏腑气机，理气活血，使气通血行瘀化。

医生用中指的指腹点压在第2~4骶椎子宫的位置，按揉弹拨打开气门，用抓取的手法抓取内里寒凉的病邪之气向外透出，用扫散的手法将外透的病邪之气向尾椎扫散，目的是散瘀通经。用手掌按压在腰骶子宫的位置，用按摩搓揉的手法反复搓摩子宫的位置，以局部明显发热为度。当掌心热感明显的时候，用扪按的手法将掌心的热量透达到子宫的深处，目的是温宫化瘀通经。各种手法相互配合共同使用，来完成行气活血祛瘀，调理冲任通经的治疗目的。

（2）如果是痰湿阻滞导致的闭经：

患者仰卧位，医生以第2、3、4指的指腹点压在胸骨剑突下方胃脘的位置，按揉弹拨胃脘处的膨胀和条索状的结节，打开郁闭的气机。用抓取的手法抓取寒凉黏腻的病邪之气向外透出，当掌心处寒凉黏腻感明显的时候，用扫散的手法将外透的病邪之气向髂棘的内侧扫散，治疗的目的是疏通胃中的瘀滞，祛湿散邪通络。用指腹点压髂棘与腹直肌外侧缘的交点处，从这里沿着腹直肌的外侧缘向下推压内里的结节和包块一直到腹股沟。用掌根沿着这条路径反复的推搓，目的是疏通经络，散结化滞。用抓取的手法抓取寒凉黏腻的病邪之气向外透出，用扫散的手法将外透的病邪之气向小腹扫散，目的是祛邪除湿，引邪下行。

医生用第2、3、4指的指腹点压脐正中线下方小腹的位置，按揉弹拨疏通气机，用抓取的手法在小腹的位置反复抓取寒凉黏腻的病邪之气向外透出，用扫散的手法将外透的病邪之气向下扫散驱除。治疗的目的是散寒除湿，疏通冲、任二脉。如果在抓取的时候掌心处的寒凉感比黏腻感严重，医生用手掌放置在小腹的位置，用环摩推搓的手法反复搓摩小腹处，以局部明显发热为度。当掌心热感明显的时候，用扪按的手法将掌心的热量透达到小腹的深处，目的是温宫散寒，活血通经。

患者俯卧位，医生用掌根和大、小鱼际处反复按揉推搓患者腰部的两侧，以两侧腰肌微微发热为度。目的是疏通经络气血，温经散寒。用中指的指腹点压胃宫、脾宫和肝宫打开气门。用抓取的手法破散郁闭的气机并取邪外出，用扫散的手法将外透的病邪之气向下扫散。用手掌反复的搓摩胃宫、脾宫和肝宫，以局部明显发热为度。目的是调理肝经，行气解郁，调理脾胃气机，健脾除湿，开胃化痰。用中指的指腹点压肺宫和大肠宫，按揉弹拨打开气门，用抓取的手法在肺宫和大肠宫反复抓取内里寒凉黏腻的病邪之气向外透出，用扫散的手法将肺宫外透的病邪之气经足太阳膀胱经疏导引领到大肠宫，并从大肠宫向下扫散驱除。治疗的目的是宣肺解郁，泄肠除湿。

医生用中指的指腹点压在第 2~4 骶椎子宫的位置，按揉弹拨打开气门。用抓取的手法抓取寒凉黏腻的病邪之气向外透出，当掌心处寒湿黏腻感明显的时候，用扫散的手法将外透的寒凉邪气向尾椎处扫散，目的是除湿散寒。如果在抓取的时候寒凉感较重，医生将手掌放置在子宫的位置，用环摩搓揉的手法反复搓摩腰骶子宫的位置，以局部明显发热为度。当掌心热感明显的时候，用扪按的手法将掌心的热量透达到子宫的深处。目的是温宫散寒，活血通经。

医生将手掌放置在患者腰部的两侧，用按摩搓揉的手法沿着两侧足太阳膀胱经反复的推搓，特别是在胃宫、脾宫、肝宫、大肠宫和腰骶部子宫的位置要做重点的搓摩治疗，目的是疏通经络，理气活血，散寒通经。各种手法相互配合共同使用，来完成通经活络，散寒除湿，活血通经的治疗目的。

2. 调理脏腑，益气养血

（1）患者仰卧位：

医生以掌根放置在患者髂棘与腹直肌外侧缘交点处，用推搓的手法沿着腹直肌外侧缘向下一直到腹股沟反复的推搓，以局部明显发热为度，目的是疏通经络，通调经脉。如果有血虚血瘀的症状，在推搓的时候会触压到沿线的结节或包块。用抓取的手法在结节包块反复的轻轻抓取内里的病邪之气向外透出，用扫散的手法将外透的病邪之气轻轻向小腹扫散，目的是散瘀祛邪，疏通经脉。用第 2、3、4 指的指腹按压在两侧的腋下，沿着腋中线做反复的顺向滑摩搓擦。用抓取的手法沿着腋中线抓取病邪之气外出，用扫散的手法将外透的病邪之气沿着腹直肌的外侧缘向小腹扫散，目的是疏肝行气，化瘀通经。用第 2、3、4 指的指腹点压在脐正中线下方小腹的位置，按揉弹拨打开气门。用抓取的手法反复的轻轻抓取病邪之气向外透出，当掌心有微微寒凉感的时候，用轻轻扫散的手法将外透的寒凉邪气向下扫散，目的是散寒化瘀，活血通经。用手掌在小腹的位置反复的环摩搓揉，以局部明显发热为度。当掌心热感明显的时候，用扪按的手法将掌心的热量透达到小腹的深处，目的是温宫散寒，活血通经。

（2）患者俯卧位：

医生将手掌放置在患者的腰部，用按摩搓揉的手法反复搓摩腰部的两侧，以局部明显发热为度。目的是活血化瘀，疏通经络。用中指的指腹点压肝宫、脾宫和肾宫，按揉弹拨打开气门，用环摩搓揉的手法在这些位置反复的搓摩，以局部明显发热为度。当掌心热感明显的时候，用扪按的手法将掌心的热量分别透达到肝宫、脾宫和肾宫的深处，目的是调理脏腑气机，舒肝健脾补肾。用中指的指腹点压按揉第 2~4 骶椎子宫的位置打开气门，用抓取的手法反复轻轻抓取子宫内里寒凉的病邪之气向外透出，当掌心有微微寒凉感的时候，用扫散的手法将外透的病邪之气向尾椎轻轻扫散，目的是散寒化瘀，祛邪导滞。用掌心在腰骶子宫的位置反复的环摩搓揉，以局部明显发热为度。当掌心热感明显的时候，用扪按的手法将掌心的热量透达到子宫内里的深处。目的是温宫活血，化瘀调经。各种手法相互配合共同使用，来完成调理脏腑气机，补气养血调经的治疗目的。

四、癥瘕

【病因病机】

女子小腹内有结块，并且伴有胀满、疼痛、甚至出血的病症称为癥瘕。癥和瘕的疾病性质有所不同，癥属血病，包块坚硬，固定不移，疼痛的位置固定。瘕属气病，包块聚散无常，推按时可以移动，疼痛的位置不固定。癥瘕大多是在月经期或者是产后身体正气不足，胞脉血虚的时候感受了病邪，导致脏腑功能失调，风寒邪气乘虚而入，凝滞气血，使瘀血内停，积聚而成癥瘕。或者是因为肝气郁结，气血运行不畅，阻滞于小腹胞宫，结块而成癥瘕。或者是因为素体脾虚，或是劳倦忧思伤脾，使脾失健运，水湿不化，聚湿成痰，内阻胞络与气血相搏，积而成癥瘕。或者是因为经期产后胞脉空虚，使用的洗涤用具不清洁，感染了湿热邪毒，病毒乘虚内犯与气血相搏，结于胞脉而成癥瘕。

癥瘕在西医大多诊断为盆腔炎，子宫肌瘤，子宫内膜异位等病症。

【临床表现】

癥瘕主要的症状是小腹内有包块，疼痛胀满，月经紊乱失常，或者是出血，白带异常增多。如果腹内包块不坚硬，时聚时散，推之可以上下移动。腹痛在精神抑郁、胸闷的时候加重，心情舒畅的时候消失，月经不调的，这大多是气滞导致的癥瘕。如果是腹内包块坚硬固定，按压的时候疼痛明显，月经量少并且延后，或者是闭经的，这大多是血瘀导致的癥瘕。如果是腹内包块柔软，推压的时候可以移动，以胀满的症状表现最为突出。同时伴有胸脘满闷，恶心呕吐，倦怠纳差，白带量多黏稠，月经延后量少或者是闭经的，大多是痰湿导致的癥瘕。如果小腹和腰骶部胀且疼痛，小腹处按压的时候有包块，带下量多，月经量多，经期延长，并且月经期小腹疼痛加重的，大多是湿热导致的癥瘕。

【手法检查】

在手法检查之前一定要排除患者妊娠的可能。

1. 肝郁气滞证癥瘕的典型体征

患者仰卧位，医生用第2、3、4指的指腹按压在患者小腹的位置，小腹处臌胀但不坚硬。按压在髂棘与腹直肌外侧缘交点并向下一直触压到腹股沟处，沿线有结节包块，推压的时候可以移动，稍稍用力按压的时候有的包块会消散，但是会有压痛。沿着这条路径移动抓取的时候会有明显的寒凉感。在脐正中线下方的小腹处按压的时候有包块，推压的时候可以上下移动，稍稍用力按压的时候包块会消散，但是有压痛，抓取的时候有寒凉感。在两侧腋下沿着腋中线向下移动按压的时候可以触压到多个结节，并且有明显的压痛。沿线移动抓取的时候有明显的寒凉感。

患者俯卧位，医生用第2、3、4指的指腹在两侧腋中线背侧线按压的时候沿线明显压痛。按压在肝宫的位置臌胀并且压痛。按压在腰骶子宫的位置臌胀并且压痛。在这些位置抓取的时候有明显的寒凉感。

2. 瘀血内停证癥瘕的典型体征

患者仰卧位，医生用第2、3、4指的指腹按压在患者的小腹处，小腹坚硬拒按。在脐正中线下方的小腹按压的时候可以触压到结节和包块，用稍重的力量推按的时候包块坚硬，位置固定不移并且有明显的压痛。在这个位置抓取的时候有明显的寒凉感。在髂棘与腹直肌外侧缘交点向下一直到腹股沟的位置沿线按压的时候可以触压到多个结节包块，按压这些结节包块的时候有明显的压痛。沿线抓取的时候有明显的寒凉感。

患者俯卧位，医生用第2、3、4指的指腹在患者的腰部按压的时候，两侧腰肌紧张僵硬。按压在肝宫、脾宫的位置，局部僵硬并且有明显的压痛。按压在子宫的位置有明显的压痛。在这些位置抓取的时候有明显的寒凉感。

3. 痰湿凝滞证癥瘕的典型体征

患者仰卧位，医生用第2、3、4指的指腹按压在患者小腹的位置，小腹柔软。在脐正中线下方小腹的位置用稍重的力量向下按压的时候，小腹的深处胀满并且有结节包块，推压的时候可以移动并且有压痛。在这个位置抓取的时候有明显的寒凉黏腻感。在两侧髂棘与腹直肌外侧缘交点向下一直到腹股沟的位置按压的时候有结节并且压痛。沿线抓取的时候有明显的寒凉黏腻感。在胸骨剑突下方胃脘的位置稍稍用力向下按压可以触压到竖形的粗大条索并且压痛，抓取的时候有明显的寒凉黏腻感。

患者俯卧位，医生用第2、3、4指的指腹按压在腰部的两侧，两侧腰肌暄软无力。按压在肝宫、脾宫的位置局部虚软凹陷并且压痛。按压在腰骶子宫的位置局部虚软并且压痛。在这些位置抓取的时候有明显的寒凉黏腻感。

4. 湿热壅阻证癥瘕的典型体征

患者仰卧位，医生用第2、3、4指的指腹按压在患者小腹的位置，小腹胀满。在脐正中线下方的小腹按压的时候局部疼痛，稍稍用力向下按压可以触压到结节和包块并且有明显的压痛。用扪按的手法在局部扪按诊查，小腹内里深处有明显的热感向外透散，在这个位置抓取的时候有先温热而后变成寒凉黏腻感。用第2、3、4指的指腹在髂棘与腹直肌外侧缘交点处向下一直到腹股沟按压的时候沿线有结节包块并且有明显的压痛。用掌心沿线移动扪按的时候这些位置有明显的温热感，抓取的时候有先湿热而后变成寒凉黏腻感。

患者俯卧位，医生用第2、3、4指的指腹按压在患者的腰部，两侧腰肌紧张略硬。按压在肝宫、脾宫、肾宫的位置都有压痛，在这些位置扪按诊查都微微发热，抓取的时候有先温热而后变成寒凉黏腻感。在腰骶子宫的位置按压的时候局部微微的膨胀并且压痛，扪按的时候局部微微发热，抓取的时候有明显的寒凉黏腻感。用手掌在患者五脏热穴的位置扪按诊查，肺脏、心脏、脾脏、肾脏的热穴都有明显的发热，沿着背部脊柱中督一线顺向滑摩搓擦，有明显的温热感向外透散。

【其他检查】

实验室检查：尿妊娠试验检查可以排除怀孕。白细胞和C-反应蛋白检查可以排除感染性疾病。血液血沉检查可以排除结核。血液肿瘤标志物检查可以排除下腹部有无恶性肿块，同时也可以对疾病的性质进行鉴别监测。

超声波检查：腹部B超可以检测肿块的形态、大小、部位以及肿块的性质。

CT或MRI检查：腹部CT或MRI的检查可以观察有无盆腔积液，可以清晰的显示肿块，观察肿块在输卵管、卵巢、子宫、宫旁组织间的具体位置，判断肿块的良性或恶性，是否侵犯周围的脏器。

【治疗原则】

行气化瘀，导滞散结，清热利湿。

【手法治疗步骤解析】

在手法治疗前一定要确定患者是否妊娠，以免手法治疗造成流产伤害。癥瘕的手法治疗主要是缓解局部的各种症状，对癥瘕本身没有实际的消散效果。中医把癥瘕的症状表现分为实象和虚象，而在手法治疗的时候又分为月经前和月经后不同的治疗方法。在月经期前，大多按照实症的治疗方法，以行气散瘀，泄湿除邪为主，以调理脏腑气机为辅的治疗方法。在月经期后，大多按照虚证的治疗方法，以补益脏腑功能，理气化瘀，清热化湿为主，以调理脏腑气机，消散病邪之气为辅的治疗方法。在月经期不适宜使用手法进行治疗。

1. 如果是肝郁气滞导致的癥瘕

治疗的时间最好是在月经前 5 日开始进行，以行气散瘀导滞，破散实邪的手法进行治疗。

患者仰卧位，医生用第 2、3、4 指的指腹在髂棘与腹直肌外侧缘交点处向下一直到腹股沟反复的顺向滑搓，用指腹顺向推搓这条路径中的结节包块，用抓取的手法在这些结节包块的位置反复的抓取寒凉的病邪之气向外透出。目的是疏通经络，通畅输卵管的气机。用指腹按压在腋下一横掌的位置，按揉弹拨这里的结节，并沿着腋中线移动按压弹拨沿线触压到的结节。用抓取的手法沿着腋中线移动抓取寒凉的病邪之气向外透出，用扫散的手法将外透的病邪之气从腋下沿着腋中线移动向下经过腹直肌外侧缘一直扫散到腹股沟处。目的是疏肝行气，散瘀导滞。用指腹按压在脐正中线下方的小腹，按揉推搓这个位置中的结节包块，用抓取的手法反复的在小腹的位置抓取寒凉的病邪之气向外透出，用扫散的手法将外透的寒凉邪气向下扫散。治疗的目的是化瘀散寒，破散血中的郁气。用手掌在小腹反复的顺向推搓，以局部明显发热为度。当掌心热感明显的时候，用扪按的手法将掌心的热量透达到小腹的内里深处。目的是温宫散寒，化瘀止痛。

患者俯卧位，医生用掌根和大、小鱼际反复的按摩推揉患者两侧的腰肌，目的是舒筋通络。用第 2、3、4 指的指腹点压按揉腋中线后侧线，用滑摩搓擦的手法顺向移动滑搓腋中线后侧线，用抓取的手法沿着腋中线后侧线移动抓取寒凉的病邪之气向外透出，用扫散的手法将外透的病邪之气向腰骶扫散。治疗的目的是行气散邪。用中指的指腹点压肝宫，按揉弹拨打开气门。用抓取的手法反复的抓取肝宫郁闭的邪气向外透散，用反复扫散的手法将外透的病邪之气向腰骶扫散。目的是调理脏腑，破散泄除肝宫郁闭的气机。用中指的指腹点压在第 2~4 骶椎子宫的位置，按揉弹拨打开气门，用抓取的手法在子宫的位置反复的抓取寒凉的病邪之气向外透出，用扫散的手法将外透的病邪之气向下扫散驱除。治疗的目的是散瘀导滞。

如果在月经后进行治疗，最好是在月经停止 3 日之后再开始治疗，以调理脏腑气机，理气导滞，补益调理的手法进行治疗。

患者仰卧位，医生以掌根按压在髂棘与腹直肌外侧缘交点，用按揉推搓的手法向下一直推搓到腹股沟，反复的推搓这条路径中的结节包块，目的是行气散郁导滞。用第

2、3、4 指的指腹点压滑摩脐中线，沿线反复抓取病邪之气外透，用扫散的手法将外透的病邪之气扫散到髂棘内侧，用反复推搓的手法沿着腹直肌的外侧缘向下推搓到腹股沟处，目的是疏肝行气，通络导滞。用大、小鱼际反复的推搓脐正中线下方小腹的位置，推揉局部的结节包块。用抓取的手法抓取寒凉的病邪之气向外透出，用扫散的手法将外透的病邪之气向下扫散，目的是行气化瘀，导滞散结。

患者俯卧位，医生用掌根和大、小鱼际处反复的按摩搓揉患者两侧的腰肌，目的是舒筋活络。用第 2、3、4 指的指腹反复的点揉滑搓脐中线后侧线，目的是破散郁闭的气机。用抓取扫散交替操作的手法将透散的病邪之气向腰骶扫散，目的是行气散郁。用中指的指腹点压按揉肝宫打开气门，用抓取扫散交替操作的手法破散郁闭的肝气。点压按揉脾宫打开气门，用反复搓摩的手法补益脾气。治疗的目的是调理脏腑气机。点压骶椎子宫的位置，按揉弹拨打开气门。用抓取的手法抓取内里的病邪之气向外透出，用扫散的手法将外透的病邪之气向下扫散，目的是化瘀导滞。用搓摩的手法反复搓摩子宫的位置，以局部明显发热为度。当掌心热感明显的时候，用扪按的手法将掌心的热量透达到子宫的内里深处，治疗的目的是温宫化瘀，散寒止痛。各种手法相互配合共同使用，来完成行气导滞，散血中郁气，消气分血郁的治疗目的。

2. 如果是瘀血内停导致的癥瘕

治疗的时间最好是在月经前 7 日开始进行，以行气化瘀散结的手法进行治疗。

患者仰卧位，医生以第 2、3、4 指的指腹按压在髂棘与腹直肌外侧缘交点处，用推搓弹拨的手法从这里向下一直到腹股沟反复弹拨沿线中的结节包块，用掌根处反复的沿线向下推搓这些结节包块。用抓取的手法沿着这条路径反复的抓取寒凉的病邪之气向外透出，用反复扫散的手法将外透的病邪之气向下扫散，治疗的目的是化瘀散结导滞。用指腹点压脐正中线下方小腹的位置，按揉弹拨小腹的结节包块。用抓取的手法取邪外出，用扫散的手法将病邪之气向下扫散驱除。治疗的目的是化瘀行滞散结。用手掌反复的搓摩小腹，以局部明显发热为度。当掌心热感明显的时候，用扪按的手法将掌心的热量透达到小腹的深处，目的是温宫活血，化瘀散寒。

患者俯卧位，医生以掌根和大、小鱼际反复的按揉推搓患者两侧的腰肌，以紧张僵硬的腰肌柔软放松为度。目的是舒筋通络。医生握拳，中指的指间关节向前突出，以突出的指间关节点压在患者肝宫和脾宫的位置，按揉弹拨打开气门，用抓取的手法在肝宫和脾宫反复抓取病邪之气向外透出，用反复扫散的手法将外透的病邪之气向腰骶扫散。治疗目的是破气散郁，化瘀通滞。用指间关节点压骶椎子宫的位置，按揉弹拨打开气门，用反复抓取和扫散的手法将子宫外透的病邪之气向下扫散驱除。目的是破瘀散结止痛。

如果在月经后进行治疗，最好是在月经停止 3 日之后再开始治疗，以调理脏腑，行气散瘀导滞的手法进行治疗。

患者仰卧位，医生用第 2、3、4 指的指腹按压在髂棘与腹直肌外侧缘交接点的位置，用按揉滑搓的手法从这里向下一直到腹股沟的位置反复的滑搓这条路径中的结节包块。用掌根反复的从上向下推搓这些结节包块，用抓取的手法在这些结节包块的位置反复的抓取寒凉的病邪之气向外透出，用滑擦扫散的手法将外透的病邪之气向下扫散，目的是疏通气血，通经行滞。用指腹点压脐正中线下方小腹的位置，用推搓的手法推揉小腹处的结节包块。用第2、3、4指的指端在小腹反复的滑擦以破散郁闭的气机。当指端寒凉感明显的时候，用抓取的手法取邪外出，用滑摩扫散的手法向下驱邪外散，目的是散瘀行滞。用手掌在小腹的位置反复的搓摩，以局部明显发热为度。当掌心热感明显的时候，用扪按的手法将掌心的热量透达到小腹的深处，目的是温宫化瘀，活血止痛。

患者俯卧位，医生用掌根和大、小鱼际反复按摩推揉患者两侧的腰肌，以局部微微发热为度，目的是舒筋通络，活血散瘀。用中指的指腹点压按揉肝宫和脾宫打开气门。用抓取的手法反复抓取病邪之气向外透出，用扫散的手法将外透的病邪之气向腰骶处扫散驱除，目的是疏通郁闭的脏腑气机，疏肝醒脾，行气散瘀。用中指的指腹点压按揉骶椎子宫的位置打开气门，用反复抓取的手法抓取寒凉的病邪之气外透，用反复扫散的手法将外透的病邪之气向尾椎扫散驱除，目的是化瘀散结。用手掌在子宫的位置反复搓摩，以局部明显发热为度。当掌心热感明显的时候，用扪按的手法将掌心的热量透达到子宫的深处，目的是温宫化瘀，散寒止痛。各种手法相互配合共同使用，来完成活血散血中之滞，化瘀消癥瘕之结的治疗目的。

3. 如果是痰湿凝滞导致的癥瘕

治疗的时间最好是在月经前5日开始进行，以行气散瘀，化湿通经的手法进行治疗。

患者仰卧位，医生以第2、3、4指的指腹点压在髂棘与腹直肌外侧缘交接点的位置，用按揉推拨的手法从这里向下沿着腹直肌的外侧缘一直到腹股沟的位置反复推搓这条路径中的结节包块，用掌根在这些结节包块的位置反复的向下推拨，用抓取的手法在结节包块反复抓取寒凉黏腻的病邪之气向外透出，用扫散的手法将外透的病邪之气向小腹扫散。目的是行气散瘀，祛湿导滞。用指腹按压的胸骨剑突下胃脘的位置，按揉弹拨胃脘粗大的竖形条索，用抓取的手法反复抓取寒凉黏腻的病邪之气向外透出，用扫散的手法将外透的病邪之气向髂棘的内侧扫散，并从髂棘内侧沿着腹直肌的外侧缘向小腹处扫散，目的是和胃降逆，化湿除痰。用指腹点压脐正中线下方小腹的位置，弹拨小腹处的结节包块，用抓取的手法在小腹结节包块的位置反复的抓取寒凉黏腻的病邪之气外出，用扫散的手法将外透的病邪之气反复的向下扫散驱除，治疗的目的是行气破瘀，散结止痛。

患者俯卧位，医生用掌根和大、小鱼际反复的在患者两侧腰肌按揉推搓，目的是舒筋通络。用中指的指腹点压肝宫和脾宫，按揉弹拨打开气门，用抓取的手法反复抓取肝宫、脾宫寒凉黏腻的病邪之气外出，用反复扫散的手法将外透的病邪之气向腰骶处扫散，目的是调理脏腑气机，疏肝行气，醒脾利湿。用中指的指腹点压肺宫和大肠宫，按揉弹拨打开气门，用抓取的手法反复抓取肺宫和大肠宫寒凉黏腻的邪气外透，在大肠宫反复的向下扫散破除郁闭的气机，用扫散的手法从肺宫沿着足太阳膀胱经向下疏导引领病邪之气向大肠宫流动，最后用反复扫散的手法将病邪之气从大肠宫向外扫散驱除。治疗的目的是疏通经络，通调水道，化湿除痰，引病邪之气从大肠腑泄出。用指腹点压按揉骶椎子宫的位置打开气门，用抓取的手法反复抓取子宫的病邪之气向外透出，用扫散的手法将外透的寒凉黏腻的病邪之气向尾椎下方驱散，治疗的目的是化瘀通经，祛湿导滞。

如果是在月经后进行治疗，最好是在月经停止 3 日之后再开始治疗，以理气除湿，导滞散瘀的手法进行治疗。

患者仰卧位，医生以第 2、3、4 指的指腹点压在患者髂棘与腹直肌外侧缘交点的位置，用按揉推搓的手法从这里向下沿着腹直肌的外侧缘一直到腹股沟的位置，轻轻推搓这条路径中的结节包块，用抓取的手法抓取寒凉黏腻的邪气外出，用滑擦扫散的手法将外透的邪气向下扫散，目的是行气导滞，通经祛湿。用指腹点揉胸骨剑突下胃脘粗大的竖形条索，按揉弹拨打开气门。用抓取的手法反复抓取胃脘处寒凉黏腻的邪气外透，用反复扫散的手法将外透的邪气沿着腹直肌的外侧缘向小腹扫散。治疗的目的是和胃降逆，化痰除湿。用指腹点压脐正中线下方小腹的位置，轻轻按揉推搓小腹处的结节和包块，用抓取的手法抓取寒凉黏腻的病邪之气外出，用滑擦扫散的手法将外透的病邪之气向下扫散驱除，目的是行气散瘀。用手掌在小腹的位置反复搓摩，以局部明显发热为度。当掌心处热感明显的时候，用扪按的手法将掌心的热量透达到小腹的深处，目的是温宫活血，化瘀散结。

患者俯卧位，医生用掌根和大、小鱼际反复推搓患者两侧的腰肌，目的是舒筋通络。用中指的指腹点压肺宫和大肠宫，按揉弹拨打开气门。用抓取的手法抓取肺宫和大肠宫寒凉黏腻的病邪之气向外透出，用扫散的手法将肺宫外透的病邪之气经过足太阳膀胱经疏导引领到大肠宫，用扫散的手法从大肠宫向外反复扫散驱除。治疗的目的是宣通肺气，通调水道，导引寒湿邪气出脏入肠腑，并从大肠腑驱邪外出。用中指的指腹点压肝宫打开气门，用抓取的手法取邪外出，用扫散的手法驱邪到腰骶的位置，目的是行气导滞。点压脾宫打开气门，用抓取的手法透散郁闭的气机，用搓摩的手法反复搓摩脾宫，以局部明显发热为度。当掌心热感明显的时候，用扪按的手法将掌心的热量透达到脾宫的深处，目的是健脾利湿，行气导滞。用中指的指腹点压腰骶子宫的位置，按揉弹拨打开气门。用抓取的手法取邪外出，用扫散的手法向下驱邪外散。用手掌反复搓摩子宫的位置，以局部明显发热为度。当掌心处热感明显的时候，用扪按的手法将掌心的热量透达到子宫的深处。目的是行气导滞散结，温宫化瘀。各种手法相互配合共同使用，来完成行气导滞，消积除湿，化瘀散结的治疗目的。

4. 如果是湿热壅阻导致的癥瘕

治疗的时间最好是在月经前 7 日开始进行，以清热除湿，化瘀散结的手法进行治疗。

患者仰卧位，医生以第 2、3、4 指的指腹点压在髂棘与腹直肌的外侧缘交点的位置，从这里向下沿着腹直肌的外侧缘一直到腹股沟处按揉推搓这条路径中的结节包块。用指端在这条路径中反复的顺向滑擦，疏通郁闭的气机。用抓取的手法在这条路径中的结节包块处反复地抓取先温热后寒凉黏腻的病邪之气向外透出，用反复扫散的手法将外透的病邪之气向小腹处扫散。目的是疏通郁闭的气机，行气导滞。用指腹按压在脐正中线下方小腹的位置，按揉推搓小腹处的结节包块，用指端在小腹的位置做反复的横向滑擦透散局部的热邪。用抓取的手法抓取内里先温热后寒凉黏腻的病邪之气向外透出，用扫散的手法将病邪之气向下扫散，目的是清热化瘀，行滞散结。

患者俯卧位，医生用手掌在患者腰部的两侧做反复的按摩推搓，目的是舒筋通络，理气散热。用中指的指腹点压五脏热穴各脏的热穴，重点是肺脏、心脏的热穴。用第2、3、4指的指端在五脏热穴的位置反复的上下滑擦以破散郁闭的气机，当指端热感明显的时候，用抓取的手法在五脏热穴抓取寒凉的邪气向外透出，用扫散的手法将外透的邪气沿着中督线向下扫散，目的是透散热邪，通经散热。用中指的指腹点压肺宫、大肠宫和小肠宫，按揉弹拨打开气门。用反复抓取的手法破散郁闭的气机，用扫散的手法从肺宫疏导引领外透的病邪之气到大肠宫，并从大肠宫反复的将病邪之气向外扫散驱除。目的是宣散肺气，通调水道，清热利湿。用扫散的手法将心脏热穴外透的病邪之气疏导引领到小肠宫，并在小肠宫反复扫散将病邪之气向外驱除，目的是引心经热邪下移小肠，并将湿热邪气从小肠宫驱除，以此清热利湿，导滞排秽。用中指的指腹点压肝宫，按揉弹拨打开气门，用反复抓取扫散的手法破散肝宫郁闭的气机，使内里的病邪之气外透，目的是行气导滞。点压脾宫打开气门，用抓取的手法抓取内里寒凉黏腻的病邪之气外透，用扫散的手法驱邪外散，目的是醒脾除湿。用中指的指腹点压骶椎子宫的位置打开气门，用抓取的手法抓取寒凉黏腻的邪气外透，用扫散的手法将外透的邪气向尾椎下方扫散，目的是化瘀散结，导滞除湿。

如果在月经后进行治疗，最好是在月经停止3日之后再开始治疗，以调理脏腑气机，清热利湿，化瘀散结的手法进行治疗。

患者仰卧位，医生以第2、3、4指的指腹点压在髂棘与腹直肌外侧缘的交点处，用点揉滑擦的手法和掌根推搓的手法从这里沿着腹直肌的外侧缘向下一直到腹股沟的位置反复的滑擦推搓，特别是在这条路径中有结节包块的位置要做重点的推搓，目的是行气散瘀导滞。用指腹点揉脐正中线下方小腹处的结节包块，用掌根反复的向下推搓这些结节包块，用抓取的手法抓取寒凉黏腻的病邪之气外透，用扫散的手法将外透的病邪之气向下扫散，目的是活血化瘀，导滞散结。用手掌反复的搓摩小腹的位置，以局部明显发热为度。当掌心处热感明显的时候，用扪按的手法将掌心的热量透达到小腹的内里深处。目的是温宫化瘀，散结止痛。

患者俯卧位，医生用手掌反复推搓患者两侧的腰肌，目的是舒筋通络。用第2、3、4指的指腹点压五脏热穴，用指端在热穴的位置做反复的顺向滑擦以破散郁闭的气机，用抓取的手法抓取五脏热穴处先温热后寒凉黏腻的病邪之气向外透出，用滑擦扫散的手法将外透的病邪之气沿着中督线向下扫散，目的是清热透散，理气导滞。用中指的指腹点压肺宫和大肠宫，用反复抓取的手法破散肺宫和大肠宫郁闭的气机，用扫散的手法将肺宫透散的病邪之气沿着足太阳膀胱经疏导引领到大肠宫，最后反复扫散大肠宫驱邪外出，目的是宣散肺气，通调水道，清热泄肠除湿。用指腹点压心脏热穴和小肠宫打开气门，用反复抓取的手法透散心脏的热邪和小肠宫郁闭的气机。用移动扫散的手法将心脏热穴透散出来的病邪之气沿着中督线疏导引领到小肠宫，最后从小肠宫反复扫散驱除。目的是疏导引领心脏的热邪下移到小肠腑处泄出，以此来清热利湿，泄热排秽。用指腹点压肝宫打开气门，用抓取扫散的手法行气导滞。用指腹点压脾宫打开气门，用抓取的手法醒脾除湿，用滑摩搓擦的手法健脾利湿。用指腹点压按揉腰骶子宫的位置打开气门，用抓取扫散的手法散瘀通经，导滞散结。用手掌反复的搓摩腰骶子宫的位置，以局部明显发热为度。当掌心处热感明显的时候，用扪按的手法将掌心的热量透达到子宫的深处，目的是温宫散瘀止痛。各种手法相互配合共同使用，来完成清热利湿，化瘀散结，行气导滞的治疗目的。

五、经行头痛

【病因病机】

每逢月经期或者是在月经期的前后出现以头痛为主的症状，头痛随着月经周期呈规律性的发作的，就叫做经行头痛。头痛在性质上分为虚或实，属实的头痛大多出现在月经前或者是月经期。如果是因为情志不畅，使气滞而血瘀。或者是在月经期或产后感受了寒热邪气，外邪与血相搏而结成血瘀。或者是因为跌仆外伤，使瘀血内阻，而在月经前冲脉气盛，冲气挟裹着瘀血上逆阻滞脑络，由此导致了气滞血瘀的头痛。如果是因为素体阴虚，或者是房劳多产耗伤了精血，使血虚无法养肝，在月经期冲任阴血外泄使肾阴更虚，肝阳更亢。风阳上扰清窍从而导致了阴虚肝旺的头痛。如果是肥胖之人本身痰湿内盛，或者是由于饮食劳倦伤脾，使痰湿内生，痰湿滞于冲任二脉，月经期冲脉气盛，冲气挟痰湿上逆阻滞脑络，从而导致痰湿上扰的头痛。这些病证大多是属实或是虚实夹杂导致的头痛。由于手法治疗偏于泄实散邪，所以主要是对于属实的经行头痛有比较好的治疗效果，而对于气血虚弱导致的经行头痛，则适宜用药物进行调理治疗，而不适宜手法的治疗。

经行头痛在西医大多诊断为经前期紧张综合征。

【临床表现】

经行头痛最主要的症状是每次在月经的前后或者是月经期出现明显的头痛症状，大多表现为头部的胀痛或者是刺痛。疼痛大多发生在头顶部，两侧的太阳穴、头后部或者是前额的部位。有的时候表现为一侧的偏头痛。头痛的症状在月经后会消失，但是在下一次月经又会重复发作，这样随着月经的周期呈现有规律的发作。如果头痛发生在月经前或者是月经期，表现为头痛剧烈，痛如锥刺，同时伴有胸闷不舒，经行不爽，腹痛拒按的，大多是气滞血瘀的经行头痛。如果头痛发生在月经前或是月经期，表现为头部胀痛以巅顶为最明显，同时伴有头晕目眩，心烦易怒，腰酸耳鸣，手足心热的，大多是阴虚肝旺的经行头痛。如果头痛发生在月经前或者是月经期，表现为头晕头痛，头重如裹，同时伴有胸脘满闷，腹胀纳呆，月经量少的，大多是痰湿上扰的经行头痛。

【手法检查】

1. 气滞血瘀证经行头痛的典型体征

患者仰卧位，医生用掌心扪按在患者的头部，在中督线头顶的中间、后侧、以及两侧山角线的内侧都有明显的发热。用中指的指腹在头顶中督线的中间向后侧移动按压的时候，在沿线的某些区域有凹陷，在凹陷中有细小的结节，按压这些结节有明显的疼痛。在山角线的内侧或外侧移动按压的时候会有顺行的凹沟，在凹沟中有细小的结节，按压这些结节的时候有明显压痛，在这些凹陷位置抓取的时候有明显的寒凉感。用掌心在五脏热穴处扪摸，心脏、肝脏的热穴明显发热，用指腹按压的时候疼痛，抓取的时候明显寒凉。用指腹在腋中线和腋中线后侧线移动按压的时候可以触压到多个结节，按压这些结节的时候有明显的压痛，抓取的时候有寒凉感。在骶椎按压的时候疼痛，抓取的时候寒凉。用指腹在肝宫和脾宫按压的时候局部微微腆胀并且压痛，抓取的时候有明显的寒凉感。

2.阴虚肝旺证经行头痛的典型体征

患者俯卧位，医生用掌心扪按在患者的头部，在中督线头顶的中间、后侧、头后枕部和两侧太阳穴都有明显的发热。用中指的指腹在中督线移动按压的时候局部有凹陷，在凹陷中有结节并且有明显的压痛。在头后枕部有横行的凹沟，凹沟中有结节并且压痛。在头后山角线的沿线有顺行的凹沟并且有压痛。在两侧太阳穴附近有圆形的腆胀结节并且有明显的压痛。在这些压痛的位置抓取的时候有先微微的温热而后明显寒凉的病邪之气向外透出。用掌心扪按在大椎的位置明显发热，扪按在五脏热穴的位置时心脏、肝脏和肾脏的热穴明显发热，用指腹在大椎和热穴处按压的时候疼痛，沿着中督线在大椎、五脏热穴移动抓取的时候有先温热而后明显寒凉的病邪之气外透。用指腹在腋中线和腋中线后侧线移动按压的时候可以触压到多个细小的结节，按压这些结节有明显的疼痛。沿着这两条路径移动抓取的时候有明显的寒凉感。用指腹按压在肝宫的位置微微腆胀并且有明显的压痛。按压在肾宫的位置微微凹陷并且压痛。在肝宫、肾宫抓取的时候有明显的寒凉感。

3.痰湿上扰证经行头痛的典型体征

患者俯卧位，医生用掌心扪按在患者的头顶和头后部有明显的湿热黏腻感。在头顶中督线和山角线之间的位置可以触压到暄软的凹陷，按压的时候疼痛。在两侧太阳穴的附近有暄软的压痛点。在头后枕部有横向的凹沟，按压时疼痛。在这些位置抓取的时候有明显的寒凉黏腻感。用扪按的手法在五脏热穴处扪按诊查，心脏、脾脏、肾脏的热穴明显发热。抓取时有明显的寒凉黏腻感。用指腹在肺宫和大肠宫按压时腆胀有圆形的结节，在胃宫处按压时有压痛，在肝宫处按压时腆胀并且压痛，在脾宫按压时凹陷。在各宫抓取的时候有明显的寒凉黏腻感。

【其他检查】

血压检查：测量血压以排除高血压导致的头痛。

实验室检查：血常规检查，白细胞检查排除细菌感染导致的头痛。血色素检查排除贫血导致的头痛。

CT 或 MRI 检查：头部 CT 或 MRI 检查排除脑部的各种疾病和肿瘤。

【治疗原则】

行气化瘀除湿，醒脑通络止痛，调理脏腑气机。

【手法治疗步骤解析】

经行头痛的手法治疗最好是在月经之前开始治疗，这样可以缓解头痛的发生，减轻头痛的症状。治疗以祛瘀除湿，泻肝解郁，通络止痛的手法进行治疗。如果是在月经期治疗，要以头部散瘀通络止痛的手法治疗为主，以调理脏腑气机的手法治疗为辅。

1.如果是气滞血瘀导致的经行头痛

患者俯卧位，医生以中指的指腹点压在中督线头顶的中间和头顶后侧凹陷的位置，按揉弹拨这两个凹陷位置中的结节，目的是散结止痛。用指腹点压头顶山角线内侧顺行的凹沟处和山角线头后延长线中顺行的凹沟处，按揉弹拨这些凹沟中的结节，目的是行气散瘀止痛。用第2、3、4指的指腹沿着中督线和山角线从头顶向头后反复的顺向滑搓，当指腹处热感明显的时候，用抓取的手法沿着这些路径从头顶向头后反复的移动抓取寒凉的邪气外透，用扫散的手法将外透的邪气从头顶经头后向大椎处扫散，目的是行气化瘀，通络止痛，引邪下行。

医生用中指的指腹点压大椎，按揉弹拨打开气门，用抓取的手法抓取寒凉的病邪之气外透。用指腹点压五脏热穴中心脏和肝脏的热穴，按揉弹拨打开气门，用抓取的手法抓取内里的病邪之气向外透出，用扫散的手法从大椎处将外透的病邪之气经过五脏热穴沿着中督线向下扫散，目的是清热活血散瘀。用第2、3、4指的指腹点压两侧腋中线中的结节，用顺向滑搓的手法破散郁闭的气机，用抓取的手法移动抓取内里的邪气外透，用从上向下移动扫散的手法将外透的病邪之气向腰骶处扫散，目的是疏肝解郁，行气导滞。用中指的指腹点压肝宫和脾宫，按揉弹拨打开气门。用抓取的手法抓取病邪之气外透，用扫散的手法将外透的病邪之气向腰骶处扫散，目的是疏肝醒脾，行气散瘀。用中指的指腹点压骶椎子宫的位置，按揉弹拨打开气门。用抓取的手法抓取寒凉的邪气外透，用扫散的手法将外透的病邪之气向尾椎的下方扫散驱除，目的是行气散瘀。各种手法相互配合共同使用，来完成调理脏腑气机，行气通络导滞，散瘀通窍止痛的治疗目的。

2. 如果是阴虚肝旺导致的经行头痛

患者俯卧位，医生以中指的指腹点压在患者头顶中督线中间的位置和头顶后方的凹陷中，按揉弹拨凹陷中的结节，目的是散结止痛。点压头顶山角线内侧和头后山角线延长线中的顺向凹沟，弹拨凹沟中的结节。点压太阳穴附近臌胀的结节，按揉弹拨散瘀止痛。用第2、3、4指的指腹沿着中督线、山角线和太阳穴向头后做反复的顺向滑搓，以指间热感明显为度。用抓取的手法沿着这些路径从头顶向头后反复的抓取寒凉的病邪之气外透，用扫散的手法从头顶经头后将外透的病邪之气向大椎扫散，目的是化瘀散结，活络通窍止痛。

医生用中指的指腹点压按揉大椎，用抓取的手法取邪外出，用扫散的手法沿着中督线向下驱邪外散，目的是破散郁闭的气机，透散热邪。用中指的指腹点压五脏热穴中的心脏、肝脏和肾脏的热穴，按揉弹拨打开气门。用第2、3、4指的指腹在五脏热穴和背部中督线做反复的顺向滑搓以透散郁闭的热邪，用抓取的手法沿着五脏热穴和中督线反复抓取寒凉的邪气外透，用扫散的手法从热穴沿着中督线将外透的病邪之气向腰骶扫散。治疗的目的是透散阴分的热邪，引人体上部的病邪之气下行驱除。

医生用指腹点压两侧的腋中线和腋中线后侧线，从上向下滑搓弹拨沿线中的结节以破散郁闭的气机。用抓取的手法反复移动抓取病邪之气外透，用反复移动扫散的手法从上向下将外透的病邪之气向腰骶扫散驱除。目的是疏肝解郁，行气导滞。用中指的指腹点压臌胀的肝宫，按揉弹拨打开气门。用抓取的手法透散郁闭的气机，目的是疏肝理气，用指腹点压凹陷的肾宫，按揉弹拨打开气门。用抓取的手法透散郁闭的气机，用反复横向推搓的手法滋补肾阴。各种手法相互配合共同使用，来完成疏肝滋阴，行气活络，通窍止痛的治疗目的。

3. 如果是痰湿上扰导致的经行头痛

患者俯卧位，医生以中指的指腹按压在中督线头顶中间和后侧的凹陷处，按揉弹拨这些凹陷中的结节。点压按揉头两侧太阳穴附近臌胀的结节，目的是散结通络止痛。用抓取的手法在这些位置反复抓取寒凉黏腻的病邪之气向外透出，用扫散的手法从头顶和头的两侧将外透的邪气向头后扫散，目的是行气祛湿，通窍止痛。用指腹点压在头后枕部附近的横行凹沟中，按揉弹拨这些凹沟中的结节。用第2、3、4指的指腹在凹沟处做反复的横向滑擦，当指腹有明显温热感的时候，用抓取的手法抓取内里寒凉黏腻的邪气外透，用扫散的手法将外透的病邪之气向大椎处扫散。治疗的目的是祛湿通络，醒脑通窍止痛。

医生用中指的指腹点压大椎和五脏热穴中心脏、脾脏、肾脏的热穴，按揉弹拨打开气门。用抓取的手法抓取病邪之气外透，用扫散的手法将外透的邪气沿着中督线向下扫散，目的是透散热邪。用指腹点压臌胀的肝宫，按揉弹拨打开气门，用抓取扫散交替操作的手法驱邪外散，目的是疏肝行气。用指腹点压凹陷的脾宫和肾宫，按揉弹拨打开气门，用抓取的手法破散郁闭的气机，用环摩搓揉的手法反复搓摩脾宫和肾宫，目的是补肾醒脾，调理脏腑，理气化痰。用中指的指腹点压肺宫、胃宫和大肠宫，按揉弹拨打开气门，用抓取的手法抓取肺宫和大肠宫的邪气以破郁散邪，抓取胃宫的邪气以通运中州。用反复扫散的手法将肺宫外透的病邪之气沿着足太阳膀胱经经过胃宫疏导引领到大肠宫，并在大肠宫反复的向下扫散，引邪从大肠宫泻泄排出。目的是通调水道，除湿导滞，化痰降逆。各种手法相互配合共同使用，来完成行气除湿，化痰导滞，通络止痛的治疗目的。

六、经行发热

【病因病机】

每逢月经的前后或者是月经期出现以发热为主的症状，在月经结束后热度会渐渐退去的，称为经行发热。经行发热是由于气血营卫的失调，又逢月经期的生理变化而出现的周期性发热。

如果是素体阴虚，或者是久病，热病耗损了阴血。或者是思虑过度使营阴暗耗，又逢月经期或月经期后使阴血更加的虚弱，阴虚不能敛阳而使虚阳外越，营卫失调而导滞阴虚的经行发热。如果是平素身体就有湿热之邪内蕴，湿热邪气与血相搏互结成瘀。或者是经期产后，人工流产术后余血未净，瘀血内留，积瘀化热。在月经之际气血下注，冲任二脉瘀血阻滞使营卫失调而导致瘀血的经行发热。或者是平素性情抑郁，或者是因为情志所伤肝气郁结。在月经之前，气血下注冲任，血充气盛使气血更加郁滞。肝气郁而化热，营卫不和而导致肝郁的经行发热。

经行发热在西医大多诊断为盆腔炎，生殖系统结核，子宫内膜异位和临床症状不明显的感染。

【临床表现】

经行发热最主要的症状是在月经的前后或者是月经期出现发热的症状，在月经完结后热度逐渐的消退消失，但是在下一次的月经期又会重复出现发热。发热的症状随着月经的周期呈现有规律的出现。如果是在月经期或者是在月经后出现午后潮热，同时伴有五心烦热，头晕头昏，心烦少寐的，大多是阴虚导致的经行发热。如果是在月经期出现乍寒乍热，同时伴有小腹疼痛，按之痛甚，胸闷烦躁的，大多是血瘀导致的经行发热。如果是在月经前或者是月经期出现发热，同时伴有头晕目眩，烦躁易怒，乳房、胸胁、少腹胀痛的，大多是肝郁导致的经行发热。

【手法检查】

1. 阴虚内热证经行发热的典型体征

患者俯卧位，医生用掌心扪按在患者背部五脏热穴的位置，心脏、肝脏和肾脏的热穴明显发热。用中指的指腹在这三脏热穴按压的时候有明显疼痛感，在这三脏热穴处抓取的时候有明显的寒凉感。用掌心沿着背部的中督线移动扪按诊查，沿线都明显发热，沿线移动抓取的时候有明显的寒凉感。用掌心扪按在腰骶的位置有明显的发热，按压时骶椎处微微凹陷并且有压痛，抓取的时候有寒凉感。用中指的指腹按压在肝宫和肾宫的位置局部微微凹陷，抓取的时候有寒凉感。

2. 瘀血内停证经行发热的典型体征

患者仰卧位，医生用第2、3、4指的指腹按压在患者髂棘与腹直肌外缘交点的位置，并从这里沿着腹直肌外缘向下一直到腹股沟的位置都有明显的压痛，沿线可以触压到多个结节包块。用掌心沿线扪按诊查时温度增高，沿线抓取的时候有明显的寒凉感。在脐正中线下方小腹的位置按压的时候疼痛，扪摸的时候温度稍凉，抓取的时候明显寒凉。

患者俯卧位，医生用掌心扪按在患者背部五脏热穴的位置，肝脏、脾脏、肾脏的热穴明显发热。用指腹在这三脏热穴按压的时候有明显的压痛，抓取的时候有明显的寒凉感。用掌心沿着背部中督线移动扪按诊查都有明显的发热，沿线抓取的时候有明显的寒凉感。用指腹在腋中线后侧线移动按压的时候沿线都有明显的压痛，沿线抓取的时候有明显的寒凉感。在腰骶的位置按压的时候骶椎处膨胀，有明显的压痛，抓取时明显寒凉。用指腹在肝宫、脾宫按压的时候局部微微膨胀，有小的结节并且有明显的压痛。在肾宫按压的时候局部凹陷并且压痛。在肝宫、脾宫、肾宫抓取的时候都有明显的寒凉感。

3. 肝郁气滞证经行发热的典型体征

患者仰卧位，医生用第2、3、4指的指腹按压在患者脐正中下方的小腹处，局部膨胀坚硬并且压痛。在两胁腋中线沿线按压的时候可以触压到多个结节并且有明显的压痛，沿线抓取的时候有明显的寒凉感。患者俯卧位，医生用掌心扪按在患者背部五脏热穴的位置，心脏、肝脏、肾脏的热穴明显发热。用指腹在这三脏热穴按压的时候疼痛，抓取的时候明显寒凉。用指腹在腋中线后侧线沿线按压的时候疼痛，沿线抓取的时候明显的寒凉。用掌心沿着中督线移动扪按诊查有明显的热感，在背部两侧足太阳膀胱经移动扪按诊查有明显的热感，在中督线和足太阳膀胱经移动抓取的时候有明显的寒凉感。在腰骶部按压的时候骶椎的位置微微膨胀并且压痛，抓取的时候有明显的寒凉感。在肝宫、脾宫按压的时候局部微微膨胀并且有明显的压痛，抓取的时候有明显的寒凉感。

【其他检查】

实验室检查：血常规检查观察白细胞计数和血 C– 反应蛋白是否升高可以排除炎性病变。血沉检查观察血沉是否升高可以排除结核病变。

超声波检查：盆腔的 B 超检查可以排除盆腔的炎性病变。

CT 或 MRI 检查：盆腔的 CT 或 MRI 检查可以排除盆腔内的异常症状和肿瘤。

【治疗原则】

理气化瘀，滋阴清热，调理脏腑。

【手法治疗步骤解析】

经行发热的治疗最好是在月经前开始，以疏通经络气血，清透阴分热邪，解郁散热的手法进行治疗，以此来缓解或者是消除发热的症状。如果是在月经期进行治疗时，应该使用缓泻的手法，以调理脏腑气机，理气散热的手法进行治疗。

1. 如果是阴虚内热证经行发热

患者俯卧位，医生用掌根和大、小鱼际处按压在患者背部的中督线和两侧足太阳膀胱经的路径处，用按揉推搓的手法反复推揉这些位置，目的是放松肌肉，疏通经络。用第 2、3、4 指的指腹沿着中督线和两侧的足太阳膀胱经做反复的上下顺向滑擦，当指腹热感明显的时候，用抓取的手法从上向下沿着中督线和两侧的足太阳膀胱经反复的抓取寒凉的病邪之气外透，用扫散的手法从上向下将外透的病邪之气向腰骶处扫散，目的是透散热邪，引邪下行。用中指的指腹点压五脏热穴中心脏、肝脏和肾脏的热穴，按揉弹拨打开气门。用第 2、3、4 指的指腹在热穴的位置做反复的顺向滑擦以破散郁闭的气机，用抓取的手法取邪外出，用从上向下扫散的手法驱邪外散，目的是清散热邪。

医生用中指的指腹点压凹陷的肝宫和肾宫，按揉弹拨打开气门。用抓取的手法破散郁闭的气机，用反复横向搓摩的手法搓摩肝宫和肾宫，目的是滋补肝肾之阴。用第 2、3、4 指的指腹按压在中督线上，用反复的顺向滑摩搓擦的手法滑擦中督线，当指腹有温热感的时候，用抓取的手法从上向下反复的移动抓取中督线中先温热后寒凉的病邪之气向外透散，用扫散的手法从大椎开始经过五脏热穴沿着中督线将外透的病邪之气向腰骶扫散，目的是清泻阴分的热邪。用中指的指腹点压骶椎子宫的位置，按揉弹拨打开气门。用抓取的手法抓取内里寒凉的邪气向外透出，用反复扫散的手法将外透的病邪之气向尾椎下方扫散驱除。用手掌按压在子宫的位置，用按摩搓揉的手法反复的搓摩，以局部温热感明显为度，目的是温宫调经。各种手法相互配合共同使用，来完成调理脏腑气机，养阴清热的治疗目的。

2. 如果是瘀血内停证经行发热

患者仰卧位，医生用第 2、3、4 指的指腹点压在髂棘与腹直肌外缘交点的位置，从这里向下沿着腹直肌外缘一直到腹股沟的位置，用反复顺向滑摩搓擦的手法疏通瘀滞的气血，用抓取的手法取邪外出，用扫散的手法向下驱邪下行外散，目的是行气散瘀通络。用手掌反复的环摩搓揉脐正中线下方小腹的位置，用抓取扫散交替操作的手法祛除小腹处的寒凉邪气，目的是散瘀通经。

患者俯卧位，医生用掌根和大、小鱼际处按压在患者背部的中督线和两侧的足太阳膀胱经的位置，用按摩搓揉的手法沿着这三条路径做反复的推搓，目的是放松肌肉，疏通经络气血。用第2、3、4指的指腹沿着这三条路径做反复的顺向滑摩，当指腹处热感明显的时候，用抓取的手法沿着这三条路径反复的抓取寒凉的病邪之气向外透散，用扫散的手法从上向下将外透的邪气向腰骶扫散，目的是透散热邪。用中指的指腹点压在五脏热穴中肝脏、脾脏和肾脏热穴的位置，按揉弹拨打开气门。用第2、3、4指的指腹在热穴的位置做反复的上下滑擦以破散郁闭的气机，用抓取的手法抓取寒凉的邪气向外透出，用扫散的手法将外透的寒凉邪气沿着中督线向腰骶处扫散，目的是清散热邪。

医生用中指的指腹点压在臌胀的肝宫和脾宫，按揉弹拨打开气门。用抓取的手法破散郁闭的气机，用扫散的手法向下驱邪散除。治疗的目的是疏肝醒脾，行气化瘀。用中指的指腹点压在凹陷的肾宫，按揉弹拨打开气门。用抓取的手法破散郁闭的气机，用环摩搓揉的手法反复的搓摩肾宫，以局部明显发热为度。目的是温补肾阳。用第2、3、4指的指腹按压在腋中线后侧线，用顺向滑搓的手法沿线反复的滑搓，当指腹热感明显的时候，用抓取的手法沿线移动抓取病邪之气外透，用从上向下扫散的手法将外透的邪气向腰骶处扫散，目的是疏肝通络，行气导滞。

医生用中指的指腹点压肺宫，按揉弹拨打开气门。用抓取的手法破散郁闭的肺气，用扫散的手法将外散的邪气沿着足太阳膀胱经向下扫散到腰骶，目的是宣畅气机，通调血脉。用掌根和大、小鱼际沿着中督线和两侧的足太阳膀胱经做反复的上下顺行搓摩，当手掌热感明显的时候，用抓取扫散交替操作的手法将外透的病邪之气扫散到腰骶，目的是通调上下气机，引邪下行。用中指的指腹点压骶椎子宫的位置，按揉弹拨打开气门。用抓取扫散交替操作的手法将病邪之气向尾椎的下方扫散，目的是散瘀通经。用手掌在骶椎子宫的位置反复的搓摩，以局部明显发热为度，目的是温宫调经。各种手法相互配合共同使用，来完成通畅上下气机，理气活血祛瘀，通经散热的治疗目的。

3. 如果是肝郁气滞证经行发热

患者仰卧位，医生用掌根和大、小鱼际处压在患者髂棘与腹直肌外缘交点的位置，从这里沿着腹直肌外缘向下一直到腹股沟的位置，用推搓的手法反复上下顺行搓摩，用抓取扫散交替操作的手法将外透的病邪之气向小腹扫散，目的是行气导滞，散瘀通络。用抓取扫散交替操作的手法在脐正中线下方小腹的位置反复的向下扫散，目的是散瘀导滞。用第2、3、4指的指腹沿着腋中线从上向下反复的滑摩，当指腹寒凉感明显的时候，用抓取扫散交替操作的手法将外透的病邪之气向下扫散，目的是疏肝通络，理气散郁。

患者俯卧位，医生用掌根和大、小鱼际反复的上下推搓患者背部的中督线和两侧的足太阳膀胱经，目的是放松肌肉，疏通经络气血。当掌心有微微热感的时候，用抓取的手法沿着中督线和两侧的足太阳膀胱经反复的抓取寒凉的病邪之气外透，用扫散的手法从上向下将外透的病邪之气向腰骶扫散，目的是透散热邪，引邪下行。用中指的指腹点压在五脏热穴中心脏、肝脏和肾脏的热穴，按揉弹拨打开气门。用第2、3、4指的指腹在五脏热穴的位置做反复的顺行滑搓以破散郁闭的气机，用抓取的手法抓取寒凉的病邪之气向外透出，用扫散的手法将外透的病邪之气沿着中督线向腰骶处扫散，目的是清散热邪。

医生用第2、3、4指的指腹沿着腋中线后侧线做反复的顺向滑搓，用抓取扫散交替操作的手法将外透的邪气向腰骶处扫散，目的是疏肝理气，散瘀通络。用中指的指腹点压臌胀的肝宫和脾宫，按揉弹拨打开气门。用抓取扫散交替操作的手法破散肝宫脾宫郁闭的气机，并且将外透的邪气向腰骶处扫散，目的是疏肝醒脾，行气散瘀。用中指的指腹点压肺宫，按揉弹拨打开气门。用抓取的手法宣肺透邪，用扫散的手法将肺宫外透的病邪之气沿着足太阳膀胱经向腰骶处扫散，目的是宣肺散热，引气血的病邪之气下行。用掌根和大、小鱼际处沿着中督线做反复的上下搓摩，当掌心处微微发热的时候，用反复抓取的手法沿着中督线移动抓取寒凉的病邪之气向外透出，用扫散的手法沿着中督线将外透的病邪之气向腰骶扫散，目的是清透泻散阴分的热邪。用中指的指腹点压在骶椎臌胀的子宫的位置，按揉弹拨打开气门。用抓取扫散交替操作的手法破散郁闭的气机，并且将外透的寒凉邪气向尾椎的下方扫散驱除，治疗的目的是行气散瘀。各种手法相互配合共同使用，来完成疏肝理气，散瘀通经，宣散透热的治疗目的。

第四节
儿科各种症状和病证的手法治疗

由于小儿生理、病理的特点，儿科疾病以外感病和饮食内伤居多，病位大多在肺脾二脏。所以手法的治疗大多是以解表退热、消食导滞作为主要的治疗方法。小儿对疾病的抵抗力较差，卫外的功能较弱，冷暖不能自调，"肺常不足"。所以在外容易被六淫邪气侵害而导致肺系的疾病。手法的治疗可以疏风解表，宣肺止咳平喘，清泻热毒邪气，治疗外邪闭郁肺经或者是外邪束缚于肌表而出现的各种症状。也可以根据热邪的在表、在里，入脏、入腑选用相对应的手法清泻热毒。再有小儿的消化能力弱，"脾常不足"。如果饮食不节制，饥饱不适宜，在内就会被饮食所伤而导致脾胃的疾病。手法治疗可以健脾和胃，调理小儿喂养不当或者是病后失调的厌食证。也可以通腹泻下，消食导滞，治疗小儿的食积内滞，腑气不通，大便秘结等病证。另外小儿患病时病情变化迅速，易于传变，病后容易化热，所以在治疗的时候应当准确及时。病症的早期大多是邪实的表现，但是会迅速的转化为虚实夹杂或者是虚证。临床治疗的时候，如果病情复杂或者是病证较重，就需要配合中医或西医的药物进行综合的治疗，以免延误了病情。小儿的脏气清净纯洁，并且病因单纯，只要是治疗的正确及时，病情好转的快，容易恢复健康。

儿科疾病在诊查的时候要认真仔细，因为小儿往往不能正确的诉说病情，并且在诊查的时候因为害怕容易哭闹，所以在手法检查的时候必须要细心认真的触摸，仔细的观察体会辨证分析，这样才能做出正确的诊断。儿科的手法治疗是以达到祛除病邪，安定神气，促进气血经络的运行通畅，恢复脏腑的功能为目的。在手法治疗的操作上与成人的手法治疗有所不同，治疗的时候手法不宜过重，要求轻快，平稳，柔和，直达病所。只有这样才能消除小儿的恐惧心理，完成治疗的目的。

在这一节中，按照疾病的症状和它们的病因病机的不同，分别论述手法检查和手法治疗的各种方法。

一、小儿发热

小儿发热是临床一种常见的症状。发热是身体对抗致病原因的一种保护性反应，是人体免疫系统抵抗各种感染或病毒的一个过程。在临床又分为短期的高热和长期的低热这样两种发热症状表现。

（一）高热

【病因病机】

小儿腋表体温超过 38℃ 的时候就可以认为是高热。中医认为小儿高热是由于外感发热和肺胃实热所导致的。小儿的体质偏弱，容易被外界的风、寒、温、湿等致病邪气所伤害。外邪侵袭了体表，毛孔闭塞，卫阳郁闭而发热。或者是因为外感误治，或是乳食内伤，吃得多而排泄得少，食积导致肺胃壅实，郁而化热。

西医认为发热大多是因为各种病原体的感染所引起，包括细菌、病毒、支原体、衣原体等。感染性的疾病起病急，热度高，大多是由于呼吸系统的感染，泌尿系统的感染和全身性的感染所引发。

【临床表现】

患儿的呼吸急促，鼻翼煽动，脉搏加快，烦躁不安，哭闹不停。或者是精神萎靡，疲乏无力。如果是发热头痛，鼻塞流涕，乏力怕冷无汗的，大多是外感风寒或是流感所导致。如果发热汗出，口干咽痛，大多是外感风热或是扁桃体发炎肿大或化脓所导致。如果发热咳嗽较重，呼吸急促可能是上呼吸道感染或肺部感染所导致。如果是面红发热，呼吸急促，烦躁便秘，渴而引饮，大多是肺胃实热所导致。

【手法检查】

患儿坐位或是由家长抱住。医生将一只手放置在患儿的头部和胸部，另一只手放置在患儿的背部，双手同时触摸诊查。

如果患儿的头部、胸部和背部初扪的时候热象明显，但是扪按时间稍长之后热度反而变得温和而不灼手的症状表现，这大多是外感风寒症，也是热在表而未入里的表现。如果初扪的时候热度不灼手，但是扪按的时间稍长热度灼热烫手，而且扪按越久热度越高的，这大多是热邪入里的症状表现。医生用掌心扪按在患儿背部肺脏、心脏热穴的位置，明显的发热。在两侧肺宫的位置按压的时候有圆形的结节并且压痛。如果医生扪摸患儿的头部、胸部和背部都有明显的发热，但是抓握患儿的双手双足都是冰凉寒冷的，这是高热将要发生的前兆。如果扪摸患儿的头身背部都热，而抓握手足的时候也是温热的，这是高热将要消退的前兆。如果患儿神志不清、嗜睡，医生用手抓握患儿的手臂、大腿或者是扪摸患儿身体的其他部位都可以明显感觉到身体里面出现不可以控制的抽搐，这是高热惊厥的前兆。

患儿仰卧位，医生将双手放置在患儿头顶的咽喉区，双侧对比扪按诊查。如果咽喉区的热感明显，扁桃体肿大并且有压痛，这是扁桃体发炎或者已经化脓的症状表现，也是外感风热的症状表现。医生用第 2、3、4 指的前端轻轻拍打叩击患儿的腹部，如果腹部膨胀，拍打叩击的时候砰砰作响，同时触摸感觉患儿头部的两侧发热，而双脚发凉，这是气机郁闭在中上焦的肺胃实热症。同时在背部五脏热穴中肺脏、脾脏、肝脏的热穴处扪摸的时候温度会增高，在胃宫的位置按压时有圆形的结节，在大肠宫的位置按压时有结节，扪按的时候温度会明显增高。

【其他检查】

实验室检查：血常规检查白细胞、中性粒细胞百分比增高的时候，大多提示的是细菌感染。淋巴细胞增高而白细胞百分比下降的时候大多提示的是病毒感染。尿常规检查尿中红细胞、白细胞和尿蛋白的增高大多提示的是泌尿系统的感染。便常规检查大便中有红细胞、白细胞大多提示的是肠道细菌性感染。

X 线检查：肺部 X 线检查如果显示肺纹理增粗，或者是有小片状或斑片状的阴影，大多提示的是肺部的感染或者是肺炎。

【治疗原则】

安神止惊，宣肺退热，泻胃通肠导滞。

【手法治疗步骤解析】

在治疗高热持续不退而产生惊厥或者是高热极度烦躁的患儿，为了避免体温过高而对脑细胞产生不良的影响，在对小儿高热进行手法治疗的时候，把治疗的步骤分成三天和三步来完成治疗的目的。

第一天的治疗目的：身静。由于热邪郁闭在里，患儿会因为高热而出现极度的烦躁不安，甚至会出现惊厥抽搐。所以第一天手法治疗的目的是要透散内热，使患儿身静神安。治疗以宣散透热，稳心安神的手法为主。按照手法治疗用力的轻重和操作顺序分为三步来进行治疗操作。

第一步 散热安神　　手法治疗的时候用力要轻柔。患儿俯卧位，或者是由家长抱住，背部向外。医生一只手扶按在患儿的头顶轻轻的固定，以另一只手第 2、3、4 指的指腹轻轻的放置在患儿的头后，手掌轻轻的横向摆动，指腹紧贴患儿头后的皮肤做轻轻的横向滑摩搓擦，从头顶后侧到头后枕部，再到肩胛骨下沿的上侧，做反复的横向移动滑擦治疗。目的是清散患儿头部和背部体表的热邪，这样可以解除因为表寒毛孔收缩而导致的体表气机闭郁。如果在滑摩的时候指腹有明显的热感，这是体表热邪透散的表现。如果滑摩的时候手指间感觉有明显的发热感变成寒凉感的时候，这是外表的邪气破散内里的热邪向外透发的表现。手法治疗的目的是清透头部和身体上部的热邪，使内里的热邪向外透出，由此减轻或是消除患儿烦躁惊厥抽搐的症状。

第二步 清热除烦　　手法治疗时用力要稍稍加大一些。医生用第 2、3、4 指的指腹放置在患儿背侧大椎的位置，按照三条路径做从上向下反复的滑摩搓擦。一条路径是沿着中督线从大椎到骶尾的位置做长距离反复的纵向滑擦，另外的路径是沿着两侧足太阳膀胱经的循行路径从肩部到腰骶部做长距离反复的纵向滑擦。手法治疗的目的是通过在背部反复的滑摩搓擦来扩张体表的毛孔，消散体表的热度，减轻高热的状态，使内里的热邪向外透出，使烦躁哭闹的患儿安静或者能够安睡。

在这一步手法治疗操作的时候，以能够擦红皮肤的力量进行操作。

**第三步
散除表热**　　手法治疗时用力要稍重。医生用第2、3、4指的指腹放置在患儿的肩背部，在两侧的肩背部做反复的横向滑摩搓擦，并从两侧的肩背部慢慢向下移动到腰骶部，重点的位置是两肩的肺宫。再从两肩做纵向反复的滑摩搓擦，从两侧肩部到骶尾处做长距离反复的滑擦，重点的位置是中督线和两侧的足太阳膀胱经。在滑摩治疗的时候如果触及到热象明显的地方，就用边滑摩边轻轻抓取的手法抓取内里的热邪向外透出。由于治疗的方法是使内里的热邪向外透出，所以手法治疗后患儿体表的温度不会下降，有时反而会稍有增高，但是烦躁不安，惊厥抽搐的症状会明显减少或消失，患儿会安稳的睡眠。所以第一天手法治疗的目的是寻求内热外透，身静神安，而无法达到热退或是热消。

第二天的治疗目的：热退。治疗以宣肺清热的手法为主。按照手法治疗时用力的轻重和操作顺序分为三步来进行治疗操作。

**第一步
宣散表邪**　　手法治疗时用力要轻柔。患儿俯卧位，或是由家长抱住背部朝外。医生用一只手扶按在患儿的头部固定，以另一只手第2、3、4指的指腹放置在患儿头后的位置，用滑摩搓擦的手法反复的横向滑摩来宣散体表的病邪之气。治疗的顺序是从头的后侧向下经过枕部、肩部一直滑行移动到肩胛骨的下端，如果在滑摩中触到明显发热的位置，就在这些位置用抓取的手法轻轻抓取内里的病邪之气向外透散。手法治疗的目的是用反复轻轻滑摩体表的手法打开郁闭的气机，用抓取的手法使内郁在里的热邪向外透散，这样既巩固加强了第一天的治疗效果，又进一步进行了透热的治疗。

**第二步
开穴透热**　　手法治疗时用力要稍稍加大一些。医生用中指的指腹按压在患儿的肺宫和五脏热穴中肺脏热穴的位置，轻轻的按揉弹拨打开气门。用第2、3、4指的指端在这些位置反复轻轻的滑摩搓擦，目的是破散体表郁闭的气机。用抓取的手法在肺宫和肺脏热穴的位置反复地抓取内里的病邪之气向外透出，用扫散的手法将外透的病邪之气扫散驱除。扫散的方向是将肺宫外透的邪气向同一侧的肩部扫散，将肺脏热穴外透的邪气沿着中督线向下扫散。

在这一步治疗之后，按照《素问·刺热篇》中所说："诸治热病，以饮之寒水"的论述，令患儿饮一杯温开水。

手法治疗的力量可以稍重。医生用中指的指腹点压肺宫处的结节，用稍重的力量按揉弹拨这些结节同时打开气门。用第2、3、4指的指腹在肺宫反复的滑摩搓擦以破散两侧肺宫郁闭的气机，用稍重的抓取手法反复抓取肺宫内里的病邪之气向外透出，当掌心有明显寒凉感的时候，用扫散的手法将外透的病邪之气向同一侧的肩部扫散。医生用中指的指腹点压患儿背侧五脏热血中肺脏和心脏的热穴，用抓取的手法抓取热穴内里的病邪之气外透。用第2、3、4指的指腹沿着中督线用稍重的力量做反复的长距离顺向滑摩，用抓取的手法沿着中督线反复的抓取内里的热邪向外透散。用稍重的手法反复的顺向长距离滑摩两侧的足太阳膀胱经，用抓取的手法沿着足太阳膀胱经移动抓取内里的热邪向外透散，用扫散的手法将中督线和两侧足太阳膀胱经外透的病邪之气向腰骶扫散。治疗的目的是透散体内的热邪，将滑摩、抓取、扫散等手法相互配合使用，使体内郁闭的热邪向外透出并且驱除。

医生用中指的指腹点压在患儿背侧胃宫的位置，按揉弹拨打开气门。用抓取的手法抓取内里的病邪之气向外透出，用反复扫散的手法将外透的病邪之气向下扫散。用中指的指腹点压大肠宫，按揉弹拨打开气门，用扫散的手法破散大肠宫郁闭的气机，用移动抓取扫散交替操作的手法将胃宫中的病邪之气疏导引领到大肠宫，用反复扫散的手法将胃肠中积滞的各种病邪从大肠泄泻驱除。手法治疗的目的是宣散清泻内热，导引胃中积滞的各种病邪从大肠泄泻驱除。手法治疗后患儿的热度会稍稍下降，但是不会完全的消退，特别是在下午有时还会有反弹升高。

第三天的治疗目的：热消。治疗以清胃、宣肺、泻肠的手法为主。按照手法治疗时用力的轻重和操作顺序，分为四步来进行治疗操作。

手法治疗时力量要轻柔。患儿俯卧位，或由家长抱住背侧朝外。医生用中指的指腹点压在患儿背侧胃宫的位置，轻轻的按揉弹拨胃宫的结节。用第2、3、4指的指腹在胃宫的位置做反复的上下滑摩搓擦以破散郁闭的气机，用抓取的手法在胃宫反复的抓取使内里的病邪之气向外透出。当掌心处寒凉黏腻感明显的时候，用扫散的手法在胃宫反复的向下扫散，治疗的目的是消除胃中停滞积聚的食积，解除"停食"的病因。

手法治疗时力量稍稍加重一些。医生用中指的指腹点压在患儿背侧肺宫的位置，轻轻按揉弹拨肺宫的结节。用第2、3、4指的指腹在肺宫做左右横向滑摩以破散体表郁闭的气机，通透闭塞的毛孔。稍稍加大力量做稍长时间的反复横向滑摩搓擦使内里的热邪向外透散，当局部热感明显或者是有寒凉感的时候，用抓取的手法在两侧肺宫反复的抓取病邪之气向外透出，用扫散的手法将外透的病邪之气向同一侧的肩部扫散，治疗的目的是宣肺散热，解除"着凉"的病因。

在这一步治疗之后，令患儿饮一杯温开水。

第三步
取邪散热，引热下行

第一步
清胃破滞

第二步
宣肺散热

第三步　清泻心、肺两脏的热邪

手法治疗时力量可以稍稍加重。医生用中指的指腹点压患儿背侧五脏热穴中肺脏、心脏的热穴和大椎的位置，轻轻的按揉弹拨打开气门。以第2、3、4指的指腹用滑摩搓擦的手法从大椎沿着中督线向下做反复的滑摩，滑摩移动的距离要稍长。用同样的手法沿着两侧足太阳膀胱经的路径从上向下做长距离反复的滑摩搓擦。在中督线和两侧足太阳膀胱经的沿线用移动抓取的手法反复的抓取内里的热邪向外透散，手法治疗的时间要稍长一些，使内里的热邪尽可能的全部透散出来。当掌心处寒凉感明显的时候，用扫散的手法将外透的病邪之气沿着中督线和足太阳膀胱经向下疏导引领到骶尾的位置向下扫散驱除。

第四步　清胃泻肠，导热下行

手法治疗时力量可以稍重并且要反复的操作。医生用中指的指腹点压在患儿背侧的胃宫和大肠宫的位置，按揉弹拨打开气门。用抓取的手法反复的抓取胃宫中寒凉黏腻的病邪之气向外透出，用滑动扫散的手法将胃宫外透的病邪之气向大肠宫扫散导引。根据中医"肺为华盖"，"肺与大肠相表里"的理论。医生用中指的指腹点压患儿背侧的肺宫，按揉弹拨打开气门。用第2、3、4指的指腹在两侧肺宫做反复的滑擦以宣散肺宫郁闭的气机。用抓取的手法反复的抓取肺宫的病邪之气向外透出，用滑动扫散的手法将肺宫外透的邪气沿着足太阳膀胱经向下扫散，在经过胃宫的时候，用反复抓取的手法从胃宫抓取病邪之气外出，用移动扫散的手法将外透的病邪之气沿着足太阳膀胱经疏导引领到大肠宫。用中指的指腹点压按揉大肠宫打开气门，用抓取的手法在大肠宫反复的抓取病邪之气外透，用扫散的手法将外透的病邪之气从大肠宫向下扫散驱除。治疗的目的是破散大肠腑郁闭的气机，泻肠通便。泻除胃肠中积滞的宿食和病邪之气，泄泻排除火热邪气，使在上的病邪之气从肺宫处宣散，热邪从热穴透出清散，积滞和积热邪气从大肠泻泄排出驱除。由此来完成消退小儿高热的治疗目的。

如果患儿高热经过治疗没有消退，可以辨证选择相适应的手法继续治疗。

（二）低热

【病因病机】

小儿腋表体温在37.5℃或38℃，并且持续两周以上，临床检查时没有明显的阳性体征，实验室检查没有明显异常，使用抗生素和退热药物治疗效果不明显，属于手法治疗的适应证。中医认为小儿的低热是由于食滞中焦，或者是湿邪中阻，邪伏膜原，使表里不和，三焦气机不利而导致的。或者是中气不足，营卫不和，阴分虚损而导致的发热。或者是在治疗的时候使用温燥的药物太过耗伤阴液，病后又调理不当，使中气不足，腠理不固，阴阳不能相互既济而导致低热。

西医大多诊断为是感染性疾病治疗后的稽留热，功能性低热或者是自主神经功能紊乱性低热。手法治疗对于结核病低热，慢性病灶或小脓肿引发的低热，甲亢，风湿病和血液病等产生的低热治疗效果不明显。

【临床表现】

小儿持续不规则的发热，热势不甚，低热绵绵或者是潮热，活动或劳累后发热加重，睡眠不安宁，食少纳呆，头汗多，倦怠乏力。如果是伤食伤乳，胃肠积滞不化，就会伴有手足心热，腹胀而发热。如果是湿与热互结，卫表不固，就会反复的感冒发热，并且低热不退。如果是病后发汗泻泄太过，津液耗损，余热未尽，就会伴有低热不退，困倦乏力，虚汗多等症状。

【手法检查】

患儿坐位，或是由家长抱住背部朝外。医生用一只手的手掌抚按在患儿的前额处，另一只手的手掌抚扪在患儿背侧五脏热穴的位置。如果患儿前额抚察的时候热度不明显，但是汗出黏着。背部热穴初扪的时候热象不明显，但是久扪后有明显的热感向外透散，这大多是湿热中阻，邪伏膜原而导致三焦气机不利，湿与热互结而产生的低热。如果患儿头身部轻度发热，特点是早晨的体温比晚上的体温高，这大多是中气不足或者是病后失于调理所导致的体质功能性低热。如果患儿头部、身部扪摸时有热度但是不高，患儿身体总是低热，这大多是因为患儿素体虚弱，疾病痊愈之后失于调理，或者是某些感染并没有完全消除所导致的营卫不和的低热，这种低热容易引起感冒和低热的反复发作。如果患儿头部、身部微微发热，用手掌久扪热穴的时候热象明显外透，抓握患儿双侧手心和足心都发热，而且特点是早晨的体温低，午后和夜间体温明显升高，这大多是患儿体温调节中枢失调，自主神经功能紊乱的阴虚发热。

【其他检查】

实验室检查：血常规检查可以排除细菌和病毒的感染。血沉检查可以排除风湿症和结核病。尿常规检查可以排除泌尿系统的感染。

X 线检查：肺部 X 线检查可以排除肺部感染，支气管炎和肺结核病。

【治疗原则】

宣肺散热，清胃泻肠，调和营卫。

【手法治疗步骤解析】

小儿低热的手法治疗分为三种治疗方法。一种是宣肺散热，治疗的目的是开透肺脏、心脏的热穴，清散热邪。一种是清胃泻肠，治疗的目的是清除胃中的积滞，泻泄大肠腑中的积热。一种是调和营卫，治疗的目的是调理营卫气机，敛阴固表，使阴阳相互既济，身体强壮，低热消除。在临床治疗的时候，医生需要根据患儿病因、病机，症状的不同来确定使用哪一种手法在先为主，哪一种手法在后为辅。在手法治疗的解析中，按照三种病情症状的不同，来分别论述治疗时的操作手法。

宣肺散热。如果患儿是病后的稽留热，低热日久，余热不退的症状明显的时候，手法治疗应该以宣肺散热的治疗为主，其余的手法治疗随症加减调理为辅。

患儿俯卧位，或者由家长抱住背部朝外。治疗的时候分为三步。

第一步　散郁解表　医生用一只手扶按在患儿的头部，以另一只手第 2、3、4 指的指腹放置在患儿的背部，用滑摩搓擦的手法从大椎开始向下一直到肩胛骨的下缘做反复的横向移动滑擦，距离要长，力量要轻微，只是在皮肤表面滑摩，不要用力。治疗的目的是破散体表郁闭的气机，通透闭塞的毛孔，宣散体表的热邪，以此来解表透热。

第二步 破郁宣肺

医生用中指的指腹点压在患儿背侧肺宫的位置，轻轻的按揉弹拨肺宫处的结节，打开肺宫闭塞的气门。用第2、3、4指的前端在肺宫的位置反复的轻轻拍打叩击，目的是鼓荡气机，振奋经气，推动内里闭郁的病邪之气向外透散。用第2、3、4指的指腹在肺宫的位置做反复的快速的横向滑擦，目的是破散肺宫体表郁闭的气机。用抓取的手法在肺宫的位置反复抓取内里的病邪之气向外透散，用扫散的手法将外透的病邪之气向同一侧的肩部扫散。各种手法相互配合，目的是将内里的病邪向外透出并驱除驱散。

第三步 清热散邪

当肺宫郁闭的气机破开之后，医生用中指的指腹点压患儿背部大椎的位置和五脏热穴中肺脏、心脏的热穴处，按揉弹拨打开气门。用第2、3、4指的指腹从大椎到肺脏、心脏热穴的位置做反复的上下顺向滑摩，目的是透散大椎和热穴体表郁闭的毛孔和气机。用抓取的手法抓取大椎和肺脏、心脏热穴内里的病邪之气向外透散，目的是打开热穴的气门，宣散热邪。用第2、3、4指的指腹按压在患儿的背部，沿着中督线从大椎到骶尾处做长距离反复的滑摩搓擦，在滑摩的时候如果在沿线触摸到热象外散明显的位置，就用抓取的手法在这个位置反复的抓取病邪之气外透，当掌心处有明显寒凉感的时候，用扫散的手法将外透的病邪之气向下扫散。治疗的目的是透散内里阴分的热邪，将透出的病邪之气扫散驱除。

医生用第2、3、4指的指腹按压在患儿背部两侧的足太阳膀胱经，从肩部到腰骶沿着两侧的足太阳膀胱经做长距离的反复的滑擦、抓取、扫散。治疗的目的是清除气分中未尽的余热，尽可能的使余热消退干净。手法治疗的目的是宣肺散邪，清退肺气闭郁，热邪稽留而导致的低热。

清胃通肠。如果患儿是乳食积滞，大便不通，中焦阻滞，三焦气机不畅而导致低热症状明显的时候，手法治疗以清胃导滞，通肠泻热的治疗为主，其余的手法治疗随症加减调理为辅。

患儿俯卧位，或由家长抱住背部朝外。治疗的时候分为两步。

第一步 清胃导滞

医生一只手扶按在患儿的肩部，以另一只手中指的指腹点压在患儿背部胃宫的位置，用稍稍加大的力量点压胃宫，再轻轻的按揉弹拨胃宫的结节打开气门。用第2、3、4指的指腹在胃宫的位置反复的滑摩，目的是破散胃宫体表郁闭的气机。用抓取的手法在胃宫做反复的抓取以透散内里的病邪之气。令患儿坐位，医生用第2、3、4指的指腹点压在患儿胸侧胸骨剑突下方胃脘的位置，轻轻的按揉弹拨胃脘下方条索状的结节。医生将双手分别放置在胸侧的胃脘处和背侧胃宫的位置，双手同时相对用力点压按揉胃脘处的结节和胃宫处的结节，用抓取的手法在这两个位置相对抓取，当掌心有明显的寒凉感或是黏腻感的时候，用扫散的手法同时向下扫散。治疗的目的是破散胃中郁闭的气机，消除胃中的积滞，理气消食，消退因为食积而导致的低热。

第二步
通肠泻火
患儿俯卧位，医生用中指的指腹点压患儿背侧的肺宫和大肠宫，在肺宫的位置做反复的轻轻的横向滑摩搓擦，目的是宣散肺气，破散肺宫郁闭的气机。在大肠宫的位置用稍重的手法点压按揉开穴，抓取，扫散，当在大肠宫抓取出明显的黏腻感后，用抓取扫散交替操作的手法将肺宫外透的病邪之气沿着足太阳膀胱经疏导引领到大肠宫，用扫散的手法在大肠宫反复的向下扫散，将寒湿黏腻的病邪之气扫散驱除。手法治疗的目的是利用肺与大肠相表里的关系，导引肺中的邪气入大肠，破散大肠郁闭的气机，清除肠中的郁积，泻泄肠腑中的结滞。清胃导滞，理气消积，通便泻火，以此来消退乳食积滞，气机不畅所导致的低热。

调和营卫。如果是患儿病后体虚，营卫不和，反复感冒而导致的低热不退症状明显的时候，手法治疗应该以调和营卫，轻散缓泻，引热下行的治疗为主，其余的手法治疗随症加减调理为辅。

患儿俯卧位，或由家长抱住背部朝外。医生一只手扶按在患儿的头部，以另一只手第2、3、4指的指腹按压在患儿背侧的足太阳膀胱经处，以滑摩的手法从上向下沿着足太阳膀胱经做反复的长距离的滑摩搓擦，目的是破散体表郁闭的气机，透散体内气分郁闭的余热。用第2、3、4指的指腹按压在患儿背侧中督线大椎的位置，用滑摩的手法从大椎到骶尾沿着中督线做反复的长距离的滑摩搓擦，特别是在五脏热穴的位置要做重点的滑摩，目的是促使患儿体内阴分的热邪向外透出。医生用掌心扪按在五脏热穴的位置，滑行移动的对比扪按诊查哪一脏的热象明显。用中指的指腹点压在热象明显的热穴位置轻轻的按揉弹拨打开气门，用抓取的手法反复抓取热穴内里的病邪之气外透，当掌心寒凉感明显的时候，用滑动扫散的手法将外透的病邪之气向骶尾扫散驱除。用第2、3、4指的指腹在肺宫的位置滑摩搓擦，目的是宣散肺宫郁闭的气机透散内里的邪气。用指腹在大肠宫的位置反复的纵向滑摩，目的是破散大肠宫郁闭的气机。用抓取扫散交替操作的手法将肺宫外透的病邪之气沿着足太阳膀胱经向下反复的扫散，目的是疏导上焦的气机下行，疏通调理肺和大肠郁闭的气机，将肺脏的病邪之气疏导引领到大肠腑，用反复抓取扫散交替操作的手法将大肠腑中的病邪之气向外扫散驱除。目的是通泻肠腑中的积滞，通便泻热。

医生将手掌放置在患儿的背部，从上向下缓缓的滑动搓摩，以背部的皮肤有温热感为度。目的是封固体表的气门，防止破气驱邪的手法治疗伤气太过。用大环摩的手法从腰骶向肩部反复的环摩搓揉，目的是调理营卫，通畅气机，用手掌在患儿两侧的肾宫做反复的横向搓摩，以皮肤发热为度，目的是滋补肾阴，收敛气机。调和营卫手法治疗的目的是固表敛阴，调理气机，使阴阳相互既济，清除因为营卫不和而导致的低热。

【注意事项】

小儿发热的手法治疗只是在消除发热的症状，对于导致发热的病原体并没有进行治疗。所以如果患儿在手法治疗的同时在服用抗生素或是抗病毒的各种药物，一定不要因为手法治疗而停止服用，以免延误病情或者引发更加严重的症状。在临床治疗的时候，药物治疗和手法治疗相互的配合使用，可以取得更加满意的疗效。

二、小儿感冒

【病因病机】

小儿感冒主要是由于外感风寒、风热等邪气，小儿体质为稚阴稚阳，肌肤娇嫩，冷暖不能自调，腠理空虚，卫外功能不足。如果遇到气候突然的变化，寒温失常，或者是坐卧汗出当风，或者是淋浴受凉，都容易感受外邪而发病。如果外邪从口鼻而入，客于肺卫，腠理开合失司。卫阳被遏，肺气失宣，就会出现恶寒、鼻塞、咳嗽等症。如果在夏季感受了暑湿之邪，暑伤阳气，湿困脾土，就会导致暑湿感冒之症。小儿肺脏娇嫩，受邪后肺气失宣，肃降无权，水失通调容易化生痰湿而出现挟痰的症状。脾主运化，小儿脾常不足，外感邪气之后会使脾运受阻，出现乳食停积等挟滞的症状。小儿神气怯弱，筋脉未盛，如果小儿高热，就会导致热扰肝经出现挟惊的症状。小儿感冒以实证居多，体虚感冒会反复的发病，在治疗的时候如果有兼证就要标本兼治。

小儿感冒在西医大多诊断为急性上呼吸道感染或流行性感冒。

【临床表现】

小儿感冒是常见的疾病，一年四季都会发病，以冬春两季多见，任何年龄都可以发病，常因气候骤变而发病。临床以发热恶寒，鼻塞流涕，喷嚏，咳嗽为主要的症状表现。有的还会伴有呕吐泄泻，纳呆，惊厥等症状表现。如果是发热恶寒无汗，头痛，肢体酸痛的，大多是外感风寒的感冒。如果是发热重，恶风少汗，鼻塞头痛，咳嗽声重，流浊涕，口干引饮，咽红咽痛的，大多是外感风热的感冒。如果是发热无汗，头痛鼻塞，胸闷困倦，食欲不振，泛恶呕吐泄泻的，大多是外感暑邪夹湿的感冒。如果感冒反复发作，发热不高，鼻塞流清涕，少气懒言，胃纳不香，自汗恶风的，大多是肺脾气虚，营虚卫弱的体虚感冒。

【手法检查】

1. 小儿外感风寒感冒的典型体征

患儿仰卧位，医生用掌心扪按在患儿第2~3肋的位置，初扪的时候感觉不热，但是久扪之后局部发热，在局部抓取的时候有明显的寒凉感。用第2、3、4指的指腹在胸骨剑突下方的胃脘按压的时候胃脘微微胀满，局部的肌肉紧张压痛，抓取时有明显的寒凉感。患儿俯卧位，医生用掌心扪按在患儿的头后和枕部，初扪的时候热感不明显，久扪之后热感明显，抓取时有寒凉感。用第2、3、4指的指腹按压两侧的肺宫，肺宫微微膨胀并且压痛。用掌心在肺宫初扪的时候不热，久扪之后有明显的热感，抓取时有寒凉感。在五脏热穴的位置特别是肺脏热穴扪摸的时候明显发热，抓取的时候先有温热感而后变成寒凉感。在胃宫处按压时压痛，抓取时寒凉。在两侧足太阳膀胱经初扪的时候不热，久扪明显发热，按压的时候肌肉紧张压痛，抓取时有明显的寒凉感。

2. 小儿外感风热感冒的典型体征

患儿仰卧位，医生用掌心扪按在患儿第2~3肋的位置和胸骨都有明显的热感，按压时局部疼痛。抓取时先有灼热感而后变成寒凉感。用第2、3、4指的指腹按压胃脘的位置膨胀压痛，抓取时有明显的寒凉感。患儿俯卧位，医生用掌心扪按在患儿头顶的咽喉区，局部明显发热，扪按在头顶的后部，头后部和枕部都有明显的热感，在这些位置抓取时先有温热感而后变成寒凉感。用中指的指腹按压肺宫，两侧肺宫膨胀，有结节并且有明显的压痛。按压胃宫时有明显的压痛，在这些位置抓取时有明显的寒凉感。用掌心扪按在大椎和五脏热穴都有明显的发热，特别是肺脏、心脏的热穴热感更加明显，在这些位置抓取时有先温热感而后马上变成寒凉感。用掌心沿着两侧的足太阳膀胱经扪按诊查时都有明显的热感，沿线抓取的时候有明显的寒凉感。

3. 小儿外感暑邪感冒的典型体征

患儿仰卧位，医生用掌心扪按在患儿第2~5胸肋关节处，局部明显发热，久扪片刻热感更加明显。按压时局部暗软，抓取时有寒凉黏腻感。用指腹按压在胃脘处有明显的压痛，抓取时有寒凉黏腻感。患儿俯卧位，医生用掌心扪按在患儿头顶后侧，头后部和枕部都有潮湿温热感，抓取时有寒凉黏腻感。用中指的指腹按压五脏热穴，肺脏和脾脏的热穴压痛，扪摸时热感明显，抓取时有寒凉黏腻感。用指腹按压肺宫时有压痛，按压胃宫、脾宫和大肠宫都有明显的压痛，在这些位置抓取时有寒凉黏腻感。用掌心沿着足太阳膀胱经移动扪按诊查有湿热黏腻感，抓取的时候有寒凉黏腻感。

4. 小儿气虚外感的典型体征

患儿仰卧位，医生用掌心扪按在患儿第2~3肋处，初扪时有微微的寒凉感，久扪之后有一股热感从内里向外透散，抓取时是寒凉感。扪按在第2~5肋的胸骨有明显的热感，抓取时是寒凉感。用第2、3、4指的指腹按压胃脘处，局部微微凹陷，弹拨时有结节并且压痛，抓取时有明显寒凉感。患儿俯卧位，医生用掌心扪按在患儿头顶的咽喉区，初扪时是温热感，久扪片刻有明显的灼热感向外透散，抓取时是寒凉感。扪按在头后和枕部，初扪不热，久扪有明显的热感，抓取时是寒凉感。扪按在大椎，五脏热穴中肺脏、心脏、脾脏的位置，初扪是温热感，久扪热感明显，在这些位置抓取时有明显的寒凉感。用中指的指腹按压肺宫的位置微微凹陷，可以触按到结节。按压胃宫的位置有结节并且压痛。按压脾宫和肾宫微微凹陷，在这些位置抓取的时候有明显的寒凉感。用掌心沿着中督线扪按诊查，沿线都有热感。沿着两侧足太阳膀胱经移动扪按诊查热感不明显，沿着这三条路径移动抓取有明显的寒凉感。

【其他检查】

实验室检查：血常规检查如果白细胞计数升高，中性粒细胞增多，淋巴细胞相对减少的，大多合并细菌的感染。如果白细胞计数正常或减少，中性粒细胞减少，淋巴细胞计数相对增高的，大多合并病毒的感染。

X线检查：胸部X线检查可以排除急性支气管炎和肺部感染。

【治疗原则】

解表散邪，调和营卫。

【手法治疗步骤解析】

1. 如果是外感风寒导致的感冒

患儿仰卧位，医生用第2、3、4指的指腹沿着第2~3肋间肌做反复的横向滑摩，当指腹热感明显的时候，用抓取的手法从胸肋关节向肩关节移动抓取寒凉的病邪之气向外透出，用扫散的手法将外透的邪气从胸肋关节向肩关节处轻轻的扫散，目的是宽胸散郁，行气止咳。用指腹轻轻地按揉胸骨剑突下胃脘的位置，轻轻推压按揉竖形的条索缓解肌肉的痉挛。用抓取扫散交替操作的手法将外透的寒凉邪气向下扫散，目的是行气开胃。

患儿俯卧位，医生用第2、3、4指的指腹在头后部和枕部做反复的上下顺行滑摩，用抓取扫散交替操作的手法将外透的病邪之气向大椎扫散，目的是散寒透热。用中指的指腹轻轻按揉肺宫打开气门，用第2、3、4指的指腹在肺宫做反复的横向滑摩以破散郁闭的气机，用抓取扫散交替操作的手法将外透的病邪之气横向扫散到同一侧的肩部，目的是宣肺散寒解表。用中指的指腹点揉五脏热穴，特别是肺脏的热穴打开气门，用第2、3、4指的指腹在热穴的位置做反复的上下滑擦以破散郁闭的气机，透散热邪。用抓取扫散交替操作的手法将外透的病邪之气向下扫散，目的是透热散邪。用中指的指腹按揉胃宫，轻轻地弹拨胃宫的结节同时打开气门，用抓取扫散交替操作的手法将胃宫外透的邪气向下扫散，目的是行气解郁，散邪开胃。

医生用手掌沿着两侧的足太阳膀胱经做反复的上下顺向搓擦，目的是疏通经络，行气散寒。用中指的指腹点揉大肠宫打开气门，用抓取的手法破散郁闭的气机，用抓取扫散交替操作的手法从肺宫将外透的病邪之气向下沿着足太阳膀胱经疏导引领到大肠宫，并在大肠宫用反复扫散的手法将病邪之气从大肠宫泻除，目的是引邪下行，泻肠驱邪。各种手法相互配合共同使用，来完成解表散寒的治疗目的。

2. 如果是外感风热导致的感冒

患儿仰卧位，医生用第2、3、4指的指腹沿着第2~3肋间肌做反复的横向滑摩，沿着胸骨的正中线和两侧的胸肋关节做反复的顺向滑摩，当指腹热感明显的时候，用抓取的手法在这些位置抓取病邪之气外透，用扫散的手法沿着肋间肌做横行的扫散，沿着胸骨做顺向的扫散，目的是开胸行气，散热止咳。用拇指的指腹按压在患儿的锁骨窝，从胸锁乳突肌胸骨端的位置沿着胸锁乳突肌的内侧缘向上轻轻的推搓，并轻轻的弹拨触压到的结节，目的是利咽除痰。用第2、3、4指的指腹按揉胸骨剑突下胃脘的位置打开气门，轻轻的推揉胃脘竖形的条索，用反复抓取的手法破散胃脘郁闭的气机，透散病邪之气，用轻轻扫散的手法将外透的病邪之气向下扫散，目的是消积散滞，行气开胃。

患儿俯卧位，医生用第2、3、4指的指腹在患儿头顶山角线内侧的咽喉区做反复的前后顺向滑摩，当指腹灼热感明显的时候，用抓取的手法抓取先温热后寒凉的病邪之气外透，用扫散的手法将外透的邪气向头后扫散，目的是清热散邪，利咽止痛。用指腹在头后和枕部做反复的顺向滑擦，当指腹热感明显的时候，用抓取扫散交替操作的手法将外透的邪气向下扫散，目的是透热散邪。用中指的指腹点压按揉肺宫打开气门，轻轻的弹拨肺宫处的结节，用第2、3、4指的指腹在肺宫做反复的横向滑擦以破散郁闭的气机，透散热邪。用抓取的手法抓取先温热而后马上寒凉的病邪之气外透，用横向扫散的手法将外透的邪气向同一侧的肩部扫散，目的是宣肺解表散热。用中指的指腹点压按揉大椎和五脏热穴，特别是肺脏和心脏的热穴打开气门。用抓取的手法在这些位置抓取先温热而后寒凉的病邪之气外透，用扫散的手法将外透的邪气向下扫散，目的是透热散邪。用指腹点揉胃宫打开气门，轻轻的弹拨胃宫处的结节，用抓取的手法在胃宫反复抓取黏腻的病邪之气外透，用扫散的手法将外透的病邪之气向下扫散，目的是消积除滞。用指腹点揉大肠宫打开气门，用抓取的手法在大肠宫反复的抓取以破散郁闭的气机。

医生用手掌沿着两侧的足太阳膀胱经做反复的上下顺行搓摩，以掌心微微发热为度，目的是疏通经络。用抓取扫散交替操作的手法从肺宫将外透的病邪之气向下经过五脏热穴、胃宫疏导引领到大肠宫，并在大肠宫用反复扫散的手法驱邪外出，目的是引热下行，泻肠驱邪。各种手法相互配合共同使用，来完成解表清热的治疗目的。

3. 如果是暑邪感冒

患儿仰卧位，医生用第2、3、4指的指腹在患儿胸骨正中线和两侧第2~5胸肋关节做反复的顺行滑摩，当指腹热感明显的时候，用抓取的手法从上向下移动抓取寒凉黏腻的病邪之气向外透出，用扫散的手法将外透的病邪之气向下扫散，目的是开胸行气，除湿散邪。用第2、3、4指的指腹按揉胸骨剑突下的胃脘处打开气门，轻轻的推压弹拨胃脘处的结节。用抓取的手法抓取寒凉黏腻的邪气外透，用扫散的手法将外透的邪气反复的向下扫散，目的是行气除湿，消滞开胃。用指腹沿着脐正中线做反复的顺向滑摩，用抓取扫散交替操作的手法将外透的寒凉黏腻的病邪之气向下扫散，目的是行气利湿。

患儿俯卧位，医生用第2、3、4指的指腹在患儿头顶的后侧，头顶两侧的山角线、头后部和枕部做反复的前后顺向滑擦，当指腹热感明显的时候，用抓取的手法在这些位置反复的抓取先温热而后寒凉黏腻的病邪之气，用扫散的手法将外透的邪气向下扫散，目的是清热利湿。用中指的指腹点压按揉肺宫，轻轻弹拨肺宫的结节打开气门，用第2、3、4指的指腹在肺宫做反复的横向滑擦以破散郁闭的气机，用抓取的手法抓取肺宫内里寒凉黏腻的病邪之气外透，用扫散的手法将外透的邪气向同一侧的肩部扫散，目的是宣肺解表利湿。用中指的指腹点压按揉五脏热穴，特别是肺脏和脾脏的热穴打开气门，用第2、3、4指的指腹做反复的上下滑搓以破散郁闭的气机，透散热邪。用抓取的手法抓取寒凉黏腻的病邪之气外透，用扫散的手法将外透的病邪之气向下扫散，目的是清热利湿。用指腹点压按揉胃宫打开气门，轻轻的弹拨胃宫处的结节，用抓取扫散交替操作的手法将胃宫外透的寒凉黏腻的邪气向下扫散，目的是除湿消滞，散积开胃。用指腹点压按揉脾宫打开气门，用反复抓取的手法抓取寒凉黏腻的邪气外透，目的是醒脾除湿。用指腹点压按揉大肠宫打开气门，用反复抓取的手法破散大肠宫郁闭的气机。

医生用手掌在两侧的足太阳膀胱经做反复的顺向滑搓，目的是疏通经络。用抓取扫散交替操作的手法从肺宫将外透的病邪之气经过五脏热穴、胃宫、脾宫疏导引领到大肠宫，在大肠宫用反复扫散的手法将病邪之气从大肠宫向外驱除，目的是引邪下行，通肠泻利湿热。各种手法相互配合共同使用，来完成解表利湿的治疗目的。

4. 如果是体虚感冒

患儿仰卧位，医生用第2、3、4指的指腹沿着第2~3肋间肌做反复的横向滑擦。用抓取的手法从胸肋关节处向肩关节移动抓取寒凉的病邪之气外透。用指腹在胸骨的中央线和两侧的胸肋关节做反复的上下顺向滑搓，用抓取的手法在胸骨和胸肋关节取邪外透，用手掌在肋间肌做反复的横向搓擦，在胸骨和胸肋关节处做反复的上下顺向滑搓，以掌心明显发热为度。目的是开胸行气，解郁散邪。用指腹在胸骨剑突下的胃脘轻轻的揉摩打开气门，按揉推压胃脘的竖形条索，用抓取的手法抓取内里的寒凉邪气外透。用掌心在胃脘反复的环摩搓揉，以掌心明显发热为度。当掌心热感明显的时候，用扪按的手法将掌心的热量透达到胃脘的内里，目的是散寒温胃。用手掌在脐上脐下反复的顺行搓摩，用环摩搓揉的手法环脐在腹部反复的搓揉，以掌心处热感明显为度，目的是温腹行气，通肠导滞。

患儿俯卧位，医生用第2、3、4指的指腹在头顶山角线内侧的咽喉区做反复的顺向滑擦，以指腹热感明显为度，目的是透散热邪。用抓取的手法在咽喉区抓取寒凉的邪气外透，用扫散的手法将外透的邪气向头后扫散，目的是散邪利咽。用指腹在头后部和枕部做反复的顺向滑搓，用抓取的手法抓取寒凉的邪气外透，目的是透热通经，散邪醒脑。

医生用中指的指腹点压按揉五脏热穴中肺脏、心脏、脾脏的热穴打开气门，用第2、3、4指的指腹在五脏热穴处做反复的顺向滑擦以破散郁闭的气机，用抓取的手法抓取寒凉的邪气外透，用扫散的手法将外透的邪气向下扫散，目的是清热散邪。用手掌在大椎和五脏热穴的位置反复的上下顺向搓摩，以掌心温热感明显为度，目的是通经护气，收敛气机，防止驱邪治疗损伤到正气。用中指的指腹点压按揉微微凹陷的肺宫打开气门，用第2、3、4指的指腹在肺宫反复的横向滑擦以破散郁闭的气机，用抓取的手法抓取寒凉的邪气外透，用扫散的手法将外透的邪气向同一侧的肩部扫散，目的是宣肺散寒透邪。用手掌在肺宫做反复的横向搓摩，以掌心热感明显为度，用扪按的手法将掌心的热量透达到肺宫的内里，目的是收敛肺气，温肺护气。用中指的指腹点揉胃宫，弹拨胃宫的结节打开气门。用抓取的手法反复抓取胃宫中寒凉黏腻的病邪之气外透，用扫散的手法将胃宫外透的邪气向下扫散。用环摩搓揉的手法在胃宫反复的搓摩，以局部明显发热为度。当掌心处热感明显的时候，用扪按的手法将掌心的热量透达到胃宫的内里，目的是散寒温胃，导滞开胃。用中指的指腹点揉微微凹陷的脾宫打开气门，用抓取的手法破散郁闭的气机透散邪气。用搓揉的手法在脾宫反复的搓摩，当掌心热感明显的时候，用扪按的手法将掌心的热量透达到脾宫的内里，目的是温脾益气。用指腹按揉微微凹陷的肾宫打开气门，用抓取的手法破散郁闭的气机，用反复横向搓摩的手法滋补肾阴，用反复环摩透热的手法滋补肾阳，目的是滋阴补肾，温补元阳。

医生用反复揉摩的手法在背部特别是肩胛骨以上的位置和两侧足太阳膀胱经搓揉，目的是放松肌肉。用手掌反复的顺向推搓足太阳膀胱经，以局部明显发热为度，目的是疏通经络，用手掌反复顺行的推搓中督线，以局部明显发热为度，目的是清透营阴的热邪。用手掌从腰骶部向上，经大椎向下用大环摩手法反复的环摩搓擦背部，特别是两侧的足太阳膀胱经，目的是收敛驱邪治疗时耗散的气机，调和营卫。各种手法相互配合共同使用，来完成宣肺散邪，调和营卫的治疗目的。

三、小儿咳嗽

【病因病机】

咳嗽是小儿肺系病患中常见的病证。大多是由于感受了外邪或者是脏腑失调而影响到肺的宣发肃降功能，从而导致肺气上逆而引起咳嗽。小儿咳嗽有外感咳嗽和内伤咳嗽的区别，病位主要是在肺脏。如果感受了风邪，外邪首先犯肺。如果风邪从口鼻皮毛而入，使肺失宣降，肺气上逆就会引发咳嗽。如果风邪夹寒，就会咳声重浊。如果风邪夹热，就会发热咽痛。如果风邪夹燥，就会干咳少痰。小儿脾常不足，如果被乳食生冷所伤导致脾失健运而酿生痰浊，上贮于肺，壅塞气道，使肺失宣畅而引起咳嗽。或者是因为小儿脏腑失调，心肝火旺。或者是外感风热，化热入里，致使火热内盛，灼津化痰，使肺失宣降而咳嗽。

小儿咳嗽在西医大多诊断为支气管炎。

【临床表现】

小儿咳嗽一年四季都可以发病，以冬春两季最为多见。咳嗽是主要的症状，大多继发于感冒之后，咳嗽又分为外感咳嗽和内伤咳嗽。如果咳嗽以干咳为主，咽痒声重，同时伴有恶寒无汗的，大多是外感风寒咳嗽。如果咳嗽不爽，痰黄粘稠不易咳出，同时伴有发热、咽痛、头痛的，大多是外感风热咳嗽。如果咳嗽少痰，或是干咳无痰，咳声嘶哑，同时伴有发热、微恶风寒、咽红、鼻燥、咽干的，大多是外感风燥咳嗽。如果咳嗽痰多、粘稠难咳，同时伴有口渴烦躁、便秘、小便赤短的，大多是风热咳嗽化热入里的痰热咳嗽。如果是咳嗽痰多，喉间痰声辘辘的，同时伴有胸闷纳呆、神疲困倦的，大多是外感风寒，肺脾同病的痰湿咳嗽。

【手法检查】

1. 小儿外感风寒咳嗽的典型体征

患儿仰卧位，医生用第2、3、4指的指腹沿着第2~3肋间肌按压诊查。在肋间肌中有细小的结节，按压这些结节有明显的疼痛，沿着肋间肌移动抓取时有明显的寒凉感外透。用掌心扪按在胸骨和两侧胸肋关节处微微发热，移动按压时有结节并且压痛，抓取时有明显的寒凉感。患儿俯卧位，医生用掌心扪按在头顶两侧山角线内侧的咽喉区微微发热，抓取时有寒凉感，按压在头后部和枕部时微微发热，抓取时明显寒凉。用指腹在肺宫按压时微微膨胀，有结节并且压痛，抓取时明显的寒凉，用掌心扪按在五脏热穴时肺脏的热穴明显发热，抓取时明显寒凉。

2. 小儿外感风热咳嗽的典型体征

患儿仰卧位，医生用掌心扪按在第2~3肋间肌处，胸骨处和两侧胸肋关节处都有明显的热感。用指腹在这些位置按压时疼痛，在这些位置移动抓取时先有明显的温热感而后变成寒凉黏腻感。用第2、3、4指的指腹按压在胸骨剑突下方的胃脘处，局部微微膨胀僵硬，并且压痛。用掌心扪按时内里热感明显，抓取时有明显的寒凉感。患儿俯卧位，医生以掌心扪按在患儿头顶山角线内侧的咽喉区明显发热，抓取时先热而后寒凉。扪按在头顶的后侧，头后部和枕部有明显的热感，抓取时有明显的寒凉感。用指腹按压在肺宫处微微膨胀，有结节并且压痛。用掌心扪按在肺宫有明显热感，抓取时先有热感而后变成寒凉感。用掌心扪按在五脏热穴处，肺脏、心脏的热穴热感更加明显，抓取时有寒凉感。用掌心扪按在胃宫和大肠宫都有明显的热感，按压时疼痛，抓取时有寒凉黏腻感。

3. 小儿外感风燥咳嗽的典型体征

患儿仰卧位，医生用掌心扪按在第 2~3 肋间肌处，胸骨和两侧胸肋关节都有明显的发热。用指腹在这些位置按压时可以触压到多个结节并且有明显的压痛，在这些位置抓取时有明显的寒凉感。用拇指的指腹在锁骨窝向上沿着胸锁乳突肌内侧缘和胸骨舌骨肌推压的时候会触及多个细小的结节并且压痛。患儿俯卧位，医生用掌心扪按在头顶山角线内侧的咽喉区有明显的发热，用指腹在咽喉区滑摩时有灼热感，抓取时有寒凉感。用掌心扪按在头顶的后侧，头后部和枕部都有明显发热，抓取时是寒凉感。用指腹在肺宫按压时有结节，抓取时寒凉。用掌心们按在五脏热穴处，肺脏、心脏、肾脏的热穴热度更加明显。扪按在胃宫有明显的发热，按压时有结节，在这些位置抓取时是先温热而后寒凉的感觉。

4. 小儿痰热咳嗽的典型体征

患儿仰卧位，医生用掌心扪按在患儿第 2~3 肋间肌、胸骨和两侧胸肋关节，都有明显的发热。在这些位置按压时有结节，抓取时有温热黏腻感。用掌心扪按在胸骨剑突下的胃脘有明显的热感，用指腹按压时局部胀满并且压痛，抓取时是先温热而后寒凉黏腻感。患儿俯卧位，医生用掌心扪按在患儿的头后和枕部都是潮湿温热感，抓取时是先温热而后寒凉黏腻感。用指腹按压在肺宫微微膨胀，有结节并且压痛，用掌心扪按时局部发热，抓取时是先温热而后寒凉黏腻感。用掌心扪按在五脏热穴、肺脏、心脏和脾脏热穴的热感更加明显。扪按在胃宫和大肠宫处都有明显的发热，抓取时是先温热而后寒凉黏腻感。

5. 小儿痰湿咳嗽的典型体征

患儿仰卧位，医生用指腹按压在第 2~3 肋间肌、胸骨和两侧胸肋关节，都会触压到多个结节，并且有明显的压痛，抓取时有明显的寒凉黏腻感，用指腹按压在胃脘处可以触压到结节和竖形的条索，并且明显疼痛，抓取时有寒凉黏腻感。患儿俯卧位，医生用指腹按压在微微膨胀的肺宫可以触压到圆形的结节并且压痛明显，抓取时有寒凉黏腻感。用掌心扪按在五脏热穴处，肺脏和脾脏的热穴热感明显，抓取时是寒凉黏腻感。用指腹按压在胃宫可以触压到结节并且压痛。按压在脾宫、大肠宫有压痛，在这些位置抓取时有寒凉黏腻感外透。

【其他检查】

肺部听诊，可以听到两肺呼吸音粗糙，可闻及干啰音或有少量散在不固定的湿啰音。

化验室检查：血常规检查观察白细胞，中性粒细胞和淋巴细胞计数的变化可以排除病毒和细菌的感染。

X 线检查：胸部 X 线检查可以见到肺纹里增粗。

【治疗原则】

疏风散邪，宣肺止咳，清肺燥湿化痰。

【手法治疗步骤解析】

1. 如果是外感风寒咳嗽

患儿仰卧位，医生用第2、3、4指的指腹按压在患儿第2~3肋的肋间肌、胸骨和两侧的胸肋关节处，按揉弹拨这些位置的结节。用拇指的指端按压弹拨第2肋的下缘和第3肋上缘的凹陷处，目的是散结通络。用第2、3、4指的指腹在肋间肌处做反复的横向滑摩，在胸骨和胸肋关节处做反复的顺向滑摩，目的是破散郁闭的气机。用抓取的手法在这些位置抓取寒凉的邪气外透，用扫散的手法将外透的邪气在肋间肌从胸肋关节向肩部横向扫散，在胸骨和胸肋关节从上向下顺向扫散，治疗的目的是开胸理气，止咳化痰。

患儿俯卧位，医生用第2、3、4指的指腹在患儿头后和枕部做反复的上下滑擦，当指腹热感明显的时候，用抓取的手法在这些位置抓取寒凉的邪气外透，用扫散的手法将外透的邪气向下扫散，目的是透热散邪。用中指的指腹点压按揉肺宫的结节同时打开气门，用第2、3、4指的指腹在肺宫做反复的横向滑擦以破散郁闭的气机。当手指间有寒凉感时，用抓取的手法反复抓取寒凉的邪气外透，用横向扫散的手法将外透的邪气向同一侧的肩部扫散。治疗的目的是宣通肺气，散寒止咳。用中指的指腹按揉五脏热穴，特别是肺脏的热穴打开气门。用抓取的手法取邪外出，用扫散的手法将病邪向下驱散，目的是清热散邪。

医生用手掌在背部两侧的足太阳膀胱经做反复的上下顺向推搓，以局部微微发热为度，目的是疏通经络。用抓取的手法沿着足太阳膀胱经移动抓取寒凉的邪气外透。用抓取扫散交替操作的手法将肺宫外透的病邪之气沿着足太阳膀胱经扫散到骶尾，并从骶尾向下扫散驱除。目的是降气通络，止咳祛痰。各种手法相互配合共同使用，来完成疏风散寒，宣肺止咳的治疗目的。

2. 如果是外感风热咳嗽

患儿仰卧位，医生用第2、3、4指的指腹按揉第2~3肋间肌，胸骨和两侧的胸肋关节，弹拨这些位置的结节。用指腹在肋间肌做反复的横向滑擦，在胸骨和胸肋关节做反复的顺向滑搓，以此破散郁闭的气机，疏通经络。用抓取的手法在这些位置抓取先温热而后寒凉黏腻的病邪之气向外透散，用扫散的手法将外透的病邪之气在肋间肌从胸肋关节处向肩部扫散，在胸骨和胸肋关节处从上向下扫散，治疗的目的是开胸顺气，止咳化痰。用指腹按揉胀满的胃脘，轻轻弹拨内里的结节，用抓取的手法抓取寒凉黏腻的病邪之气外透，用从上向下反复扫散的手法驱邪外散，目的是降气导滞开胃。用手掌从胃脘沿着脐正中线到脐下反复的推搓，并在腹部做反复的顺时针方向的环摩搓揉，以腹部有水声鸣响为度。目的是通腹导滞。

患儿俯卧位，医生用第2、3、4指的指腹按压在头顶山角线内侧的咽喉区，用指腹在咽喉区做反复的前后滑擦以破散郁闭的气机，透散咽喉区的热邪。当指腹灼热感明显的时候，用抓取的手法抓取咽喉区先温热而后寒凉的病邪之气向外透散，用反复扫散的手法将咽喉区外透的邪气向头后扫散，目的是清热止咳，利咽止痛。用指腹在头顶的后侧、头后部和枕部做反复的顺向滑擦以破散头部郁闭的气机，当指腹热感明显的时候，用抓取的手法抓取先温热而后寒凉的病邪之气外透，用扫散的手法将外透的邪气反复的向下扫散，目的是清散热邪，引头部火热邪气下行。用中指的指腹按揉微微膨胀的肺宫，弹拨肺宫的结节同时打开气门，用第2、3、4指的指腹在肺宫做反复的横向滑擦，以指腹热感明显为度，目的是破散肺宫郁闭的气机，透散热邪。用抓取的手法反复抓取肺宫先温热而后寒凉的病邪之气外透，用反复横向扫散的手法驱邪外散，目的是宣发肺气，透散热邪。用中指的指腹按揉五脏热穴，特别是肺脏和心脏的热穴打开气门，用第2、3、4指的指腹在五脏热穴反复的顺向滑擦以破散郁闭的气机，透散热邪。用抓取的手法抓取五脏热穴内寒凉的邪气外透，用扫散的手法将外透的邪气向下扫散，目的是清散热邪。用中指的指腹按揉胃宫，弹拨胃宫处的结节打开气门。用反复抓取的手法破散胃宫郁闭的气机。用指腹按揉大肠宫打开气门，用反复抓取的手法破散大肠宫郁闭的气机，透散寒凉黏腻的病邪之气。

医生用手掌在背部两侧的足太阳膀胱经做反复的顺向推搓以疏通经络，透散热邪。用抓取扫散交替操作的手法将肺宫外透的病邪之气沿着足太阳膀胱经，经过五脏热穴、胃宫疏导引领到大肠宫，并用反复扫散的手法将病邪之气从大肠宫向外驱除。手法治疗的目的是导引上焦的热邪下行，出脏入腑，将病邪之气从大肠腑泄肠清热泄泻驱除。各种手法相互配合共同使用，来完成疏风清热，宣肺化痰止咳的治疗目的。

3. 如果是外感风燥咳嗽

患儿仰卧位，医生用第2、3、4指的指腹按揉第2~3肋间肌，胸骨和两侧的胸肋关节，弹拨这些位置中的结节，用指腹在肋间肌做反复的横向滑摩，在胸骨和胸肋关节做反复的顺向滑摩以破散郁闭的气机。用第2、3、4指的前端轻轻的拍打这些位置以宽胸行气。用抓取的手法抓取寒凉的邪气外透，在肋间肌横向扫散，在胸骨和胸肋关节顺向扫散的手法驱邪外散，目的是行气宽胸，散结止咳。用拇指的指腹按压在锁骨窝，沿着胸锁乳突肌的内侧缘向上推搓，弹拨触压到的结节。沿着胸骨舌骨肌向上推搓，同时令患儿咳嗽数声，用指端弹拨咳嗽时发生震颤的位置，目的是散结止咳。用手掌反复的推搓两侧腋中线和胃脘处，用抓取扫散交替操作的手法将外透的寒凉邪气向下扫散，目的是疏肝行气，开胃降火。

患儿俯卧位，医生用第2、3、4指的指腹在患儿头顶两侧的咽喉区做反复的顺向滑擦，以指腹热感明显为度，目的是透散热邪。用抓取扫散交替操作的手法将外透的病邪之气向头后扫散，目的是清热利咽。用指腹在头顶的后侧、头后和枕部做反复的顺向滑搓，用抓取扫散交替操作的手法将外透的病邪之气向下扫散，目的是清热降火。用中指的指腹点压按揉肺宫处的结节同时打开气门，用第2、3、4指的指腹在肺宫做反复的横向滑擦以破散郁闭的气机，用抓取的手法反复抓取寒凉的病邪之气外透，用扫散的手法将外透的病邪之气向同一侧的肩部扫散，目的是宣肺散邪，清热止咳。用中指的指腹点压按揉五脏热穴，特别是肺脏、心脏和肾脏的热穴打开气门，用第2、3、4指的指腹在五脏热穴做反复的顺行滑搓以破散郁闭的气机，用抓取扫散交替操作的手法将外透的寒凉邪气向下扫散，目的是清透热邪。用中指的指腹按揉胃宫，弹拨胃宫的结节打开气门。用反复抓取的手法破散郁闭的气机透散病邪之气，用反复扫散的手法将胃宫外透的病邪之气向下扫散，目的是行气散邪，解郁消滞。用指腹按揉肾宫打开气门，用抓取的手法破散郁闭的气机，用手掌在两侧肾宫做反复的横向推搓，以掌心明显发热为度，目的是滋补肾阴。

　　医生用手掌在背部两侧的足太阳膀胱经做反复的上下搓摩，以掌心明显发热为度，目的是疏通经络。用抓取扫散交替操作的手法将肺宫外透的病邪之气沿着足太阳膀胱经，经过五脏热穴和胃宫疏导引领到骶尾，用扫散的手法在骶尾反复的向下扫散驱邪外出，目的是行气通络，通经泄热。各种手法相互配合共同使用，来完成疏风清肺，泄热止咳的治疗目的。

　　清肺燥湿化痰的治疗手法主要用于治疗内伤咳嗽。

4. 如果是痰热咳嗽

　　患儿仰卧位，医生用第 2、3、4 指的指腹在第 2~3 肋间肌，胸骨和两侧胸肋关节做反复的滑搓，按揉弹拨这些位置中的结节，目的是散结止咳。用第 2、3、4 指的前端轻轻地拍打叩击这些位置，目的是宽胸行气。用抓取的手法抓取寒湿黏腻的病邪之气外透，用扫散的手法将外透的病邪之气扫散，目的是化痰除湿。用拇指的指腹从锁骨窝沿着胸锁乳突肌的内侧缘和胸骨舌骨肌反复的向上推搓，并细细地弹拨令患儿咳嗽时产生震颤的位置。要注意在治疗的时候会产生恶心样排痰。用中指的指腹按揉膨胀的胃脘，轻轻弹拨内里的结节。用抓取的手法抓取胃脘湿热黏腻的病邪之气向外透出，用扫散的手法将外透的病邪之气向下扫散，目的是行气化湿，除滞开胃。

　　患儿俯卧位，医生用第 2、3、4 指的指腹在患儿的头后和枕部做反复的顺向滑搓，以指腹热感明显为度，目的是透散热邪。用抓取的手法抓取先温热而后寒凉黏腻的病邪之气外透，用扫散的手法将外透的病邪之气向下扫散，目的是清热降火。用中指的指腹按揉肺宫，弹拨肺宫的结节并打开气门。用第 2、3、4 指的指腹在肺宫做反复的横向滑擦以破散郁闭的气机透散热邪。用抓取的手法抓取先温热而后寒凉黏腻的病邪之气向外透出，好用反复横向扫散的手法将外透的病邪之气向同一侧的肩部扫散，目的是宣肺清热，止咳化痰。用中指的指腹点压按揉五脏热穴，特别是肺脏、心脏和脾脏的热穴打开气门，用第 2、3、4 指的指腹在五脏热穴做反复的顺向滑擦以透散热邪，用抓取扫散交替操作的手法将外透的寒凉黏腻的病邪之气向下扫散，目的是清透热邪。用中指的指腹点压按揉胃宫打开气门，用抓取的手法抓取先温热而后寒凉黏腻的病邪之气向外透散，用扫散的手法将外透的病邪之气向下扫散，目的是行气除湿，开胃消滞。用指腹按揉弹拨脾宫打开气门，用抓取扫散交替操作的手法将外透的寒凉黏腻的病邪之气向下扫散，目的是醒脾除湿。用指腹点压按揉大肠宫打开气门，用反复抓取的手法破散郁闭的气机。用手掌反复的上下顺向推搓两侧的腋中线和腋中线后侧线以疏肝行气，用第 2、3、4 指的前端轻轻地拍打叩击第 5~7 肋的肋下和背部，目的是宽胸行气，散结止咳。

　　医生用手掌反复地上下推搓背部的足太阳膀胱经以疏通经络，用抓取扫散交替操作的手法将肺宫外透的病邪之气沿着足太阳膀胱经，经过五脏热穴、胃宫、脾宫将病邪之气疏导引领到大肠宫，用扫散的手法在大肠宫反复的向下扫散以驱邪外散，目的是清热散邪，行气通腑。各种手法相互配合共同使用，来完成清肺散热，化湿除痰的治疗目的。

5. 如果是痰湿咳嗽

　　患儿仰卧位，医生用第 2、3、4 指的指腹在患儿胸侧第 2~3 肋间肌处，胸骨和两侧的胸肋关节做反复的滑摩，用指腹轻轻地按揉弹拨这些位置中的结节，目的是散结通络止咳。用第2、3、4指的前端轻轻的拍打叩击这些位置，目的是宽胸行气化痰。用抓取的手法抓取寒凉黏腻的病邪之气向外透出，用扫散的手法将肋间肌的病邪之气向同一侧的肩部横向扫散，将胸骨和胸肋关节的病邪之气向下扫散，目的是除湿化痰。用拇指的指腹沿着胸锁乳突肌的内侧缘向上推搓，弹拨触压到的结节。沿着胸骨舌骨肌向上推搓，弹拨令患儿咳嗽时产生震颤的位置，要注意在治疗时可以引发恶心样排痰。用中指的指腹按揉胃脘的位置，弹拨内里的圆形结节，推压竖形的条索，目的是破郁散结。用抓取的手法抓取胃脘处寒凉黏腻的邪气外透，用扫散的手法将外透的邪气向下扫散，目的是行气除滞，祛湿除痰。用手掌从脐上向脐下反复的推搓，以掌心微微发热为度。用手掌在腹部做反复的顺时针方向的环摩搓揉，以掌心微微发热为度，目的是温腹行气，通络消滞。

患儿俯卧位，医生用中指的指腹按揉肺宫，弹拨肺宫处的结节打开气门。用第2、3、4指的指腹在肺宫反复的横向滑擦以破散郁闭的气机，用抓取的手法反复抓取内里寒凉黏腻的病邪之气外透，用反复横向扫散的手法将外透的病邪之气向同一侧的肩部扫散，目的是宣肺散寒，止咳化痰。用中指的指腹点压按揉五脏热穴，特别是肺脏和脾脏的热穴打开气门。用抓取扫散交替操作的手法将外透的病邪之气向下扫散，目的是清透热邪。用指腹点压按揉胃宫，弹拨胃宫的结节打开气门，用抓取的手法反复的抓取寒凉黏腻的病邪之气向外透出，用扫散的手法将外透的病邪之气向下反复的扫散，目的消食导滞，降逆开胃。用指腹点压按揉脾宫打开气门，用抓取的手法破散郁闭的气机，透散病邪之气，目的是醒脾除湿。用指腹点压按揉大肠宫打开气门，用抓取的手法破散郁闭的气机。用手掌沿着两侧的腋中线和腋中线后侧线做反复的推搓，当掌心处热感明显的时候，用抓取的手法沿着腋中线和腋中线后侧线反复的移动抓取寒凉黏腻的病邪之气向外透出，用扫散的手法将外透的病邪之气向下扫散，目的是疏肝行气通络。用第2、3、4指的前端轻轻的拍打叩击第5~7肋的胁下和背部，以手指间寒凉感明显并同时引发患儿咳嗽排痰为度，目的是行气散结，止咳除痰。

医生用手掌在背部两侧的足太阳膀胱经做反复的上下顺向推搓，以掌心微微发热为度，目的是疏通经络。用抓取扫散交替操作的手法将肺宫外透的病邪之气沿着足太阳膀胱经，经过五脏热穴、胃宫、脾宫疏导引领到大肠宫，在大肠宫用扫散的手法将病邪之气反复的向下扫散驱除，目的是通腹降气，泄湿除痰。各种手法相互配合共同使用，来完成化湿降逆，止咳除痰的治疗目的。

四、小儿哮喘

【病因病机】

哮喘是以一种反复发作性哮鸣气促，呼气延长，甚则不能平卧为特征的小儿常见的肺系疾病。在春秋两季的发病率高，会反复的发作。哮喘发病的外因大多是因为气候的骤然变化，寒温失常。或者是吸入了异味，或者是饮食不慎等原因诱发，以夜间和晨起寒热交错的时候多见，以风寒感冒的诱发最为常见。哮喘发病的内因大多是因为肺、脾、肾三脏不足，功能失调。小儿肺脏娇嫩，脾常不足，肾常虚弱。肺虚则卫表不固，宣肃不利，通调失职，津液凝聚，化而为痰。脾虚不能运化水液，生湿酿痰，上贮于肺。肾虚失于蒸化，水泛为痰，聚而成饮。痰饮留伏，遇到外因而动，痰升气阻，气道阻塞，使气机升降不利而发生哮喘的各种症状。

【临床表现】

小儿哮喘分为发作期和缓解期。在发作期表现为哮鸣气促，呼气延长，以邪实为主。在缓解期哮喘已经平缓，主要表现为肺弱，脾虚，肾亏的症状表现，以正虚为主。在发作期，如果是寒性哮喘，除了咳喘哮鸣，大多伴有痰白清稀，形寒无汗，鼻流清涕等症状。如果是热性哮喘，除了咳喘哮鸣，大多伴有痰稠色黄，口干面红，大便秘结等症状。如果是内有痰热，外有风寒的"寒包火"型寒热夹杂的哮喘，除了咳喘哮鸣，大多伴有恶寒发热，鼻塞流涕，吐痰色黄，口渴引饮等症状。如果是肾气亏虚，肺气上逆的虚实夹杂型哮喘，大多会有哮喘持续不已，不能平卧，动辄喘甚，面色晦暗带青，恶寒发热的症状。在缓解期，如果是肺气虚弱，大多会见到面色苍白，气短懒言，反复感冒的症状。如果是脾气虚弱，大多会见到食少便溏，倦怠乏力，面虚浮而少华，自汗的症状。如果是肾气虚弱，大多会见到动辄气促，面色㿠白，畏寒肢冷，下肢寒凉，夜尿增多的症状。

【手法检查】

哮喘的手法检查在发作期和缓解期所检查的位置是不太一样的。因为发作期大多是邪实的症状，手法的检查以探寻病邪的位置和性质作为主要的目的。而在缓解期大多是以脏腑的虚损为主的症状，手法的检查以探寻是哪一个脏腑的虚损以及脏腑虚损的程度作为主要的目的。

发作期的检查。患儿仰卧位，医生用掌心扪按在患儿第 2~3 肋间肌、胸骨和两侧胸肋关节，令患儿咳嗽的时候在这些部位的某一个位置可以扪摸到痰咳喘息时的摩擦感。如果是热性哮喘，在这些位置扪摸时有明显的热感，而其他的哮喘扪摸时热感不明显。在这些位置抓取时，热性哮喘会有明显的湿热黏腻感向外透出，而寒性哮喘和虚实夹杂哮喘会有明显的寒凉黏腻感向外透出，"寒包火"的寒热夹杂哮喘会有先温热而后寒凉黏腻感向外透出。在两侧腋前线内侧的数个肋间肌处有压痛，轻轻拍打叩击压痛的位置会引发患儿的咳嗽。用指腹在患儿胸骨剑突下的胃脘处轻轻按压，局部微微膨胀并且有压痛，抓取时有寒凉黏腻感。

患儿俯卧位，医生用指腹按压在患儿两侧肺宫的位置，肺宫处膨胀，按压时有结节并且压痛。用掌心扪按在肺宫的位置，如果是寒性哮喘局部有寒凉感，如果是热性哮喘局部有温热感。在肺宫抓取时热性哮喘会有湿热黏腻感外透，寒性哮喘和虚实夹杂的哮喘会有寒凉黏腻感外透，寒热夹杂的哮喘会有先温热而后寒凉黏腻感外透。医生用掌心扪按在肩胛骨的内侧和肩胛骨下角的内侧，在令患儿咳嗽时可以扪摸到咳嗽引发的震颤感，用指腹按压在第 2~4 胸椎的棘突上和棘突旁有明显的压痛，用指腹在胃宫和大肠宫按压时局部有结节并且压痛，抓取时有寒凉黏腻感。

缓解期的检查。患儿仰卧位，医生以掌心扪按在患儿第 2~3 肋间肌、胸骨和两侧的胸肋关节都有微微的温热感。用指腹按压在第 2~3 肋间肌局部微微凹陷，并可以触压到结节。按压在胸骨和胸肋关节时有压痛，在某些位置可以触压到结节，在这些位置抓取时有明显的寒凉黏腻感。用指腹在两侧腋前线内侧的多个肋间肌处按压时疼痛，在某些位置可以触压到结节，在这些位置抓取时有明显的寒凉黏腻感。用指腹在胸骨剑突下的胃脘处按压时局部微微凹陷，轻轻弹拨时内里有圆形结节，向下推按时有一粗大的竖形条索到脐上，抓取时有寒凉黏腻感。

患儿俯卧位，如果是肺气虚弱的哮喘，医生用指腹按压在肺宫，肺宫微微凹陷，弹拨时有结节并且压痛，用指腹按压在大肠宫微微凹陷，抓取时有寒凉黏腻感。如果是脾气虚弱的哮喘，医生用指腹按压在肺宫处微微凹陷，按压在胃宫可以触压到结节并且压痛，按压在脾宫和大肠宫都是微微凹陷的表现，在这些位置抓取时是寒凉黏腻感。如果是肾气虚弱的哮喘，医生用指腹按压在肺宫微微凹陷，按压在肾宫凹陷，用掌心打按在肾宫和腰骶部时有寒凉感，在这些位置抓取时有明显的寒凉黏腻感。用掌心打摸在患儿膝后腘窝和跟腱上端都有明显的寒凉感，在这些位置抓取时有寒凉感向外透出。所有虚证的哮喘用掌心在患儿背部两侧的足太阳膀胱经打摸时都没有明显的热感，沿着足太阳膀胱经推压时可以触压到多个结节并且有明显的压痛，沿经抓取时有寒凉黏腻感外透。

【其他检查】

心肺听诊：两肺满布哮鸣音，呼气延长。或者可以闻及湿啰音，心率增快。

实验室检查：血常规检查，发作期白细胞总数正常，嗜酸性粒细胞增高。如果白细胞计数正常或减低，淋巴细胞增高，大多是合并病毒的感染。如果白细胞总数增高，中性粒细胞增高，大多是合并细菌感染。

X线检查：胸部X线检查可以排除呼吸道感染合并肺部的感染，肺部的炎症性侵润以及肺部的器质病变，先天异常以及肺气肿等各种疾病。

【治疗原则】

宣肺祛邪，化痰平喘，补肺健脾益肾。

【手法治疗步骤解析】

由于哮喘的发作期和缓解期的治疗目的不完全相同，所以将发作期和缓解期的手法治疗分别论述。哮喘发作期的手法治疗以宣肺定喘，祛除实邪的治疗为主。

1. 如果是风寒袭肺哮喘

患儿仰卧位，医生用第2、3、4指的指腹按压在患儿第2~3肋间肌处，用指腹在肋间肌处做反复的横向滑摩，弹拨在滑摩中触压到的结节。用抓取的手法抓取寒凉黏腻的病邪之气外透，用横向扫散的手法将外透的病邪之气向同一侧的肩部扫散，目的是宽胸行气，止咳定喘。用指腹按揉胸骨和两侧的胸肋关节的结节，用指腹在这些位置反复的顺向滑摩，用抓取的手法抓取寒凉黏腻的病邪之气外透，用向下扫散的手法驱邪下散，目的是顺气化痰，降逆止咳。用指腹在腋中线前线和内侧的数个肋间肌处滑摩，目的是疏肝行气，散结化痰。用第2、3、4指的前端在肋间肌、胸骨、胸肋关节、腋中线前侧线这些位置反复的轻轻拍打叩击，目的是鼓荡气机，散郁化痰定喘。用抓取的手法在这些位置抓取寒凉黏腻的邪气外透，用扫散的手法将外透的邪气向下扫散，目的是理气散结化痰。用指腹点揉胃脘，抓取寒凉黏腻的邪气外透并向下扫散驱除，目的是行气祛湿，开胃导滞。

患儿俯卧位，医生用中指的指腹按揉肺宫，弹拨肺宫的结节打开气门。用第2、3、

4指的指腹在肺宫做反复的横向滑摩以破散郁闭的气机，用反复轻轻抓取的手法透散寒凉黏腻的病邪之气，用横向扫散的手法驱邪外散，目的是宣肺散寒，祛痰定喘。用指腹按揉第2~4胸椎的棘突上和棘突两旁，目的是刺激交感神经，抑制小支气管平滑肌的活动，扩张小支气管，使空气出入畅通。用手掌沿着背部两侧的足太阳膀胱经做反复的顺向按摩搓揉，目的是疏通经络。用指腹点压按揉大肠宫打开气门，用抓取的手法破散郁闭的气机。用抓取扫散交替操作的手法将肺宫外透的病邪之气沿着足太阳膀胱经向下疏导引领到大肠宫，并在大肠宫反复的向下扫散以驱邪外出，目的是通腑泻肺，散邪化痰定喘。各种手法相互配合共同使用，来完成宣肺散寒，化痰定喘的治疗目的。

2. 如果是肺热炽盛哮喘

患儿仰卧位，医生用第2、3、4指的指腹按压在患儿第2~3肋间肌处，按揉弹拨肋间肌的结节。用反复横向滑擦的手法破散郁闭的气机，用抓取的手法抓取湿热黏腻的病邪之气外透，用横向扫散的手法驱邪外散，目的是宽胸行气，止咳定喘。用指腹按压在胸骨和两侧胸肋关节，弹拨这些位置的结节。用指腹在这些位置做反复的顺向滑搓以破散郁闭的气机，用抓取扫散交替操作的手法将外透的湿热黏腻的病邪之气向下扫散，目的是行气降逆，止咳祛痰。用指腹在腋中线前侧线和内侧的肋间肌滑摩，用抓取扫散交替操作的手法取邪外出，驱邪外散，目的是疏肝行气，散郁定喘。用第2、3、4指的前端轻轻的拍打叩击胸骨、胸肋关节、腋中线前侧线和肋间肌处，目的是鼓荡气机，宽胸散郁，止咳平喘。用再一次抓取扫散交替操作的手法将外透的湿热黏腻的病邪之气向下驱除，目的是除湿散邪，行气化痰。用指腹点压按揉胃脘的结节，用抓取扫散交替操作的手法将胃脘处外透的寒凉黏腻的病邪之气向下扫散，目的是降逆导滞，消食开胃。

患儿俯卧位，医生用中指的指腹按揉肺宫，弹拨肺宫处的结节打开气门。用第2、3、4指的指腹在肺宫做反复的横向滑摩以破散郁闭的气机透散热邪，用反复抓取的手法宣肺泄热，定喘止咳，用扫散的手法驱邪外散。用中指的指腹点压按揉五脏热穴，特别是肺脏和脾脏的热穴打开气门，用反复抓取的手法破散郁闭的气机，透散热邪，用扫散的手法向下驱邪泄热。用指腹按揉第2~4胸椎的棘突和棘突的两侧，目的是刺激交感神经，扩张小支气管，使空气出入通畅。用手掌沿着背部两侧的足太阳膀胱经反复的上下推搓以疏通经络。用指腹点压按揉大肠宫打开气门，用反复抓取的手法破散郁闭的气机，用抓取扫散交替操作的手法将肺宫外透的病邪之气沿着足太阳膀胱经疏导引领到大肠宫，目的是引脏邪下行入腑。用反复扫散的手法将大肠宫的病邪之气向下扫散驱除，目的是通腑泄肺，化痰定喘。各种手法相互配合共同使用，来完成清热化痰，降气平喘的治疗目的。

3. 如果是寒热夹杂的哮喘

患儿仰卧位，医生用第2、3、4指的指腹在患儿第2~3肋间肌处、腋中线前侧线和内侧的肋间肌做反复的滑摩搓擦，目的是破散郁闭的气机，透散寒邪。当指腹有寒凉感时，用抓取的手法抓取先温热而后寒凉黏腻的病邪之气外透，用扫散的手法驱邪外散，目的是行气散邪，止咳平喘。用指腹在胸骨和胸肋关节反复的上下滑搓，弹拨滑搓中触压到的结节。用抓取扫散交替操作的手法将外透的先温热而后寒凉黏腻的病邪之气向下驱除，目的是宽胸降气，清热化痰。用第2、3、4指的前端在这些位置轻轻的拍打叩击，目的是宽胸散郁，化痰平喘。用指腹按揉胃脘的结节，用抓取扫散交替操作的手法将外透的寒凉黏腻的病邪之气向下驱除，目的是导滞开胃，除湿化痰。

患儿俯卧位，医生用中指的指腹按揉肺宫，弹拨肺宫处的结节打开气门。用第2、3、4指的指腹在肺宫做反复的横向滑摩以破散郁闭的气机，散寒透热。用抓取扫散交替操作的手法将外透的先温热而后寒凉黏腻的病邪之气驱除，目的是宣肺散邪，止咳平喘。用中指的指腹按揉五脏热穴，特别肺脏和脾脏的热穴打开气门，用抓取扫散交替操作的手法将外透的寒凉黏腻的病邪之气向下驱除，目的是清热散邪。用指腹点压按揉胃宫，弹拨胃宫处的结节打开气门。用抓取的手法反复抓取胃宫中寒凉黏腻的病邪之气向外透散，目的是行气开胃，导滞化痰。用指腹按揉第2~4胸椎的棘突和棘突的两旁，目的是刺激交感神经，扩张小支气管，改善喘咳的症状。用手掌在背侧的足太阳膀胱经做反复的上下搓摩以疏通经络。用指腹点压按揉大肠宫打开气门，用反复抓取的手法破散郁闭的气机。用抓取扫散交替操作的手法将肺宫外透的病邪之气沿着足太阳膀胱经，经过胃宫疏导引领到大肠宫，目的是引脏邪下行入腑。用反复扫散的手法将大肠宫的病邪之气向下扫散驱除，目的是通腑导滞，降气化痰。各种手法相互配合共同使用，来完成散寒清热，降气化痰的治疗目的。

4. 如果是虚实夹杂的哮喘

患儿仰卧位，医生用第2、3、4指的指腹在患儿第2~3肋间肌处、胸骨处、两侧胸肋关节处和腋中线的前侧线反复的滑摩，目的是破散郁闭的气机，行气散郁。用第2、3、4指的前端轻轻的拍打叩击这些位置，目的是鼓荡气机，宽胸散邪，化痰平喘。用抓取的手法在这些位置抓取寒凉黏腻的病邪之气向外透出，用扫散的手法驱邪外散，目的是散寒化痰，降气平喘。

患儿俯卧位，医生用中指的指腹按揉肺宫，弹拨肺宫的结节打开气门，用第2、3、4指的指腹在肺宫反复的横向滑摩以破散郁闭的气机，透散寒邪。用抓取扫散交替操作的手法将外透的寒凉黏腻的病邪之气扫散驱除，目的是宣肺平喘。用手掌在肺宫做反复的搓摩，当掌心热感明显的时候，用扪按的手法将掌心的热量透达到肺宫的内里，目的是收敛气机，温肺补气。用指腹按揉第2~4胸椎的棘突和棘突的两旁，目的是刺激交感神经，扩张小支气管，改善呼吸不畅的症状。

医生用中指的指腹点压按揉脾宫打开气门，用抓取的手法反复抓取脾宫内里寒凉黏腻的病邪之气外透，目的是醒脾利湿化痰。用手掌在两侧脾宫反复搓摩，当掌心热感明显的时候，用扪按的手法将掌心的热量透达到脾宫的内里，目的是温脾益气。用指腹点压按揉肾宫打开气门，用抓取的手法破散郁闭的气机透散寒凉的邪气，用手掌在肾宫反复的环摩搓揉，当掌心热感明显的时候，用扪按的手法将掌心的热量透达到肾宫的内里，目的是温补肾阳，益气补虚。用手掌在骶椎处反复的环摩搓揉，当掌心热感明显的时候，用扪按的手法将掌心的热量透达到骶椎的内里，目的是温阳纳气。

医生用手掌沿着背部两侧的足太阳膀胱经做反复的上下推搓以疏通经络。用指腹点压按揉大肠宫打开气门，用反复抓取的手法破散郁闭的气机。用抓取扫散交替操作的手法将肺宫外透的病邪之气沿着足太阳膀胱经，经过脾宫疏导引领到大肠宫，并在大肠宫用反复扫散的手法驱邪外散，目的是通腑导滞，降气平喘。用搓摩的手法反复搓摩两侧的足太阳膀胱经发热，当掌心热感明显的时候，用扪按的手法将掌心的热量分别透达到肺宫、脾宫和肾宫，目的是敛气补虚。各种手法相互配合共同使用，来完成扶正祛邪，降气平喘的治疗目的。

哮喘缓解期的手法治疗，以扶正补虚，补肺健脾益肾的治疗为主。

患儿仰卧位，医生用第2、3、4指的指腹在患儿的第2~3肋间肌、胸骨、两侧的胸肋关节、腋中线前侧线和前侧线内侧有压痛的肋间肌做反复的滑摩，以指腹有微微的温热感为度，目的是破散郁闭的气机，透散内里的邪气。用第2、3、4指的前端反复的拍打叩击这些位置，在拍打治疗时如果在某一个位置有寒凉感向外透出，就在这个位置稍稍多加拍打，目的是鼓荡气机，透散邪气，宽胸行气，化痰平喘。在这些位置用抓取扫散交替操作的手法透散驱除内里的寒凉邪气，目的是降气化痰，止咳平喘。用手掌从上向下反复的推搓胃脘的位置，按揉弹拨内里的结节和条索，用抓取扫散交替操作的手法将胃脘外透的寒凉黏腻的病邪之气向下扫散驱除，目的是行气导滞，消食开胃。用手掌在胃脘反复的搓摩，当掌心热感明显的时候，用扪按的手法将掌心的热量透达到胃脘的内里，目的是温胃散寒。

5. 如果是肺气虚弱的哮喘

患儿俯卧位，医生用第2、3、4指的指腹反复的按揉凹陷的肺宫，轻轻弹拨肺宫的结节。用指腹在肺宫做反复的横向滑擦以破散郁闭的气机，用反复抓取的手法抓取肺宫内里寒凉黏腻的病邪之气向外透出，目的是宣肺散邪。用手掌在肺宫反复的搓摩，将稍稍快速搓摩时掌心产生的热量用扪按的手法透达到肺宫的内里，目的是补肺益气。用指腹反复的按揉第2~4胸椎的棘突和棘突的两旁以刺激交感神经，扩张小支气管，改善呼吸不畅通的症状。用手掌在背部两侧的足太阳膀胱经做反复的上下推搓，以局部微微发热为度，目的是疏通经络。用大环摩的手法先搓摩腰骶，发热后向右侧上提推搓到肺宫，在肺宫搓摩发热后，从左侧下降推搓到腰骶，这样反复的操作数次，以腰骶、肺宫和两侧的足太阳膀胱经都明显发热为度。目的是调和营卫。当掌心热感明显的时候，在环摩中用扪按的手法将掌心的热量透达到肺宫和腰骶的内里，目的是益气固表，温补脏腑。胸腹部的手法和背部的手法相互配合共同使用，来完成宣肺散邪，益气固表补虚的治疗目的。

6. 如果是脾气虚弱的哮喘

患儿俯卧位，医生用第2、3、4指的指腹按揉凹陷的肺宫，弹拨肺宫的结节，松解痉挛打开气门。用指腹在肺宫的位置反复的横向滑擦以破散郁闭的气机，用抓取的手法在肺宫反复的轻轻抓取，以掌心寒凉感明显为度，目的是宣肺散邪。用手掌在肺宫反复的搓摩，当掌心热感明显的时候，用扪按的手法将掌心的热量透达到肺宫的内里，目的是补肺益气。用指腹反复的按揉第2~4胸椎的棘突和棘突的两侧，目的是刺激交感神经，扩张小支气管，改善胸闷喘咳的症状。用中指的指腹按揉胃宫，弹拨胃宫的结节打开气门。用反复抓取的手法破散郁闭的气机，透散寒凉黏腻的病邪之气。用扫散的手法将外透的病邪之气向下扫散驱除，目的是消积导滞，散邪开胃。用手掌在胃宫反复的搓摩，以局部明显发热为度。当掌心处热感明显的时候，用扪按的手法将掌心的热量透达到胃宫的内里，目的是温胃散寒。用指腹按揉脾宫打开气门，用抓取的手法在脾宫反复的轻轻抓取以破散郁闭的气机，透散寒凉黏腻的病邪之气。用手掌在脾宫反复的按揉搓摩，以局部明显发热为度。当掌心热感明显的时候，用扣按的手法将掌心的热量透达到脾宫的内里，目的是温脾阳，化痰饮。用指腹按揉大肠宫打开气门，用抓取的手法在大肠宫反复的抓取以破散郁闭的气机，透散寒凉黏腻的病邪之气。用扫散的手法将大肠宫外透的病邪之气向下扫散驱除，目的是除湿导滞，泄肠除痰。

医生用手掌在背部两侧的足太阳膀胱经反复的上下搓摩以疏通经络，当掌心明显发热时，用扣按的手法将掌心的热量透达到搓摩时感到寒凉的位置，目的是温阳通络。用大环摩的手法在下搓摩两侧脾宫发热后从右侧上提到肺宫，在上搓摩两侧肺宫发热后从左侧下降到脾宫，在脾宫再次搓摩发热后上提，这样反复的操作数次，以两侧的脾宫、肺宫和足太阳膀胱经都微微发热为度。目的是补益脾肺，调理气机。胸腹部的手法和背部的手法相互配合共同使用，来完成补脾益肺通络，温脾阳、化痰饮的治疗目的。

7. 如果是肾气虚弱的哮喘

患儿俯卧位，医生以第2、3、4指的指腹按揉凹陷的肺宫，弹拨肺宫的结节打开气门。用指腹在肺宫做反复的横向滑擦以破散郁闭的气机。在肺宫反复的轻轻抓取以宣肺散邪。用手掌在两侧的肺宫反复的按摩搓揉，以局部明显发热为度。当掌心处明显发热的时候，用扣按的手法将掌心的热量透达到肺宫的内里，目的是补脾益气。用指腹按揉第2~4胸椎的棘突和棘突的两旁，目的是刺激交感神经，扩张小支气管，改善胸闷喘息的症状。用中指的指腹按揉胃宫打开气门，用抓取的手法破散郁闭的气机，透散寒凉黏腻的病邪之气。用手掌反复的搓摩胃宫，以局部明显发热为度。当掌心处热感明显的时候，用扣按的手法将掌心的热量透达到胃宫的深处，目的是导滞消积，温胃益气。用指腹按揉肾宫打开气门，用手掌反复的横向推搓两侧的肾宫，目的是滋补肾阴。用环摩搓揉的手法反复的揉摩两侧的肾宫，当掌心处热感明显的时候，用扣按的手法将掌心的热量透达到肾宫的内里，目的是温补肾阳。用手掌反复的搓摩骶椎，并将掌心的热量透达到骶椎的内里，目的是温肾纳气。用手掌反复搓摩背部两侧的足太阳膀胱经以疏通经络。用大环摩的手法在下搓摩两侧的肾宫发热后从右侧上提，在上搓摩两侧肺宫后从左侧下降到肾宫，这样反复的操作数次，以肺宫、肾宫和足太阳膀胱经都微微发热为度，目的是提纳肾气，补肾益肺。用手掌反复的环摩搓揉两侧的肾宫和骶椎的位置，当掌心处明显发热时，用扣按的手法将掌心的热量透达到这些位置的内里，目的是益气补虚，温肾固本。胸腹部的手法和背部的手法相互配合共同使用，来完成补肾益肺平喘，温阳纳气固本的治疗目的。

五、小儿腹痛

【病因病机】

小儿腹痛是以腹部胃脘以下，耻骨以上的部位发生疼痛为特征的一个证候。是小儿常见的一种病证，可以发生在很多疾病当中。在这里讨论的是小儿非全身和腹部器质性病变的腹痛。小儿由于衣被单薄，起卧不慎，腹部被冷风寒气所侵；或者是过食生冷，或者是迎风而食，使寒凉邪气客于胃肠。寒性收引，寒凝则气滞，从而导滞经络不通，气血不畅而引发寒实腹痛。或者是小儿乳食不知道自己节制，如果暴饮暴食，或者是过食不易消化的食物损伤了脾胃，使乳食停滞于中焦，壅塞了气机，使传化失职，而导致乳食积滞引发的腹部胀满疼痛。如果小儿素体阳虚，或者是病后体弱，或者是过用了苦寒的药物，以致脏腑虚冷，中阳不足，脾失运化，阳虚生内寒，血脉凝滞，气机不行而导致脾胃虚寒引发的腹痛。

【临床表现】

如果是腹痛阵阵发作，得热则减，遇冷加重。同时伴有面色苍白，四肢不温的，大多是寒凝中脘，气滞不通所导致的寒实腹痛。如果是腹部胀满疼痛拒按，腹痛时欲泻，泻后疼痛减轻。同时伴有不思饮食，大便酸臭，夜卧不安，时时啼哭的，大多是乳食停滞中焦，壅塞了气机，气机不畅而导致的乳食积滞腹痛。如果是腹痛绵绵，时作时止，喜温喜按，得温得食则缓解，遇冷加重。同时伴有精神倦怠，面白肢冷，食欲不振的，大多是中阳不振，寒湿内停阻碍了气机而导致的脾胃虚寒腹痛。由于很多疾病都可以导致腹痛，也可以按照腹痛的部位作出初步的诊断。按西医学的病证名称来分类，如果是右侧上腹部疼痛，大多是肝和胆的疾病。如果是左上腹的疼痛，大多是胰腺和脾的疾病。如果是上中腹部的疼痛，大多是胃和十二指肠的疾病。如果是脐周疼痛，大多是肠道疾病，例如寄生虫病、肠炎、肠痉挛等。如果是右下腹疼痛，大多是阑尾炎、疝气的病变。如果是左下腹疼痛，大多是结肠的病变，例如便秘、结肠炎、痢疾等。如果疼痛呈现阵发性的锐痛，大多是由于平滑肌痉挛或狭窄所导致，多见于肠痉挛，输尿管痉挛和胆管痉挛等。如果是持续性的锐痛，大多是急腹症。而持续性的钝痛则是炎症刺激或是脏器肿胀牵拉被膜所导致。这些都是手法治疗的禁忌证。

【手法检查】

如果是寒实腹痛。患儿仰卧位，医生以掌心扪按在患儿胸骨剑突下的胃脘，初扪就会感觉胃脘寒凉，久扪寒凉感会更加明显。用指腹轻轻地按压胃脘处，局部的肌肉紧张僵硬，稍稍用力按压可以触压到内里的结节并且有明显的压痛，患儿会拒按。在这里抓取时会有明显的寒凉感向外透出。医生用掌心扪按在患儿的脐部时有明显的寒凉感，久扪片刻寒凉感更加明显。在脐周有明显的压痛，稍稍用力可以触压到脐正中上方有一个竖形条索，脐下有结节，局部的肌肉紧张僵硬，有明显的压痛，患儿会拒按。在脐周和脐下小腹抓取的时候有明显的寒凉感。

如果是乳食积滞腹痛。患儿仰卧位，医生以掌心扪按在患儿的胃脘，局部会有明显的热感。用指腹在胃脘轻轻的按压，局部有胀满感，肌肉紧张。稍稍用力按压可以触压到结节，并且有明显的压痛，患儿会拒按。在这里抓取的时候有先温热而后寒凉黏腻的病邪之气外透。用掌心扪按在脐部，脐周都有明显的热感。用指腹在脐周轻轻按压的时候，在脐的上下左右都可以触压到结节，脐下小腹按压时肌肉紧张，在脐周和小腹都有明显压痛，患儿会拒按。在这些位置抓取的时候有明显的寒凉黏腻感向外透出。

如果是脾胃虚寒腹痛。患儿仰卧位，医生以掌心扪按在患儿的胃脘，初扪的时候有微微的温热感，久扪片刻就会感觉到有明显的寒凉感。用指腹在胃脘按压时，初按感觉微微胀满，稍稍用力又会感觉虚软无力，在这里抓取时有明显的寒凉感。用掌心扪按在脐部，初扪脐的四周感觉寒凉，久扪片刻寒凉感更加明显。用指腹按压脐下小腹，小腹的腹壁虚软，稍重按压的时候又有微硬的感觉，同时会伴有轻度的疼痛。在脐周和小腹

【其他检查】

实验室检查：血常规检查观察血红蛋白和红细胞指数是否下降可以排除贫血。观察白细胞总数是否升高可以排除细菌感染。尿常规检查观察尿检中是否有红细胞和脓细胞可以排除尿路感染。便常规检查观察粪便的性质可以排除肠道感染。

超声波检查：腹部 B 超检查可以排除胆囊，胰腺，阑尾等炎性改变。

X 线检查：腹部 X 线检查可以排除胃肠穿孔和肠梗阻。

【治疗原则】

温中散寒补虚，消食导滞止痛。

【手法治疗步骤解析】

小儿腹痛的手法治疗，只是针对小儿功能性的腹痛进行辨证治疗。而对于小儿器质性的急腹症是绝对禁止使用手法进行治疗，以免延误病情，增加或引发更加严重的症状。

1. 寒邪直中腹痛的典型体征

患儿仰卧位，医生用手掌按压在患儿胸骨剑突下的胃脘，用搓摩的手法反复的上下推搓胃脘，当局部微微发热的时候，用第 2、3、4 指的指腹在胃脘做反复的上下滑搓，目的是破散郁闭的气机，舒缓局部的肌肉痉挛。当指腹处有寒凉感的时候，用抓取的手法在胃脘反复的轻轻抓取寒凉黏腻的病邪之气向外透出，当掌心寒凉感特别明显时，用扫散的手法将外透的寒凉邪气向下扫散，治疗的目的是散寒行气止痛。用手掌反复的搓摩胃脘处，当掌心温热感明显的时候，用扪按的手法将掌心的热量透达到胃脘的内里，目的是温胃止痛。用手掌在脐的四周反复的上下推搓，以掌心微微发热为度，目的是行气止痛。用抓取的手法在脐的上下左右反复的抓取寒凉黏腻的病邪之气向外透出，当掌心处寒凉感特别明显的时候，用扫散的手法将外透的寒凉邪气向下扫散，目的是散寒理气止痛。用手掌在脐下小腹反复的搓摩，当掌心微微发热的时候，手掌搓摩小腹发热后从腹部的右侧上提到脐上，搓摩脐上发热后从腹部的左侧下行到小腹，这样反复顺时针方向环摩搓揉，以掌心处微微发热为度，目的是温腹散寒，行气止痛。

患儿俯卧位，医生用手掌在患儿胃宫的位置反复的按摩搓揉，用抓取的手法在胃宫反复的抓取寒凉黏腻的病邪之气向外透出，当掌心寒凉感明显的时候，用扫散的手法将外透的病邪之气向下扫散，目的是散寒导滞。用手掌在胃宫反复的搓摩，当掌心热感明显的时候，用扪按的手法将掌心的热量透达到胃宫的内里，目的是温中和胃。用手掌搓摩两侧的脾宫，用抓取的手法破散脾宫郁闭的气机，透散寒凉的邪气。用手掌在脾宫反复的环摩搓揉，当掌心处热感明显的时候，用扪按的手法将掌心的热量透达到脾宫的内里，目的是温脾益气，散寒止痛。用手掌在背部两侧的足太阳膀胱经反复的上下搓摩以疏通经络。用手掌在骶椎处反复的搓摩，当掌心处热感明显的时候，用扪按的手法将掌心的热量透达到骶椎的内里，目的是助阳除寒止痛。各种手法相互配合共同使用，来完成温中散寒，理气止痛的治疗目的。

2. 乳食积滞腹痛

患儿仰卧位，医生用手掌反复的推搓患儿的胃脘以舒缓胃部的胀满，用第 2、3、4

指的指腹在胃脘做反复的上下滑摩以破散郁闭的气机。用指腹轻轻的按揉胃脘内里的结节以散结止痛。用抓取的手法在胃脘处反复的轻轻抓取先温热而后寒凉黏腻的病邪之气向外透出，用扫散的手法将外透的病邪之气向下扫散。治疗的目的是散积导滞，消食和胃。用手掌在脐的四周反复的推搓以舒缓腹部的痉挛疼痛。用指腹轻轻的按揉弹拨脐四周的结节，用抓取的手法在脐的四周反复的抓取寒凉黏腻的病邪之气向外透出，用扫散的手法将外透的病邪之气向下扫散，目的是行气导滞，散结止痛。用手掌在脐下的小腹反复的搓摩，当局部微微发热的时候，按照顺时针的方向，手掌从搓摩发热的小腹的右侧上提到脐上，搓摩脐上后从左侧下行回到小腹这样反复的环摩搓揉治疗，目的是行气消胀，荡涤胃肠中的积滞。

患儿俯卧位，医生用手掌在患儿的胃宫反复的按揉，用第2、3、4指的指腹按揉弹拨胃宫的结节。用指腹在胃宫反复的上下滑摩以破散郁闭的气机，用抓取的手法抓取寒凉黏腻的病邪之气向外透出，用扫散的手法将外透的病邪之气向下扫散，目的是开胃消滞，行气止痛。用手掌在两侧的脾宫反复的按摩搓揉，当掌心热感明显的时候，用扪按的手法将掌心的热量透达到脾宫的内里，目的是温中健脾，消食导滞。用指腹点压按揉大肠宫打开气门，用反复抓取的手法破散大肠宫郁闭的气机透散寒凉黏腻的病邪之气，用扫散的手法将外透的病邪之气向下扫散驱除，目的是疏通肠腑，导滞消积。用手掌在背部两侧的足太阳膀胱经做反复的上下搓摩，目的是理气通络，通经止痛。各种手法相互配合共同使用，来完成消食导滞，和中止痛的治疗目的。

3. 脾胃虚寒腹痛

患儿仰卧位，医生用手掌在患儿胃脘的位置上下推搓以舒缓胃部的胀满。用第2、3、4指的指腹在胃脘反复的上下滑擦以破散郁闭的气机，用指腹轻轻地按揉弹拨胃脘的结节，用抓取的手法抓取寒凉的病邪之气向外透出，目的是散寒止痛。用手掌在胃脘反复的按摩搓揉，当掌心处热感明显的时候，用扪按的手法将掌心的热量透达到胃脘的内里，目的是温胃散寒止痛。用手掌在脐的四周反复的按摩搓揉，用指腹轻轻的弹拨搓摩时触压到的结节和条索，用手掌在结节条索的位置反复的上下推搓，以局部微微发热为度，目的是散结通络，益气止痛。用手掌在脐下的小腹反复的搓摩，当局部微微发热的时候，按照顺时针的方向手掌搓热小腹后从右侧上提到脐上，搓热脐上后从左侧下行环摩到小腹，如此反复操作直到小腹和脐上都微微发热为度，目的是行气通肠，温阳散寒止痛。

患儿俯卧位，医生用手掌在胃宫的位置反复的搓摩，目的是放松肌肉，舒缓胃宫的闭郁。用第2、3、4指的指腹在胃宫做反复的上下滑搓以破散郁闭的气机。用抓取的手法透散胃宫内里的寒凉邪气，当掌心寒凉感明显的时候，用扫散的手法将外透的寒凉邪气向下扫散，目的是散寒止痛。用搓摩的手法在胃宫反复的环摩推搓，当掌心热感明显的时候，用扪按的手法将掌心的热量透达到胃宫的内里，目的是温胃散寒，行气通络。用手掌在两侧的脾宫反复的搓摩，以局部明显发热为度。当掌心热感明显的时候，用扪按的手法将掌心的热量透达到脾宫的内里，目的是温补脾阳，健脾和胃。用手掌在两侧的肾宫反复的搓摩，当掌心热感明显的时候，用扪按的手法将掌心的热量透达到肾宫的内里，目的是温补肾阳，益气止痛。用手掌在患儿的骶椎反复的搓摩，以局部明显发热为度。当掌心热感明显的时候，用扪按的手法将掌心的热量透达到骶椎的内里深处，目的是温阳止泻。用手掌在背部两侧的足太阳膀胱经处反复的上下推搓，当掌心热感明显的时候，用扪按的手法将掌心的热量透达到在搓摩中感到寒凉位置的内里，目的是理气通络，温经止痛。各种手法相互配合共同使用，来完成温脾补肾，益气和胃，通经止痛的治疗目的。

六、小儿泄泻

【病因病机】

泄泻是小儿时期最常见的脾胃疾病，一年四季都会发病，但是以夏秋季节暑湿当令的时候居多。如果是在冬春季节汗出当风，或是洗浴不慎夜卧受寒，或是食凉饮冷，使风寒外邪客于胃肠而引起泄泻。或者是在夏秋之季暑湿当令之时调护不周感受了暑湿，或是涉水淋雨被暑湿外邪所伤，热袭中焦湿渍大肠而引起水泻不止。小儿脾常不足，运化力弱，如果暴饮暴食或过食肥甘油腻等难以消化的食物，或是过食生冷瓜果，都会损伤脾胃而引起内伤饮食的泄泻。如果小儿先天禀赋不足，脾胃素虚，或是后天喂养不当营养不足，或是过度服用了苦寒攻伐的药物，使脾胃虚弱腐熟运化失职，升降失调清浊不分并走于下而引起脾虚泄泻。如果泄泻日久使脾虚及肾，肾阳亏虚，火不暖土，脾肾阳虚就会引起便下澄澈清冷，完谷不化的虚寒泄泻。总之，泄泻的基本原因是因为脾胃运化功能失常，水湿并走大肠而导致的。

小儿泄泻在西医大多诊断为婴幼儿腹泻，小儿消化不良或者是小儿肠炎等疾病。

【临床表现】

小儿泄泻的主要症状表现是以大便次数增多，粪质稀薄或如水样为特征。如果是大便清稀夹泡沫，臭气不甚，腹痛肠鸣，喜温喜按，同时伴有发热恶寒，咽痒等症状的，大多是外感风寒导致的泄泻。如果是泻下急迫，粪质呈水样或蛋花汤样，夹有黏液，味臭秽，腹痛阵作。同时伴有发热烦躁、口渴、呕吐等症状的，大多是外感湿热导致的泄泻。如果是粪便酸臭如败卵，夹有食物残渣或奶瓣，脘腹胀满，疼痛拒按，痛则欲泻，泻后痛减，纳呆恶食，嗳气酸腐或呕吐乳食的，大多是伤食导致的泄泻。如果是大便稀薄、色淡不臭、夹有不消化的乳食，食后大多泄泻。同时伴有神倦乏力，消瘦纳呆的，大多是脾虚导致的泄泻。如果是久泻不止，粪质清稀，完谷不化，病程缠绵不愈。同时伴有精神萎靡，肢冷畏寒，纳呆消瘦的，大多是脾肾阳虚导致的泄泻。

【手法检查】

1.外感风寒泄泻的典型体征

患儿仰卧位，医生用掌心扪按在患儿胸骨剑突下方的胃脘处，局部有寒凉感。用第2、3、4指的指腹轻轻的按压胃脘，局部无明显的痉挛僵硬感，在胃脘轻轻地抓取时有寒凉黏腻感向外透出。用掌心扪按在脐的四周和脐下小腹的位置有寒凉感。用指腹在这些位置按压，轻轻的按压时表浅处尚柔软，稍稍用力按压时深层紧张僵硬并且压痛。在这些位置抓取的时候有寒凉黏腻感向外透出。患儿俯卧位，医生用掌心扪按在两侧的肺宫有微微的寒凉感。用指腹在肺宫按压时可以触压到结节，抓取时有明显的寒凉感。用掌心扪按在胃宫有微微的寒凉感，按压时可以触压到结节，抓取时有寒凉黏腻感。用指腹按压在大肠宫局部微微的膨胀，扪按的时候有温热感，抓取的时候有明显的寒凉黏腻感向外透出。

2. 外感湿热泄泻的典型体征

患儿仰卧位，医生用掌心扪按在胃脘的位置局部微微发热。用指腹按压胃脘时稍稍僵硬，抓取时有先温热而后寒凉黏腻的病邪之气外透。用手掌扪按在脐的四周和脐下小腹的位置，初扪有温热感，久扪片刻从内里向外透散寒凉感，抓取时先有温热感而后变成寒凉黏腻感。患儿俯卧位，医生用手掌扪按在两侧的肺宫局部有明显的热感。用指腹在肺宫按压的时候可以触压到结节，抓取的时候有先温热而后变成寒凉感。用手掌扪按在胃宫局部发热，用指腹按压的时候可以触压到结节，抓取时有先温热而后寒凉黏腻感向外透出。用指腹按压在两侧脾宫微微膨胀，并且可以触压到结节，抓取时有寒凉黏腻感外透。用手掌扪按在大肠宫局部明显的发热，抓取时有先灼热而后寒凉黏腻感外透。

3. 内伤饮食泄泻的典型体征

患儿仰卧位，医生用掌心扪按在胃脘、脐的四周和脐下小腹的位置都有明显的热感。用指腹在这些位置按压时有明显的紧张僵硬并且疼痛，抓取时有先灼热而后变成寒凉黏腻感外透。患儿俯卧位，医生用手掌扪按在胃宫，局部有明显的热感。用指腹在胃宫按压时可以触压到结节，抓取时有先黏热而后寒凉黏腻感外透。用指腹在两侧脾宫按压时局部微微的凹陷，可以触压到结节，抓取时有寒凉黏腻感。用手掌扪按在大肠宫处有明显的热感，抓取时是先黏热而后寒凉黏腻感。

4. 脾胃虚弱泄泻的典型体征

患儿仰卧位，医生用手掌扪按在胃脘有微微的寒凉感。用指腹轻轻地按压胃脘时局部有胀满的感觉，稍稍用力按压内里又是虚软的感觉，抓取时有明显的寒凉黏腻感。用手掌扪按在脐的四周和脐下小腹的位置，初扪时是温热感，稍稍扪按片刻从内里有寒凉感向外透出。用指腹在这些位置按压时虚软无力，抓取时有寒凉黏腻感向外透出。患儿俯卧位，医生用手掌扪按在胃宫有明显的寒凉感，用指腹在胃宫按压时有结节，抓取时有明显的寒凉感。用指腹按压在脾宫局部凹陷，抓取时有明显的寒凉感。如果同时伴有肾阳虚，用指腹按压在肾宫的位置局部凹陷，抓取时有寒凉感。用手掌扪按在骶椎处时有明显的寒凉感，按压时局部微微凹陷，抓取时寒凉感更加的明显。用指腹按压在大肠宫局部微微凹陷，抓取时有寒凉黏腻感。

【其他检查】

实验室检查：便常规检查可以见到大便中有脂肪细胞，少量的白细胞和红细胞。大便病原体检查可以见到有致病性大肠杆菌生长，或是可以分离出病毒。血常规检查如果白细胞总数不高，大多是病毒性肠炎。如果白细胞总数增高，大多是细菌性肠炎。

【治疗原则】

驱邪除湿，健脾温肾，和中止泻。

【手法治疗步骤解析】

手法治疗小儿泄泻只是用于治疗小儿一般性的腹泻。如果患儿肠道受到了细菌和病毒的感染，或者是腹泻严重已经出现脱水的症状，就要绝对禁止单独使用手法进行治疗，以免延误病情，产生更加严重的症状。

1. 外感风寒泄泻

患儿仰卧位，医生用手掌在患儿胸骨剑突下的胃脘反复的上下推搓，目的是疏通胃脘郁闭的气机。用抓取的手法抓取胃脘寒凉黏腻的病邪之气向外透出，用扫散的手法将外透的病邪之气反复的向下扫散，目的是散寒消滞。用手掌在脐的四周和脐下的小腹反复的上下搓摩，以行气散郁，用抓取的手法抓取寒凉黏腻的病邪之气向外透出。如果是初诊，先不要立刻止泻，用反复扫散的手法将外透的寒凉邪气向下扫散，目的是行气散寒，通泻肠中的积滞，使寒凉黏腻的病邪之气尽量完全排泄而出，以免余邪内留。如果是复诊，用扫散的手法驱除寒湿邪气。用手掌在脐的四周和脐下小腹反复的搓摩，当掌心热感明显的时候，用扪按的手法将掌心的热量透达到脐周和小腹寒凉的位置，目的是温肠散寒，行气止痛。用手掌反复的搓摩小腹发热，按照顺时针的方向从右侧上提搓摩到脐上，再从左侧下行搓摩到小腹，这样反复的环摩以局部微微发热为度，目的是行气导滞，固涩止泻。

患儿俯卧位，医生用手掌反复的搓摩两侧的肺宫，用指腹按揉弹拨肺宫的结节同时打开气门。用第2、3、4指的指腹在肺宫反复的横向滑摩以破散郁闭的气机，用抓取的手法抓取肺宫寒凉的病邪之气外透，用扫散的手法将外透的邪气扫散驱除，目的是宣肺解表，散寒除湿。用指腹按揉胃宫，弹拨胃宫的结节打开气门。用抓取扫散交替操作的手法将胃宫外透的寒凉黏腻的病邪之气向下扫散，目的是开胃化滞，行气消食。用指腹按揉脾宫打开气门，用抓取的手法破散郁闭的气机透散寒凉的邪气。用手掌在脾宫反复的搓摩，当掌心热感明显的时候，用扪按的手法将掌心的热量透达到脾宫的内里，目的是温阳健脾，益气化湿。用指腹按揉大肠宫打开气门，用抓取的手法破散郁闭的气机，透散寒凉黏腻的病邪之气。用手掌在背部两侧的足太阳膀胱经反复的上下推搓以疏通经络。用抓取扫散交替操作的手法将肺宫外透的病邪之气沿着足太阳膀胱经，经过胃宫和脾宫疏导引领到大肠宫。如果是初诊，用扫散的手法在大肠宫反复的向下扫散，要告知患儿家长治疗后可能会出现暂时性的更频繁的泄泻症状，目的是要通调肠腑，荡涤肠中的瘀腐积滞，以免驱邪不净，留余邪在肠而导致慢性腹泻。如果是复诊，用扫散的手法在大肠宫轻轻的扫散，目的是泻肠导滞。用反复搓摩的手法搓摩大肠宫，当掌心热感明显的时候，用扪按的手法将掌心的热量透达到大肠宫的内里。用手掌反复的搓摩骶椎，当掌心热感明显的时候，用扪按的手法将掌心的热量透达到骶椎的内里深处，目的是温肾散寒，固肠止泻。各种手法相互配合共同使用，来完成疏风散寒，理气化湿，固肠止泻的治疗目的。

2. 外感湿热泄泻

患儿仰卧位，医生用手掌反复的上下推搓患儿胃脘的位置以疏通郁闭的气机。用抓取的手法反复抓取胃脘湿热黏腻的病邪之气向外透出，用反复扫散的手法将外透的病邪之气向下扫散，目的是散热除湿，行气导滞。用手掌在脐的四周和脐下的小腹反复的上下推搓以疏通郁闭的气机。如果是初诊，用抓取的手法反复抓取脐周和小腹内里湿热黏腻的病邪之气外透，用反复扫散的手法将外透的病邪之气沿着脐正中线和脐的两旁向下扫散驱除，目的是通腑泻热，荡涤肠腑中的瘀腐积滞。如果是复诊，抓取出湿热黏腻的病邪之气后轻轻的向下扫散以消除湿热积滞。用手掌从小腹处开始到脐上做反复的顺时针环摩搓揉，目的是理气缓急止痛。

患儿俯卧位，医生用手掌搓摩患儿两侧的肺宫，用指腹按揉弹拨肺宫的结节同时打开气门。用第2、3、4指的指腹在肺宫反复的横向滑搓以破散郁闭的气机，用抓取的手法在肺宫反复抓取先湿热而后寒凉黏腻的病邪之气向外透出，用反复扫散的手法将外透的病邪之气向同一侧的肩部扫散，目的是宣肺解表，散热除湿。用指腹按揉弹拨五脏热穴，特别是肺脏和脾脏的热穴打开气门。用抓取的手法抓取寒凉的病邪之气外透，用扫散的手法将外透的邪气向下扫散，目的是透散热邪。用指腹按揉胃宫，弹拨胃宫的结节同时打开气门。用抓取的手法反复抓取胃宫先湿热而后寒凉黏腻的病邪之气外透，用扫散的手法将外透的病邪之气向下扫散驱除，目的是消食导滞，开胃除湿。用指腹按揉脾宫打开气门，用抓取的手法抓取寒凉黏腻的病邪之气外透，用扫散的手法将外透的邪气向下扫散驱除，目的是醒脾除湿，以清除中焦的湿热邪气。用指腹按揉大肠宫打开气门，用抓取的手法反复抓取湿热黏腻的病邪之气向外透出。用手掌反复搓摩背部两侧的足太阳膀胱经以疏通经络。用抓取扫散交替操作的手法将肺宫外透的病邪之气沿着足太阳膀胱经，经过胃宫和脾宫疏导引领到大肠宫。如果是初诊，就在大肠宫用反复向下扫散的手法宣肺泻肠，清除肠腑中的湿热积滞，以免过于仓促的止泻，遗留余邪。如果是复诊，就用扫散的手法反复的轻轻向下扫散，驱除导引入大肠的湿热邪气，目的是导滞除湿泻热。用手掌反复的搓摩两侧的脾宫，以局部微微发热为度，目的是温脾燥湿。反复的搓摩大肠宫发热，目的是固肠止泻。反复的搓摩骶椎处发热，并用扪按的手法将掌心的热量透达到骶椎的内里，目的是温阳益气，固摄止泻。各种手法相互配合共同使用，来完成清热利湿，和中止泻的治疗目的。

3. 伤食泄泻

患儿仰卧位，医生用手掌反复的向下推搓胃脘，消除胃脘的胀满，行气止痛。用抓取的手法反复抓取胃脘内里湿热黏腻的病邪之气外透，用扫散的手法反复的向下扫散，目的是消食化积，导滞降逆。用手掌反复的向下推搓脐的四周和脐下的小腹，轻轻的推揉触按到的结节。用抓取的手法抓取先湿热而后寒凉黏腻的病邪之气向外透出。如果是初诊，用扫散的手法将外透的病邪之气反复的向下扫散，目的是行气散积，通肠导滞。如果是复诊，用轻轻扫散的手法通泻肠腑的积滞，用反复向下推搓的手法行气导滞，用环摩搓揉的手法反复的顺时针环摩小腹与脐周，目的是理气和胃，固肠止泻。

患儿俯卧位，医生用手掌从上向下反复的推搓胃宫，按揉弹拨胃宫的结节同时打开气门。用抓取的手法反复抓取胃宫先湿热而后寒凉黏腻的病邪之气外透，用扫散的手法将外透的邪气反复的向下扫散驱除，目的是开胃散积，降逆导滞。用指腹按揉脾宫处的结节打开气门，抓取寒凉黏腻的病邪之气外透，目的是散郁醒脾，化湿行滞。用指腹按揉大肠宫打开气门，反复的抓取寒凉黏腻的病邪之气外透。如果是初诊，用扫散的手法反复的向下扫散大肠宫外透的寒凉黏腻的病邪之气，这样治疗会加大泄泻的程度增多泄泻的次数，目的是通调肠腑，彻底地清泄肠中的宿食积滞。如果是复诊，就用扫散的手法清泄肠中的积滞。用手掌从上向下反复的推搓中督线和背部两侧的足太阳膀胱经，目的是疏通经络，降逆通滞。用手掌反复的搓摩大肠宫，以局部明显发热为度，目的是理肠止泻。用手掌反复的搓摩骶椎，以局部明显发热为度。当掌心处热感明显的时候，用扪按的手法将掌心的热量透达到骶椎的内里深处，目的是温阳止泻。各种手法相互配合共同使用，来完成行气通络，消食导滞，和中止泻的治疗目的。

4. 脾胃虚弱泄泻

患儿仰卧位，医生用手掌在患儿的胃脘反复的环摩推揉，以胃脘微微发热为度，目的是理气除胀。用抓取的手法抓取胃脘寒凉黏腻的病邪之气外透，用扫散的手法驱除外透的邪气，目的是消食化滞。用手掌反复搓摩胃脘发热，当掌心热感明显的时候，用扪按的手法将掌心的热量透达到胃脘的内里，目的是温中散寒，温胃助运。用手掌在脐的四周和脐下小腹的位置反复的搓摩，以局部微微发热为度，目的是温腹散寒。用环摩搓揉的手法在脐下小腹的位置反复的搓摩，当掌心热感明显的时候，用扪按的手法将掌心的热量透达到脐下和小腹的内里，目的是温肠固涩。

患儿俯卧位，医生用指腹按揉胃宫打开气门，用抓取的手法抓取寒凉的病邪之气向外透出，用扫散的手法向下扫散驱除，目的是散寒消积，行气解郁。用搓摩的手法反复的搓摩胃宫，当掌心热感明显的时候，用扪按的手法将掌心的热量透达到胃宫的内里，目的是温胃散寒，理气开胃。用指腹按揉脾宫打开气门，用抓取的手法透寒外出，用反复搓摩的手法搓摩脾宫发热，用扪按的手法将搓摩产生的热量透达到脾宫的内里，目的是温补脾阳，益气止泻。用指腹按揉肾宫打开气门，用搓摩的手法反复搓摩肾宫发热，用扪按的手法将搓摩产生的热量透达到肾宫的内里，目的是温补肾阳，固肠止泻。用指腹按揉大肠宫打开气门，用搓摩的手法反复搓摩大肠宫发热，用扪按的手法将搓摩产生的热量透达到大肠宫的内里，目的是固涩止泻。用手掌反复的搓摩骶椎处发热，用扪按的手法将搓摩产生的热量透达到骶椎的内里深处，目的是温阳固肠止泻。用手掌反复的搓摩背部两侧的足太阳膀胱经和中督线，以掌心明显发热为度。当掌心热感明显的时候，用扪按的手法将掌心的热量分别透达到脾宫、肾宫、骶椎等部位，目的是行气通络，补脾益肾，温阳益气。各种手法相互配合共同使用，来完成健脾益肾，温阳和中，固肠止泻的治疗目的。

七、小儿厌食

【病因病机】

厌食是小儿时期常见的脾胃病证，以较长时期的见食不贪，食欲不振甚至拒食为主要的症状。导致小儿厌食的主要原因大多是因为喂养不当，家长片面地强调高营养饮食，过食肥甘煎炸炙烤的食物，超越了小儿脾胃的正常纳化能力。或是过于恣意零食，偏食过食甘甜生冷的食物，或是进食无定时定量，饥饱无度。或是滥服滋补之物，损伤了脾胃，影响了纳化而导致厌食。或者是因为大病初愈，或是久病不愈，或是过度服用了苦寒攻伐的药物损伤了脾胃。或是温热病后津液耗伤，或是过度服用了温燥药物耗伤了胃阴。或是夏伤暑湿，湿邪困脾，受纳运化失常而导致厌食。或者是小儿先天的元气不足，脾胃虚弱，后天又失于调养，使脾胃怯弱，纳化无力而导致厌食。

小儿厌食在西医大多诊断为小儿消化功能紊乱。

【临床表现】

小儿厌食是以小儿食欲不振，厌恶进食为主证。病证初起大多是食欲不振，食少无味，厌恶进食。多食或是强迫进食后会出现脘腹饱胀，但是精神良好的，这大多是脾胃不和，纳化失健的厌食证。如果是厌食日久，或是先天禀赋不足，后天调理养护失宜，使脾胃受伤而出现了食欲不振，食少便少，大便溏薄或是夹有不消化的食物残渣，面黄懒言少动的，这大多是脾胃气虚而导致的厌食证。如果是温热病后，或是过度服用了香燥的药物出现食欲不振，食少饮多，口干舌燥，大便干结的，这大多是脾胃阴虚导致的厌食证。

【手法检查】

1. 脾胃不和厌食的典型体征

患儿仰卧位，医生用第2、3、4指的指腹按压在患儿胸骨剑突下的胃脘，稍稍用力向下按压时可以触压到结节，在胃脘抓取的时候有明显的寒凉感。用指腹按压在患儿的脐下和小腹的位置有胀满感，稍稍用力按压时疼痛，抓取时有寒凉感向外透出。患儿俯卧位，医生用指腹按压在胃宫时可以触压到结节，抓取时有明显的寒凉感向外透出。用指腹按压在脾宫时有微微的凹陷，抓取时有明显的寒凉感。

2. 脾胃气虚厌食的典型体征

患儿仰卧位，医生用指腹按压在患儿胃脘时虚软凹陷，稍稍用力向下按压的时候可以触压到结节，抓取时有寒凉感。用指腹按压在脐下和小腹，轻轻按压时局部虚软，稍稍用力按压时深层有微硬的胀满感，抓取时有寒凉感。患儿俯卧位，医生用指腹按压在胃宫，胃宫有结节，抓取时有寒凉感。按压在脾宫时虚软凹陷，抓取时寒凉。按压在肾宫时凹陷，抓取时寒凉。用手掌扪按在大肠宫的位置有微微的寒凉感，抓取的时候有明显的寒凉感向外透出。

3. 脾胃阴虚厌食的典型体征

患儿仰卧位，医生用指腹按压在患儿的胃脘，局部有微微的胀满感，稍稍用力向下按压可以触压到结节并且有压痛，抓取时有寒凉感。用指腹按压在脐下和小腹处有微微的胀满感，用掌心扪摸时是温热感，用指腹稍稍用力按压时可以触按到结节，抓取时有寒凉感。患儿俯卧位，医生用掌心扪按在胃宫有明显的热感，用指腹在胃宫按压时可以触压到结节，抓取时有寒凉感。用指腹按压在脾宫微微凹陷，抓取时有寒凉感。用指腹按压在肾宫时凹陷，抓取时有寒凉感。用手掌扪按在大肠宫时有明显热感，抓取时有寒凉感向外透出。

【其他检查】

实验室检查：血常规检查可以观察血红蛋白浓度是否降低以排除贫血。观察血糖值是否降低以排除低血糖。便常规检查可以排除肠道的细菌感染。

超声波检查：上腹部的B超检查可以观察胃壁有无增厚，黏膜皱襞有无肥大。

X线检查：腹部X线检查可以观察腹腔内有无游离气体，以排除溃疡穿孔。

【治疗原则】

调理脾胃，理气宽中，消食开胃。

【手法治疗步骤解析】

1. 脾胃不和厌食

患儿仰卧位，医生用手掌反复的上下搓摩患儿胃脘胀满的位置，以掌心微微发热为度，目的是行气除胀。用第 2、3、4 指的指腹按揉推压胃脘处的结节，用抓取的手法抓取内里寒凉的病邪之气向外透出，用扫散的手法将外透的病邪之气反复的向下扫散，目的是理气散结，消食导滞。用手掌在胃脘反复的搓摩，当掌心热感明显的时候，用扪按的手法将掌心的热量透达到胃脘的内里，目的是温中开胃。用手掌反复的向下推搓脐下和小腹，用抓取的手法抓取寒凉邪气外透并向下扫散驱除，目的是通肠导滞。用手掌在小腹到脐上做反复的顺时针方向环摩搓揉，以小腹处微微发热为度，目的是行气通肠，导滞散积。

患儿俯卧位，医生用指腹按揉胃宫，弹拨胃宫的结节同时打开气门。用抓取的手法破散郁闭的气机透散寒凉的病邪之气，用反复扫散的手法散积导滞。用手掌反复的在胃宫按摩搓揉，当掌心处热感明显的时候，用扪按的手法将掌心的热量透达到胃宫的内里，目的是增加胃的动力，加快胃排空的时间，消食开胃。用指腹点压按揉脾宫打开气门，用抓取的手法破散脾宫郁闭的气机。用手掌在脾宫反复的按摩搓揉，以掌心微微发热为度，目的是醒脾益气，消积健运。用指腹点压按揉大肠宫打开气门，用抓取的手法破散郁闭的气机，用扫散的手法反复的向下扫散，目的是通肠导滞，行气泻积。用手掌在背部两侧的足太阳膀胱经反复的上下搓摩，以局部明显发热为度，目的是疏通经络。各种手法相互配合共同使用，来完成通肠腑，消积滞，健脾和胃的治疗目的。

2. 脾胃气虚厌食

患儿仰卧位，医生用手掌反复搓摩患儿胃脘的位置，用指腹按揉胃脘的结节，抓取胃脘寒凉的病邪之气外透，并将外透的病邪之气向下扫散驱除，目的是行气散结，祛寒导滞。用手掌在胃脘反复的揉摩，当掌心明显发热的时候，用扪按的手法将掌心的热量透达到胃脘的内里，目的是理气温胃助运。用手掌反复的向下搓操脐下和小腹，用抓取的手法抓取寒凉的邪气向外透出，用扫散的手法将外透的寒凉邪气向下扫散，目的是行气散寒。用手掌在脐下和小腹反复的顺时针方向环摩搓揉，当掌心处热感明显的时候，用扪按的手法将掌心的热量透达到脐下和小腹的内里，目的是温肠通腹，行气泻积导滞。

患儿俯卧位，医生用指腹按揉胃宫，弹拨胃宫的结节同时打开气门，用抓取的手法反复地抓取胃宫中寒凉的病邪之气外透，用扫散的手法将外透的病邪之气轻轻的向下扫散驱除，目的是开胃散邪，消积助运。用指腹点压按揉脾宫打开气门，用抓取的手法破散脾宫郁闭的气机。用指腹点压按揉肾宫打开气门，用抓取的手法破散肾宫郁闭的气机。用手掌反复的在胃宫按摩搓揉，以局部明显发热为度。当掌心热感明显的时候，用扪按的手法将掌心的热量透达到胃宫的内里，目的是温中开胃。用手掌反复的按摩搓揉脾宫，当掌心热感明显的时候，用扪按的手法将掌心的热量透达到脾宫的内里，目的是温脾益气，醒脾助运。用手掌反复的按摩搓揉肾宫，当掌心热感明显的时候，用扪按的手法将掌心的热量透达到肾宫的内里，目的是温肾助阳，益气助运。用指腹按揉大肠宫打开气门，抓取寒凉的病邪之气外透，用扫散的手法将外透的病邪之气向下扫散驱除，目的是通泻肠腑积滞，行气助运。

医生用手掌在背部两侧的足太阳膀胱经反复的上下推搓，以局部明显发热为度，目的是疏通经络。当掌心热感明显的时候，用扪按的手法将掌心的热量分别透达到胃宫、脾宫、肾宫的内里，目的是温阳益气助运。各种手法相互配合共同使用，来完成通腑导滞开胃，健脾补肾助运的治疗目的。

3.脾胃阴虚厌食

患儿仰卧位，医生用手掌反复的向下推搓患儿的胃脘，用指腹按揉胃脘的结节，目的是行气散结除胀。用抓取的手法反复抓取胃脘中寒凉的病邪之气外透，用扫散的手法将外透的寒凉邪气向下扫散，目的是散寒消积除滞。用手掌在胃脘反复的按摩搓揉，以局部微微发热为度，目的是温胃理气，消食助运。用手掌反复的向下推搓脐下和小腹，用指腹按揉推搓触压到的结节，目的是散结行气通滞。用抓取的手法抓取这些位置中寒凉的病邪之气向外透出，用扫散的手法将外透的寒凉邪气向下扫散驱除，目的是散寒行气。用手掌在脐下和小腹做反复的顺时针方向的环摩搓揉，以局部明显发热为度，目的是通肠散积，理气助运。

患儿俯卧位，医生用指腹按揉胃宫，弹拨胃宫处的结节同时打开气门。用抓取的手法破散胃宫郁闭的气机，透散内里寒凉的病邪之气。用扫散的手法将外透的病邪之气反复的向下扫散驱除，目的是行气散积，消食助运。用指腹按揉脾宫打开气门，用抓取的手法破散脾宫郁闭的气机，目的是散邪醒脾。用指腹按揉肾宫打开气门，用抓取的手法破散肾宫郁闭的气机。用手掌在脾宫和肾宫做反复的横向推摩搓擦，以局部明显发热为度，目的是补脾助运，滋阴益肾。用指腹点压按揉大肠宫打开气门，用抓取的手法反复抓取寒凉的病邪之气外透，用反复扫散的手法将外透的病邪之气向下扫散驱除，目的是通便泻积，导滞助运。用手掌在背部沿着中督线反复的顺向上下搓摩，以中督线明显发热为度。用抓取的手法在五脏热穴轻轻抓取，用反复向下滑搓的手法将外透的病邪之气向下驱除，目的是清泄阴分的热邪。

医生用手掌在背部两侧的足太阳膀胱经反复的上下推搓，以局部明显发热为度，目的是疏通经络。当掌心热感明显的时候，用扪按的手法将掌心的热量透达到脾宫以益气健脾，透达到肾宫以益阳助运。各种手法相互配合共同使用，来完成滋阴健脾，养胃助运的治疗目的。

八、小儿积滞

【病因病机】

小儿积滞是指小儿内伤乳食，停聚中焦，积而不化，气滞不行而形成的一种胃肠疾患。造成小儿积滞的主要原因是乳食不节制使脾胃的运化功能失调，从而导致小儿乳食停聚，积而不化，气滞不行。小儿积滞的病位在脾胃。小儿脾常不足，乳食自己不知节制。如果喂养不当，哺乳过急过量，冷热不调，或是暴饮暴食，贪食生冷坚硬不易消化的食物，使脾胃受损，受纳消化功能失职，气机升降失调，宿食停聚，积而不化而成积滞。或者是小儿先天禀赋不足，脾胃虚弱。或者是病后失于调理使脾气亏虚，或者是过度服用了寒凉攻伐的药物，导致脾胃虚寒，腐熟运化功能失调，如果这时乳食稍有增加就会停滞不化而形成积滞。

小儿积滞在西医大多诊断为婴幼儿消化不良症。

【临床表现】

小儿积滞大多有喂养不适当的病史。症状初起的时候大多是不思饮食，口气酸腐，脘腹胀满或疼痛，呕吐乳块或食物，大便酸臭，小便短黄，夜眠不安的，大多是乳食积滞所导致的各种症状。如果是素体阳虚，贪食生冷，或是过度的服用了寒凉的药物而见到面色萎黄，形体消瘦，腹满喜按，大便稀溏酸腥夹有不消化食物的残渣，小便清长的，大多是脾虚夹滞所导致的各种症状。

【手法检查】

1. 乳食积滞的典型体征

患儿仰卧位，医生用第2、3、4指的指腹按压在患儿胸骨剑突下的胃脘，局部胀满，稍稍用力按压时可以触压到结节并且疼痛。在胃脘抓取的时候有先湿热而后寒凉黏腻感向外透出。用指腹按压在脐下和小腹处时局部胀满，稍稍用力向下按压时可以触压到结节并且有压痛。患儿俯卧位，医生用手掌扪按在患儿胃宫的时候有明显的热感，用指腹在胃宫按压时有结节并且疼痛，抓取时是先湿热而后寒凉黏腻感。用指腹按压在脾宫时微微凹陷，抓取时有寒凉黏腻感。用手掌扪按在大肠宫处有明显的热感，抓取时是先湿热而后寒凉黏腻感。

2. 脾虚夹滞的典型体征

患儿仰卧位，医生用手掌扪按在患儿的胃脘有明显的寒凉感，用指腹在胃脘按压的时候局部虚软并微微凹陷，抓取时有明显的寒凉感向外透出。用手掌扪按在脐下和小腹时有寒凉感，用指腹向下按压时表层虚软凹陷，稍稍用力向下按压时深层有明显的胀满感，在这些位置抓取的时候有明显的寒凉感向外透出。患儿俯卧位，医生用手掌扪按在胃宫的位置有明显的寒凉感，用指腹在胃宫按压的时候有结节，抓取的时候是寒凉黏腻感。用指腹按压在脾宫处凹陷，抓取时是寒凉感。按压在肾宫处凹陷，抓取时是寒凉感。用手掌扪按在大肠宫，如果是便溏泄泻的是寒凉感，如果是便秘的是温热感，抓取时都会有寒凉感向外透出。

【其他检查】

实验室检查：血常规检查观察血红蛋白浓度是否降低可以排除贫血。便常规检查可以见到大便中有不消化的食物残渣和脂肪滴。

【治疗原则】

消食化积，通腑导滞，理气健脾。

【手法治疗步骤解析】

1. 乳食积滞

患儿仰卧位，医生用手掌反复地向下推搓胃脘的位置，用指腹轻轻的按揉胃脘处的结节，用抓取的手法抓取先湿热而后寒凉黏腻的病邪之气向外透出，用反复扫散的手法将外透的病邪之气向下扫散，目的是疏调胃中的积滞，行气消积导滞。用手掌反复的向下推搓脐下和小腹，用指腹按揉推压内里的结节，目的是散积行滞。用抓取的手法抓取脐下和小腹处先湿热而后寒凉黏腻的病邪之气向外透出，用反复扫散的手法将外透的病邪之气向下扫散，目的是疏调肠中的积滞，行气导滞散积。

患儿俯卧位，医生用指腹按揉患儿的胃宫，弹拨胃宫的结节，破散郁闭的气机同时打开气门。用抓取的手法反复抓取先湿热而后寒凉黏腻的病邪之气向外透出，当掌心黏腻感非常明显的时候，用扫散的手法将外透的病邪之气反复的向下扫散，目的是消积导滞，行气开胃。用指腹点压按揉脾宫，用抓取的手法破散郁闭的气机，透散寒凉黏腻的病邪之气，目的是散邪醒脾。用手掌在脾宫反复的按摩搓揉，以局部明显发热为度。当掌心热感明显的时候，用扪按的手法将掌心的热量透达到脾宫的内里，目的是健脾益气，消食助运。用指腹按揉大肠宫打开气门，用抓取的手法反复抓取先湿热而后寒凉黏腻的病邪之气向外透出。如果患儿便秘，就用扫散的手法在大肠宫反复的向下扫散，目的是通下导滞，理气消积。如果患儿便溏，就用搓摩的手法在大肠宫反复的搓摩，当掌心热感明显的时候，用扪按的手法将掌心的热量透达到大肠宫的内里，目的是通肠理气，消中兼补。

医生用手掌在背部两侧的足太阳膀胱经反复的上下搓摩，目的是疏通经络。在膀胱经搓摩治疗时，搓摩到胃宫和脾宫的位置时要加强搓摩的力度和时间，目的是健脾开胃，消食理气。各种手法相互配合共同使用，来完成调理脾胃，消积导滞的治疗目的。

2. 脾虚夹滞

患儿仰卧位，医生用手掌反复的搓摩患儿胃脘的位置，以局部明显发热为度，目的是行气和胃。用抓取的手法抓取胃脘内里寒凉的病邪之气向外透出，用扫散的手法将外透的病邪之气向下扫散，目的是散寒导滞。用手掌反复的搓摩胃脘，当掌心热感明显的时候，用扪按的手法将掌心的热量透达到胃脘的内里，目的是温中消积。用手掌反复的向下推搓脐下和小腹，用掌根的位置使用稍重的力量向下推搓小腹，目的是消除小腹的胀满，行气导滞。用抓取的手法抓取寒凉的邪气外透，用扫散的手法将外透的病邪之气向下扫散，目的是散寒行气。用手掌在小腹和脐上做反复的顺时针方向的环摩搓揉，当掌心热感明显的时候，用扪按的手法将掌心的热量透达到小腹的内里，目的是温阳助运。

患儿俯卧位，医生以指腹按揉胃宫，弹拨胃宫的结节打开气门。用抓取的手法反复抓取胃宫寒凉黏腻的病邪之气向外透出，用反复扫散的手法将外透的病邪之气向下扫散，目的是散寒导滞，行气开胃。用指腹按揉脾宫打开气门，用抓取的手法抓取寒凉黏腻的病邪之气外透，目的是破郁醒脾。用指腹按揉肾宫打开气门，用抓取的手法破散郁闭的气机。用手掌反复的按摩搓揉脾宫，以局部明显发热为度。当掌心热感明显的时候，用扪按的手法将掌心的热量透达到脾宫的内里，目的是健脾益气以增进饮食。用手掌反复的按摩搓揉肾宫，当掌心热感明显的时候，用扪按的手法将掌心的热量透达到肾宫的内里，目的是温阳助运。如果患儿有五心烦热的症状，就用手掌反复的横向推搓两侧的肾宫，以局部明显发热为度，目的是滋阴清热。用指腹点压按揉大肠宫打开气门，用抓取的手法反复地抓取寒凉的邪气外透。如果患儿便秘，就用扫散的手法反复向下扫散大肠宫外透的病邪之气，目的是清肠通下。如果患儿便溏，就用手掌在大肠宫反复的环摩搓揉，当掌心处热感明显的时候，用扪按的手法将掌心的热量透达到大肠宫的内里，目的是温肠固涩，消中兼补。

医生用手掌在背部两侧的足太阳膀胱经反复上下搓摩以疏通经络。到胃宫的位置时，就在胃宫反复搓摩以行气开胃，当搓摩到掌心明显发热的时候，用扪按的手法将掌心的热量透达到脾宫的内里以补脾益气。透达到肾宫的内里以补肾助阳。各种手法相互配合共同使用，来完成温肾健脾益气，消积导滞和中的治疗目的。

九、小儿遗尿

【病因病机】

遗尿就是尿床，是 5 岁以上的小儿在睡眠中经常小便自遗，醒后方觉的一种病证。小儿因为先天禀赋不足，或者是病后失于调养，或者是素体虚弱，导致肾气不足，下元虚冷，使膀胱失于温养，膀胱的气化制约功能失常，就会在睡中遗尿。或者是因为患儿大病久病之后失于调养，或是素体脾肺不足，导致脾肺气虚。肺气虚则上不能输布津液，下不能制约膀胱。脾气虚则运化失职不能制水，使水道约束无权而导致睡中遗尿。或者是因为患儿素蕴湿热，内扰肝经，导致肝失于疏泄的功能，影响了三焦水道的正常通利，湿热迫注膀胱，膀胱开合失司，而导致睡中遗尿。

小儿遗尿在西医大多诊断为小儿功能性遗尿症，小儿夜尿症，小儿遗尿症等。

【临床表现】

小儿遗尿大多是指 5 岁以上 10 岁以下的小儿每夜或是隔天发生尿床的症状。如果是睡中经常遗尿，量多而且次数频发，醒后方觉。同时伴有面色苍白，肢凉怕冷，腰腿酸软，神疲乏力的，大多是下元虚寒，肾气不足导致的遗尿。如果是睡中遗尿，量不多但是次数频繁。同时伴有常常自汗出，神疲乏力，少气懒言，面色㿠白无华，小便清淡的，大多是脾肺气虚，膀胱失约导致的遗尿。如果是睡中遗尿，尿量不多，尿色黄而且气味腥臊，同时伴有性情急躁，夜间梦呓磨牙的，大多是肝经湿热，热迫膀胱导致的遗尿。

【手法检查】

1. 下元虚寒遗尿的典型体征

患儿俯卧位，医生用手掌扪按在患儿的肾宫有明显的寒凉感，抓取时掌心寒凉感更加的明显，用指腹按压在骶尾椎的位置局部凹陷并且有压痛，用掌心扪按时局部有寒凉感，抓取的时候寒凉感更加的明显。

2. 脾肺气虚遗尿的典型体征

患儿俯卧位，医生用掌心扪按在患儿肺宫的位置有微微的寒凉感，久扪片刻后寒凉感明显。用指腹在肺宫按压时局部虚软凹陷，抓取时有明显的寒凉感向外透出。用指腹按压在脾宫局部凹陷，抓取时寒凉感明显。按压在肾宫局部凹陷，抓取时寒凉感明显。用掌心扪按在大肠宫的位置有寒凉感，抓取时寒凉感更加明显。用指腹按压在骶尾椎的位置局部凹陷，用掌心在骶尾椎的位置扪按时有寒凉感，抓取时寒凉感更加明显。

3. 肝经湿热遗尿的典型体征

患儿俯卧位，医生用双手按压在患儿两胁的位置局部胀满，用掌心扪按在两胁的腋中线沿线都有发热，按压腋中线时有明显的压痛。用掌心扪按在五脏热穴的位置，心脏、肝脏和脾脏的热穴明显发热，抓取时有寒凉感向外透出。用指腹按压在肝宫的位置局部臌胀并且有压痛，抓取时是先湿热而后寒凉黏腻感向外透出。按压在脾宫的位置局部胀满，抓取时有寒凉黏腻感外透。用指腹按压在骶尾椎的位置局部凹陷并且有压痛，抓取时有明显的寒凉感。

【其他检查】

实验室检查：尿常规检查可以排除尿路感染和慢性肾脏疾病。

超声波检查：腹部 B 超检查可以观察肾脏、尿路和膀胱的功能有无异常。

X 线检查：腰骶部 X 线检查可以观察有无隐性脊柱裂。

【治疗原则】

温肾固涩，益气收摄，清利疏泄。

【手法治疗步骤解析】

1. 温肾固涩

如果是下元虚寒遗尿，患儿仰卧位，医生用手掌在患儿的脐下和小腹的位置反复的按摩搓揉，当局部微微发热的时候，用抓取的手法抓取寒凉的病邪之气向外透出，用扫散的手法将外透的病邪之气向下扫散，目的是散寒收摄。用手掌在脐下和小腹的位置反复的按摩搓揉，以局部明显发热为度。当掌心处热感明显的时候，用扪按的手法将掌心的热量透达到小腹的内里，目的是温固下元。

患儿俯卧位，医生用手掌沿着患儿背部两侧的足太阳膀胱经反复的按摩搓揉，目的是疏通经络。用指腹按揉肾宫打开气门，用手掌在两侧肾宫反复的环摩搓揉，以局部明显发热为度。当掌心热感明显的时候，用扪按的手法将掌心的热量透达到肾宫的内里，目的是温补肾阳。用指腹按揉骶尾椎凹陷的位置，用手掌在骶尾椎反复的按摩搓揉，当掌心热感明显的时候，用扪按的手法将掌心的热量透达到骶尾椎的内里，目的是温阳固摄。用指腹按揉第 10 胸椎～第 3 腰椎两侧的横突，弹拨这些位置中的结节和条索，目的是刺激交感神经，使膀胱壁松弛，内括约肌收缩，阻止小便的排出。用手掌沿着背部两侧的足太阳膀胱经反复的按摩搓揉，目的是放松肌肉。当按揉到骶尾椎的位置时，用搓摩的手法反复的搓摩骶尾椎处，当掌心热感明显的时候，用扪按的手法将掌心的热量透达到骶尾椎的内里，透达扪按片刻之后结束治疗，目的是温补下元，固涩止遗。各种手法相互配合共同使用，来完成温补肾阳，固摄下元，散寒止遗的治疗目的。

2. 益气固摄

如果是脾肺气虚遗尿，患儿仰卧位，医生用手掌在患儿的脐下和小腹的位置反复的搓摩，以局部微微发热为度。用抓取的手法抓取小腹内里寒凉的病邪之气向外透出，用扫散的手法将外透的病邪之气轻轻的向下扫散，目的是散寒收摄。用搓摩的手法在脐下和小腹的位置反复的按摩搓揉，以局部明显发热为度。当掌心处热感明显的时候，用扪按的手法将掌心的热量透达到小腹的内里，目的是温腹益气，固涩下元。

患儿俯卧位，医生用指腹按揉凹陷的肺宫打开气门，用手掌在肺宫反复的按摩搓揉，当两侧的肺宫处明显发热的时候，用扪按的手法将掌心的热量分别透达到两侧肺宫的内里，目的是补肺益气。用指腹按揉凹陷的脾宫打开气门，用按摩搓揉的手法反复的搓摩脾宫，当掌心热感明显的时候，用扪按的手法将掌心的热量透达到脾宫的内里，目的是温脾散寒，益气收摄。用指腹按揉凹陷的肾宫打开气门，用按摩搓揉的手法反复搓摩两侧的肾宫，当掌心热感明显的时候，用扪按的手法将掌心的热量透达到肾宫的内里，目的是温补肾气，升阳固摄。用指腹点压按揉骶尾椎的位置，用搓摩的手法反复的搓摩骶尾椎，以局部明显发热为度。当掌心热感明显的时候，用扪按的手法将掌心的热量透达到骶尾椎的内里，目的是温阳固摄。

医生用手掌在背部两侧的足太阳膀胱经处反复的上下搓摩，以沿线都微微发热为度，目的是疏通经络。用指腹按揉第10胸椎～第3腰椎的横突处以刺激交感神经，使膀胱的内括约肌收缩，抑制小便的排出。用手掌反复的按摩搓揉背部两侧的足太阳膀胱经，以沿线都明显发热为度。当掌心热感明显的时候，用扪按的手法将掌心的热量分别透达到肺宫、脾宫和肾宫的内里，目的是温脏益气。用手掌在骶尾椎反复的按摩搓揉，当掌心热感明显的时候，用扪按的手法将掌心的热量透达到骶尾椎的内里并扪按片刻后结束治疗。目的是温阳固摄止遗。各种手法相互配合共同使用，来完成益气健脾补肾，温阳固摄止遗的治疗目的。

3. 清利疏泄

如果是肝经湿热遗尿，患儿仰卧位，医生用手掌放置在患儿的两侧腋下，用第2、3、4指的指腹按照腋中线的路径上下滑搓，用抓取的手法沿着腋中线从上向下移动抓取寒凉的病邪之气向外透出，用扫散的手法从上向下将外透的病邪之气扫散，目的是疏肝理气，解郁散热。用手掌在脐下和小腹的位置反复的向下推搓，用抓取的手法抓取先湿热而后寒凉黏腻的病邪之气外透，用扫散的手法将外透的病邪之气向下扫散，目的是疏泄通利。

患儿俯卧位，医生用手掌在患儿背部两侧的足太阳膀胱经反复的按揉推搓，目的是放松肌肉，疏通经络。用指腹点压按揉五脏热穴中心脏、肝脏和脾脏的热穴打开气门，用抓取的手法抓取寒凉的病邪之气向外透出，用扫散的手法将外透的病邪之气向下扫散，目的是清热泄火。用指腹按揉臌胀的肝宫打开气门，用抓取的手法破散郁闭的气机，并向外透散先湿热而后寒凉黏腻的病邪之气，用扫散的手法将外透的病邪之气向下扫散驱除，目的是泄肝清热，疏泄通利。用指腹按揉脾宫打开气门，用抓取的手法抓取寒凉黏腻的病邪之气向外透出，用扫散的手法将外透的病邪之气向下扫散驱除，目的是醒脾除湿。用指腹按揉骶尾椎凹陷的位置，用按摩搓揉的手法在骶尾椎反复的搓摩，以局部明显发热为度，目的是温补下元。

医生用手掌在背部两侧的足太阳膀胱经反复的上下搓擦，目的是疏通经络，透散热邪。当搓擦到脾宫和肝宫位置的时候，用稍重的手法在这些位置反复的按摩搓揉，目的是疏肝健脾。在搓擦到骶尾椎位置的时候，用稍重的手法反复的搓摩骶尾椎，当局部热感明显的时候，用扪按的手法将掌心的热量透达到骶尾椎的内里，在扪按片刻之后结束治疗，目的是固摄下元。各种手法相互配合共同使用，来完成清肝泻热，疏泄通利，固摄止遗的治疗目的。

第五节
耳鼻咽喉科各种症状和病证的手法治疗

对耳鼻咽喉科各种疾病进行手法的治疗，主要是以消除疾病导致的各种症状，调节脏腑气机作为主要的治疗目的。耳鼻咽喉是人体头部外在的独立器官，但是它与内在的脏腑有着密切的联系。不同脏腑的生理功能和病理变化会影响到耳鼻咽喉等外在的器官，同样耳鼻咽喉发生的病变也会波及到所属的脏腑。所以手法的治疗在头部主要是消除或缓解耳鼻咽喉的各种症状，在身体的部位着重调节脏腑功能的各种异常表现。手法的治疗主要是治疗耳鼻咽喉科的各种实证的病症，治疗是以通窍利咽开音，清热散结化痰，疏肝解郁化瘀的治疗方法为主，主要的功用是以破郁、散邪、驱邪的泻散手法为主，所以对于虚证导致的耳鼻咽喉科的各种病证不太适宜运用手法单纯的进行治疗。在治疗的时候，无论是对实证或是虚证产生的各种症状进行手法的治疗，最好还是与药物治疗相互配合共同进行，这样可以达到更加完善更有效的治疗目的。

在进行手法治疗的时候，医生在患者的头部进行的各种手法治疗，是以改善耳鼻咽喉疾病的各种症状，减轻缓解或消除各种疾病症状导致的痛苦作为主要的目的。在身体各个特定部位进行的手法治疗，是以疏通经络，调理脏腑功能的异常，疏导引领病邪之气沿着经络出脏入腑，并从腑中向外驱除，以此来达到改善症状和治疗疾病的目的。但是手法治疗是有局限性的，它只是对某一些疾病或是症状起到一定的治疗效果。所以在这一节中，按照耳鼻咽喉的顺序，将手法治疗后能够取得确实有效治疗效果的病证进行病因病机和症状的分析，并分别论述手法检查和手法治疗的各种方法。

一、耳鸣 耳聋

【病因病机】

耳鸣是指患者自觉耳中鸣响，但是周围环境中并没有相应的声源。它可以发生在单侧，也可以发生在双侧。耳聋是指不同程度的听力减退甚至消失。耳鸣耳聋在临床上常常是同时出现或是先后出现，耳鸣可以伴有耳聋，耳聋也可以由耳鸣发展而来，在临床上它们的病因病机基本相同，都是有虚实之分。手法治疗对于实证的耳鸣耳聋可以缓解症状，有一定的治疗作用。对于虚证的耳鸣耳聋手法治疗的效果不明显，需要以药物的治疗为主。

如果由于外感风热，或是风寒化热，使肺失宣降。外邪循经上犯耳窍而导致风热侵袭引发的耳鸣耳聋。如果由于情志抑郁，或是暴怒伤肝，使肝失调达，气郁化火，肝胆火热循经上扰耳窍而导致肝火上扰引发的耳鸣耳聋。如果由于饮食不节使脾胃受伤，或是思虑过度伤及了脾胃，使水湿不运聚而成痰，痰郁化火郁于耳中壅闭了清窍而导致痰火郁结引发的耳鸣耳聋。如果由于情志抑郁使肝气郁结气机不伸，气滞则血瘀，使耳窍经脉壅阻而导致气滞血瘀引发的耳鸣耳聋。如果由于先天肾精不足，或者是老年肾精渐亏使肾精亏损，肾阴不足虚火内生上扰耳窍而导致肾精亏损引发的耳鸣耳聋。

【临床表现】

耳鸣的发病可以急性起病也可以缓慢的起病，可以发生在单侧也可以发生在双侧。可以呈现持续性的发作也可以间歇性的发作。耳鸣的音调可以是口哨声，蝉鸣声或汽笛声的高音调，也可以是机器声，雷声等低音调。一般是在夜间或是安静的时候加重，大多数耳鸣的患者伴有听力的下降。耳聋轻者听音不清，重者会完全失听。突发的耳聋以单侧为多见，常常伴有耳鸣和眩晕，也有些是双侧同时发生的。缓慢发生的渐进性耳聋大多为双侧发生。

如果突然的发生耳鸣耳聋，耳鸣的声音就像风吹的响声，听力下降。同时伴有恶风头痛或发热，耳部闷胀感，耳内作痒的大多是风邪外袭导致的耳鸣耳聋。如果突然的发生耳鸣耳聋，耳鸣的声音像雷声，潮水声，耳聋时轻时重，在情志抑郁或是恼怒后症状加重。同时伴有面赤头痛，心烦易怒，口苦咽干，夜寐不安的大多是肝火上扰导致的耳鸣耳聋。如果耳鸣耳聋同时伴有耳部胀闷闭塞，头晕目眩，胸脘满闷，咳嗽痰多的大多是痰火郁结导致的耳鸣耳聋。如果耳鸣声音响大，耳聋耳内堵塞不适，同时伴有头痛头胀，心烦急躁，症状日轻夜重的，大多是气滞血瘀导致的耳鸣耳聋。如果耳鸣声音如蝉鸣，昼夜不停，安静的时候更加明显，耳聋听力逐渐下降，同时伴有头晕目眩，腰膝酸软，虚烦失眠的大多是肾精亏损导致的耳鸣耳聋。

【手法检查】

患者俯卧位，医生用手掌的掌心扪按在患者的头顶，在头顶的后侧和两侧的山角线有明显的发热，用掌心扪按在患侧耳尖的上方到山角线的位置有明显的发热，扪按在头后部和枕部都有明显的发热。用第2、3、4指的指腹按压在耳后到枕骨乳突后下方位置之间有一个斜行的沟形凹陷，用掌心在这个凹陷处扪按时局部发热，用指腹按压时疼痛，在这些位置抓取时有明显的寒凉感。用指腹在耳屏前按压的时候局部微微的凹陷，在耳屏前听宫，耳门，听会穴位附近按压的时候可以触压到结节并且有明显的压痛。用指腹在耳屏前滑摩的时候指腹有明显的热感，在耳屏处抓取的时候有明显的寒凉感。用指腹在耳尖上端前方的位置按压时局部凹陷，可以触压到结节并且有明显的压痛。在耳郭后沟的位置将耳尖与耳垂对折后的中点处按压的时候有一个凹陷处，在这里按压时有明显的压痛。在第2~6颈椎的横突处，胸锁乳突肌的后缘处按压时，局部的肌肉紧张僵硬，并且有明显的压痛。

1. 风热外袭耳鸣耳聋的典型体征

医生用掌心扪按在患者肺宫的位置，肺宫处臌胀并有明显的热感。扪按在五脏热穴的位置有明显的发热。在这些位置抓取的时候有先温热而后寒凉的病邪之气向外透出。

2. 肝火上炎耳鸣耳聋的典型体征

医生用双手扪按在患者两侧的胁下，两侧的胁下臌胀，特别是左侧的胁下较右侧的胁下臌胀的更加明显。用第2、3、4指的指腹在腋中线移动按压时可以触压到多个结节并且有明显的压痛。用掌心扪按在五脏热穴的位置明显发热，抓取时先有热感而后逐渐变成寒凉感。用指腹按压在肝宫处臌胀并且有明显的压痛。

3. 痰火郁结耳鸣耳聋的典型体征

医生用掌心扪按在肺宫的位置有明显的热感，按压时局部微微臌胀并且压痛，抓取时有湿热黏腻感。扪按在五脏热穴处有明显的发热，抓取时有湿热黏腻感。用指腹在脾宫的位置按压时局部微微凹陷，抓取时有寒凉黏腻感。

4. 气滞血瘀耳鸣耳聋的典型体征

医生用双手按压在患者的两胁都有臌胀。用指腹沿着腋中线移动按压的时候可以触压到多个结节并且有压痛，沿线抓取的时候有明显的寒凉感。用掌心扪按在五脏热穴的位置有明显的热感，抓取时有明显的寒凉感。用指腹按压在肝宫的位置臌胀，局部有结节并且有明显的压痛。

5. 肾精亏损耳鸣耳聋的典型体征

医生用掌心扪按在五脏热穴处有热感，抓取时有明显的寒凉感。用指腹在两侧肾宫按压的时候局部虚软凹陷并且有压痛。在腰骶椎的两侧、骶椎的位置都有明显的压痛，在这些位置抓取的时候有明显的寒凉感。

【其他检查】

血压检查：测量血压可以排除高血压引起的耳鸣耳聋。

听力学检查：电测听检查可以了解听力损伤的程度和性质。

实验室检查：血液生化检查可以观察血糖、血脂的异常变化。

CT 检查：头颅 CT 检查可以排除小脑萎缩、脑肿瘤等脑部病变。

【治疗原则】

散邪通窍，调理脏腑气机

【手法治疗步骤解析】

耳鸣耳聋的手法治疗只是放松耳部以及周边的肌肉痉挛，改善局部的血液循环障碍，消除肌肉挛缩对神经或血管的挤压，由此帮助改善耳鸣耳聋的症状。但是这些对耳鸣耳聋只是起到一个辅助的治疗作用，而真正全面的治疗耳鸣耳聋，还是要和药物治疗、针灸治疗等各种治疗的方法相互配合共同使用，这样才能达到对耳鸣耳聋进行全面治疗的目的。

1. 散邪通窍

患者俯卧位，医生用第 2、3、4 指的指腹按压在患者头顶中央微微凹陷的位置，用按揉弹拨的手法揉拨头顶中央、头顶后侧、两侧的山角线、头后部和枕部凹陷疼痛位置中的结节和条索。用指腹从头顶的中央像头顶的后侧滑搓，用指腹从两侧的山角线向头后部和枕部反复的顺向滑擦，当指腹处热感明显的时候，用抓取的手法在头部的这些位置移动地抓取寒凉邪气向外透出，用扫散的手法将外透的病邪之气向大椎处扫散，目的是行气通经，散邪通窍。用指腹按压耳尖上端偏前侧微微凹陷的位置，按揉弹拨凹陷中的结节。用指腹在耳尖上端到山角线之间的位置做反复的前后滑擦，当指腹处热感明显的时候，用抓取的手法抓取这个位置内里寒凉的邪气向外透出，目的是行气化瘀，散结通窍。用中指的指腹按压在耳屏的位置，轻轻的按揉弹拨耳屏前相当于听宫、耳门、听会这些穴位附近细小的结节，用第 2、3、4 指的指腹在耳屏前做反复的上下滑擦以透散热邪，当指腹处热感明显的时候，用抓取的手法在耳屏的位置反复的向外抓取病邪之气，这时医生的掌心处会有明显的寒凉感，而患者会感觉耳部有明显的灼热感向外透出。治疗的目的是解郁散结通窍。用中指的指腹按压在耳后侧的耳郭后沟位置处将耳尖与耳垂对折中点的凹陷处，按揉弹拨凹陷中的结节。用第 2、3、4 指的指腹按揉耳后与枕骨乳突后下方之间的凹沟，弹拨凹沟中的结节。用指腹在耳后向斜下方的凹沟处反复的滑摩，用抓取的手法抓取凹沟中寒凉的病邪之气向外透出，目的是疏通经络，散郁通窍。用指腹从头后部向枕部做反复的顺向移动滑摩，以指腹处热感明显为度。用第 2、3、4 指的前端从头后部向枕部反复的移动拍打叩击，击打震荡头的后部和枕部，目的是鼓荡气机，扩张头后部的微循环，醒脑通窍。用抓取的手法在头后部和枕部反复的抓取寒凉的病邪之气向外透出，用扫散的手法将外透的病邪之气向大椎处扫散，目的是疏通经络气血。用第2、3、4指的指腹按揉下颌角与胸锁乳突肌前缘之间的位置，弹拨其中的结节和条索，目的是改善颈动脉的循环障碍，疏通郁闭的经络气血。用指腹按揉第2~6颈椎的横突，弹拨横突处的结节和条索，目的是放松肌肉，解除痉挛，改善椎动脉的循环障碍。用指腹按揉第2颈椎的横突和枕骨大孔的位置，弹拨这些位置中的结节和条索，目的是疏通经络气血，改善椎－基底动脉的循环障碍。用指腹按揉胸锁乳突肌后缘与枕骨乳突后下方之间的凹陷处，弹拨凹陷中的结节和条索，目的是破散郁闭的气机，改善耳部的循环障碍。

医生用拇指和其他各指相对用力捏拿患者的颈部，按揉第2~6颈椎两侧的肌肉，放松肌肉的痉挛，改善紧张僵硬的肌肉对神经和血管的挤压。用手掌在两侧肩部做反复的横向滑擦，从肩部移动滑擦到肩胛骨下缘的位置，目的是放松肌肉，透散病邪之气。用手掌沿着背部的中督线和背部两侧的足太阳膀胱经做反复的顺向滑搓，目的是疏通经络气血。用抓取的手法沿着这三条路径从上向下移动的抓取病邪之气向外透出，用扫散的手法从上向下移动着将外透的病邪之气向骶尾扫散，目的是通经散邪，引邪下行。

2. 调理脏腑气机

（1）如果是风热外袭导致的耳鸣耳聋：

患者俯卧位，医生用中指的指腹点压在患者的肺宫，按揉弹拨打开气门。用第2、3、4指的指腹在肺宫做反复的横向滑擦，当指腹热感明显的时候，用抓取的手法抓取肺宫内里的邪气向外透出，用横向扫散的手法将外透的邪气向同一侧的肩部扫散，目的是宣畅肺气。用指腹在头后部和枕部做反复的顺向滑摩，当指腹热感明显的时候，用第2、3、4指的前端在头后部和枕部用拍打叩击的手法反复的击打，当手指间寒凉感明显的时候，用抓取的手法在头后部和枕部反复地抓取寒凉的病邪之气向外透出，目的是扩张椎－基底动脉，改善血液循环的障碍，醒脑通窍。用指腹点压在五脏热穴的位置，按揉弹拨打开气门。用抓取的手法抓取内里寒凉的病邪之气外透，目的是透邪散热。用第2、3、4指的指腹从头的后部向下一直至五脏热穴做反复的顺向滑摩。用手掌从肩部沿着足太阳膀胱经做反复的顺向滑搓，用抓取的手法从头后部沿着足太阳膀胱经，经过五脏热穴反复地抓取病邪之气向外透出，用扫散的手法从头后部沿着足太阳膀胱经，经过五脏热穴将外透的病邪之气向骶尾处扫散，目的是疏通经络，透热散邪，引邪下行。各种手法相互配合共同使用，来完成疏风清热，宣肺通窍的治疗目的。

（2）如果是肝火上炎导致的耳鸣耳聋：

患者俯卧位，医生用第2、3、4指的指腹按压在患者的腋下，用指腹沿着腋中线做反复的顺向滑摩。如果在滑摩中触压到了结节，就用按揉弹拨的手法松解这些结节，目的是疏肝散结。用抓取的手法沿着腋中线反复的移动抓取病邪之气向外透出，用扫散的手法将外透的邪气沿着腋中线从上向下扫散，目的是破散郁闭的肝气，疏肝理气。用指腹点压在山角线内侧和外侧的凹陷处，按揉弹拨凹陷中的结节，沿着山角线做反复的顺向滑擦，当指腹热感明显的时候，用第2、3、4指的前端沿着山角线反复地拍打叩击，击打山角线内侧和外侧的凹陷处。当指间热感明显的时候，用抓取的手法抓取先温热而后寒凉的病邪之气外透，用扫散的手法将外透的病邪之气向大椎扫散，目的是透热散邪，醒脑通窍。用指腹点压五脏热穴，特别是肝脏的热穴，按揉弹拨打开气门。用第

2、3、4指的指腹在五脏热穴做反复的顺向滑擦，当指腹热感明显的时候，用抓取的手法抓取寒凉的病邪之气向外透出，用扫散的手法将外透的邪气沿着中督线向下扫散，目的是清泄肝热。用中指的指腹点压微微胀胀的肝宫，按揉弹拨打开气门。用抓取的手法抓取病邪之气向外透出，用扫散的手法将外透的邪气向下扫散驱除，目的是疏肝行气。用第2、3、4指的指腹沿着中督线做反复的顺向滑搓，用抓取扫散交替操作的手法将外透的病邪之气向骶尾处扫散，目的是引热下行。各种手法相互配合共同使用，来完成清肝泻热，开郁通窍的治疗目的。

（3）如果是痰火郁结导致的耳鸣耳聋：

患者俯卧位，医生用中指的指腹点压在肺宫，按揉弹拨打开气门。用第2、3、4指的指腹在肺宫做反复的横向滑擦以破散郁闭的肺气，用抓取的手法在肺宫反复地抓取先湿热而后寒凉黏腻的病邪之气向外透出，用扫散的手法将外透的病邪之气向同一侧的肩部扫散，目的是宣散肺气。用第2、3、4指的指腹点压按揉头后部和枕部的横行方向的凹沟，用指腹沿着凹沟做反复的横向滑搓。用第2、3、4指的前端以拍打叩击的手法在这些凹沟的位置反复的击打，当指间黏腻感明显的时候，用抓取的手法反复地抓取寒凉黏腻的病邪之气向外透出，目的是行气散结，醒脑通窍。用中指的指腹点压五脏热穴，按揉弹拨打开气门。用第2、3、4指的指腹沿着五脏热穴做反复的顺向滑擦，当指腹热感明显的时候，用抓取的手法抓取内里寒凉黏腻的病邪之气向外透出，用扫散的手法将外透的邪气从头后部沿着中督线经过五脏热穴向下扫散，目的是清热降气。用中指的指腹点压按揉脾宫打开气门，用抓取的手法抓取内里寒凉黏腻的病邪之气向外透出，用手掌在脾宫反复的环摩搓揉，目的是健脾除湿。用手掌沿着背部两侧的足太阳膀胱经做反复的顺向滑搓，用移动抓取的手法破散足太阳膀胱经郁闭的气机，用扫散的手法从肺宫沿着足太阳膀胱经，经过五脏热穴，脾宫将外透的病邪之气向骶尾扫散，目的是降气散邪，化痰除湿。各种手法相互配合共同使用，来完成化痰清热，散结通窍的治疗目的。

（4）如果是气滞血瘀导致的耳鸣耳聋：

患者俯卧位，医生用第2、3、4指的指腹沿着腋中线做反复的顺向滑擦，如果在滑擦中触压到了结节，就用按揉弹拨的手法松解这些结节。用抓取的手法沿着腋中线移动抓取寒凉的病邪之气向外透出，用扫散的手法将外透的邪气向下扫散，治疗的目的是理气散结，疏肝解郁。用第2、3、4指的指腹点压山角线的内侧、外侧、耳尖上端、耳尖前侧这些位置中的结节，按揉弹拨松解这些结节。用指腹在这些位置做反复的前后顺向滑搓，用抓取的手法抓取寒凉的病邪之气向外透出，用扫散的手法将外透的邪气从头前向头后扫散，目的是散瘀通窍。用指腹在头后部和枕部沿着中督线和两侧山角线的延长线做反复的顺向滑摩，用抓取的手法取邪外出，用扫散的手法将外透的邪气从头后部向大椎处扫散，目的是醒脑通窍。用中指的指腹点压五脏热穴，按揉弹拨打开气门。用抓取的手法抓取内里的邪气外透，用扫散的手法将外透的邪气向下扫散，目的是透热散邪。用中指的指腹点压胀胀的肝宫，按揉弹拨打开气门。用抓取的手法破散郁闭的气机取邪外出。目的是疏肝行气，解郁散瘀。用第2、3、4指的指腹沿着中督线做反复的顺向滑搓，用抓取的手法从头部沿着中督线和背部两侧的足太阳膀胱经，经过五脏热穴和肝宫将外透的病邪之气向骶尾扫散，目的是行气降逆。各种手法相互配合共同使用，来完成行气化瘀，散结通窍的治疗目的。

（5）如果是肾精亏损导致的耳鸣耳聋：

患者俯卧位，医生用第2、3、4指的指腹在头部患侧耳前侧的上方、耳尖的前侧、耳屏的前侧做反复的滑摩，当指腹处有微微的热感时，用抓取的手法在这些位置抓取寒凉的病邪之气向外透出，目的是散结通窍。用指腹点压按揉胸锁乳突肌在下颌角处的后缘和耳后到枕骨乳突之间的凹沟，在这些位置沿着肌束行走的方向和凹沟的行走方向做反复的顺行滑搓，用抓取的手法在这些位置抓取病邪之气向外透出，目的是行气通窍。用中指的指腹点压按揉五脏热穴打开气门，用第2、3、4指的指腹在五脏热穴的位置做反复的顺向滑擦，用抓取的手法抓取病邪之气向外透出，用扫散的手法将外透的邪气向下扫散驱除，目的是清泄虚热邪气。用中指的指腹点压按揉肾宫打开气门，用抓取的手法破散郁闭的气机，用搓摩的手法反复地横向推搓肾宫以滋补肾阴，用反复的环摩搓揉的手法滋补肾阳，以局部明显发热为度。各种手法相互配合共同使用，来完成滋阴补肾，通利耳窍的治疗目的。

二、伤风鼻塞

【病因病机】

伤风鼻塞是因为感受了风邪所导致的，以鼻塞流涕，打喷嚏，甚至不闻香臭为主要症状的急性鼻病。因为气候的寒热变化，或者是生活起居不慎，身体过度疲劳等原因使正气虚弱，这时又遇风邪挟寒或挟热侵袭人体的鼻窍而发病。如果是风寒之邪外袭使皮毛受邪，卫阳被遏肺失宣肃，风寒上犯壅塞鼻窍而导致风寒犯鼻的鼻塞。如果是风热之邪从口鼻而入内犯于肺，外犯鼻窍。或者是因为风寒邪气束表郁久化热犯肺，使肺气不宣失于清肃，风热上犯鼻窍而导致风热犯鼻的鼻塞。

伤风鼻塞在西医大多诊断为急性鼻炎。

【临床表现】

伤风鼻塞的初起症状是鼻痒，有干燥感或者是灼热感，打喷嚏，鼻塞，流清水样鼻涕。症状加重后，鼻塞加重，清涕渐渐变成黏黄涕，嗅觉减退，语声重浊。如果同时伴有恶寒发热，头痛，流涕清稀的大多是风寒犯鼻导致的鼻塞。如果同时伴有发热头痛，微恶风，口渴咽痛，鼻痒气热，流黏稠黄涕的大多是风热犯鼻导致的鼻塞。

【手法检查】

患者仰卧位，医生用中指的指腹按压在患者目内眦和鼻根处，这里是鼻筛窦。如果是鼻塞的症状较重，在鼻筛窦的位置用中指的指腹轻轻扪按的时候局部微微的臌胀隆起，并且微微的发热，按压鼻筛窦的时候有明显的疼痛感。有颌窦轻轻的按压，如果是初次的外感，在鼻翼的外缘，眼眶的下方鼻上颌窦的位置轻轻按压，会有微微的臌胀。如果是反复的感冒，会有微微的凹陷。同时都会有压痛。用第2、3指的前端轻轻的击打鼻筛窦和鼻上颌窦的时候会有明显的寒凉感。

1. 风寒犯鼻鼻塞的典型体征

患者俯卧位，医生用手掌扪按在患者头顶后两侧的位置会有明显的发热，用抓取的手法在这些位置抓取的时候会有明显的寒凉感。在两侧肺宫扪按时局部微微的凹陷，抓取时有明显的寒凉感。

2.风热犯鼻鼻塞的典型体征

医生用手掌扣按在患者头顶后侧中间和两侧的位置都会有明显的发热，用抓取的手法在这些位置抓取的时候有先温热而后寒凉的病邪之气向外透出。在头的后部扣按的时候有明显的热感，抓取时有明显的寒凉感。在两侧肺宫按压的时候局部微微的膨胀并且有明显的压痛，抓取时有先温热而后寒凉的病邪之气向外透出。用掌心扣按在五脏热穴的位置，肺脏和心脏的热穴明显发热，抓取时有寒凉感向外透出。

【其他检查】

鼻腔检查：如果是风寒犯鼻，鼻腔检查可以见到鼻黏膜充血，淡红肿胀，鼻内积有清稀涕液。如果是风热犯鼻，鼻腔检查可以见到鼻黏膜充血，色红肿胀，鼻内有黄涕。

实验室检查：血常规检查观察白细胞计数升高，中性粒细胞比例的增高以排除细菌感染。观察白细胞计数正常或偏低，淋巴细胞比例增高以排除病毒感染。

【治疗原则】

散邪通窍，调理脏腑。

【手法治疗步骤解析】

1.散邪通窍

患者仰卧位，医生用中指的指腹按压在患者眉的内侧，从眉内侧，目内眦的鼻根处沿着鼻背向下一直按压到鼻翼的外侧，沿着这条路径做反复的上下推搓，以局部微微发热为度，目的是扩张局部的微循环，散邪通窍。如果患者鼻塞的症状比较严重，医生用中指的指腹在眉内侧和眼眶的内侧沿着鼻根做反复的上下推搓，用指端按压弹拨这些位置中细小的结节。用第2、3指的前端轻轻地拍打叩击鼻筛窦的这些位置，以手指端有明显的寒凉感为度。治疗的目的是疏通鼻筛窦的经络气血，散邪消肿通窍。如果患者打喷嚏的症状比较严重，医生用中指的指腹按压在患者鼻翼外缘，眼眶下方鼻上颌窦的位置，反复地按揉搓摩微微凹陷的鼻上颌窦，以局部明显发热为度。治疗的目的是疏通鼻上颌窦的经络气血，散邪止痒，消肿通窍。用第2、3、4指的前端轻轻的拍打叩击鼻上颌窦，以手指间有明显的寒凉感为度。用抓取的手法在鼻上颌窦反复地抓取寒凉的病邪之气向外透出，用扫散的手法将外透的病邪之气向颧骨的下方扫散，目的是散邪通窍。用第2、3、4指的前端轻轻地拍打叩击两眉之间上方的位置，以手指间有明显的寒凉感为度。用抓取的手法抓取寒凉的病邪之气向外透出，用扫散的手法将外透的病邪之气向前额和头顶处扫散，目的是宣通气机，疏散风邪，消肿通窍。

患者俯卧位，医生用第2、3、4指的指腹从患者头顶的前侧向头顶的后侧做反复的横向和顺向的滑摩，用抓取的手法在这些位置抓取寒凉的病邪之气向外透出，用扫散的手法将外透的病邪之气从头顶的前侧向头顶的后侧扫散，目的是透邪散热。用指腹在头的后部和枕部做反复的横向和顺向的滑摩搓擦，当指腹有寒凉感的时候，用第2、3、4指的前端轻轻地拍打叩击这些位置，当指间寒凉感明显的时候，用抓取的手法抓取寒凉的病邪之气向外透出，用扫散的手法将外透的病邪之气向下扫散。治疗的目的是疏风散邪，清利头目。

2. 调理脏腑

（1）风寒犯鼻引起的鼻塞：

患者俯卧位，医生用中指的指腹点压在患者两侧肺宫的位置，按揉弹拨打开气门。用第2、3、4指的指腹在肺宫的位置做反复的横向滑擦，当指腹有寒凉感的时候，用抓取的手法反复的抓取内里寒凉的病邪之气向外透出，当掌心寒凉感明显的时候，用反复扫散的手法将外透的病邪之气向同一侧的肩部扫散，目的是宣肺散寒。医生用拇指和其他各指相对用力捏拿住患者的颈部，按揉弹拨第2~5颈椎的横突和颈部肌肉的紧张挛缩，目的是放松肌肉，疏通经络。用手掌沿着背部两侧的足太阳膀胱经做反复的上下顺向滑搓，以局部微微发热为度。用抓取扫散交替操作的手法从肺宫将外透的病邪之气沿着足太阳膀胱经疏导引领到骶尾向外扫散驱除，目的是发散风寒邪气。

（2）风热犯鼻引发的鼻塞：

患者俯卧位，医生用中指的指腹按压在肺宫，按揉弹拨打开气门。用第2、3、4指的指腹在肺宫做反复的横向滑擦，当指腹间温热感明显的时候，用抓取的手法在肺宫抓取先温热而后寒凉的病邪之气向外透出，用扫散的手法将外透的病邪之气向同一侧的肩部扫散。治疗的目的是宣肺散热。用中指的指腹点压在五脏热穴的位置，按揉弹拨打开气门。用第2、3、4指的指腹在五脏热穴的位置做反复的顺向滑摩，当指腹热感明显的时候，用抓取的手法抓取先温热而后寒凉的病邪之气向外透出，用扫散的手法将外透的病邪之气向下扫散，目的是清散热邪。用手掌在患者背部的中督线和两侧的足太阳膀胱经做反复的上下顺向滑搓，当掌心热感明显的时候，用抓取扫散交替操作的手法从肺宫将外透的病邪之气沿着背部的中督线和两侧的足太阳膀胱经向下疏导引领到骶尾向外扫散驱除。治疗的目的是散邪清热。

在手法治疗时，如果是对风寒犯鼻调理脏腑时，以在肺宫反复抓取扫散宣散寒邪为主。如果是对风热犯鼻调理脏腑时，主要是以透散热邪的治疗为主，以从脑后部到热穴，以背部的中督线和两侧足太阳膀胱经的滑摩扫散的手法散邪泄热。各种手法相互配合共同使用，来完成宣肺解表，散邪通窍的治疗目的。

三、鼻窒

【病因病机】

鼻窒是指以长期的、经常性的鼻塞，流涕为主要特征的慢性鼻病。鼻塞时轻时重，或者是两侧交替性鼻塞，呈间歇性、持续性的反复发作，经久不愈为主要的症状表现。鼻窒大多是因为脏腑正气虚弱，邪滞鼻窍，或者是伤风鼻塞反复的发作，余邪未清所导致。如果是伤风鼻塞失于调治，或者是反复的发作迁延不愈。邪热伏于肺久蕴不去，肺经蕴热失于宣降，邪热壅结于鼻窍，鼻失宣通气息出入受阻而使肺经蕴热壅塞鼻窍而导致鼻窒。或者是久病体弱，耗伤了肺卫之气致使肺气虚弱。肺失清肃，邪毒留滞于鼻窍而导致鼻窒。或者是饮食劳倦，病久失养损伤了脾胃，使脾胃虚弱，运化失健，湿浊滞留于鼻窍而导致鼻窒。或者是伤风鼻塞失治，或者是邪毒屡犯鼻窍，邪毒久留不去，正虚邪滞气血不行壅阻了鼻窍脉络而导致鼻窒。

鼻窒在西医大多诊断为慢性鼻炎。

【临床表现】

鼻窒是以鼻塞为主要的症状。鼻塞呈现间歇性或者是交替性的发作，病情较重的时候会呈现持续性的鼻塞，病情长久的患者会有嗅觉的减退，同时还会伴有头晕头重，咽部不适的症状表现。如果同时还伴有鼻涕色黄量少，呼出的鼻气灼热，口干，咳嗽痰黄的大多是肺经蕴热，壅塞鼻窍而导致的鼻窒。如果同时还伴有鼻涕色白而黏，遇到寒凉的时候症状加重，身体倦怠无力，恶风自汗，少气懒言，纳差便溏，咳嗽痰稀的大多是脾肺气虚，邪滞鼻窍而导致的鼻窒。如果同时还伴有鼻涕黏黄或黏白，语音重浊，头胀头痛，耳闭重听，嗅觉减退的，大多是邪毒久留，血瘀鼻窍而导致的鼻窒。

【手法检查】

1. 湿热内蕴鼻窒的典型体征

患者仰卧位，医生用中指的指腹扪按在目内眦与鼻根之间的鼻筛窦的位置，局部会有热感，按压时微微膨胀并且有明显的压痛。从鼻筛窦沿着鼻背向下推压到鼻翼外侧的鼻下颌窦，用中指的指腹在鼻下颌窦按压的时候局部轻度疼痛。用第2、3、4指的前端轻轻的拍打叩击鼻下颌窦，指端会有明显的寒凉感。

2. 肺脾气虚邪滞鼻窍鼻窒的典型体征

医生用中指的指腹在目内眦与鼻根之间的鼻筛窦的位置按压时局部微微膨胀并且有压痛。从鼻根处的鼻筛窦沿着鼻背向下推压到鼻翼外侧的鼻下颌窦，局部微微的凹陷并且有压痛。用第2、3、4指的前端轻轻地拍打叩击这些位置有明显的寒凉感。用中指的指腹在眉上端的内侧鼻额窦的位置按压的时候有压痛，在眉上方的内侧按压时有一个凹陷并且有压痛，用手指的前端轻轻地拍打叩击这个位置有寒凉感，在这个位置抓取时有明显的寒凉感向外透出。

3. 邪毒久留，血瘀鼻窍导致的鼻窒的典型体征

医生用中指的指腹在目内眦与鼻根之间鼻筛窦的位置按压时局部微微的膨胀，用指端仔细的移动推压可以触及到结节并且有明显的压痛。用中指的指腹从鼻根处的鼻筛窦沿着鼻背向下推滑到鼻翼外侧的鼻下颌窦，沿线可以触压到多个细小的结节并且有压痛。用中指的指腹在鼻下颌窦按压时局部微微凹陷，在凹陷处细细的触压时内里有结节并且有压痛。在眉上端内侧的鼻额窦的位置按压时有压痛，在眉内侧眼眶的上方有凹沟，按压在凹沟中有结节并且有明显的压痛。在眉中间的上方推压时有一个凹沟，并且有明显的压痛。用第2、3、4指的前端轻轻地拍打叩击眉的上方和前额的位置有明显的寒凉感，在这些位置抓取的时候有明显的寒凉感向外透出。

患者俯卧位，医生用第2、3、4指的指腹在患者头顶后侧的中间位置和两侧按压的时候局部微微的凹陷，用掌心在这些位置扪按诊查都有明显的发热，在头顶后侧抓取的时候有明显的寒凉感。在头后部和枕部扪按诊查有明显的热感，用指腹在这些位置按压时可以触及到较大的凹陷，在这些位置抓取时有明显的寒凉感向外透出。用中指的指腹按压在两侧的肺宫有明显的压痛，抓取时有明显的寒凉感。用指腹按压在五脏热穴的位置，肺脏、心脏、脾脏的热穴处有压痛，用掌心扪按时明显发热，抓取时有明显的寒凉感向外透出。

【其他检查】

鼻腔检查：如果是肺经蕴热导致的鼻室，就会见到鼻黏膜充血，下鼻甲肿胀，表面光滑柔软而有弹性。如果是肺脾气虚导致的鼻室，就会见到鼻黏膜和鼻甲淡红肿胀。如果是邪毒久留导致的鼻室，就会见到鼻粘膜暗红肥厚，鼻甲肥大质硬，表面凹凸不平。

【治疗原则】

散邪通窍，调理脏腑。

【手法治疗步骤解析】

1.散邪通窍

患者仰卧位，医生用中指的指腹按压在目内眦与鼻根之间的鼻筛窦的位置，从上向下反复的推搓鼻筛窦，以局部微微发热为度。用中指的指腹从鼻筛窦沿着鼻背向下推搓到鼻上颌窦，在反复的推搓中如果触压到了细小的结节，就用指端上下推压弹拨这些结节，目的是散结通窍。用第2、3、4指的前端轻轻地拍打叩击鼻筛窦，以指腹处有寒凉感为度。用拍打叩击的手法沿着鼻背向下移动击打到鼻下颌窦，并在鼻下颌窦的位置反复的拍打叩击，以指腹寒凉感明显为度，目的是散邪消肿通窍。用第2、3、4指的指腹在鼻翼的外侧，眼眶下方的鼻上颌窦处反复的按摩推搓，用中指的指端弹拨内里的结节。用指腹在鼻上颌窦的位置做横向和顺向的反复滑摩，当指腹有寒凉感时，用抓取的手法抓取内里寒凉的病邪之气向外透出，用扫散的手法将外透的病邪之气向同一侧的颧骨下方扫散，目的是疏通经络，消肿通窍。用第2、3、4指的指腹在眉上方内侧的鼻额窦的位置做反复的按摩推搓，以局部微微发热为度。用中指的指腹点压眉中心上方和眉内侧的凹陷处，按揉弹拨凹陷中的结节，用抓取的手法抓取寒凉的病邪之气向外透出，用扫散的手法将外透的病邪之气向头一侧的斜上方扫散，目的是散邪通窍。用第2、3、4指的前端在两眉之间和两眉上方的内侧反复的拍打叩击，以患者自觉局部痒感明显为度。用抓取的手法抓取寒凉的病邪之气向外透出，用扫散的手法将外透的病邪之气向前额处扫散，目的是宣通气机，疏散邪气，消肿通窍。

患者俯卧位，医生用第2、3、4指的指腹从患者头顶的前侧向头顶的后侧做反复的横向移动滑摩，以指腹处热感明显为度，目的是透散邪气。用指腹从头顶的前侧向头顶的后侧和头后部、枕部做反复的顺向滑摩，重点的位置是头顶的后侧、头后部和枕部，以指腹处热感明显为度。用抓取的手法在头顶后侧、头后部和枕部反复的抓取寒凉的病邪之气向外透出，用扫散的手法将外透的邪气从头顶的前侧经头顶的后侧、头后部和枕部向大椎处扫散，目的是疏通经络，行气散邪。第2、3、4指的前端反复的拍打叩击头后部和枕部，当指间有寒凉感的时候，用抓取扫散交替操作的手法将外透的寒凉的病邪之气向大椎处扫散，目的是疏散邪气，清利头目。

2.调理脏腑

（1）如果是肺经蕴热，壅塞鼻窍导致的鼻室：

患者俯卧位，医生用中指的指腹点压在微微膩胀的肺宫，按揉弹拨打开气门。用第2、3、4指的指腹在肺宫的位置做反复的横向滑擦，当指腹处热感明显的时候，用抓取的手法抓取先温热而后寒凉的病邪之气向外透出，目的是宣肺散热。用中指的指腹点压五脏热穴，按揉弹拨打开气门。用第2、3、4指的指腹在五脏热穴处做反复的顺向滑擦，当指腹处热感明显的时候，用抓取的手法在五脏热穴处抓取先温热而后寒凉的病邪之气向外透出。用第2、3、4指的前端反复的拍打叩击头后部和枕部，当手指间有明显的寒凉感的时候，用抓取的手法抓取寒凉的邪气向外透出，用扫散的手法将外透的病邪之气向大椎处扫散。用第2、3、4指的指腹从大椎处沿着中督线经过五脏热穴做反复的顺向滑摩，用抓取扫散交替操作的手法从头后部沿着中督线经过大椎，五脏热穴将外透的病邪之气向骶尾处扫散，目的是清热散邪。

医生用手掌在两侧的足太阳膀胱经做反复的顺向滑摩，当掌心处热感明显的时候，用抓取扫散交替操作的手法将外透的病邪之气向骶尾处扫散，并在骶尾处反复的向下扫散驱邪外散。目的是透散热邪，引邪下行。各种手法相互配合共同使用，来完成清热散邪，宣肺通窍的治疗目的。

（2）如果是肺脾气虚，邪滞鼻窍而导致的鼻窒：

患者俯卧位，医生用拇指和其他各指相对用力捏拿在患者的颈部，用按摩推揉的手法反复按揉第2~5颈椎的横突和颈部两侧紧张僵硬的肌肉，以肌肉的紧张痉挛松软为度，目的是放松肌肉，疏通经络气血。用中指的指腹点压在微微凹陷的肺宫，按揉弹拨打开气门。用第2、3、4指的指腹在肺宫的位置做反复的横向滑擦，当指腹处有寒凉感的时候，用抓取扫散交替操作的手法将外透的病邪之气向同一侧的肩部扫散，目的是宣肺散邪。用手掌在肺宫做反复的横向搓摩，以掌心处热感明显为度，目的是补益肺气。用中指的指腹点压在脾宫，按揉弹拨打开气门。用抓取的手法破散郁闭的气机，透散内里的病邪之气，用搓摩的手法反复的环摩搓揉脾宫，以掌心处热感明显为度，目的是补益脾气。

医生用手掌沿着足太阳膀胱经做反复的顺向搓摩，当掌心处热感明显的时候，用抓取扫散交替操作的手法从肺宫沿着足太阳膀胱经，经过脾宫将外透的病邪之气扫散到骶尾处，目的是通经行气散邪。用第2、3、4指的前端反复的拍打叩击头后部和枕部，当手指间寒凉感明显的时候，用抓取扫散交替操作的手法将外透的病邪之气沿着足太阳膀胱经向下扫散到骶尾处，并用反复扫散的手法从骶尾处将病邪之气向下扫散驱除，目的是行气散邪通窍。用手掌再一次在脾宫反复的环摩搓揉以局部明显的发热为度，目的是健脾益气。各种手法相互配合共同使用，来完成宣肺补脾，散邪通窍的治疗目的。

（3）如果是邪毒久留，血瘀鼻窍导致的鼻窒：

患者俯卧位，医生用第2、3、4指的指腹在患者头顶的后侧、头后部和枕部反复的按摩搓揉，用指腹在这些位置做反复的横向和顺向的滑擦，用第2、3、4指的前端在这些位置反复的拍打叩击，当手指间寒凉感明显的时候，用抓取的手法反复抓取内里寒凉的病邪之气向外透出，用扫散的手法将外透的邪气向大椎处扫散。用双手放置在患者头两侧耳的上端用抓取的手法双手同时反复的抓取，并将外透的病邪之气向大椎处扫散，治疗的目的是行气开窍，清利头目。用拇指和其他各指相对用力捏拿在颈部，用按揉弹拨的手法松解第2~5颈椎横突以及颈部两侧紧张僵硬的肌肉，目的是疏通经络气血。用中指的指腹点压在两侧的肺宫，按揉弹拨打开气门。用第2、3、4指的指腹在肺宫反复的横向滑擦以破散郁闭的气机，用抓取扫散交替操作的手法将外透的病邪之气向同一侧的肩部扫散，目的是宣肺散邪。各种手法相互配合共同使用，来完成行气散邪，化瘀通窍的治疗目的。

四、喉喑

【病因病机】

喉喑是以声音不扬，甚至嘶哑失音为主要征状特征的喉部疾病。喉喑有虚实之分，实证大多是由于风寒、风热或痰热犯肺，使肺气不宣，邪气滞留于喉窍，导致声门开合不利所引发。而虚证大多是因为脏腑虚损，喉窍失养导致声门开合不利所引发。手法治疗主要是用于实证导致的喉喑，而对于虚证的喉喑则需要以药物滋补的治疗为主。

由于风寒外袭壅遏了肺气，肺气闭郁失宣，风寒之邪凝聚于喉部阻滞了脉络，使声门开合不利而引发风寒袭肺的喉喑。由于风热外袭，风热之邪从口鼻而入伤于肺，使肺失清肃，气机不利，邪热上蒸，壅结于喉部，使声门开合不利而引发风热犯肺的喉喑。由于肺胃积热又复感于风热，内外的邪热互结，肺经火热，灼津为痰，痰热壅肺，使肺失宣降，痰热上扰喉窍使声门开合不利而引发肺热壅盛的喉喑。

喉喑在西医大多诊断为急性或慢性的喉部炎症疾病以及声带麻痹等疾病。

【临床表现】

喉喑是以声音嘶哑为主要的临床表现。症状较轻的表现为声音变粗或声音不扬，症状较重的会有明显的声音嘶哑甚至完全失音，同时还会伴有咽喉的不适。如果同时伴有发热恶寒，头身疼痛，鼻塞无汗的大多是风寒袭肺导致的喉喑。如果同时伴有发热微微恶寒，头痛，喉部疼痛并且干痒咳嗽的大多是风热犯肺导致的喉喑。如果同时伴有身热不寒，咽喉干痛较重，咳嗽痰黄，口渴便秘的大多是肺热壅盛导致的喉喑。

【手法检查】

患者俯卧位，医生用手掌放置患者的头顶处扪按诊查，在头顶正中线的后方、两侧的咽喉区、头后部和枕部都有明显的发热。

1. 风寒袭肺导致的喉喑的典型体征

在头顶和咽喉区初扪的时候热感不明显，久扪片刻会有明显的热感从内里向外透出。而在头后的枕部初扪就有明显的热感，在这些位置抓取的时候有明显的寒凉感。医生将手放置在患者的背部，用第2、3、4指的指腹在两侧肺宫的位置按压的时候，两侧的肺宫微微膜胀并且有明显的压痛。用掌心在肺宫的位置扪按的时候，初扪无明显的热感，久扪片刻有热感从内里向外透出，抓取的时候有明显的寒凉感。用掌心扪按在五脏热穴的位置，肺脏、心脏的热穴明显发热，抓取的时候有明显的寒凉感。

2. 风热犯肺导致的喉喑的典型体征

在头顶的后侧和咽喉区以及头后的枕部初扪就有热感，久扪片刻热感更加的明显。在这些位置抓取的时候，初抓是温热感，久抓片刻变成是寒凉感。医生将手放置在患者的背部，医生用第2、3、4指的指腹按压在患者两侧的肺宫，两侧的肺宫膜胀并且有明显的压痛。用掌心扪按在肺宫的位置，两侧的肺宫都有明显的热感，抓取的时候先有明显的热感向外透出，久抓片刻之后就会变成寒凉感。用掌心扪按在五脏热穴的位置，肺脏、心脏的热穴明显的发热，在热穴的位置抓取的时候有明显的寒凉感向外透出。

3. 肺热壅盛导致的喉喑的典型体征

在头顶的后侧、咽喉区和头后枕部初扪时热感明显，久扪片刻则灼热烫手。在这些位置抓取的时候，初抓时热感明显，稍长时间抓取热感会更加明显，但是长时间久抓时会变成寒凉感。医生将手放置在患者的背部，医生用第2、3、4指的指腹按压在患者两侧的肺宫，两侧的肺宫臌胀明显并且有明显的压痛。用掌心扪按在两侧肺宫的位置会有灼热感向外透出。在肺宫抓取的时候初抓热感明显，久抓灼热烫手，长时间抓取之后有微微的寒凉感向外透出。用掌心扪按在五脏热穴处，肺脏、心脏、脾脏都有明显的热感，抓取的时候先有灼热感而后变成寒凉感向外透出。用指腹按压在胃宫、脾宫和大肠宫的位置臌胀并且有明显的压痛，抓取的时候有明显的寒凉感。用手掌沿着两侧的足太阳膀胱经扪摸的时候沿经有明显的热感。

【其他检查】

口咽局部检查：如果喉部粘膜微微红肿的，大多是风寒袭肺导致的声门闭合不全。如果是喉部粘膜和声带红肿的，大多是风热犯肺导致的声门闭合不全。如果是喉部粘膜以及室带、声带深红肿胀，声带上有白色、黄色分泌物附着的，大多是肺热壅盛导致的声门闭合不全。

实验室检查：血常规检查观察白细胞计数和中性粒细胞计数的升高变化，以明确有没有细菌的感染。观察淋巴细胞计数的升高变化，以明确有没有病毒的感染。

【治疗原则】

宣肺，利喉，开音，调理脏腑。

【手法治疗步骤解析】

1. 宣肺、利喉、开音

患者仰卧位，医生用第2、3、4指的指腹按压在第2~3肋间肌的位置，用滑摩搓擦的手法沿着肋间肌反复的滑搓，以指间热感明显为度。用抓取的手法沿着第2~3肋间肌反复的移动抓取寒凉的病邪之气向外透出，当掌心处寒凉感明显的时候，用扫散的手法从胸肋关节一侧沿着第2~3肋间肌向同一侧的肩关节处扫散，目的是透散热邪，宣透郁闭的气机。用指腹沿着两侧的胸肋关节和胸骨的正中线做反复的顺向滑摩，当指腹处热感明显的时候，用抓取的手法抓取内里郁闭的病邪之气向外透出，用扫散的手法将外透的病邪之气从上向下沿着中间线向腹部扫散驱除，目的是驱邪散郁，引邪下行。

患者俯卧位，医生用第2、3、4指的指腹按压在耳尖与山角线相交点内侧的咽喉区轻轻的按揉弹拨，用指腹在咽喉区做反复的前后顺向滑摩，这时会有明显的灼热感向外透散。当指腹处灼热感明显的时候，用抓取的手法反复的抓取灼热的病邪之气向外透出，用扫散的手法沿着山角线的内侧缘向头后扫散。用指腹按揉头顶后侧的中督线，并沿着中督线反复的顺向滑摩，当指腹处热感明显的时候，用抓取的手法抓取先灼热而后寒凉的病邪之气向外透出，用扫散的手法将外透的病邪之气沿着中督线向大椎处扫散。手法治疗的目的是破散上焦的热邪，清透咽喉部郁闭的气机，利喉开音。医生用第2、3、4指的指腹在患者头的后侧做反复的顺向滑摩，在头后部和枕部做反复的抓扫以透散热邪。用指腹点压在两侧臌胀的肺宫，按揉弹拨打开肺宫的气门。用抓取的手法反复的抓取肺宫的病邪之气向外透出，用扫散的手法将肺宫外透的病邪之气向同一侧的肩部扫散。治疗的目的是宣散郁闭的肺气，透散壅滞的病邪之气。用指腹沿着背部两侧的足太阳膀胱经做反复的顺向滑摩，当指腹处热感明显的时候，用抓取扫散交替操作的手法从肺宫将外透的病邪之气沿着足太阳膀胱经向腰骶部扫散驱除。治疗的目的是将肺宫外透的病邪之气导引向下驱除。

2. 调理脏腑

喉喑的病因病机主要是肺气不宣，病邪之气壅滞于喉窍。所以在治疗的时候，以宣散郁闭的肺气做为主要的治疗目的，以清透喉部壅滞的病邪之气做为辅助的治疗方法。

（1）如果是风寒袭肺导致的喉喑：

患者俯卧位，医生用中指的指腹点压在两侧的臌胀的肺宫，按揉弹拨打开肺宫的气门。用第2、3、4指的指腹在肺宫做反复的横向滑摩，当指腹处有寒凉感的时候，用抓取的手法反复的抓取肺宫郁闭的气机向外透散，当掌心处寒凉感明显的时候，用扫散的手法将肺宫外透的病邪之气向同一侧的肩部扫散。然后再将点揉开穴，指滑散邪，抓取透邪，扫散驱邪的手法重复操作数次，目的是尽可能的宣发透散郁闭的肺气。医生用手掌沿着背部两侧的足太阳膀胱经做反复的顺向滑搓，以局部微微发热为度，目的是疏通经络。用中指的指腹点压在大肠宫，按揉弹拨打开气门。用抓取的手法破散郁闭的气机，用移动抓取扫散交替操作的手法将肺宫外透的病邪之气沿着足太阳膀胱经疏导引领到大肠宫，并用反复扫散的手法从大肠宫向下扫散驱除。治疗的目的是疏散风寒，宣降肺气，导引壅滞闭郁的病邪之气出脏入腑从大肠处向外驱除。各种手法相互配合共同使用，来完成散寒宣肺，通肠降逆，利喉开音的治疗目的。

（2）如果是风热犯肺导致的喉喑：

患者俯卧位，医生用中指的指腹点压在肺宫，按揉弹拨打开肺宫的气门。用第2、3、4指的指腹在两侧的肺宫做反复的横向滑摩，目的是破散肺宫郁闭的气机，当指腹处热感明显的时候，用抓取的手法抓取先温热而后寒凉的病邪之气向外透出，用扫散的手法将外透的病邪之气向同一侧的肩部扫散。治疗的目的是破散郁闭壅滞的肺气，疏散风热邪气。用中指的指腹点压在五脏热穴处，按揉弹拨打开气门。用第2、3、4指的指腹沿着五脏热穴和中督线做反复的顺向滑摩，当指腹处热感明显的时候，用抓取扫散交替操作的手法将五脏热穴外透的病邪之气沿着中督线向腰骶部扫散，目的是透热散邪，引热下行。用手掌沿着背部两侧的足太阳膀胱经做反复的顺向滑搓，以局部微微发热为度。用中指的指腹点压在大肠宫，按揉弹拨打开气门，用抓取的手法破散大肠宫郁闭的气机。用移动抓取扫散交替操作的手法将肺宫外透的病邪之气沿着足太阳膀胱经疏导引领到大肠宫，并从大肠宫反复的向下扫散驱除，治疗的目的是疏散风热，导引壅滞郁闭的风热邪气从大肠宫向外驱除。各种手法相互配合共同使用，来完成疏散风热，清肃肺气，利喉开音，引热下行的治疗目的。

（3）如果是肺热壅盛导致的喉喑：

患者俯卧位，医生用中指的指腹点压在肺宫，按揉弹拨打开气门，用第2、3、4指的指腹在两侧的肺宫做反复的横向滑摩，当指腹热感明显的时候，用抓取的手法反复的抓取肺宫内里灼热黏腻的病邪之气向外透出，当掌心灼热感明显的时候，用扫散的手法将外透的病邪之气向同一侧的肩部扫散，目的是宣透肺部壅盛闭郁的气机，透散肺热邪气。用手掌在两侧的肩部和肩胛骨下沿以上的背部做反复的横向滑摩搓擦，目的是透散上焦的热邪。用中指的指腹点压大椎和五脏热穴，按揉弹拨打开气门。用第2、3、4指的指腹从大椎沿着中督线经过五脏热穴做反复的顺向滑摩，以指腹热感明显为度，目的是透散热邪。用中指的指腹点压胃宫，按揉弹拨打开气门。用抓取的手法在胃宫反复地抓取以破散胃宫郁闭的气机透散壅滞的病邪之气，用抓取扫散交替操作的手法从大椎沿着中督线经过五脏热穴、胃宫将外透的病邪之气向腰骶扫散，目的是清透热邪，引邪下行。用手掌沿着背部两侧的足太阳膀胱经做反复的滑摩推搓，以沿线都微微发热为度。用中指的指腹点压脾宫和大肠宫，按揉弹拨打开气门。用抓取的手法在脾宫和大肠宫反复的抓取以破散郁闭的气机，透散壅滞的邪气。用抓取扫散交替操作的手法将肺宫外透的病邪之气沿着足太阳膀胱经，经过脾宫疏导引领到大肠宫，用反复扫散的手法将壅滞的热邪从大肠宫向外扫散驱除。治疗的目的是宣肺利气，泻热通便散邪。各种手法相互配合共同使用，来完成清热泻肺，导热下行，散壅通便，利喉开音的治疗目的。

五、喉痹

【病因病机】

喉痹是指咽喉部红肿疼痛，或是咽部有异物不适感，或是咽部干燥，或是咽痒不适，吞咽不利为主要症状表现的咽部疾病。由于起居不慎，肺卫失固，风热外邪乘虚从口鼻而入内犯于肺。肺失宣降，邪热上壅咽喉而成为喉痹。或者是风寒邪气外袭外束肌表，卫阳被遏不能宣泄，壅结于咽喉而成为喉痹。或者是外邪不解，邪热壅盛传里。又过食辛热煎炸之物使肺胃蕴热蒸灼咽喉而成为喉痹。或者是温热病后又劳累过度，耗伤了肺肾阴液，使咽喉失于滋养，又加之阴虚就会虚火亢盛，虚火上炎热灼于咽喉而成为喉痹。

喉痹在西医大多诊断为急性咽炎或者是慢性咽炎。

【临床表现】

喉痹的主要症状表现就是咽部疼痛，尤其是在吞咽的时候疼痛会加重。同时还会出现咽部干燥，咽痒不适，咽部灼热感和异物感等各种咽喉不适的症状。如果是咽部微红肿，干燥灼热感明显，或是微微疼痛，或是痒咳，吞咽不利。同时又伴有发热，微恶风寒和头痛等症状的，大多是风热外袭引发的喉痹。如果是咽部微微疼痛，或是咽痒，吞咽不利。同时又伴有恶寒微热无汗，鼻流清涕等症状的，大多是风寒袭肺引发的喉痹。如果是咽部红肿疼痛较剧烈，吞咽困难。同时又伴有发热，口渴喜饮，大便干结，小便黄赤等症状的，大多是肺胃热盛引发的喉痹。如果是咽部灼热干燥，微微疼痛，咽痒不适，午后症状加重。同时又伴有干咳少痰，手足心热等症状的，大多是肺肾阴虚引发的喉痹。

【手法检查】

患者仰卧位，医生用掌心扪按在患者颈前喉部的下端，局部有明显的发热。扪按在胸骨两侧第2~5胸肋关节的位置，局部明显的发热。用中指的指腹按压在患侧的胸锁关节处会有明显的疼痛感。在第2~3胸肋关节处有明显的压痛。用中指的指腹从胸肋关节处沿着第2~3肋的肋间肌向肩侧移动触压诊查可以触压到多个结节并且有明显的压痛。

在这些位置抓取的时候会有明显的寒凉感。

患者俯卧位，医生用掌心扪按在患者头顶的后侧，头部的后侧和枕部都有明显的热感，在这些位置抓取的时候有明显的寒凉感。用第2、3、4指的指腹在耳尖与山角线相交点的内侧咽喉区按压的时候局部凹陷，在这个位置扪按诊查的时候有明显的灼热感。用指腹在咽喉区滑擦的时候有明显的灼热感向外透散，快速滑擦的时候灼热感更加明显，同时患者会感觉到咽喉部的痒感和疼痛感会明显的减轻，这是咽喉疾病非常重要的也是最主要的一个检查方法。同时用抓取的手法在咽喉区和咽喉区旁侧的山角线以及山角线外侧缘抓取的时候都会有明显的灼热感向外透出。

如果是风热外袭喉痹，用指腹在肺宫按压时局部轻度的膨胀并且有明显的压痛。在五脏热穴中肺脏和心脏的热穴按压时有明显的压痛。如果是风寒袭肺导致的喉痹，用指腹在两侧的肺宫按压时局部有明显的膨胀和压痛，在肺宫抓取的时候有明显的寒凉感。如果是肺胃热盛导致的喉痹，用掌心在肺宫扪按的时候有明显的发热，在五脏热穴中的肺脏和心脏的热穴扪按时有明显的发热，在胃宫和中督线扪按时都有明显的热感，在这些位置抓取时都会有明显的寒凉感。如果是肺肾阴虚导致的喉痹，用掌心在两侧的肺宫初扪的时候热感不明显，久扪片刻内里会有明显的热感向外透出。扪按在五脏热穴中肺脏、心脏和肾脏的热穴处热感明显。用指腹在两侧的肾宫按压时局部凹陷，在这些位置抓取的时候有明显的寒凉感。

【其他检查】

口咽局部检查：如果咽部粘膜鲜红肿胀的，大多是风热外袭的喉痹。如果咽部粘膜淡红的，大多是风寒袭肺的喉痹。如果咽部红赤肿胀，以咽侧壁最为明显，喉底颗粒红肿的，大多是肺胃热盛的喉痹。如果咽部粘膜暗红，以咽后壁最为明显，或是粘膜干燥少津的，大多是肺肾阴虚的喉痹。

实验室检查：血常规检查观察白细胞的计数和中性粒细胞的计数是否升高以明确是否有细菌感染。观察淋巴细胞的计数是否升高以明确是否有病毒感染。

【治疗原则】

散邪利咽，调理脏腑。

【手法治疗步骤解析】

1. 散邪利咽

患者仰卧位，医生用第2、3、4指的指腹按压在患侧的胸锁关节处和第2、3胸肋关节处，按揉弹拨这些位置中的结节，松解局部的粘连，改善这些病因对咽喉部的刺激。用指腹沿着第2~3肋间肌做反复的横向滑摩搓揉，松解肋间肌中的结节。用指端沿着第2肋骨的下缘和第3肋骨的上缘按压弹拨肋骨边缘细小的凹陷处，松解凹陷中的粘连。用指腹沿着第2~3肋间肌做反复的长距离的横向滑摩，以指腹处明显发热为度。用抓取的手法从胸锁关节处和胸肋关节处开始，沿着第2~3肋间肌反复的移动抓取寒凉的病邪之气向外透出，用扫散的手法将外透的病邪之气从胸锁关节和胸肋关节处沿着肋间肌向同一侧的肩部扫散，目的是疏通经络，行气散邪。用掌根和大、小鱼际处沿着胸骨从上向下反复的推搓，用指腹沿着胸骨做反复的上下顺向滑摩，当滑摩到胸肋关节处的时候，用按揉弹拨的手法松解胸肋关节处的粘连和结节。用抓取的手法从胸骨柄处向下沿着胸骨反复的移动抓取寒凉黏腻的病邪之气向外透出，特别是在胸肋关节处要重点的反复抓取以透散邪气。用扫散的手法从上向下将外透的病邪之气反复的向下扫散，目的是开胸顺气导滞。用指腹在胸骨剑突下的胃脘处做反复的推揉，特别是对胃脘下方的粗大条索做反复的按揉弹拨和顺向的推压。用抓取的手法抓取胃脘处寒凉黏腻的病邪之气向外透出，用扫散的手法将外透的病邪之气向小腹处扫散，目的是行气开胃，引邪下行。用拇指的指腹推揉胸锁乳突肌和斜角肌，以紧张痉挛的肌肉松软为度，目的是放松肌肉，疏通经络，减轻肌肉挛缩对咽喉部的刺激。

如果是咽痒无痰的患者，医生用拇指的指腹从下颌处开始向下方胸骨柄的位置反复的推揉胸骨舌骨肌，用拇指轻轻的按压在胸骨舌骨肌处不动，同时令患者咳嗽数次，可以触压到咳嗽时在某一个位置有微微的震颤感，拇指用推搓的手法在咳嗽时震颤感明显的位置做反复的从上向下推搓，目的是散结清热，利喉止痒。如果是咽痒有痰的患者，医生令患者准备一些纸巾备用。医生用拇指的指腹按压在胸骨柄处，从这里向上反复的推压胸骨舌骨肌到下颌处，用拇指的指腹按压在胸骨舌骨肌处不动，同时令患者咳嗽数次以感觉在哪一个位置有微微的震颤感，拇指用推搓的手法在咳嗽时震颤感明显的位置做反复的从下向上的推搓，治疗时会引起患者恶心反射性排痰，这样可以刺激迷走神经对咽喉的感觉障碍，起到散结利咽，止痒祛痰的功用。用拇指的指端按压在锁骨窝处，推开胸锁乳突肌的后缘，沿着锁骨的后侧弹拨肩胛舌骨肌的下腹，目的是散结利咽止痒。

患者俯卧位，医生用第2、3、4指的指腹处按揉患者头顶后侧的微微凹陷处、头后侧发热的位置和枕部发热的位置，用指腹沿着头部做反复的前后顺向滑摩，以指腹处明显发热为度。用第2、3、4指的前端反复的拍打叩击头后部和枕部，目的是扩张血管，透散热邪。当手指间热感明显的时候，用抓取的手法从头顶处沿着头后部和枕部反复的抓取先灼热而后寒凉黏腻的病邪之气向外透出，用扫散的手法将外透的病邪之气向大椎处扫散，目的是清热泻火，散邪利咽。用第2、3、4指的指腹按压在耳尖与山角线相交点内侧凹陷的咽喉区，按揉弹拨凹陷中的细小结节，治疗时指腹处会感觉到明显的灼热感。用指腹沿着咽喉区做反复的顺向滑摩，指腹处会有明显的灼热感，同时患者会感觉到咽喉处的痒感或疼痛感明显的减轻。在反复的滑摩之后，用抓取的手法在咽喉区反复的抓取灼热的病邪之气向外透出，用扫散的手法将外透的灼热邪气沿着山角线向大椎处扫散。

咽喉区的滑摩治疗，抓取治疗和扫散治疗是手法治疗喉痹时非常重要的治疗步骤，要在咽喉区做多滑摩、多抓取、多扫散为主的透邪、散邪、驱邪手法，以此来达到清热泻火利咽，消肿止痒止痛的治疗目的。

医生用拇指和其余各指相对用力捏拿在患者的颈部，按揉推拨第2~4颈椎的横突，胸锁乳突肌和前、中、后斜角肌中的结节和条索，用第2、3、4指的前端拍打叩击这些位置以疏通经络，用抓取的手法抓取这些位置处寒凉的病邪之气向外透出，用扫散的手法将外透的病邪之气向大椎处扫散，目的是松解肌肉的痉挛，改善交感神经对咽喉部的刺激。用第2、3、4指的指腹在背部的中督线和两侧的足太阳膀胱经做反复的顺向滑摩，以指腹处明显发热为度。用抓取扫散交替操作的手法将外透的病邪之气沿着中督线和足太阳膀胱经向骶尾处扫散驱除。治疗的目的是疏通经络，清热泻火，导热下行。

2. 调理脏腑

（1）如果是外邪侵袭，风寒犯肺导致的喉痹：

患者俯卧位，医生用双手中指的指腹同时点压在患者两侧的肺宫，按揉弹拨打开气门。用一只手第2、3、4指的指腹在肩背部两侧的肺宫做长距离反复的横向滑擦，以指腹处热感明显为度，目的是破散肺宫郁闭的气机。用双手同时在肺宫用抓取的手法抓取寒凉的病邪之气向外透出，双手同时用横向扫散的手法将外透的病邪之气向同一侧的肩部扫散，目的是疏散风寒，宣肺利咽。用第2、3、4指的指腹沿着背部两侧的足太阳膀胱经做反复的上下顺向滑摩，用抓取扫散交替操作的手法将外透的病邪之气沿着足太阳膀胱经向腰骶处扫散，目的是疏散风寒邪气。

（2）如果是外邪侵袭，风热犯肺导致的喉痹：

患者俯卧位，医生用双手中指的指腹点压在患者两侧的肺宫，按揉弹拨打开气门。用右手第2、3、4指的指腹在两侧肺宫做反复的横向长距离的滑擦，以局部明显发热为度，目的是破散两侧肺宫郁闭的气机。用双手同时在肺宫反复的抓取先温热而后寒凉的病邪之气向外透出，双手同时用扫散的手法将肺宫外透的病邪之气向同一侧的肩部扫散，目的是宣肺疏风解表。用中指的指腹点压在大椎和五脏热穴，按揉弹拨打开气门。用第2、3、4指的指腹在大椎和五脏热穴反复的上下顺向滑摩以破散郁闭的气机，用抓取扫散交替操作的手法将外透的病邪之气向下扫散，目的是清热散邪。用第2、3、4指的指腹沿着背部的中督线做反复的长距离的上下顺向滑摩，当指腹处热感明显的时候，用抓取扫散交替操作的手法从上向下移动抓取扫散，将外透的病邪之气向骶尾处扫散，治疗的目的是疏散风热，清热利咽。各种手法相互配合共同使用，来完成疏风散邪，宣肺利咽的治疗目的。

（3）如果是肺胃热盛，上攻咽喉导致的喉痹：

患者俯卧位，医生用双手中指的指腹同时按压在患者两侧的肺宫，按揉弹拨打开气门。用右手第2、3、4指的指腹在两侧的肺宫做反复的长距离横向滑擦，目的是破散肺宫郁闭的气机，透散热邪。当指腹处热感明显的时候，双手同时用抓取的手法在两侧的肺宫抓取先灼热而后寒凉的病邪之气向外透出，当掌心处灼热感消失寒凉感明显的时候，双手同时用横向扫散的手法将外透的病邪之气向同一侧的肩部扫散，目的是疏风散邪，宣肺散热。用中指的指腹点压在五脏热穴和胃宫，按揉弹拨打开气门。用第2、3、4指的指腹在五脏热穴和胃宫做反复的上下滑擦，目的是破散郁闭的气机，透散热邪。用抓取的手法在五脏热穴和胃宫反复的抓取灼热黏腻的病邪之气向外透出，用扫散的手法将外透的病邪之气向下扫散，目的是清泻热邪，消肿利咽。用中指的指腹点压在大肠宫，按揉弹拨打开气门。用抓取的手法在大肠宫反复的抓取以破散郁闭的气机。用第2、3、4指的指腹从肺宫沿着背侧的中督线做反复的顺向滑摩到大肠宫，用抓取扫散交替操作的手法将肺宫外透的病邪之气沿着中督线经过五脏热穴和胃宫疏导引领到大肠宫，并在大肠宫用反复扫散的手法向下驱除，治疗的目的是引热下行，通便泻热。各种手法相互配合共同使用，来完成宣肺清胃，通便泻火，消肿利咽的治疗目的。

（4）如果是肺肾阴虚，虚火上炎导致的喉痹：

患者俯卧位，医生用双手中指的指腹同时按压在患者两侧的肺宫，按揉弹拨打开气门。用右手第2、3、4指的指腹在两侧的肺宫做反复横向的长距离滑擦以破散郁闭的气机。双手同时用抓取的手法抓取肺宫先温热而后马上寒凉的病邪之气向外透出，双手同时用横向扫散的手法将外透的病邪之气向同一侧的肩部扫散，目的是宣发肺气，透散虚热。用中指的指腹点压五脏热穴中肺脏、心脏和肾脏的热穴，按揉弹拨打开气门。用抓取的手法抓取内里先温热而后寒凉的病邪之气向外透出，用扫散的手法将外透的病邪之气沿着背部的中督线向骶尾处扫散，目的是清泻热邪。用中指的指腹点压在两侧的肾宫，按揉弹拨打开气门。用反复抓取的手法破散肾宫郁闭的气机，用手掌在两侧的肾宫做反复的横向搓摩，以掌心处微微发热为度，目的是滋补肾阴。用手掌在背部做反复的横向擦摩，从两侧的肺宫向下逐渐移动到两侧的肾宫，以掌心处明显发热为度，目的是透散虚热。各种手法相互配合共同使用，来完成宣肺清热，滋阴降火，清利咽喉的治疗目的。

六、梅核气

【病因病机】

梅核气是指咽部的异物感如梅核梗阻，咯之不出，咽之不下为主要特征的疾病。但是并不影响呼吸和吞咽正常的生理功能。如果是由于平素情志抑郁，肝失条达，肝气郁结，气机阻滞。肝气上逆阻结于咽喉，就会导致肝郁气滞而引发梅核气。如果是由于思虑过度伤脾，或者是肝郁日久，横逆犯脾。使脾失健运，津液不得输布聚湿成痰。痰气互结于咽喉，就会导致痰气互结而引发梅核气。

梅核气在西医大多诊断为咽异感症，咽部神经官能症，咽癔症。

【临床表现】

梅核气以咽喉处有异物阻塞的感觉为主要的症状。症状感觉就像咽喉处贴了棉絮一样的痰粘感，或者是像咽喉处有发丝一样的蚁行感，或者是有痰阻的异物感，或者是感觉咽喉处有肿物的梗阻感。不痛不痒，咯不出来，咽不下去。但是不妨碍饮食，不影响呼吸。如果同时伴有心烦易怒，抑郁多疑，胸胁脘腹胀满的，大多是肝郁气滞引发的梅核气。如果同时伴有脘腹胀满，肢倦纳呆，咳嗽痰白的，大多是痰气互结引发的梅核气。

【手法检查】

患者仰卧位，医生用第2、3、4指的指腹按压在两侧的第2~3肋间肌处，两侧的肋间肌轻度的紧张膨胀，可以触压到多个细小的结节并且有明显的压痛。按压在第2、3胸肋关节处有明显的压痛，在这些位置抓取的时候有明显的寒凉感。用掌心打按在第5肋以上的胸骨时都会有明显的发热，用指腹在这些位置按压的时候可以触压到多个细小的结节并且有明显的压痛，抓取时有寒凉感。用指腹按压在胸骨下方的胃脘处有一条竖形的条索，按揉弹拨这个条索时疼痛，抓取的时候有明显的寒凉黏腻感。在两侧的腋中线沿线按压的时候可以触压到多个结节，弹拨这些结节的时候明显的疼痛，抓取的时候有明显的寒凉感。

患者俯卧位，医生用手掌按压在患者的头顶扪按诊查。在头顶中督线的后端，耳尖沿线与头山角线相交点内侧的咽喉区，头的后部和枕部都有明显的热感。用指腹在咽喉区按压诊查，局部微微的凹陷并且有压痛，在咽喉区抓取的时候有先温热而后寒凉黏腻感向外透出。在头顶的后侧，头后部和枕部抓取的时候有明显的寒凉感。医生用第2、3、4指的指腹在两侧的肺宫按压诊查，患侧的肺宫较健侧的肺宫稍稍臌胀，按压时有明显的压痛。用掌心扪按在肺宫诊查，患侧肺宫处的温度较健侧肺宫的温度增高，抓取时有明显的寒凉黏腻感。用掌心沿着背部的中督线移动扪按诊查，患者的大椎处、五脏热穴处、胃宫处都明显的发热，用指腹在五脏热穴处、胃宫处按压的时候有明显的压痛，在这些位置抓取的时候有明显的寒凉感。用指腹在两侧的肝宫和脾宫按压的时候局部微微的臌胀，弹拨的时候有结节并且有明显的压痛，抓取的时候有明显的寒凉黏腻感向外透出。

【其他检查】

梅核气没有特殊的检查方法，如果必要时可以做喉镜帮助明确诊断。

【治疗原则】

疏肝解郁散结，行气导滞，散结除痰。

【手法治疗步骤解析】

1. 疏肝解郁散结

患者仰卧位，医生用第2、3、4指的指腹按压在患者第2~3肋的肋间肌处，从胸肋关节处向肩侧移动按压弹拨肋间肌中的结节，用滑摩的手法在第2~3肋间肌处反复的滑摩搓擦，当指腹处热感明显的时候，用抓取的手法沿着肋间肌反复的移动抓取寒凉黏腻的病邪之气向外透出，用扫散的手法从胸肋关节处沿着肋间肌将外透的病邪之气向肩部移动扫散驱除。治疗的目的是解除肌肉中的痉挛，疏通经络，开胸理气。用掌根和大、小鱼际处沿着胸骨做反复的上下推搓，当局部热感明显的时候，用第2、3、4指的指腹沿着胸骨做反复的上下滑摩，并在第3~5胸肋关节处按压弹拨触压到的结节，用抓取的手法在这些位置抓取寒凉黏腻的病邪之气向外透出。用指腹点压在胸骨剑突下胃脘的位置，按揉弹拨这里的结节，用反复抓取的手法破散郁闭的气机，用扫散的手法从胸骨向下经过胃脘处将外透的病邪之气向下腹部扫散，目的是开胸顺气，健胃除滞，引邪下行。用第2、3、4指的指腹按压在两侧的腋下，沿着腋中线从上向下移动按压弹拨沿线中的结节，用滑摩搓擦的手法沿着腋中线和腋中线前侧线做反复的顺向滑搓，用抓取的手法沿着腋中线和腋中线前侧线从上向下反复的移动抓取寒凉的病邪之气向外透出，当掌心处寒凉感明显的时候，用扫散的手法将外透的病邪之气向下腹部扫散。治疗的目的是疏肝行气，解郁降逆。

医生令患者准备一些纸巾，以备在治疗时患者排痰后使用。医生用一只手扶按在患者的头顶，用另一只手的拇指按压在胸骨柄处，沿着胸锁乳突肌的内侧缘从下向上推搓，在推搓中如果触压到了结节，就用拇指的指端弹拨推压结节，目的是松解胸锁乳突肌中的挛缩，减轻肌肉痉挛对喉部的刺激。沿着胸锁乳突肌的后缘从上向下推搓斜角肌，松解斜角肌中的肌肉痉挛。用拇指的指腹从胸骨柄处向上推搓胸骨舌骨肌，在推搓的时候令患者咳嗽数次，用拇指的指端弹拨咳嗽时有明显震颤感的位置，从下向上的推搓这些震颤感明显的位置会产生恶心反射样的排痰。这样反复的推搓数次，以排痰的次数变少为度。推搓喉旁的肌肉会刺激到迷走神经的喉上神经的内侧支，这个神经支配喉部粘膜的感觉，反复的推搓顺理可以理气利咽，除湿排痰，消散咽部的异物感。

患者俯卧位，医生用第2、3、4指的指腹在患者头顶的后侧、山角线内侧的咽喉区、头后部和枕部做反复的顺向滑擦，当指腹处热感明显的时候，用抓取的手法在这些位置处反复的抓取先温热而后寒凉的病邪之气向外透出，用扫散的手法将外透的邪气沿着中督线向下扫散，目的是透散头部的热邪，散热利咽。用拇指和其余四指相对用力捏拿在第2~4颈椎的两侧，用按揉捏拿的手法放松两侧的胸锁乳突肌和斜角肌，松解肌肉中的痉挛，疏通经络。用抓取的手法在这些位置抓取病邪之气向外透出，用扫散的手法将外透的病邪之气向下扫散。用中指的指腹点压在肺宫，按揉弹拨打开气门。用抓取扫散交替操作的手法将外透的病邪之气向肩侧扫散，目的是宣肺散邪利咽。用中指的指腹点压在五脏热穴，特别是肺脏、心脏和肝脏的热穴，用抓取的手法透散郁闭的热邪。用中指的指腹点压在臌胀的肝宫，按揉弹拨打开气门。用抓取的手法在肝宫反复的抓取以透散郁闭的气机。用抓取扫散交替操作的手法从肺宫将外透的病邪之气沿着中督线经过五脏热穴疏导引领到腰骶处，最后在骶尾处反复的向下扫散驱除。治疗的目的是行气导滞，引邪下行。

医生用第2、3、4指的指腹在腋中线后侧线做反复的顺向滑摩，用抓取扫散交替操作的手法从腋下沿着腋中线后侧线向下扫散，目的是疏肝行气解郁。各种手法相互配合共同使用，来完成疏肝解郁，行气散结，理气利咽的治疗目的。

2. 行气导滞，散结除痰

患者仰卧位，医生用第2、3、4指的指腹按压在第2~3肋的肋间肌处，沿着肋间肌做反复的滑摩，并沿线按压弹拨肋间肌中的结节。用指腹按压在肋间肌处不动，令患者咳嗽数次，在咳嗽时有震颤感的位置做反复的按揉弹拨，用抓取的手法在这些位置反复的抓取内里寒凉黏腻的病邪之气向外透出，用扫散的手法将外透的病邪之气向同一侧的肩部扫散，治疗的目的是行气除湿，宽胸导滞。用掌根和大、小鱼际处反复的从上向下推搓胸骨和两侧的胸肋关节，用中指的指腹点压胸骨剑突下方的胃脘处，按揉弹拨胃脘处的结节条索同时打开气门。用抓取扫散交替操作的手法从胸骨处将外透的病邪之气导引到胃脘处，再从胃脘处向下扫散驱除，治疗的目的是行气宽中，健胃导滞。

医生令患者准备一些纸巾，以备在治疗中排痰时使用。医生一只手扶按在患者的头顶，用另一只手拇指的指腹按压在患侧的颈部，从胸骨柄处向上推搓胸锁乳突肌的内侧缘，按揉弹拨在推搓时触压到的细小的结节和条索。从第1肋骨的上缘处向上推搓斜角肌，按揉弹拨斜角肌中特别是中、后斜角肌内侧缘中的结节和条索，目的是松解肌肉痉挛，消除肌痉挛对喉部的刺激，疏通经络气机。用拇指的指腹按压在胸骨柄上端患侧的胸骨舌骨肌处，从下向上反复的推搓，患者会产生恶心状反射性排痰。用拇指的指腹按压在患侧的胸骨舌骨肌处不动，令患者咳嗽数次，用拇指的指腹在咳嗽时震颤感明显的位置反复的推搓，这样可以使患者再一次的排痰，治疗的目的是祛湿除痰，理气导滞。用拇指的指端在胸锁关节的外侧推开胸锁乳突肌的后缘弹拨肩胛舌骨肌的下腹，目的是刺激交感神经，改善对喉部粘膜的刺激。

患者俯卧位，医生用第2、3、4指的指腹在患者头顶的后侧、两侧山角线内侧的咽喉区、头后部和枕部做反复的顺向滑摩，当指腹处明显发热的时候，用抓取的手法在这些位置抓取先温热而后寒凉黏腻的病邪之气向外透出，用扫散的手法将外透的病邪之气向大椎处扫散，目的是清透热邪，行气导滞。用拇指和其余四指相对用力捏拿在颈部，按揉第2~4颈椎的横突处、胸锁乳突肌和斜角肌，目的是松解肌肉中的挛缩对咽喉部的刺激。用第2、3、4指的前端轻轻的拍打患侧的胸锁乳突肌和斜角肌，当手指间寒凉感明显的时候，用抓取的手法在患侧反复的抓取以破散郁闭的气机，疏通经络。用中指的指腹点压在微微膜胀的肺宫，按揉弹拨打开气门。用抓取的手法在肺宫反复的抓取以破散郁闭的气机。用中指的指腹点压在五脏的热穴和胃宫，按揉弹拨打开气门。用抓取的手法在胃宫反复的抓取以破散郁闭的气机，透散湿浊黏腻的病邪之气。用第2、3、4指的指腹在肺宫反复的横向滑摩，在五脏热穴和胃宫反复的顺向滑摩以透散病邪之气，用抓取扫散交替操作的手法将肺宫外透的病邪之气沿着中督线经过五脏热穴向腰骶处扫散，目的是泻热降逆，利湿宽中。用中指的指腹点压在脾宫、肝宫和大肠宫，按揉弹拨打开气门。用抓取的手法在这些位置反复的抓取以破散郁闭的气机。用第2、3、4指的指腹在背部两侧的足太阳膀胱经做反复的上下顺行滑摩，当指腹处热感明显的时候，用抓取扫散交替操作的手法将肺宫外透的病邪之气沿着足太阳膀胱经，经过脾宫和肝宫疏导引领到大肠宫，并用在大肠宫反复扫散的手法将病邪之气向外驱除。治疗的目的是散结降逆，利湿除痰。用第2、3、4指的指腹在两侧的腋中线和腋中线后侧线反复的顺行滑摩，按揉弹拨在滑摩中触压到的结节和条索，用抓取的手法从腋下沿着腋中线和腋中线的后侧线向下移动抓取寒凉黏腻的病邪之气向外透出，用扫散的手法从上向下将外透的病邪之气向大肠处扫散驱除，目的是疏肝行气导滞。各种手法相互配合共同使用，来完成散结降逆，理气除痰，行气导滞的治疗目的。